主审　余　波　王满宜　姜保国　张长青　唐佩福　吴新宝

关节内骨折治疗精要

编　　著　拉杰什·马尔霍特拉（Rajesh Malhotra）
主　　译　禹宝庆　张殿英　苏佳灿
主译助理　李泽湘　敖荣广　季　英

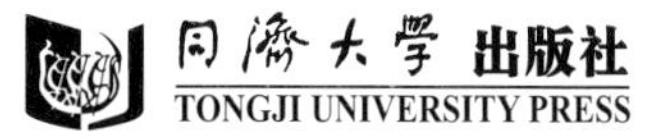

Rajesh Malhotra

Mastering Orthopedic Techniques Intra-articular Fractures

ISBN 978-81-8448-895-1

Originally published in India by Jaypee Brothers Medical Publishers (P) Ltd

Chinese (in simplified character only) translation rights arranged with Jaypee Brothers Medical Publishers (P) Ltd through McGraw-Hill Education (Asia)

图书在版编目 (CIP) 数据

关节内骨折治疗精要 / (印) 马尔霍特拉 (Malhotra, R.) 编著；禹宝庆，张殿英，苏佳灿主译 . -- 上海：同济大学出版社，2016.7
ISBN 978-7-5608-6318-4

Ⅰ . ①关… Ⅱ . ①马… ②禹… ③张… ④ 苏… Ⅲ . ①关节内骨折－治疗 Ⅳ . ① R684.05
中国版本图书馆 CIP 数据核字（2016）第 100259 号

关节内骨折治疗精要
编著 拉杰什 · 马尔霍特拉（Rajesh Malhotra）
主译 禹宝庆 张殿英 苏佳灿

策划编辑 朱 勇 责任编辑 陈红梅 责任校对 徐春莲 封面设计 陈益平

出版发行 同济大学出版社 www.tongjipress.com.cn
（地址：上海市四平路 1239 号 邮编：200092 电话 :021-65985622）
经 销 全国各地新华书店
印 刷 上海安兴汇东纸业有限公司
开 本 889mm×1194mm 1/16
印 张 33.25
字 数 1064000
版 次 2016 年 7 月第 1 版 2016 年 7 月第 1 次印刷
书 号 ISBN 978-7-5608-6318-4
定 价 268.00 元

参译人员信息

（按姓氏拼音排序）

敖荣广　复旦大学附属浦东医院
白　祥　复旦大学附属浦东医院
曹烈虎　上海长海医院
陈大伟　复旦大学附属浦东医院
陈帆成　复旦大学附属浦东医院
陈　晓　上海长海医院
陈建海　北京大学人民医院
丁惠锋　复旦大学附属浦东医院
党　育　北京大学人民医院
冯　旭　复旦大学附属浦东医院
顾龙殿　复旦大学附属浦东医院
胡万坤　复旦大学附属浦东医院
胡　健　复旦大学附属浦东医院
黄利彪　复旦大学附属浦东医院
黄旗凯　复旦大学附属浦东医院
黄建明　复旦大学附属浦东医院
黄晓微　复旦大学附属浦东医院
黄　伟　北京大学人民医院
季　英　复旦大学附属浦东医院
贾建波　复旦大学附属浦东医院
姜新华　复旦大学附属浦东医院
冷昆鹏　北京朝阳医院
李泽湘　复旦大学附属浦东医院
李德见　复旦大学附属浦东医院
李　承　复旦大学附属浦东医院
李　全　上海长海医院
李　诚　上海长海医院
林　朋　卫生部中日友好医院
吕　涛　复旦大学附属浦东医院
牛云飞　上海长海医院
施继飞　复旦大学附属浦东医院
苏佳灿　上海长海医院
王永安　复旦大学附属浦东医院
王天兵　北京大学人民医院
王艳华　北京大学人民医院
翁蔚宗　上海长海医院
吴良浩　复旦大学附属浦东医院
徐海林　北京大学人民医院
徐小东　卫生部中日友好医院
薛　峰　北京大学人民医院
杨超华　复旦大学附属浦东医院
杨　明　北京大学人民医院
杨　剑　北京大学滨海医院（天津市第五中心医院）
叶秀章　复旦大学附属浦东医院
禹宝庆　复旦大学附属浦东医院
郁　凯　北京大学滨海医院（天津市第五中心医院）
张　旭　复旦大学附属浦东医院
张殿英　北京大学人民医院
张培训　北京大学人民医院
张亚军　武警北京总队第二医院
支中正　复旦大学附属浦东医院
周建华　复旦大学附属浦东医院
周君琳　北京朝阳医院
朱雅龙　复旦大学附属浦东医院

译者序

关节内骨折在骨关节损伤中较多见，由于其结构复杂，在治疗、预后等方面均与单纯的骨干骨折不同，往往治疗困难，效果不佳。若处理不当，必定影响关节的活动和负重，重者可造成肢体功能残废。为满足临床发展的需要，各种改善治疗效果的内、外固定物以及人工关节等新材料、新器械和相应的手术技术不断涌现。然而，迄今为止，国内还没有一部能够全面、系统的专门论述关节内骨折治疗手术技巧与失误防范的专著，实为一件憾事。

一次偶然机会，我看到一部骨科手术学专著，书名为 *Mastering Orthopedic Techniques Intra-articular Fractures*。认真阅读后，深深地为其所吸引。该书通过线条图、手术照片以及示意图的形式，将各类关节内骨折复位、固定、手术入路等全面准确地进行了叙述，特别是详尽地阐明了所要开展手术的具体步骤及关键技术，重点突出在处理这些损伤时所面临的问题和困难，使读者可以在短时间内学习和掌握关键的手术技术，防范失误，并付诸实践。当我接下这本专著的翻译工作后，产生了巨大的责任感和压力，只有翻译好这本专著，才能让原著著者的思想得到真实地表达，既方便国内的读者阅读，又利于骨科医生在繁忙的工作之余复习和学习，从而让更多的中国患者因为本书的出版而受益。

在本书的翻译出版过程中，王满宜教授、姜保国教授、张长青教授、张殿英教授等做了大量的工作。参与本书翻译的骨科专科医生，均具有较高的临床能力和外语水平，正是因为他们的辛勤劳动和努力付出，才完成了本书的翻译工作，在此表示衷心的感谢！

由于我们的经验、知识和能力有限，加之翻译工作量大，时间有限，书中若有错误或翻译不确切之处，恳请读者批评指正。

禹宝庆
上海市浦东医院骨科主任
2016 年 3 月

序　一

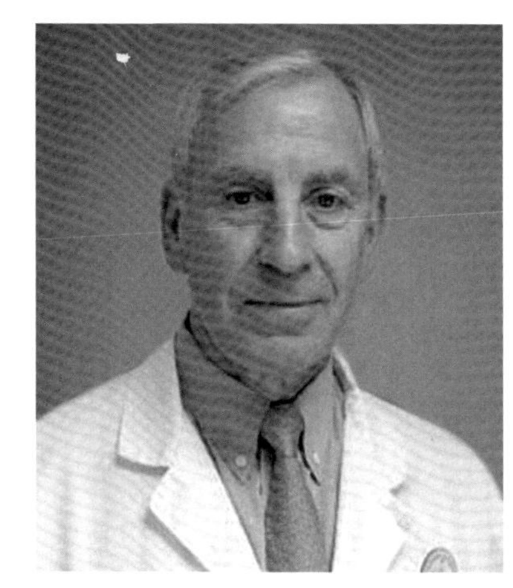

Rajesh Malhotra 教授在他的《骨科技术精要》系列丛书的最新一卷中主要讲解了关节内骨折。我很荣幸地收到邀请为本卷写一个前言。众所周知，在所有的骨折中，复杂的关节内骨折最具挑战性。作为骨外科医生和专业的创伤学专家，每天都要面对和处理关节内骨折的患者，一旦关节内骨折预后不理想，将对患者的生活带来巨大的影响。

Malhotra 教授在书中对关节内骨折所涉及的问题进行了汇总。这本书有什么与众不同之处呢？它是一本教给大家如何评估和治疗常见关节内骨折的优秀书籍。著者首先对关节内骨折进行了概述，重点突出在处理这些损伤时所面临的所有问题和困难。随后，著者讲解了如何理解关节内骨折受伤的机制、骨折的划分和如何获得标准的 X 线、CT 和 MRI 影像资料等，进而区分不同的骨折类型和相应的处理方法。书中所有手术方案都注明了选择此方案的理由及其实用性，以及特定的骨折类型选择何种特定的手术方案预后比较理想的原因。手术方案十分详细，包括绘图、临床照片、手术技巧讲解、所需设备、解剖过程及手术暴露的图片、复位及固定的技术和技巧的讲解等。术后的管理、手术并发症和临床预后同样被作为重点进行了讲解。每一章节都包含一个典型病例和相应的参考文献。在一些病例的处理过程中，还列举了一系列的技巧。

最后一章主要探讨近年应用于关节内骨折治疗的最新导航技术和 3D 成像技术，旨在为那些对这些技术感兴趣和具有设备条件的医生们提供帮助。

我们应该感谢本书的问世及该专著的主编和编者们！在这本关于关节内骨折的书中，他们解决了骨外科医生和创伤医生所面临的问题，并且为住院医生、受过专门训练的医生、主治医生甚至是有很多经验的骨外科医生和创伤专家们在处理这些常见而又复杂的创伤方面提供了重要的参考。

David L Helfet
骨科教授
康纳尔大学威尔医学院主任
创伤骨科服务中心
纽约特殊外科医院
长老教会医院

序　二

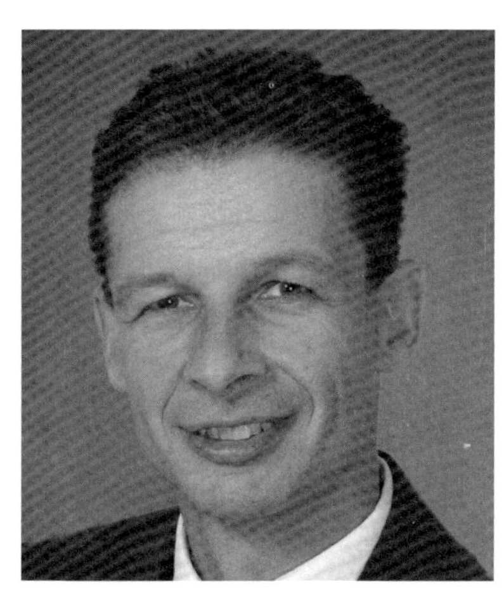

在大多数需要手术处理的创伤患者中，肌（与）骨骼的损伤最为常见，是单侧肢体低能和高能损伤数量的十倍之多，所以骨外科创伤专家是急诊医生中最忙碌的。在合并大脑和脊柱的损伤中，肢体的损伤是决定患者预后的关键。因为大脑实质和脊髓损伤很难通过手术处理得到恢复，但是绝大多数肢体的损伤都可以通过手术处理得到良好的恢复。

Rajesh Malhotra 教授在《关节内骨折治疗精要》里阐述了对关节内骨折的治疗，这是一个充满挑战性的话题。关节内骨折存在一个矛盾：紧邻干骺端的松质骨再生能力良好，关节软骨的再生能力较差。关节内骨折的治疗原则近期并没有发生改变，仍然是解剖复位并且达到坚强内固定。新的治疗原则要求骨折固定的相对稳定，最好用间接手段复位干骺端的碎片。在过去的 15 年里，新的植入物的出现成功地解决了关节内骨折这一难题。这些植入物价格较低，通过小切口即可植入，能提供成角稳定，恢复解剖复位，进而提供坚强的固定。如何防止新一代锁定钢板手术后一系列并发症的出现，他们要与时俱进地掌握知识。新的植入物和新手术方案的出现使得术中尽量减少对骨折端软组织的剥离同时复位骨折成为可能，并使软组织得到妥善的处理。

Malhotra 教授和该领域的顶级专家共同编著的这本书，图文并茂，我很荣幸能为这本书写前言。我觉得这本书可以很好地帮助我们处理临床上的难题。比如通过选择临床上常见的“恐怖三联征”和“脊柱骨盆分离”病例，帮助我们弄清那些复杂的解剖关系。这本书涉及的内容很多，所以依旧沿用了标准化的独立章节来阐述。

这本书提供了很多实用性的手术技巧，书中的内容对读者也具有极大的吸引力。经过这么多次的修订，这本书必将取得巨大的成功。

Zsolt Balogh
临床医学博士、医学博士
澳洲皇家外科医学院荣誉院士
美国骨科医师学会会员
美国外科医师学会会员
纽卡斯尔大学和约翰医院
澳大利亚新南威尔士西卡斯尔市

前　言

关节内骨折异常复杂，因为有持续功能障碍和关节持续恶化的风险。关节内骨折的处理十分棘手，原因在于，不同关节具有不同的解剖特点，手术需要细致谨慎地处理软组织，还要考虑复位时可以接受的偏差以及对周围关节的影响，尤其是下肢的关节内骨折。因此，对关节内骨折的处理目标是保证关节功能的无痛重建，而且术后关节功能不会随时间推移而受影响。这是一个巨大的挑战，这需要一种切实可行的方法来解决它，而且这种方法要能被他人重复操作。这正是编写本书的原因。主编召集了来自世界各地的顶级创伤外科医生，贡献出自己宝贵的经验，才有了现在的成果。这本书的特点和《骨折治疗精要》系列丛书是一致的，详尽阐述了国际上最先进的成像技术，骨折最重要的处理方法，软组织处理的原则，骨折的复位，骨折的并发症以及骨折处理的最新进展，比如导航技术的应用。当然，本书还引入了高质量的图片，将所有手术步骤一一呈现。此外，根据不同骨折所采用的不同干预手段，还要具体根据医生所在机构或者工作地点所具备的条件，选择合适的手术方法。

拉杰什·马尔霍特拉
（**Rajesh Malhotra**）
临床研究医学专员
皇家外科医师学会会员
国际医学科学院院士
整形外科顾问
骨科
印度新德里医学科学研究所，印度

目　录

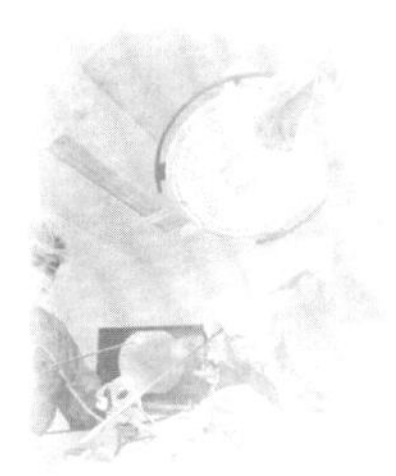

1 关节内骨折综述

Bhavuk Garg, Rajesh Malhotra

引言

生命在于运动。这句话一直被认为是骨折治疗的指导原则。这一原则不仅在关节内骨折的处理上十分重要，在合并有关节软骨骨折的处理上也同样重要。很讽刺的是，大多数年轻的骨科医生处理关节内骨折时像处理髌骨骨折、踝关节骨折、股骨颈骨折和尺骨鹰嘴骨折那样（图 1.1）。

如果关节内骨折处理不当，将不可避免地引起关节僵硬、疼痛或者创伤后关节炎。John Charnley 写了一本关于保守治疗骨折的书——《普通骨折的保守治疗》。他提倡采用非手术方法来治疗关节内骨折。包括 Neer 和 Stewart 在内的

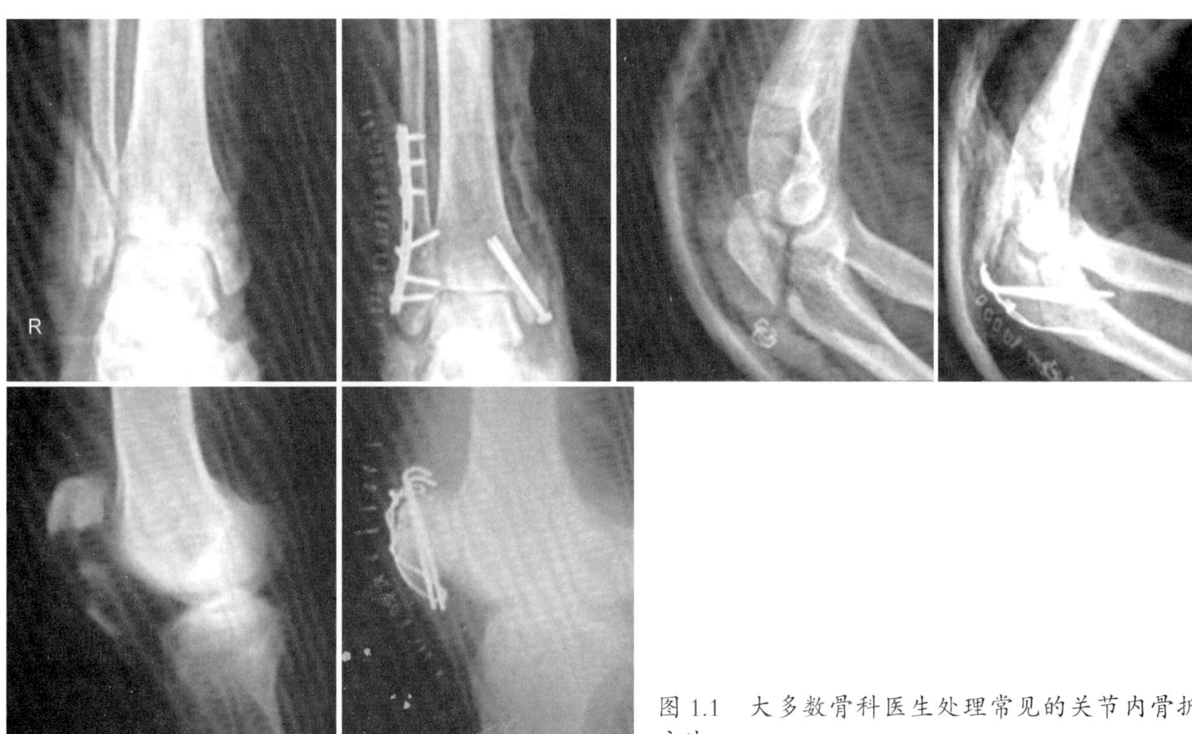

图 1.1　大多数骨科医生处理常见的关节内骨折方法

几个著者也赞同 John Charnley 的看法。支持保守治疗的主要原因是既没有合适的内固定装置，也没有相应的骨科手术原则。

1958 年，AO 组织在瑞士比尔成立之后，许多改进了的内固定装置和先进的骨科手术原则开始盛行。AO/ASIF 组织公布了切开复位内固定手术的良好愈后，一些其他的著者重复得到了相似的结果。他们同时也观察到关节内骨折的切开复位内固定同时予以术后制动会导致更多的关节僵硬及更差的功能预后，这远不如切开复位内固定及术后早期功能锻炼，甚至还不如单纯地予以制动。AO 组织也提出关节内骨折在生物学和功能学方面都有别于骨干骨折。

关节内骨折的处理原则

Mller 等人阐述了关节内骨折治疗的 AO 原则是解剖复位和绝对坚强的内固定，这对关节内骨折的良好愈后至关重要。如果患者早期能进行活动，可以使得关节内骨折的预后更好。Mitchell 和 Shepard 指出关节内骨折的解剖复位和坚强的内固定有利于关节软骨的再生。Salter 等人指出持续被动的刺激可以刺激关节软骨的愈合和再生。Schatzker 等人就关节内骨折的治疗提出以下的原则：

1. 关节内骨折的制动可以导致关节僵硬。
2. 关节内骨折切开复位内固定并且制动更易导致关节僵硬。
3. 闭合复位时关节内的压缩骨折和嵌插骨折不会被复位和固定。
4. 大面积的没有关节软骨覆盖的关节缺损往往移位进而导致关节不稳定。
5. 解剖复位和坚强的内固定对关节内骨折的良好预后至关重要（图 1.2）。
6. 干骺端的缺损需要进行植骨（图 1.3）。（然而，随着现在锁定钢板的应用，这一做法变得有争议）
7. 复位任何干骺端和骨干的移位来避免关节的额外负重。（要求解剖复位）
8. 恢复关节的协调和力线是极其重要的。
9. 早期的活动对关节内骨折的良好预后是必须的，前提是一定要有坚强的内固定。

关节内骨折的科学基础

关节内软骨是一种缺少血液和淋巴液供应的结构，营养来源于周围组织的扩散释放。软骨基质由 Ⅱ 型胶原和蛋白聚糖构成，基于糖酵解提供的低氧含量的环境对关节十分重要。这种结构使得关节软骨对损伤特别敏感而且难以修复。

关节软骨损伤和随后发展而成的骨关节炎之间的联系是一个复杂的现象。关节软骨的愈合导致纤维软骨的形成，但是无法恢复到关节软骨原有的结构和力学性能，而损伤越重，力学性能改变得越多，骨性关节炎发生的危险就

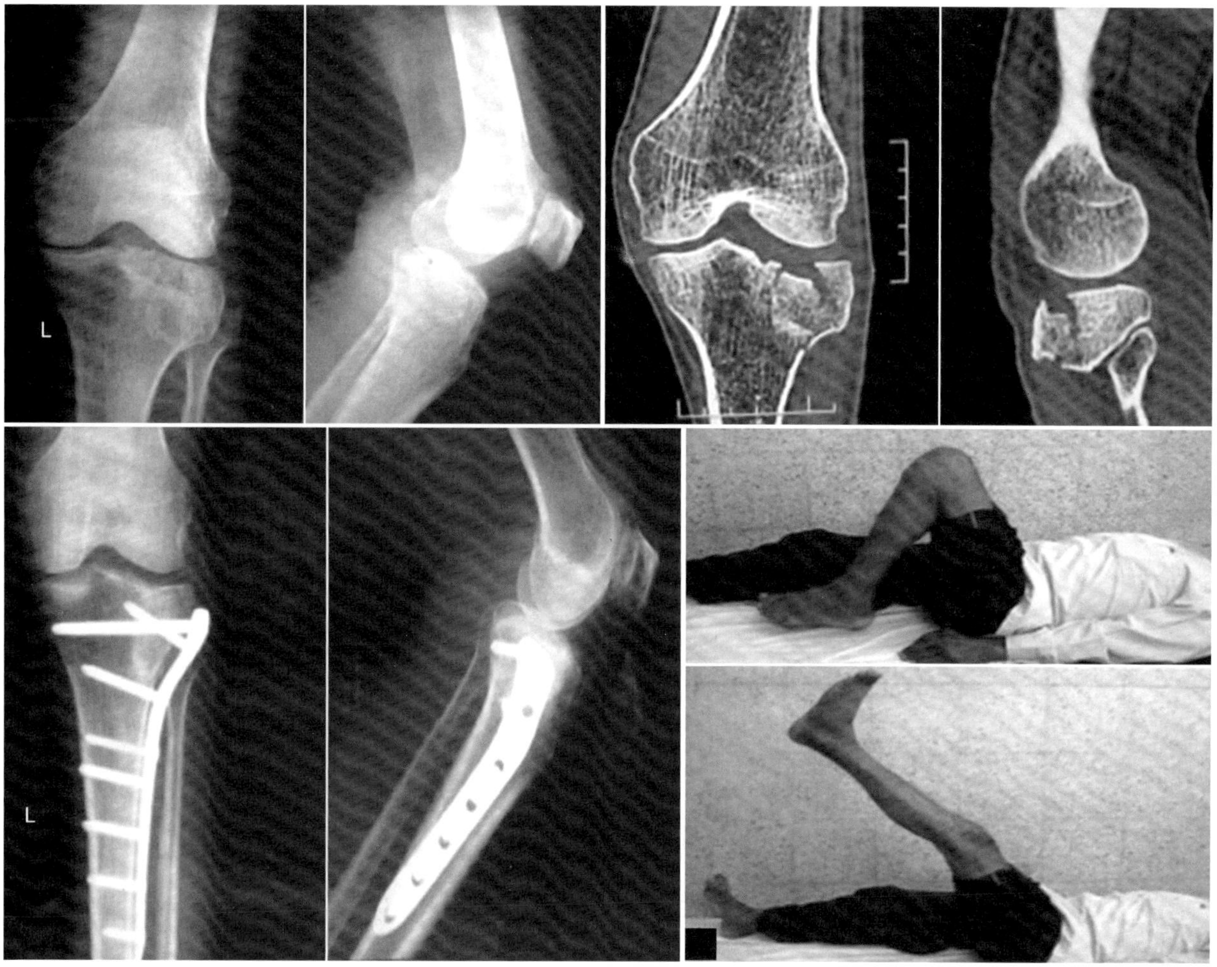

图 1.2 胫骨近端关节内骨折，经过解剖复位、坚强内固定及早期活动的治疗后，患者膝关节功能良好

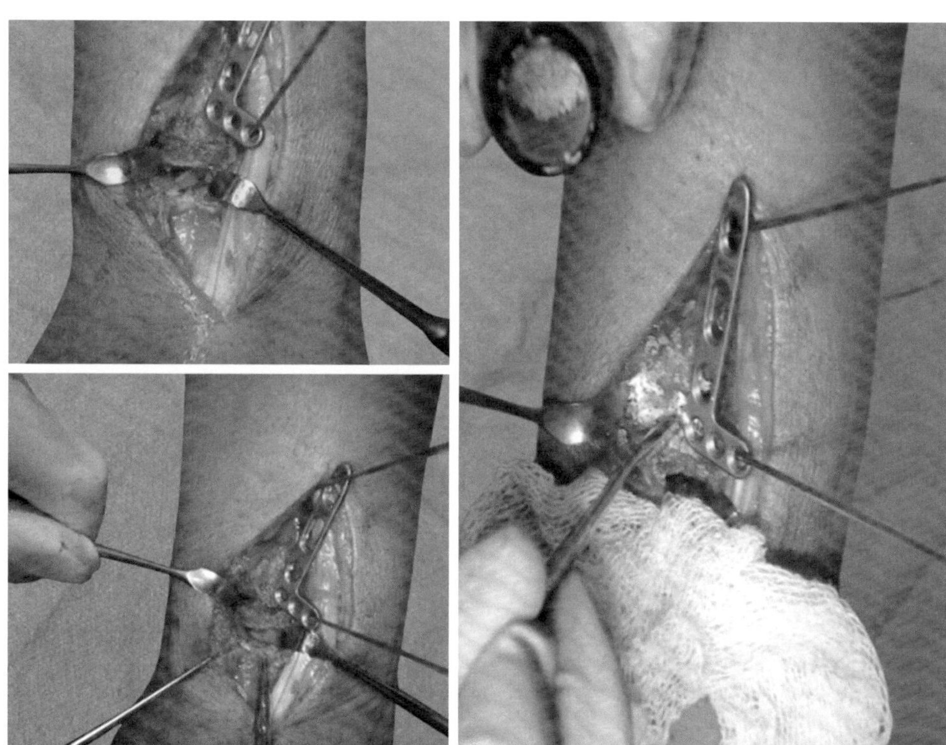

图 1.3 干骺端的缺损要进行植骨处理，特别是在骨质疏松的部位

越大。关节损伤的严重程度对关节内骨折的愈合也有影响。March 等人报道了创伤后关节炎和关节损伤严重程度的关系。其他的几篇文章的著者也报道了同样的发现。

关节面塌陷对创伤后关节炎的影响也有详细的研究。不同关节的关节软骨厚度及相同关节不同部位的关节软骨厚度也是不同的（踝 1.0~1.62mm，膝 1.69~2.55mm，髌骨 1.76~2.59mm）。关节软骨的塌陷不能完全重塑。超过关节软骨的塌陷往往不会完全重塑。这些塌陷可以导致局部受压峰值的改变，加速骨性关节炎的发生进程。小于 2mm 的关节塌陷是可以接受的。关节内骨折的轴线改变和应力改变导致的关节畸形也会加速骨性关节炎的进展。关节周围软组织的处理对于关节内骨折后的良好预后也非常重要。关节制动引起的关节压力上升可以导致营养流失和关节软骨的破坏。同时也会导致一些酶比如蛋白酶的释放，引起关节软骨的退化。而运动可以促进全层关节软骨的愈合。

关节内骨折的影像学表现

详细的影像学检查对于关节内骨折解剖的理解是必不可少的。仅仅正侧位 X 线检查是不够的。计算机断层扫描对于骨折的详细观察是很有用的，而且已经被证实是当今在关节内骨折的处理上的重要手段（图 1.4）。在处理某些复杂

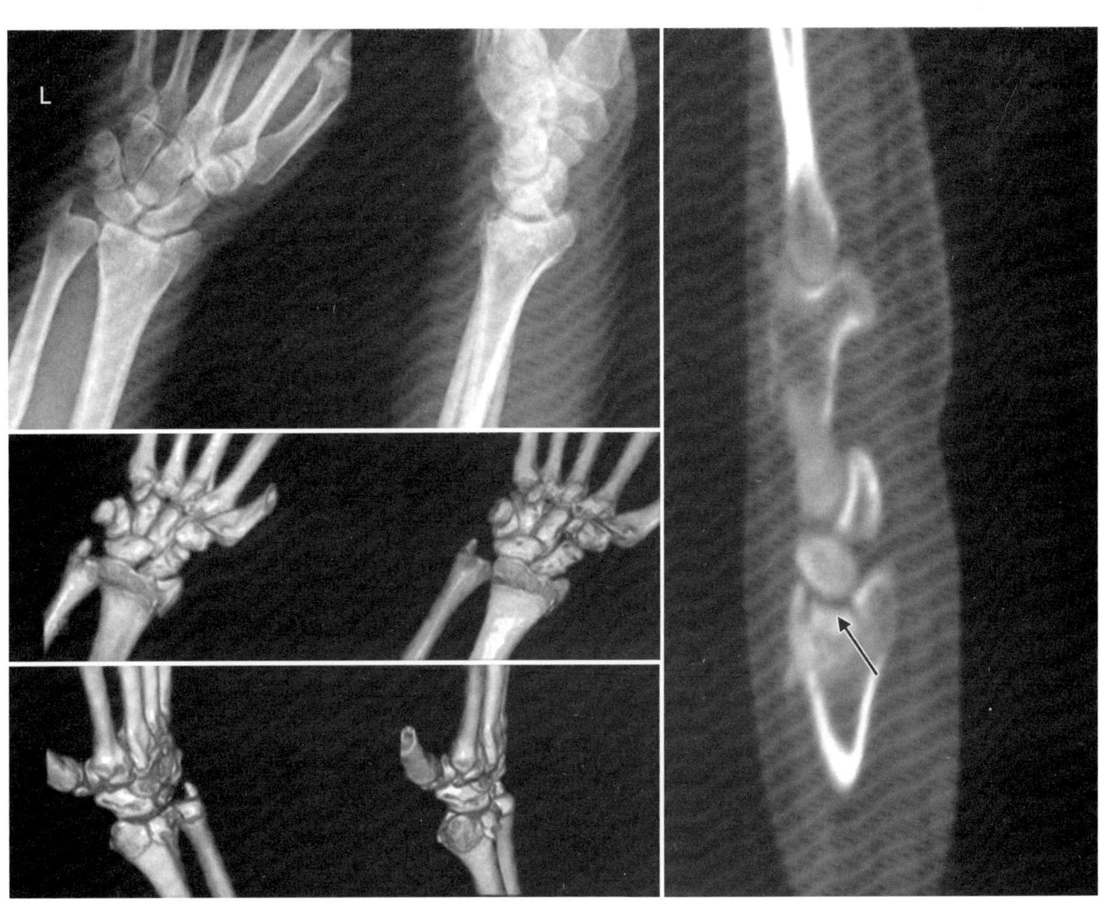

图 1.4　CT 给出关节内骨折解剖的详细观察。Die-punch（冲床）骨折片（箭头）的案例

的骨折时更为重要，比如某些复杂的髋臼骨折、肱骨远端骨折、胫骨远端骨折等。CT 可以详尽地观察关节间隙和塌陷。Tornetta 的一项研究调查称，84% 的术前方案在 CT 检查后变更，64% 的术前方案需要改变。

最近引入了术中三维透视，虽然它能提供的图像质量比术中 CT 差，但是价格也比术中 CT 便宜得多，而且和 CT 有着相似的临床价值。几项研究已经证明了这个调查的有效性，使外科医生在手术过程中可以调整植入物的位置。

手术时间

关节内骨折很少需要行急诊切开复位内固定，除非是开放性骨折或者是骨折伴有神经血管损伤、骨筋膜室综合征和不能复位的关节脱位。关节内骨折的正确处理要求对骨折的解剖和软组织损伤进行评估。复杂的关节内骨折往往伴有周围软组织的严重损伤。手术入路会经过损伤的周围软组织，如果早期手术将会引起周围软组织的额外损伤并且引起影响伤口愈合和感染的问题（图 1.5）。所以在实施手术之前要谨慎地等到软组织愈合，这也许需要数天乃至数星期。在这段时间里，可以使用外固定架临时可靠固定（图 1.6）。一些间接复位技术和生物固定理念同样可以减少周围软组织的损伤。外科医生的经验、技术以及医疗机构的水平评估也很重要。如果各方面的条件不够则需要转到更高级别的医疗机构。

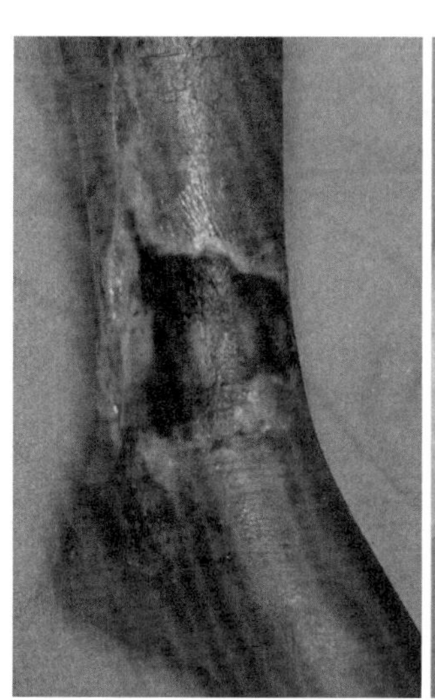

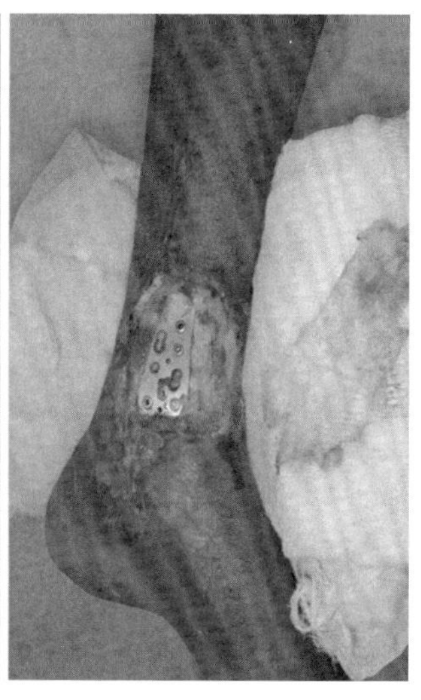

图 1.5　如果早期手术穿过创伤的软组织包膜，将同时出现感染和影响愈合的问题

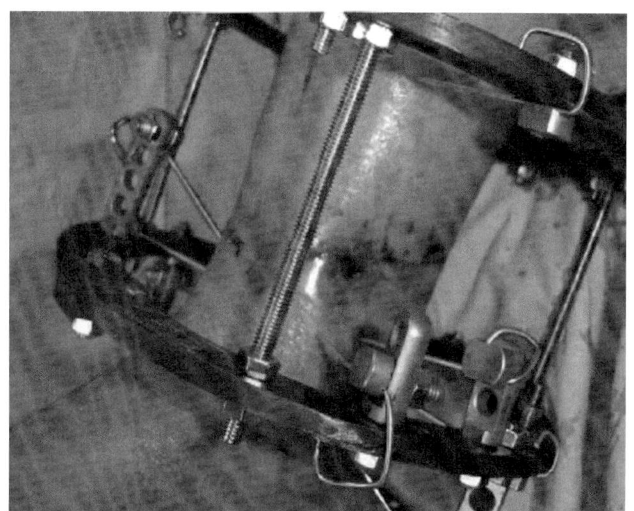

图 1.6　临时外固定架

手术原则（图 1.7A~E）

损伤控制的手术理念应该被重视。微创和开放的手术方法都是可行的的，然而所有的关节内骨折碎片都最好在直视下完成解剖复位。韧带整复术只有在有韧带附着的骨面上才会发挥作用（例如一些胫骨平台的劈裂骨折）。

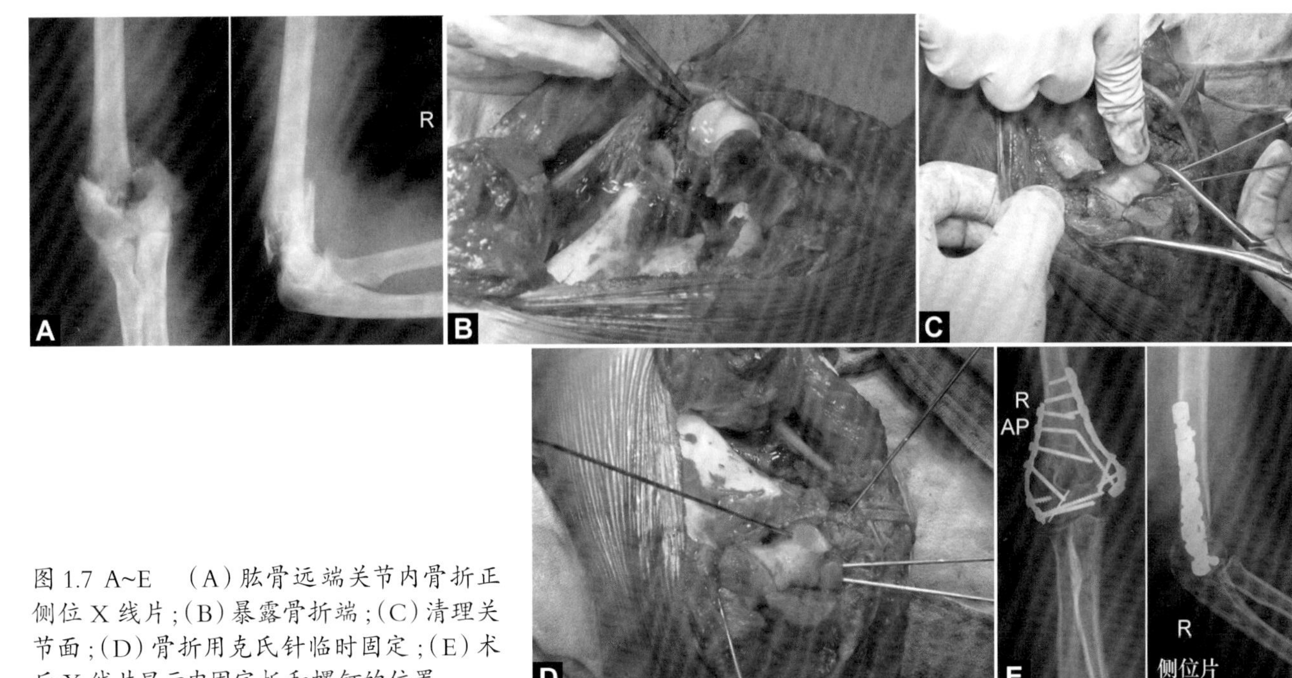

图 1.7 A~E　(A) 肱骨远端关节内骨折正侧位 X 线片；(B) 暴露骨折端；(C) 清理关节面；(D) 骨折用克氏针临时固定；(E) 术后 X 线片显示内固定板和螺钉的位置

手术开始就应该注重关节面解剖复位。

塌陷的关节面要抬起，必要时要使用移植骨和骨替代材料来支撑抬升的关节面。然后用克氏针或螺钉临时固定复位的关节面，尽量最后用钢板将关节面骨块固定到干骺端。目前，关节周围解剖锁定钢板在这些骨折的处理上已经必不可少。采用必要的措施尽量减少对周围软组织的创伤。

术后康复

一些研究已经报道了早期活动在关节内骨折的益处。适度的主动辅助训练使得肌肉和关节都得以恢复。持续的被动运动不能阻止肌肉萎缩，然而它在关节内骨折的处理上依旧是一个有效的方法。有时固定的稳定可靠也要被关注。小夹板固定可以提供或多或少的额外的稳定性。石膏固定不能应用于关节内骨折的切开复位内固定术后，因为它可以导致关节僵硬。病人要保持不负重直到关节内骨折恢复。

新兴技术

MRI T1 加权像通过测量软骨的弛豫时间可以评估关节软骨的特异性成分和超微结构。在软骨退化方面比传统 MRI 技术更敏感。

最近在电子建模的帮助下可以在术前制订虚拟手术计划。像定位骨折碎片一样，电子建模在植入物的置入上也同样有用。同时引用优秀软件以加强这种技术的应用范围和效率。

导航技术是另外一个重要的突破，它有助于像髋臼骨折这类复杂关节内骨折的处理，基于导航的 CT 和 X 线技术已经获得广泛的应用。

新的技术正在逐步引进骨科，像纳米技术这样的许多新兴技术都有着颠覆性的潜力。

参考文献

1. Muller ME, Allgower M, Schneider K, Willenegger H. Manual of internal fixation, 2nd edn. Springer, Berlin Heidelberg, New York, 1979.
2. Charnley J. The closed treatment of common fractures. Livingstone, Edinburgh, 1961.
3. Neer C, Graham SA, Shelton ML. Supracondylar fracture of the adult femur. J Bone Joint Surg. 1967;49 A:591–613.
4. Stewart M, Sisk D, Wallace SL. Fractures of the distal third of the femur. J Bone Joint Surg. 1966;48A:784–807.
5. Wenzl H, Casey PA, Hebert P, Belin J. Die operative Behandlung der distalen Femurfraktur. AO Bulletin, Bern. 1970.
6. Mize RD, Bucholz RW, Grogan DP. Surgical treatment of displaced comminuted fractures of distal end of femur. J Bone Joint Surg. 1982;64A:871–9.
7. Schatzker J, Lampert DC. Supracondylar fractures of the femur. Clin Orthop. 1979;138:77–83.
8. Schatzker J, McBroom R, Bruce D. The tibial plateau fracture: the Toronto experience. Clin Orthop. 1979;138:94–104.
9. Mitchell N, Shepard N. Healing of articular cartilage in intra–articular fractures in rabbits. J Bone Joint Surg. 1980;62A:628–34.
10. Salter RB, et al. The biological effects of continuous passive motion on the healing of full thickness defects in articular cartilage: an experimental investigation in the rabbit. J Bone Joint Surg. 1980;62A:1232–51.
11. Schatzker J, Tile M. The rationale of Operative Fracture Care, 3rd edn, Springer, Berlin Heidelberg, New York, 2005.
12. Dirschl DR, Marsh L, Buckwalter JA, et al. Articular fractures. J Am Acad Orthop Surg. 2004;12:416–23.
13. Marsh JL, Buckwalter J, Brown T, et al. Articular fractures: Does an anatomic reduction really change the result? J Bone Joint Surg Am. 2002;84:1259–71.
14. Crutchfield EH, Seligson D, Henry SL, Warnholtz A. Tibial pilon fractures: A comparative clinical study of management techniques and results. Orthopedics. 1995;18:613–7.
15. Sanders R, Fortin P, DiPasquale T, Walling A. Operative treatment in 120 displaced intra–articular calcaneal fractures: Results using a prognostic computed tomography scan classification. Clin Orthop. 1993;290:87–95.
16. Shepherd DET, Seedhom BB. Thickness of human articular cartilage in joints of the lower limb. Ann Rheum Dis. 1999;58:27–34.
17. Lovάz G, Llinά A, Benya PD, Park SH, Sarmiento A, Luck JV Jr. Cartilage changes caused by a coronal surface stepoff in a rabbit model. Clin Orthop. 1998;354:224–34.
18. Brown TD, Anderson DD, Nepola JV, Singerman RJ, Pedersen DR, Brand RA. Contact stress

aberrations following imprecise reduction of simple tibial plateau fractures. J Orthop Res. 1988;6:851–62.

19. Rasmussen PS. Tibial condylar fractures as a cause of degenerative arthritis. Acta Orthop Scand. 1972;43:566–75.
20. McFerran MA, Smith SW, Boulas HJ, Schwartz HS. Complications encountered in the treatment of pilon fractures. J Orthop Trauma. 1992;6:195–200.
21. Blauth M, Bastian L, Krettek C, Knop C, Evans S. Surgical options for the treatment of severe tibial pilon fractures: A study of three techniques. J Orthop Trauma. 2001;15:153–60.
22. Sanders R, Fortin P, DiPasquale T, Walling A. Operative treatment in 120 displaced intraarticular calcaneal fractures: Results using a prognostic computed tomography scan classification. Clin Orthop. 1993;290:87–95.
23. Cole RJ, Bindra RR, Evanoff BA, Gilula LA, Yamaguchi K, Gelberman RH. Radiographic evaluation of osseous displacement following intra–articular fractures of the distal radius: Reliability of plain radiography versus computerized tomography. J Hand Surg [Am]. 1997;22:792–800.
24. Tornetta P, Gorup J. Axial computed tomography of pilon fractures. Clin Orthop Relat Res. 1996;323:273–6.
25. Kendoff D, Citak M, Gardner MJ, Stüig T, Krettek C, Hüner T. Intraoperative 3D imaging: value and consequences in 248 cases. J Trauma. 2009;66（1）:232–8.
26. Kendoff D, Citak M, Gardner M, Kfuri M Jr, Thumes B, Krettek C, et al. Three–dimensional fluoroscopy for evaluation of articular reduction and screw placement in calcaneal fractures. Foot Ankle Int. 2007;28（11）:1165–71.
27. Kendoff D, Gardner MJ, Citak M, Kfuri M Jr, Thumes B, Krettek C, et al. Value of 3D fluoroscopic imaging of acetabular fractures comparison to 2D fluoroscopy and CT imaging. Arch Orthop Trauma Surg. 2008;128（6）:599–605.
28. Kendoff D, Pearle A, Hüner T, Citak M, G ö ling T, Krettek C. First clinical results and consequences of intraoperative three–dimensional imaging at tibial plateau fractures. J Trauma. 2007;63（1）:239–44.
29. Salter RB. Continuous passive motion: from origination to research to clinical applications. J Rheumatol. 2004;31（11）:2104–5.
30. Salter RB. History of rest and motion and the scientific basis for early continuous passive motion. Hand Clin. 1996;12（1）:1–11.
31. Salter RB. The physiologic basis of continuous passive motion for articular cartilage healing and regeneration. Hand Clin. 1994;10（2）:211–9.
32. Souza RB, Stehling C, Wyman BT, Hellio Le Graverand MP, Li X, Link TM, et al. The effects of acute loading on T1rho and T2 relaxation times of tibiofemoral articular cartilage. Osteoarthritis Cartilage. 2010;18（12）:1557–63.
33. Zarins ZA, Bolbos RI, Pialat JB, Link TM, Li X, Souza RB, et al. Cartilage and meniscus assessment using T1rho and T2 measurements in healthy subjects and patients with osteoarthritis. Osteoarthritis Cartilage. 2010;18（11）:1408–16.
34. Bolbos RI, Ma CB, Link TM, Majumdar S, Li X. In vivo T1rho quantitative assessment of knee cartilage after anterior cruciate ligament injury using 3 Tesla magnetic resonance imaging. Invest Radiol. 2008;43（11）:782–8.

35. Pilson HT, Reddix RN Jr, Mutty CE, Webb LX. The long lost art of preoperative planning–esurrected? Orthopedics. 2008;31（12）.

36. Hoffmann M, Schröer M, Lehmann W, Kammal M, Rueger JM, Herrman Ruecker A. Next generation distal locking for intramedullary nails using an electromagnetic X–ray–radiation–free real–time navigation system. J Trauma Acute Care Surg. 2012;73（1）:243–8.

37. Oberst M, Hauschild O, Konstantinidis L, Suedkamp NP, Schmal H. Effects of three–dimensional navigation on intraoperative management and early postoperative outcome after open reduction and internal fixation of displaced acetabular fractures. J Trauma Acute Care Surg. 2012 Jun 14.

翻译：李德见　敖荣广　审校：李泽湘

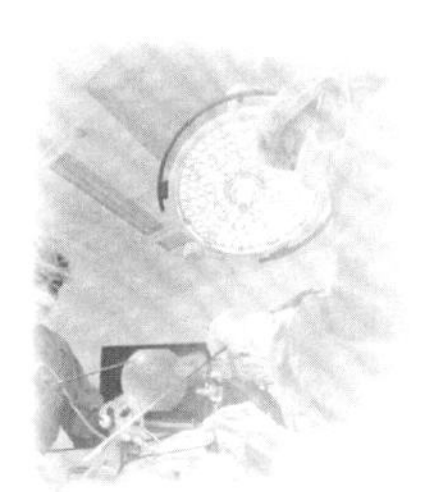

2 肩胛盂骨折

Vikram A Mhaskar, J Maheshwari

引言

肩胛骨骨折在所有骨折中大约占 1%，这其中 1/3 的骨折影响关节盂（突），包括关节盂（腔）和肩胛颈的骨折。虽然超过 90% 的肩胛盂骨折甚少移位，能够采用非手术处理，但约有 10% 的骨折需要手术治疗。如果骨折累及关节盂缘或者使肩胛盂严重倾斜，那么这种移位可能影响肩关节的稳定。这些骨折可单独发生，可与其他的肩胛骨骨折同时发生，也可作为肩关节脱位的一部分。这常常是由高能量损伤或摔倒时身体压在伸展的手臂上所引起的。

相关解剖

肩胛盂倾斜角是可变的，平均来说，它向上倾斜 4.25° ，向后倾斜 1.23° 。任何盂倾斜角的显著改变都可能引起肩关节的不稳定。关节盂的宽度，在男性平均为 28.8 ± 1.6 mm，而在女性为 23.6 ± 1.5 mm；高度，在男性平均为 37.5 ± 2.2 mm，女性为 32.6 ± 1.8 mm。

关节盂较浅，是为了保持肩关节最大范围的活动。肩关节与身体其他部位的连接较松弛，这使得肩关节比其他关节更容易脱位。肱骨头的大小约为关节盂的 4 倍，因此，关节盂面积的减小是引起习惯性脱位的一个原因。

临床表现

肩胛盂骨折通常表现为急性肩关节前脱位，经复位后易发生再脱位。在 X 线片上，可以看到关节盂前缘骨折。关节盂后缘的骨折通常导致持续性后脱位。关节臼的骨折几乎没有临床症状。通常此类病人伴有多发伤，可能有严重的胸部损伤。因此，这样的肩胛盂骨折通常容易漏诊。我们必须查看有无臂丛神经和血管的损伤，有时需了解是否有“高速”伤。

放射学表现

肩关节创伤的影像学检查，包括一个基本的肩部后前位和腋窝位片（大部分可能）。CT 扫描，特别是去掉肱骨头保留关节盂的 CT 三维重建，能更好地进行关节盂的骨折分类。MRI 检查可明确有无肩袖损伤。

分型

Ideberg 和 Goss 将肩胛盂骨折分为 6 型（图 2.1）。

Ⅰ型：关节盂缘的骨折，再分为 Ia 类（前缘骨折）和 Ib 类（后缘骨折）。

Ⅱ型：横行或斜行骨折通过关节窝，并延伸到肩胛骨的外侧缘，骨折块在关节盂下方，如果移位，可能导致肱骨头半脱位。

Ⅲ型：斜行骨折通过关节窝并延伸到肩胛骨中上缘，通常伴有肩峰、锁骨骨折或者肩锁关节脱位。

Ⅳ型：横行骨折线涉及肩胛骨的内侧缘。

Ⅴ型：Ⅳ型骨折合并有关节盂的下方骨折分离（Ⅴa）、上方骨折分离（Ⅴb）和上下方都有骨折分离（Ⅴc）。

Ⅵ型：关节窝严重的粉碎性骨折。

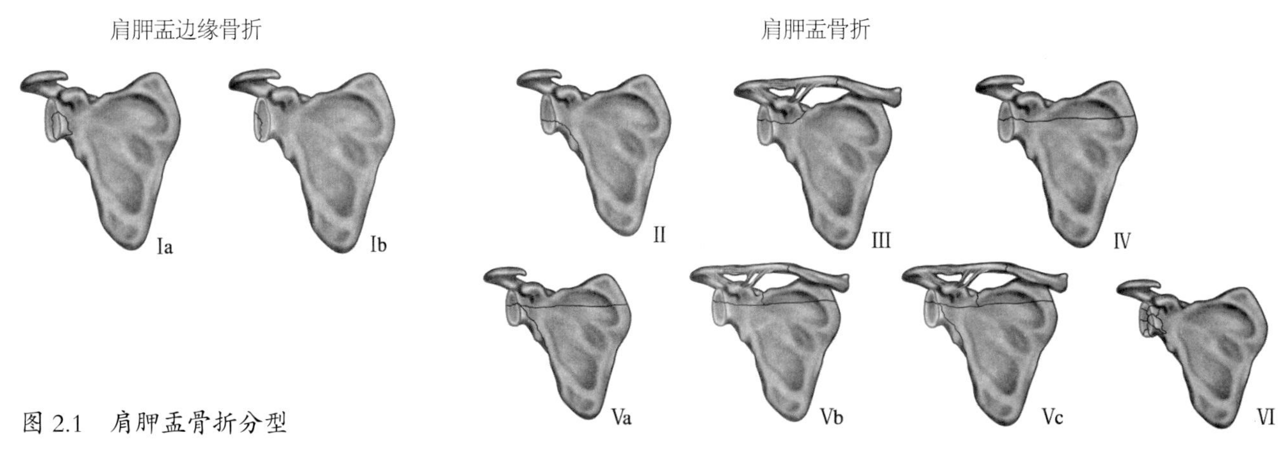

图 2.1　肩胛盂骨折分型

治疗

非手术治疗：小的移位（小于 5mm 的阶梯状不平和小于 5mm 的分离）是可接受的移位，不会引起长期的问题。通常悬吊固定 2~3 周就足够了。大多数骨折在 6 周以内愈合。

手术治疗：关节盂骨折的手术指征主要根据如下几个方面：

- 关节面阶梯状移位超过 5mm；

• 骨块分离足够导致骨不连（分离超过 5mm）；

• 骨折容易导致肱骨头脱位（Ⅰ型、Ⅱ型）。

对于不同类型的骨折，治疗方式如下：

Ⅰa、Ⅰb 型：如果有超过 1/4 的关节盂骨折，同时伴有肩关节不稳定，可选择切开复位术。Ⅰa 型骨折通过前路手术固定，Ⅰb 型通过后路固定。

Ⅱ型：切开复位内固定可获得极好的结果，通常选择后入路方式。

Ⅲ型：Goss 推荐对于关节面阶梯状移位超过 5mm 或涉及更多的关节面的骨折采取切开复位内固定术。Rockwood 推荐使用关节镜评估和有限切开辅助复位，通过在喙突使用一个拉力螺钉，目的是固定上方的关节盂骨折部分。

Ⅳ型：切开复位仅仅推荐应用于骨折分离或阶梯状移位超过 5mm，主要应用于关节盂上方的骨折碎片有侧方移位。

Ⅴ型：如果肱骨头未脱位，则采取保守治疗。

Ⅵ型：早期功能锻炼是最好的治疗方式。

手术入路

了解解剖对于关节盂骨折的充分稳定是必需的。决定采用前面、后面、上面或联合入路是很重要的。关节盂前缘的骨折选择前入路（胸大肌三角肌入路），后缘的骨折和其他所有的骨折最好选择后入路。有时，为了处理上方的骨折块，需要做上方的辅助显露。基本的骨科和肩部手术器械是必需的，克氏针、4mm 的空心螺钉，还需要小的重建钢板来固定这些骨折。

胸三角入路：这个入路基本上用于前关节盂唇骨折。与肩部任何前面的手术相似，包含如下的一些步骤（图 2.2）。

病人置沙滩椅位，在骨性标志作标记，特别是喙突。长约 10cm 的皮肤切口，从锁骨外侧 1/3，经过喙突，到达三角肌间沟（图 2.2 A）。确认头静脉（图 2.2 B）并牵开，分离胸大肌三角肌间隙（图 2.2 C）。喙突的尖端能在这个切口的上部触摸到，喙突是前路肩部暴露的标志。游离三角肌和胸大肌下面，并使用自动牵开器牵拉开（图 2.2 C）。联合腱附着在喙突尖端，被胸锁筋膜覆盖。胸锁筋膜外侧到联合腱的部分被切断，目的是更好地牵开联合腱内侧。自动牵开器被转移到联合腱和三角肌之间，旋转肩关节，显露肩胛下肌，从内侧向外侧分离，直到附着于小结节的部分（图 2.2 D）。钝性分离覆盖关节囊表面的肌肉。肩胛下肌的上缘在喙突下方。肩胛下肌的下缘与血管束的走行相一致，从内侧向外侧横行走行（图 2.2 D），通常被称为“三姐妹”。小心结扎这些血管。一旦肩胛下肌的附着点、上下缘被确定，距其附着点 2.5mm 处切断肌腱。缝合肩胛下肌切缘 3~4 针以便关闭切口时使用（图 2.2 E）。肩胛下肌和关节囊前面的区域被显露，肌肉向内侧牵开。前关节囊靠近小节结处同样被切开，并向内侧牵开。关节盂缘前面部分完全显露了（图 2.2 F）。使用一个肱骨头专用牵开器（Facuda）

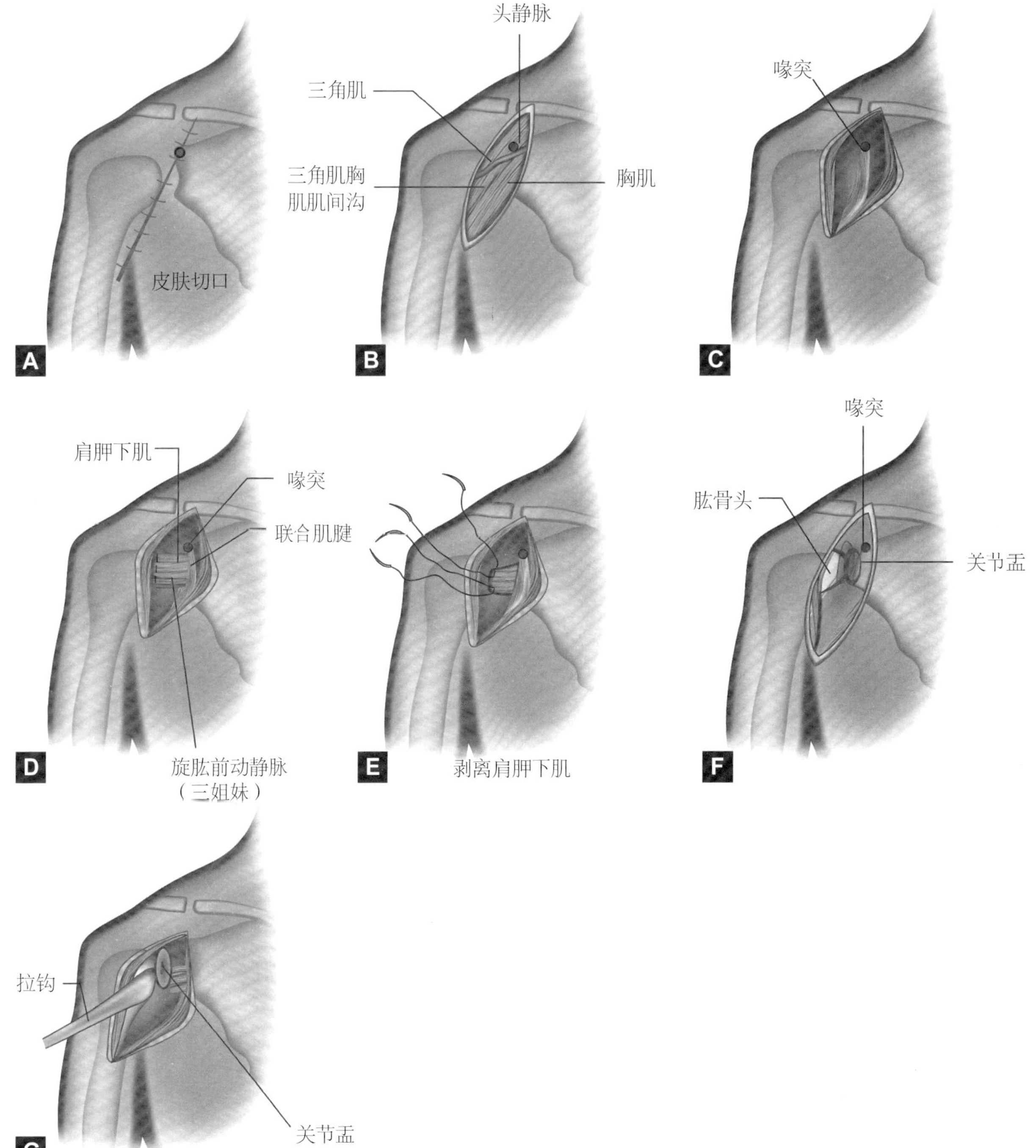

图 2.2A ~G　胸大肌三角肌入路显露关节盂

牵开肱骨头（图 2.2 G）。通常需要仔细地解剖靠近关节盂下极的关节囊，目的是充分暴露延伸到下极的骨折。当解剖到靠近腋神经时要非常小心。在直视下复位骨折，用 1~2 个克氏针临时固定。最好使用 4mm 的空心螺钉固定骨折。在钻孔和固定前缘时要非常小心，因腋神经靠近该处。当钻孔向中外侧方向时需注意，避免螺钉钻入关节内。为了更好地暴露，有时需要做喙突截骨术。

后入路（图 2.3 A~F）：病人侧卧位，标记骨性标志（图 2.3 A）。弧形的皮肤切口，从肩峰的外侧突沿着肩胛冈内侧远端到肩胛下角（图 2.3 B）。三角肌

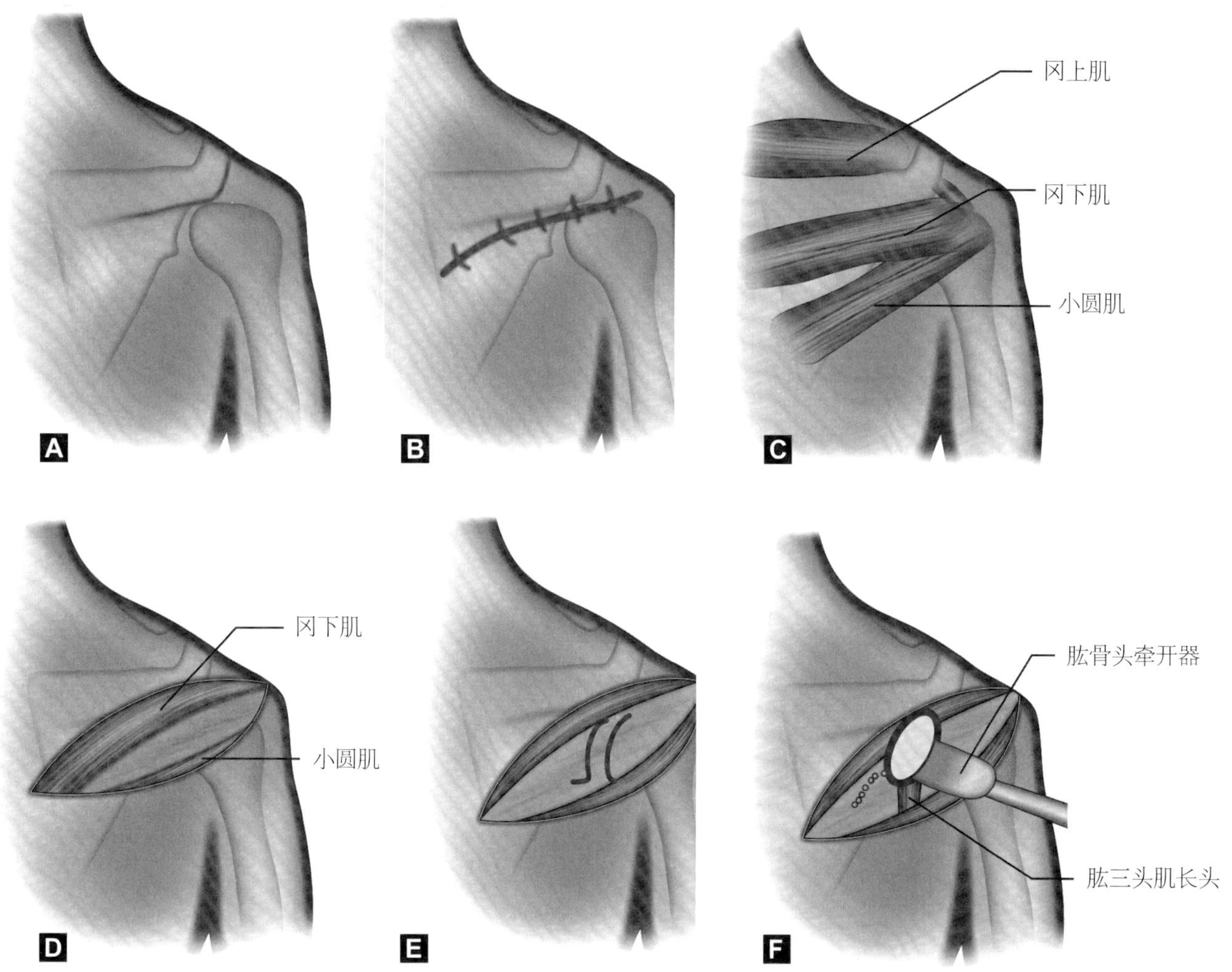

图 2.3 A~F 肩胛盂暴露的后方入路 （A）肩关节解剖；（B）皮肤切口；（C）后入路在三角肌下面的肌肉；（D）在冈下肌和小圆肌之间的血管间隙；（E）围绕关节的关节囊；（F）肩胛盂的暴露

连同部分骨膜一起从肩胛冈上锐性分离下来。小心地用手指钝性分离三角肌的后方及冈下肌的下面。分离的三角肌向侧方牵拉。在三角肌的下方可找到冈下肌和小圆肌的肌腹（图 2.3 C）。冈下肌和小圆肌之间靠近外侧终点处很容易发现一个间隙，在这里它们附着于大结节后部。进一步解剖冈下肌和小圆肌之间的部分（图 2.3 D），这两个肌肉是由不同的神经支配的（肩胛上神经和腋神经）。在这个肌肉下面将能够找到覆盖在肱骨头上的后关节囊，然后可以显露关节盂（图 2.3 E）。通过分离盂下结节三角肌的起点，并且用肱骨头牵开器，可以增加关节盂的显露（图 2.3 F）。

为了更充分地暴露关节盂的上部和肩胛骨的外侧缘，需从大节结上分离冈下肌和小圆肌。在随后手术结束时，这两个肌肉能用缝合钉重新接上。为了暴露关节盂的下缘和肩胛骨的外侧缘，不得不切断附着在盂下结节上的肱三头肌长头。在暴露过程中，肩胛上神经的内侧和腋神经的下方是危险区。

上方入路：这被作为一个附加入路，目的是处理关节盂上方的骨折碎片。它是一种直接的方式，通过锐性分离斜方肌和冈上肌的纤维就能到达关节盂的上部。

复位和固定技巧：

• 充分的暴露，了解危险部位的解剖结构，特别是腋神经和肩胛上神经处；
• 复位，使用粗的克氏针作为控制杆直接或间接复位；
• 用细的克氏针作临时固定，随后插入空心螺钉可作固定；
• 螺钉的正确尺寸和安置是重要的，特别要避免螺钉置入关节内。

术后管理和康复

肩部手术治疗的效果不是很好。

制订一个康复方案是非常重要的，这个方案既能让骨折充分的愈合，又能保持肩关节活动。从一开始就应该被动地活动肩部，至少在医生指定的方向上。一开始，要使用外展架，使肩膀保持 20° 外展和没有旋转。早期在指导范围内进行功能锻炼值得推荐。

如果手术时全部的肩胛下肌被离断，外展架需保持 0° 外旋固定 4 周。30° 内旋和 90° 外展是允许的。外旋运动限制在 30° 以内需要 3 周。

积极的主动活动开始于术后 3 周，此时肌肉已经愈合。在有放射学的骨折愈合证据时才开始积极的抗阻力活动。强化肩关节周围的肌群对最佳康复是非常重要的。

并发症

1. 肩关节僵硬：一定程度的肩关节僵硬经常发生，但通过合适有效的活动能够很大程度防止其发生。如果预期的关节活动范围（Range of motion，ROM）没有达到，一些病人需要在麻醉下松解。

2. 继发性退行性关节炎：虽然上肢骨折骨关节炎的发生率很小，但明显的复位不良，在骨折点显著的阶梯状不平和由于关节盂前倾引起的过度的剪切力，可能导致早期的骨关节炎。疼痛是其主要症状。一些病人最终可能需要肩关节置换。

3. 腋神经损伤：腋神经非常靠近关节盂的下极，很容易因为牵引或直接的损害引起损伤。使用合适的手术入路能防止该并发症的发生。

4. 内固定失败：通常不可能达到充分的骨折固定，但关节盂骨折时应谨慎，因内固定失败可能减慢术后康复。

5. 感染：这是一个在其他手术很少见的并发症。在切口部位，由于损伤引起的皮肤挫伤，可能导致伤口的愈合问题。感染可通过细心的手术来预防。保持无菌操作和使用合适的围手术期抗生素能够使该并发症最小化。

6. 肩关节不稳定：对肩袖和其他稳定结构损伤的适当处理可预防该并发症。

预后

关节盂骨折是少见的。保守治疗和手术治疗的指征是有争议的，特别是在文献中很少有报道。对大部分类型的关节盂骨折很多人更喜欢保守治疗。Kligman 和 Roffman 报道了有移位和关节内关节盂骨折的 4 例病人，他们接受了手术治疗或保守治疗，经过平均 7 年的随访，所有病人的临床和放射结果是令人满意的。Kraus 等报道了一例 I b 型骨折的老年病人采用保守治疗获得了很好的结果。

最近，几个著者已经报道了这类骨折切开复位内固定获得了好的结果。在选择手术入路时，他们使用 Ideberg 分类法。Schandelmaierd 等报道了手术治疗关节盂骨折 10 年的随访，他们中的大多数有很好的结果。Anavian 等也提出用手术治疗复杂的、有移位的关节内肩胛盂骨折，不论有无涉及肩胛颈。Mayo 等发表了 27 例患者术后平均随访 43 个月的手术治疗结果，24 例患者（89%）获得了解剖重建，他们指出手术治疗关节盂骨折的大部分病人能够获得解剖重建，并且有好的功能结果和很低的并发症发生率。Leung 等人报道了平均随访 30.5 个月的 14 例，采用切开复位稳定内固定的关节盂骨折病人的结果，他们指出手术治疗这类骨折有好的预后结果。

最近的趋势是采用关节镜帮助复位和经皮关节盂骨折固定。在关节镜下采用一个细的克氏针作为操纵杆和安全通道经皮内固定的间接复位方式已经被报道。Sugaya 等人报道了关节镜下治疗前关节盂缘骨折，并且获得了成功的结果，这些病人仅 27% 伴有骨质疏松。

典型病例

30 岁男性病人，从自行车上跌倒，他的右肩摔伤（主要损伤）。诊断为肩关节脱位。主诊医师尝试闭合复位。他注意到，虽然复位很容易，但是脱位也同样容易。X 线显示关节盂前缘骨折（图 2.4A）。CT 扫描证实关节盂前缘有明显骨折的存在。进一步用三维 CT 显示骨折块的确切尺寸，骨折块几乎达到了关节盂的 40%（图 2.4B）。

采用关节镜下复位和固定骨折。做关节镜手术时，病人侧卧位，手臂牵引，作标准的后方入路。从关节镜的前下方置入手术器械，用刨刀清除血肿，评估骨折。使用一个探针控制骨折块来复位骨折。为了能够直接接近关节盂前缘，可经肩胛下肌做一个 5 点钟方向的附加孔（图 2.4C）。两个导针通过前关节盂骨折块，目的是微调复位骨折，也可以临时固定骨折。通过导针小心的钻孔，用两个 4mm 的空心钉来固定骨折（图 2.4D），检查复位的稳定性，感到满意。病人保持肩关节悬吊 4 周，期间间歇活动关节。4 周后开始积极辅助锻炼。在 2 个月时 CT 扫描显示肩关节和关节盂骨折块复位良好（图 2.4E）。病人继续物理治疗，最后瘢痕很小，几乎和正常人一样。

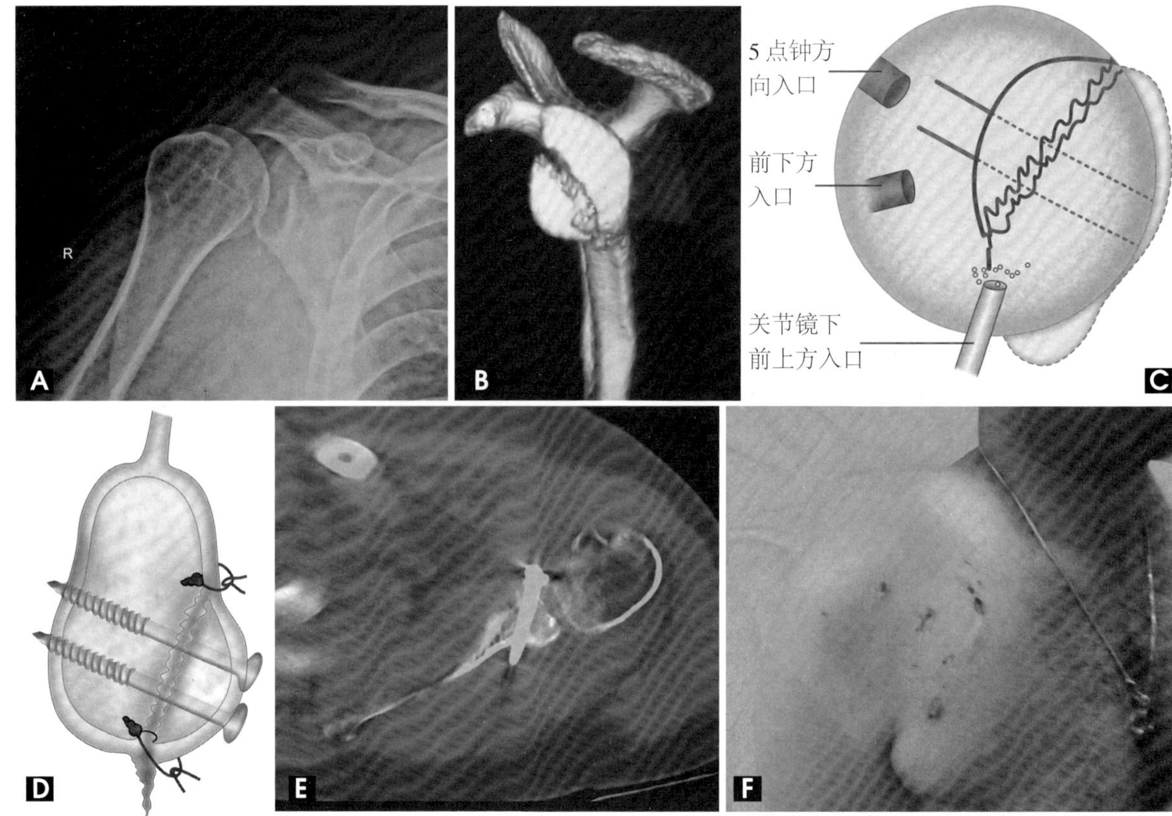

图 2.4A~F　关节盂前缘骨折典型病例（A）术前 X 线显示关节盂前缘的骨折；（B）三维 CT 横断面扫描显示骨折的范围；（C）显示 5 点钟方向作为植入螺钉用的入孔；（D）图示代表关节盂骨折的固定。（E）显示关节盂骨折良好的复位和固定；（F）显示最小的瘢痕

参考文献

1. Goss TP. Fractures of the glenoid cavity. J Bone Joint Surg Am. 1993;74:299–305.
2. Butters KP. The scapula. In: Rockwood CA, Matsen FA II（Eds）. The shoulder. Philadelphia: WB Saunders. 1990; I:335–6.
3. Kraus N, Gerhardt C, Haas N, Scheibel M. Conservative therapy of anteroinferior glenoid fractures. Unfallchirurg. 2010;113（6）:469–75.
4. Anavian J, Gauger EM, Schroder LK, Wijdicks CA, Cole PA. Surgical and functional outcomes after operative management of complex and displaced intra-articular glenoid fractures. J Bone Joint Surg Am. 2012; 94（7）:645–5.
5. Mayo KA, Benirschke SK, Mast JW. Displaced fractures of the glenoid fossa. Results of open reduction and internal fixation. Clin Orthop Relat Res. 1998;（347）:122–30.
6. Leung KS, Lam TP, Poon KM. Operative treatment of displaced intra-articular glenoid fractures. Injury. 1993; 24（5）:324–8.
7. Marsland D, Ahmed HA. Arthroscopically assisted fixation of glenoid fractures: a cadaver study to show potential applications of percutaneous screw insertion and anatomic risks. J Shoulder Elbow Surg. 2011; 20（3）:481–90.
8. Sugaya H, Kon Y, Tsuchiya A. Arthroscopic repair of glenoid fractures using suture anchors. Arthroscopy. 2005; 21（5）:635.

翻译：杨超华　审校：姜新华

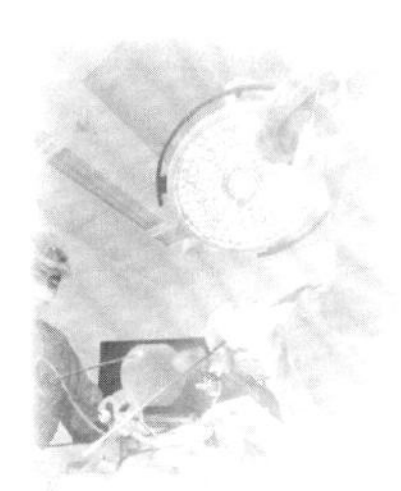

3 肱骨近端骨折

Bhavuk Garg, Prakash P Kotwal

引言

肱骨近端骨折据统计占全身所有骨折的 4%~5%。在上肢骨折中它是第二常见的骨折，在 65 岁以上骨折患者中是第三常见的骨折。大部分的肱骨近端骨折 (80%~85%) 移位不大。肱骨近端骨折发生机理呈双峰分布，在年轻的患者中，肱骨近端骨折通常由高能量损伤引起，而相反在老年人群中，由于骨质疏松的原因，常常由低能量损伤引起骨折。

肱骨近端骨折所致的残疾是由肩关节运动范围受限，骨折复位不佳，肱骨头坏死 (AVN), 异位骨形成和肩袖、神经 (腋窝，臂神经丛)、血管、肩胛骨、锁骨损伤等引起的，而这些残疾往往得不到重视。

肱骨近端骨折治疗分为保守治疗和手术治疗。然而，随着我们对肱骨近端骨折类型的不断了解、认识，以及患者对治疗的更高期望，还有内固定手术技术水平的提高，手术适应证正在逐渐扩大。

分型

是否选择手术和选择何种手术方式在很大程度上是由肱骨近端骨折的分型决定的，而分清楚每一例患者的特定骨折类型是复杂的。随着肱骨近端骨折治疗方式的增加和人们对肱骨近端骨折的理解，目前已制定出多种骨折分型系统。Neer 的 4 类骨折分类系统（图 3.1）是基于肱骨近端骨折的病理解剖学制定的，这一直是使用最广泛的分类方法。AO / ASIF 骨折分型系统（图 3.2）也是在病理解剖的基础上，根据血供情况分型的。2004 年，Edelson 等人发表了根据 CT 检查制定的肱骨近端骨折分类，这种分类系统为手术方法的提高提供了潜在的可能。它将肱骨近端骨折分为 5 大类：

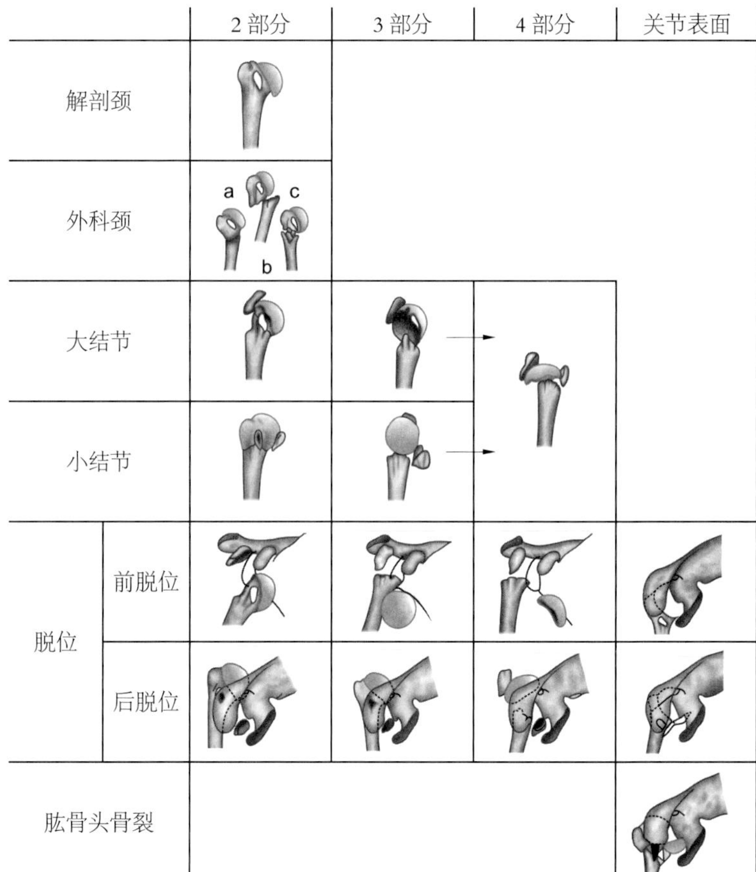

图 3.1　Neer 分型系统

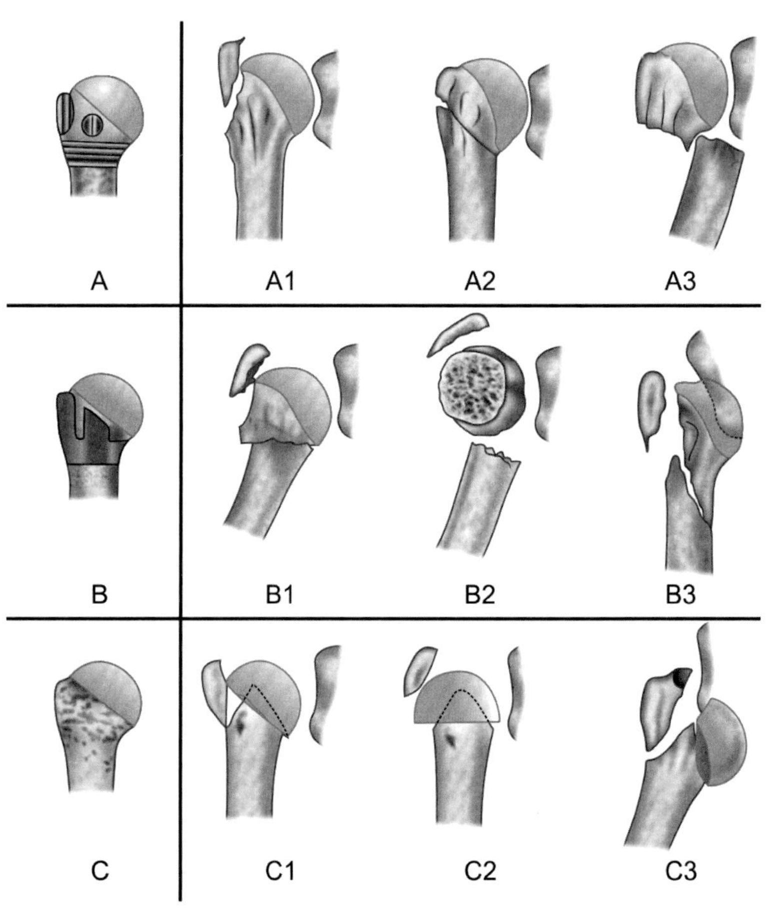

图 3.2　AO/ASIF 分型系统

- 2 部分骨折；
- 3 部分骨折；
- Shield 骨折及变异；
- 单纯大结节骨折；
- 骨折伴肩关节脱位。

Shield 定义为包括肱骨头、肱骨大小结节、肱二头肌间沟的肱骨部分。Shield 骨折包括二头肌沟上方骨折和小结节骨折，通常 Shield 粉碎骨折也包括在内。

影像学检查

X 线照片

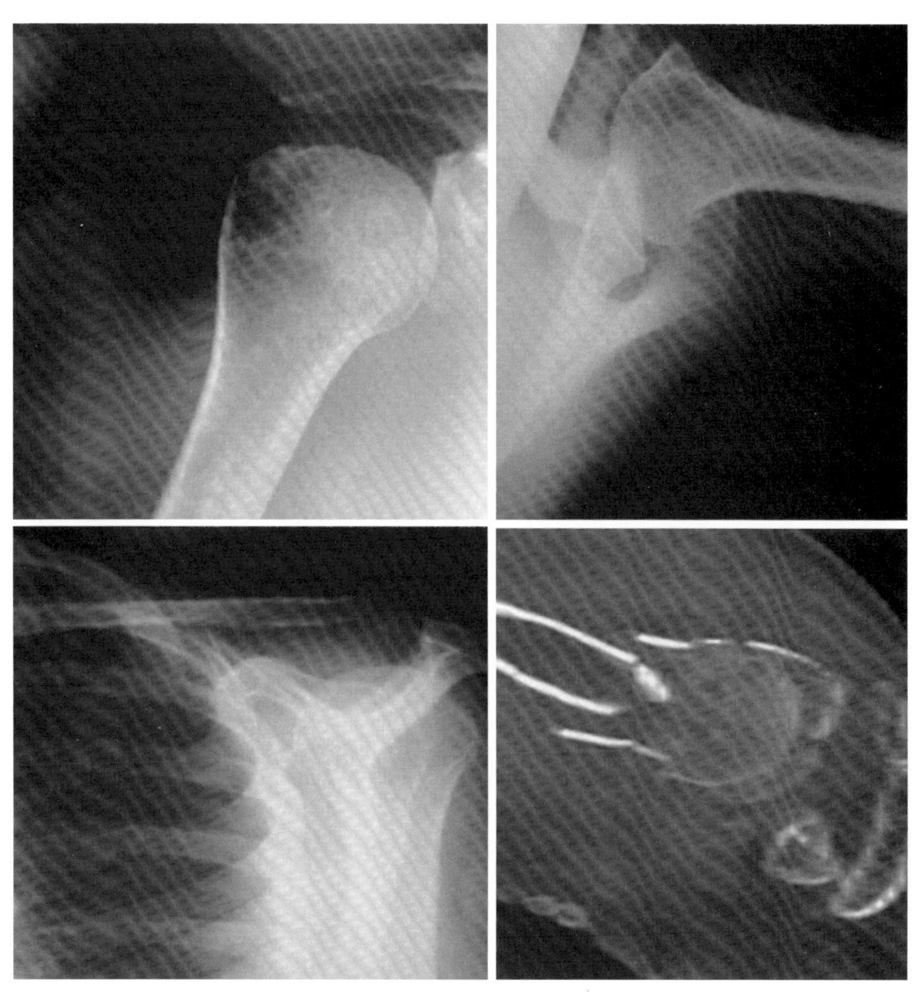

图 3.3　肱骨近端骨折标准摄片

标准的肱骨近端骨折摄片（图 3.3）应包括真正的肩关节前后位、腋位片和肩胛骨侧位片。影像学通过在这 3 个垂直的平面上评估盂肱关节和肱骨近端骨折。肩关节腋位片可较好地显示肱骨小结节、大结节骨折移位和肱骨头的骨折移位及脱位。如果病人因为疼痛不能耐受腋位摄片，可以使用改良腋位片（Velpeau axillary）替代。腋位片是最经常被大家漏掉的摄片，这也是漏诊肩关节骨折和脱位一种常见原因。

另外一些X线片用于特定类型的肱骨近端骨折，如肱骨头压缩骨折（所谓的Hill-Sachs和反向Hill-Sachs骨折）或关节盂（窝）的边缘骨折，但在大多数情况下是不需要的。Stryker notch片（肩胛骨内旋正位片）用于评估盂肱关节脱位和盂肱关节骨折伴脱位的Hill-Sachs损伤。Didiee片在观察关节窝前下方的边缘时是非常有价值的视图。Hill-Sachs片是在肱骨内旋位拍摄的前后位X线片，用于显示肱骨头后外侧的嵌插型骨折。它也可使我们能更清楚地观察肱骨小结节。West Point腋窝侧位片提供了关节盂前缘的切线成像。

计算机断层扫描

计算机断层扫描（CT）图像已经极大地增强了我们理解和认识复杂肱骨近端骨折的能力。对于复杂肱骨近端骨折内固定术前制订手术计划和完成手术来讲，CT是一种非常有价值的工具。大多数学者建议术前使用CT扫描，尤其是有大或小结节骨折、肱骨头压缩、肱骨头分离骨折的病例，还包括其他任何有关节内碎片的骨折。

磁共振成像

肱骨近端骨质疏松程度潜在影响着医生对患者的评估和治疗，而磁共振成像（MRI）在评估肱骨近端骨质方面是一个有用的诊断工具，它可提高医生对患者的相关评估和治疗效果。MRI可以帮助识别隐匿性骨折和检测肩袖撕裂。一般而言，MRI很少作为肱骨近端骨折术前常规影像学检查。

骨密度影像学评估（图3.4）

骨质密度对选择治疗方式有相当大的影响，而骨质密度大致可以根据X片来评估。Tingart colleagues提出了一个可靠的并且可复制的肱骨近端骨质密度的检查标准。他们比较了近端肱骨骨干皮质厚度和近端肱骨密度关系，发现当骨皮质厚度（肱骨近端内侧和外侧皮质厚度之和）小于4mm时应高度怀疑低骨密度。另外必须行X线片检查，判断内侧壁的完整性，因为它被认为是牢固固定理念中非常重要的部分，特别是在当前锁定钢板技术中。

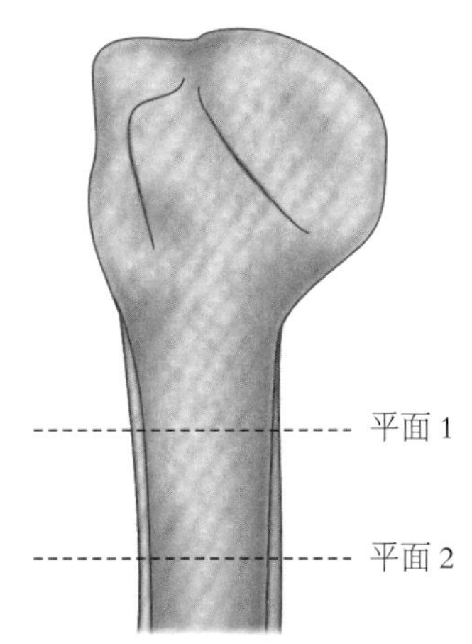

平面1：肱骨干最近端，内侧骨内膜边界与外侧皮质平行处。
平面2：平面1远端2mm处。

图3.4　肱骨近端骨密度评估（位于平面2的位置）

肱骨近端骨折影像血供评估（图3.5）

在肱骨近端骨折的影像学分型中，另一个要考虑的因素是肱骨头的血供。我们知道，肱骨头坏死是肱骨近端骨折的后遗症，据报道其发生率在21%~75%。

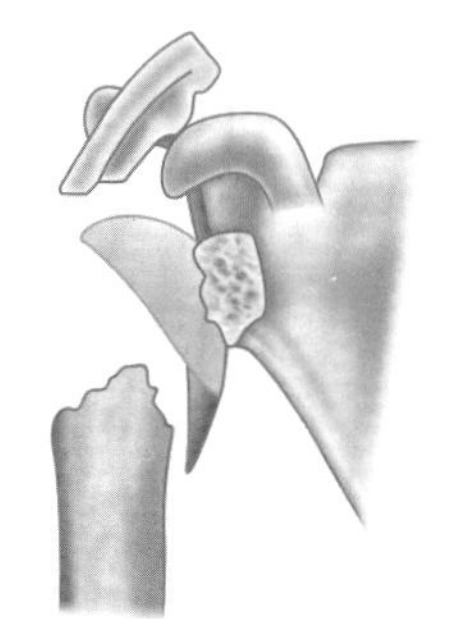
干骺端延伸

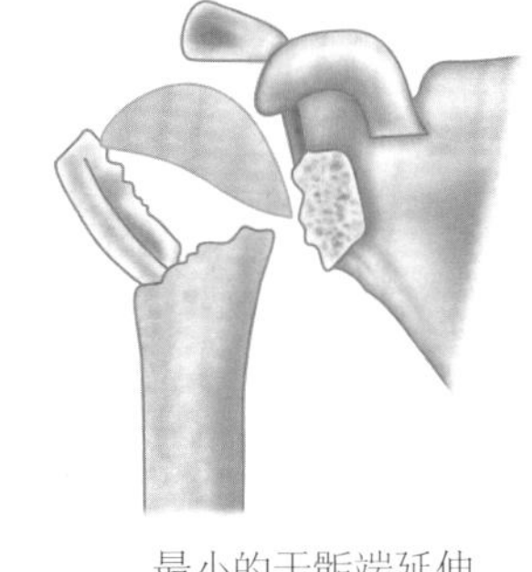
最小的干骺端延伸

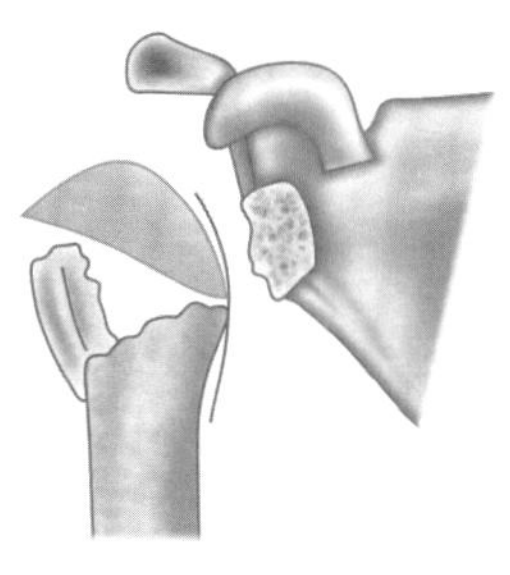
内侧铰链

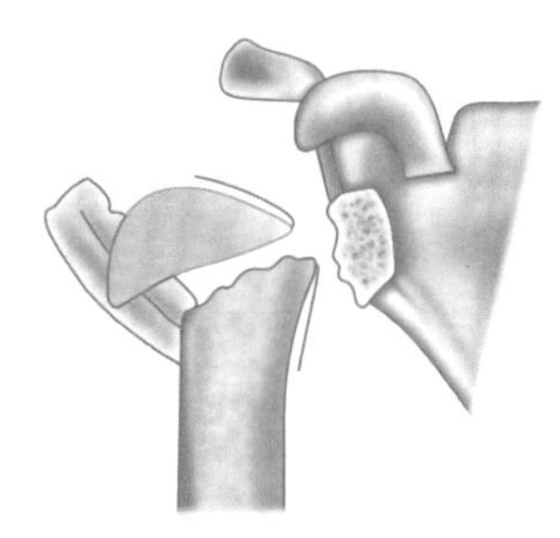
内侧铰链移位

图 3.5　肱骨近端骨折血供评估

了解肱骨头端和相连关节面的血供分布有助于制订最佳治疗方案。Hertel 和他的同事设计了一系列的标准，可以用来预测肱骨头断裂后的局部血供。肱骨解剖颈骨折时，4 部分移位骨折和几乎所有 3 部分骨折都被认为局部有缺血，只有一个类型除外。而这个 3 部分骨折的类型还维持有血流灌注，解剖颈骨折并且合并骨折线在结节下的肱骨外科颈骨折；然而，大小结节间没有骨折。另外，后内侧干骺端骨折延伸的长度（< 8mm）和内侧骨折的完整性，也是评估血管是否有破坏的关键。

Tamai 和他的同事提出，肱骨头关节面的移位情况对预测肱骨头的血供是至关重要的。没有移位或肱骨头相对于肱骨轴线向内侧位移的肱骨近端骨折，可以认为其肱骨头保留有血供。

适应证

保守治疗的适应证（图 3.6）

在现在提倡手术的大环境中，保守治疗仍然还是有它的一席之地的。保守治疗的适应证有：

- 骨折移位很小的 2 部分骨折（或是骨折移位明显，复位满意的）；
- 大结节骨折移位 < 5mm；
- 骨折移位很小的 3 部分和 4 部分骨折。

切开复位内固定治疗适应证（ORIF）

适应证概括如下：

- 大结节骨折移位明显（> 5mm）；

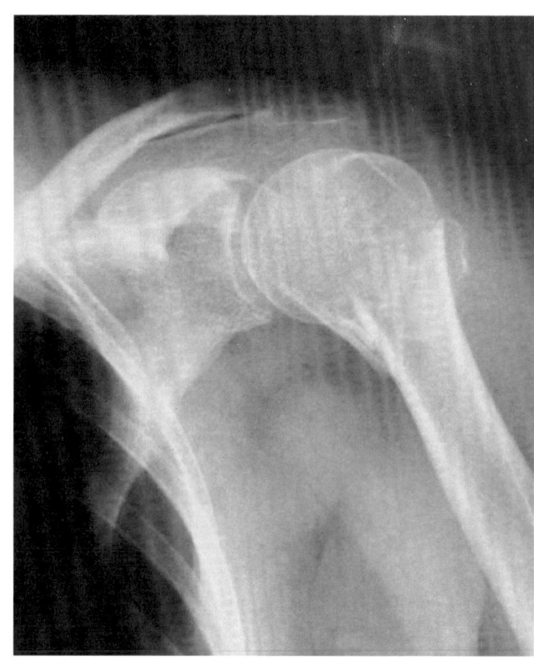

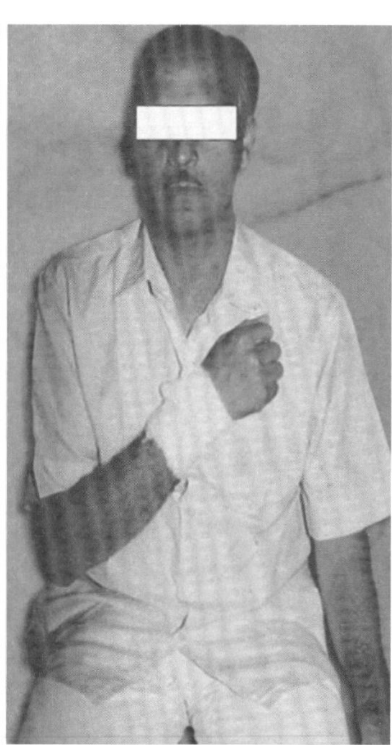

图 3.6　肱骨近端骨折保守治疗

- 小结节骨折累及关节面；
- 外科颈骨折伴移位或不稳定骨折；
- 年轻人发生的肱骨解剖颈骨折伴移位；
- 移位，可重建的 3 部分和 4 部分骨折。

最后还有一些病例可根据不同外科医生的临床经验决定是否需要手术。

手术入路

肱骨近端骨折手术方法有很多种，选择何种手术方式取决于骨折分型（表 3.1）。

表 3.1　　手术入路选择

手术入路	骨折类型
三角肌胸大肌间沟入路	外科颈，小结节，3 部分、4 部分骨折（医生手术首选）
劈开三角肌入路	大结节，一些使用髓内固定的外科颈骨折
后放入路	肩胛骨，关节盂，偶有关节后部骨折
经皮入路	适合髓内钉固定的骨折

当代切开复位内固定手术方法（ORIF）

骨科医生可使用多种不同的内固定材料来治疗肱骨近端骨折。简述如下：

经皮钢针（图 3.7）

当其他手术方式治疗 2 部分或 3 部分骨折效果不佳时，经皮钢针内固定是最适宜的手术方式。手术通常要患者取沙滩椅位，于 C 臂的透视引导下完成。闭合复位后，双向交叉钢针固定骨折，这种方式是比较好的最终治疗方法。其相关并发症有钢针移位、腋神经损伤、钢针松动和感染。另一个主要的缺点是由于术后不能早期功能锻炼，患者会肩关节僵硬。

缝线 / 克氏针 / 张力带（图 3.8）

最适合应用于单纯大结节骨折和小结节骨折以及大、小结节双骨折，或大、小结节骨折合并无移位的外科颈骨折。治疗相关并发症，有肩袖袖口狭窄、肱骨头固定不牢固和克氏针的滑动等。

髓内钉

髓内钉有弹性的髓内钉（图 3.9）和刚性带锁定的髓内钉（图 3.10）两种类型。这两种髓内钉都可应用于肱骨近端骨折，最适合用于外科颈 2 部分的骨折。手术治疗相关并发症，有肱骨头固定不够牢固、骨折移位至肩峰下和肩袖损伤等。螺旋刀片或多螺纹设计的锁定钉可增加肱骨近端的固定强度。

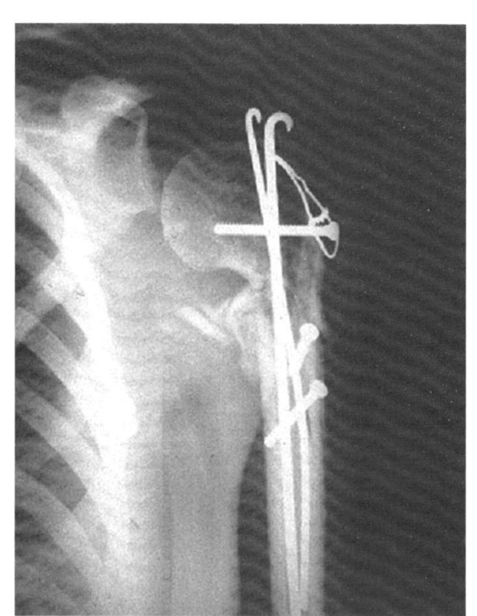

图 3.7 肱骨近端骨折经皮钢钉固定

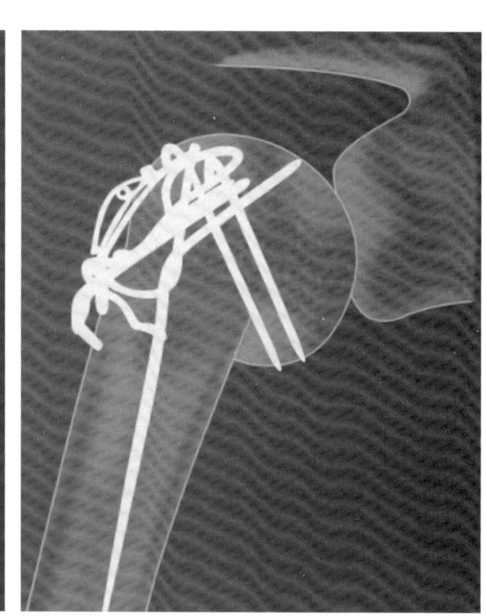

图 3.8 张力带固定（示意图）

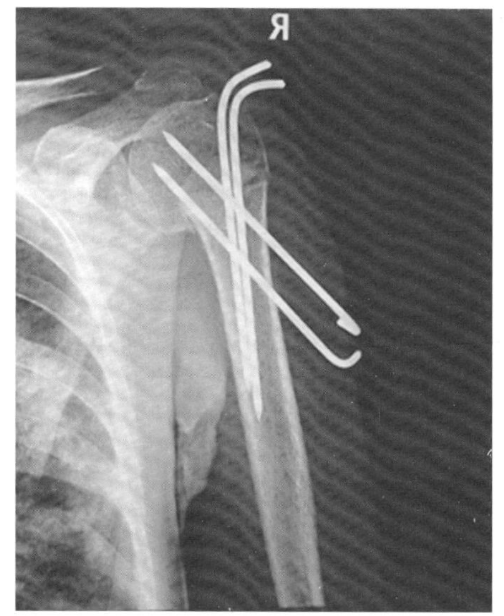

图 3.9 肱骨近端骨折弹性固定

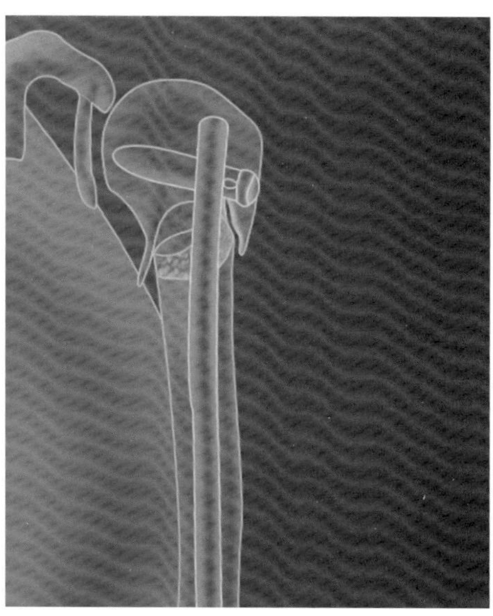

图 3.10 肱骨近端骨折锁定钉（示意图）

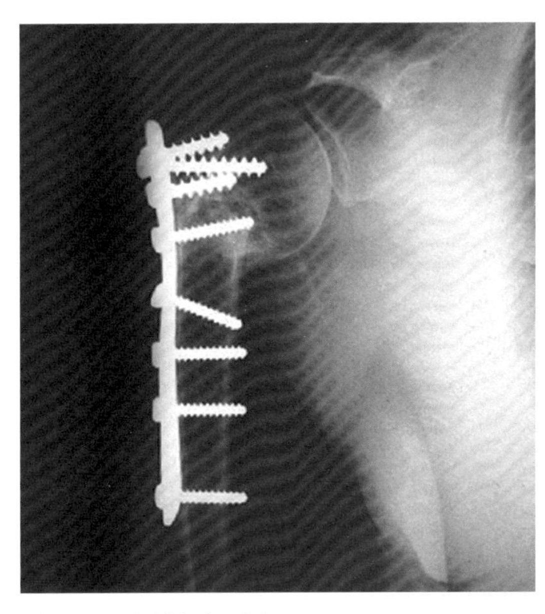

图 3.11　支撑钢板固定

钢板

为了减少血管损伤，支撑钢板通常放置在肱二头肌沟外侧（图 3.11）。但现在因为钢板引起肩峰撞击和肱骨头固定不够牢固的，临床应用很少。支撑钢板最适合用于骨折位置低的 2 部分肱骨外科颈骨折或合并肱骨大结节骨折的病例，这种手术方法因为肩峰撞击和螺钉固定力量不够导致失败率很高。

为了解决螺钉固定强度不够的问题，Hintermann 等人研究了接骨板技术（图 3.12），这种固定方法与患者年龄无相关性。然而，Meier 等人报道了 36 例使用接骨板治疗的患者，发现 36 例中有 8 例患者出现接骨板断裂的情况，建议，如果可能的话不要使用该固定方式。

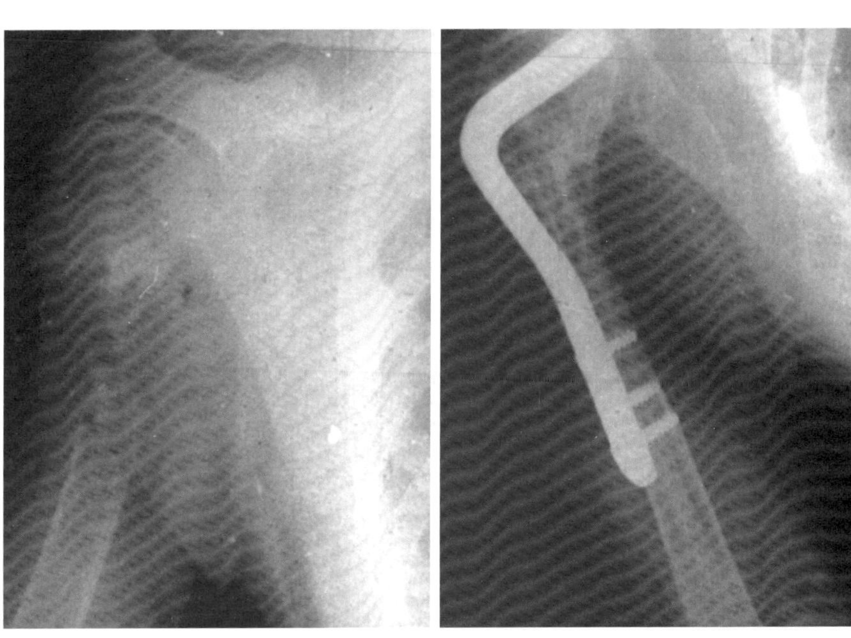

图 3.12　接骨板固定

而锁定钢板的出现恰好解决了上述问题，通过锁定钢板可实现骨折解剖复位和牢固固定，改善预后效果。它对松质骨也有良好的固定作用。由于锁定钢板具有支撑钢板螺钉的可调节性及角钢板的角的稳定性，如果手术中发现骨折复位和固定困难，外科医生还可以通过改变手术方式行关节置换术。AO 公司的 PHILOS 锁定钢板还设计有缝合孔，用来缝合肌肉。锁定钢板的这些特性允许患者术后进行早期功能锻炼，这也是良好预后的必要条件。

目前，锁定钢板内固定对可复位的肱骨近端骨折 2、3 和 4 部分骨折，是最常用的治疗方法。

肱骨近端骨折的锁定钢板固定术

手术体位和麻醉（图 3.13）

全身麻醉下，患者术中取沙滩椅位，头偏向健侧，防止患者从手术台上坠落，把一个枕头放在患者的膝后，使用安全带固定住患者大腿。患侧肩膀应置于手术床的边缘，这样便于患肢伸屈活动和必要时的术中 X 线摄片。

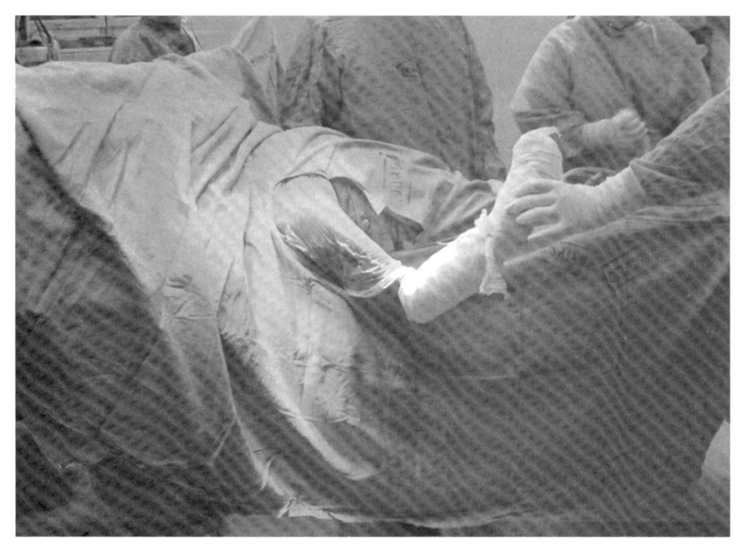

图 3.13　患者的手术体位

手术入路和显露

标准的胸大肌三角肌入路，切口从喙状突开始沿三角肌约 10~15cm（图 3.14），在胸大肌和三角肌之间很容易找到头静脉（图 3.15）。该手术入路可向远端沿肱骨干延长，和前外侧入路相似，胸大肌在术中暴露过程中部分会被切断。术中外展肱骨使三角肌放松，如果三角肌过度紧张，可在三角肌远端横向做 1cm 的分离来增加暴露，最重要的是暴露过程中要避免三角肌的损伤。

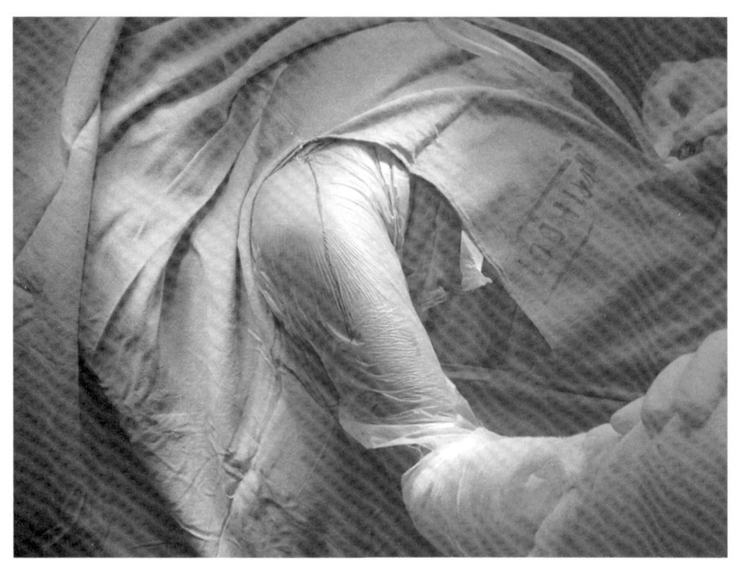

图 3.14　标准胸大肌三角肌入路皮肤切口标记

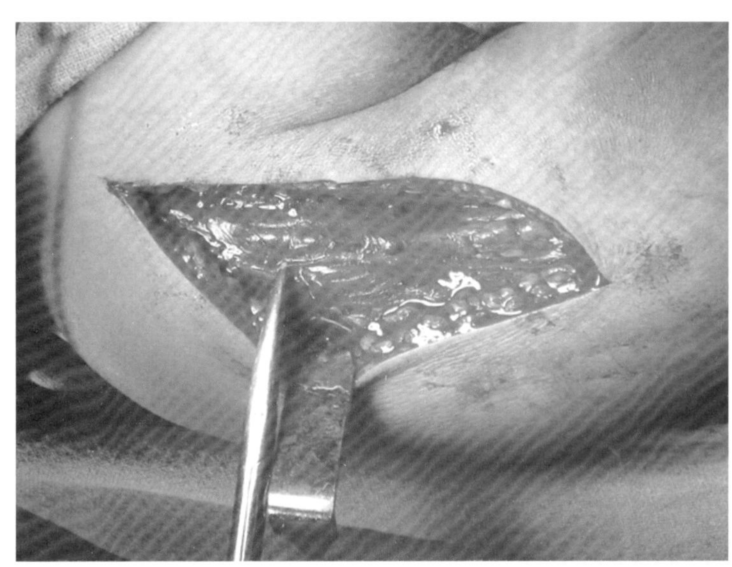

图 3.15　头静脉

碎骨片的辨认

可根据肱二头肌肌腱长头位置识别肱骨大结节和小结节碎骨片，在 3 部分和 4 部分骨折中，肱骨结节骨折分离的骨块位于肱二头肌沟后方，骨折线邻近肱骨头和盂肱关节（图 3.16）。

附着有冈上肌肌腱的大结节骨折块常位于肱骨头侧后方，并且肱骨头和肱骨干之间存在移位，肱骨头关节面通常位于后方，直接从关节窝脱位，面向侧方。必须钝性分离观察肱骨头，确定是否有压缩或者是暴裂性骨折。

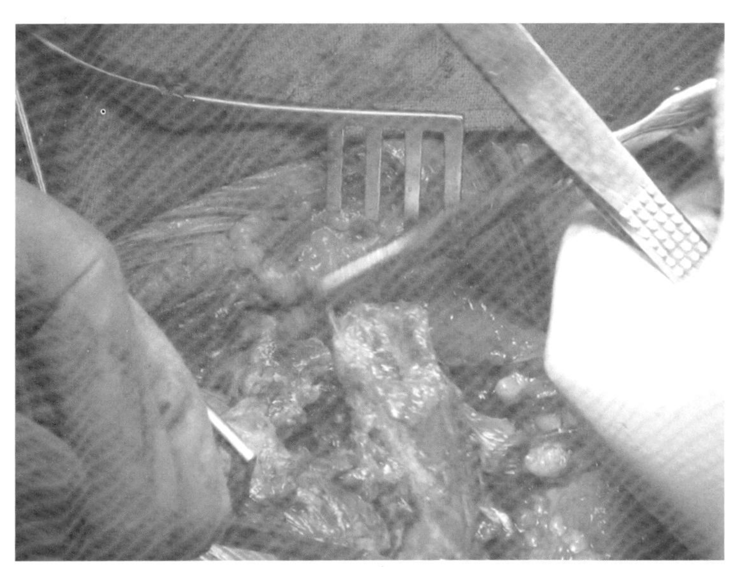

图 3.16　碎骨片的辨认

骨折碎片的处理

骨质疏松的患者用不可吸收骨或肌腱缝线，穿过大小结节缝合，打开肩袖观察肱骨头关节面是否正常，如果肱骨头有脱位，在复位前应减少进行其他操作（图 3.17）。

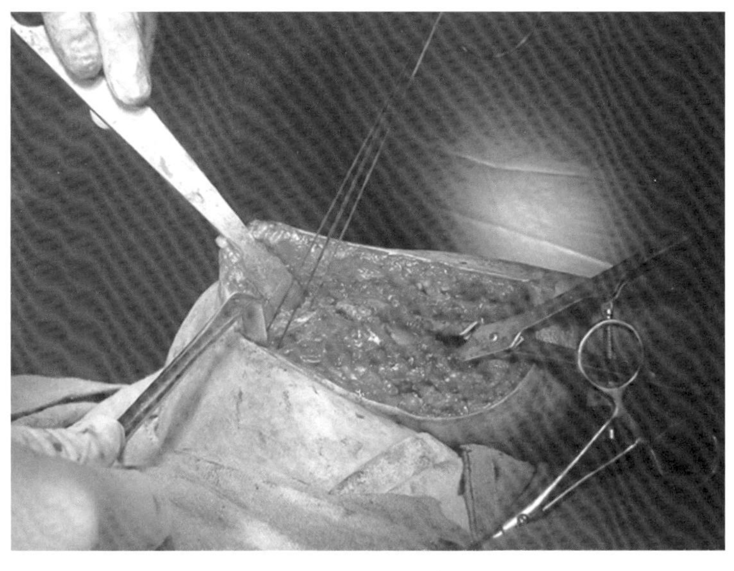

图 3.17　骨折碎片的处理

骨折碎片的复位（图 3.18）

在三个平面（冠状、矢状和水平面）上都可用手或者用克氏针、骨膜剥离器、骨膜骨挤压器复位肱骨头骨折碎片。由于胸大肌的牵拉，肱骨干通常向前内侧移位，所以侧方牵拉肱骨干也有助于肱骨干复位，这种情况下即使不使用复位钳或腋窝放置特质的垫子直接压也可实现满意复位，并且通过二头肌沟的位置也可精确调整骨片位置以保证骨折良好复位，最后可使用缝线来复位固定肱骨结节。

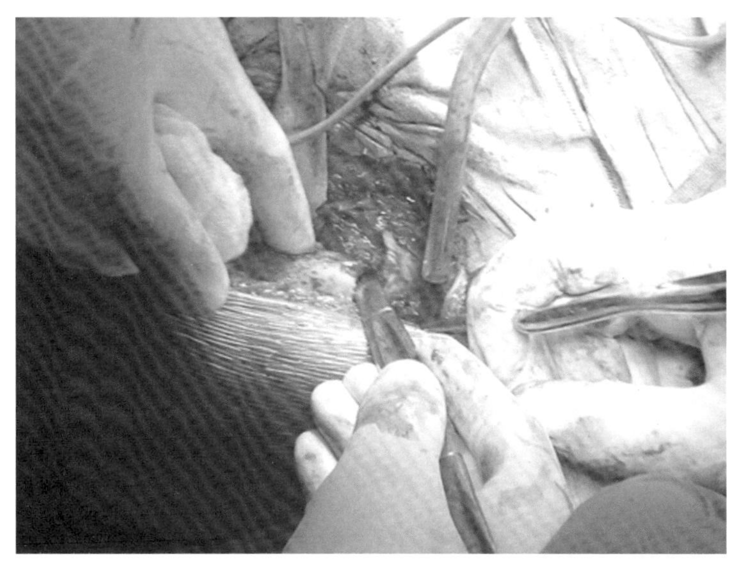

图 3.18　骨折碎片的复位

临时固定

一旦复位满意，立即用克氏针固定（图 3.19 和图 3.20）。如果干骺端有严重的骨缺损，需应用人工骨或替代性骨材料填充（图 3.21）。Gardner 等人强调了在肱骨近端骨折患者中重建内侧支撑的重要性，并提出了骨折复位重建肱骨

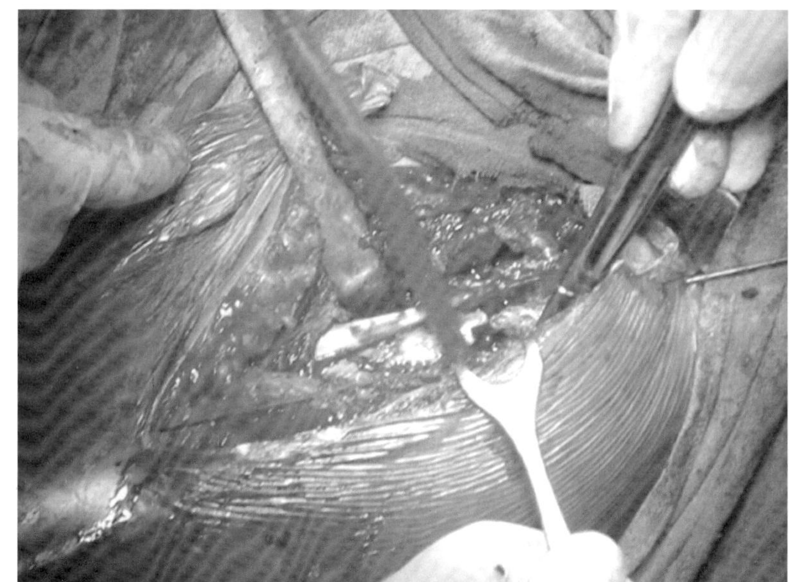
图 3.19　克氏针临时固定

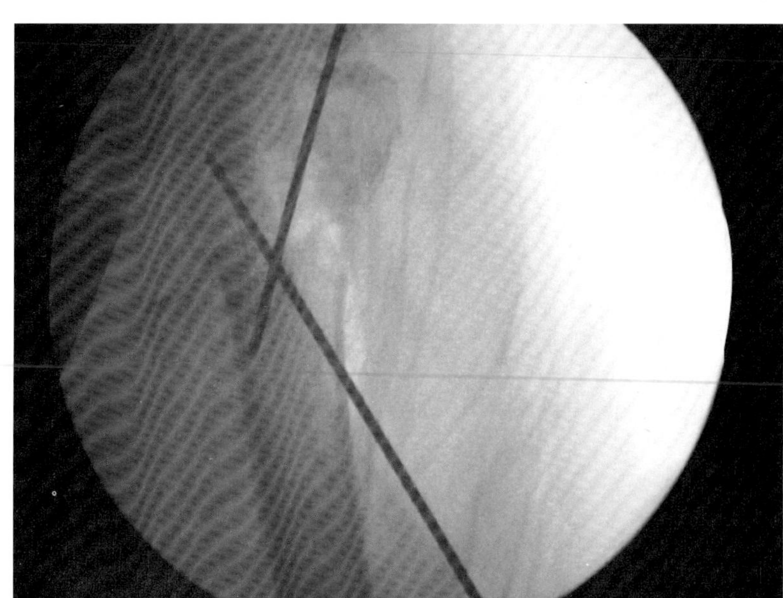
图 3.20　C 臂机透视下复位

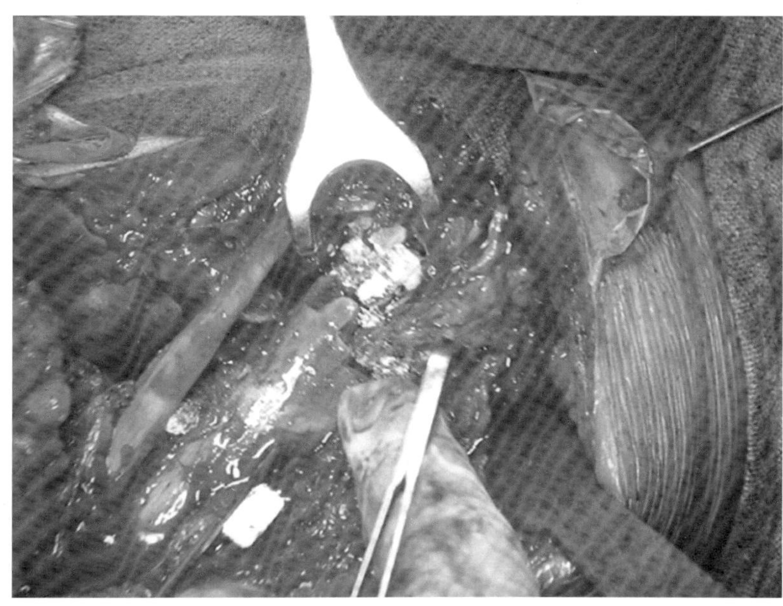
图 3.21　干骺端骨缺损，填充人工骨

内置支撑的办法。如果复位后肱骨内侧支撑不牢固，那么应该使用其他替代办法，如使用斜锁紧螺钉（支架）或者腓骨移植固定。

钢板固定

我们通常使用 PHILOS®（Synthes）锁定钢板治疗肱骨近端骨折。选择锁定钢板长度以骨折线远端有 3~4 个锁定孔、近端肱骨头有 4~6 个锁定孔为佳（由肱骨头的骨质量决定）；钢板放置在肱骨大结节下方约 8mm，肱骨干轴心于二头肌沟略微偏后（2~4mm）位置（图 3.22）。

导向器下到肱骨锁定钢板最近端孔内置入克氏针，以确保钢板在良好的位置不会发生移动，克氏针应保留在肱骨头的顶部不动（图 3.23）。钢板放置得太高会增加肩峰撞击的风险，太低会影响肱骨头螺钉的最佳固定。钢板也可被当作复位的工具使用。

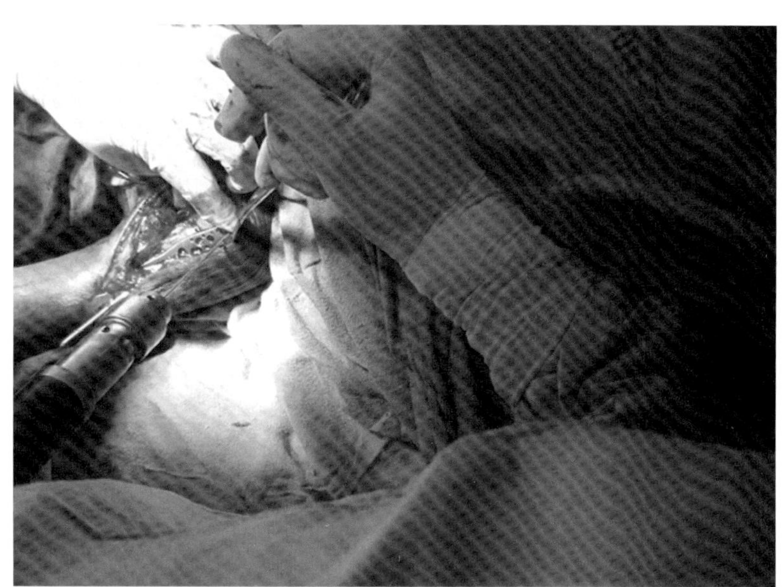

图 3.22　侧方放置钢板

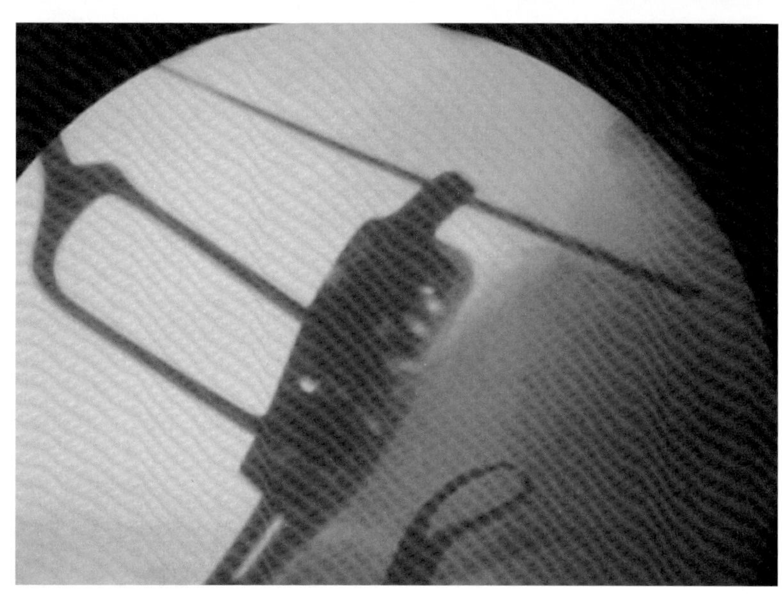

图 3.23　确保钢板在最佳的高度

锁定钢板干骺端放置合适的螺钉，在拧入螺钉之前，用克氏针探查确保后方骨皮质完整，不要使用钻头打穿松质骨进入关节腔，使用“wood-pecker 技术”在低转速下一点一点慢慢转入转头（转入一小段距离后拔出转头，再转入一小段距离），如此反复直到感觉触及到对侧软骨下骨为止。用测深器或钝的克氏针探软骨下骨，确保软骨下骨完整，以保证打入的螺钉在肱骨头内。据统计，大多数患者使用螺钉的长度大约为 40~50cm（图 3.24）。如有必要，钢板中间的支撑螺钉也可以放置。

近端固定后，把双皮质非锁定螺钉置入到肱骨干远端滑动孔中，要确保螺钉打入的方向垂直于肱骨轴。在拧紧这个螺钉的过程中肱骨头会和肱骨干对齐，从而达到复位的目的，最后拧入剩余的螺钉（图 3.25）。

建议摄片检查所有的螺钉，排查任何有可能穿入关节内的螺钉（图 3.26）。

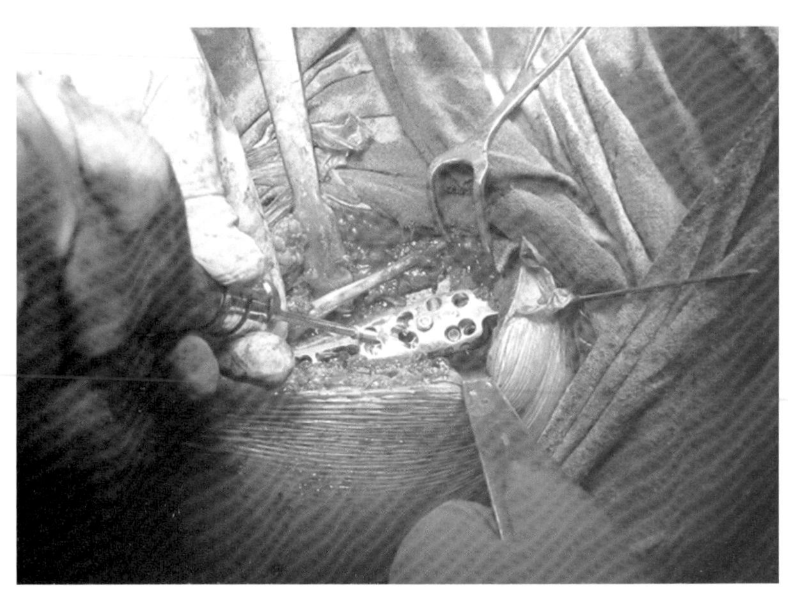

图 3.24　拧入近端锁定螺钉

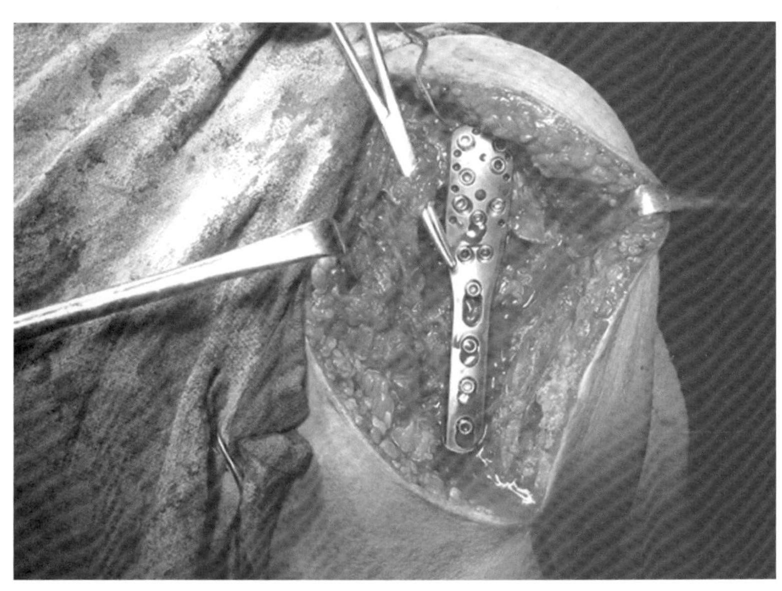

图 3.25　拧入所有螺钉，注意观察肱二头肌肌腱的位置，以保证钢板在正确位置

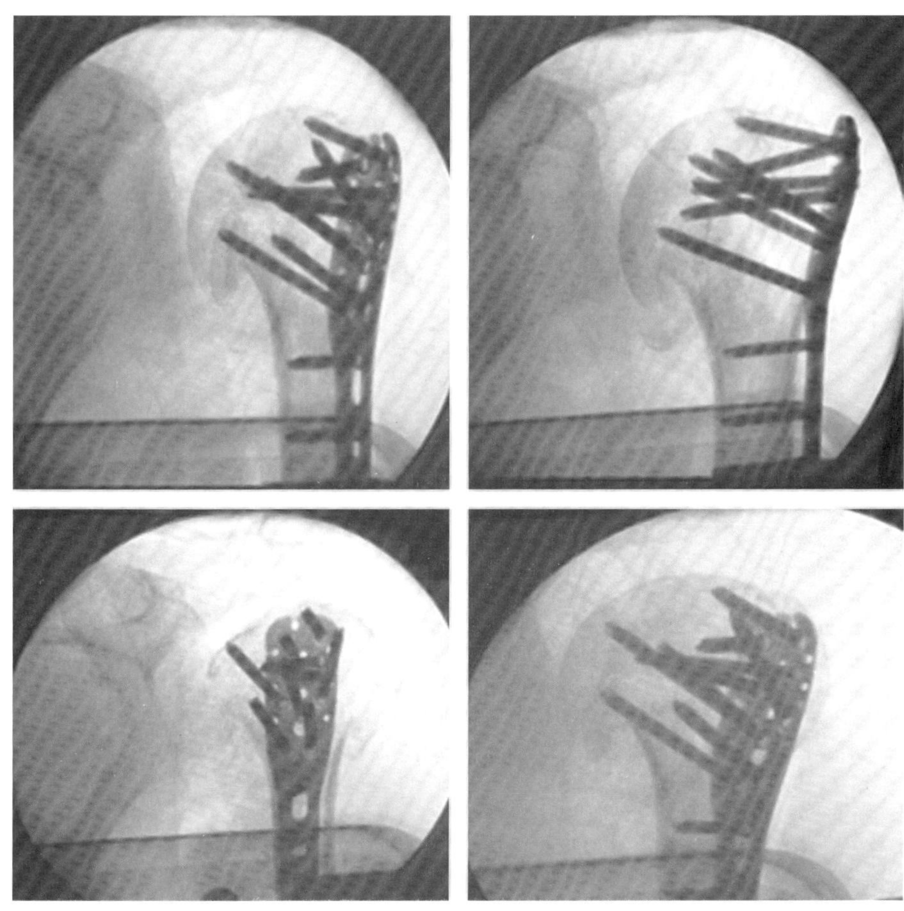

图 3.26　多方向摄片，排查可能进入关节内的螺钉

肱骨结节的固定

锁定钢板的作用是连接肱骨头和肱骨干，而肱骨结节骨折碎片需要单独固定。可使用张力带通过锁定钢板近端的小孔固定（图 3.27），然后确认肩关节在运动时张力带 / 缝线没有断裂。

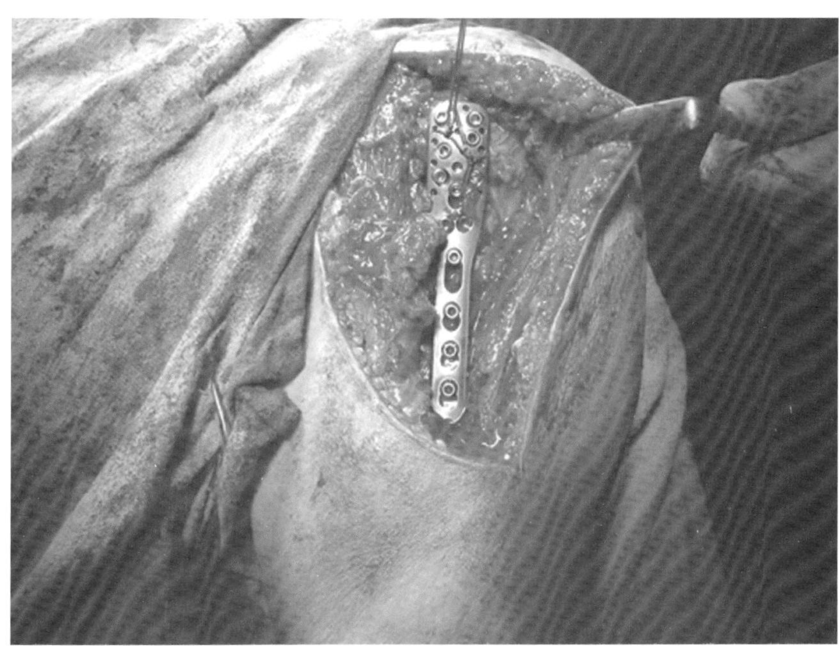

图 3.27　不可吸收缝线穿过锁定钢板近端的小孔，固定大结节骨折

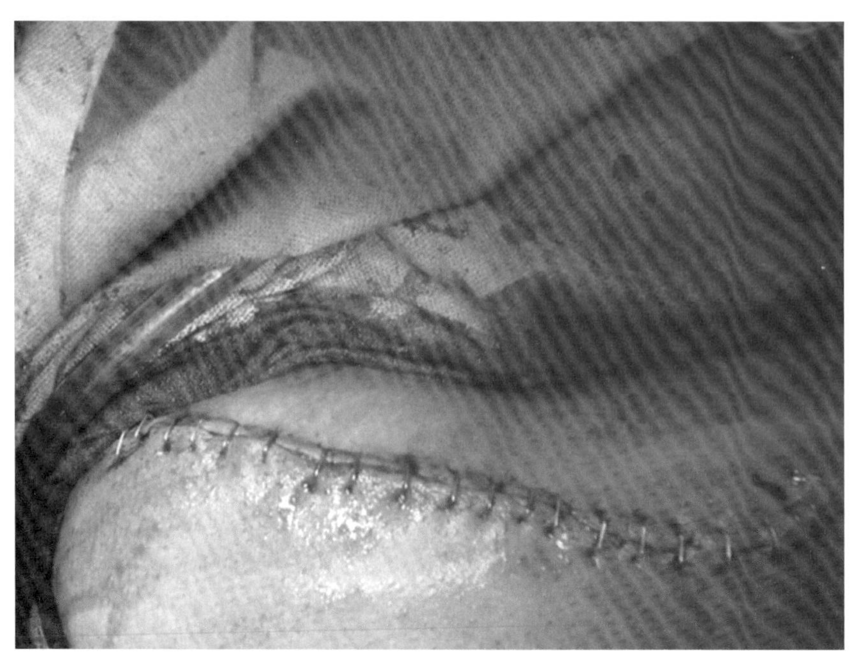
图 3.28　缝合切口

缝合切口

彻底冲洗伤口后，逐层缝合（图 3.28）。可根据不同外科医生的喜好放或不放置引流管。

术后康复

通常要根据手术固定的稳定性来使用肩关节制动装置固定 2~4 周，疼痛缓解后可立即行患肢钟摆运动和肘部主动功能锻炼。开始要循序渐进地做辅助功能锻炼和主动功能锻炼，而完全负重要等到骨折完全愈合之后，通常要 6 个月的时间。

并发症

锁定钢板有它自己独特的并发症，钢板断裂和锁定钉旋出是最主要的两个并发症（图 3.29 A~D），还有报道称应用短的肱骨近端锁定钢板后有出现肱骨干劈裂骨折的情况。单纯肱骨外科颈骨折的患者，钢板疲劳断裂的风险会增加。近期的一次系统性回顾发现，肱骨近端骨折应用肱骨近端锁定钢板内固定术后其并发症发生率和翻修率很高，著者建议慎重选择应用肱骨近端锁定钢板内固定技术，并且只在精选的合适病例中使用。

肱骨近端骨折锁定钢板内固定的手术预后

Saudan 等首先提出了锁定钢板治疗肱骨近端骨折的疗效，并且提出不管任

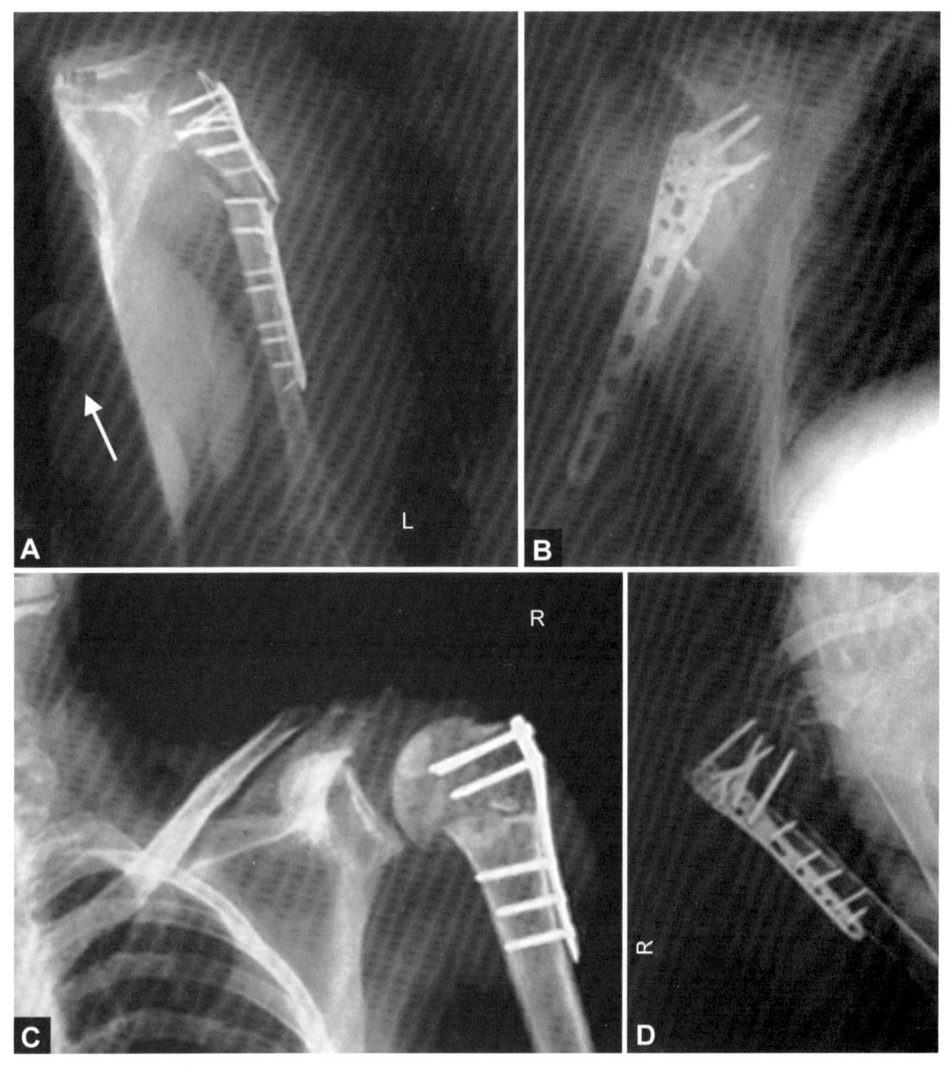

图 3.29　A~D 肱骨近端锁定钢板术后并发症

何年龄段发生 2、3 部分骨折的患者均可使用 ORIF，4 部分骨折的年轻人也可以采用 ORIF，而 4 部分骨折的老年人可以行半肩关节置换术；Fankhauser 等人发现锁定钢板手术愈后和损伤严重性成反比；Koukakis 等人则称年轻人预后要较老年人预后好。现在，更长的肱骨近端锁定钢板已被用于处理累及肱骨干的肱骨近端骨折。因为大多数的研究结果令人满意，能达到满意的功能恢复和非常高的骨折愈合率。

典型病例

一位 45 岁的男性患者，在交通事故中发生双侧肱骨近端骨折，右侧为 4 部分骨折，左侧为 3 部分骨折（图 3.30），双侧均做了肱骨近端锁定钢板内固定术。6 个月后，术后恢复非常好，可以进行肩关节的全方位运动。如图 3.31 所示，是患者术后 3 年的随访 X 线片。

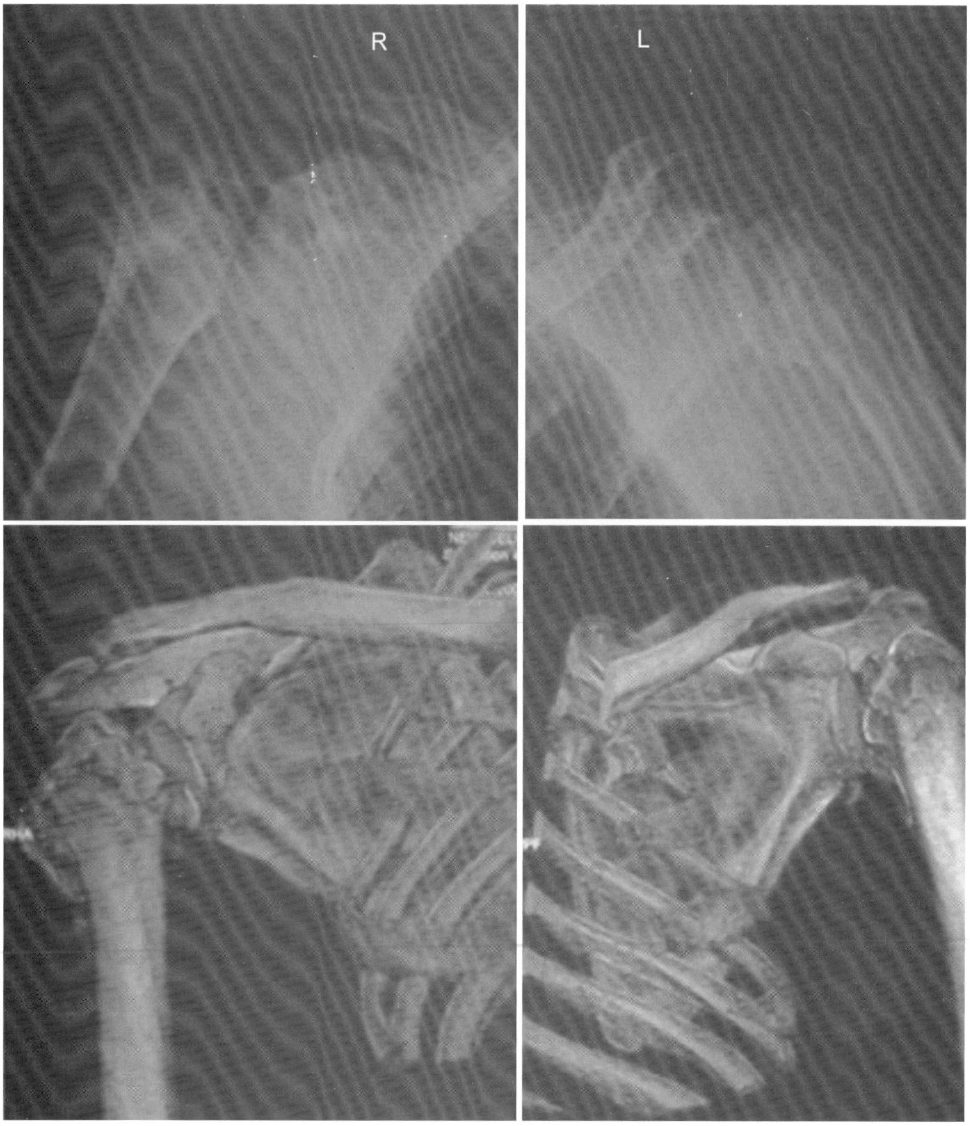

图 3.30　术前双侧肱骨近端骨折 X 线片和三维 CT 重建

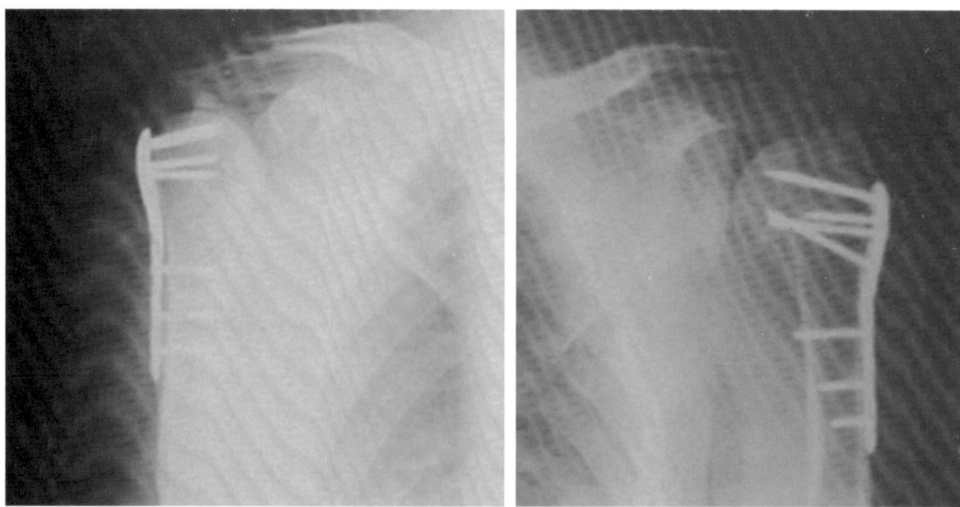

图 3.31　术后 3 年随访 X 线片（预后和骨折重建非常好）

总结

在我们认识和治疗肱骨近端骨折的过程中，很多观念发生了改变。手术治疗肱骨近端骨折仍然是一个挑战，尤其是伴有骨质疏松的患者。锁定钢板治疗肱骨近端骨折的结果是令人满意的，但是之前报告的并发症并没有显著减少。现存的大多数研究都属于小样本短期随访的病例，因为肱骨近端骨折是多样化的，其中复杂骨折更是具有多样性，所以没有一种内固定方式是万能的。植入物选择和内固定方式应该在符合适应证和禁忌证的情况下，根据个体化患者骨折类型决定。

参考文献

1. Robinson C, et al. Classification and Imaging of Proximal Humerus Fractures. Orthopedic Clinics of North America. 2008;39（4）:393–403.
2. Neer CS. Displaced proximal humeral fractures. Part I: classification and evaluation. J Bone Joint Surg Am. 1970;52:1077–89.
3. M ü eller ME, Nazarian S, Koch P, et al. The comprehensive classification of fractures of long bones. Springer, New York; 1990. pp. 54–63.
4. Edelson G, Kelly I, Vigder F, et al. A three–dimensional classification for fractures of the proximal humerus. J Bone Joint Surg Br. 2004;86（3）:413–25.
5. Lee CK, Hansen HR. Post–traumatic avascular necrosis of the humeral head in displaced proximal humeral fractures. J Trauma; 1981. pp. 788–91.
6. Hertel R, Hempfing A, Stiehler M, et al. Predictors of humeral head ischemia after intracapsular fracture of the proximal humerus. J Shoulder Elbow Surg. 2004;13:427–33.
7. Tingart MJ, Apreleva M, von Stechow D, Zurakowski D, Warner JJ. The cortical thickness of the proximal humeral diaphysis predicts bone mineral density of the proximal humerus. J Bone Joint Surg Br. 2003;85:611–7.
8. Tamai K, Hamada J, Ohno W, et al. Surgical anatomy of multipart fractures of the proximal humerus. J Shoulder Elbow Surg. 2002;11（5）:421–7.
9. Naranja RJ Jr, Iannotti JP. Displaced three– and four–part proximal humerus fractures: Evaluation and management. J Am Acad Orthop Surg. 2000;8:373–82.
10. Cornell CN. Internal fracture fixation in patients with osteoporosis. J Am Acad Orthop Surg. 2003;11:109–19.
11. Zyto K, Wallace WA, Frostick SP, Preston BJ. Outcome after hemiarthroplasty for three– and four–part fractures of the proximal humerus. J Shoulder Elbow Surg. 1998;7:85–9.
12. Resch H, Povacz P, Frohlich R, Wambacher M. Percutaneous fixation of three– and four–part fractures of the proximal humerus. J Bone Joint Surg Br. 1997;79:295–300.
13. Cornell CN, Levine D, Pagnani MJ. Internal fixation of proximal humerus fractures using the screw–tension band technique. J Orthop Trauma. 1994;8:23–7.
14. Young A, Hughes JS. Locked intramedullary nailing for treatment of displaced proximal humerus fractures. Orthopedic Clinics of North America. 39（4）:417–28.

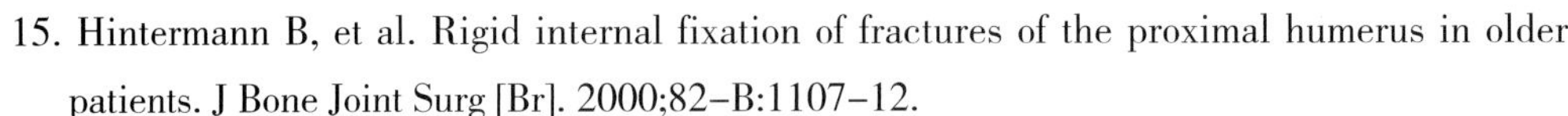

15. Hintermann B, et al. Rigid internal fixation of fractures of the proximal humerus in older patients. J Bone Joint Surg [Br]. 2000;82-B:1107-12.

16. Meier RA, et al. Unexpected high complication rate following internal fixation of unstable proximal humerus fractures with an angled blade plate. J Orthop Trauma. 2006;20（4）:253-60.

17. Strohm PC, Kostler W, Sudkamp NP. Locking plate fixation of proximal humerus fractures. Techniques in Shoulder and Elbow Surgery. 2005;6:8-13.

18. Schlegel TF, Hawkins RJ. Internal fixation of three part proximal humeral fractures. Operative techniques in Orthopaedics. 1994;4:9-12.

19. Gardner MJ, Weil Y, Barker JU, et al. The importance of medial support in locked plating of proximal humerus fractures. J Orthop Trauma. 2007;21（3）:185-91.

20. Sproul RC, et al. A systematic review of locking plate fixation of proximal humerus fractures. Injury, Int J Care Injured. 2011;42:408-13.

21. Saudan M, Stern RE, Lubbeke A, Peter RE, Hoffmeyer P. Fixation of fractures of the proximal humerus: experience with a new locking plate. 2003; Presented at the 2003 Annual Meeting of the Orthopedic Trauma Association; Oct 9-11; Salt Lake City, Utah.

22. Fankhauser F, Boldin C, Schippinger G, Haunschmid C, Szyszkowitz R. A new locking plate for unstable fractures of the proximal humerus. Clin Orthop Relat Res. 2005;430:176-81.

23. Koukakis A, Apostolou CD, Teneja T, Korres DS, Amini A. Fixation of proximal humerus fractures using the PHILOS plate: early experience. Clin Orthop Relat Res; 2006. pp. 115-20.

24. Fazal MA, Haddad FS. Philos plate fixation for displaced proximal humeral fractures. J Orthop Surg（Hong Kong）. 2009;17（1）:15-8.

25. Brunner F, Sommer C, Bahrs C, et al. Open reduction and internal fixation of（proximal humerus fractures using a proximal humeral locked plate: a prospective multicenter analysis. J Orthop Trauma. 2009;23（3）:163-72.

26. Martinez AA, Cuenca J, Herrera A. Philos plate fixation for proximal humeral fractures. J Orthop Surg（Hong Kong）2009;17（1）:10-4.

27. Papadopoulos P, Karataglis D, Stavridis SI, et al. Mid-term results of internal fixation of proximal humeral fractures with the Philos plate. Injury. 2009;40（12）:1292-6.

28. Parmaksizoglu AS, Sokucu S, Ozkaya U, et al. Locking plate fixation of three- and four-part proximal humeral fractures. Acta Orthop Traumatol Turc. 2010;44（2）:97-104.

29. Sudkamp N, Bayer J, Hepp P, et al. Open reduction and internal fixation of proximal humeral fractures with use of the locking proximal humerus plate. Results of a prospective, multicenter, observational study. J Bone Joint Surg Am. 2009;91（6）:1320-8.

翻译：贾建波　审校：姜新华

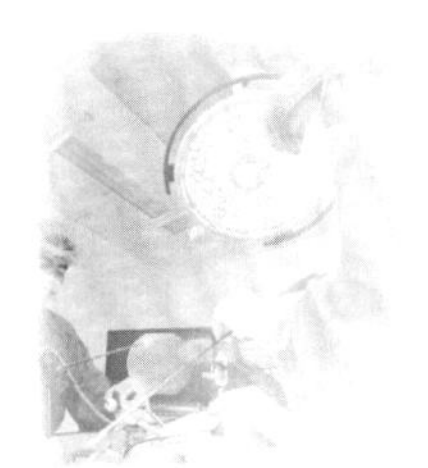

4 半肩关节置换术治疗急性肱骨近端骨折

Bhavuk Garg, Prakash P Kotwal

引言

复杂的肱骨近端骨折的最佳治疗方法目前尚存争议。尽管手术的技术在不断革新、新的内植物如锁定钢板可以帮助骨科医生对更复杂的肱骨近端骨折进行内固定治疗，但半肩关节置换术仍然是一种经常使用且效果不错的选择。

很多肩关节医生一直强调保留肱骨头的重要性。但是，内固定术导致肱骨头坏死率升高，而对老年患者慎重选择地进行半肩关节置换可以获得良好的结果，两者相比，半肩关节置换确实是一种合理有效的解决方法。

Neer 在 1970 年首先提出用半肩关节置换术治疗肱骨近端 3 部分和 4 部分骨折，现在这一方法已经成为内固定无法固定或者肱骨头预期会坏死的复杂骨折手术的治疗选择。

适应证

不是所有的肱骨近端骨折都能通过内固定获得有效重建。不能有效重建的病例常常需要进行半肩置换。半肩置换的适应证受年龄影响。对于老年人而言，很多 4 部分骨折，一些严重的 3 部分骨折和大多数 3、4 部分骨折脱位需要进行半肩置换；而对于年轻人而言，即使骨折类型复杂也常常首选内固定。但对于无法进行重建的关节面骨折（严重的肱骨头劈裂）或者严重移位的解剖颈骨折，不管是对于年轻人还是老年人都应选择半肩置换。

半肩置换的适应证在近 40 年里基本没有变化，但在决定进行半肩置换前要考虑一些影响因素：患者方面的因素，如年龄、合并疾病情况等；医生方面的因素，如经验、器械装备等；当然还包括骨折的类型与特点。

手术方法

肱骨近端骨折半肩关节置换的手术方法要点如下：

患者的体位和麻醉（图 4.1 和 4.2）

手术在全身麻醉下进行。患者取半坐的沙滩椅体位；头转向健侧。患者坐起的角度通常在 45°~50° 之间。为防止患者术中从手术床坠床，患者膝下应放置垫枕，大腿部通过束缚带固定。患侧肩胛骨内侧缘放折叠的治疗巾。患侧肩关节要悬于床缘之外，确保上臂可以充分后伸、肩关节术中透视无遮挡。

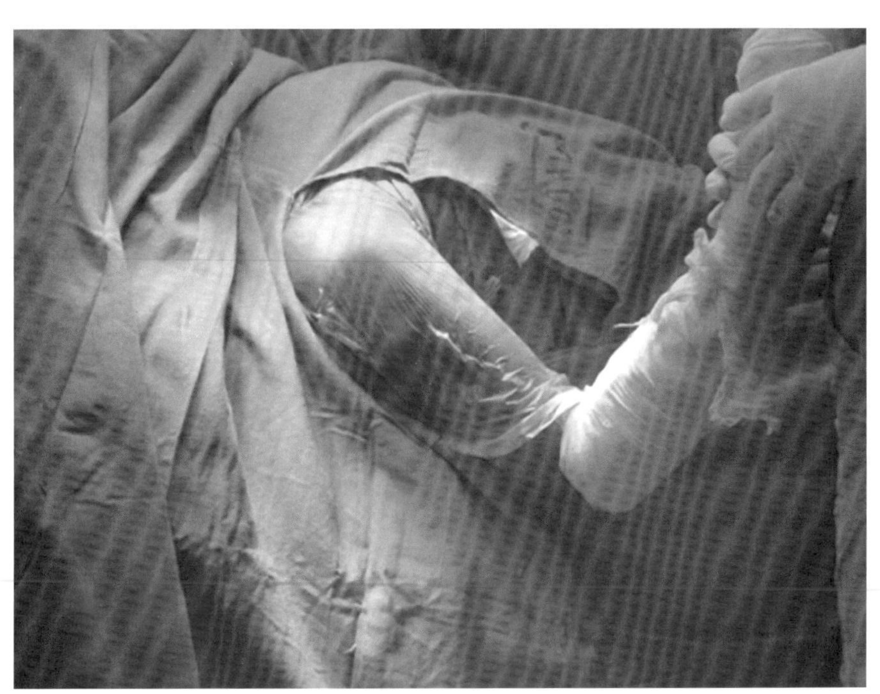

图 4.1　患者沙滩椅体位

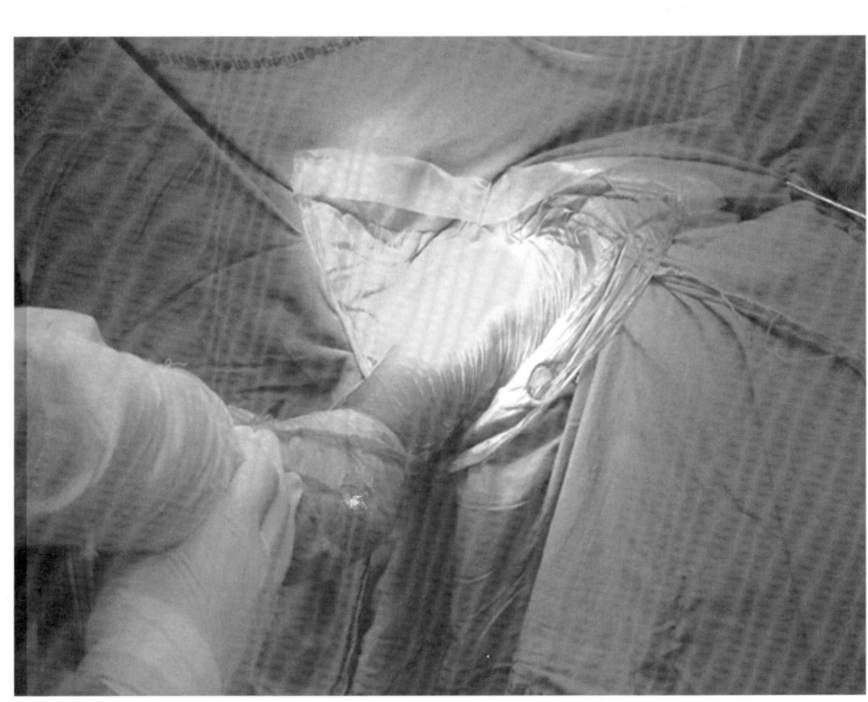

图 4.2　确保术中上臂和前臂活动不受限

手术入路

手术入路与显露

手术入路是延长的三角肌胸大肌间沟入路。切口起自喙突至三角肌止点，长约 15~20cm（图 4.3）。通过头静脉可以很容易地找到三角肌和胸大肌间隙（图 4.4），将三角肌和头静脉一同拉向外侧。如果肱骨近端骨折同时合并有上段骨干骨折，此入路可以向远端延长成为前外侧入路。胸大肌止点上缘可以做部分切断以增加术野的显露。术中将肩关节外展有助于松弛三角肌。如果三角肌张力还是太大，可以将三角肌远端止点的前部横形切开 1cm 以进一步改善术野，松解三角肌远端止点可以避免术中强力牵拉导致三角肌损伤。切口内上方的显露不要超过喙突内侧。

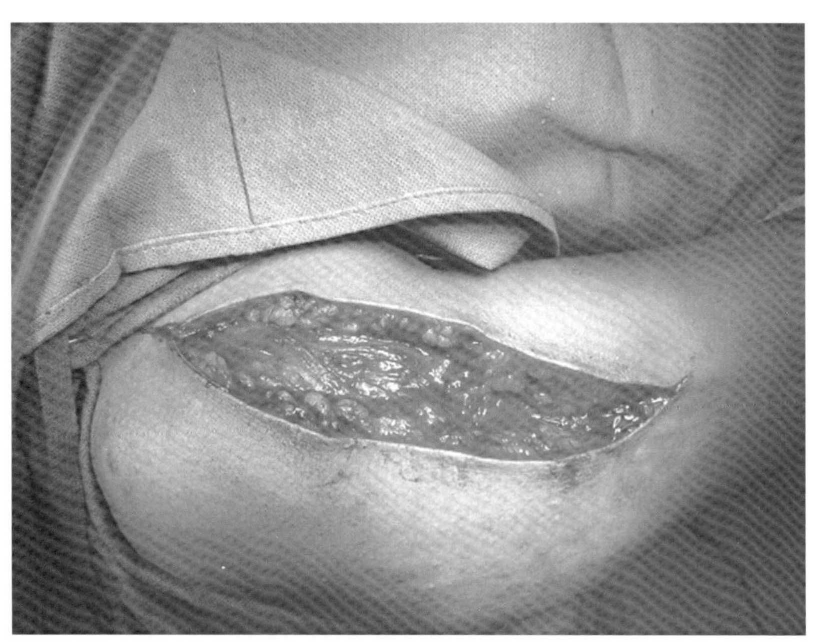

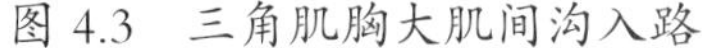
图 4.3 三角肌胸大肌间沟入路

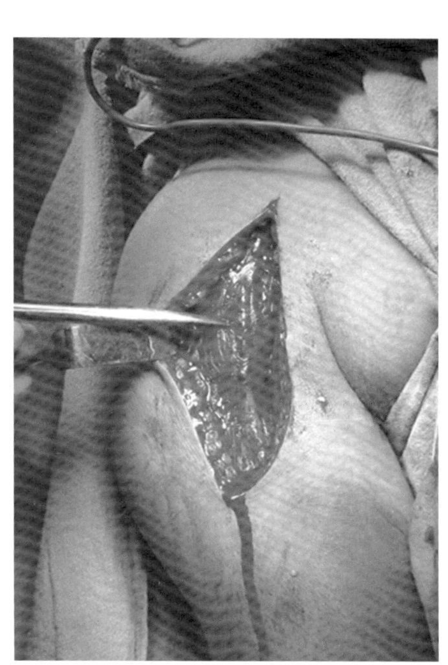

图 4.4 头静脉是确定手术界面的重要标志

显露骨折端（图 4.5）

先找到并分离出肱二头肌长头腱。肱二头肌长头腱是区分大小结节的关键标志。在 3 部分和 4 部分骨折中，大小结节劈裂的骨折线就在结节间沟后方。经大小结节骨折块间的空间显露肱骨头和盂肱关节。

用大量生理盐水冲洗关节腔。松质骨碎块和皮质骨片都要尽量保留，松质骨碎块可以作为自体骨植入，皮质骨可以用于假体的支撑性植骨。取出肱骨头，测量其直径，选择合适的肱骨头假体型号。取肱骨头时要尽量轻柔，不要暴力操作。

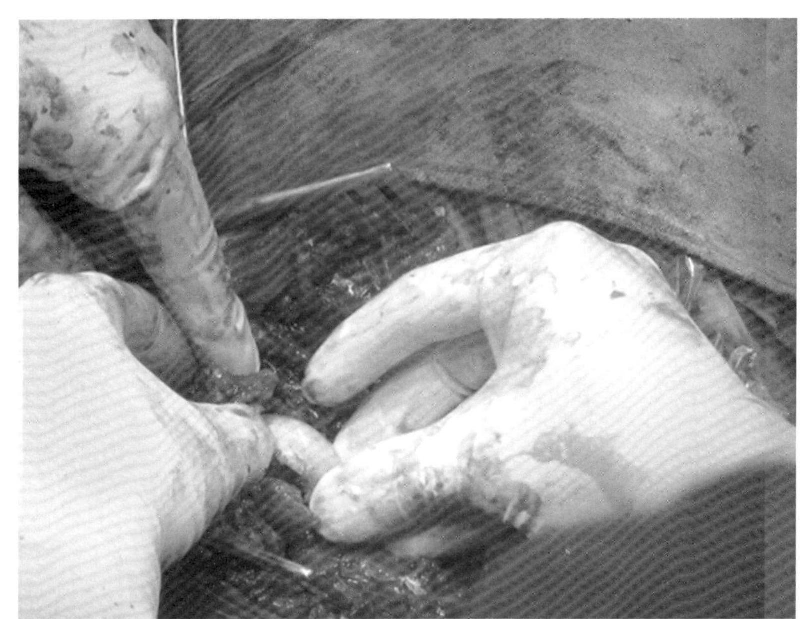

图 4.5　显露骨折端

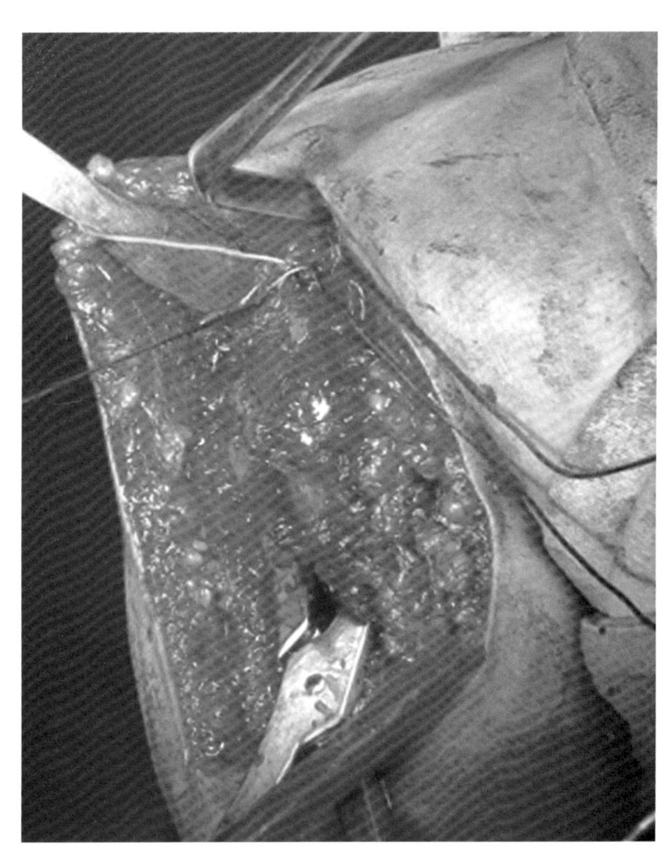

图 4.6　通过高强缝线缝合牵引结节骨折块

结节骨块的移动（图 4.6）

大小结节都通过缝线牵引进行向内下和后上的移动。我们喜欢选择 5 号爱惜邦缝线经肩袖在结节骨块的止点处进行缝合牵引，这样缝合可以避免缝线对骨折块的切割。

肱骨干的准备

肱骨干骨折端周缘都要显露清楚。处理肱骨干的手法要轻柔，对于骨质疏松性骨折尤其应如此。有时肱骨干近端还伴有轻微移位的骨折块，这时可以通过上臂后伸和外旋来协助显露肱骨上段。

肱骨髓腔通过逐级增大的髓腔锉扩大髓腔（图 4.7）。根据骨质情况和骨折向骨干延伸的情况来选择使用骨水泥假体还是生物型假体。在骨干近端钻孔，作为结节固定时的缝线通道（图 4.8）。

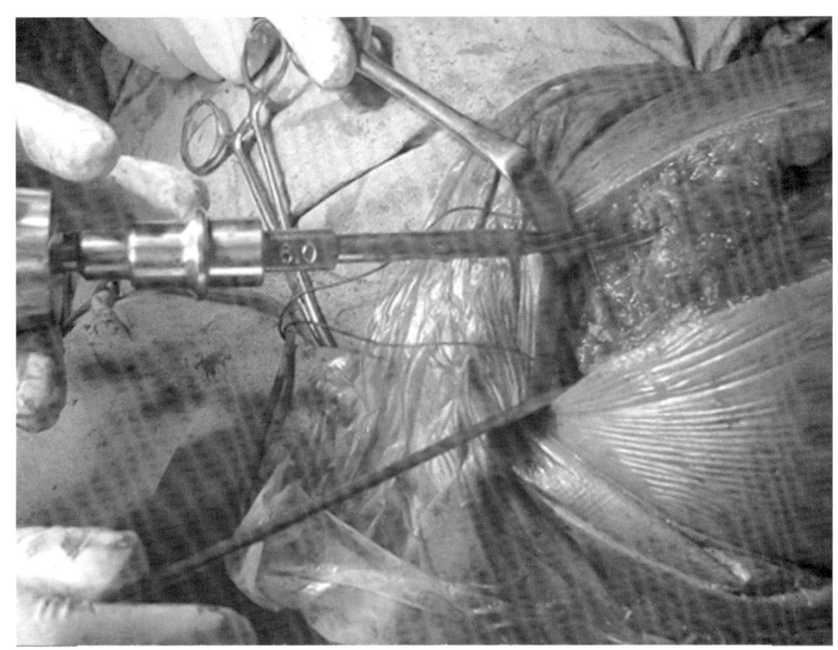

图 4.7　顺序扩大肱骨髓腔

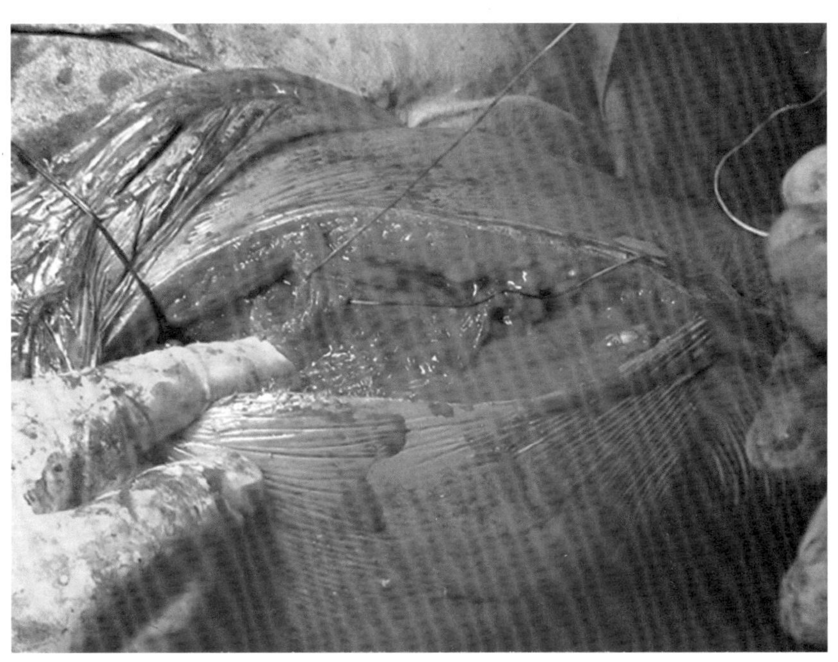

图 4.8　肱骨干近端预制孔以备穿过缝线

假体植入

假体的正确放置取决于假体的方向、大小和位置（图 4.9），具体说就是正确调整假体的高度、后倾角度和肱骨头型号。

通过下述方法可以确定假体高度：

1. 肱骨骨距。

2. 胸大肌止点上缘：胸大肌止点上缘到肱骨头的距离是 5cm（图 4.10）。

3. 当大结节骨折块解剖复位时，假体颈应该完全位于冈上肌腱止点。

4. 肱二头肌长头腱张力：如肌腱张力太大，说明假体太高；如肌腱松弛，说明假体太低。

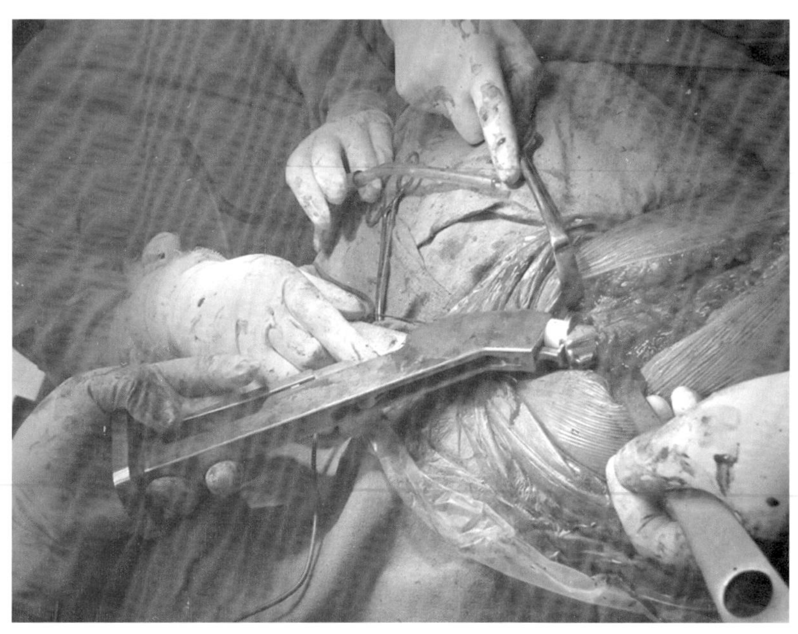

图 4.9　插入假体

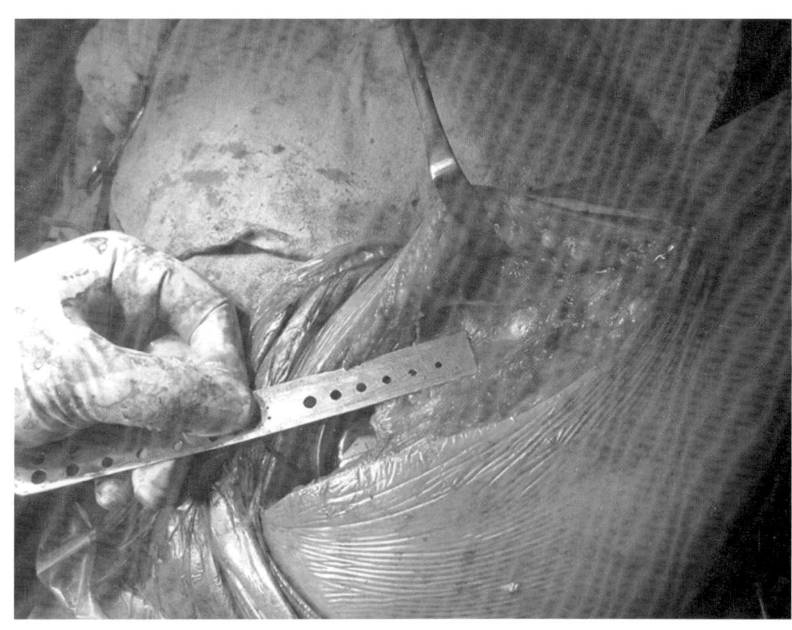

图 4.10　胸大肌上缘到肱骨头的距离应该是 5cm

将肘关节屈曲 90°、前臂旋转中立位，经过肱骨髁上的轴线与前臂垂直，通过前臂判断假体后倾角度。理想的假体后倾角在 20°~30° 之间。另外一个判断假体后倾角的技巧是将假体侧翼放在结节间沟后缘的位置（图 4.11）。

可以测量取下的肱骨头或者将对侧肱骨头作为模板来确定肱骨头假体的型号。

上述指标确定完毕后，将肱骨假体柄和头组装成一体。假体的这种模块化设计可以使我们获得更接近于解剖的关节重建。将组装好的假体插入髓腔，根据需要选择是否进行骨水泥固定。

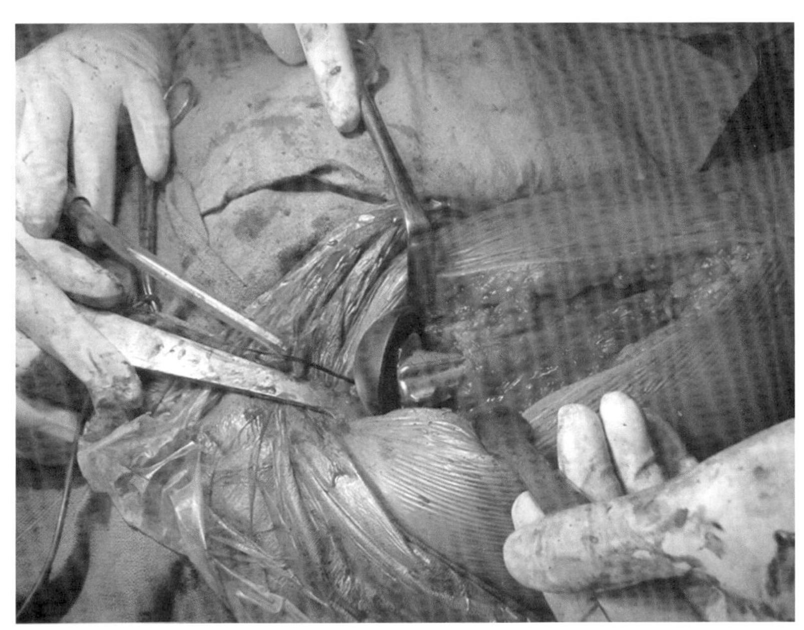

图 4.11　假体侧翼应该恰好在结节间沟后缘

大小结节修复

这一步非常重要，需要细致操作。大小结节通过穿过假体侧翼孔的缝线与假体固定，结节之间通过缝线环扎固定（图 4.12）。我们常规取肱骨头内的松质骨进行结节与假体间植骨（图 4.13）。轻柔旋转上臂检查结节修复的稳定性。

缝合切口

彻底止血，关闭肩袖间隙，伤口内放置负压引流管并逐层关闭（图 4.14）。患肩外展包固定。

术后处理

肩关节被动活动和钟摆练习可以在术后 1~2 天后开始。结节愈合后开始主动辅助练习。术后 6 周内禁止进行滑轮和主动练习。在术后 6 周，需要有影像学证据支持结节愈合，才可以开始抗阻力练习。

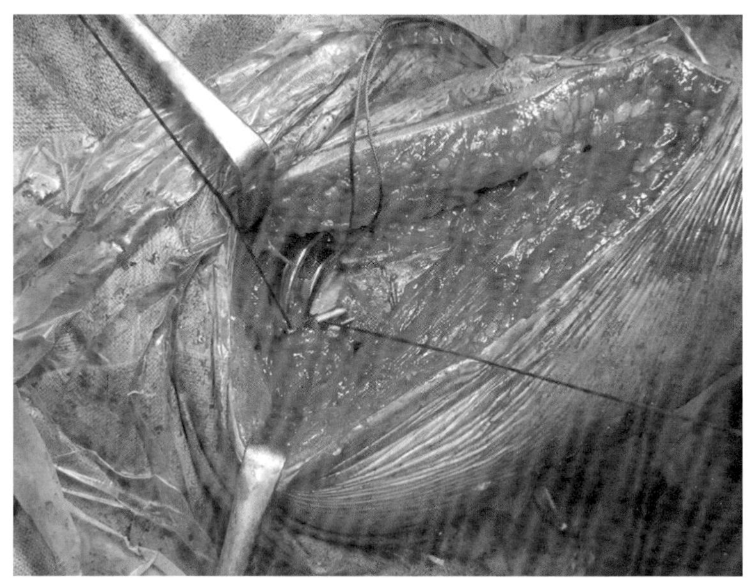
图 4.12 通过穿过侧翼孔的缝线修复结节

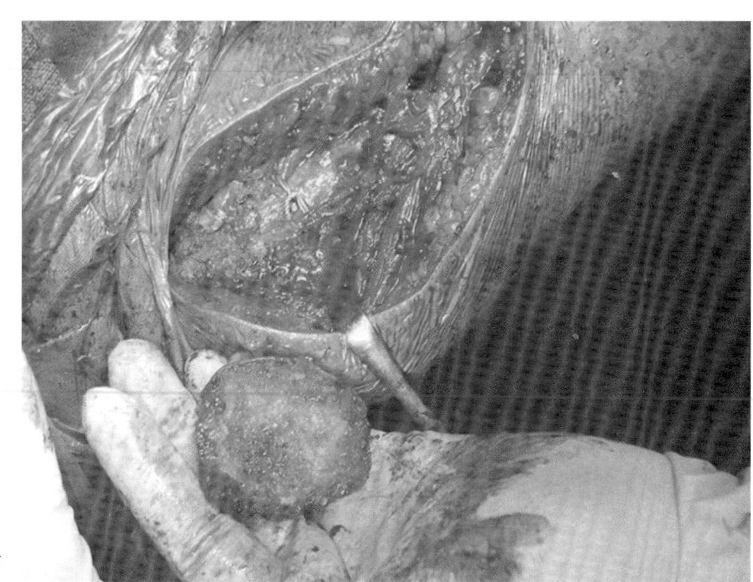
图 4.13 植骨修复结节

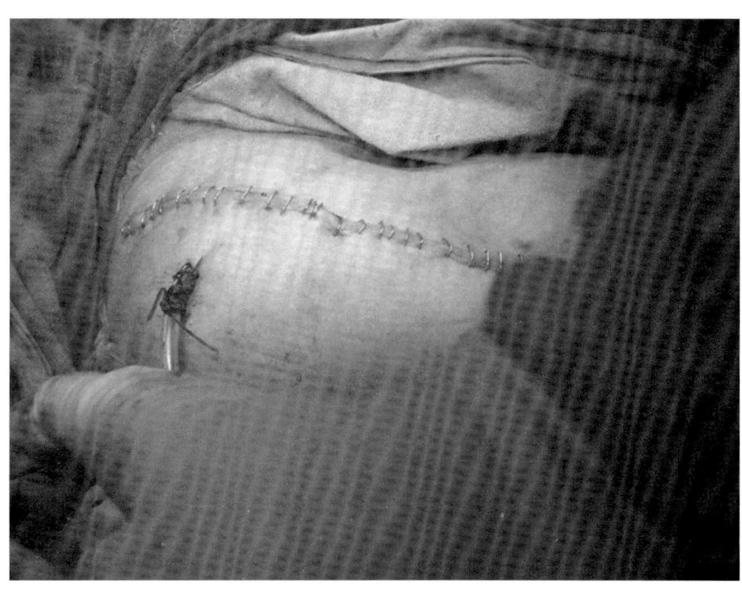
图 4.14 闭合伤口放置引流管

并发症

可能会发生如下并发症：

1. 肩袖功能障碍；
2. 肩关节不稳；
3. 脱位；
4. 无菌性松动；
5. 感染性松动；
6. 假体周围骨折等。

预后

Neer 报道了急性肱骨近端骨折采用肱骨头置换获得了良好的治疗效果。Bastian 等报道了 49 例半肩置换，他们建议对于骨质疏松性骨折和（或）粉碎性骨折，可以采用半肩置换。

典型病例

一 64 岁农民，从树上坠落导致左肱骨近端 4 部分骨折。由于存在严重骨质疏松，所以进行了骨水泥半肩置换（图 4.15）。一年后随访时，患肩无疼痛，活动范围正常（图 4.16）。

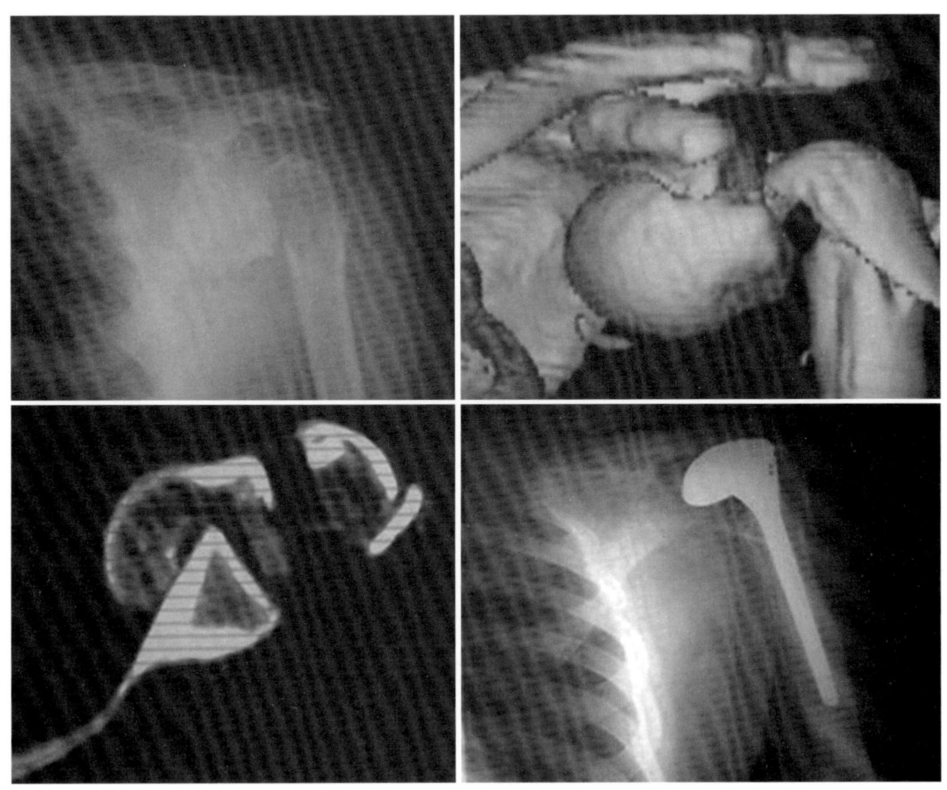

图 4.15　骨水泥半肩置换治疗 4 部分骨折

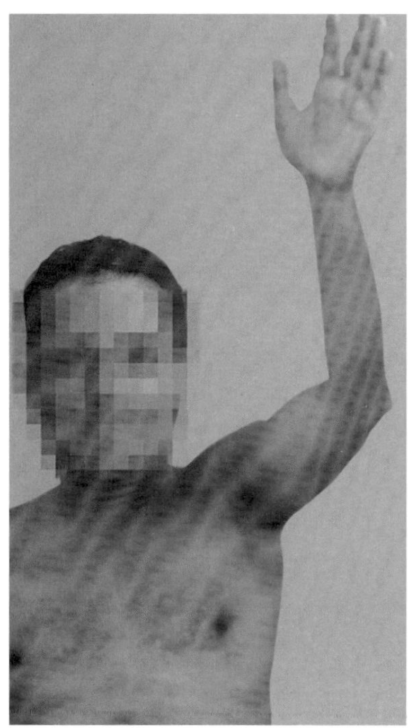
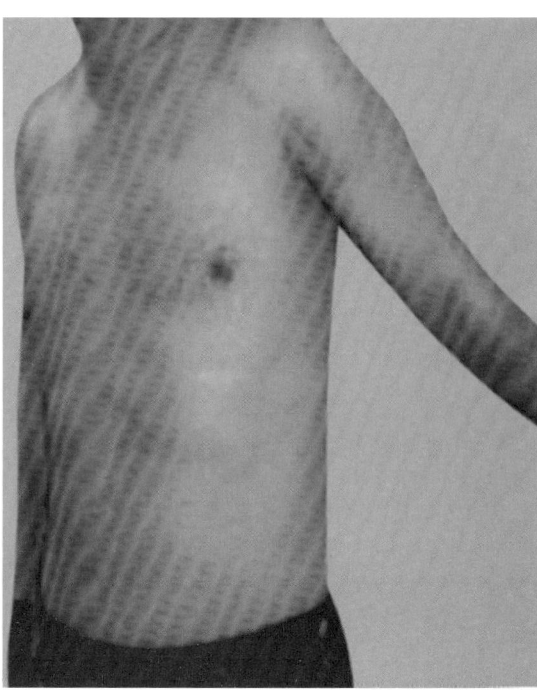

图 4.16 术后一年随访，结果优良

参考文献

1. Kontakis G, et al. Prosthetic replacement for proximal humeral fractures. Injury Int J Care Injured. 2008;39:1345–58.
2. Robinson CM, Page RS, Hill RM, et al. Primary hemiarthroplasty for treatment of proximal humeral fractures. J Bone Joint Surg Am. 2003; 85–A:1215–23.
3. Tanner MW, Cofield RH. Prosthetic arthroplasty for fractures and fracture–dislocations of the proximal humerus. Clin Orthop Relat Res; 1983. pp. 116–28.
4. Wijgman AJ, Roolker W, Patt TW, et al. Open reduction and internal fixation of three and four–part fractures of the proximal part of the humerus. J Bone Joint Surg Am. 2002; 84–A: 1919–25.
5. Neer CS II. Displaced proximal humeral fractures. II. Treatment of three–part and four–part displacement. J Bone Joint Surg Am. 1970;52:1090–103.
6. Bastian JD, Hertel R. Osteosynthesis and hemiarthroplasty of fractures of the proximal humerus: outcomes in a consecutive case series. J Shoulder Elbow Surg. 2009; 18:216–9.
7. Sirveaux F, Roche O, Mol D. Shoulder arthroplasty for acute proximal humerus fracture. Orthopaedics and Traumatology: Surgery and Research. 2010; 96: 683–94.
8. Moen TC, Bigliani LU. Hemiarthroplasty for Four–Part Fractures of the Proximal Humerus. Operative Techniques in Orthopaedics. 2011; 21(1): 94–100.
9. Robinson CM. Proximal humerus fractures. In: Bucholz RW, et al. Rockwood and Greens fractures in adults, 7th edn. Philadelphia: LWW; 2010. pp. 1039–105.

翻译：陈建海　审校：付中国

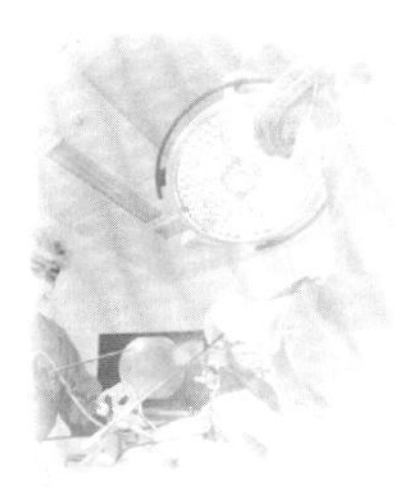

5 反式肩关节置换治疗肱骨近端骨折

Anders Ekelund

引言

肱骨近端骨折是老年骨折中发病率第三高的骨折。需要治疗的肱骨近端骨折的发生率因为患者平均年龄的增加而不断增高。大多数此类骨折移位较少，采用保守治疗（70%~80%）即可。在著者所在的医院，约有 25% 的肱骨近端骨折需要接受手术治疗。最常用的分型方法是由 Neer 提出的四部分分类法。Neer 分型中的四部分是指肱骨头、大结节、小结节与肱骨干。其中，最复杂的骨折类型是 3 部分和 4 部分骨折。半肩关节置换术目前是最常用的治疗老年复杂肱骨近端骨折的方法，但预后存在优劣不等和不可预见的问题。最近的一项前瞻性随机研究表明，采用半肩关节置换和保守方法治疗肱骨近端骨折，在 Constant 评分、关节活动度和疼痛方面没有差异。但采用半肩关节置换术治疗的患者能够获得更好的生活质量，并且疼痛的程度较轻。另外一个治疗肱骨近端骨折的选择是采用锁定钢板，因为此类钢板即使在骨质疏松的病人中也能起到维持并减少复位丢失的作用。采用锁定钢板治疗 3 部分和 4 部分骨折的总体结果优于半肩关节置换，但是锁定钢板的并发症发生率和需要进行翻修手术的比例较高。2009 年 Nrunner 等报道了 157 例 3 部分和 4 部分骨折患者采用锁定钢板固定，其中 45% 的患者出现了并发症，其中有 25% 的患者需要进行翻修手术。年龄超过 75 岁的患者发生并发症的风险是普通患者的 3.3 倍。同样也有一些报道指出，高龄患者采用锁定钢板治疗并发症发生率较高，例如螺钉切出和固定后骨折再次移位。

现在老年患者对活动度的要求远高于以前，骨折患者很难接受一个功能不佳的肩关节。这些患者都希望能够恢复和伤前相同或相似的活动水平。由于以上原因，重建肩袖组织的功能成为了复杂肱骨近端骨折治疗的挑战，采用反式肩关节置换术治疗复杂肱骨近端骨折近年来逐渐被关注。当使用反式肩关节置换术时，单纯三角肌就可以提供肩关节的稳定性并重建功能，而不需要肩袖的参与。反肩关节置换的适应证很广，其中包括无功能肩袖，如肩袖撕裂、类风湿性关节炎、解剖型假体失败翻修、肩袖缺损导致的肩关节不稳定和非骨性关节炎导致的巨大肩袖撕裂。关于反肩关节置换能有效减轻疼痛并提升关节主动活动度的结果，不断见诸报道。但如果患者术前存在功能性外旋丧失，反肩关节置换并不能重建这一功能。完整的小圆肌对于获得良好的功能具有重要意义。对于外旋功能丧失的患者，提倡采用背阔肌或联合大圆肌的背阔肌转位来改善外旋功能。理论上来说，在骨折患者中修复后方肩袖组织能够恢复功能性外旋。反肩关节置换中肩胛下肌的重要性尚不明确。Edwards 等人发现，肩胛下肌缺失的患者行反肩关节置换后发生脱位的风险较高，但 Clark 等人并没有发现二者之间具有关联性。但是反肩置换最重要的稳定因素是软组织带来的持续性张力（来自于三角肌和残存肩袖）。因此，著者认为，在下文中描述的将前方和后方肩袖组织重建在结节上的方法是重要的。

术前评估

术前对臂丛神经，尤其是腋神经功能的评估是非常重要的。通常来说，通过充分的临床检查就足够了，电生理检查往往不是必需的。在复杂肱骨近端骨折病例中，X 线片和 CT 扫描是需要常规进行的。这些检查能让医生对骨折类型、关节盂和肩袖肌的情况进行初步的评估。著者曾经遇到过部分肱骨近端骨折合并关节盂的骨折，由于骨折导致关节盂面积缩小，需要在术中进行处理。理想情况下，手术应在伤后 7 天内进行，以便早期功能锻炼和恢复大小结节结构。

适应证

超过 75 岁的复杂 3 部分和 4 部分肱骨近端骨折是著者进行反肩关节置换的指证。在65~75岁的骨折患者中，如果术中或术前进行CT扫描发现肩袖缺损严重，反肩置换也是选择之一，但必须综合考虑患者的一般情况和活动水平。著者所在的医院对于 75 岁以下的肱骨近端骨折患者，切开复位锁定钢板内固定是优选，如果不能固定则采用半肩关节置换。

反式肩关节置换和假体选择

现在可供选择的假体很多，但这些假体均是基于 Grammont 的 Delta 反肩假体设计的理念之上的。假体具有一个大的半球形关节盂和小的非解剖设计的颈干角为 155° 的肱骨臼杯，假体的旋转中心内移后，增加了三角肌的力臂，同时也让更多的三角肌纤维参与肩关节的外展。肱骨降低重建增加了三角肌的长度，实际是增加了三角肌的张力。这种假体设计被证明是重建了肩袖缺失患者肩关节的生物力学平衡。关节盂侧假体采用非骨水泥固定，1 枚中心放置钉配合其他

4 枚螺钉固定。螺钉可以提供加压效果和假体的角度稳定性。这种固定方式的固定效果是非常可靠的，著者在 2006 年至今完成的近 600 例 Delta Xtend 假体手术中没有发现 1 例出现关节盂侧假体松动。

著者倾向于在骨折病人中肱骨侧采用单一的骨水泥固定，近端选择较小假体（小 1 号）、其目的是给大小结节留出足够的空间（图 5.1）。几乎所有假体柄都选择 10 号，干骺端 1 号。在关节盂的一侧著者经治的全部病例均选择较大的盂球假体（42 号）以提供最大的稳定性和活动度。

DELTA XTEND™ 假体的手术方法（DEPUY, WARSAW, IN, USA）

著者喜欢采用全麻联合超声引导下的中斜角肌阻滞麻醉,体位是沙滩椅位(图 5.2)患肢边缘需要放在手术床的外侧,以便于术中从后方牵引肢体进行肱骨扩髓。在使用胸大肌－三角肌入路时，上肢向外侧摆放尤其重要。消毒范围应是肘上 10cm 到整个肩关节。常规使用抗菌手术切口保护膜（Ioban™, 3M, St Paul, MN,

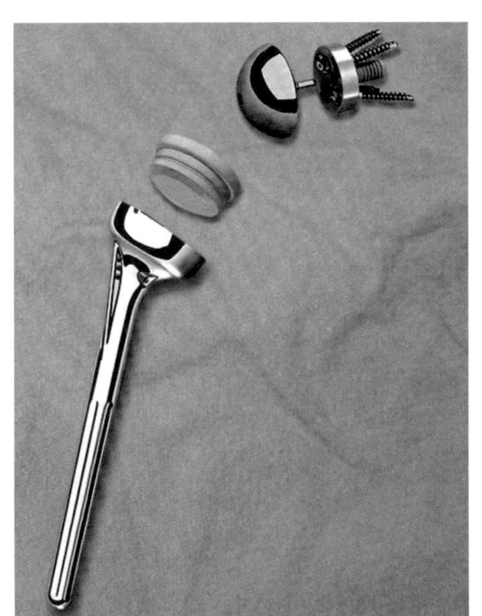

图 5.1　Delta Xtend 单组合反式肩关节置换假体（DePuy, Warsaw, IN, USA）

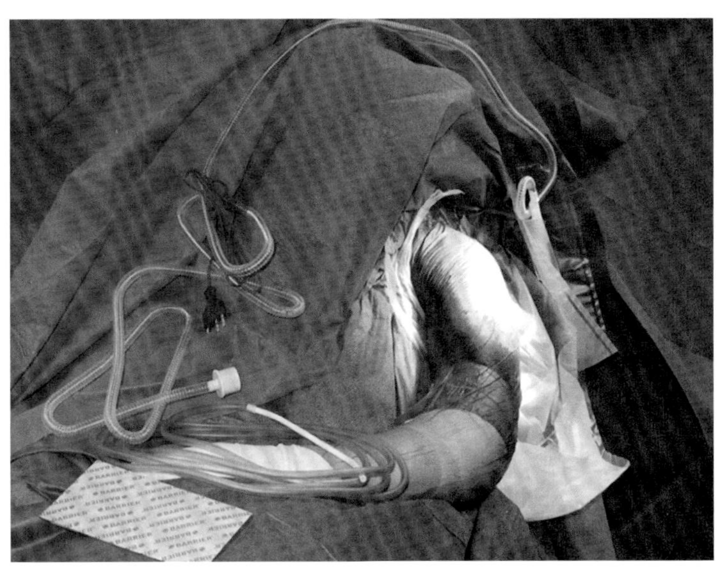

图 5.2　患者取沙滩椅体位，铺单并贴无菌贴膜

USA）来预防感染。对腋部皮肤的完全覆盖是很重要的。常规术前半小时静脉输注 2g 氯唑西林（Ekvacillin®, Astra Zeneca, Södertälje, Sweden），术后 8、16 小时再追加两次以预防感染。著者术前 30 分钟给予病人氨甲环酸（Cyklokapron®, MEDA, Solna, Sweden），按照每千克体重 10mg 静脉输入以减少出血。

手术入路可以选择胸大肌 – 三角肌间隙入路或上外侧三角肌劈开入路。著者倾向于采用三角肌劈开入路。这一入路能很容易地显露关节盂，并且重建大小结节也比较容易。当然，采用胸大肌 – 三角肌间隙入路仍然能用相同的手术方法完成手术。

上外侧入路

皮肤切口是以肩峰外侧缘 5mm 为中心的前向后的切口。切口起自肩峰后部的大部分，向前止于肩峰前角前方 4~5cm 的位置（图 5.3）。整个切口全长约 8~10cm，如果需要可以延长。把皮下组织向内、外侧游离则可将内、外侧的皮肤褶皱原位缝合在远离术野的位置。三角肌自肩锁关节水平剥离 / 劈开，起自肩峰尖部后方 5mm 向外侧延伸至肩峰外侧缘约 4cm 左右（还可以更加向外侧延长剥离，但腋神经位于三角肌下方的这一区域，需要加以保护）。可以用电刀从肩峰顶端剥离三角肌或者采用肩峰小片截骨的方法剥离三角肌。著者倾向于带着 5~6mm 的前部肩峰骨片的剥离方法，这样可以保护肌腱，手术结束时也便于修复。松懈喙肩韧带以获得更好的手术显露。

劈开三角肌后使用自动拉钩， Gelpi 拉钩（图 5.4）是著者惯用的器械，骨折端的血肿需要被清除。清除血肿后可以评估骨折的情况，结节部位的骨块首先被识别。取出肱骨头并将其作为植骨材料，切断二头肌腱。预置缝线［2 号骨科缝线（DePuyMitek, Raynham, MN, USA）或其他类似缝线］于大、小结节的肩袖止点部位。预置于大结节的缝线应该放在冈下肌腱止点的部位。用电刀将冈上肌腱自大结节止点部位剥离，从肌肉肌腱结合部切断（图 5.5）。肩胛下肌在小结节止点部位、冈下肌和小圆肌在大结节止点部位是游离的。如果大结节骨折碎为几块，则需要置 2 根或更多缝线来固定骨折块。

将自动拉钩向深部放置，将结节部分的骨折块向两边牵开，以更好地显露关节盂。肱骨干的近断端首先被显露出来，其大多数情况下是向前内侧移位。将肱骨干近端约 1.5cm 的软组织剥离开，以便重建大小结节。在肱骨干的前面和侧面各钻两个孔，前方的孔一个位于结节间沟区域，另一个的位置应更靠前。这四个孔离骨折线要有 5~7cm 的距离。

肱骨干扩髓通常情况下扩到 10 号柄就足够了。

关节盂的准备

对关节盂的显露要求是 360° 全方位的，关节软骨和盂唇都要切除掉。在

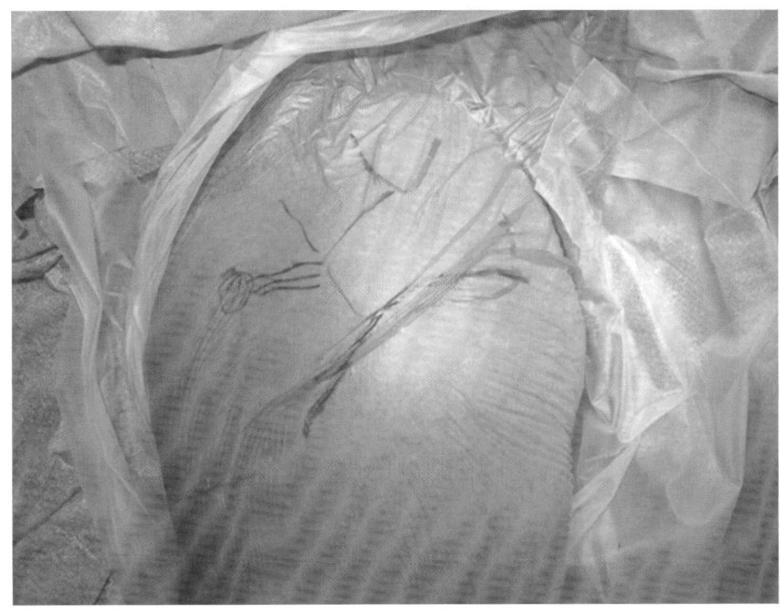
图 5.3 跨越肩峰外侧由前向后的手术切口

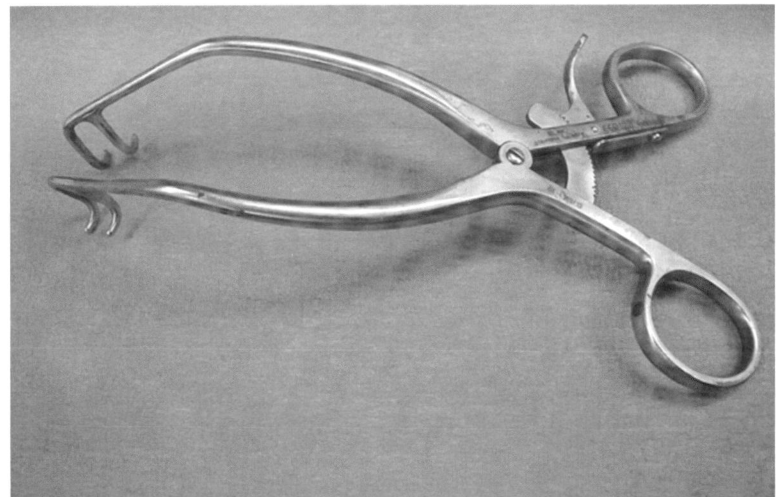
图 5.4 Gelpi 拉钩

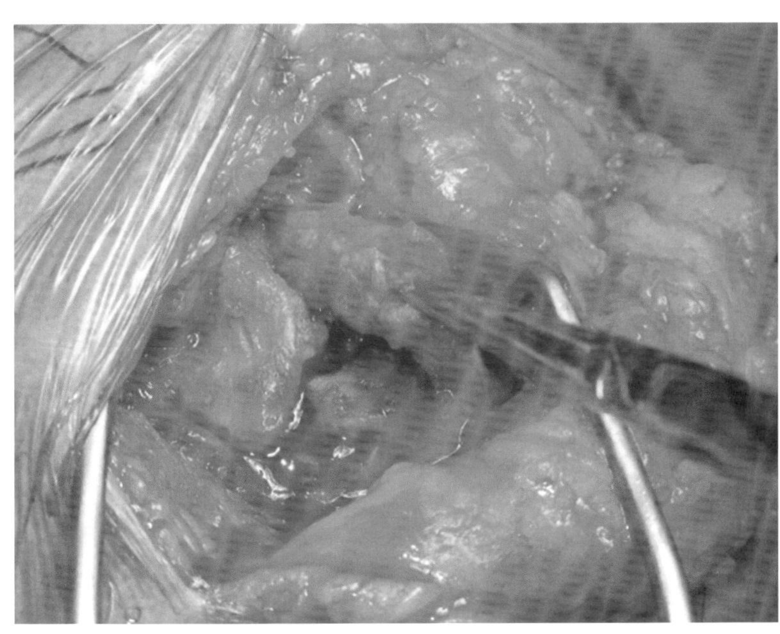
图 5.5 电刀或手术刀切断冈上肌腱

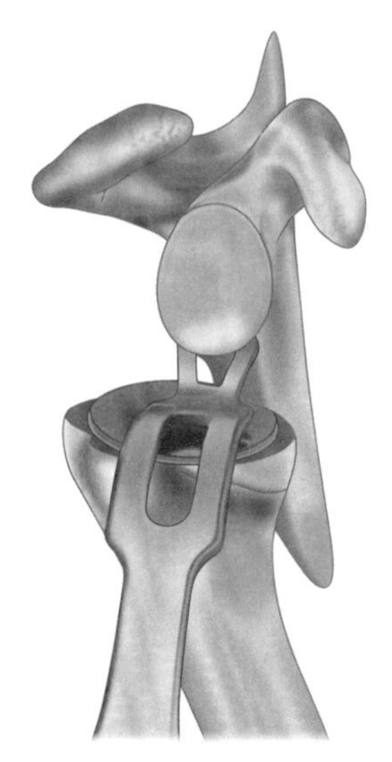
图 5.6　叉状关节盂拉钩

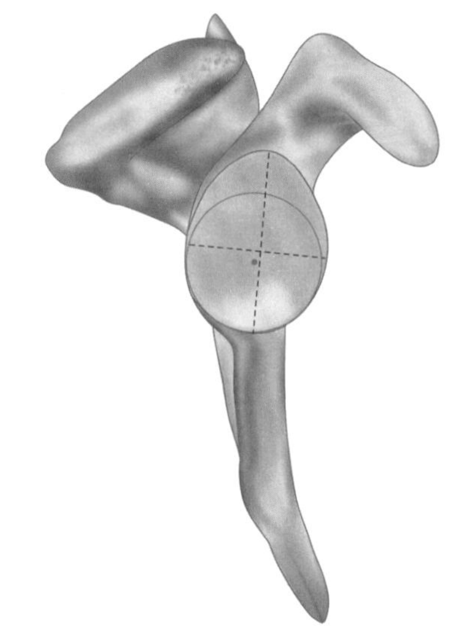
图 5.7　充分游离后显露关节盂下方，去除关节软骨，导针应置于盂中心

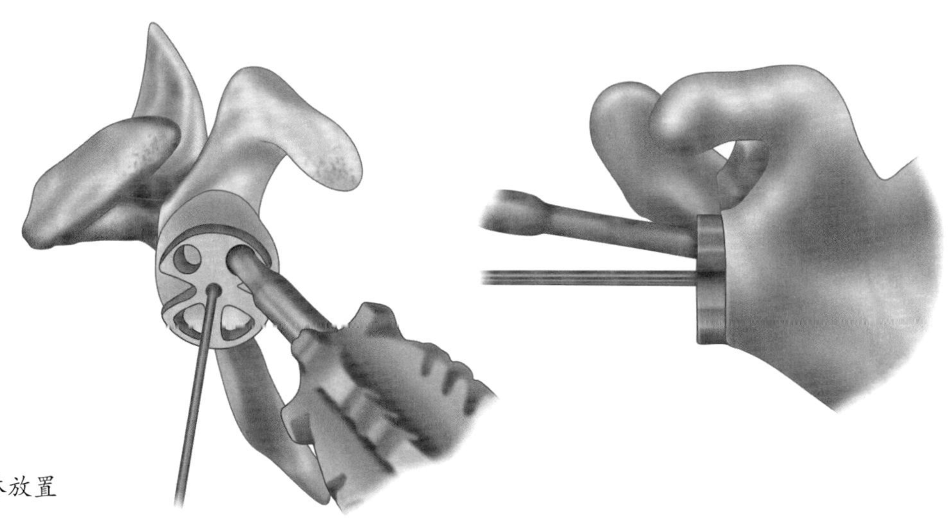
图 5.8　导针引导下盂假体放置

处理喙突的过程中，显露肩胛骨下方的骨脊是第一步。骨脊位于关节盂略靠后方的位置（右肩位于 7 点钟）。将特制的分叉关节盂拉钩的两齿分别放置于后方骨脊的两边（图 5.6），并用力向后下压肱骨干。关节盂的下部呈圆环形（图 5.7），将 1 枚导针钉入这个圆环的中心（图 5.8）。反肩关节盂假体底座的下缘应该和关节盂的下缘重合。关节盂导针一定要中置，尤其要避免导针向上方倾斜（图 5.9）。当确定导针位置正确后，才可以进行关节盂打磨。小圆形关节盂磨锉打磨出适合假体底座的接触面，硬的软骨下骨板需要保留，此处需要用较小的关节盂磨锉。接下来，需要用手动磨锉磨出关节盂球体的位置，通过关节盂中心孔内的导针扩孔，通常情况下导针会随着扩孔被移除。将关节盂底座假体压紧并旋转调整到下方的孔与肩胛骨下方的骨脊在一条线上，用导向系统钻下方的孔（图 5.10）。著者采用钻 – 压技术逐渐深入，向肩胛骨钻一点深度后压紧钻头以感受是否在关节盂的骨质内，继续向内钻孔，用钻头感受所钻的孔

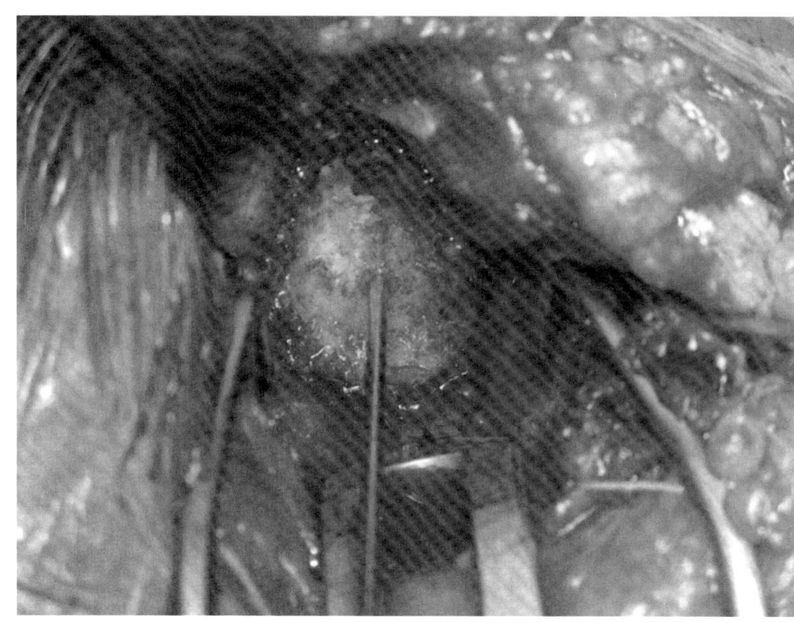

图 5.9 导针位置

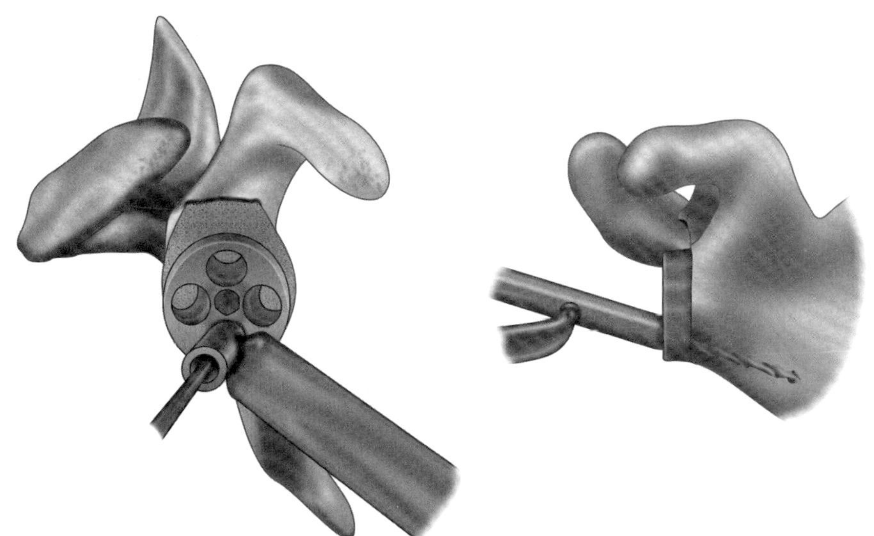

图 5.10 通过下骨嵴定位，导向器引导下下方螺钉孔道

底部依然是有骨质的。不断重复这一过程，直到钻出 1 个能拧入 42mm 螺钉的孔。虽然 36mm 的孔道也是可以的，但是著者更倾向于下方 42mm 的孔道。采用著者提到的技术应该可以确保孔道的底部也是骨质，也就是说螺钉是完全打在肩胛骨里的。如果孔道在打到 36mm 时就已经打出骨质，依然可以采取几种方法进行调整。首先是再次触摸骨脊，并仔细看系列 X 线片以确定位置。如果患者的肩胛颈突出且较长，过于水平的钻孔会导致钻孔深入肩胛骨。通过旋转肩胛盂基座使底部的孔稍微偏前或偏后，这样可使这个孔与肩胛骨骨脊在一条线上。通过导针拧入自攻锁定螺钉（图 5.11）。螺钉先不要完全拧紧，否则可能由于患者骨质疏松而导致肩胛盂基座发生倾斜（图 5.12）。上方钻孔时也采用相同的技术，方向指向喙突基底部。上方的孔应该钻穿远侧皮质，为了避免上方的螺钉过长，著者习惯于钻孔时当钻头感觉到远端的第二层皮质骨时就停下，此时测深，然后继续钻穿第二层皮质，选择一枚比之前测得长度长 5mm 的锁定螺

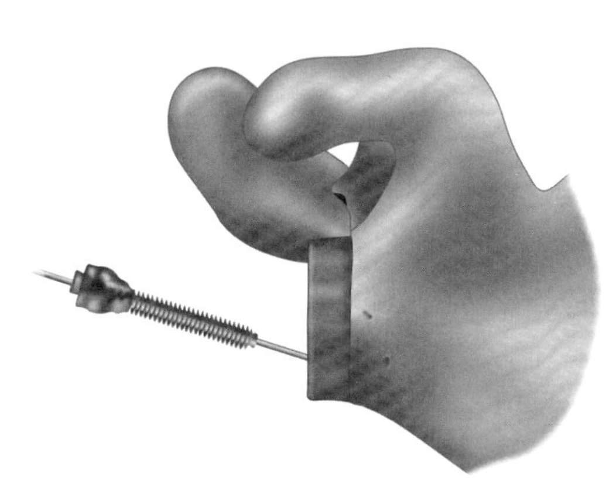

图 5.11　锁定螺钉置于导针之上

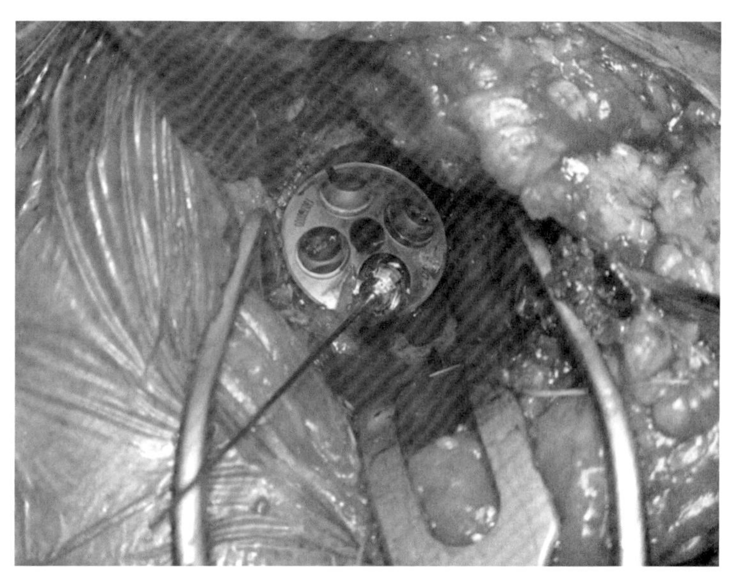

图 5.12　下方螺钉置入，但未旋紧

钉拧入。这样可以避免在此处拧入过长的螺钉而损伤肩胛上神经。上方的孔一般是用 30mm 或 36mm 的锁定螺钉，经由导针拧入。当上方的螺钉完全拧入钉孔后，下方的螺钉就可以锁紧了。锁紧螺钉使得螺钉与关节盂假体锁定，使得盂假体与下方骨质贴紧，上方螺钉可使用同样步骤。然后拧入前方和后方的螺钉（通常使用 18mm 长度非锁定螺钉）。但当前方或后方螺钉孔道长度可达到或超过 24mm 时，著者同样推荐选择使用锁定螺钉。

肱骨假体植入及选择

将 1 个 42mm 的球形关节盂假体试模放在关节盂定位器上，选择干骺端 1 号的组合式肱骨假体（肱骨柄的假体尺寸通常参考最后一个髓腔锉的尺寸，一般是 10 号假体）放入肱骨髓腔内。著者倾向于干骺端采用较小的假体以便为大小结节提供更多的固定空间。将一个 42mm+3mm 的聚乙烯试模装在肱骨假体的顶端。著者将肱骨假体在前臂没有前后倾的情况下放在中立位。Delta Xtend 柄的设计就是为了那些没有外科颈粉碎骨折的标准 3 或 4 部分骨折患者，能将柄尽可能地往远端插。而肱骨干骺端的假体则可以通过与髓腔的形态自动匹配来决定正确的肱骨假体高度。之后，则可以用 9mm 的填充块和不同高度的聚乙烯衬垫来调整软组织平衡。然后试行复位以确定肱骨假体是否位于正确的位置，即关节盂假体和肱骨插入假体侧方不能有任何缝隙。著者在此时并不会做过多的稳定性测试。

将试模取出，在肱骨干前方和侧方的两个孔里分别穿入 2 根 2 号 Orthocord 缝线（图 5.13），这些缝线是大、小结节的固定线。将一个标准号的 42mm 球形关节盂假体放在关节盂固定。著者常规使用小片的庆大霉素浸润物（Collatamp®）填充关节盂假体部位的死腔来预防感染（图 5.14）。拧紧关节盂中央的螺钉，

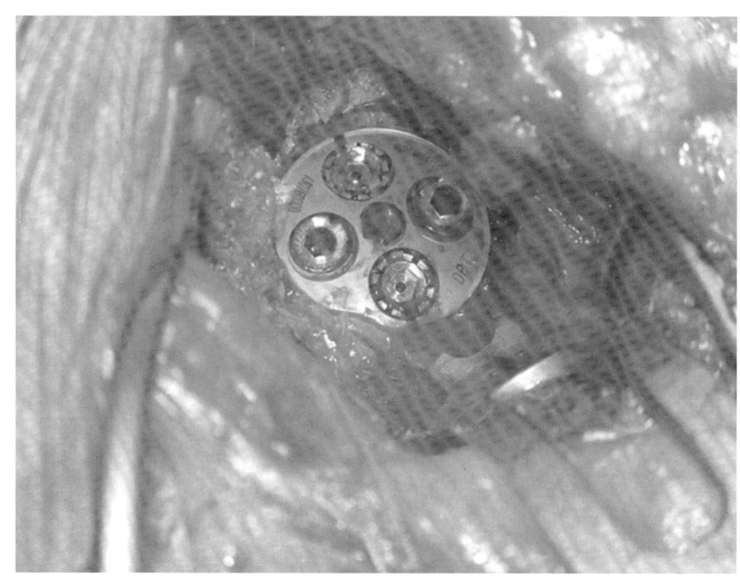

图 5.13　置入 4 枚螺钉，注意钉帽全部位于金属基座内

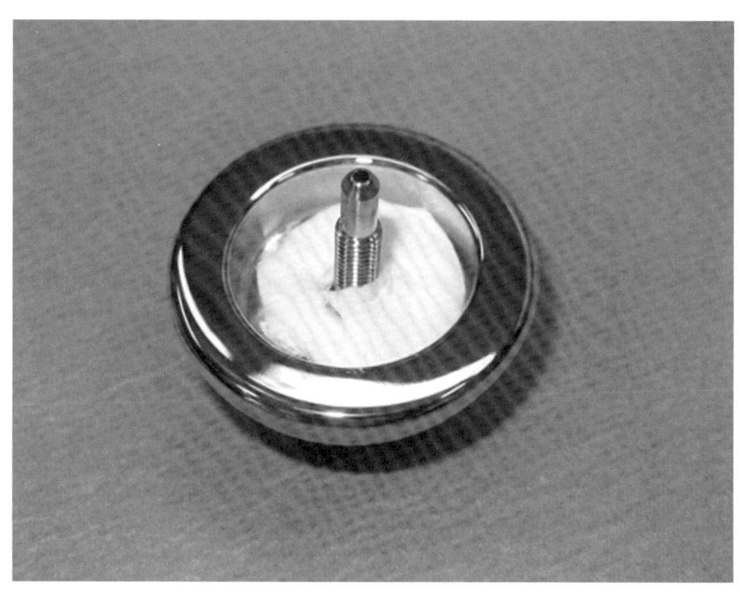

图 5.14　将庆大霉素浸润物放入关节盂假体周围空隙中

取出螺丝起子，用打入器将球形关节盂假体打入基座，然后将中央螺钉彻底锁紧。之后重复这些步骤直到球形关节盂假体被完全固定在关节盂的基座上。

将髓腔骨水泥栓放入肱骨干，将抗生素骨水泥打入经反复冲洗过的肱骨干髓腔内。适宜的肱骨假体取中立位插入髓腔，向下一直插到假体颈领部被外科颈顶住。在插入假体之前要将另外的 2 根 2 号 Orthocord 缝线穿入肱骨假体内侧的孔中。这 2 根缝线主要是用来在水平防线环扎大、小结节。去除多余的骨水泥。

当骨水泥硬化后，开始进行软组织平衡的重建。大多数病例中使用 42mm+6mm 或 42mm+9mm 的组合就能够达到足够的稳定，但有些时候 9mm 的垫片也是需要的。著者从不在骨折病例中使用活动度大的垫片，因为这会导致不稳定。采用图示的几个步骤来测试稳定度（图 5.15）。复位后，著者将手臂下垂，此时假体间应该没有缝隙才是正确的。之后，再进行上肢的内外旋测试，此时应该没有脱位并仅在假体前方有小的空隙。最后是测试肩关节的内收，在

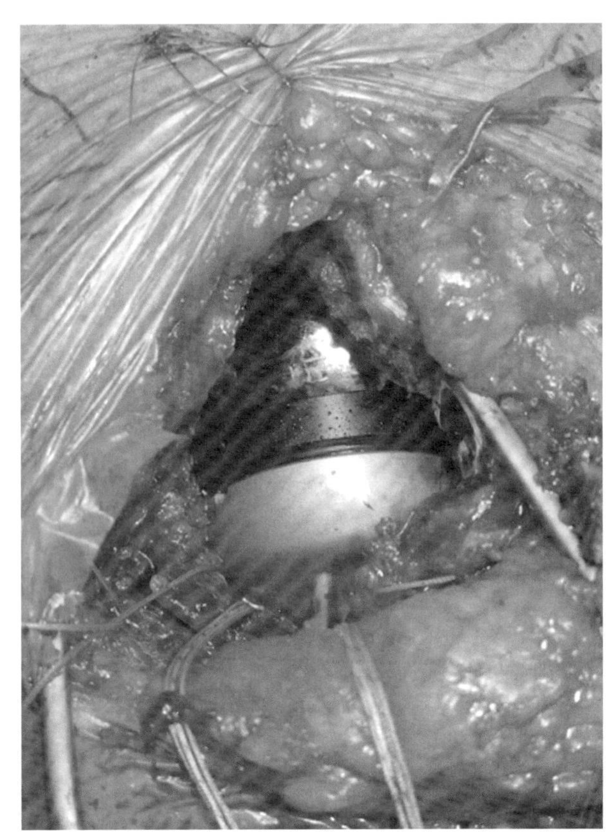

图 5.15 将确定型号的关节盂球形假体放入后，用肱骨试模和垫片试行复位

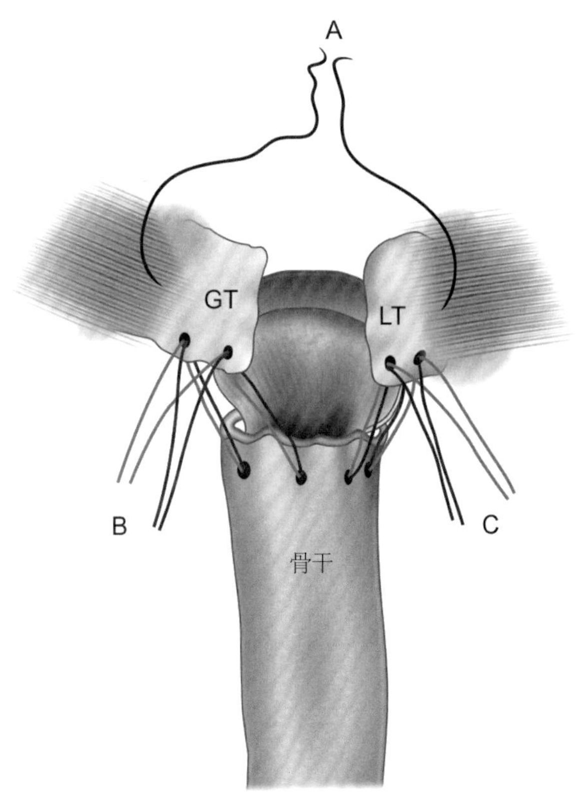

图 5.16 结节缝合重建示意图 缝线 A：穿过假体内侧孔水平缝合；缝线 B：大结节与肱骨干部重叠缝合固定（GT）；缝线 C：小结节与肱骨干重叠缝合固定（LT）

最大限度内收的情况下，应没有或仅有 1~2mm 的假体间外侧间隙存在是正常的。限制部件插入并复位肩关节。

最后的步骤是固定大、小结节（图 5.16）。有几种不同的固定方法之前曾被描述过。著者认为坚固的固定大、小结节的作用是非常大的，能够维持后侧肩袖的功能来进行外旋，保留肩胛下肌以获得最大限度的内旋功能。由于冈上肌被切除，这样可以使大结节骨块放的更低以靠近肱骨干。这样做的结果就增加了骨与骨的接触，提高愈合率。这项技术，著者已经使用了大约 10 年。

固定结节首先从内侧孔里的缝线开始（图 5.16 缝线 A）。缝线的后端自内向外穿过冈下肌，线的前端用相同的方法穿过肩胛下肌。将线的两端暂时夹紧，最后再打结固定。

2 根肱骨干外侧的缝线此时需要自内向外穿过大节结下部的骨性结构（距离骨块下缘 6~7mm）（图 5.16 缝线 B）。从靠后部孔里出来的 2 根缝线将被放置于大结节骨块的后方，而缝线的尾端从肱骨干前方骨孔里穿出放置在结节更靠前的位置。2 根肱骨干部位的缝线从骨干部靠前的骨孔穿出，用类似固定大结节的方法固定小结节（图 5.16 缝线 C）。通常这些经过结节骨块的缝线可以用针直接穿过，偶尔也需要电钻辅助。肱骨头里的松质骨被用作骨移植材料。通过牵拉缝线使大结节骨块回到正确的位置，将 2 根肱骨干的缝线分别打结，这将

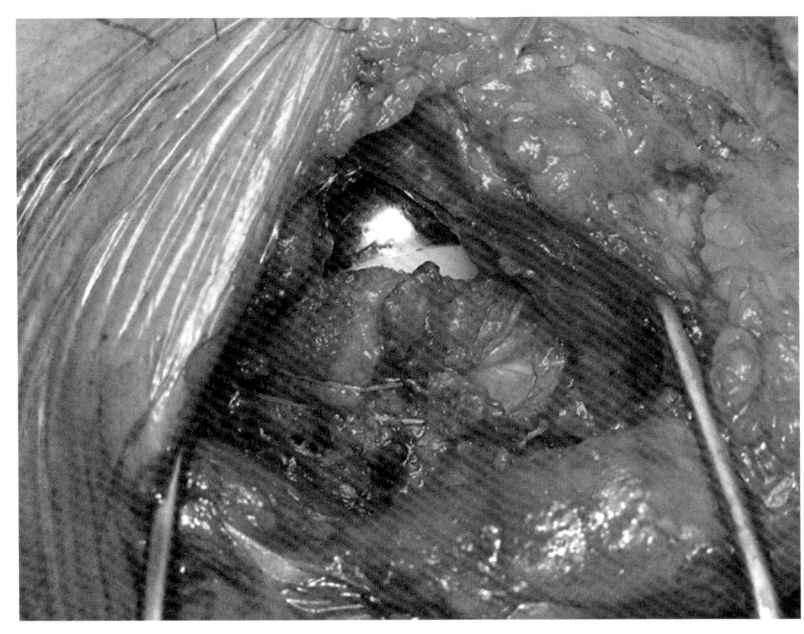

图 5.17 所有缝线收紧打结后的样子

使大、小结节骨块和下方的肱骨干出现一定的嵌插加压。在复位小结节及收紧前方的缝线加压小结节骨块和肱骨干之前，把植骨材料放在大结节的前方压紧在假体上。有时在大、小结节上部穿过 1 根缝线，缝线方向垂直与骨折线，在打紧上述肱骨干缝线之前收紧这根线会有利于结节的固定。这个步骤可以在小结节与肱骨干加压的同时，复位并维持小结节骨块的良好位置。最终之前，夹紧的水平缝线（图 5.16 缝线 A）自肱骨假体内侧穿出，并打结收紧以增加稳定性（图 5.17）。如果稳定性不足，可以将之前预置的 1~2 根缝线打结收紧增加结节的稳定，如不需要则撤去。

带有小骨片的三角肌需要缝回肩峰。缝线要穿过肩峰和三角肌的骨块达到确切的缝合。切口顶端深层放置非负压引流，当引流量少于预定值时拔除。用可吸收缝线缝合外侧三角肌劈开的部分。著者喜欢缝合皮下后采用皮内缝合的方法关闭切口。这样做，一是美观，二是不需要拆除缝线。

术后管理

术后悬吊患侧上臂，术后第 1 天开始进行肘关节及手部各关节练习，术后 2 周可开始肩关节被动活动，被动上举应限制于 70° ，可进行外旋、内旋活动。术后 3~4 周开始进行主动活动，术后 5~6 周可进行自由活动。术后第 2 天拍摄标准前后位 X 线片，手术 3 个月后随诊患者并再次拍摄 X 线片。

要点及注意事项

- 伤后 1 周内手术，有利于游离并重建大小结节。
- 术前仔细阅片，观察肩胛骨形态，对于肩胛颈较长的患者，术中上方螺钉应更偏水平置入。

• 金属基座尽可能低放置，下方应与关节盂下方边缘平齐，肩胛盂假体球部安置于金属基座。

• 尽可能选择使用较大的肩胛盂假体，以增加稳定性及活动范围。

• 肩胛盂周围软组织充分游离尤为重要，这项操作有利于肱骨干操作术野显露。在极度外展时，假体间外侧间隙不能有过大间隙。

• 在软组织张力过小时，为获得更好的稳定性可使用更粗的肱骨柄或使用9mm 聚乙烯衬垫。

• 当干骺端骨折粉碎，骨折线位于解剖颈水平以下时，软组织平衡重建更加困难，并且在特定高度的植入物的骨折夹具也对恢复平衡有利。对于这些病例，著者倾向于劈三角肌入路。

• 当肩关节盂骨量不足时，肱骨头可作为结构性植骨以重建肩关节盂。

预后

反式肩关节置换术治疗老年肱骨近端骨折临床报道有限，临床结果及并发症报道同手术方法一样有很大差异。Bufquin 等认为术中需重建大小结节，而 Cazeneuve 等在诊治该类患者时对大多数病例切除大小结节。切除大小结节意味着去除了肩袖后方肌肉，而这些肌肉对于肩关节外旋发挥主要作用。一些报道显示，反式肩关节置换术在肩袖损伤、冈下肌或小圆肌缺损患者临床疗效欠佳。对于外旋功能丧失的患者，提倡采用背阔肌或联合大圆肌的背阔肌转位来改善外旋功能。著者认为，修复骨折患者肩袖后侧对于外旋功能重建尤为重要。这一观点得到 Galinet 等著者研究的支持。

Cazeneuve 等于 2006 年发表一组 23 例反式肩关节置换术治疗肱骨近端骨折报道，患者平均年龄为 75 岁，只有 5 例患者行大小结节重建，16 例患者得到随访，随访平均时间为 86 个月，Constant 评分为 60 分（健侧为 83 分），除 2 例患者再手术外，剩余 14 位患者肩关节上举达到 120°，外旋功能恢复欠佳，但优于重建大小结节的患者。

2007 年，Bufquin 等报道了 43 例反式肩关节置换术治疗严重 3 部分、4 部分肱骨近端骨折患者，41 例患者得到随访，患者年龄平均为 78 岁（65~97 岁），随访时间平均为 22 个月，36 例患者行大小结节重建，但冈上肌和三角肌分离，Constant 评分为 44 分，平均上举活动度为 97°，外旋功能良好，尤其为大结节愈合位置满意患者。年龄大于 75 岁的患者与年龄小于 75 岁的患者相比，其效果差于后者。该组病例中，3 例患者出现交感神经反应性营养不良症状，5 例出现局部神经症状，1 例患者出现脱位。

在一项回顾性研究中，Galinet 等对 40 例肱骨近端骨折行半肩关节置换和反式肩关节置换术患者的研究发现，反肩置换组 Constant 评分达 53 分，优于半肩置换组（39 分），且在关节活动度方面反肩置换组上举可达 90°，而半肩置换组为 60°。外旋功能方面半肩置换组优于反肩置换组，但需特别指出反肩置换组除 1 例患者外均移除大小结节。

Sirvaux 等在一项前瞻性研究中发现,15 例患者(平均年龄 78 岁)通过 2 年随访，肩关节评分为 55 分, 肩关节上举可达 107°, 功能评分与半肩置换组无差异, 但肩关节活动度, 反肩置换组除 1 例患者外上举均达 90° 以上, 而半肩置换组仅 50% 患者可达 90°。

Boyle 等报道分析于新西兰关节注册 303 例半肩置换及 55 例反式肩置换患者，反肩置换组患者年龄更高（80 岁对 72 岁），且 5 年内肩关节评分优于半肩置换。

反式肩置换术的优点之一是即使大小结节未愈合，除外旋功能外，患者仍可得到良好的活动能力，并且大多数患者无疼痛表现。

并发症

反式肩置换术主要并发症为脱位、感染、大小结节未愈合。但著者自 2006 年进行了 100 例 Delta Xtend 反式肩置换术，均未出现感染、脱位及假体松动。

典型病例

75 岁老年右侧肱骨近端骨折患者（图 5.18A~D），行 X 线片及 CT 检查并采取反式肩关节置换术，术后平片显示假体位置良好，大小结节与骨干骨床接触，术后第 6 个月随访，功能恢复良好。

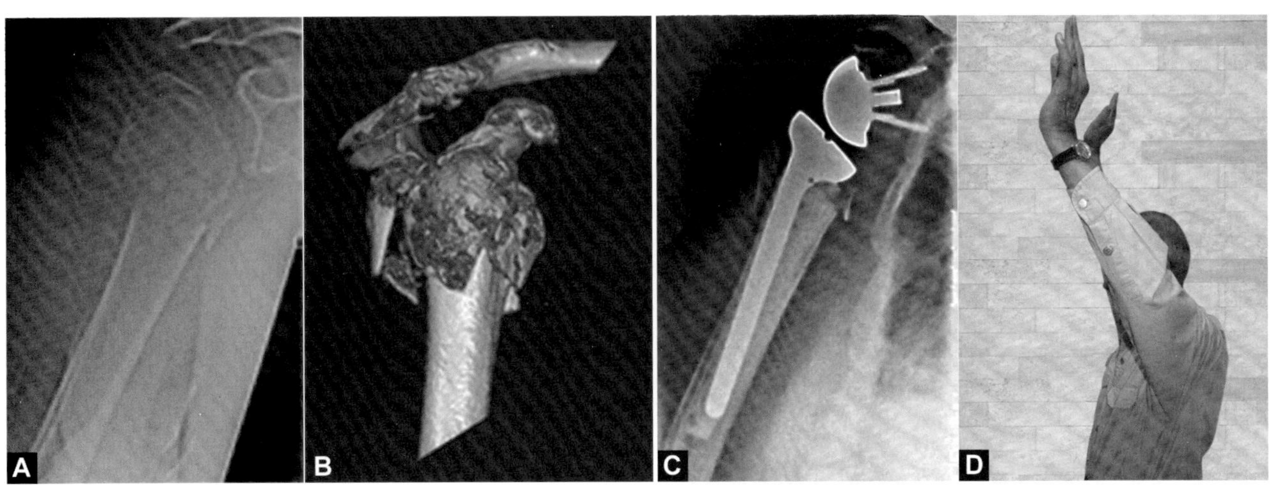

图 5.18（A~D） 75 岁老年男性，右利手，右侧肱骨近端骨折 （A 和 B）术前 X 线平片及 CT；（C）术后 X 线片显示假体和螺钉位置良好，大小结节与骨干间接触并加压；（D）患者术后 6 个月随访，功能恢复良好

总结

老年复杂肱骨近端骨折治疗具有挑战性，传统半肩置换术及锁定钢板内固定术疗效难测且有较高的并发症及再手术发生率。半肩置换术同保守治疗相比，临床效果相似。半肩置换术失败的主要原因为大小结节移位或吸收致肩袖功能丧失。由于反式肩关节置换术与关节成型术不同，其需要肩袖长度以发挥功能，因此更适用于复杂的老年肱骨近端骨折患者。目前已发表的临床报道结果令人振奋，著者自 1998 年使用 Delta Xtend 反式肩关节置换治疗 75 岁以上老年肱骨近端骨折患者，临床结果优于著者之前采用半肩置换术或锁定钢板治疗的患者。

参考文献

1. Hirzinger C, Tauber M, Resch H. Proximal humerus fracture:new aspects in epidemiology, fracture morphology, and diagnosis. Unfallchirurg. 2011;114:1051–8.
2. Palvanen M, Kannus P, Niemi S, Parkkari J. Update in the epidemiology of proximal humeral fractures. Clin Orthop Rel Res. 2006;442:87–92.
3. Neer CS. Displaced proximal humeral fractures. Classification and evaluation. J Bone Joint Surg. 1970;52:1077–89.
4. Neer CS. Four–segment classification of proximal humeral fractures:purpose and reliable use. J Shoulder Elbow Surg. 2002;11:389–400.
5. Boileau P, Krishnan SG, Tinsi L. Tuberosity malposition and migration: reasons for poor outcomes after hemiarthroplasty for displaced fractures of the proximal humerus. J Shoulder Elbow Surg. 2002;11:401–12.
6. Green A, Barnard WL, Limbird RS. Humeral head replacement for acute, four–part proximal humerus fractures. J Shoulder Elbow Surg. 1993;2:249–54.
7. Kontakis G, Koutras C, Tosounidis, Giannoudis. Early management of proximal humeral fractures with hemiarthroplasty . J Bone Joint Surg 2008;90–B:1407–13.
8. Robinson CM, Page RS, Hill RMF, et al. Primary hemiarthroplasty for the treatment of proximal humeral fractures. J Bone Joint Surg. 2003;85–A:1215–23.
9. Sirveaux F, Roche O, Mol é D. Shoulder arthroplasty for acute proximal humerus fracture （Review）Orthopaedics and Traumatology: Surgery and Research. 2010;96:683–94.
10. Wretenberg P, Ekelund A. Acute hemiarthroplasty after proximal humerus fractures in old patients: a retrospective evaluation of 18 patients followed for 2–7 years. Acta Orthop Scand. 1997;68:121–3.
11. Olerud P, Ahrengart L, Ponzer S et al. Hemiarthroplasty versus nonoperative treatment of displaced 4–part proximal humeral fractures in elderly patients: a randomized controlled trial. J Shoulder Elbow Surg. 2011;20:1025–33.
12. Solberg BD, Moon CN, Franco DP et al. Locked plating of 3– and 4–part fractures in older patients: the effect of initial fracture pattern and outcome. J Orthop Trauma. 2009;23:113–9.
13. Sproul RC, Iyengar JJ, Devcic Z, Feeley BT. Asystematic review of locking plate fixation of proximal humerus fractures. Injury. 2011;42:408–13.
14. Sudkamp N, Bayer J, Hepp et al. Open reduction and internal fixation of proximal humeral

fractures with the use of the locking proximal humerus plate. J Bone Joint Surg. 2009;91-A:1320–8.

15. Thanasas C, Kontakis G, Angoules A, et al. Treatment of proximal humerus fractures with locking plates: a systematic review. J Shoulder Elbow Surg. 2009;18:837–44.
16. Brunner F, Sommer C, Bahrs C, et al. Open reduction and internal fixation of proximal humerus fractures using a proximal humeral locked plate: a prospective multicenter analysis. J Orthop Trauma. 2009;23:163–72.
17. Krappinger D, Bizzotto N, Riedman S, et al. Predicting failure after surgical fixation of proximal humerus fractures. Injury. 2011;42:1283–8.
18. Owsley KC, Gorcyca JT. Displacement/ screw cutout after open reduction and locked plate fixation of humerus fractures. J Bone Joint Surg. 2008;90:233–40.
19. Schliemann B, Siemoneit J, Theisen C, et al. Complex fractures of the proximal humerus in the elderly-outcome and complications after locking plate fixation. MusculoskeletSurg. 2012;96 (suppl 1):S3–11.
20. Baulot E, Chabernaud D, Grammont P. Resultats de la prothèse inverse de Grammont pour omarthrosesassociées à de grande destructions de la coffie. A propos de 16 cas: Acta OrtopBelgica. 1995;61:112–9.
21. Boileau P, Watkinson D, Hatzidakis AM, Hovorka I. Neer Award 2005: The Grammont reverse shoulder prosthesis: Results in cuff tear arthritis, fracture sequele, and revision arthroplasty. J Shoulder Elbow Surg. 2006;15:527–40.
22. Ekelund A, Nyberg R. Can reverse shoulder arthroplasty be used with few complications in rheumatoid arthritis? Clin Orthop Relat Res. 2011;469:2483–8.
23. Grammont PM, Baulot E. Delta shoulder prosthesis for rotator cuff rupture. Orthopaedics. 1993;16:65–8.
24. Seebauer L, Walter W, Keyl W. Die Inverse Schulterendoprosthesezurbehandlung der defektarthropathie. Operative Orthopädie und traumatologie. 2005;1:1–24.
25. Werner CML, Steinman PA, Gilbart M, Gerber C. Treatment of painful pseudoparesis due to irreparable rotator cuff dysfunction with the Delta III reverse-ball-and-socket total shoulder prosthesis. J Bone Joint Surg. 2005;87-A:1476–86.
26. Walch G, Boileau P, Molé D, et al (Eds). Reverse shoulder arthroplasty. Montpellier: Sauramps medical, 2006.
27. Wall B, Nové-Josserand L, O´Connor P, Edwards TB, Walsh G. Reverse total shoulder arthroplasty: A review of results according to etiology. J Bone Joint Surg. 2007;89:1476–85.
28. Simovitch RW, Helmy N, Zumstein MA, Gerber C. Impact of fatty infiltration of teres minor muscle on the outcome of reverse total shoulder arthroplasty. J Bone Joint Surg. 2007;89:934–9.
29. Boileau P, Rumian AP, Zumstein MA. Reversed shoulder arthroplasty with modified LÉpiscopo for combined loss of active elevation and external rotation. J Shoulder Elbow Surg. 2012;19:20–30.
30. Gerber C, Pennington SD, Lingenfelter EJ. Reverse Delta-III total shoulder replacement combined with lattissimus dorsi transfer. A preliminary report. J Bone Joint Surg. 2007;89:940–7.
31. Edwards TB, Williams MD, Labriola JE, et al. Subscapularis insufficiency and the risk of

shoulder dislocation after reverse shoulder arthroplasty. J Shoulder Elbow Surg. 2009;18: 892–6.

32. Clark JC, Ritchie J, Song FS, Kissenberth MJ, Tolan SJ, Hart ND, Hawkins RJ. Complication rates, dislocation, pain, and postoperative range of motion after reverse shoulder arthroplasty in patients with and without repair of the subscapularis. J Shoulder Elbow Surg. 2012;21: 36–41.

33. Guti é rrez S, Keller TS, Levy JC, Lee WE, Luo ZP. Hierarchy of stability factors in reverse shoulder arthroplasty. Clin Orthop Rel Res. 2008;466:670–6.

34. Boileau P, Watkinson DJ, Hatzidakis AM, et al. Grammont reverse prosthesis: design, rationale, and biomechanics. 2005;14:147S–61S.

35. Boyle MJ, Youn SM, FramptonCM, Ball CM. Functional outcomes of reverse shoulder arthroplasty compared with hemiarthroplasty for acute proximal humeral fractures. J Shoulder Elbow Surg 2012, Epub ahead of print.

36. Bufquin T, Hersan A, Hubert L, Massin. Reverse shoulder arthroplasty for the treatment of three– and four–part fractures of the proximal humerus in the elderly. J Bone Joint Surg. 2007;89–B:516–20.

37. Cazeneuve JF, Cristofari. Grammont reversed prosthesis for acute complex fracture of the proximal humerus in an elderly population with 5 to 12 years follow–up（In French）. Revue de chirorthop. 2006;92:543–8.

38. Cazeneuve JF, Cristofari DJ. Delta III reverse shoulder arthroplasty: radiological outcome for acute complex fractures of the proximal humerus in elderly patients. Orthopaedics and Traumatology: surgery and research. 2009;95:325–9.

39. Cazeneuve JF, Cristofari DJ. The reverse shoulder prosthesis in the treatment of fractures of the proximal humerus in the elderly. J Bone Joint Surg. 2010;92 B:535–9.

40. Galinet D, Clappaz P, Garbuio P, et al. Three or four parts complex proximal humerus fractures: Hemiarthroplasty versus reverse prosthesis: A comparative study of 40 cases. Orthopaedics and Traumatology: Surgery and Research. 2009;95:48–55.

41. Klein M, Juschka M, Hinkenjann B, et al. Treatment of comminuted fractures of the proximal humerus in elderly patients with the Delta III reverse shoulder prosthesis. Orthop Trauma. 2008;22:698–703.

42. Lenarz C, Shishani Y, McCrum C, et al. Is reverse shoulder arthroplasty appropriate for the treatment of fractures in the older patient? Clin Orthop Rel Res. 2011;469:3324–31.

43. Young SW, Segal BS, Turner PC, et al. Comparison of functional outcomes of reverse shoulder arthroplasty versus hemiarthroplasty in the primary treatment of acute proximal humerus fracture. ANZ J Surg. 2010;80:789–93.

44. Wall B, Walch G. Reverse shoulder arthroplasty for the treatment of proximal humeral fractures. Hand Clin. 2007;23:425–30.

45. Galinet D, Adam A, Gasse N, et al. Improvement in shoulder rotation in complex shoulder fractures treated by reverse shoulder arthroplasty. J Shoulder Elbow Surg 2012 Epub ahead of print.

46. Zumstein MA, Pinedo M, Old J, Boileau P. Problems, complications, reoperations, and revisions in reverse total shoulder replacement. J Shoulder Elbow Surg. 2011;20:146–57.

翻译：郁凯　审校：姜保国

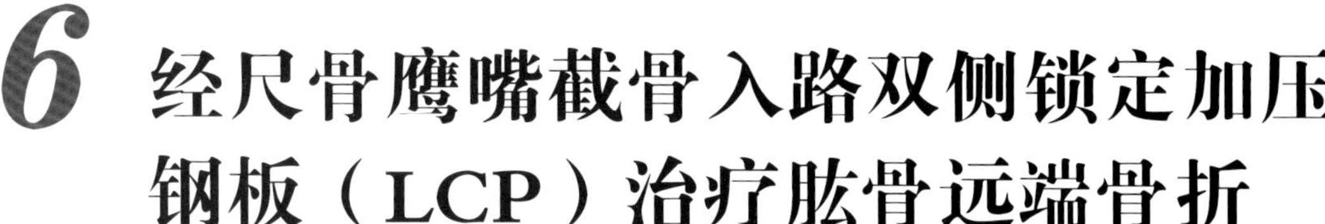

6 经尺骨鹰嘴截骨入路双侧锁定加压钢板（LCP）治疗肱骨远端骨折

Frankie Leung, Chan Chi-Fat

引言

目前，肱骨远端骨折是对骨科医生的挑战。治疗的目的是关节面解剖复位，防止骨关节炎的发生，同时坚强的内固定能允许病人早期功能锻炼。问题的难点在于肱骨远端复杂的解剖、粉碎性骨折和可能伴有关节内骨折。肱骨远端小的骨折碎片因为太小只能用螺钉固定。尽管如此，术后坚强的内固定可以实现关节的早期活动。在老年肱骨远端的治疗中，固定的效果也会因原有的骨质疏松而进一步的减弱。

锁定加压钢板比传统的非锁定钢板在治疗骨质疏松方面的效果明显。有研究表明，伴有骨质疏松症的骨折使用了锁定加压钢板固定后，预后效果得到了提升。锁定加压钢板对肱骨远端的骨折尤其有用。

分型

用于远端肱骨骨折的最常见的分类是 AO/ ASIF 或 MLER 分类，可以描述如下:

类型 13　A 关节外骨折
　　A1 骨突撕脱
　　A2 干骺端简单骨折
　　A3 干骺端复杂骨折
类型 13　B 部分关节内骨折
　　B1 矢状面髁
　　B2 矢状内侧髁
　　B3 正面
类型 13　C 完全关节内骨折
　　C1 干骺端简单骨折

C2 干骺端复杂骨折

C3 复杂骨折

适应证

移位的成人肱骨远端关节内骨折。

禁忌证

1. 病情不稳定的患者；
2. 感染活动期；
3. 过度的粉碎性骨折；
4. 需要行全肘关节置换术的情况下鹰嘴截骨术也是禁忌的。

手术技术

麻醉

手术基本在全身麻醉或者局部麻醉下进行，建议使用第一代头孢菌素作为预防用药。

术中定位成像

患者可俯卧位或支撑一侧手臂的侧卧位（图 6.1），对所有骨凸起处用垫做保护。手术开始之前要准备好止血带，以便创造一个少血的环境。对于大面积的骨折或者胳膊较大的患者,要应用无菌的止血带尽量减少占用手术区域的范围。

方法 / 显露

后正中切口在鹰嘴尖端处弯曲绕行切开（图 6.2），可以避免瘢痕在其上产

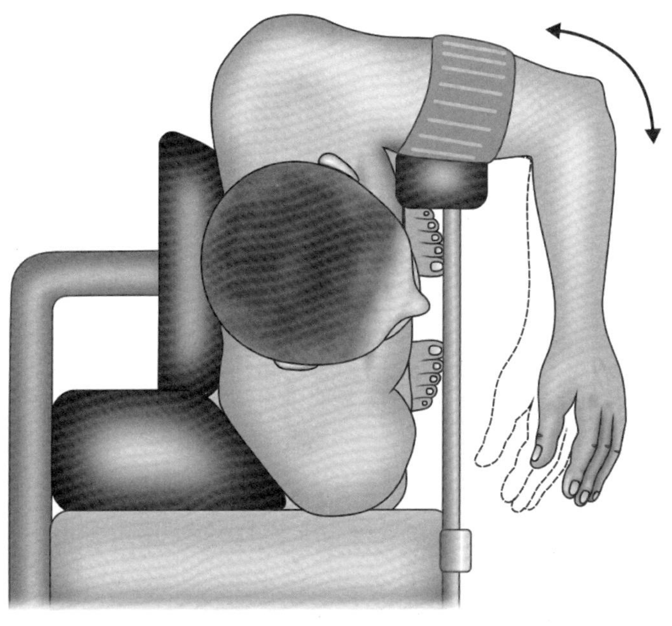

图 6.1　患者处于具有射线可透射臂支撑的横向位置

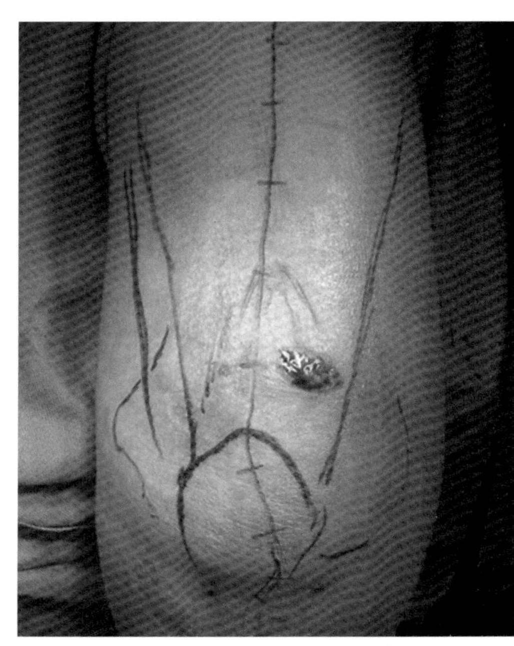

图 6.2　表面标记和切入点

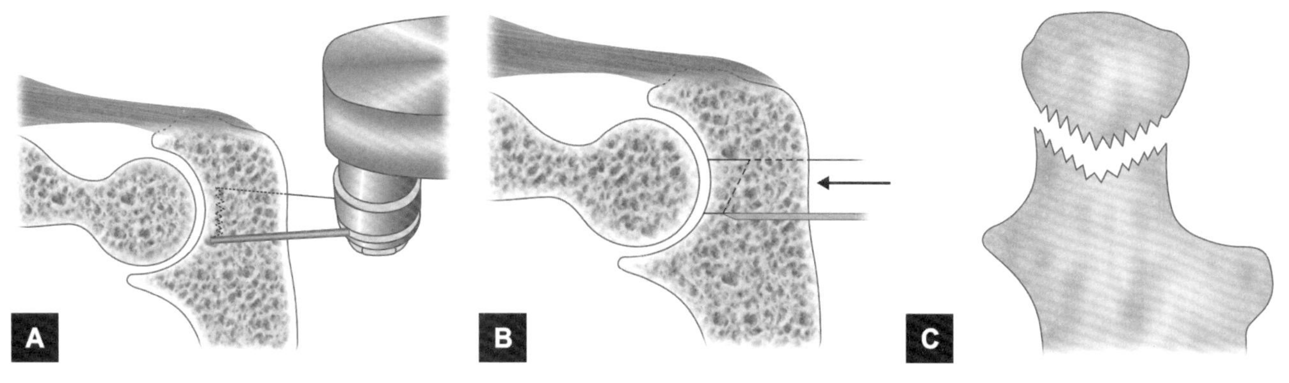

图 6.3A~C　鹰嘴 V 型截骨

生。切口两侧采用全厚皮瓣应该到达三头肌腱膜。在肱骨的内侧明确尺神经，用棉花圈小心地暴露尺神经，要非常小心地处理尺神经。如果计划行尺神经前置，肘管需要充分的打开，这样神经不会在换位后扭结。

关节内骨折，特别是 C2 和 C3 型的骨折，完全暴露肱骨远端关节面需要行尺骨鹰嘴截骨。沿着鹰嘴的两侧剥离附着的肌肉和软组织，以暴露肱骨远端的关节面。通过肘肌瓣到达鹰嘴，同时保留肘肌神经分布和血液供应。

鹰嘴截骨术可以用细摆锯，在距离尺骨鹰嘴 2cm 处作 V 型或者横行切口（图 6.3A~C）。截骨在大切迹的中心，含有少量关节软骨的覆盖。在最后进关节面的时候要使用锋利、狭窄的骨凿，并且避免切到关节面。此外，鹰嘴截骨准确的还原是一个关键的过程。手术中不能使用厚骨凿，因为无法完成解剖复位而且骨折碎片将会受到过度压迫。这样，鹰嘴部分近端回缩，远端得以暴露（图 6.4）。

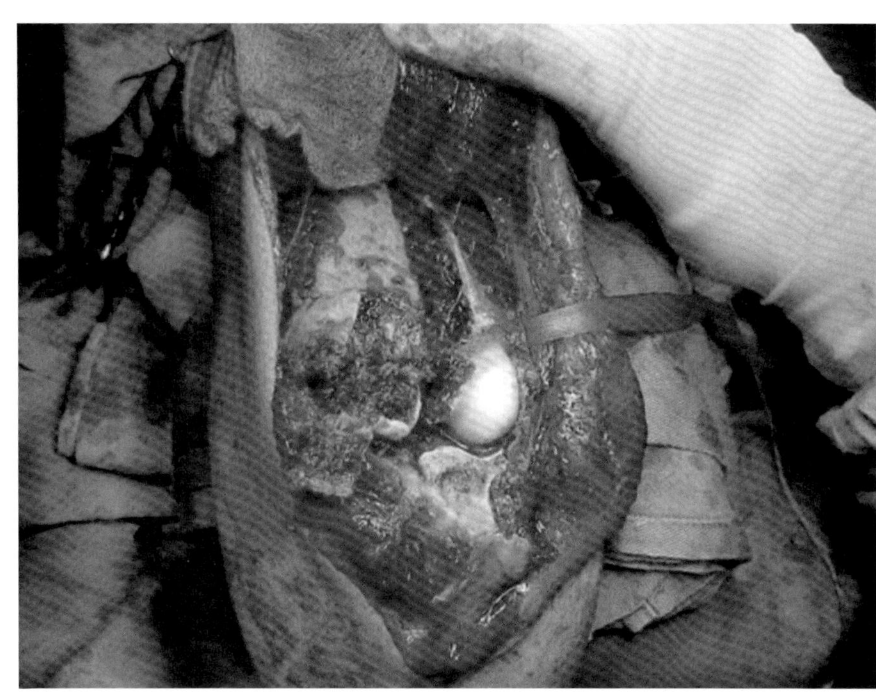

图 6.4　鹰嘴近端拉回可见骨折裂缝

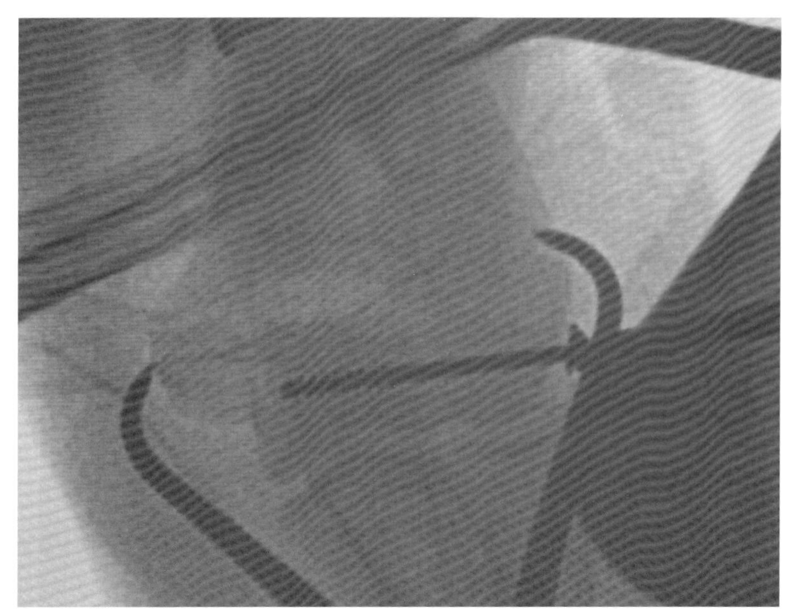

图 6.5　用螺钉固定骨折块重建关节

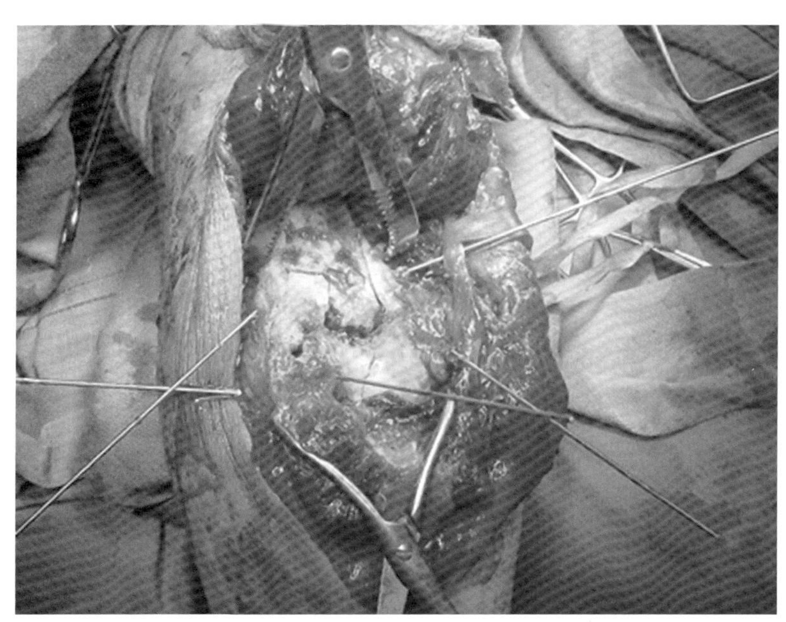

图 6.6　克氏针临时固定

复位技术

骨折一经确诊，目的是要使关节骨折块解剖复位，恢复骨折块的轴向排列。首先要复位关节面，骨折碎片可以使用复位钳或者克氏针固定。3.5mm 的皮质螺钉或者是 4.0mm 的拉力螺钉可以使得骨折碎片牢固固定（图 6.5）。

然而，在粉碎性骨折的病例中，过度压迫的骨折碎片可以导致滑车变窄的风险。在这些情况下，要使用非加压螺钉或者是通过钢板的带头锁定螺钉。在某些情况下，关节内骨折可延伸在冠状或矢状平面。此时，无头螺钉像赫伯特螺钉或螺纹克氏针可以埋入关节面的下面。

一旦远侧关节碎片组装完成，它们将被重新复位到肱骨轴的端部。复位时要使用 1.6mm 的克氏针临时固定（图 6.6）。复位完毕后，要在直视下或者图像下检查后完成最终的内固定。

骨折固定过程

应用 3.5mm 的锁定加压重建钢板固定骨折。锁定钢板之间在 90° 方位可以增加彼此的整体扭转刚性和弯曲力。将钢板沿着内侧方向放到内侧脊。在调整锁定钢板的轮廓时，建议把间隔小孔临时堵上，防止螺纹孔变形。虽然绝对的解剖轮廓对于底层皮质不是必须的，应该注意距离骨骺区域 2~3mm 的距离，以防与软组织撞击。对于背侧的施压钢板，钢板应该尽可能长但是不要影响到肘关节的伸展。钢板桡骨侧的前段应该与肱骨小头的后关节软骨临近。内上髁周围的钢板可以用带头锁定螺丝插入到钢板的锁定孔里固定骨折碎片，应避免任何螺丝进入到鹰嘴窝和冠状窝内。如果带头锁定螺钉和常规螺钉放在同一个锁定板里使用时，要始终选择合适的螺杆使用，否则就忽视了加压锁定钢板的使用原则，结果会导致带头锁定螺钉的额外应力。

复位完成充分检查后，用张力带将鹰嘴截骨固定。骨折在直视下第一次复位。用两根 1.6~1.8mm 的克氏针插入到鹰嘴尖，起到防止截骨旋转的作用。要尽量减少前皮质的破坏，尤其是对于骨质疏松的患者，用 1.25mm 的钢丝通过远端钻孔来定位，小心地弯曲克氏针的近端到鹰嘴的近端，防止鹰嘴远端的移位，同样可以避免导线突出。另外一块 3.5mm 的锁定加压钢板可以用于固定骨折段。

缝合

修复在两侧的肱三头肌腱膜。再次检查尺神经，必要的时候要做尺神经前置术。要在皮层内放置引流管。术后肘关节要用无菌敷料覆盖并被抬高，患者可以立即做主动运动。如果软组织损伤或者固定不充分，可以短期制动。

术后管理

术后第 1 天要协助肘关节做积极主动的锻炼。持续被动运动装置是不必要的。早期的运动可以确保一个好的运动范围的恢复。通常在 4~6 周，骨折开始愈合的时候要加强肌肉的强度训练。

手术预后

Chan 等人在 2009 年报道了 24 例肱骨远端骨折的患者通过切开复位并且使用 3.5mm 锁定加压钢板固定，所有的患者均显示出优秀或者良好的结果。这一结果和 2005 年 Huang 等人的结果相似。他们还发现，A 型关节内骨折比 C 型关节内骨折、全关节骨折预后要好。

并发症

并发症包括骨折部位或是截骨部位的骨不连、内置物松动和脱出。也可以并发肘关节的关节僵硬，所以强制性的早期活动可以确保良好的功能恢复。

也可能并发尺神经症状，但是可以通过谨慎的手术减少其发生。

典型病例

一位 46 岁的男性在下楼的时候打滑摔倒，在左肱骨远端发生一处 I 级开放型 C2 骨折（图 6.7A 和 B）。应用两个锁定钢板在肘关节屈曲 90° 方位下进行双钢板内固定（图 6.8A 和 B）。术后第 1 天开始协助肘关节进行主、被动活动，3 个月后关节功能恢复良好（图 6.9A 和 B）。

总结

坚强内固定和正常解剖结构的准确复位是肱骨远端骨折的治疗的目标，锁定加压钢板的应用满足了这些需求。术后早期的锻炼是可以的而且并发症不常见。

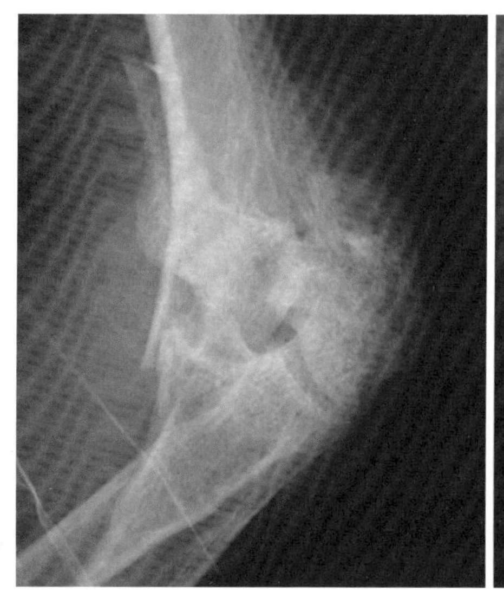
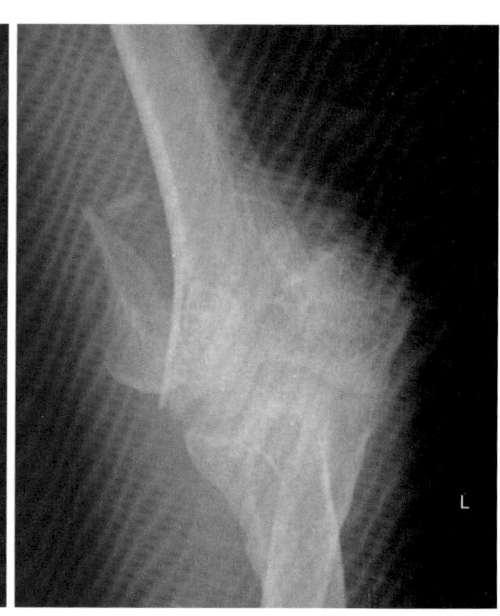

图 6.7A 和 B　术前 X 线片显示肱骨远端的 C2 型骨折

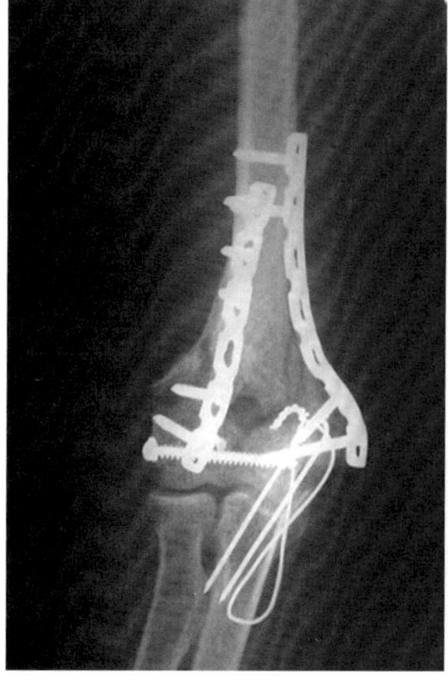
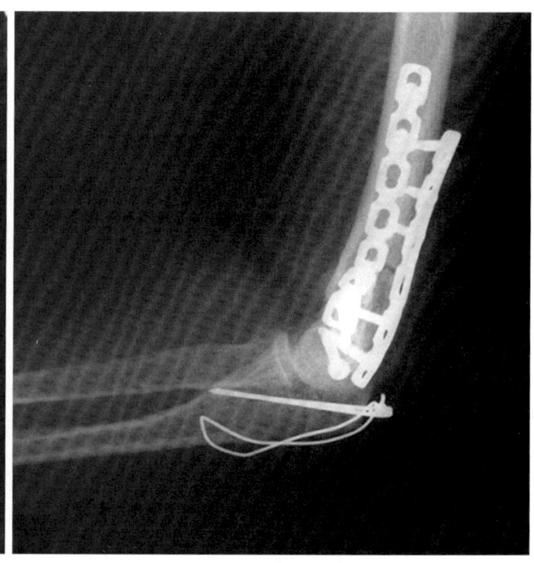

图 6.8A 和 B　用 3.5mm 锁定加压板对 C2 型骨折进行双钢板固定

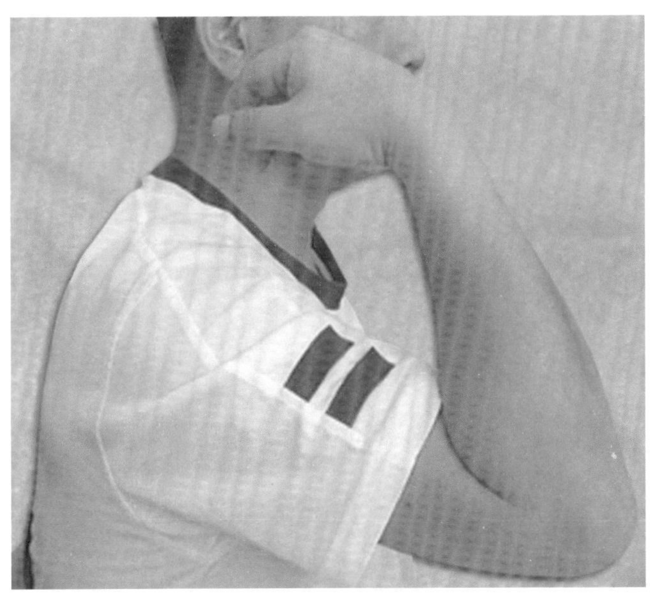

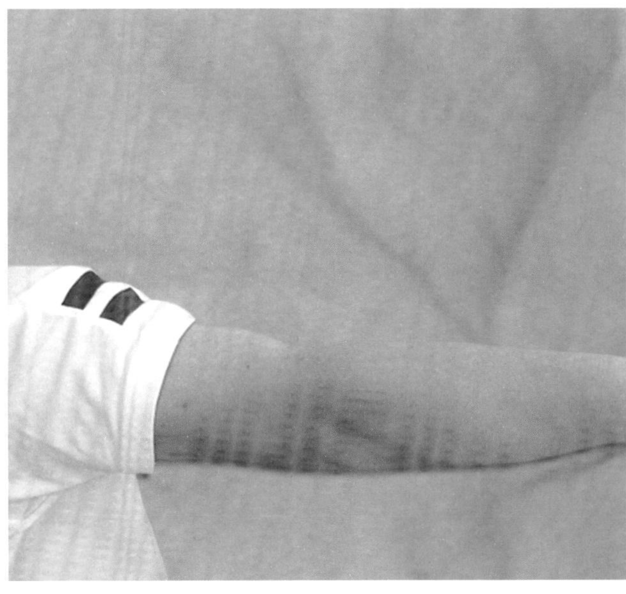

图 6.9　随访 3 个月时间里，肘关节动能活动范围良好

参考文献

1. Chan CF, Yuen G, Leung FKL. Fixation of distal humeral fractures in elderly patient by locking compression plate. Chin J of Reparative and Reconstructive Surg. 2009;23（11）: 1285–9.
2. Jan Korner, Helmut Lill, et al. Distal humerus fractures in elderly patients: results after open reduction and internal fixation. Osteoporosis Int. 2005;16:S73–9.
3. Jan Korner, Helmut Lill, et al. The LCP 束 oncept in the operative treatment of distal humerus fractures 杇 iological, biomechanical and surgical aspects. Injury. 2003;34:S–B20–30.
4. Jeffrey Anglen. Distal humerus fractures. J Am Acad OrthopSurg. 2005;13:291–7.
5. Jesse B Jupiter. The surgical management of intra–articular fractures of the distal humerus. Master techniques in orthopaedic surgery. The Elbow. Raven Press, Ltd; 1994. pp. 53–70.
6. Huang TL, Chiu FY, Chuang TY, et al. The results of open reduction and internal fixation in elderly patients with severe fractures of the distal humerus: a critical analysis of the results. J Trauma. 2005;58（1）:62–9.
7. Hubert John, Raphael Rosso, et al. Operative treatment of distal humeral fractures in the elderly. JBJS. 1994;76（5）:793–6.
8. Michael D Mckee, Tracy L Wilson, et al. Functional outcome following surgical treatment of intra–articular distal humeral fractures through a posterior approach. JBJS. 2000;82–A（12）: 1701–7.
9. Michael Hausman, Albert Panozzo. Treatment of distal humerus fractures in the elderly. CORR. 2004;425:55–63.
10. Soon JL, Chan BK, et al. Surgical fixation of intra–articular fractures of the distal humerus in adults. Injury Int J Care Injured. 2004;35:44–54.
11. Srinivasan K, Agarwal M, et al. Fractures of the distal humerus in the elderly. CORR. 2005;434:222–30.

12. Teng Le Huang, Fang Yao Chiu, et al. The results of open reduction and internal fixation in elderly patients with severe fractures of the distal humerus: A critical analysis of the results. The Journal of Trauma. 2005;58:62–9.

13. Thomas W Throckmorton, Peter C Zarkadas, et al. Distal Humerus Fractures. Hand Clinic. 2007;23:457–69.

翻译：李德见　敖荣广　审校：李承

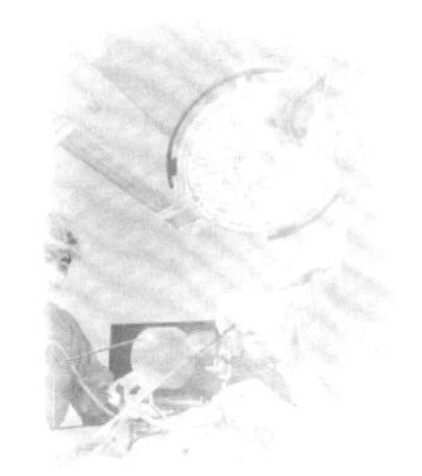

7 肱三头肌翻转肘肌瓣入路平行钢板技术（TRAP）治疗肱骨远端骨折

Amite Pankaj, Puneet Mishra, Rajesh Malhotra

引言

肱骨远端骨折占所有骨折的 2%~6%。从流行病学角度来看，肱骨骨折的发病率随着年龄增长呈现双峰分布。年轻患者的远端骨折多是由于高能量损伤引起的，而老年患者则由于骨头较脆，低能量的摔倒就可以引起肱骨远端的骨折。根据其骨折线的不同，肱骨远端骨折可分为关节外型（AO 分型 A 型）、累及部分关节型（AO 分型 B 型）和累及全部关节型（AO 分型 C 型）。

为了减轻疼痛以及恢复肘关节的功能，关节面必须达到解剖复位，同时复位必须足够稳固，以确保术后早期活动不会妨碍骨折的愈合。当患者出现骨缺损、粉碎性骨折或者骨质疏松时，这些目标往往较难实现。

对于累及双侧柱的肱骨远端骨折，应增强骨折固定的稳定性，以便进行肘关节早期康复锻炼，O’ Driscoll 等人提议使用平行钢板固定（图 7.1）。这一固定方式遵循建筑工程原则，这样做不仅可以增强肱骨远端的稳定性，同时也可以增强肱骨髁上的结构稳定性。骨折的愈合除了需要关节面的解剖复位外，还取决于这两块置于肱骨内外侧柱的相对平行的钢板。

目前，经尺骨鹰嘴截骨入路是最常用的手术入路。通过该入路，可以做到坚强的骨折复位固定和较早的术后肘关节康复。然而，运用这种入路会伴随着许多并发症，主要有金属内固定物的隆起或游移，截骨部位的不愈合或移位。已经有相当多数量的患者需要二次手术来治疗这些并发症。在此之前，很多其他的入路（Bryan Morrey 肱三头肌翻转，肱三头肌劈开，肱三头肌旁路）已经被设计出来显露肱骨远端。然而，这些入路将肱三头肌从尺骨鹰嘴分开，继而带来明显的缺陷：显露不足，软组织损伤过大，肱三头肌无力以及肘关节康复的推迟。O’ Driscoll 描述了一种肱三头肌翻转肘肌瓣入路，与旁肱三头肌入路不同，通过肘后正中切口切开伸肌结构，避免了尺骨鹰嘴的截骨，将肱三头肌和肘肌从肱骨后方肌肉间隔处移开，从而提供了足够的显露面积。这一入路还保护了

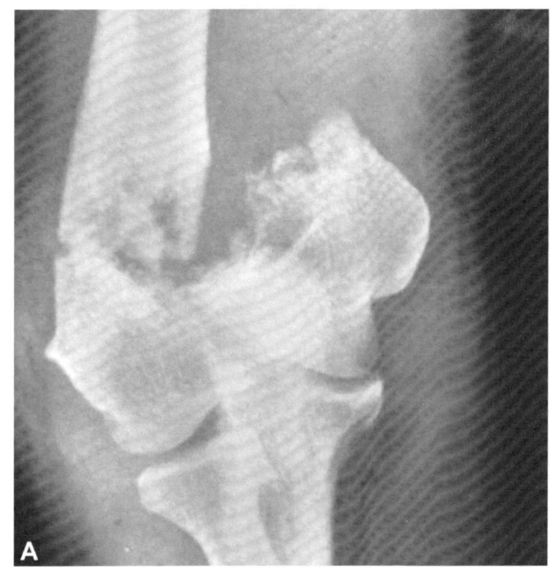

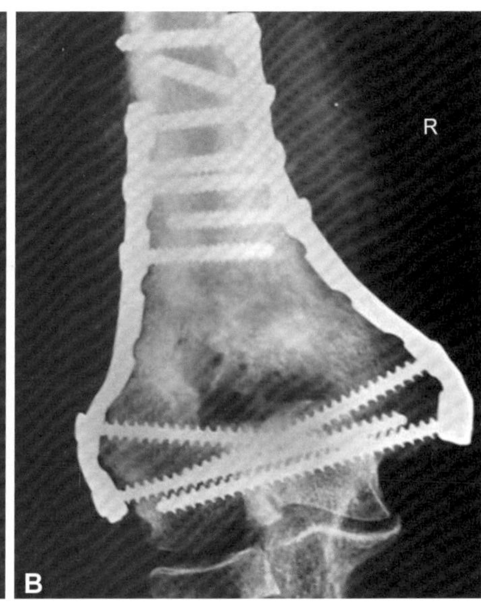

图 7.1A 和 B　切开复位内固定平行钢板放置技术治疗 AO 分型 C 型肱骨远端髁间骨折

肘肌的血管和神经支配，保护了肘关节的稳定性。继而可以提早进行肘关节的术后康复。

本章内容着重描述使用平行钢板对累及双柱的肱骨远端骨折进行的切开复位和内固定技巧，包括关节内骨折（AO 分型 A 和 C 型）。

适应证 / 禁忌证

对于骨骼发育成熟的病人（肘关节骨骺已融合）所有累及双柱的非病理性桡骨远端移位骨折，比如 AO/OTA A 型（或髁上骨折），累及关节面的双柱骨折，比如 AO/OTA C 型骨折（或髁间骨折），均是切开复位内固定的适应证。

切开复位内固定的禁忌证主要包括：由于合并症而无法耐受手术，由于神经损伤而无法从手术中获益的（因为术后肘关节需要屈曲 60° 制动 2 到 3 周，之后才能做轻度运动）。此外，局部软组织感染或有较大软组织缺损的病人，由于较易引起严重的局部并发症，也不宜采用切开复位内固定，而应使用暂时性或长期性外固定治疗。

值得注意的是，骨质减少绝对不是切开复位平行钢板内固定技术的禁忌证。因为骨折块的固定主要是靠固定装置的整体结构强度，而不是仅仅依靠螺钉与骨质的结合。

术前计划

初步的诊断和处理

初步的处理和复苏依照 ATLS（高级创伤生命支持）流程进行。受伤的肘关节用夹板临时固定，当血流动力学稳定后，再拍片检查。

需要对病人进行彻底的临床评估，记录手术机制，伤情持续时间，外伤是闭合性还是开放性以及对骨折进行 Gustillo 和 Anderson 评分。骨与关节疾病或者其他相关的病史也应该记录。

入院时拍片检查

入院时需要拍摄受累肘关节的前后位片、侧位片，在条件允许的情况下，可以给予适当的牵引。

参照 AO/OTA 分析标准给予骨折分型。如果对骨折的分型有疑虑或者怀疑骨折线累及关节面，可进行 CT 扫描。

术前准备

如其他复杂的骨折手术，肱骨远端骨折的切开复位内固定术最好在充分的术前准备后，由精力充沛、富有经验的外科团队在白天进行。在术前需要对手术切口附近的水疱等皮肤情况进行处理，水疱需要在无菌情况下弄破，直至其结痂愈合才能进行手术。在上止血带前 15 分钟，可以静脉注射三代头孢和氨基糖苷类抗生素（开放骨折可加用甲硝唑）。

平行钢板技术

平行钢板技术发展史

平行钢板技术之所以产生，是因为很多研究者发现垂直放置钢板固定肱骨远端骨折的预后不良率高达 20%~25%。在分析垂直放置钢板的技术局限时发现，无论是骨折的不愈合或是固定的失效，通常都发生在肱骨髁上水平。这是因为受限于远端骨折块上固定的螺钉数目和长度，关节面骨折块无法很好的锚定，导致远端骨折块无法足够稳定地固定在肱骨干上。具体来说，有以下几个原因：①对于位置较低的髁间骨折，可能没有足够的骨量储备来供给垂直放置钢板的螺钉握持；②由于带关节面的骨折先单独用空心松质骨螺钉固定，钢板无法提供其他的髁间加压的力量；③后外侧钢板不允许较长螺钉的插入，而且握持远端螺钉的骨储备的量不够，导致固定不够稳定。因此，垂直放置钢板失效多是由于髁上水平骨折不愈合，或者由于内固定不充分延长制动时间以避免内固定失败而导致肢体的僵硬。

基于上述这些观察，Sanchez-Sotello 和 O’Driscoll 提出了平行钢板技术，这种技术是基于远端骨折块最大程度的固定和在肱骨髁上水平加压的原理，获得可重复的稳固的固定方式。随后，各种生物力学研究提示了平行钢板放置相比垂直钢板放置更稳定。Ⅳ级临床研究也提示平行钢板放置的患者，手术预后可以取得较好的结果。

O’Driscoll 等人发现，要实现钢板的平行放置，共有 8 个技术要求。其中 6 个与远端螺钉的置入有关，2 个与钢板的固定有关，详见表 7.1。

表 7.1　　平型钢板技术的技术要求

远端螺钉置入的相关要求	
1	每一螺钉均需穿过钢板
2	每一螺钉均需穿透骨块的对侧骨皮质并固定于钢板
3	肱骨远端需置入足够数量的螺钉
4	螺钉需尽可能的长
5	每一螺钉需尽可能固定较多的关节骨块
6	螺钉需交错锁定，形成角稳定结构稳定骨折端
固定钢板的相关要求	
7	钢板放置需在肱骨髁上水平实现双侧柱的加压
8	钢板需具备足够的强度和刚度，以在骨折愈合前对抗剪切及弯曲力

手术方法

患者体位

术中患者上止血带，如果可以，取侧卧位，胳膊置于枕垫上，允许肘关节自由屈曲超过 90°（图 7.2）。

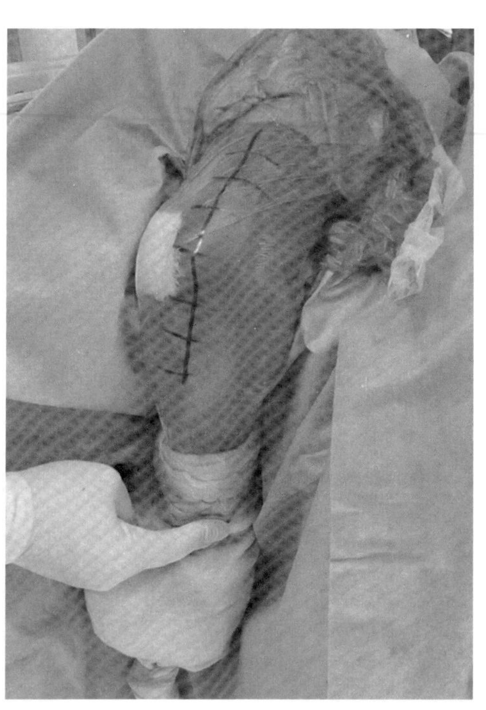

图 7.2　经 TRAP 入路，肘关节需要屈曲 90°，这样有助于暴露肱骨远端关节面

手术入路：肱三头肌翻转肘肌瓣入路

浅层暴露

沿后正中线切开 15cm 长的切口，在鹰嘴部略弧向外侧。切口起止点均位于中线（图 7.3A）。

切开皮肤、皮下筋膜，向内外两侧游离形成内外侧全层的筋膜皮瓣，向两侧牵开。当深度达到深筋膜和肱三头肌肌腱时，向内外扩展到髁上嵴。找到尺神经，将其从周围软组织中分离出来，然后用橡皮条加以标记和保护（图 7.3B）。常规把尺神经进入尺侧腕屈肌的部分从内侧肌间隔中分离出来。

深部暴露

1. 外侧入路

深部暴露包括肘关节外侧和内侧的复合入路。我们通常从外侧部分的入路开始，即改良 Kocher’s 入路。接着，我们通过触摸尺骨鹰嘴尖部、肱骨外上髁以及尺骨的皮下部分来确定四方形肘肌的边界。纤维性的肌间隔“白线”，通常在肉眼下可见，但是不易触摸到。白线是尺侧腕伸肌和肘肌的分隔界线。肘肌的尖端通常位于尺骨鹰嘴尖端的远端 10cm 处。一旦看到肘肌，我们就沿着白线直接切开深部筋膜，然后从远端向近端沿着肌间隔直至肱骨外上髁，将肘肌与桡侧腕屈肌分开。然后将肘肌从关节囊和外侧副韧带复合体分离开来，以用来保护外侧副韧带和环状韧带的完整性。在近端，沿着肱骨外侧髁上脊分离，将肱三头肌骨膜从下向上分离。伸肌总肌腱、桡侧腕长伸肌和肱桡肌在肱骨的起点并不受影响，因为从前方到肱骨外上髁或髁上脊的这段区域不需要暴露。在尺骨鹰嘴尖端水平切开关节，从切开点处开始向后分离关节囊。要注意，不能损伤副韧带复合体。

2. 内侧入路

Bryan 和 Morrey 描述内侧的暴露包括肱三头肌翻转入路，可以进入肘关节的后侧。首先我们从肘肌附着点的最远端开始，通常位于尺骨鹰嘴远端 10cm 处。然后切开尺骨皮下边缘处的骨膜，向近端沿着尺侧腕屈肌的起点分离。将尺骨皮下边缘处的骨膜从内侧向外侧掀开，一直到肘肌的下方（图 7.3D）。

在尺骨鹰嘴的内侧，切口沿着肱三头肌的内缘向近端延伸，同时注意保护尺神经。用解剖刀将肱三头肌向肱骨远端从外侧翻转，在肱三头肌的尺骨鹰嘴止点，将 Sharpey 纤维松解。尽管肱三头肌附着于尺骨鹰嘴并向近端尺骨移行为骨膜，但最关键的部位还是在尺骨鹰嘴处直径约为 1cm 的范围。这个区域与尺骨的长轴平行，通常张力带固定尺骨鹰嘴骨折就在这个区域。

手术完成将肱三头肌肌腱重新准确附着非常重要，这样合适的长度——张力关系，得以恢复，尺骨鹰嘴的机械作用不会丢失。因此我们在游离 Sharpey 纤维时，会作一个缝合线标记。

在尺骨正对缝线标志处，用电刀烧灼标记。合适的标记可以使肱三头肌肌腱的重新附着准确，从而避免偏倚。

内侧分离到与外侧齐平处，这样分割的平面就可包括肱三头肌下的肱骨和肘肌下的尺骨。将肘肌远端从筋膜和骨膜出分离后，将整个肱三头肌和肘肌瓣向近端翻转。在整个手术中，用浸满生理盐水的纱布包裹肌瓣使其免受干燥。

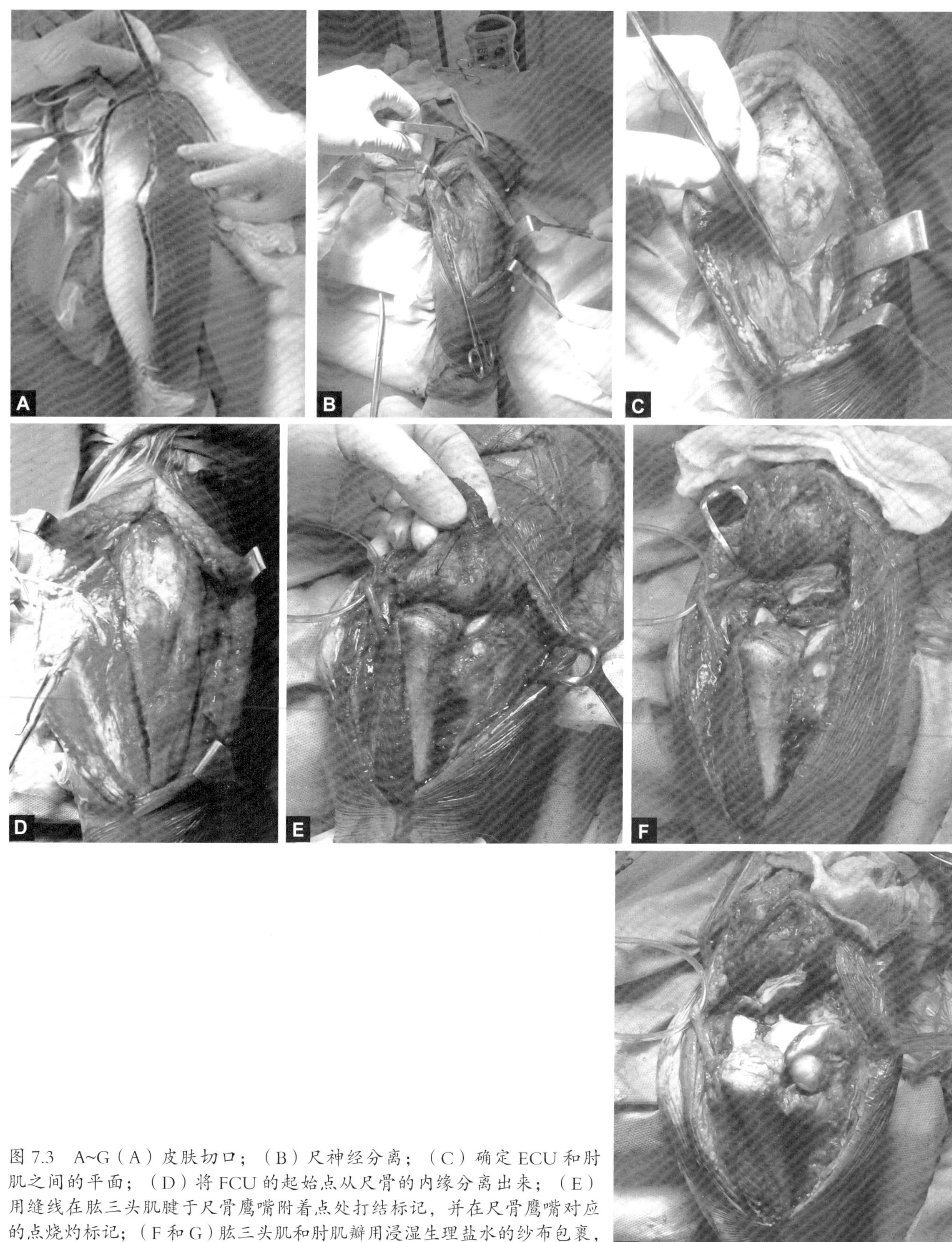

图 7.3 A~G（A）皮肤切口；（B）尺神经分离；（C）确定 ECU 和肘肌之间的平面；（D）将 FCU 的起始点从尺骨的内缘分离出来；（E）用缝线在肱三头肌腱于尺骨鹰嘴附着点处打结标记，并在尺骨鹰嘴对应的点烧灼标记；（F 和 G）肱三头肌和肘肌瓣用浸湿生理盐水的纱布包裹，过屈肘关节暴露肱骨远端关节面

肘关节屈曲超过 90° 可以使肱骨远端得到很好的暴露（图 7.3F 和 G），除了滑车前部关节面的小部分以外。用一条窄纱布放置在尺骨鹰嘴突槽，这样可以对尺骨鹰嘴施加向后的牵拉，进一步增加肱骨髁间区域前部的暴露。

固定技巧

步骤 1：关节面的复位和骨折块的装配

一旦骨折处暴露出来，第一步就是关节面的重新装配。带关节面的骨折块通常用克氏针暂时固定。当关节面有广泛的粉碎时，可以用细螺纹针（1~1.5mm）连接骨折块，修剪两端后可以作为确切的连接固定手段。骨折块的重新装配是通过 K 线（1.5~2mm）暂时将髁间和髁上的部分固定起来（图 7.4A）。

步骤 2：钢板的放置和临时固定

接下来的步骤是使用 AO 扳手和 L 扳手对重建钢板进行塑形，使之贴合复位后的肱骨的内外侧。当骨折靠近肱骨远端或者骨折粉碎时，内侧钢板应该放置到靠近关节面的边缘处，同时塑形以贴合肱骨内上髁。在肱骨的外侧柱，外侧钢板应该放置在靠外侧而不是靠后侧。

所谓的钢板平行放置，其实并不是完全平行的。每侧的钢板实际上是沿着矢状面略微旋向后方。所以两侧钢板实际上有一个 150° ~160° 的夹角。钢板这样的角度允许在髁间区域放置至少 4 颗长钉。当使用加长钢板时，就需要将尺神经移位，以免受压。而且双侧钢板通常需要保留轻度不完全塑形，以便于在干骺端提供更多的加压作用。

钢板的长度至少要满足在近端即肱骨干端能够放置 3 颗螺钉。为了避免产生应力集中，钢板的近端需要尽可能地远离骨折处。

钢板首先按照如下步骤临时固定在肱骨上。首先，将钢板大致放入预定位置，然后引入两根 2mm 克氏针，通过钢板上的孔洞进入内外侧髁（图 7.4B）。这些 K 线将会在第四步移除。然后将肱骨远端骨折块和肱骨干进一步复位，用一颗皮质骨螺钉经长圆孔打入骨干皮质，这样有利于固定钢板的位置，同时便于进一步的调整（图 7.4C）。

步骤 3：关节面的固定

将钢板临时固定住后，从内侧和外侧分别打入一颗螺钉，以确保带关节面骨折块的稳定，同时使之与钢板紧密锚定。这两颗螺钉（全螺纹 4mm 松质骨螺钉，长 45~60mm）通过钻孔后分别从内侧和外侧打入。如前所述，这些螺钉需要尽可能的长，而且需要穿过尽可能多的骨折块，并且能够到达对侧柱（图 7.4D 和 E）。

在植入螺钉之前，可能需要一个大的骨夹或者髁间复位钳来挤压关节内骨折块的骨折线，直到骨折块关节面之间仅剩一条间隙。这样可以在不用拉力螺钉的情况下，确保骨折块间的压力。

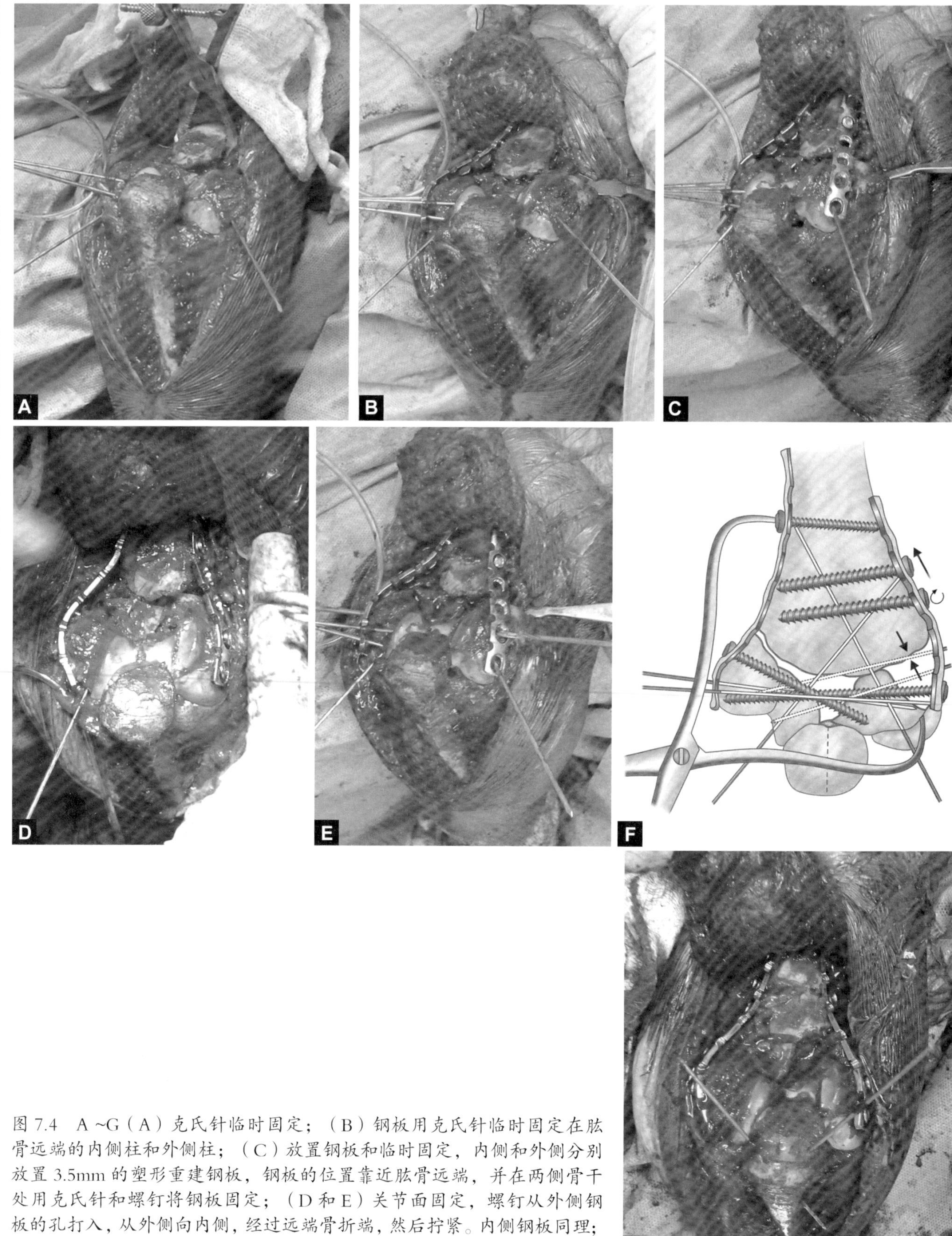

图 7.4　A ~G（A）克氏针临时固定；（B）钢板用克氏针临时固定在肱骨远端的内侧柱和外侧柱；（C）放置钢板和临时固定，内侧和外侧分别放置 3.5mm 的塑形重建钢板，钢板的位置靠近肱骨远端，并在两侧骨干处用克氏针和螺钉将钢板固定；（D 和 E）关节面固定，螺钉从外侧钢板的孔打入，从外侧向内侧，经过远端骨折端，然后拧紧。内侧钢板同理；（F）用大的把持钩在髁上水平，提供骨折块间的加压；（G）最终固定

步骤 4：髁上加压

给钢板位于髁上的位置施加最大压力，同时固定钢板的近端。首先拧松一侧钢板滑动孔的螺钉，用大复位钳钳夹该侧远端和对侧近端，实现偏心加压。再以加压的方式植入钢板近端第二颗螺钉，然后将钢板滑动孔的螺钉再次拧紧。以同样的方法在对侧也进行加压（图 7.4F）。最后，将钢板近端骨干处的螺钉植入，可以为钢板提供额外的加压力量。

步骤 5：最终固定

在步骤 1 时用钢板固定在肱骨上的光滑 K 线，此时可以取出，并置入其余的螺钉，然后最终的骨折固定就完成了。术中可移动肘关节以评估骨折固定的稳定性。

肱三头肌再附着

在尺骨上，从 Sharpery's 纤维的附着点开始从近端到远端打入两个十字交叉的钻孔。尺骨两侧分别打入，再打入一个横向的孔。用较粗的不可吸收缝线（爱惜康 5 号）从 Sharpey's 纤维的位置穿过肱三头肌（图 7.5A）。然后，将缝线以锁定缝合的方式缝回，类似于改良 Mason-Allen 缝合法。针线从肱三头肌位

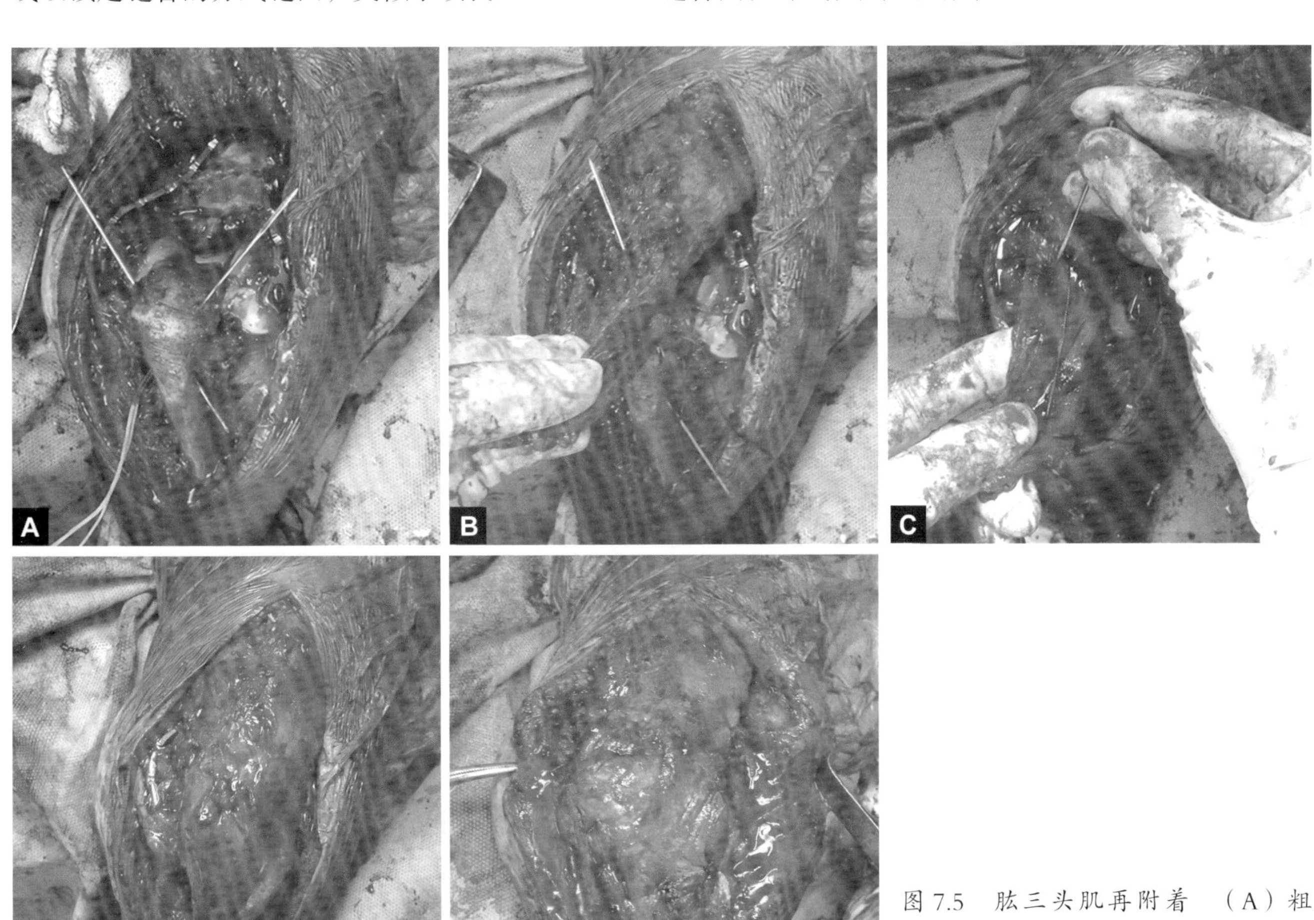

图 7.5　肱三头肌再附着　（A）粗的不可吸收型缝线穿过 Sharpey 纤维；（B 和 C）缝线缝入肱三头肌肌腱并且钻孔；（D 和 E）ECU 和肘肌之间的间隙缝合，完成肱三头肌再附着

于 Sharpey's 纤维的深面穿出，然后用直针穿过之前在尺骨上所钻的孔（图 7.5B 和 C）。

将缝线从尺骨远端穿出后，再穿过骨膜上穿过肘肌，然后再次穿入对侧尺骨。将缝线从 Sharpey's 纤维尺骨附着点处穿出后，缝线从进入肌腱 1cm 处以外穿过肱三头肌。缝线穿过肌腱处需要和在肌腱附着处的钻孔对齐。紧拉缝线，以便使肌肉松解，将肌腱通过锁定缝合方式拉向肱骨，打结。然后，将缝线的游离端用 Bunnell 方式再向肱三头肌的近端缝合 3~5cm，拉紧，打结，在肱三头肌远端肌腱处形成一些松弛部位，就如帆船的风帆。这些松弛区域有助于减小肱三头肌腱在线结处和鹰嘴附着处的张力。

最后，需要尽可能在没有张力的情况下，缝合 ECU 和肘肌之间的间隙，以及肱三头肌和骨膜之间的游离面（图 7.5D 和 E）。术中需要活动肘关节以明确其运动范围，这么做还可以了解肱三头肌腱修复后的张力。不推荐尺神经常规前向转位。尺神经前转位只有在内侧钢板延伸到内侧髁远端后，或者有表浅硬物如远端螺钉挡在尺神经沟上，可能对尺神经造成压迫的情况下才会发生。

术后随访和康复

当切口关闭后，将肘关节置于大的铺单上，同时在肘后放置石膏托，这样可以使得肘关节保持最大的伸展位。因为这样可以避免尺骨鹰嘴窝处形成血肿而影响肘关节的伸展。术后 2 天用有弹性的不可收缩的引流装置代替可吸收的引流装置放置在切口处。术后 3 天开始进行理疗，包括主动的肘关节屈曲和被动的肘关节伸展运动。根据患者的具体情况对切口定期检查，当切口愈合良好时即允许患者出院，所以应当鼓励患者早期进行手部活动。但是在术后 6 周内，不可以提起比一杯水或者一个电话听筒更重的物体。对于所有的患者，外部的保护，比如可拆卸的肘上 POP 夹板或石膏，需要间断性的穿戴至少 6 周。每天至少进行持续 3 小时主动和被动的关节活动。患者每月定期随访，直到骨折愈合后 3 个月。

术后影像学随访主要评估骨折的愈合、内植物的位置、软骨下塌陷情况，以及异位骨化的发生情况。对于入路相关的切口并发症，是否需要二次手术，周期性的肘关节运动评估是术后随访的重点。值得注意的是，在随访的任何时候，都需要关注患者是否有二次手术的需求。

并发症

入路相关早期并发症

术后血肿：由于手术入路较长，尺骨近端 10~12cm 以及尺骨鹰嘴上的软组织被剥离，而且这些区域血供很丰富，术后血肿发生的可能性很大。因此，从止血带除去后到切口缝合完成的这段时间里，细致的止血可以降低该并发症的发生率。

伤口延迟愈合和（或）尺骨鹰嘴周围表皮坏死：尽管每侧都有厚的皮肤筋膜瓣遮挡，仍然会有尺骨鹰嘴尖附近皮肤坏死的情况发生。其中一个原因就是在修复肱三头肌时，会有4~5个缝线结头会直接置于尺骨鹰嘴上。如果不把线结埋入肱三头肌中，这些结头就会在早期肘关节运动时持续激惹这个区域，这样就可能引起尺骨鹰嘴处表浅皮肤坏死或者伤口延迟愈合。O'Driscoll已经报道过这一并发症，而且著者也在之前的病例系列中报道过。其次，大多数肱骨远端骨折都是高能量损伤，而且尺骨鹰嘴尖处的皮肤通常会承受撞击所带来的冲击。由于冲击伤，该处的血运已受损。在此基础上，皮肤切口和手术中的软组织剥离会进一步增加发生皮肤坏死的可能性。因此，在尺骨鹰嘴尖周围广泛的分割应该注意避免，尤其是在从后方入路进入肘关节的情况下。

入路相关晚期并发症

肱三头肌游离：TRAP入路要求术者对入路相关的解剖很熟悉，其中最重要的是对肱三头肌肌腱修复技术的理解。只有将肱三头肌修复完整，才能使得术后早期肘关节康复成为可能。如果肱三头肌修复得不牢靠，那么在较为剧烈的肘关节活动时，会导致肌腱修复处破裂。

肱三头肌肌力减弱：TRAP入路可能会导致肱三头肌肌力减弱，这种并发症也常在尺骨鹰嘴截骨入路和其他肘关节后方入路中出现。McKee等人的研究认为，肱骨骨折采用肘关节后方入路修复骨折的患者通常会失去大约25%的外展力量。而且这与选择何种后方入路无关。我们还发现，在肱三头肌止点即尺骨鹰嘴尖端处的切口相关并发症会导致临床上肱三头肌肌力显著减弱。

异位骨化：O'Driscoll报道了TRAP入路有38%的异位骨化发生率（12/32例），其中5例需要手术切除。尽管很多著者已经报道了TRAP入路和其他肘关节后方入路异位骨化的发生情况，但是还不能明确TRAP入路会更易引起异位骨化。

与钢板平行放置相关的并发症

硬件破裂：在使用克氏针在临时固定骨折块时，要注意克氏针应该从骨折块的软骨下的部位穿过而不是从中间穿过，这样做的好处是可以为后续螺钉的置入留下空间。而且，当在远端骨折块钻孔时，孔洞很容易在打入螺钉之前或之后破裂。如果在打孔的过程中发现有阻力，那么就要撤出钻头，稍微更改路径再次钻孔，或是用2mmK线代替钻头钻孔。

肱骨外侧髁的无血管性坏死（图7.6A~C）：肱骨外侧柱的血供主要来自后髁的节段性穿支，在骨膜下游离时被撕脱可发生无血管性坏死。因此，外侧柱应该避免骨膜下广泛的分离。而且，不论何时，带关节面的骨折块上的软骨都应该保留。

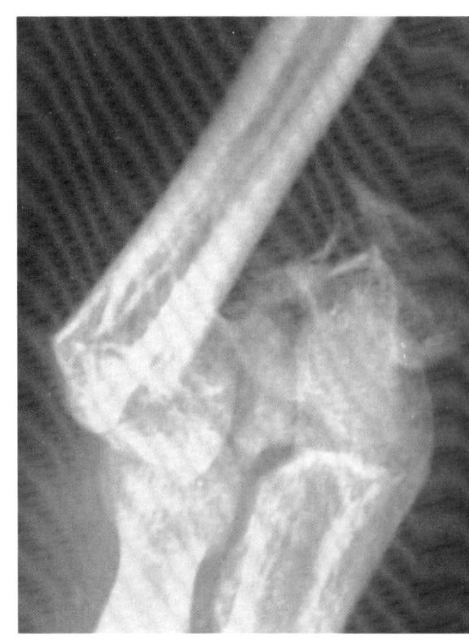
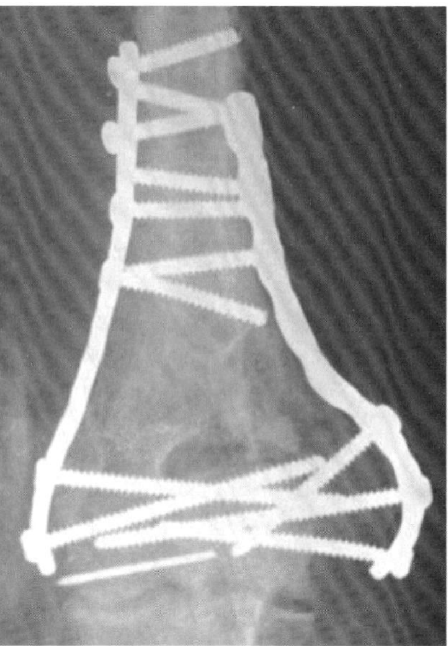
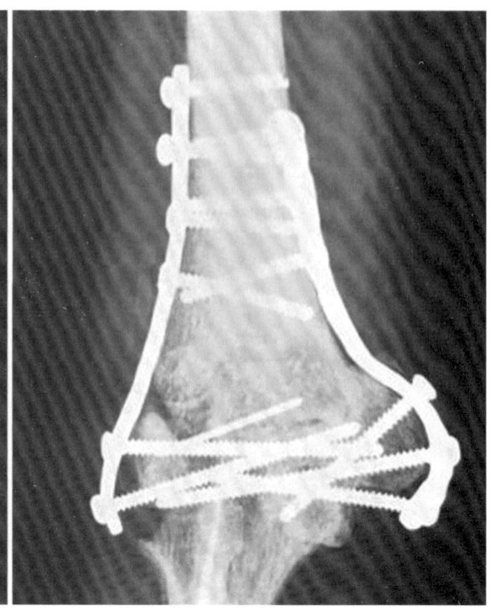

图 7.6A~C （A）闭合性 AO 分型 C3 型骨折；（B）术后 4 个月随访，X 线显示骨折愈合；（C）术后 1 年 X 线显示外侧髁无血管性坏死

预后

TRAP 入路的预后

关于用 TRAP 入路手术治疗肱骨远端骨折的文献并不多，见表 7.2。

表 7.2 肱三头肌翻转肘肌瓣入路切开复位内固定肱骨远端骨折发表的文献研究

研究	病例数	随访（月） 平均（范围）	整体效果 （平均得分）	并发症	二次手术
Ozer 等 2015	11	26（14~40）	OTA 功能评估： 10 优良，1 中	尺侧感觉异常 -2 异位骨化 -1	无
Pankaj 等 2007	40	18+/-4（12~36）	87% 肱三头肌伸直良好	没有进行二次手术或肱三头肌有问题的患者	早期内植物取出 -2
Athwal 等 2009	总 37 例， 32 例随访， 12 例接受 TRAP 治疗	27（12~54）	MEPS 评分 82(40~100)，DASH 评分 24	术后神经损伤 -4 伤口问题 -4 异位骨化 -2	肘关节松解 -3 早期内植物取出 -2 伤口问题 -3
Mishra 等 2010	15	6（9~14）	MEPS 评分 85	术后尺神经损伤 -2 感染 -2 伤口愈合问题 -4 异位骨化 -2 肱三头肌力 <4 级 -3	早期内植物取出 -2 异位骨化摘除 -1 尺神经松解 -1

注：MEPS：Mayo elbow performance score,Mayo 肘关节功能评分系统；
OTA：American Orthopaedic Trauma Association，美国矫形与创伤医师协会；
DASH：the Disabilities of the Arm, Shoulder and Hand Score，上肢，肩和手残障功能评分。

切开复位平行钢板内固定的预后

关于肱骨远端平行钢板固定的研究总结见表 7.3。

表 7.3　　运用平行钢板技术对肱骨远端骨折进行切开复位内固定

研究	例数	随访（月）平均（范围）	活动度（ROM）	整体效果（平均得分）	并发症	二次手术
Sanchez，Driscoll 等 2007	32	24（12~60）	F：124（80–150） E：26（0–55）	MEPS 评分 83	延迟愈合 –1 尺神经病变 –1 感染 –1	伤口并发症 14/32（43%） 关节炎 尺神经损伤等
Atalar 等 2009	21	28（12~48）	ROM：90+/–31 F：118+/–17.4 E：27.8+/–17.4	MEPS 评分 86+/–12.6	异位骨化 –7 感染 –1 软骨溶解 –1	异位骨切除 –2 早期内植物取出 –5 肘关节松解 –2
Athwal 等 2009	37	27（12~54）	ROM：97（10–145） F：1（70–145） E：25（15–90）	MEPS 评分 82（40–100） DASH 评分 24	17 个患者存在 24 例并发症 术后神经损伤 –4 伤口问题 –4 异位骨化 –2	肘关节松解 –3 关节内螺钉滞留 –2 螺钉断裂 –3 早期内植物取出 –2 伤口问题 –3
Mishra 等 2010	15	6（9~14）	F：112（80–135） E：10.4（5–20）	MEPS 评分 85	尺神经损伤 –2 感染 –2 伤口愈合问题 –4 异位骨化 –2 肱三头肌力 <4 级 –3	内植物取出 –2 异位骨切除 –1 尺神经松解 –1
ShinSJ 等 2010	18	28（24~93）	F：112+/–19（95–135） E：10+/–8（0–20）	MEPS 评分 94.3	肘关节僵硬 –1 异位骨化 –2 尺神经损伤 –4	早期内植物取出 –6 尺神经松解 –1

注：MEPS：Mayo elbow performance score,Mayo 肘关节功能评分系统；
DASH：the Disabilities of the Arm, Shoulder and Hand Score，上肢，肩和手残障功能评分；
F：屈；E：伸。

典型病例

病例 1

35 岁男性病人，车祸致使左肘关节受伤。影像学检查显示 AO 分型 C3 型肱骨远端骨折（图 7.7A）。由于肺部的并发症，病人于伤后第 3 周才接受手术。手术采用 TRAP 入路，平行钢板放置固定骨折块。术后 1 年显示骨折达到很好的解剖愈合（图 7.7B）。

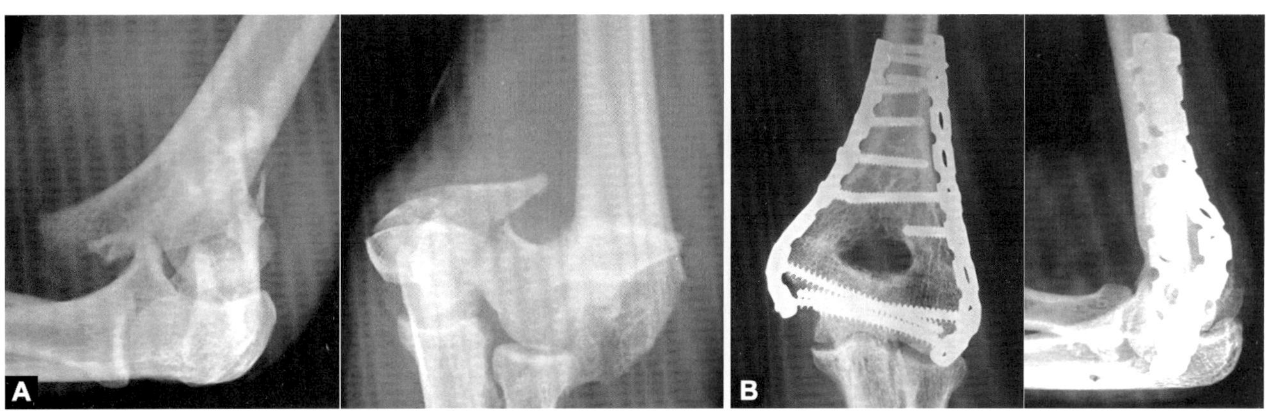

图 7.7A 和 B　35 岁男性，肱骨远端 AO 分型 C3 型骨折，由于呼吸系统问题，于伤后 3 周手术　（A）影像学检查；（B）随访一年后显示解剖复位愈合

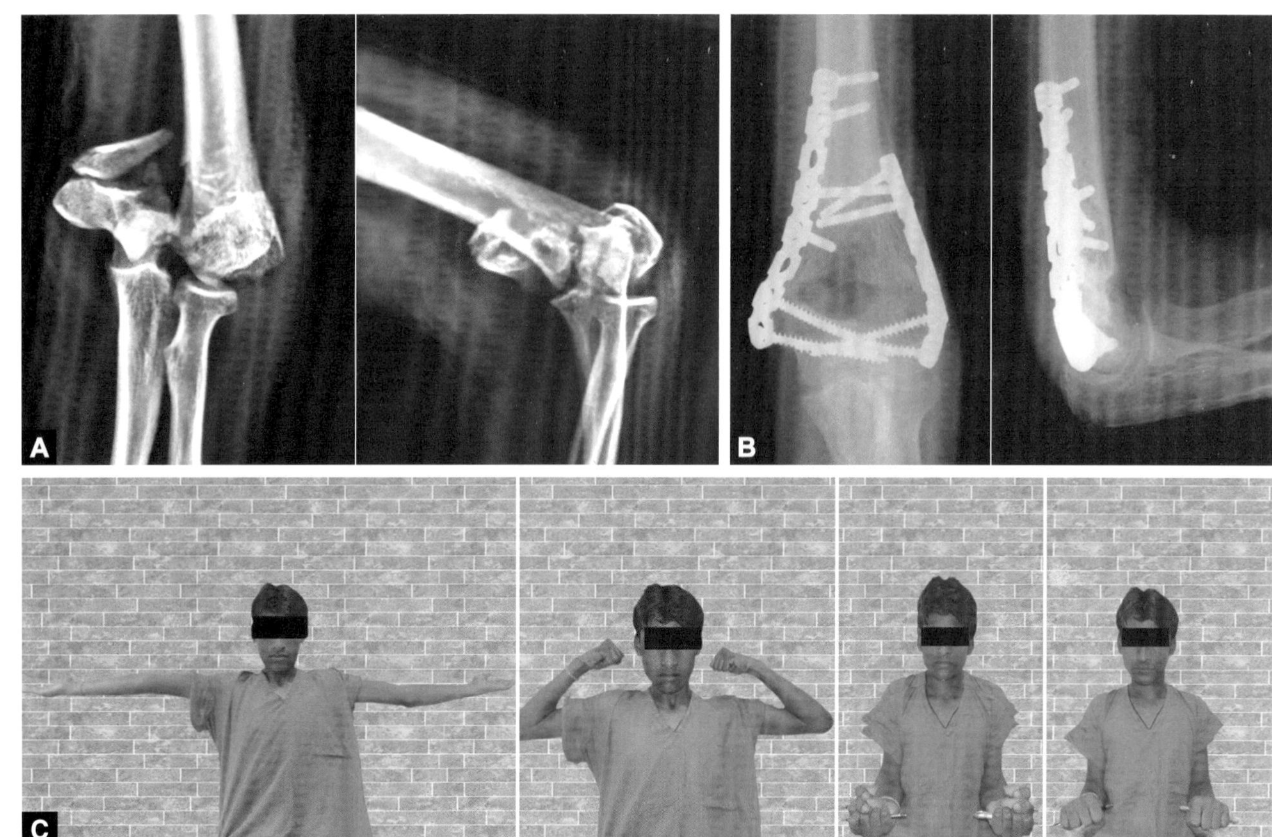

图 7.8A~C　22 岁男性，左肘关节内低位 AO 分型 C3 型骨折　（A）术前前后位（AP）；（B）术后 2 年后随访显示影像学愈合；（C）关节活动和功能良好

病例 2

22 岁男性，摔伤导致左桡骨远端 AO 分型 C3 型关节内骨折。手术经 TRAP 入路到达肘关节，平行钢板固定骨折。术后 2 年的随访显示良好的影像学愈合（图 7.8B）。病人术后肘关节获得了很好的运动范围和功能（图 7.8C）。

总结

通过 TRAP 入路，即便是在粉碎性的 AO 分型 C3 类肱骨远端骨折，也可以获得足够的骨折暴露、稳定的骨折固定。因为保留了尺骨鹰嘴的完整性，可以以之为模板对关节面骨折块进行很好的复位。而且，TRAP 入路允许较为激进的术后肘关节康复活动。然而，切口相关并发症和残留肱三头肌肌力下降在某些病例中需要注意。

准确和坚固的肱三头肌的修复，对于术后肘关节的康复和恢复肘关节的功能至关重要。基于生物力学原则的平行钢板固定技术，可以在结构力学上为复杂肱骨远端关节内骨折提供稳定的固定，如 AO 分型 C2 和 C3 骨折、低位髁间骨折，以及骨质疏松骨折。它为肱骨髁上水平提供了额外的稳定性和压缩，因而会使骨折更早达到临床和影像学上的愈合。由于其给予肱骨远端结构更多的稳定性，使得早期肘关节的活动和康复成为可能。

参考文献

1. Wong AS, Baratz ME. Elbow fractures–distal humerus. J Hand Surg. 2009;34A:176–90.
2. Ring D, Jupiter JB. Fractures of the distal humerus. Orthop Clin North Am. 2000;31:103–13.
3. O' Driscoll SW, Sanchez–Sotelo J, Torchia ME. Management of the smashed distal humerus. Orthop Clin North Am. 2002;33:19–33,vii.
4. Sanchez–Sotelo J, Torchia ME, O' Driscoll SW. Complex distal humeral fractures: Internal fixation with a principle–based parallel–plate technique. J Bone Joint Surg Am. 2007;89:961–9.
5. McKee MD, Wilson TL, Winston L, et al. Functional outcome following surgical treatment of intra–articular distal humeral fractures through a posterior approach. J Bone Joint Surg Am. 2000;82–A:1701–7.
6. Sodergard J, Sandelin J, Bostman O. Postoperative complications of distal humeral fractures. 27/96 adults followed up for 6（2 - 10）years. Acta Orthop Scand. 1992;63:85–9.
7. Ring D, Gulotta L, Chin K, Jupiter JB. Olecranon osteotomy for exposure of fractures and nonunions of the distal humerus. J Orthop Trauma. 2004;18:446–9.
8. Morrey BF. Limited and extensile triceps reflecting exposures of the elbow. In: Morrey BF(Ed). Master Techniques in Orthopaedic Surgery: The Elbow, New York: Raven Press; 1994. pp. 3–20.
9. Cheung EV, Steinmann SP. Surgical approaches to the elbow. J Am Acad OrthopSurg. 2009;17:325–33.
10. Wilkinson JM, Stanley D. Posterior surgical approaches to the elbow: a comparative anatomic study. J Shoulder Elbow Surg. 2001;10:380–2.
11. O' Driscoll SW. The triceps–reflecting anconeus pedicle（TRAP）approach for distal humeral fractures and nonunions. Orthop Clin North Am. 2000;31（1）:91–101.
12. Pankaj A, Mallinath G, Malhotra R, Bhan S. Surgical management of intercondylar fractures of the humerus using triceps reflecting anconeus pedicle（TRAP）approach. Indian J Orthop. 2007;41:219–23.
13. Ozer H, Solak S, Turanli S, Baltaci G, Colakoglu T, Bolukbas í S. Intercondylar fractures of the distal humerus treated with the triceps reflecting anconeus pedicle approach. Arch Orthop Trauma Surg. 2005;125:469–74.
14. Mishra P, Aggarwal A, Rajagopalan M, Dhammi IK, Jain AK. Critical analysis of triceps reflecting anconeus pedicle（TRAP）approach for intra–articular distal humeral fractures. Journal of Clinical Orthopaedics and Trauma. 2010;1（2）:71–80.
15. Letsch R, Schmit–Neuerburg KP, Sturmer KM, et al. Intra–articular fractures of the distal humerus. Surgical treatment and results. Clin Orthop Relat Res. 1989;241:238–44.
16. Holdsworth BJ, Mossad MM. Fractures of the adult distal humerus. Elbow function after internal fixation. J Bone Joint Surg Br. 1990;72:362–5.
17. Wildburger R, Mahring M, Hofer HP. Supra–intercondylar fractures of the distal humerus: results of internal fixation. J Orthop Trauma. 1991;5:301–7.
18. Sodegard J, Sandelin J, Bostman O. Postoperative complications of distal humeral fractures. 27/96 adults followed up for 6（2 - 10）years. Acta Orthop Scand. 1992;63:85–9.
19. Ackerman G, Jupter JB. Non–union of fractures of the distal end of the humerus. J Bone Joint

Surg Am. 1988;70:75–83.

20. Korner J, Diederichs G, Arzdorf M, et al. A biomechanical evaluation of methods of distal humerus fracture fixation using locking compression plates versus conventional reconstruction plates. J Orthop Trauma. 2004;18:286–93.
21. Penzkofer R, Hungerer S, Wipf F, Oldenburg GV. Anatomical plate configuration affects mechanical performance in distal humerus fractures. Clinical Biomechanics. 2010;25:972–8.
22. Stoffel K, Cunneen S, Morgan R, Nicholls R, Stachowiak G. Comparative Stability of Perpendicular Versus Parallel Double-Locking Plating Systems in Osteoporotic Comminuted Distal Humerus Fractures. Inc. J Orthop Res. 2008;26:778–84.
23. Zalavras CG, Vercillo MT, Jun BJ. Biomechanical evaluation of parallel versus orthogonal plate fixation of intra-articular distal humerus fractures. J Shoulder Elbow Surg. 2011;20: 12–20.
24. Abzug JM, Dantuluri PK. Use of orthogonal or parallel plating techniques to treat distal humerus fractures. Hand Clin. 2010;26:411–21.
25. Shin SJ, Sohn HS, Do NH. A clinical comparison of two different double plating methods for intra-articular distal humerus fractures. J Shoulder Elbow Surg. 2010;19:2–9.
26. Qi X, Liu JG, Gong YB, Yang C, Li SQ, Feng W. Selection of approach and fixation in the treatment of type C fracture of distal humerus in adults. Chin J Traumatol. 2010;13(3):163–6.
27. Atalar AC, Demirhan M, Salduz A, Kiliçoglu O, Seyahi A. Functional results of the parallel-plate technique for complex distal humerus fractures. Acta OrthopTraumatolTurc. 2009;43（1）:21–7.
28. Athwal GS, Hoxie SC, Rispoli DM, Steinmann SP. Precontoured parallel plate fixation of AO/OTA type C distal humerus fractures. J Orthop Trauma. 2009;23（8）:575–80.

翻译：黄晓薇　审校：李承

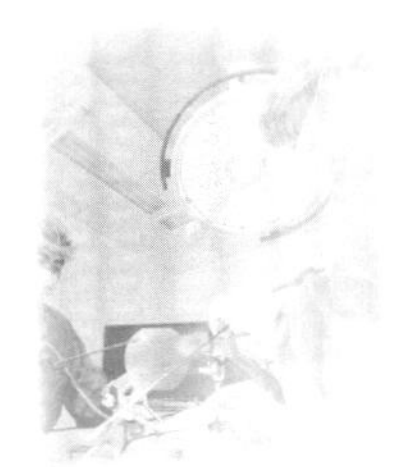

8 肱骨远端冠状位剪切骨折

Ritabh Kumar

引言

累及关节面的肱骨远端冠状位剪切骨折是一种相当少见的损伤。当然，孤立的肱骨小头剪切骨折更为罕见。随着影像工具的不断更新，我们对于这些损伤的复杂机制的真相有了进一步的了解。这种损伤的累及范围多种多样，既可以是典型的孤立型肱骨小头剪切骨折，也可以在造成肱骨远端前方关节面骨折的同时，伴有肘关节脱位和桡骨小头骨折。大多数病患是年轻人。令人诧异的是，有时候这种严重的损伤仅仅是由于摔倒时不经意的伸手撑地之类的简单动作所导致的。

虽然 X 线片能清楚地看到这种损伤，但是要了解它的本质机制，仅凭 X 线片是远远不够的。移位的肱骨小头是最易看得到的畸形（图 8.1）。对于关节内骨折，解剖复位、坚强固定和早期功能锻炼是一个公认的治疗原则。但是，术

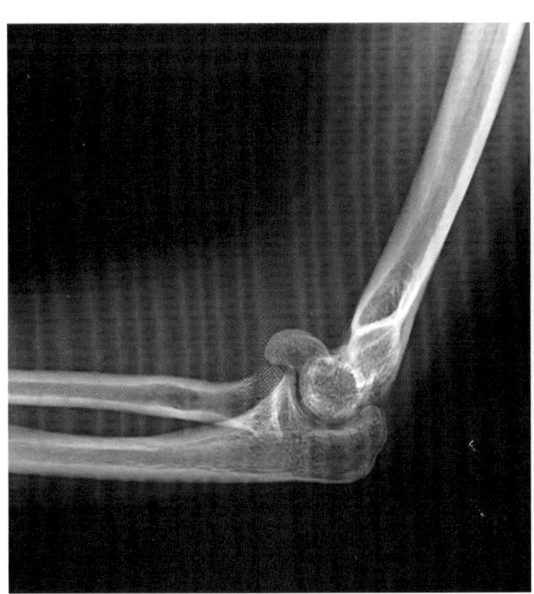

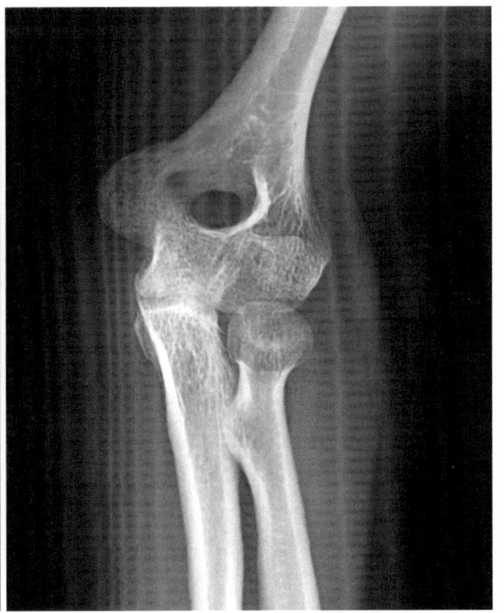

图 8.1　Dubberley 1B 型肱骨小头冠状位剪切骨折

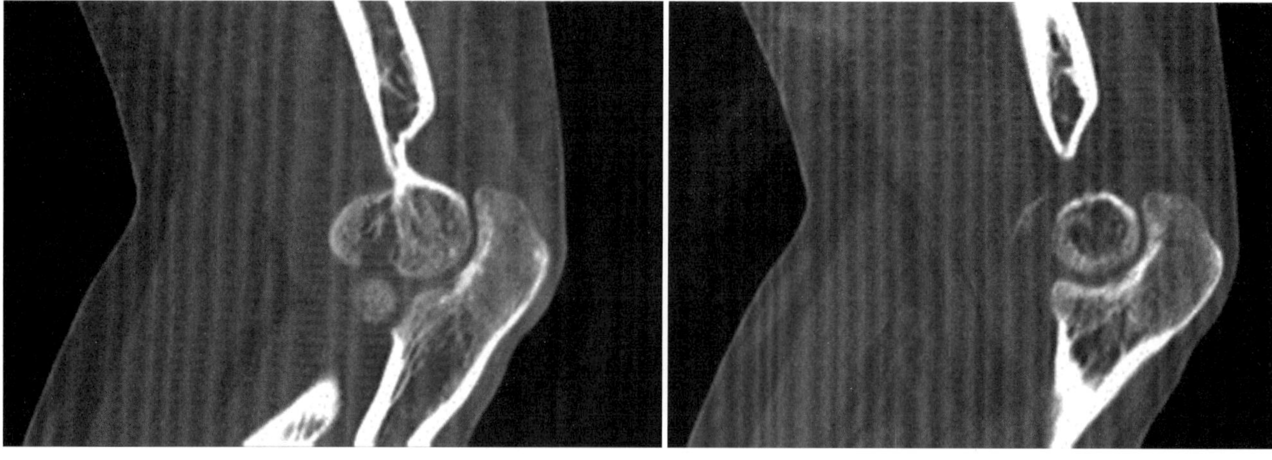

图 8.2　CT 平扫肱骨小头分离，但滑车完整

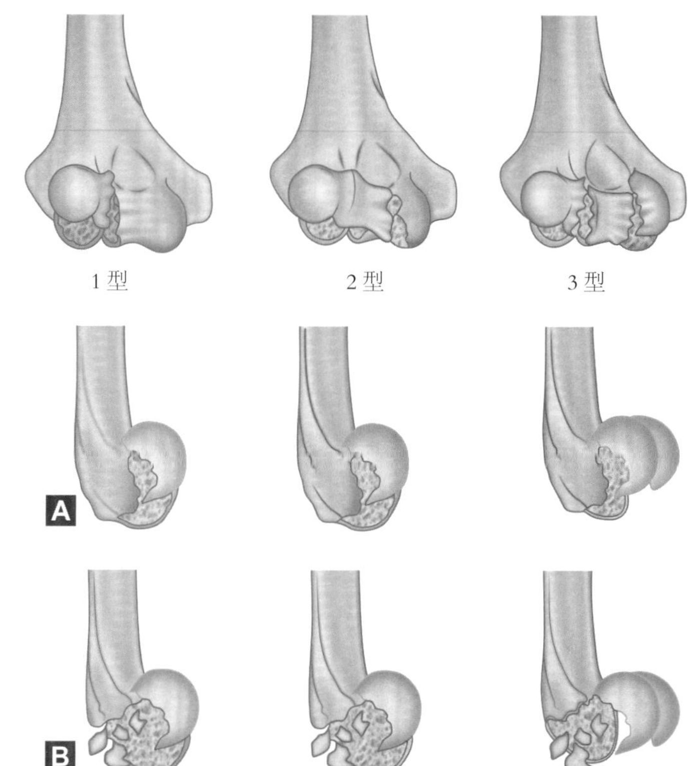

图 8.3A 和 B　Dubberley 分型（A）后柱完整；（B）后柱粉碎

前草率的评估损伤情况会导致术中不恰当的复位与固定。CT 平扫及三维重建对于术前诊断分型和手术计划具有无可比拟的价值（图 8.2）。Dubberley 分型（图 8.3）对于这类损伤可以做很好的预估，并且可以指导制订最佳的手术干预方案。

内固定器材

克氏针——1 mm, 1.6 mm

不锈钢张力带钢丝

2.4 mm 空心拉力埋头钉

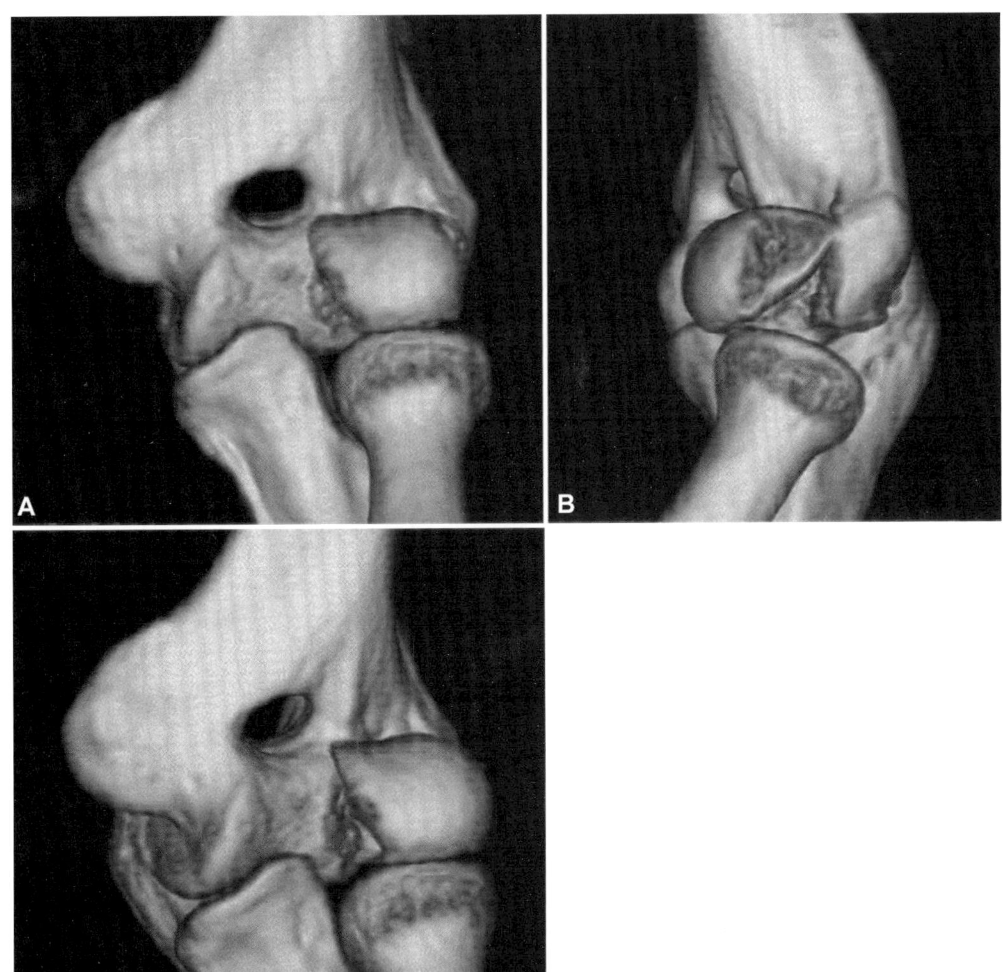

图 8.4A~C　三维重建图像

2.0 mm 和 2.7 mm 手拧螺钉
3.5 mm 钻头
3.5 mm 重建钢板和（或）解剖型肱骨远端钢板
6.5 mm 松质骨螺钉（3.2 mm 钻头钻孔）
微型带线锚钉修复韧带损伤

术前准备

对于伴有移位的关节内骨折，唯一可行的治疗选择是解剖复位、坚强固定和早期功能锻炼。而解剖复位必须要有一个充分的暴露。CT 平扫和三维重建（图 8.4）有助于了解每一例损伤的真实的个性化面貌。数字化减影技术已经被推荐为检查尺桡骨近端损伤的更佳方法。没有一个手术入路能够解决所有类型的损伤。对于低强度的损伤，可以选择肘外侧切口，可以采用尺骨鹰嘴截骨，也可以不必截骨。对于包含有增大的滑车和后方粉碎性骨块的高强度损伤，采用尺骨鹰嘴截骨术可以获得充分的暴露。

外侧入路

由患者自行选择局部或全身麻醉。患者仰卧位，肩外展 90°，肘外展。上臂上止血带。外侧入路皮肤切口以肱骨外上髁为中心向近端延伸 6cm，远端延伸 3cm。近端于肱桡肌和肱三头肌之间切开，远端在伸肌尺侧与肘肌之间切开。如果需要更大的关节暴露，则需要一个经肱骨外上髁的截骨术（图 8.5 A 和 B）。手肘弯曲，肘下方垫纱布垫，拉钩放置在前面关节束下方，这样有助于切口的暴露。关节腔灌洗后，检查关节碎片及关节面。仔细检查分析骨折块的压缩和碎裂情况，防止复位不佳。仔细识别骨折面的完整性以及放置肱骨小头来对应，对于精确复位大有帮助。用 1~3 枚直径 1mm 克氏针临时固定（图 8.6A），关键在于维持关节的一致性，最终的固定通过至少 2 枚埋头加压螺钉来实现。螺钉应错开放置并接近肱骨小头圆顶最高点处。拔掉克氏针后检查关节的活动范围，截骨部位用张力带修复（图 8.6B）检查关节的稳定性，关闭皮肤切口后，患肢用超肘夹板制动以利软组织愈合。术后和随访中都要摄 X 线片检查。

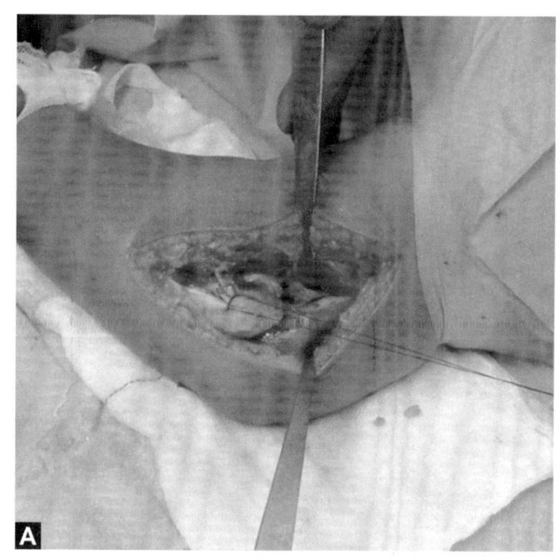

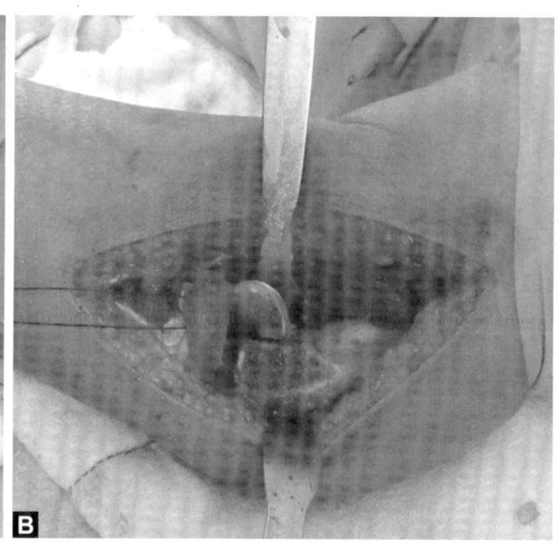

图 8.5 A 和 B 经肱骨外上髁截骨

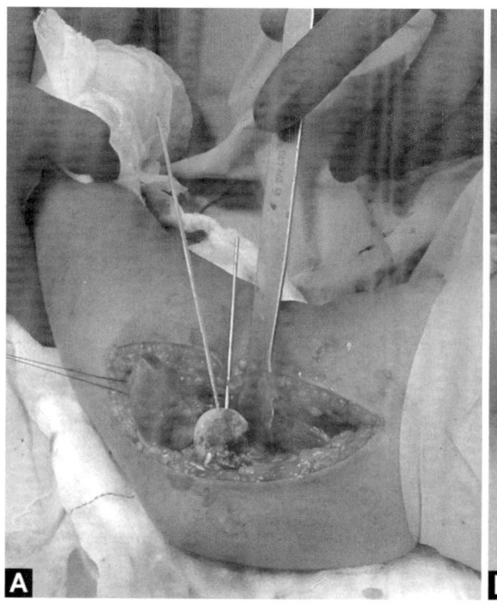

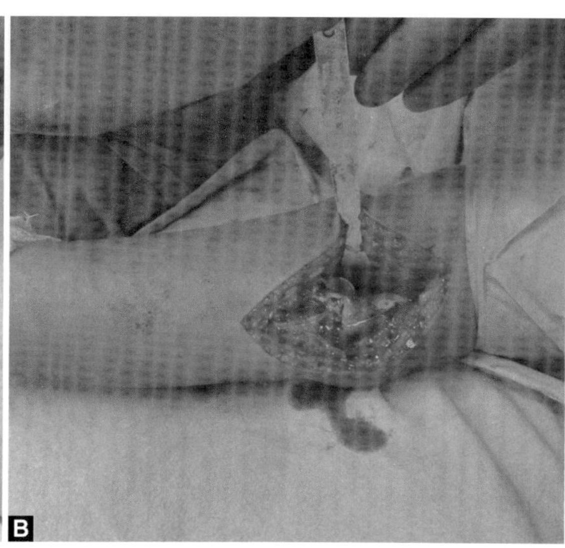

图 8.6A 和 B （A）骨折块复位和临时固定，应该注意后方粉碎骨折块；（B）截骨术后张力带钢丝固定

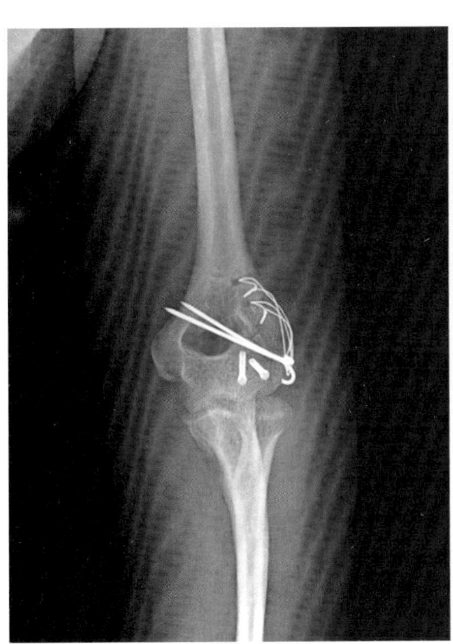
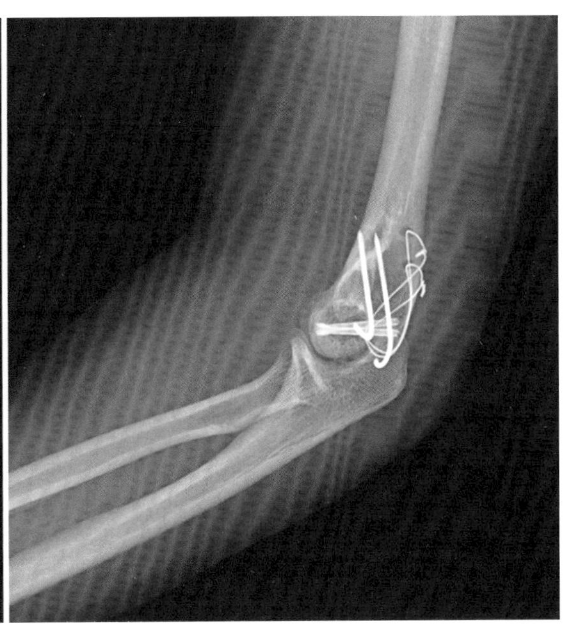

图 8.7　术后 X 线片

尺骨鹰嘴截骨入路

全身麻醉下，患者侧卧或俯卧，患肢上臂上止血带。取自尺骨中段弯曲至鹰嘴的长纵型切口。分离并标记尺神经，在尺骨近端以 3.2mm 钻头预先横向钻孔，然后进行 Chevron 截骨。向近端翻转尺骨鹰嘴使肘关节完全打开。最佳的方法是：用 1mm 克氏针按由大到小的顺序将骨折块依次拼接，来逐步减少骨折的移位程度。经过精确的解剖复位后，最终的切实固定还是要靠小螺钉来实现。对于具有多块粉碎骨块的骨折，还需进一步在外侧柱放置支撑钢板进行保护。

术后康复

术后患肢前臂肘后夹板固定悬吊，直至肿胀减退。术后立即开始肩、肘和手指的主动运动。1 周后改用夹板固定制动，并进行间断的肘关节运动。6 周后开始肘关节伸屈运动，12 周后进行对抗性功能锻炼。当患者肘关节恢复到能够满意地自主运动时，去除夹板悬吊。功能锻炼的坚持和耐心对于患者的康复至关重要。尽管进展缓慢，效果不会马上出现，但随着时间推移，关节功能的改善总会出现的。

并发症

肘关节对于损伤极为敏感，并且通常难以忍受长期制动。据报道，关节僵硬是最常见的并发症，而且分型越高，出现的风险越大。这反而部分抵消了对肘关节不稳定的担忧。关节僵硬的担忧挥之不去，尤其是进行过尺骨鹰嘴截骨的。虽然鲜有报道，异位骨化仍然是一大风险。

文献综述

孤立的肱骨小头骨折非常少见。在处理这些罕见的但具有相当挑战性的损伤时，以往的经验是有限的。绝大多数的这种损伤通常涉及滑车和（或）肱骨远端的后方。这些伴有重要的骨性结构和韧带破坏的损伤极为复杂。CT 平扫及三维重建对于个性化的损伤评估具有重要的价值。对于切开复位内固定手术后的回顾性研究报告，通常会只提对自己有利的结果。但是事实是，肘关节伸屈功能的丢失是易于观察到的。骨折范围越广，预后越差，骨不连和骨坏死则很少见。尽管关节僵硬比较常见，但是运动和关节功能的恢复也是需要大量时间的。

典型病例

30 岁男性，Dubberley 3B 损伤，骑摩托车摔伤左肘关节（图 8.8）。CT 平扫及三维重建肱骨小头分离移位伴滑车粉碎（图 8.9）。经尺骨鹰嘴截骨入路进行

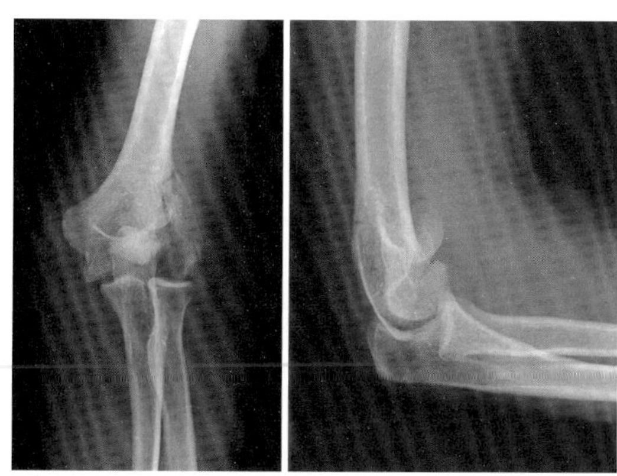

图 8.8　Dubberley 3B 损伤

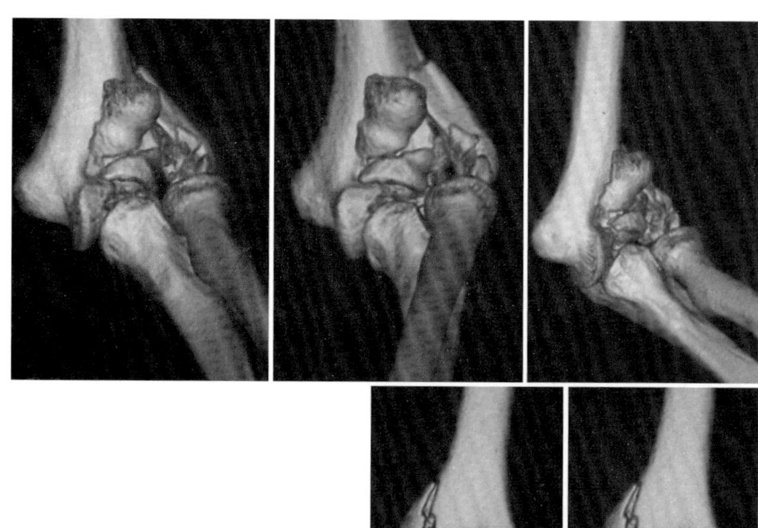

图 8.9　CT 平扫及三维重建图像：分离的肱骨小头和滑车碎片

骨折复位内固定（图 8.10）。术后 X 线片显示关节重建，骨折复位内固定满意（图 8.11）。术后 1 年 X 线片显示骨折线模糊（图 8.12A 和 B），肘关节功能恢复完美（图 8.13A 和 B）。

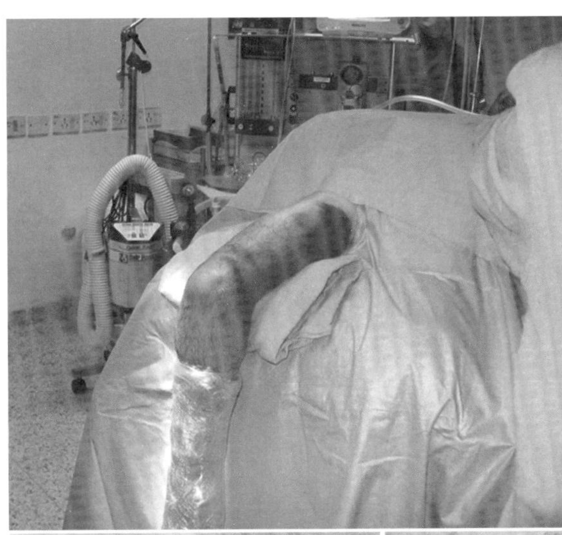
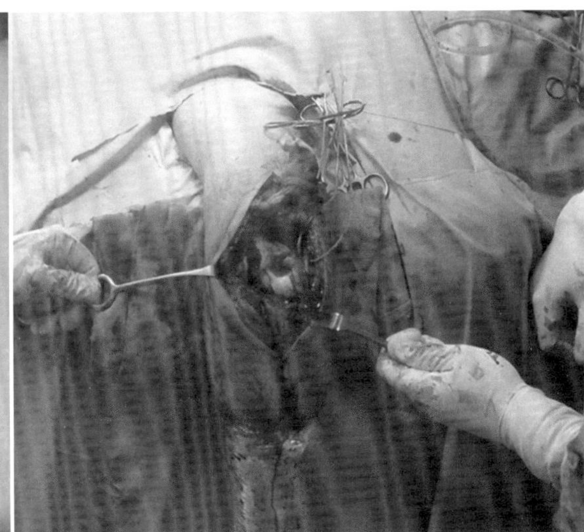
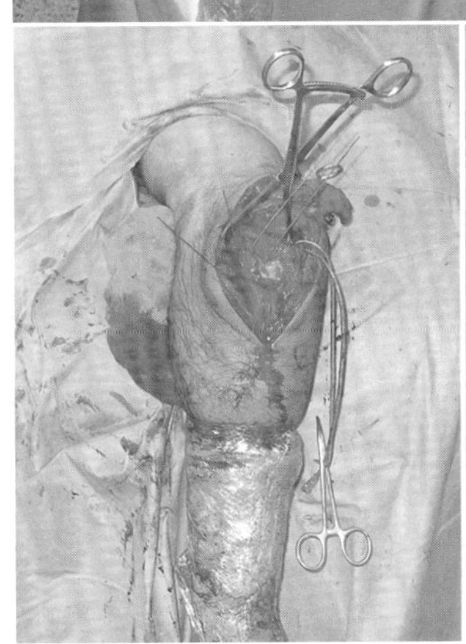
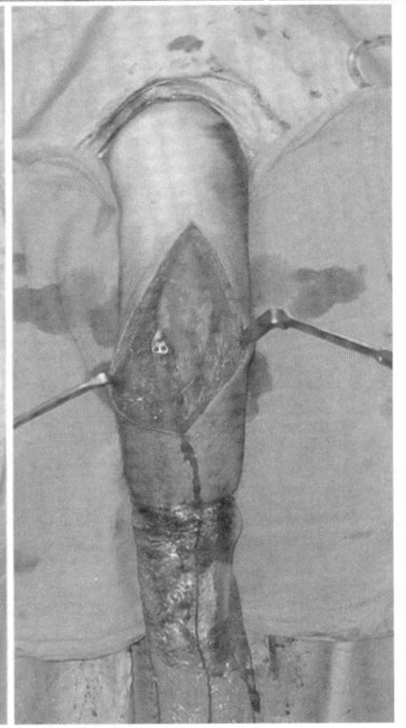

图 8.10　尺骨鹰嘴截骨入路

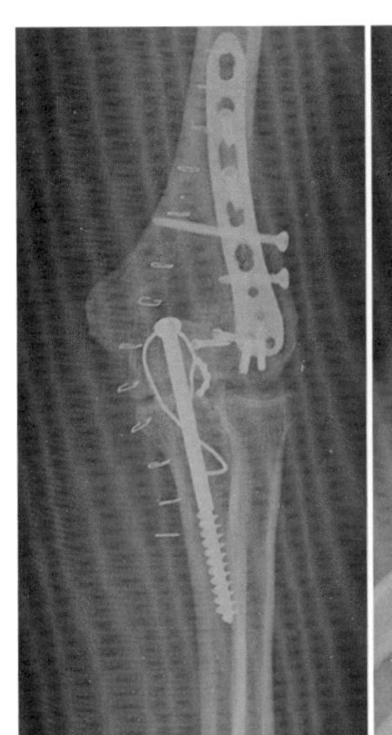
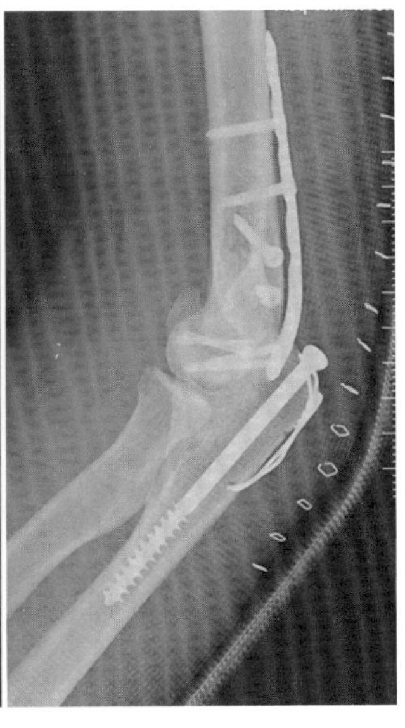

图 8.11　术后 X 线片

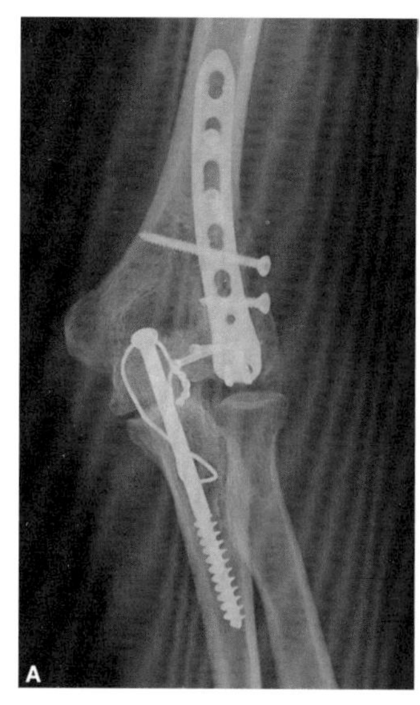
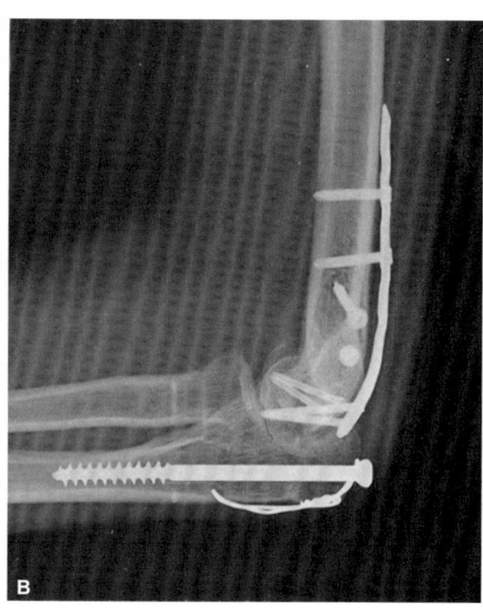

图 8.12A 和 B　术后 1 年随访 X 线片

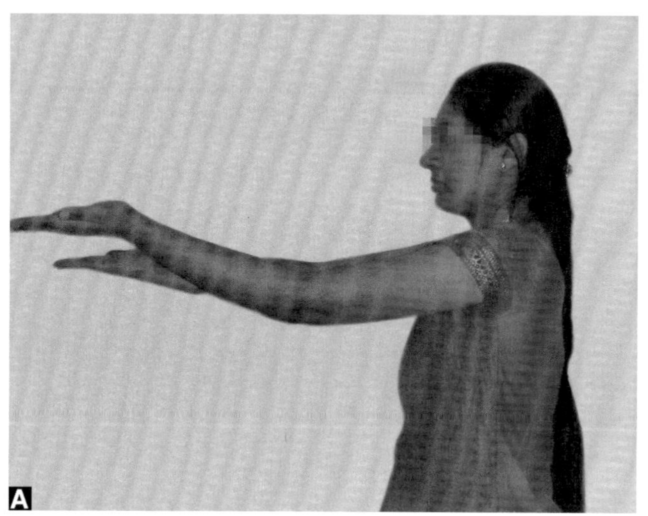
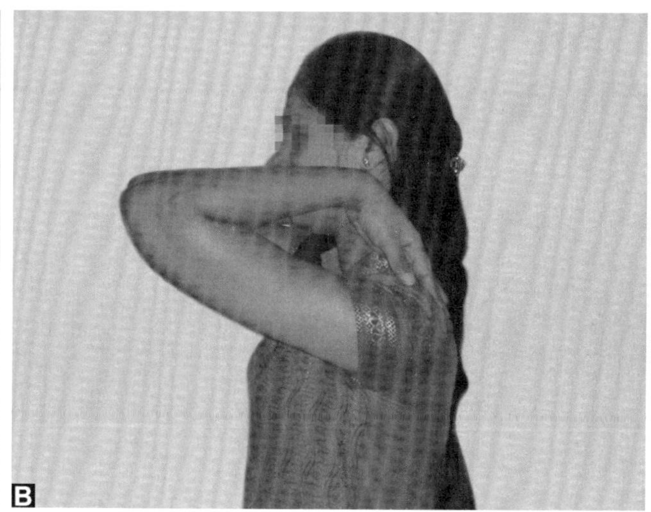

图 8.13A 和 B　术后 1 年肘关节临床功能

参考文献

1. Guitton TG, Doornberg JN, Raaymakers ELFB, Ring D, Kloen P. Fractures of the capitellum and trochlea. J Bone Joint Surg. 2009;91-A（2）:390-7.
2. Ring D. Apparent capitellar fractures. Hand Clinics. 2007;23:471-9.
3. Dubberley JH, Faber KJ, MacDermid JC, Patterson SD, King GJW. Outcome after open reduction and internal fixation of capitellar and trochlear fractures. J Bone Joint Surg. 2006;89-A（1）:46-54.
4. Ruchelsman DE, Tejwani NC, Kwon YW, Egol KA. Coronal plane partial articular fractures of the distal humerus: Current concepts in management. J Am Acad Orthop Surg. 2008;16: 716-28.
5. Ashwood N, Verma M, Hamlet M, Garlapati A, Fogg Q. Transarticular shear fractures of the distal humerus. J Shoulder Elbow Surg. 2010;19:46-52.

翻译：王永安　审校：李承

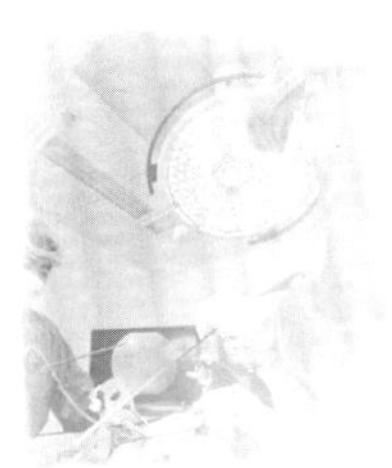

9 肱骨滑车离断剪切骨折

Ritabh Kumar

引言

肱骨远端冠状面骨折是较为罕见的损伤，损伤常见发生在肱骨小头侧，也就是“劳吉尔”（Laugier）骨折。由于滑车没有任何肌肉与韧带附着保护，而尺骨鹰嘴又能起到很好的保护作用，因此滑车发生离断性剪切骨折非常罕见。患者一般有跌倒时用外展手臂来支撑的病史，这与大多数其他上肢损伤机制相类似。进行 X 线片检查应确保高精准度以及细致审查。侧位片如图 9.1 所示，呈双新月征。通常几乎不可能仅通过影像学图片来鉴别新月状影是来自滑车内侧还是外侧。前后位片如图 9.2 所示，可以提供一些损伤鉴别线索，但由于受伤时的疼痛和痉挛会导致肘部屈曲，图像通常难以获得。在诊疗时应重视相关传统的临床检查，如在检查时发现挫伤在内侧面以及内侧压痛时，往往提示损伤发生在肘的另一边（图 9.3）。

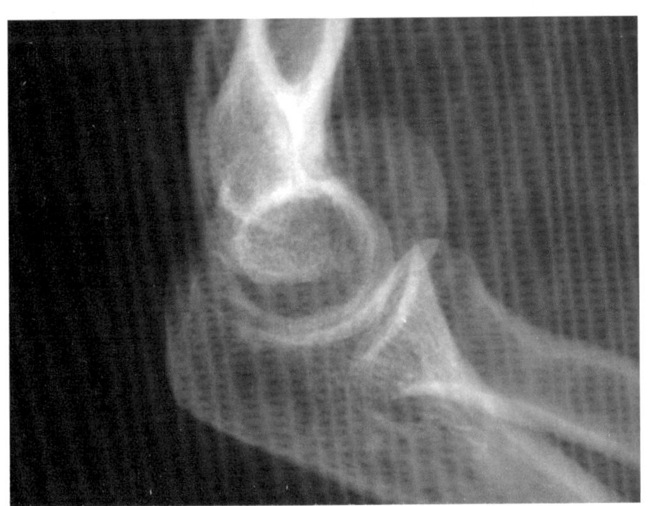

图 9.1　肘关节的侧位片，示双新月征

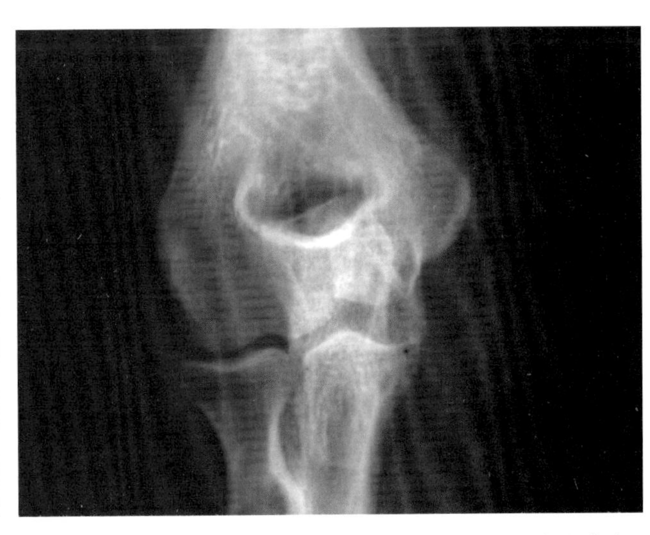

图 9.2　屈肘状态的肘关节前后位片。虽然图像质量清晰，但是它也很容易被误诊为正常。请注意关节错位至肱骨内侧

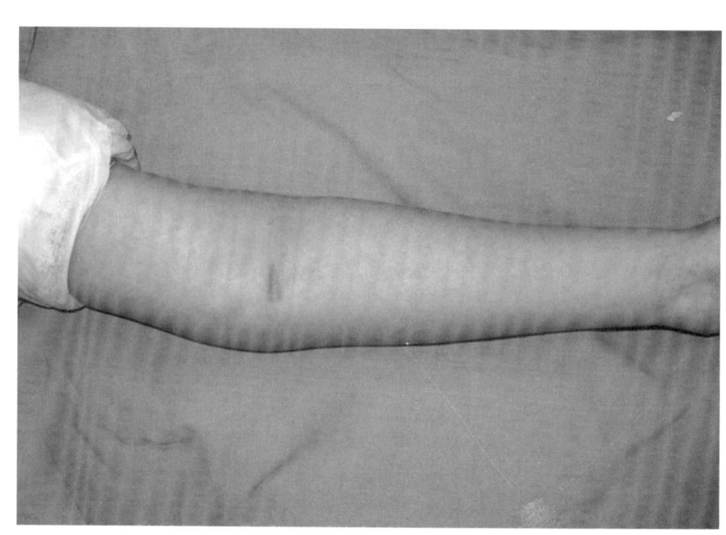

图 9.3 临床影像显示前内侧挫伤。提示在前肘关节囊撕裂以及外渗血肿

器材

1. 克氏针，1mm
2. 无头加压螺钉
3. 迷你锚定板
4. 图像增强器

术前准备

CT 平扫可以发现非常微小的关节内损伤，显示准确的病理解剖学异常的同时有助于术前准备（图 9.4 和图 9.5）。骨软骨碎片较易鉴别于其他组织，但通

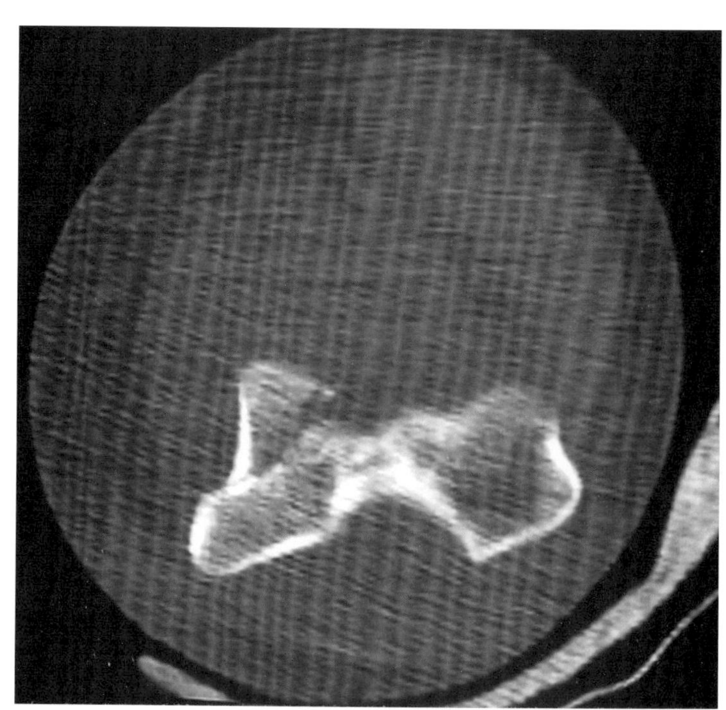

图 9.4 轴位断层扫描图像显示完整的冠状面后皮层的剪切骨折

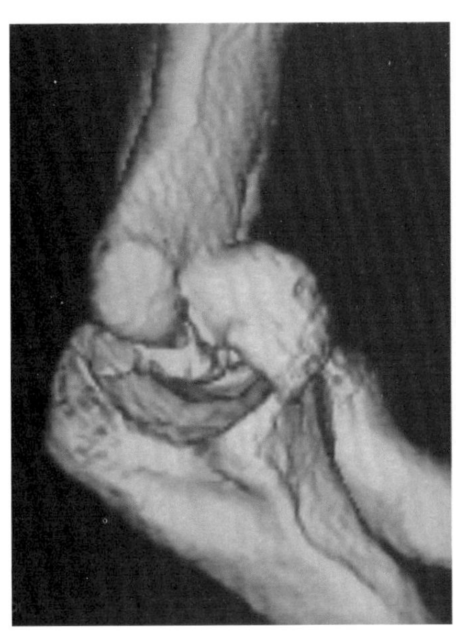
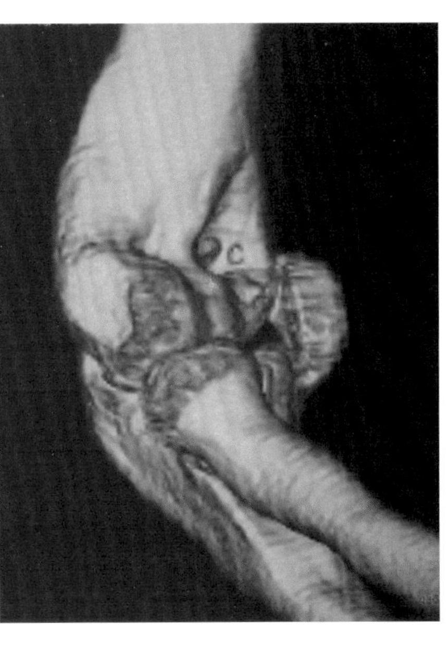

图 9.5 三维重建图像显示鹰嘴缺失征和一个完整的侧柱

常损伤范围要比影像提示的更为广泛。术后的康复锻炼非常重要，因为损伤、手术以及术后固定对于肘关节的功能恢复非常不利。关节内骨折伴有骨折端错位的治愈方案，唯有解剖复位、良好固定以及尽早的康复锻炼。

手术麻醉选择全麻或是局麻，最好由患者决定。手术体位摆放为：肩关节外展 90°，前臂外伸并取仰卧位。损伤上臂上气囊止血带，压力 125mmHg，高于患者收缩压。肘关节采用内侧入路，取内上髁稍前方纵切口切开。在确认并标记尺神经后，通常于屈肌起点处从内上髁部剥离。沿皮肤切口线切开关节囊，让骨折处血肿自行排干并区分骨软骨碎片（图 9.6）。用生理盐水在关节内灌洗提高术野清晰度。每个操作都应尽可能保留移位骨折残端上附着的软组织。暴露骨折断端，并在视线下对合骨折间隙。对合处用 2 根 1mm 克氏针分别从两个角度加以固定。通过使用关节软骨内的加压螺钉进行最终内固定。根据不同的骨碎片大小，至少使用 2 枚螺丝来保障早期康复时所需的固定强度。通过各个

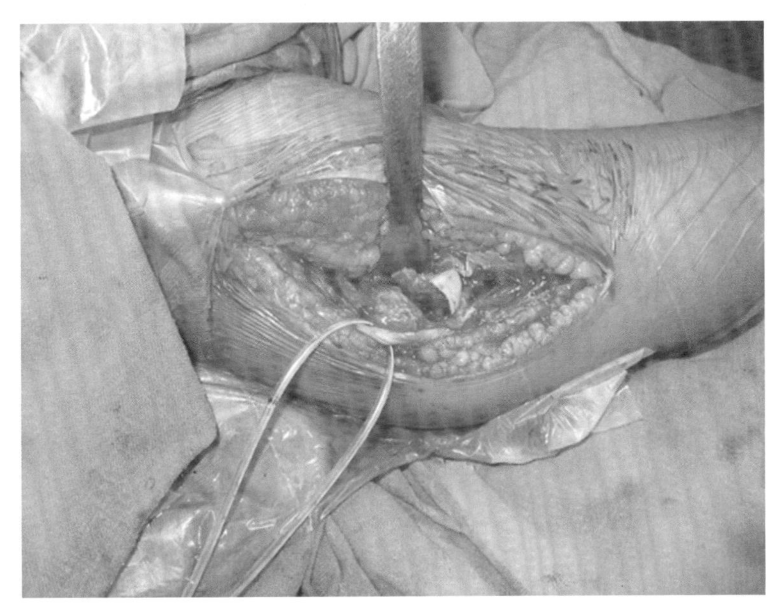

图 9.6 术中骨软骨碎片图像。分离尺神经并标记

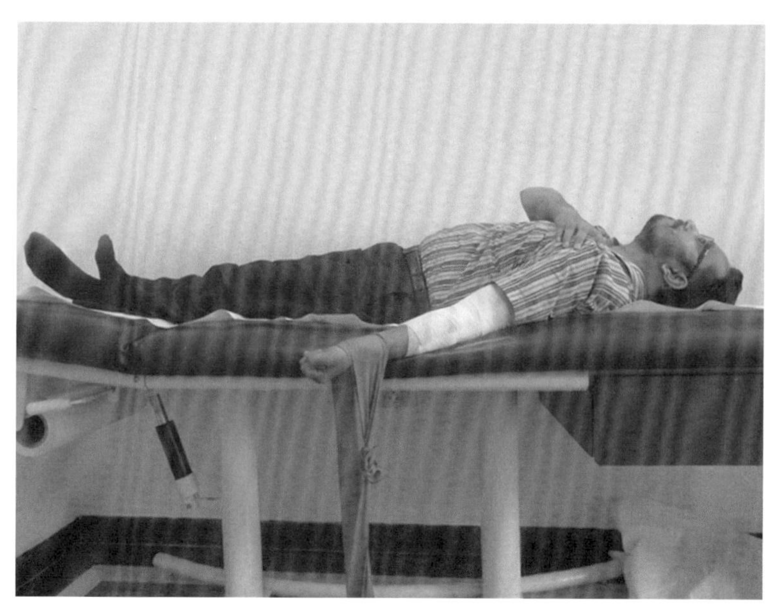

图 9.7 利用弹力绷带将手臂长时间低负荷绑于桌面

方向的活动来排除肘部是否存在任何的关节阻滞。止血带需定时降压，以保证组织血流供应。用 3 号薇乔缝线缝合肘关节囊。一般伸肌腱起点处需通过钻孔或缝合固定于肱骨内上髁。皮肤用大约 3 个尼龙线缝合，手臂保持约 80° 的屈曲和前臂正中位，用固定板固定肘部以上的手臂。

术后康复

术后应尽早鼓励患者在肩部牵引的辅助下开展手臂自主活动。自主肘部活动应在夹板固定下间歇性进行，通常在锻炼初期 3~5 天内稍作休息。随着患者对患处主动控制水平的提高，可拆除夹板。同时鼓励患者使用患侧上肢进行日常活动，如刷牙、扣纽扣、梳头发等。肘部关节僵硬可以通过锻炼恢复，但需要患者持之以恒的锻炼。因此，术后的教育谈话非常重要，从而确保患者术后坚持锻炼。术后需拍摄整套的影像学图像来评估内固定状态良好与否。直接对肘部关节进行影像学检测较难，但在没有症状的条件下，活动幅度逐渐增大可以从侧面反映出肘部关节恢复良好。如涉及惯用肢，则功能反射弧的恢复更快。肢端丧失伸肌功能比类似部位丧失屈肌功能更为明显与不便。而长时间低负荷的康复锻炼可有助于伸肌功能的恢复（图 9.7）。

并发症

肘关节挛缩是最为常见的并发症。肘关节损伤较为罕见，因此评估真实损伤程度较难。非创伤性的钢板内固定和早期自主康复锻炼是获得满意疗效的关键。另外，应避免骨坏死的发生，因为骨折断端没有任何软组织附着。因此，为使原发性骨愈合良好，必须在骨折断端处提供一定的挤压力量。

典型病例

一名 23 岁空姐在学习滑雪时，摔倒后用非惯用手支撑而受伤。3 天后，患者来门诊，给予肘部夹板固定后，经 X 线片初诊为肱骨小头骨折。最终诊断为肱骨滑车骨折（图 9.8A 和 B）。骨折修复通过正中直角切开，用两枚无头加压螺钉固定（图 9.9）。门诊随访 2 年，除了左手肘部伸展功能的小部分丧失外，患者恢复良好（图 9.10）。

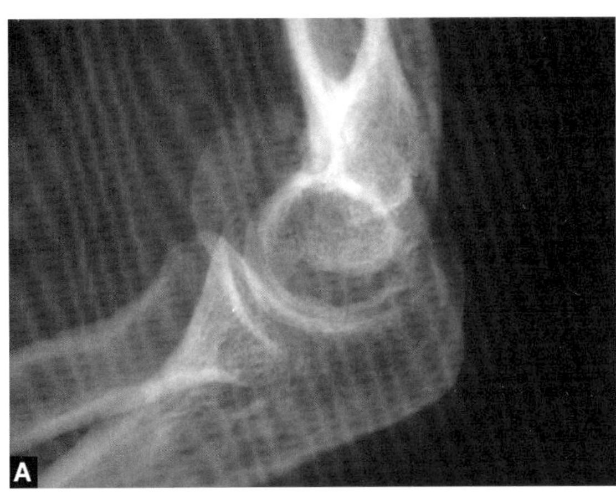

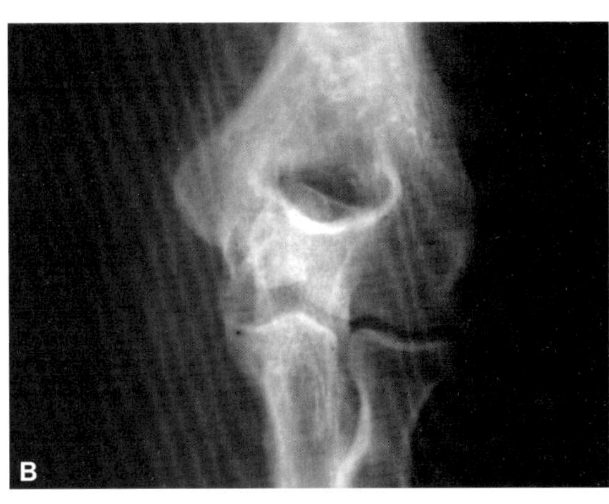

图 9.8A 和 B （A）左肘部的侧位片；（B）前后位片（AP）显示距骨滑车的骨折错位。注意：在前后位片上肱骨内侧远端的模糊轮廓，急诊处理者易将滑车骨折与肱骨小头骨折相混淆

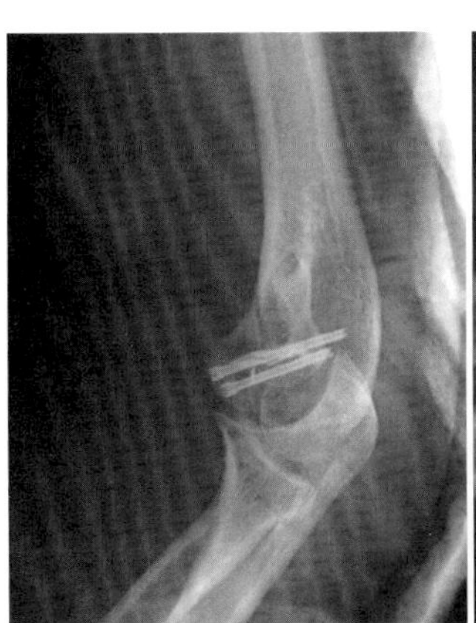

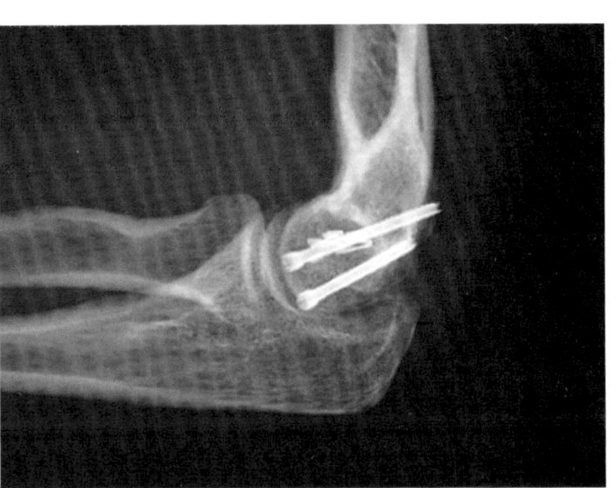

图 9.9 术后 X 线片

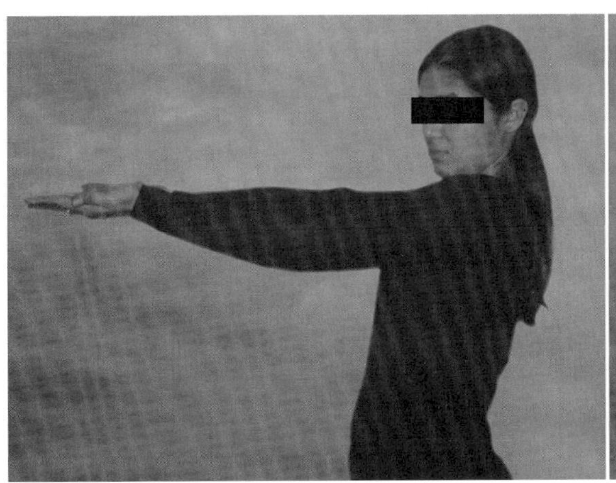

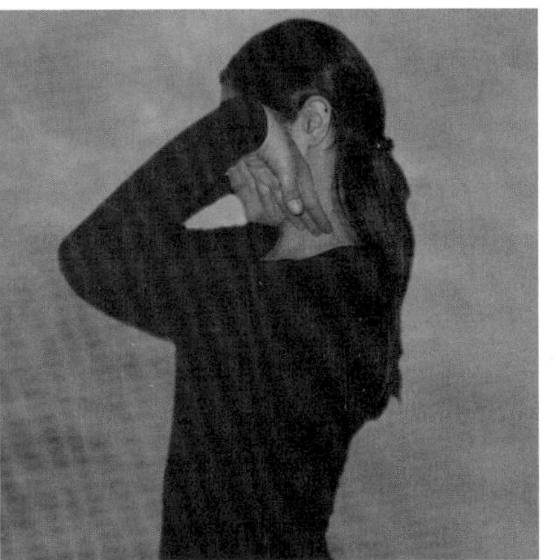

图 9.10 2 年后的临床影像显示在患肢末端伸肌功能小部分受损

总结

肱骨远端冠状面骨折是较为罕见的损伤，往往在 X 线片上不易被发现。滑车的分离性剪切骨折则更为罕见。在英国文献中曾有极少数案例报道，CT 扫描有助于更好地分析病理解剖学异位。小型无头压缩螺钉可以将碎片尽可能固定。如果严格遵照关节内骨折的基本治疗原则，治疗后可以获得满意的诊疗效果。

参考文献

1. Guitton TG, Doornberg JN, Raaymakers ELFB, Ring D, Kloen P. Fractures of the capitellum and trochlea. J Bone Joint Surg Am. 2009;91:390–7.
2. Nakatani T, Sawamura S, Imaizumi Y, Sakurai A, Fujioka H, Tomioka M, et al. Isolated fracture of the trochlea: A case report. J Shoulder Elbow Surg. 2005;14:340–2.
3. Kaushal R, Bhanot A, Gupta PN, Bahadur R. Isolated shear fracture of the humeral trochlea. Injury Extra. 2005;36:210–1.
4. Kwan MK, Choo EH, Chua YP, Mansor A. Isolated displaced fracture of the humeral trochlea. A report of two rare cases. Injury Extra. 2007;38:461–5.

翻译：陈帆成　审校：施继飞

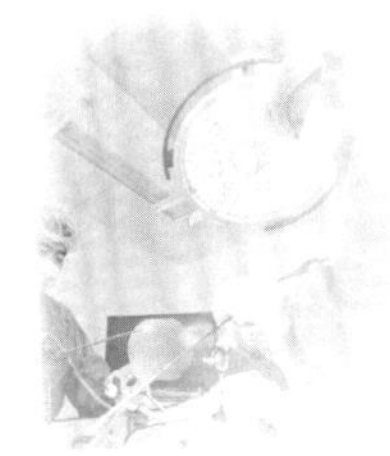

10 冠状突骨折

Ravi Gupta, Amit Kumar, Tahir Ansari, Ratnav Ratan

引言

冠状突骨折通常作为不稳定型肘关节脱位的一部分而发生，当然也可作为肱肌撕脱损伤单独存在。传统上讲，大的冠状突骨块和小的影响肘稳定性的骨块，需要手术固定；不影响肘关节稳定性的骨折块可以保守治疗。随着对冠状突在肘关节稳定性中的作用研究了解的加深，经手术修复稳定的受损伤结构逐渐增多，并且早期有计划地在一定范围加强功能锻炼，可以避免肘关节僵硬。因为冠状突骨折是复杂骨及软组织损伤的一部分,因此需要完全确切地对复杂损伤进行诊断，以明确冠状突骨折是单纯损伤，还是需要处理的骨及软组织复杂损伤的一部分。

相关解剖学

肘关节是固有稳定的联合关节，由肱骨、尺骨和桡骨之间的关节组成，能旋转和做铰链运动。肱骨滑车切迹与尺骨近端形成铰链样关节活动，而桡骨头和肱骨小头、上尺桡切迹共同形成旋转运动关节。当冠状突极度屈曲活动时，肘关节在远端肱骨冠状窝的前方，而后方有鹰嘴窝适应鹰嘴极度伸直。冠状突为肘关节提供结构稳定，为对抗肘关节向后位移提供了前壁支撑（图 10.1）。肘关节大约 50% 的稳定性由肱骨滑车和尺

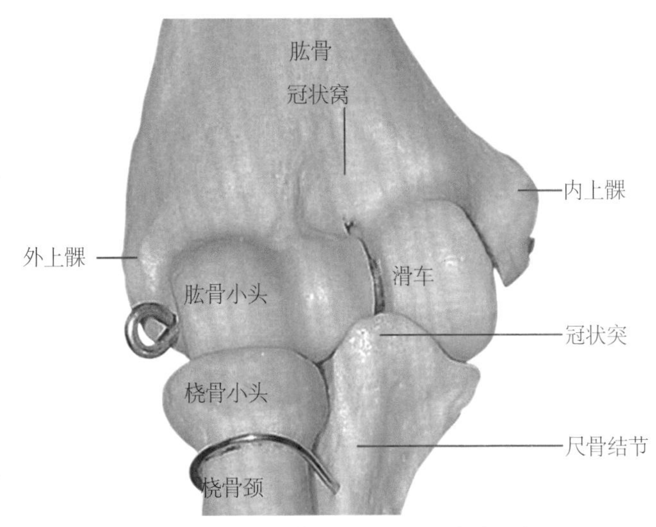

图 10.1　肘关节骨性解剖结构（前面）

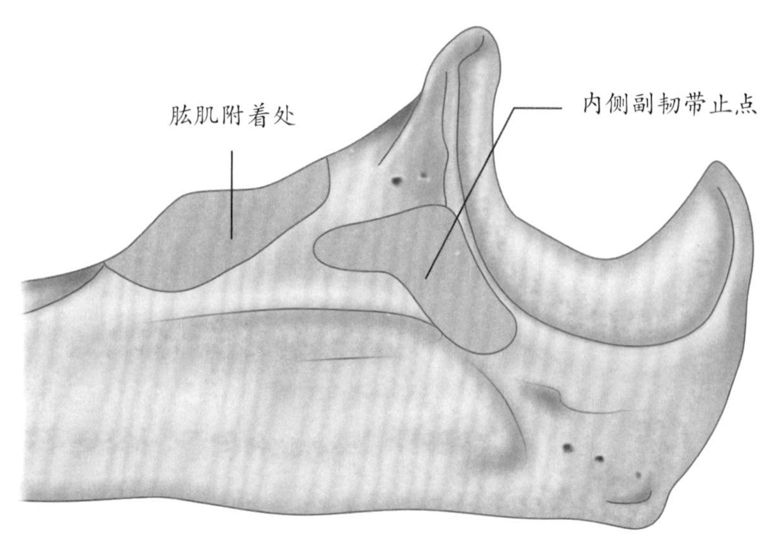

图 10.2 附着在鹰嘴的重要软组织

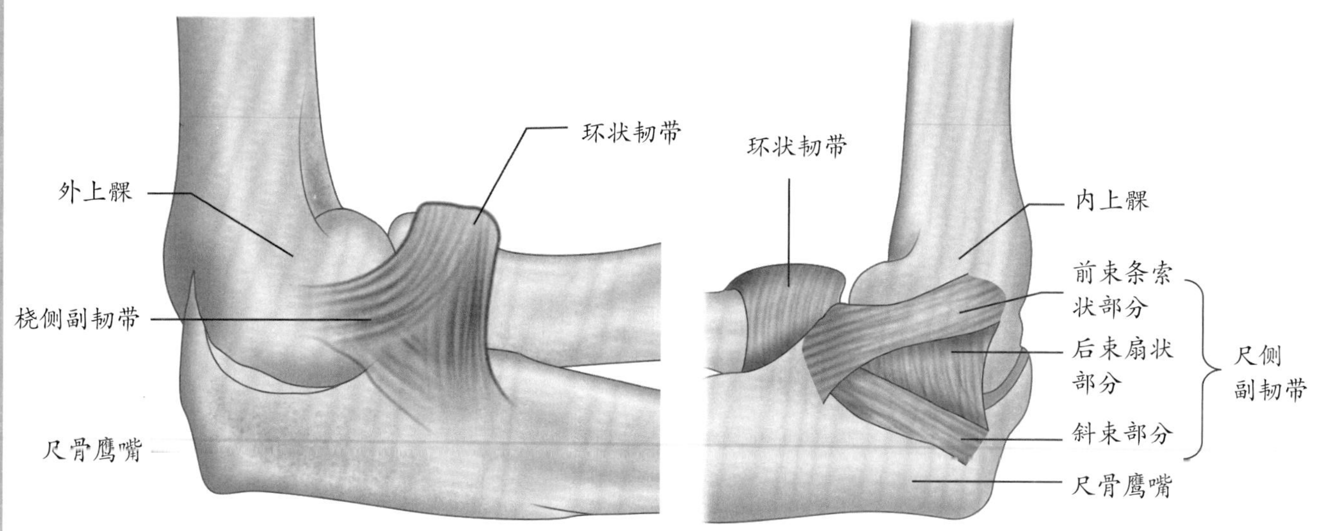

图 10.3 稳定肘关节外侧的韧带

图 10.4 稳定肘关节内侧的韧带

骨冠状突关节面构成的关节提供。

冠状突为肘关节前方关节囊提供附着点，肱肌附着在远端关节囊前面（图 10.2），内侧尺侧副韧带附着在冠状突顶点内侧的结节部（图 10.3 和图 10.4），这进一步加强肘关节的稳定性。

流行病学

在所有肘部骨折中冠状突骨折约占 1%~2%，并且 2%~15% 合并有肘关节脱位。冠状突骨折常作为复杂损伤的一部分发生，比如由肘关节脱位、桡骨头骨折、冠状突骨折构成的肘关节“恐怖三联征”。在儿童，冠状突骨折根据年龄呈双峰分布，分别为 8~9 岁和 12~14 岁。儿童冠状突骨折常合并肘关节脱位、尺骨鹰嘴骨折、肱骨内上髁骨折或肱骨外髁骨折。

损伤机制

冠状突骨折通常是肘关节脱位后会发生的一种可能，其通常是在肘关节或手部伸直时受到的损伤，可发生于机动车事故、运动损伤、日常生活，甚至是工作中，是常合并严重软组织损伤的一种高能量损伤。

冠状突骨折损伤的机制，包括发生在肘关节伸直位轴向暴力导致肘关节后脱位，通过肱骨滑车导致冠状突剪切骨折和（或）通过前方关节囊导致冠状突尖撕脱骨折。

当施加外翻和后外侧轴向旋转暴力时，后外侧旋转会不稳定。肱骨前臂旋后先导致侧副韧带损伤并且伴随桡骨小头骨折、冠状突骨折和肘关节后脱位的“恐怖三联征”（图 10.5）。此类型损伤中内侧尺侧副韧带（MUCL）是最后损伤的结构。

相对而言，如果是施加外翻和后内侧轴向旋转暴力，可以导致冠状突前内侧面骨折并伴有外侧副韧带损伤或合并冠状突基底部骨折。

单纯性肘关节外翻不稳可见于投掷类运动（例如：垒球、标枪），它可导致内侧尺侧副韧带（MUCL）的破裂或劳损；然而桡侧副韧带损伤更容易导致创伤性肘关节不稳定。

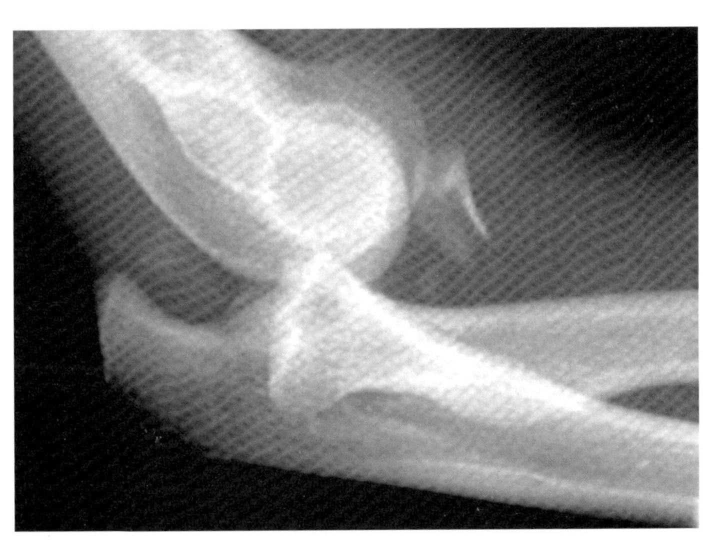

图 10.5　“恐怖三联征”

临床表现

冠状突骨折很少单独发生，而通常作为肘关节脱位损伤的一部分存在。此类患者通常有上肢外展伸直和肘部旋转暴力受伤史。患者有肘部疼痛、压痛、肿胀，当然单纯性冠状突骨折有时可发生在肘关节脱位自行复位后这些症状体征可以不明显。患者在内翻或外翻应力试验和肘关节活动时，会表现出疼痛和关节不稳。

神经损伤发生在单纯冠状突骨折很罕见，但它可以由其他合并伤导致，这需要通过临床检查去排除。

检查

冠状突骨折应拍摄肘关节正位（AP）、侧位片，如果有需要，还应该拍斜位片以明确是否有骨损伤。斜位片对轻微移位的骨折尤为重要，因为肘关节侧位片上桡骨小头和尺骨冠突影重叠，因此冠状突骨折容易和桡骨小头骨折混淆。为避免这个情况，Greenspan 和 Norman 介绍了肱桡位片（图 10.6 和图 10.7）。这个位置可以把桡骨头及冠突区分开，可以提供清晰的冠突、桡骨头、肱桡关节和上尺桡关节。有时普通的 X 线片难以提供完全确切的诊断依据，这就需要行 CT 扫描或 MRI 检查。

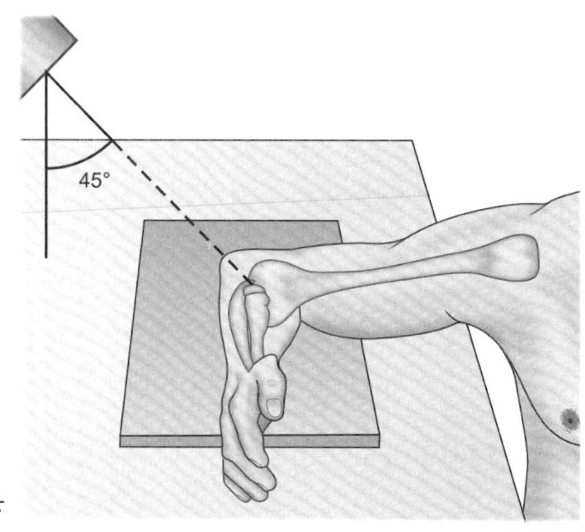

图 10.6　肱桡位片拍摄方法

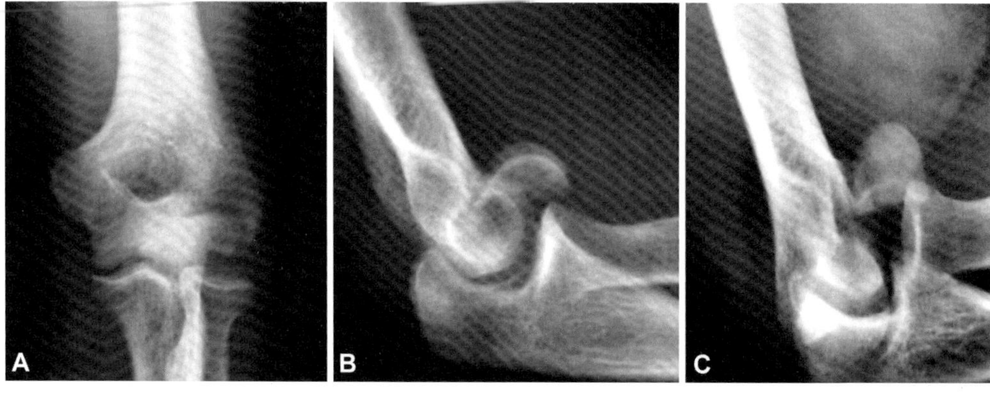

图 10.7A~C　肱桡位片　正位片上看似乎是单纯的肱骨小头骨折，事实上在侧位片和肱桡位片上可以看到合并有冠状突骨折

分型

Regan 和 Morrey 将冠状突骨折分为三型。

I 型为冠突尖的撕脱性骨折；

II 型为骨折块小于冠状突大小的 50%；

III 型为骨折块超过冠状 突大小的 50%。

每一型骨折又根据是否合并肘关节脱位，分为 A、B 两亚型。

O' Driscoll 等人提出了一种新的分型方法，如下：

I 型为涉及冠突尖部的骨折；

II 型为骨折线涉及前内侧突起的骨折；

III 型则为通过冠突基底部的骨折。

根据冠状突骨折块的大小，上述三型骨折还可以细分为更多的亚型（图 10.8）。由于该分型法与不同的损伤机制及骨折特点对应性较好，因此更有利于临床的诊断及治疗方式的选择。

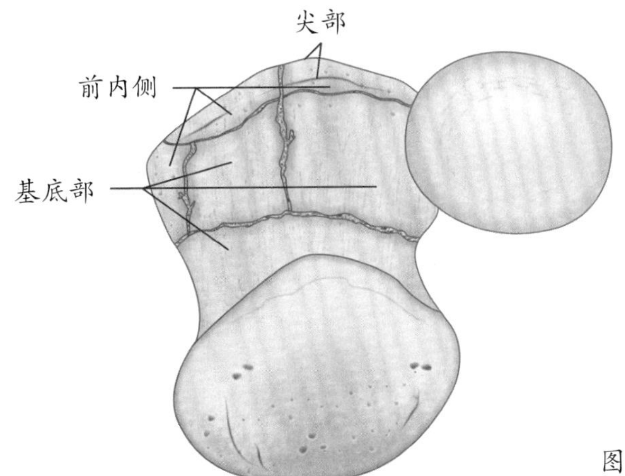

图 10.8 冠状突骨折分型（O' Driscoll 分型）

治疗和手术适应证

手术治疗任何肘关节周围损伤的目的是恢复关节稳定性和早期开始一定范围内的功能锻炼。作为关节内骨折，应该手术切开复位。最近的研究表明冠状突对肘关节的稳定作用至关重要。肘关节“恐怖三联征”、后内侧内翻损伤、鹰嘴骨折伴脱位和伴有冠状突骨折，这类损伤给治疗增加了难度。在所有这些损伤中，冠状突骨折的治疗对肘关节的稳定性至关重要。

冠状突稳定功能良好的情况下对肘关节施加轴向应力，对肘关节稳定性没有显著影响。也就是说，当去除冠状突高度 50% 以下的骨质、肘关节处于任何屈曲角度时，施加轴向应力不会导致明显的肘关节后方不稳 (Regan 和 Morrey Ⅰ，Ⅱ型骨折）(P =0.43)。然而不同的是，当去除冠状突高度超过 50% 的骨质、肘关节处于任何屈曲角度时，施加轴向应力均会导致明显的肘关节后方不稳 (Regan 和 Morrey Ⅲ型骨折，O' Driscoll Ⅲ型）(P =0.006)。因此，对于 Regan 和 Morrey Ⅰ，Ⅱ型骨折可以选择保守治疗。

由于冠状突骨折很少单纯发生，所以冠状突骨折块大小不应该作为选择治疗方式的单一标准。冠状突前内侧面骨折、冠状突基底部骨折、合并尺骨鹰嘴骨折和桡骨小头骨折都应该手术固定。通常而言，从肱骨外上髁撕裂的包含桡侧副韧带的软组织，需要修复。内方尺侧副韧带应该修复，但在肘关节稳定的情况下往往可以不做修复。另外，移位的冠状突骨折块游离会对肘关节活动产生影响，这也是手术的明确适应证。

手术步骤

体位和麻醉

冠状突骨折通常是在全麻下侧卧位后内侧入路（图 10.9 和 10.10）。

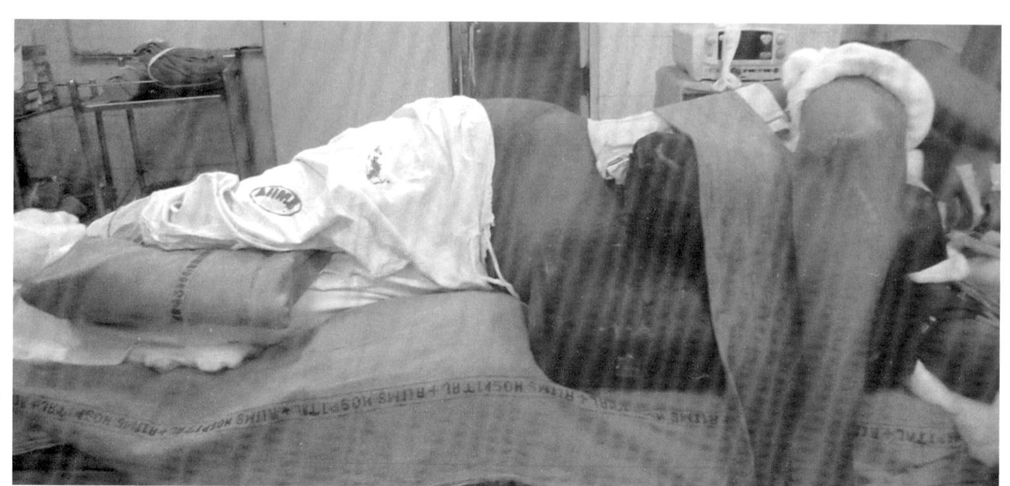

图 10.9 尺骨冠状突骨折后方入路：侧卧位、腋下放置一枕垫

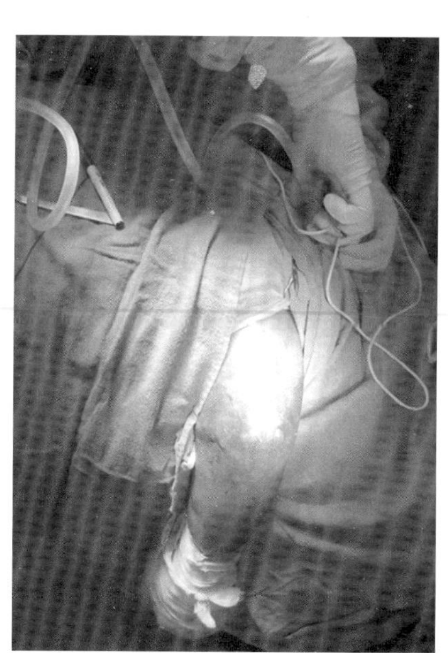

图 10.10 冠状突骨折后方入路：消毒和铺巾

骨折端的暴露

冠状突骨折可以采用后内侧入路，通过后正中切口、提起尺侧腕伸肌（ECU）的尺骨缘做骨膜下暴露。

一例 Monteggia 骨折脱位，冠状突可以通过分离尺侧腕伸肌、肘肌之间和尺侧腕屈肌内侧而显露。桡骨小头可以在肘肌内侧和尺侧腕伸肌之间显露（图 10.11）。这样可以防止尺骨及桡骨之间骨性融合。

复位

解剖复位大块冠状突骨折对肘关节的稳定协调至关重要。尤其是当尺骨鹰嘴粉碎骨折合并冠状突骨折。通过一般的延长后入路，尺骨鹰嘴骨折处可以行

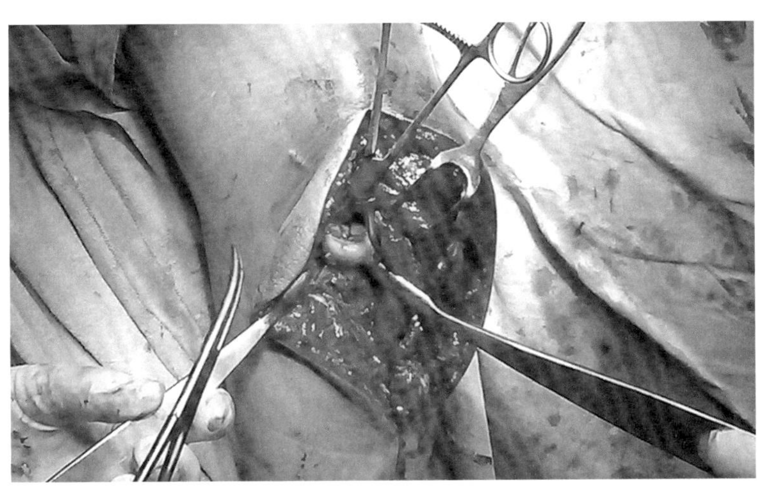

图 10.11 桡骨头可以在肘肌内侧和尺侧腕伸肌之间显露

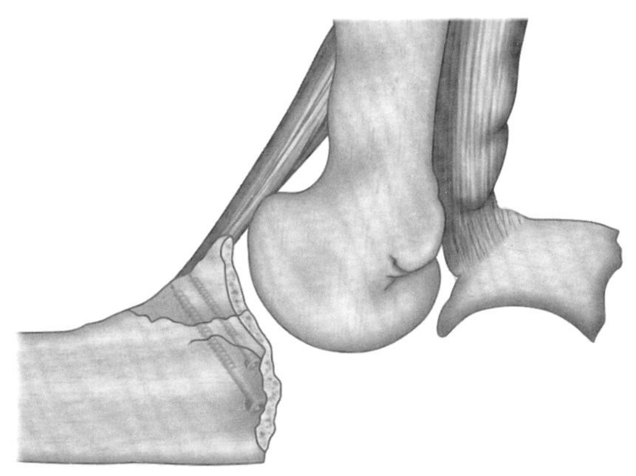

图 10.12 合并尺骨鹰嘴骨折的冠状突骨折的固定 先固定冠状突，再通过后方入路用另一块钢板固定鹰嘴

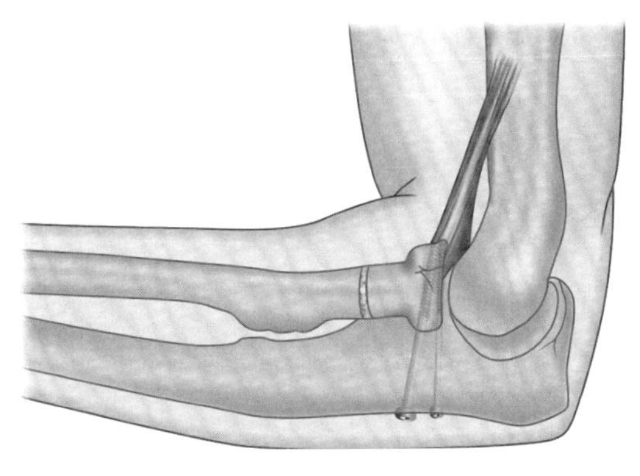

图 10.13 用由后向前置入的骨块间加压螺钉固定冠状突骨折

直视下复位骨折端（图 10.12），但必须用 X 线片或影视增强器来透视检查对位。

固定

在暴露骨折和清理断端后，解剖复位骨折块。骨块先用大巾钳或克氏针临时固定（K-wire）。最终牢固的内固定可以通过小钢板或螺钉实现，目前常使用预弯好的冠状突钢板。运用钢板的目的是为对抗尺骨向后半脱位以提供一个支撑。冠状突也应通过骨块间加压螺钉固定（由后向前，如果骨块较小或骨质疏松则由前向后置入）（图 10.13）。

骨折也可以通过不可吸收线缝合或锚钉缝合固定（图 10.14）。

一项研究表明，使用缝线套索固定“恐怖三联征”中的冠状突骨折，并发

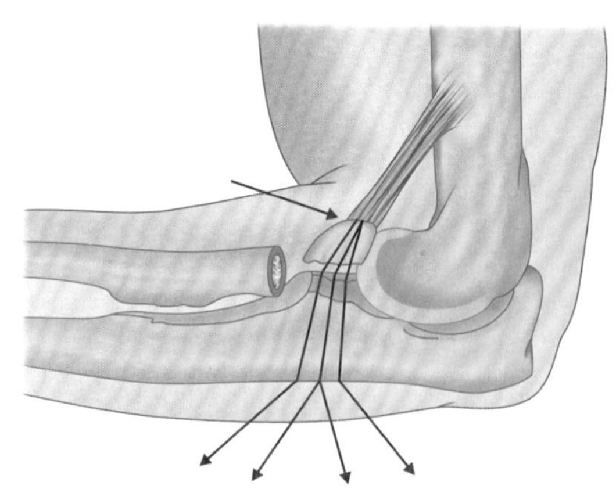

图 10.14 缝合技术固定小的冠状突骨折块示图

症的发生更少，比螺钉固定及带线锚钉固定更加牢靠。应用螺钉固定的失败率很高，用带线锚钉固定技术导致骨折畸形愈合或骨不连的发生率也很高。

如患者是严重冠突粉碎性骨折，影响到肘关节稳定性并且骨折块无法固定时，可以用部分桡骨头重建冠状突（Esser技术）或用尺骨鹰嘴的一部分（Moritomo技术）重建。不同的学者都建议，术中应该做肘关节稳定性试验，如屈曲30°~45° 肘关节稳定，则可以接受。

康复

术后肘关节屈曲 90° 夹板固定。肘关节完全制动固定 1 周，然后改为可防止肘关节内 – 外翻应力的铰链式可保护性屈伸活动外固定支具。支具一般需要运用 4~6 周，直到韧带康复为止。

并发症

骨关节炎、骨化性肌炎、麻木、关节僵硬和不稳是冠状突骨折术后最常见的并发症。

骨关节炎的发生常常是由于冠状突骨折复位固定不好导致的，特别是前内侧面，这个可以通过解剖复位固定避免。骨化性肌炎与肘关节创伤及手术本身有关，著者推荐术后运用 3 周吲哚美辛（75mg 口服）预防其发生。尺神经支配区麻木，这个必要时可以通过尺神经前置来避免。早期功能锻炼对避免关节僵硬及功能丢失至关重要。未发现或未处理的外侧副韧带损伤是创伤后肘关节不稳定的最常见原因；而内侧尺侧副韧带退变或撕裂是投掷运动员肘关节不稳的原因。

预后

很多研究都没有提到单纯冠状突骨折的治疗效果如何，因为冠状突骨折往往和肘关节脱位相关联；肘关节脱位的并发症往往掩盖了冠状突骨折内固定的治疗效果。肘关节过长时间制动引起的最常见的并发症是关节活动幅度的丧失，即使对冠状突骨折进行牢靠的内固定也很难降低或避免这一并发症。

Job N Doornberg 等报道了一组 18 例患者随访 26 个月的研究分析。其中，12

例行手术治疗单块钢板内固定、肘关节功能优良；另外 6 例患者骨关节 Broberg 和 Morrey 功能评分一般或较差，出现冠突前内侧面对位不良伴肘关节内翻半脱位，其中 4 例患者没有对骨折行特别治疗处理，另外 2 例患者是内固定失效。术后肘关节屈伸功能丢失是很普遍的，但肘关节能有 30° ~130° 活动幅度的患者不会有明显的症状。复杂肘关节不稳是冠状突骨折疗效差的另一个主要原因。O' Driscoll Ⅰ型骨折与“恐怖三联征”相关；Ⅱ型骨折和内翻 – 后内侧旋转不稳定（VPMRI）损伤相关；Ⅱ型骨折与尺骨鹰嘴骨折脱位相关。单纯预测冠状突骨折疗效很困难。在“恐怖三联征”中对桡骨小头置换或修复远期疗效评估缺乏，但短期疗效满意。肘关节骨关节炎和异位骨化是另外一个并发症，但往往 X 线片上反应的严重程度比临床症状更明显。

典型病例

38 岁患者，尺骨鹰嘴粉碎性骨折合并桡骨头粉碎骨折、冠状突骨折。行侧卧位后路手术。切开复位重建钢板治疗尺骨鹰嘴骨折，通过钢板螺钉孔由后向前拉力螺钉固定冠状突骨折，桡骨头粉碎骨折行桡骨头置换术。从患者术前、术后片见（图 10.15），术后 3 个月随访功能良好，治疗结果令人满意。

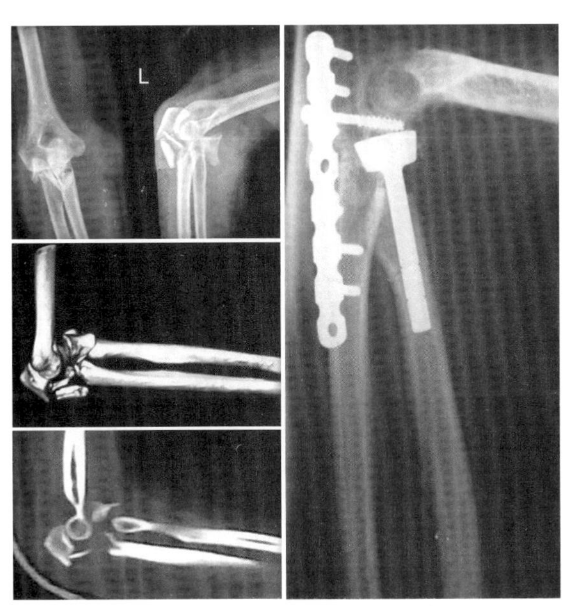

图 10.15　术前 X 线片和 CT 扫描，尺骨鹰嘴粉碎性骨折伴冠状突骨折、粉碎性桡骨小头骨折，行切开复位内固定治疗尺骨鹰嘴骨折，通过钢板螺钉孔由后向前拉力螺钉固定冠状突骨折，桡骨头粉碎骨折行桡骨头置换术

总结

冠状突骨折治疗方法的选择通常与骨折块的大小有关，或者作为肘关节复杂损伤的一部分同时手术处理。各种手术固定方式已经详细描述介绍。各类手术固定方式的目的都是相同的，就是用内固定提供肘关节的稳定性，从而可以早期进行功能锻炼。目前的研究倾向于拉力螺钉和支撑钢板或单独使用拉力螺钉治疗冠状突骨折。

参考文献

1. Ring D. Fractures and dislocations of the elbow. In Rockwood and Green' s fractures in adults. 6th edn. PA: Lippincott Williams and Wilkins. Philadelphia. 2006;1:991–1047.
2. Gadgil A, Roach R, Neal N, et al. Isolated avulsion fracture of the coronoid process requiring open reduction in a pediatric patient. A case report. Acta Orthop Belg. 2002;68:396.
3. Cage DJ, Abrams RA, Callahan JJ, Botte MJ. Soft tissue attachments of the ulnar coronoid process. An anatomic study with radiographic correlation. Clin Orthop Relat Res.1995; 320:154–8.
4. Morrey BF. Complex instability of the elbow. Instr Course Lect. 1998;47:157–64.
5. Ablove RH, Moy OJ, Howard C, Peimer CA, S' Doia S. Ulnar coronoid process anatomy: possible implications for elbow instability. Clin Orthop Relat Res. 2006;449:259–61.
6. Selesnick FH, Dolitsky B, Haskell SS. Fracture of the coronoid process requiring open reduction with internal fixation. A case report. J Bone Joint Surg Am. 1984;66:1304–6.
7. Morrey BF. The elbow and its disorders. 3rd edn. Philadelphia, PA: WB Saunders Company; 2000.
8. Regan W, Morrey B. Fractures of the coronoid process of the ulna. J Bone Joint Surg Am. 1989;71（9）:1348–54.
9. Hotchkiss RN. Fractures and dislocations of the elbow. In: Rockwood CA, Green DP（Eds）. Rockwood and Green' s fractures in adults. Vol 1. 4th edn. Philadelphia, PA: Lippincott Williams and Wilkins; 1996. pp. 929–1024.
10. Ring D, Jupiter JB, Zilberfarb J. Posterior dislocation of the elbow with fractures of the radial head and coronoid. J Bone Joint Surg Am. 2002;84:547–51.
11. Doornberg JN, van Duijn J, Ring D. Coronoid fracture height in terrible–triad injuries. J Hand Surg Am. 2006;31:794–7.
12. Bracq H. Fracture of the coronoid apophysis. Rev Chir Orthop Reparatrice Appar Mot. 1987;73（6）:472–3.
13. Josefsson PO, Johnell O, Wendeberg B. Ligamentous injuries in dislocations of the elbow joint. Clin Orthop Relat Res. 1987;221:221–5.
14. Seijas R, Joshi N, Hernndez A, Cataln JM, Flores X, Nieto JM. Terrible triad of the elbow—role of the coronoid process: a case report. J Orthop Surg（Hong Kong）. 2005;13:296–9.
15. Josefsson PO, Gentz CF, Johnell O, Wendeberg B. Dislocations of the elbow and intra–articular fractures. Clin Orthop Relat Res. 1989;246:126–30.
16. Josefsson PO, Johnell O, Gentz CF. Long–term sequelae of simple dislocation of the elbow. J Bone Joint Surg Am. 1984;66:927–30.
17. Mehlhoff TL, Noble PC, Bennett JB, Tullos HS. Simple dislocation of the elbow in the adult. Results after closed treatment. J Bone Joint Surg Am. 1988;70:244–9.
18. Doria A, Gil E, Delgado E, Alonso–Llames M. Recurrent dislocation of the elbow. Int Orthop. 1990;14:41–5.
19. Doornberg JN, Ring D. Coronoid fracture patterns. J Hand Surgery Am. 2006;31:45–52.

20. O' Driscoll SW, Morrey BF, Korinek S, et al. Elbow subluxation and dislocation. A spectrum of instability. Clin Orthop. 1992;280:186–97.
21. Doornberg JN, Ring DC. Fracture of the anteromedial facet of the coronoid process. J Bone Joint Surg Am. 2006;88:2216–24.
22. Jobe FW, Stark H, Lombardo SJ. Reconstruction of the ulnar collateral ligament in athletes. J Bone Joint Surg Am. 1986;68:1158–63.
23. Pugh DM, Wild LM, Schemitsch EH, King GJ, McKee MD. Standard surgical protocol to treat elbow dislocations with radial head and coronoid fractures. J Bone Joint Surg Am. 2004;86:1122–30.
24. Giannicola G, Sacchetti FM, Greco A, Cinotti G, Postacchini F. Management of complex elbow instability. Musculoskelet Surg. 2010;94（1）:S25–36.
25. Sotereanos DG, Darlis NA, Wright TW, Goitz RJ, King GJ. Unstable fracture–dislocations of the elbow. Instr Course Lect. 2007;56:369–76.
26. Greenspan A, Norman A, Rosen H. Radial head–capitellum view in elbow trauma: clinical application and radiographic–anatomic correlation. Am J Roentgenol. 1984;143(2): 355–9.
27. Greenspan A, Norman A. Radial head–capitellum view: an expanded imaging approach to elbow injury. Radiology. 1987;164（1）:272–4.
28. O' Driscoll SW, Jupiter JB, Cohen M, et al. Difficult Elbow Fractures: Pearls and Pitfalls. Instructional Course Lectures. 2003;52:113–34.
29. Ring D, Jupiter JB. Fracture–dislocation of the elbow. J Bone Joint Surg Am. 1998;80:566–80.
30. Closkey RF, Goode JR, Kirschenbaum D, Cody RP. The role of the coronoid process in elbow stability. A biomechanical analysis of axial loading. J Bone Joint Surg Am. 2000;82–A（12）:1749–53.
31. McKee MD, Schemitsch EH, Sala MJ, et al. The pathoanatomy of lateral ligamentous disruption in complex elbow instability. J Should Elbow Surg. 2003;12:391–6.
32. Pai V, Pai V. Use of suture anchors for coronoid fractures in the terrible triad of the elbow. J Orthop Surg（Hong Kong）. 2009;17（1）:31–5.
33. Clarke SE, Lee SY, Raphael JR. Coronoid fixation using suture anchors. Hand（NY）. 2009;4（2）:156–60.
34. Garrigues GE, Wray WH, Lindenhovius AL, Ring DC, Ruch DS. Fixation of the coronoid process in elbow fracture–dislocations. J Bone Joint Surg Am. 2011;93（20）:1873–81.
35. Moritomo H, Tada K, Yoshida T, Kawatsu N. Reconstruction of the coronoid for chronic dislocation of the elbow. Use of a graft from the olecranon in two cases. J Bone Joint Surg Br. 1998;80（3）:490–2.
36. Morrey BF. Complex instability of the elbow. J Bone Joint Surg Am. 1997;79:460–9.
37. McGinley JC, Roach N, Hopgood BC, Kozin SH. Nondisplaced elbow fractures: A commonly occurring and difficult diagnosis. Am J Emerg Med. 2006;24:560–6.
38. McKee MD, Pugh DM, Wild LM, Schemitsch EH, King GJ. Standard surgical protocol to treat elbow dislocations with radial head and coronoid fractures. Surgical technique. J Bone Joint Surg Am. 2005;87（1）:22–32.

39. Tashjian RZ, Katarincic JA. Complex elbow instability. J Am Acad Orthop Surg. 2006;14（5）:278－86.

40. Leigh WB, Ball CM. Radial head reconstruction versus replacement in the treatment of terrible triad injuries of the elbow. J Shoulder Elbow Surg. 2012;21（10）:1336－41.

翻译：黄旗凯　审校：施继飞

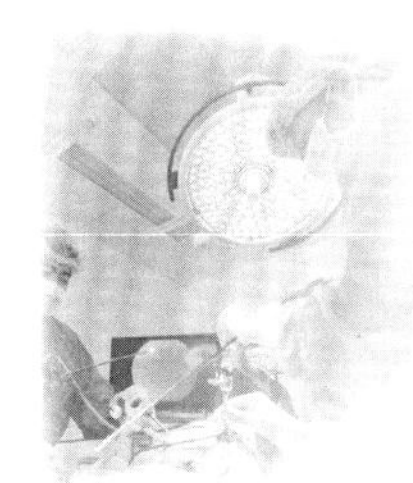

11 尺骨鹰嘴骨折

WY Shen

引言

尺骨鹰嘴骨折影响肱尺关节面，因此，治疗的目的在于恢复肱尺关节的功能。为了实现这一目标，有几个治疗目标必须实现：

1. 重建肱尺关节面的一致性。
2. 重建伸肘装置的稳定性，允许肘关节能即时进行全关节范围内活动。
3. 复杂的骨折通常伴有肘关节不稳定，治疗中必须恢复肘关节的稳定性。

分型

目前没有一致认可的分型，AO 提供了一个全面的分型系统。然而，Mayo 分型基于骨折的稳定性、移位情况以及骨折的粉碎程度，被普遍采用。 Mayo I 型骨折无移位；Mayo II 型骨折移位但稳定（骨折片移位 > 3 mm 但侧副韧带完整，前臂与肘关节相关的部分稳定）；Mayo III 型骨折移位且不稳定（骨折片见前臂与肱骨相关的部分不稳定，即骨折 – 脱位）。每型又分 A（非粉碎）或 B（粉碎）两个亚型。

张力带钢丝治疗简单尺骨鹰嘴中部横形骨折

图 11.1A~C 为简单尺骨鹰嘴中部横形骨折，张力带钢丝可提供简单、便宜及有效的固定。

张力带钢丝将循环张力负荷转换为对骨折端的动态压缩力。这样，当患者活动肘关节时骨折端产生压应力，压应力促使骨折断端间产生的摩擦力能够维持复位直至骨折愈合。图 11.2A 和 B 显示了张力带钢丝固定简单横形鹰嘴骨折的良好作用，但不是斜形或粉碎骨折。

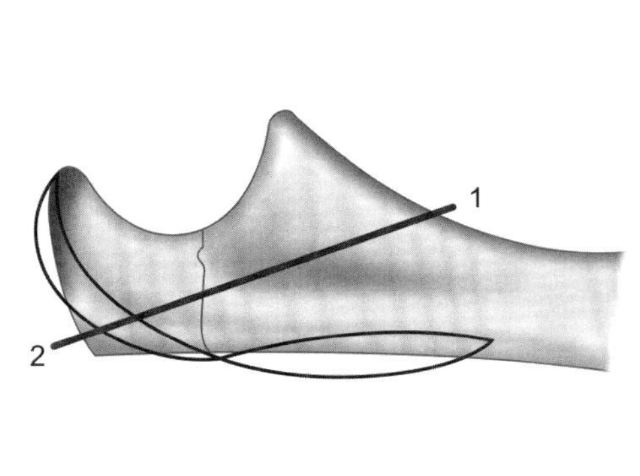

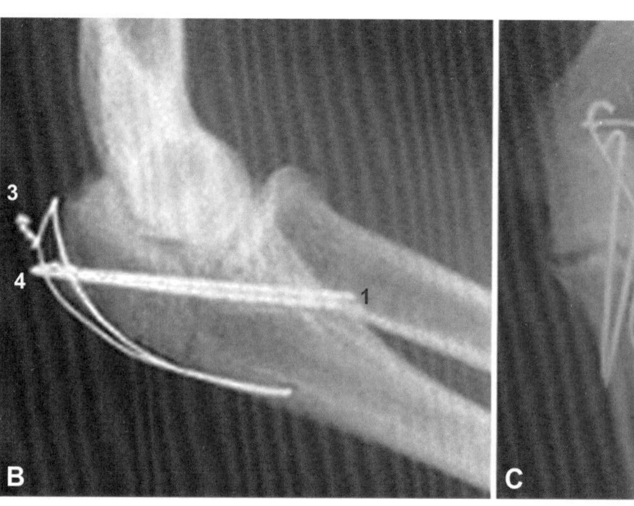

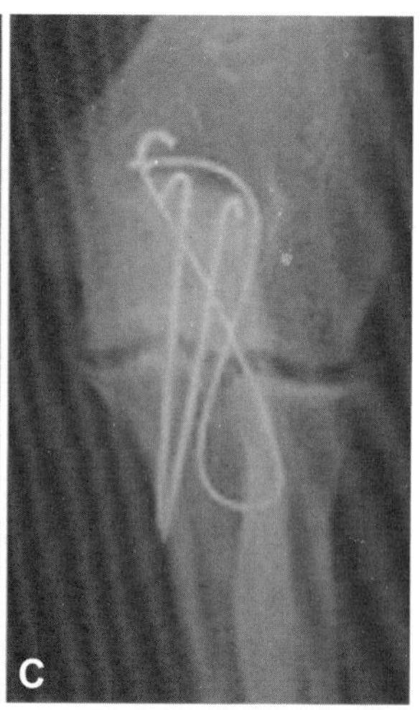

图 11.1A~C（1）克氏针应刚好只穿透前侧骨皮质；（2）张力带钢丝应放置在肱三头肌止点下方，在该部位打结，包埋；（3）张力带钢丝不应该在这里打结，因为它会导致皮肤损害和重度不适；（4）克氏针末端应在这里剪断，折弯并包埋

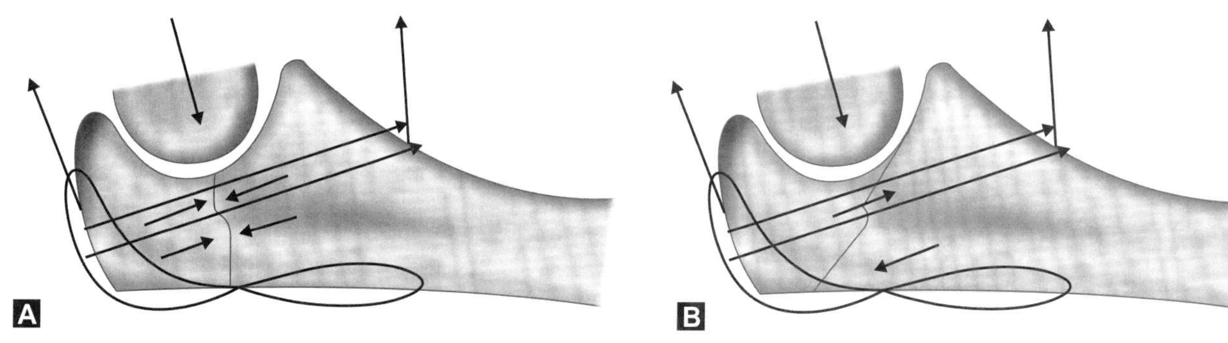

图 11.2A 和 B　示意图展示了张力带钢丝治疗简单横形鹰嘴骨折的工作原理　（A）对照斜形骨折（B）；在图 A 中，伸肌和屈肌的拉力在骨折断面产生压缩力以维持复位，而图 B 中剪切力将导致骨折移位

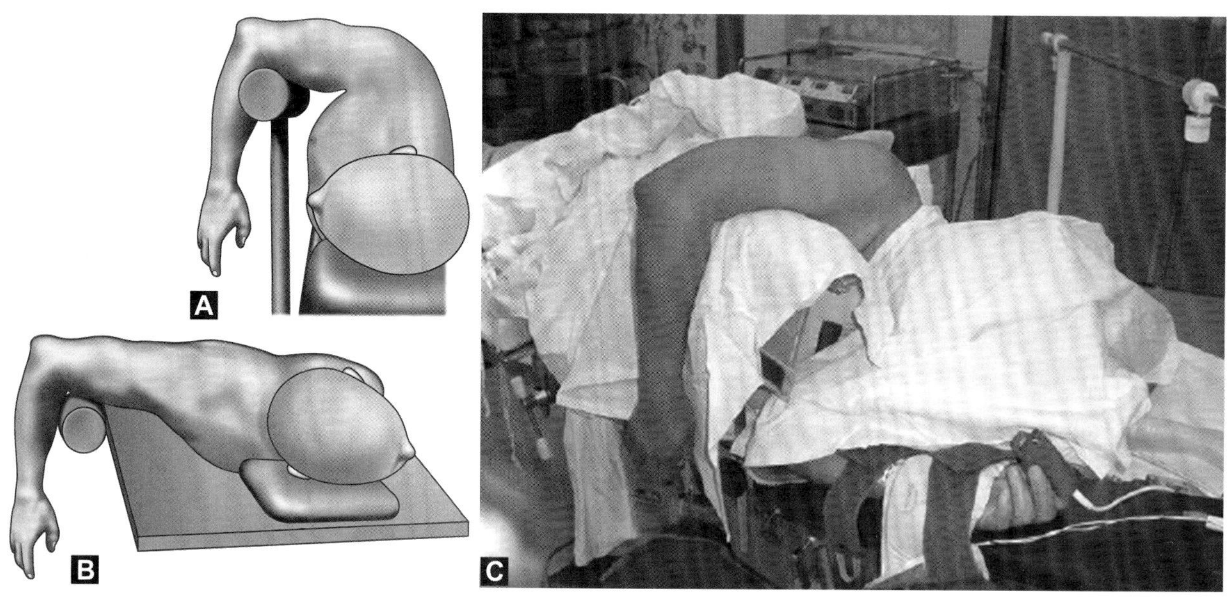

图 11.3A~C 患者手术时的体位（A）侧卧位示意图；（B）俯卧位示意图；（C）侧卧位，麻醉较多采用该体位

患者应采用侧卧位，用T形杆支持臂部（图11.3A、C），或者患者采用俯卧位前臂悬在手术台的边缘（图11.3B）。后一种体位（俯卧位）并不受麻醉师的欢迎，但术中透视很方便。

采用正中切口，在鹰嘴顶点稍偏向内侧，避免在该部位形成脆弱的瘢痕。暴露骨折部位。

一些外科医生更喜欢通过后侧切口暴露，患者仰卧，患肢放置在腹部。虽然这种体位方便使用C臂机在术中检查和同时进行其他肢体的手术，但除非最有经验的外科医生，这种体位并不值得提倡，因为它很难确定正确的解剖位置（图11.4A~D）。此外，如果骨折比预期更为复杂，这种尴尬的体位将使其难以获得很好的固定效果（图11.5A~C）。

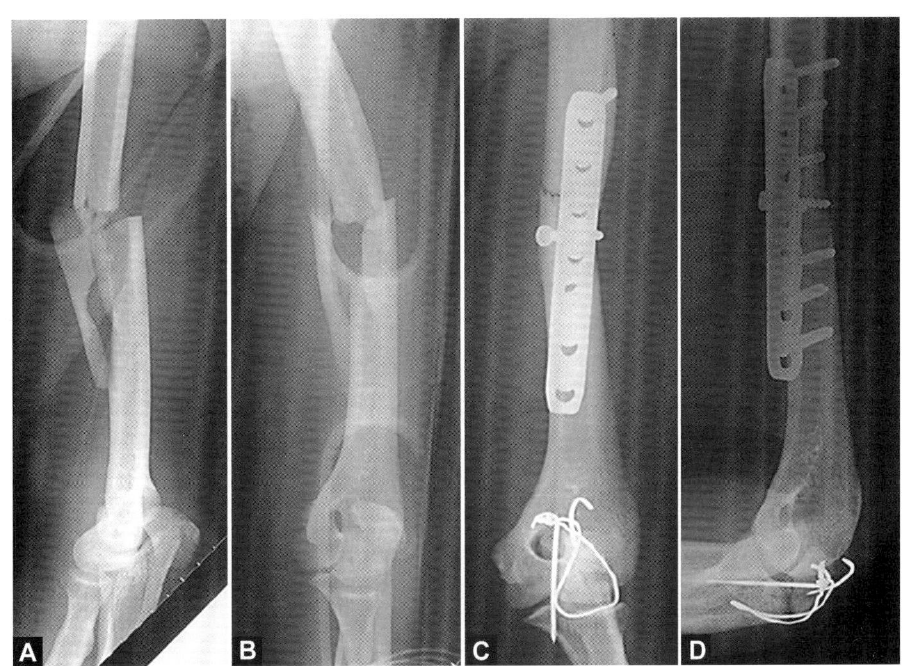

图11.4A~D　这是肱骨和尺骨鹰嘴骨折在患者仰卧位做的内固定。很明显，两个都未固定好。如果患者侧卧或者俯卧，采用后侧入路暴露、固定骨折，就容易而且效果好得多

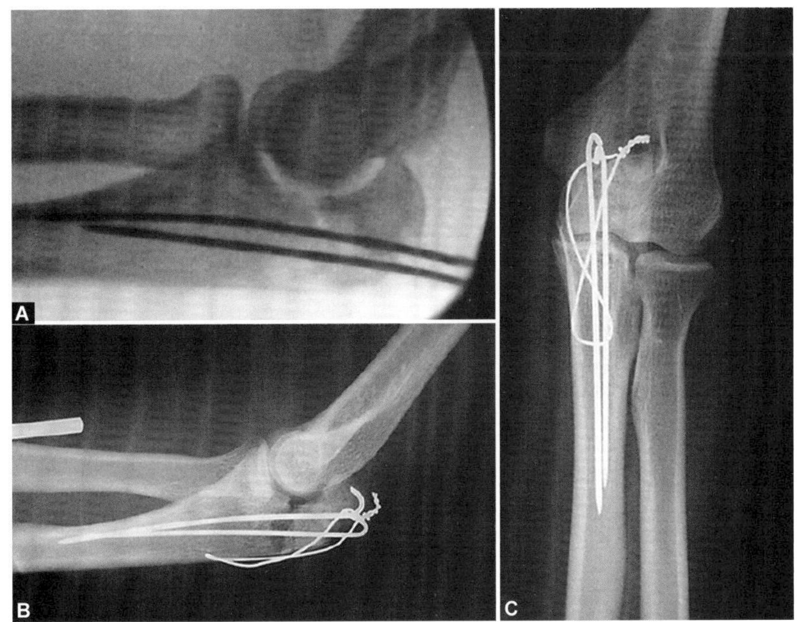

图11.5A~C　这个尺骨鹰嘴骨折是一位多发伤年轻患者多处骨折中的一处。手术在仰卧位进行，以便使其他团队可以同时进行其他部位的手术。术中X线片（A）表明，这不是一个简单的横形骨折，它可以使用钩板以获得更好的固定。然而，医生不同意在仰卧位用钩板。手术以复位、固定不充分结束，如图（B）和（C）所示

在患者存在多处骨折需要固定的情况下，往往企图在仰卧位完成所有手术操作。很多时候，这种方法使理想的固定大打折扣。在这种情况下，应该应用骨科损伤控制概念来个性化手术。每个骨折都应该得到最佳的复位和固定，以使患者所有受伤的部位重新获得最大的功能。

标准的 Weber-Vasey 固定，常见问题是短克氏针放置在髓腔内而不是穿透尺骨前侧皮质，肘关节运动容易使其退出，损害皮肤，穿透皮肤，有时甚至发生脱落。

Weber -Vasey 技术改良方法很多，有两个特别有用。一是使用长克氏针，到达尺骨髓腔的远端。尺骨髓腔的自然弯曲为直克氏针提供了可靠的三点固定，产生摩擦力，防止克氏针退出。二是克氏针贯通冠状突稍远端尺骨前侧皮质（图 11.1A~C），使用该方法时，克氏针不得超过前侧骨皮质 2~3mm，否则可能损害前侧的神经血管。两个方法中，近端克氏针和钢丝都必须很好地弯曲并包埋在鹰嘴尖端，以防止造成损害。

"8"字钢丝环应该放置在三头肌腱下面，而不是绕在克氏针的近端周围。使用宽口径导针可以使钢丝顺利穿过。在远端，钢丝环穿过 2mm 钻头在骨折线远端 2~3cm 钻的一个孔。钢丝环在鹰嘴尖端的近端拧紧，尾部剪断，弯曲并埋入肱三头肌腱下。钢丝应避免在尺骨边缘皮下拧紧和打结，否则会造成损害和不适。

除了有经验的外科医生,术中常规用 X 线片检查关节的一致性和植入物的位置。

横形鹰嘴骨折伴有关节面部分压缩

一些看似简单的横形鹰嘴骨折往往伴有一个不显眼的关节内的部分压缩。而受伤后的摄片往往不能很好地显示出来，除非鹰嘴放置在真正的侧位。在一些时候，部分压缩虽然不起眼，但也不会被经验丰富、仔细审查的医生漏诊。图 11.6 ~ 图 11.8 中显示了几个这方面的例子。因此，强烈建议所有鹰嘴骨折均应在侧位用 C 型臂机仔细检查和甄别。

当存在鹰嘴关节面部分压缩时，必须将其对应肱骨滑车抬高复位。在三头肌止点用钢丝牵开鹰嘴尖端（图 11.9A 和 B），复位压缩骨折，用细克氏针将其推靠在肱骨滑车上维持位置。克氏针必须紧贴压缩骨折部位的软骨下骨来维持位置。此时，用高质量的侧位 X 线片检查来确定压缩骨折的复位，克氏针的位置是否良好是非常必要的。

另一种方法是采用松质骨植骨来支撑复位的压缩骨折。

钩钢板固定压缩或斜形鹰嘴骨折

压缩或斜形鹰嘴骨折仅用简单张力带钢丝固定不够稳定。最近出现了各种鹰嘴解剖板，它们都有一个主要的缺点：对于鹰嘴这样一个皮下骨突来说太厚，体积太大。著者比较喜欢使用简单的 1/3 管型钢板。剪断七孔 1/3 管型钢板的最

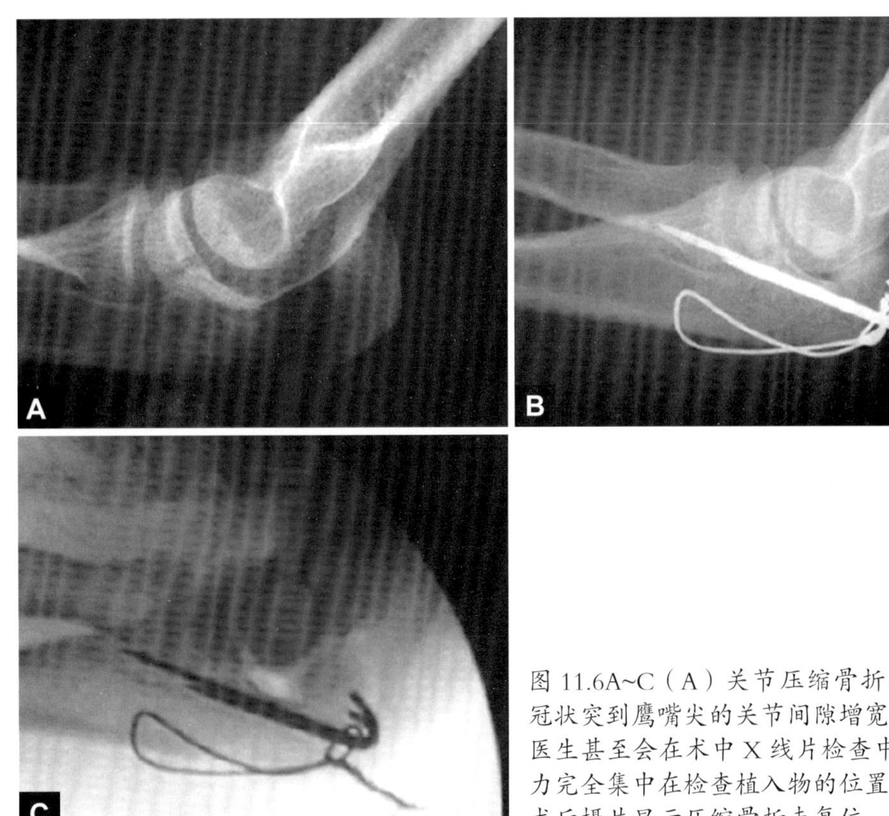

图 11.6A~C（A）关节压缩骨折不易觉察，有经验的医生会注意到从冠状突到鹰嘴尖的关节间隙增宽而得出诊断；（B）如果没有的观察力，医生甚至会在术中 X 线片检查中都漏诊明显的压缩骨折。医生的注意力完全集中在检查植入物的位置上，因此容易忽略关节不一致；（C）术后摄片显示压缩骨折未复位

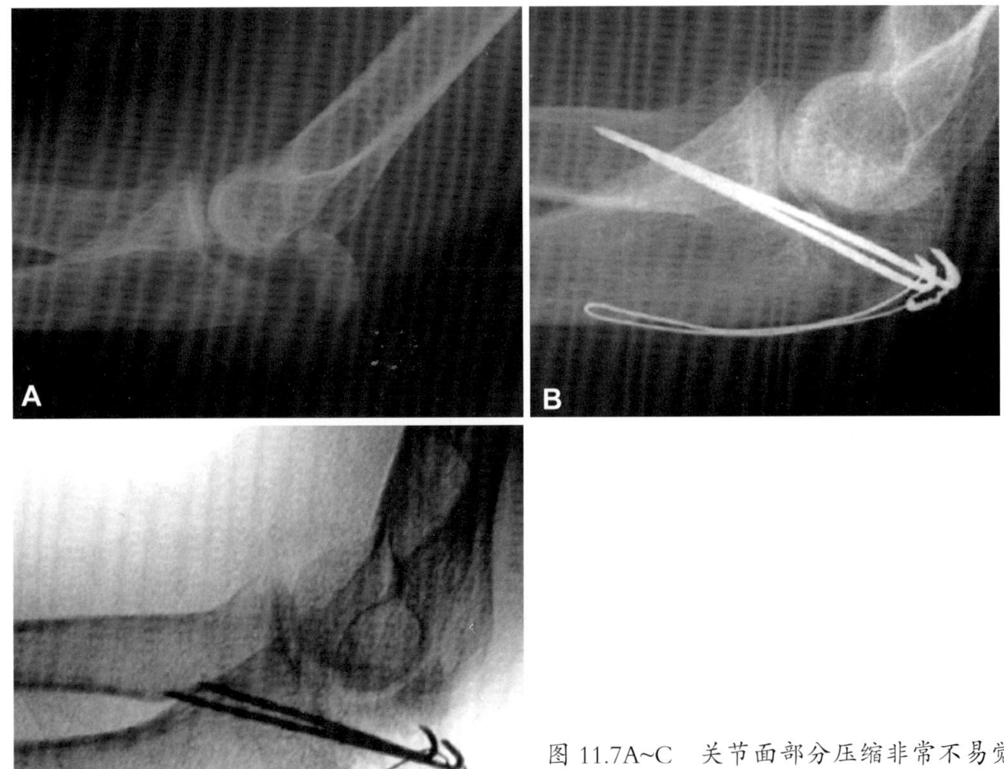

图 11.7A~C 关节面部分压缩非常不易觉察。有经验的医生会注意到鹰嘴曲线的变窄从而推断出压缩部分的存在。术中斜位 X 线片检查压缩骨折仍隐匿，仅在术后的 X 射线中越来越明显

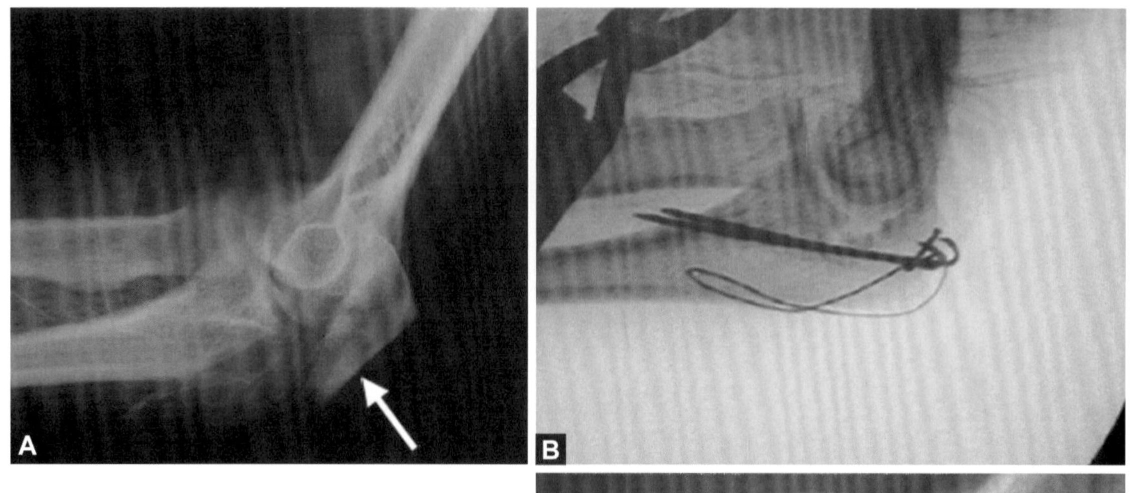

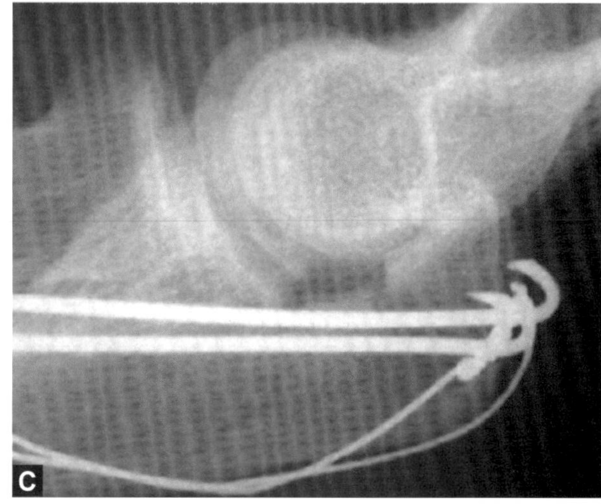

图 11.8A~C　关节压缩骨折在鹰嘴斜位片中完全隐匿。在箭头的部位变窄可能是一个提示。如果不知道这种可能性，医生就会忽略该手术 X 线片检查中明显的关节面压缩骨折。术后标准的侧位片良好地显示了关节面压缩骨折。该医生未能完成最初的手术目标

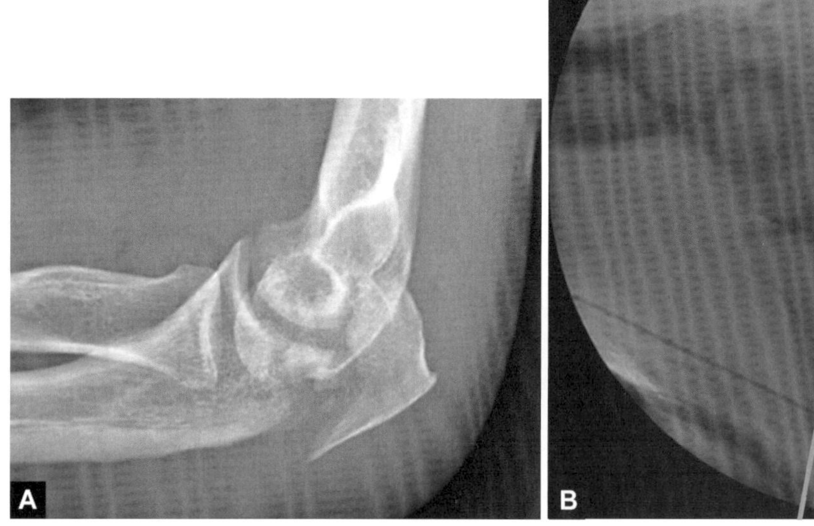

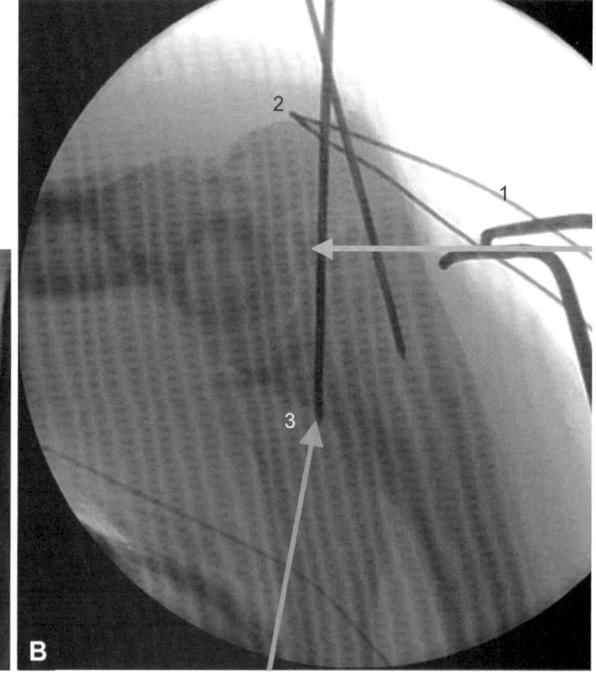

图 11.9A 和 B　（1）将鹰嘴拉下复位关节内松动的骨片，用横向箭头所示细克氏针，将其推挤在滑车上维持复位；（2）钢丝环穿过三头肌止点周围将鹰嘴拉下；（3）克氏针紧贴软骨下骨插入支撑松动的关节内骨片（给向箭头所示克氏针）

远端孔，弯成钩状，塑形使之与鹰嘴贴附。轻轻地敲击钩子以钩紧鹰嘴尖部的骨膜软组织。该板的远端用皮质骨螺钉固定，螺钉偏心放置，以产生压缩来增强稳定性。钩板进一步用“8”字张力带保护（图 11.10A~F）。

在所有的尺骨鹰嘴骨折中，应避免使用复位钳和持骨钳复位。因此处骨质太脆弱不能承受钳夹，并可能导致进一步的粉碎。近端骨折（鹰嘴）可通过穿过三头肌肌腱下的钢丝环将其拉开。

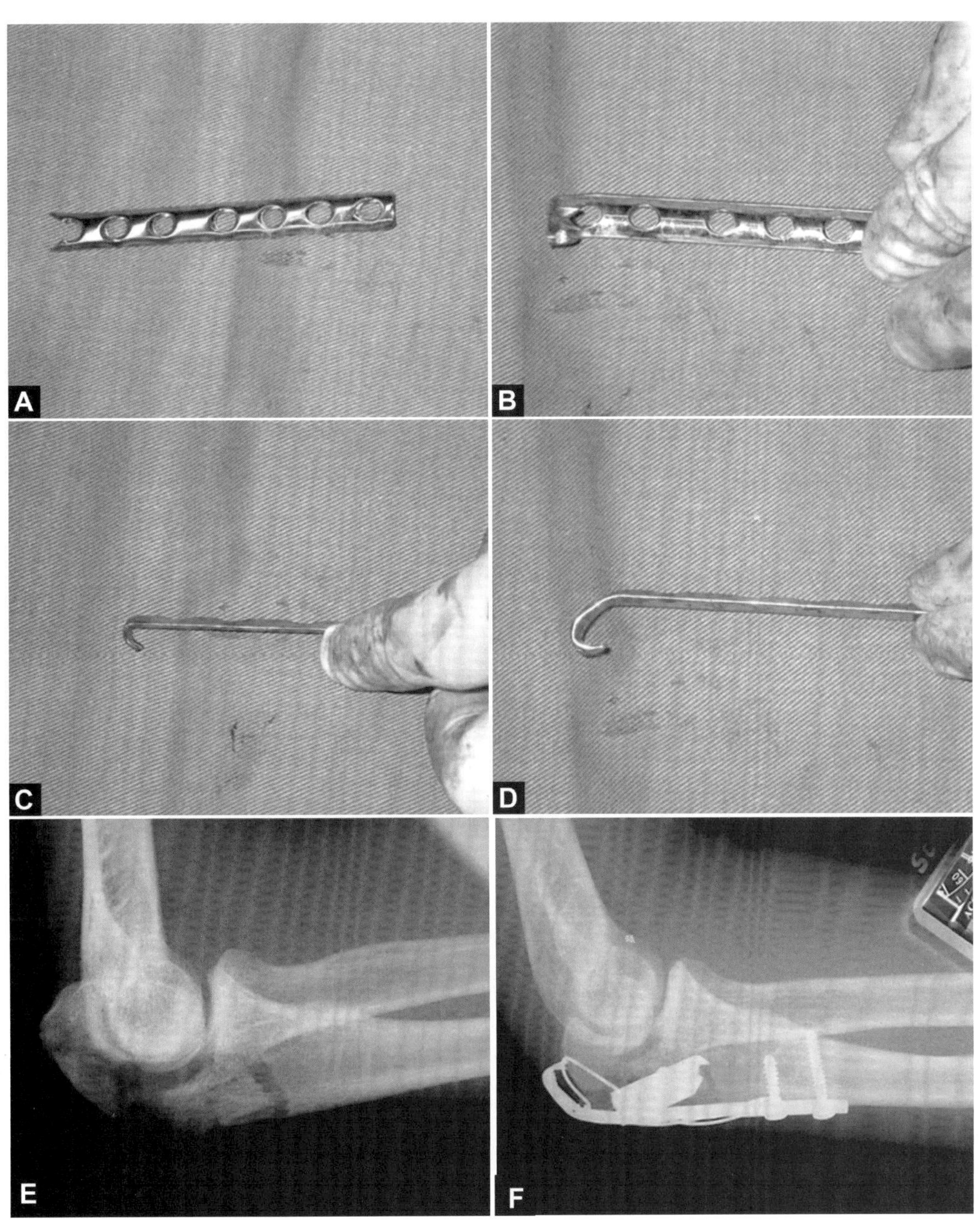

图 11.10A~F（A）七孔 1/3 管形钢板的末端被剪断；（B）剪成锐利的末端弯曲成钩；（C）弯曲的末端侧面观；（D），进一步折弯；（E）术前 X 射线；（F）术后 X 线片显示钩钢板带有“8”字张力带钢丝环，“spring”钢板在内侧表面固定粉碎性骨折

图 11.11~ 图 11.14 介绍了使用钩钢板的几个示例。

尽管 1/3 管形钢板薄，仍然有在许多患者中产生不适。一旦愈合骨折的使命完成，这些让患者产生不适的内固定装置应及时拆除。

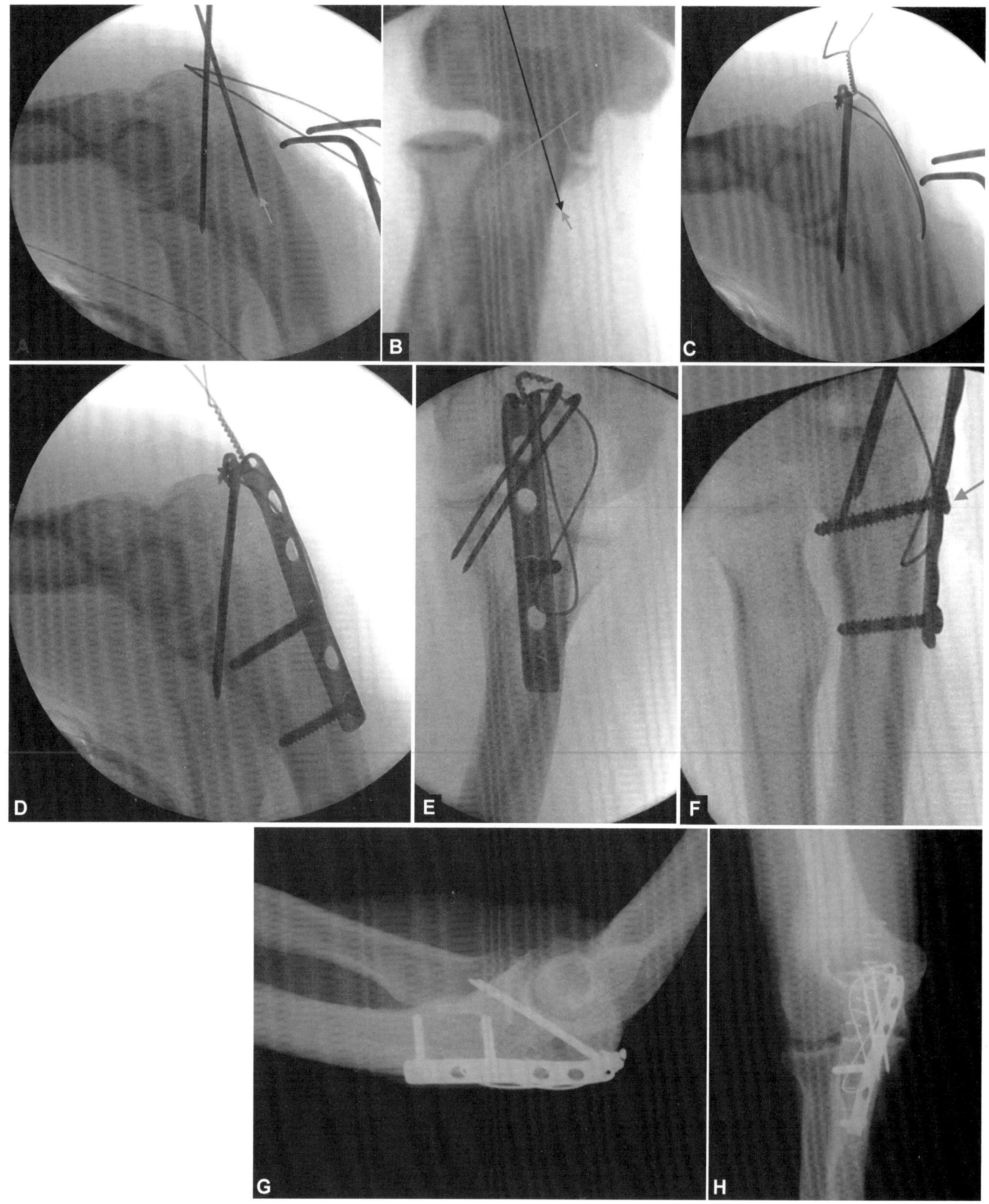

图 11.11A~H（A 和 B）从图 11.9 续。其他克氏针（浅色小箭头所示）斜形打入，防止骨折沿斜形骨折线滑动；（C）收紧“8”字张力带，拔除斜克氏针，软骨下打入第二枚克氏针；（D 和 E）钩板放置在后内侧面，作为斜形骨折平面抗滑动钢板；（F）活动前臂，感觉旋前、旋后受阻，仔细透视发现，螺丝（小箭头所示）太长。将有问题的螺钉替换为短 2mm 的螺钉，臂的旋转功能完全恢复（螺钉太长是因为测量时未将钢板完全压到骨皮质上）；（G 和 H）术后 X 线片显示粉碎斜骨折复位、固定良好（骨折块必须与关节形态一致，并稳定维持在滑车上）

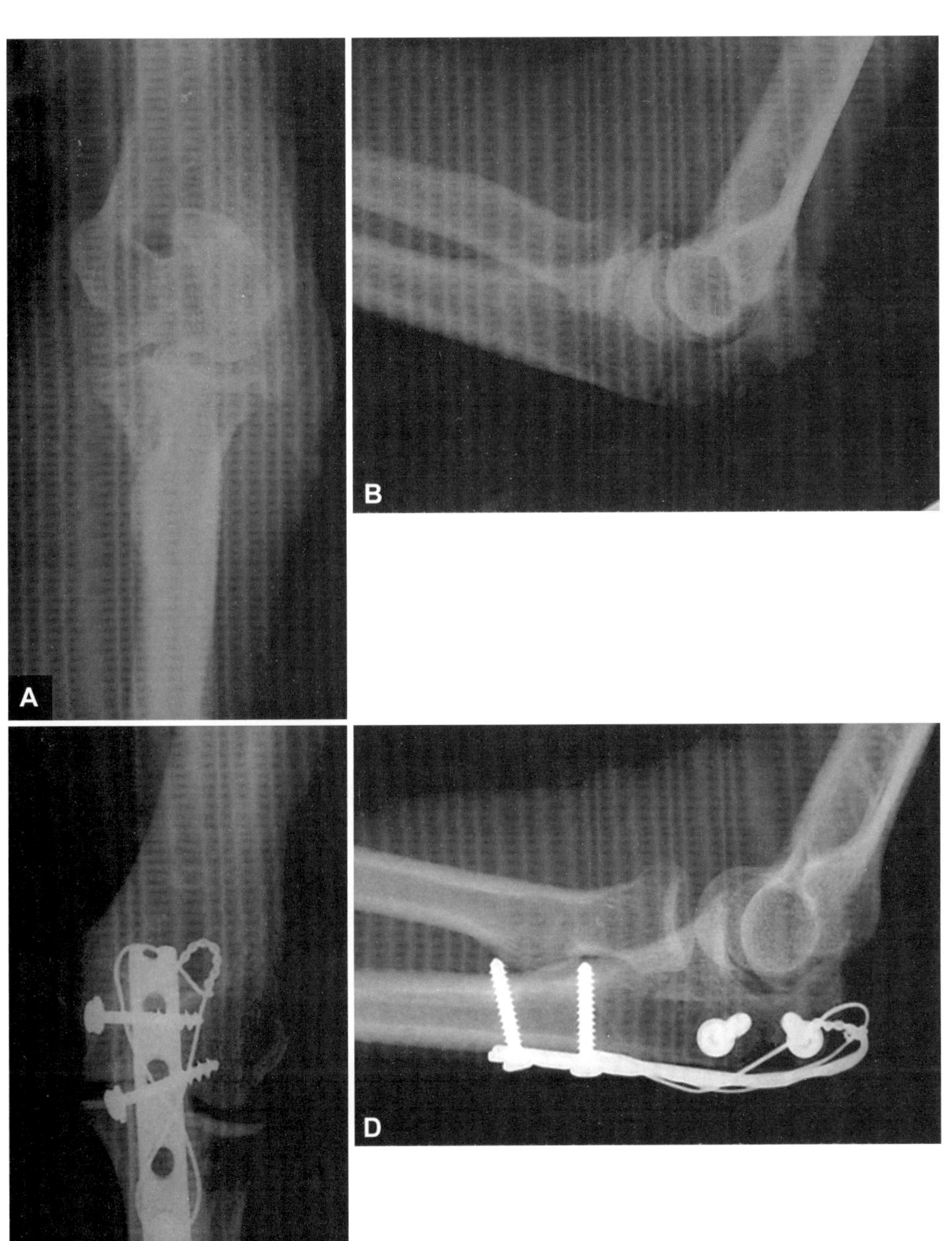

图 11.12A~D （A 和 B）术前 X 线片显示鹰嘴“变长”，通常为长斜形骨折；（C 和 D）长斜形骨折复位，用两个拉力螺钉固定，进一步用后侧钩钢板和“8”字张力带增加稳定性

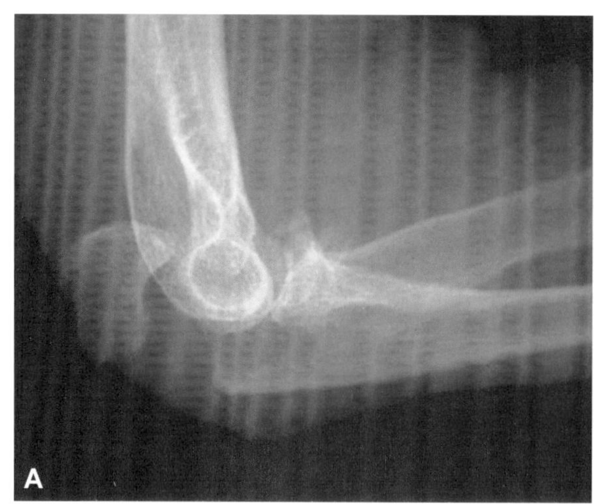

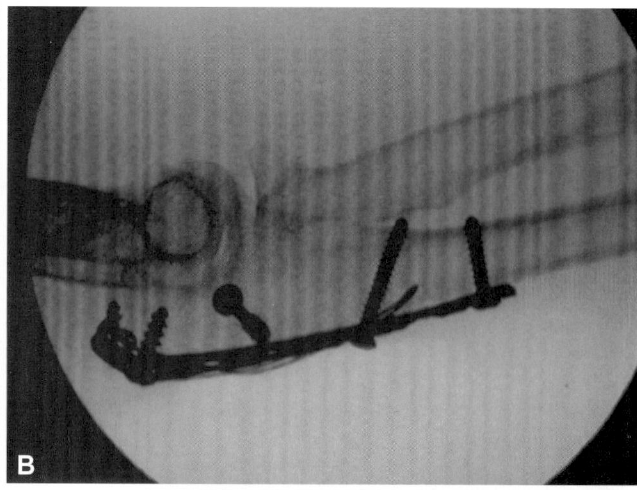

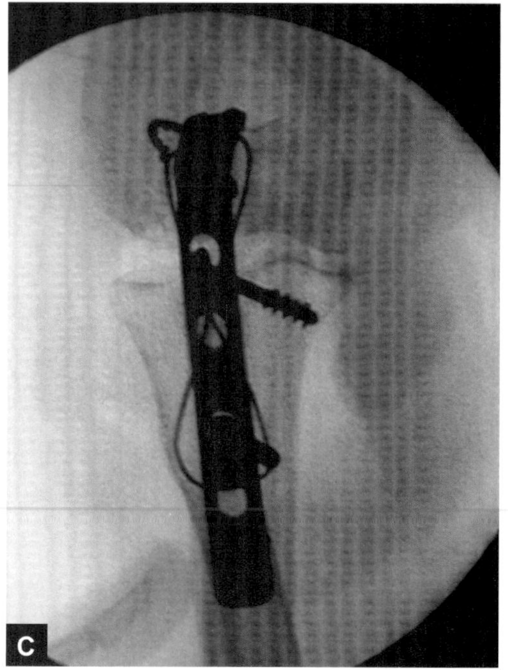

图 11.13A~C （A）此例鹰嘴骨折同样显示变长，切开复位再次发现合并有长斜形骨折；（B）拉力螺钉、钩钢板和张力带固定，保证其稳定性；（C）桡骨头骨折的碎骨片被切除

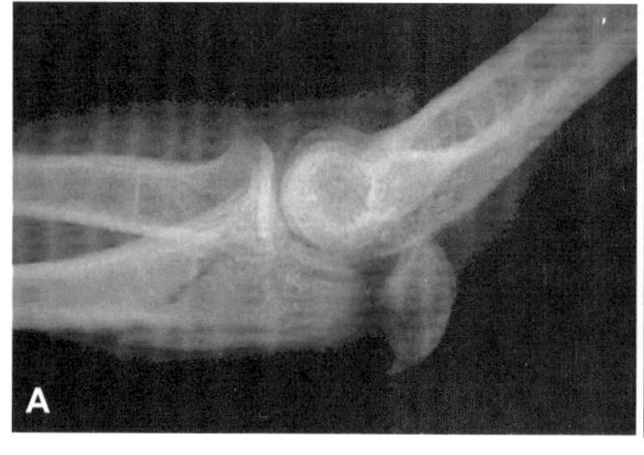

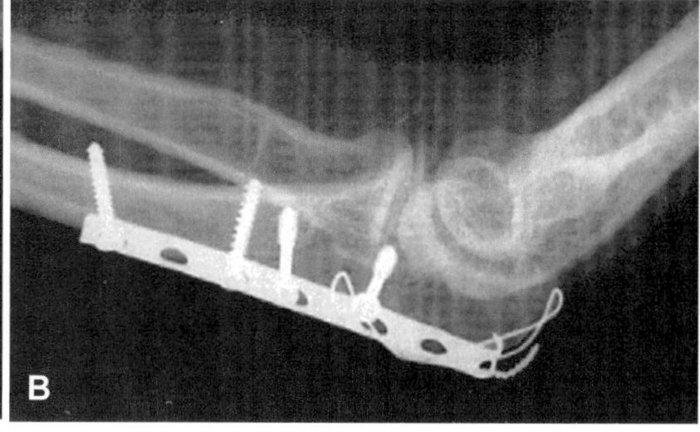

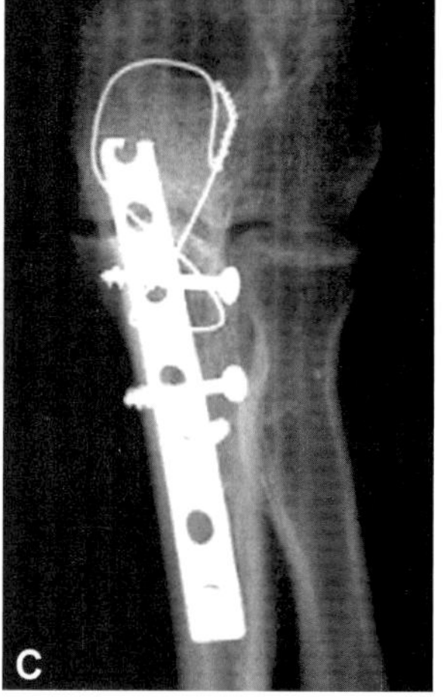

图 11.14A~C 尺骨鹰嘴粉碎骨折用拉力螺钉、钩钢板和张力带固定。此例钢板近端未塑形，使得钢板可以固定更远端的长斜形骨折

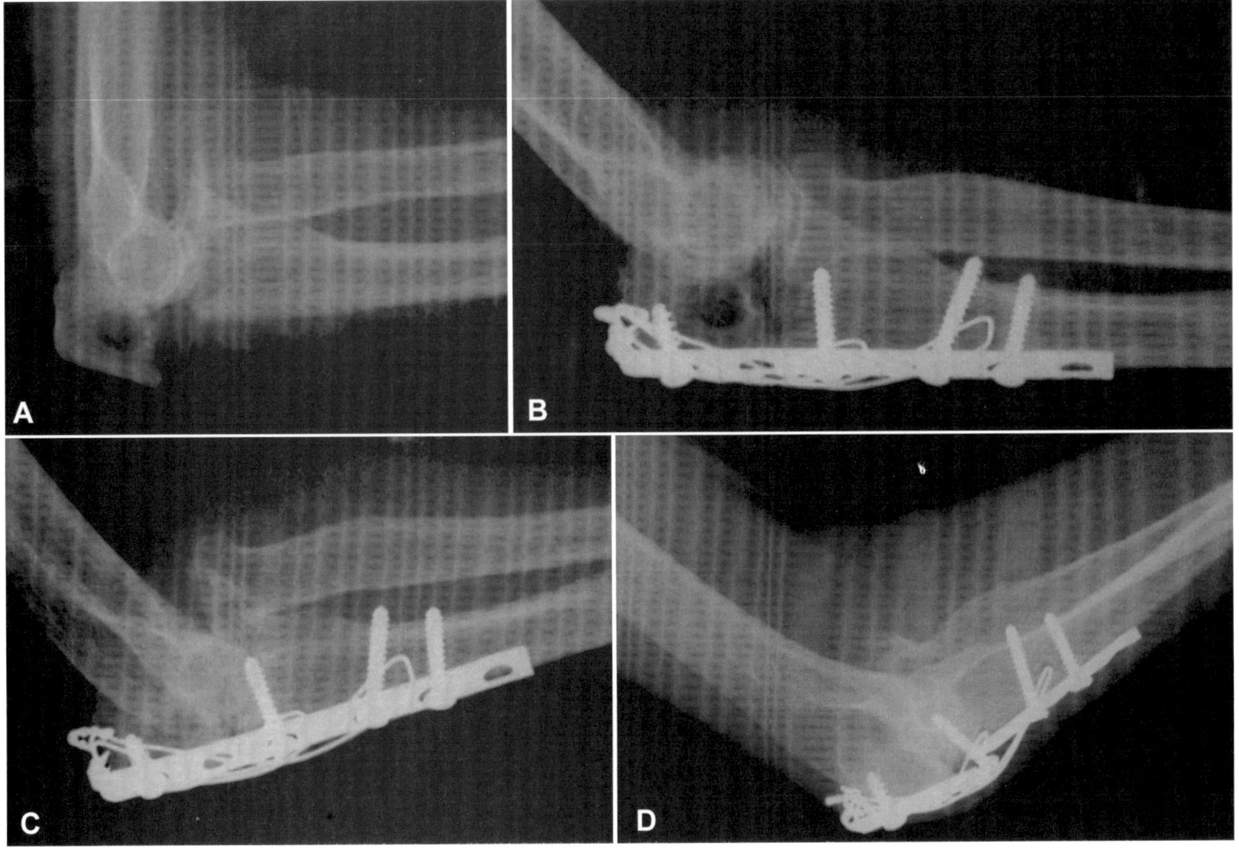

图 11.15A~D （A）这是一位 74 岁患有类风湿性关节炎的老太太肘关节闭合骨折脱位；（B）脱位纠正，骨折复位良好并固定，但没有采用额外的方法维持稳定；（C）12 周时肘关节仍不稳定；（D）16 周时钢板断裂

外固定治疗经鹰嘴骨折脱位

经鹰嘴骨折脱位属 Mayo III 型，约占所有尺骨鹰嘴骨折的 5%。这类骨折都伴有肘关节的不稳定。单纯固定尺骨鹰嘴骨折，大多数肘关节仍然不稳定，关节功能将严重损害（图 11.15A~D）。

鹰嘴骨折本身的固定与上述并无不同，尽管经鹰嘴骨折脱位通常比那些没有脱位或半脱位的粉碎更严重。但是，不稳定性需要给予额外的关注。韧带断裂需要修复或重新附着，这可能意味着内固定术后要加石膏制动。为了允许肘关节早期活动，可以使用允许肘关节屈伸的铰链外固定器（图 11.16A~H）。

并发症

鹰嘴骨折的并发症与骨折和创伤程度、植入物的选择以及手术技术有关。最常见的并发症与内固定物有关，如克氏针移位、皮肤刺激、张力带钢丝断裂等。一旦骨折愈合，许多患者需要拆除内固定装置。运动受限较常见，尤其是过伸，复位丢失，骨折部位间隙，异位骨化，尺神经麻痹，骨不愈合，继发骨关节炎等。

预后

简单尺骨鹰嘴骨折的治疗效果相当不错，愈合率超过95%。然而，长期随访鹰嘴骨折显示，50%以上的病例可发生退行性改变。Rommens等评估了尺骨鹰嘴骨折手术治疗后患者的功能，肘关节不稳定者（Mayo III型）肘关节功丧失的发生率高于其他类型。骨折的形态与最适度下骨缝合以及关节病有相关性。患者在内固定取出之前比取出之后更多抱怨日常生活中关节功能丧失。著者认为，最初的肘关节不稳定和骨折形态，是手术治疗肘部骨折后肘关节功能和关节病发展的预后因素。鉴于与内固定相关的并发症较多，建议所有患者在骨折愈合后取出内固定装置。

典型病例

一名19岁的摩托车手合并恶性室性心律失常伴有多处受伤，包括左肘关节复合骨折脱位（图11.16A）。麻醉状态下检查显示，鹰嘴关节面严重压缩和肘关节不稳定（图11.16B和C）。给予患者清创并缝合肘部1cm长挫裂伤口，应用铰链式外固定器固定（图11.16D）。5天后，双钢板和“8”字张力带钢丝内固定，同时保留外固定器（图11.16E和F）。6周拆除外固定器。6个月拍摄X线片显示重建令人满意，肘关节活动范围达到40°~140°。

总结

鹰嘴骨折是涉及运动频率较高的关节内骨折。想要良好地恢复上肢功能，只有恢复肘关节的一致性，同时骨折部位骨愈合时要允许肘关节活动。解剖复位和稳定的内固定是必须的。初始影像检查往往不能完全揭示复杂骨折，透视时仔细审查骨折是选择治疗方案和选择合适内固定的一个重要前提。当切开后发现尺骨鹰嘴骨折为稳定和无移位骨折，其解剖复位无法通过内固定完成者，可进行非手术治疗。

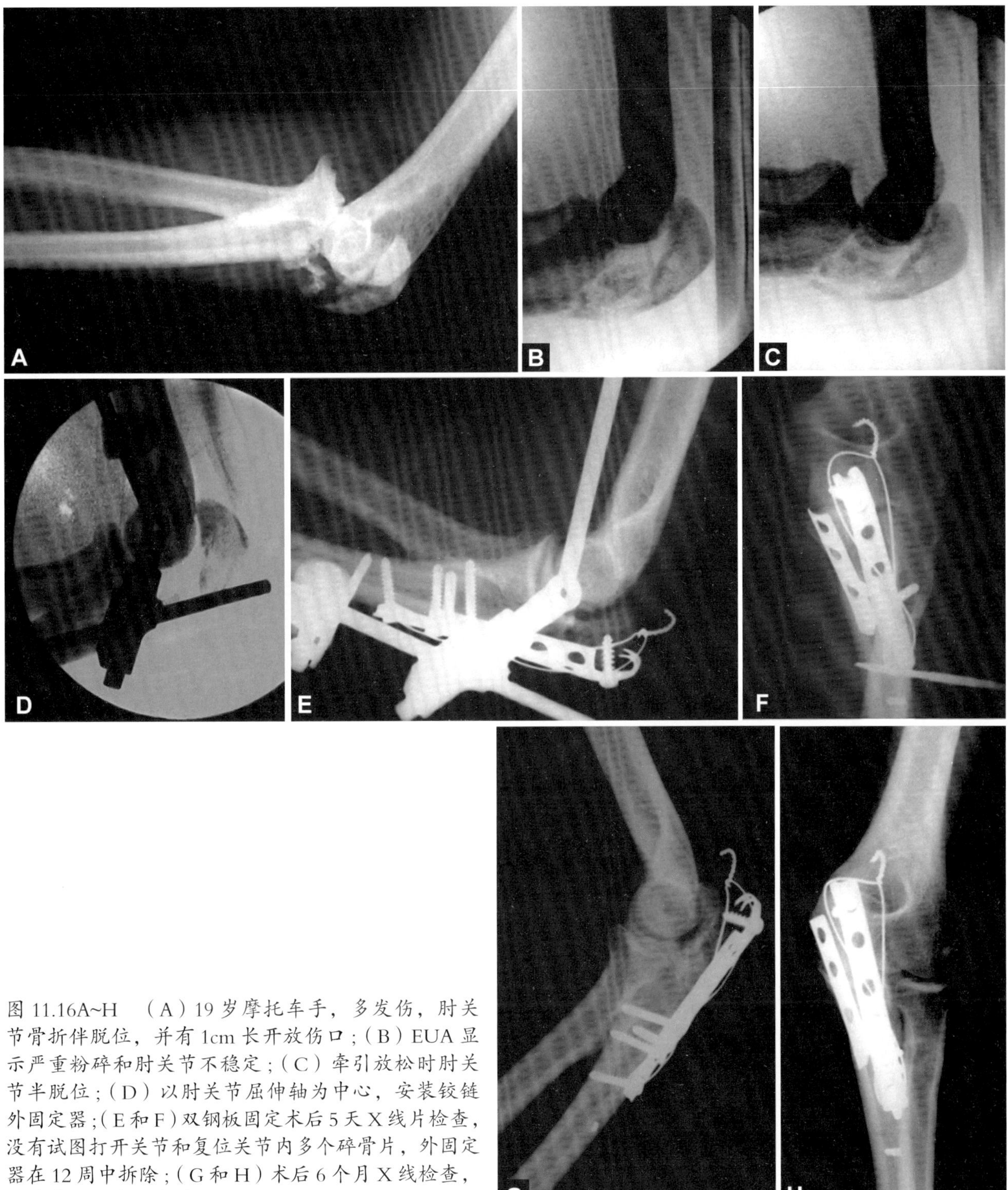

图 11.16A~H　(A) 19 岁摩托车手，多发伤，肘关节骨折伴脱位，并有 1cm 长开放伤口；(B) EUA 显示严重粉碎和肘关节不稳定；(C) 牵引放松时肘关节半脱位；(D) 以肘关节屈伸轴为中心，安装铰链外固定器；(E 和 F) 双钢板固定术后 5 天 X 线片检查，没有试图打开关节和复位关节内多个碎骨片，外固定器在 12 周中拆除；(G 和 H) 术后 6 个月 X 线检查，肘关节运动范围达到 40° ~140°

参考文献

1. Cabanela M, Morrey B. The elbow and its disorders. Philadelphia: WB Saunders; 2000. pp. 365–79.

2. Gerber C, Stokar P, Ganz R. The technique of open reduction and tension band augmented plate fixation of comminuted fractures of the olecranon. Techniques in Orthopaedics. 1991;6（2）:41–4.

3. Lavigne G, Baratz M. Fractures of the olecranon. J Am Soc Surg Hand. 2004;4（2）:94.

4. Morrey BF. Current concepts in the treatment of fractures of the radial head, the olecranon, and the coronoid. Instructional Course Lectures. Journal of Bone and Joint Surgery–American Volume. 1995;77:316–27.

5. Rommens PM, Kuchle R, Schneider RU, Reuter M. Olecranon fractures in adults: factors influencing outcome. Injury. 2004;35（11）:1149–57.

6. Kuchle R, Schneider RU, Reuter MM. Olecranon fractures in adults: factors influencing outcome. Injury. 2004;35（11）:1149–57.

7. Schatzker J. Fractures of the olecranon. In: Schatzker J, Tile M（Eds）. The Rationale of Operative Fracture Care, 3rd edn. New York: Springer–Verlag; 2005. pp. 123–9.

8. Weseley MS, Barenfeld PA, Eisenstein AL. The use of the Zuelzer hook plate in fixation of olecranon fractures. Journal of Bone and Joint Surgery–American Volume. 1976;58(6):859–63.

9. Wu CC, Tai CL, Shih CH. Biomechanical comparison for different configurations of tension band wiring techniques in treating an olecranon fracture. Journal of Trauma–Injury Infection and Critical Care. 2000;48（6）:1063–7.

10. Rommens PM, Schneider RU, Reuter M. Functional results after operative treatment of olecranon fractures. Acta Chir Belg. 2004;104:191–7.

翻译：胡万坤　审校：李泽湘

12 切开复位内固定术治疗桡骨头骨折

Bhavuk Garg, Prakash P Kotwal

引言

桡骨头是维持肘关节稳定的重要结构，在肘关节外翻及轴向稳定中起到决定性作用，尤其在合并有肘关节周围损伤时，如骨折或肘关节脱位。桡骨头骨折受伤机制常常是肘关节伸直、前臂旋前位时手撑地而造成的。桡骨头骨折约占所有骨折的 4%，占肘部骨折的 30% 左右。

传统的桡骨头骨折治疗主要是保守治疗或桡骨头切除，但手术技术的进步及微型螺钉及锁定钢板的有效应用给桡骨头骨折的治疗带来了转变。

桡骨头骨折的治疗方式决定于骨折移位及粉碎的程度、患者功能需求及有无其他合并损伤。本章节主要讨论分离型桡骨头骨折的治疗。

分型

Mason 将桡骨头骨折分为三型（图 12.1 A~D）。

- I 型：无移位（移位 <2mm）；
- II 型：关节面部分受累，移位（移位 >2mm）；
- III 型：粉碎性骨折。

1962 年，Johnson 将桡骨头骨折合并肘关节脱位定义为 IV 型。

治疗

I 型骨折通常采取保守治疗；患者年龄大或者骨折碎片大于 3 块的 III 型桡骨头骨折常常行桡骨头置换术治疗；II 型骨折通常行切开复位内固定治疗。通常，微型螺钉足够坚强固定桡骨头骨折，但如果合并桡骨颈骨折则需要使用钢板固定。

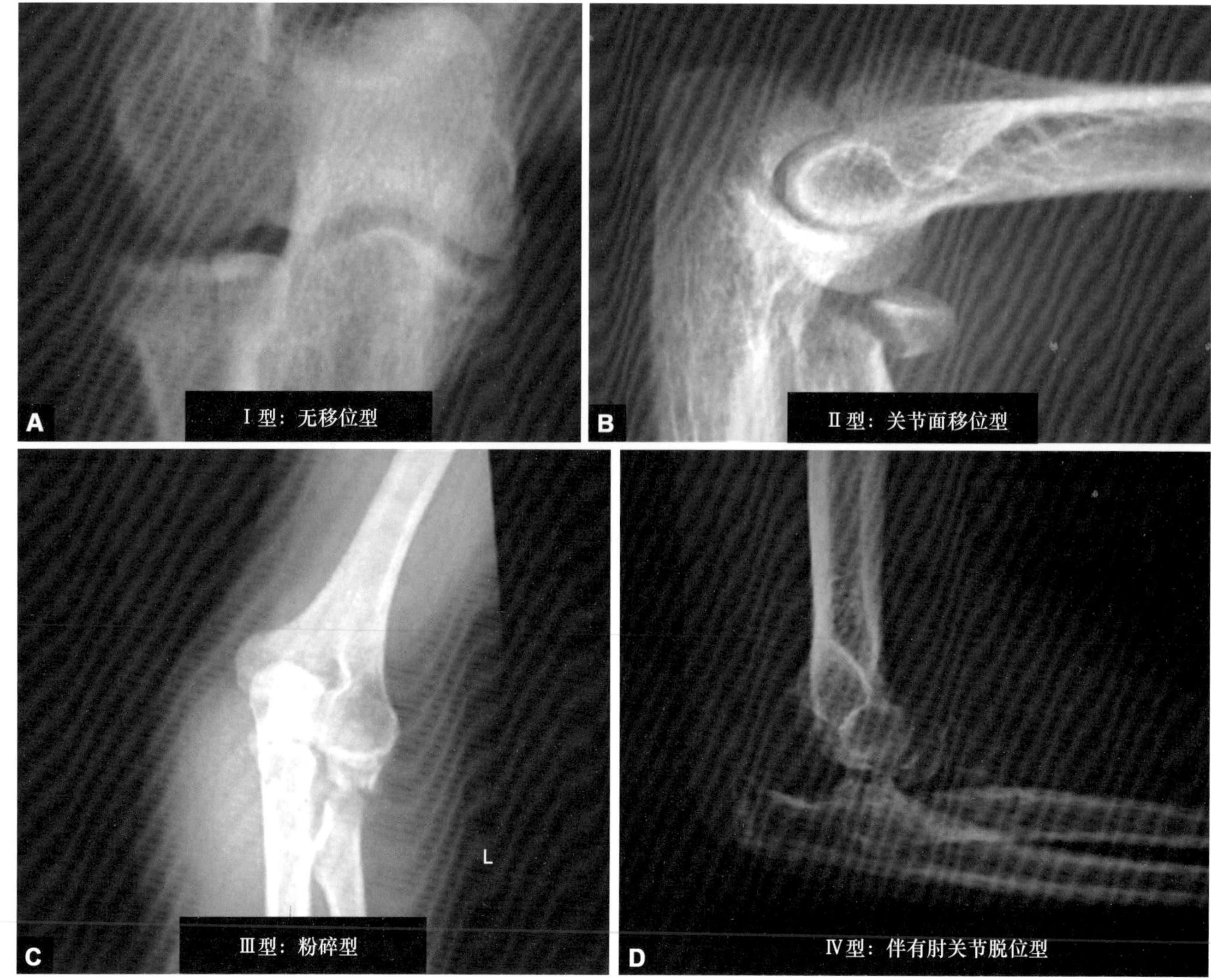

图 12.1A~D　桡骨头骨折 Mason 分型

手术方法

体位及麻醉（图 12.2）

患者仰卧位，患肢上止血带，肘部及前臂置于手术台旁桌子上。通常选用全身麻醉，但区域阻滞麻醉亦可应用。

手术入路

采用标准 Kocher 外侧入路，即从肱骨外髁开始至尺骨后缘尺骨鹰嘴下方 6~7cm 处（图 12.3），切开深筋膜后，确认肘肌与尺侧腕伸肌间隙（图 12.4）。由于这两块肌肉在近端共用一个肌腱止点，因此层次较易辨认。找到外侧副韧带（图 12.5），在其前缘纵行切开，切开环状韧带及关节囊。必须保持前臂旋前位，以防止损伤骨间后神经。如想暴露桡骨颈及以下部位，也需要小心解剖分离。

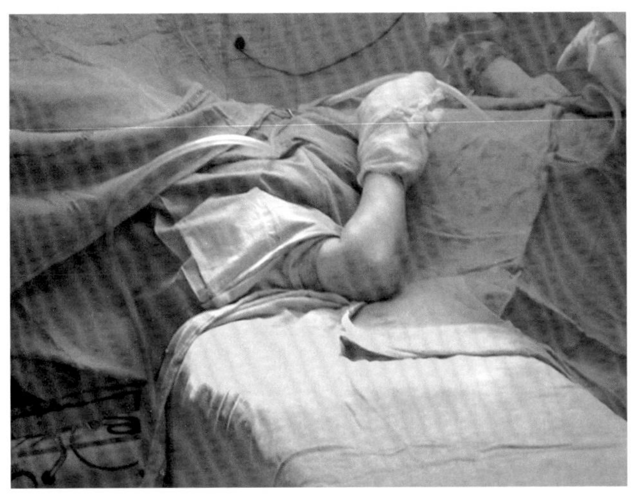
图 12.2　手术体位

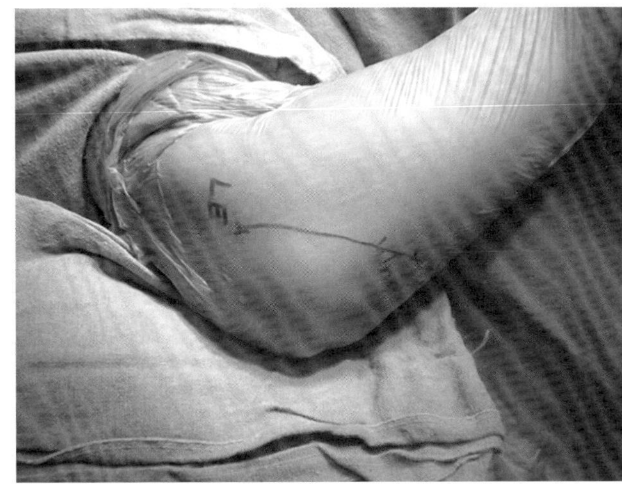
图 12.3　手术切口

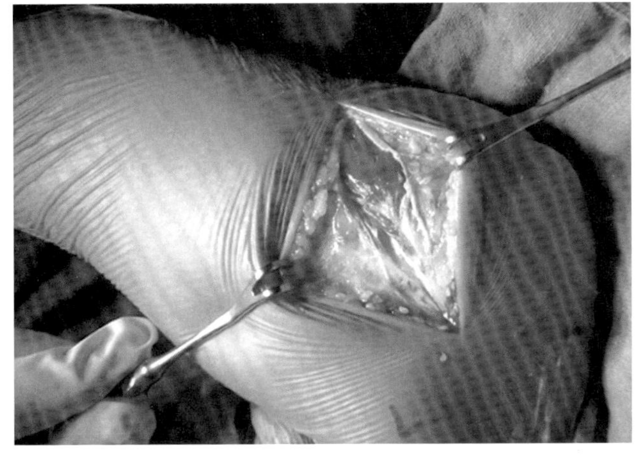
图 12.4　肘肌与尺侧腕伸肌间隙

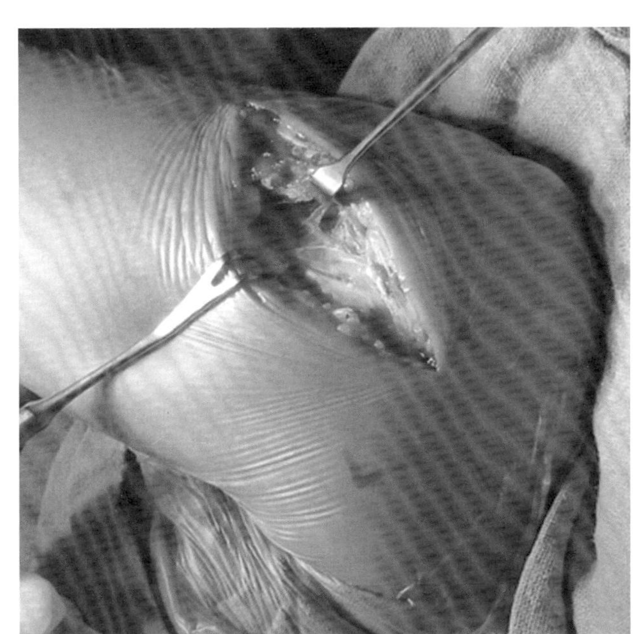
图 12.5　显露外侧副韧带

骨折显露

通常，切开关节囊后可清除骨折处血肿，随后清除不需要固定的小骨片，尽量减少软组织分离以保护血供。旋转前臂于旋后旋前位，确定所有桡骨头骨折碎块（图 12.6），评估碎骨片情况，必要时小心抬起复位（图 12.7）

骨折复位及临时固定

所有的骨折块解剖复位后，用克氏针临时固定（图 12.8）。由于骨间后神经贴近骨缘行走，有时可能就位于肱二头肌结节对面，故在此手术过程中必须小心牵拉，防止损伤。如果碎骨块有 2 块以上，则需一块一块分别复位与固定。若有多个大的游离骨块，则可能需要取出后重建桡骨头。复位后如发现有骨缺损（12.9），可取尺骨鹰嘴自体骨或人工骨，植骨填充（图 12.10）。

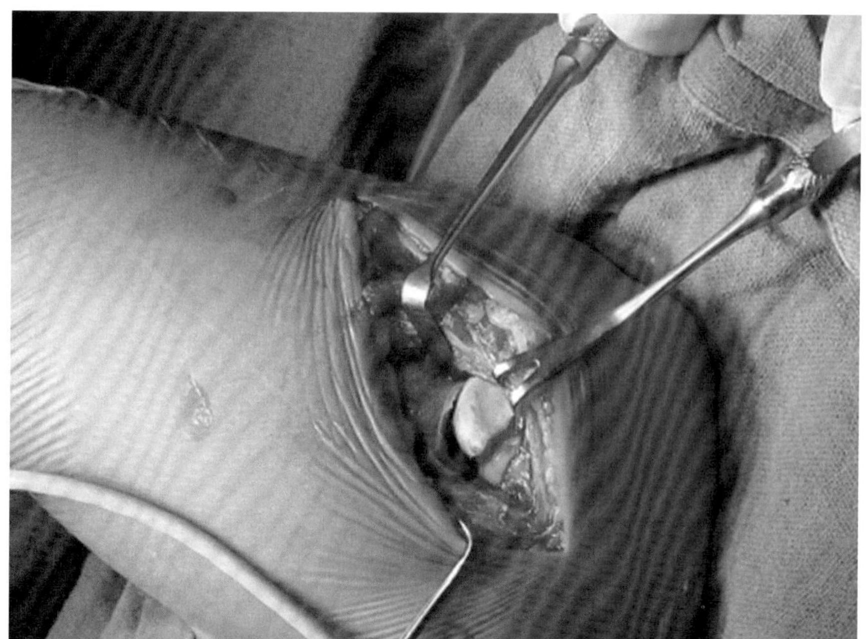

图 12.6　显露骨折碎块

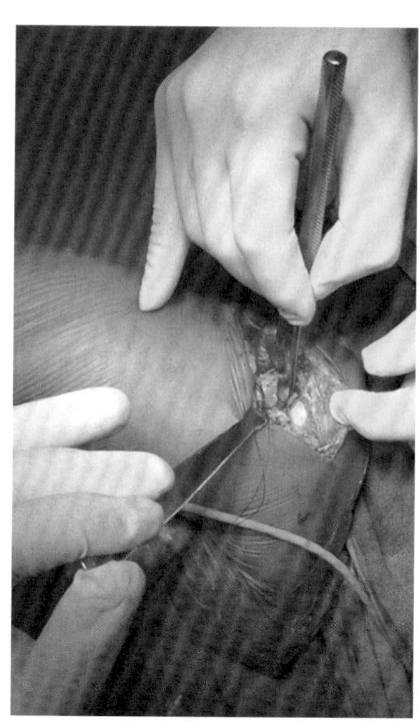

图 12.7　抬起塌陷骨折块

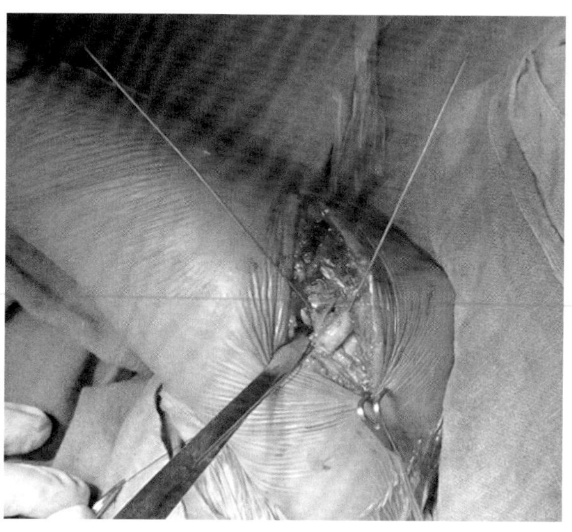

图 12.8　克氏针临时固定骨折块

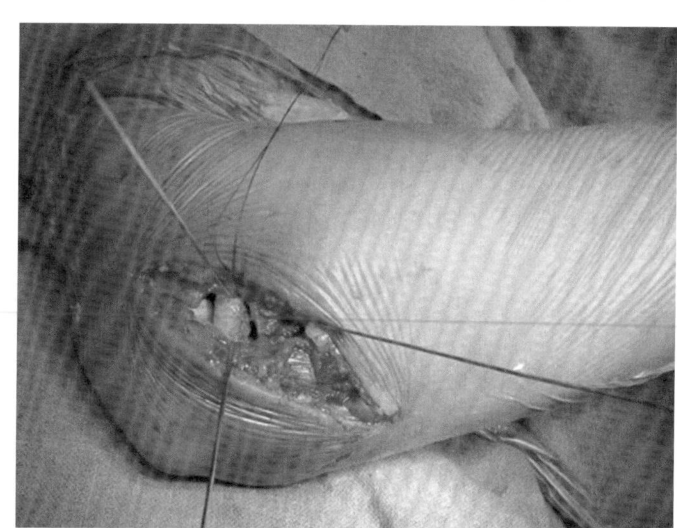

图 12.9　临时固定后出现骨缺损

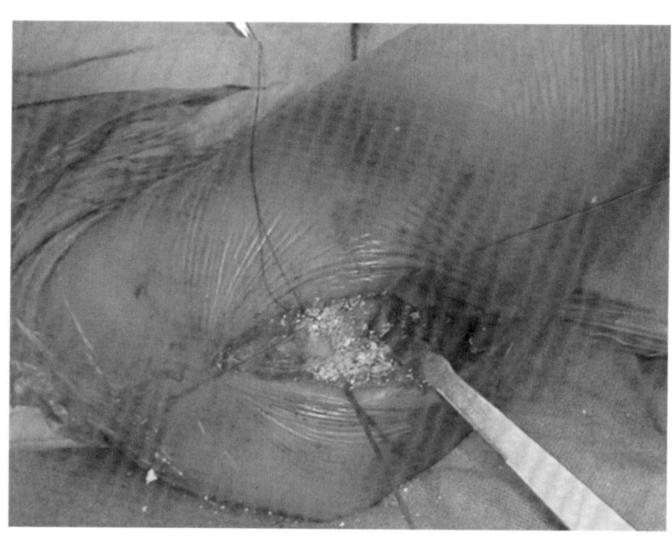

图 12.10　缺损区植骨

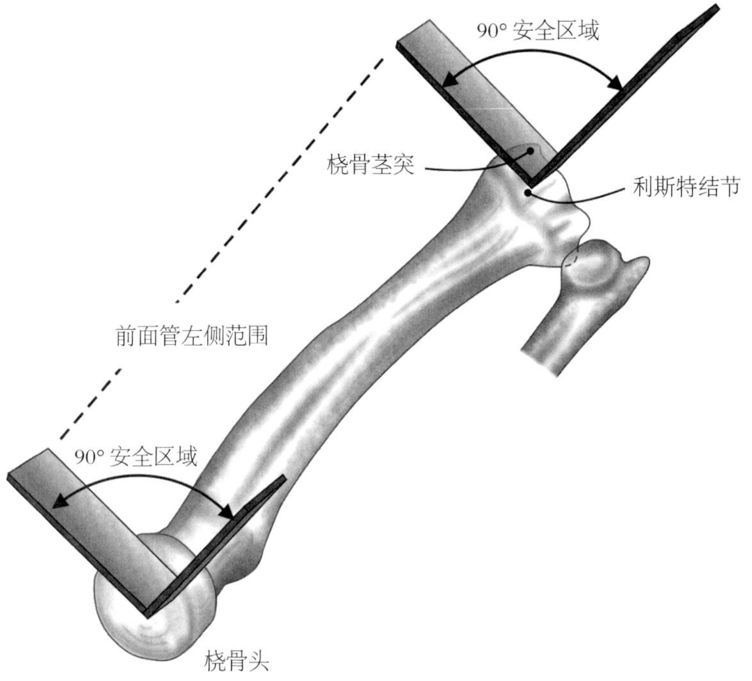

图 12.11 安全区

安全区（图 12.11）

桡骨头后外侧有一个 110° 左右的弧形区，在前臂旋转时不与尺骨接触。这个区域可以放置钢板或螺钉，不会导致上尺桡关节撞击，这个区域被定义为安全区。前臂中立位时，通过桡骨茎突及 Lister 结节各做一条直线，两线之间的区域即可确定为安全区。

最终内固定的选择

最终内固定的选择可以是微型螺钉、埋头加压螺钉及微型钢板。2.4mm 或者 2.7mm 的螺钉最常用。手术时必须确认螺钉头部完全埋于关节面下，因此可以使用埋头器。

骨折累及桡骨颈时通常使用钢板固定。如果使用钢板，桡骨头颈连接处预弯，对骨折的良好解剖复位以及最终内固定的稳定性非常重要（图 12.12）。术中透

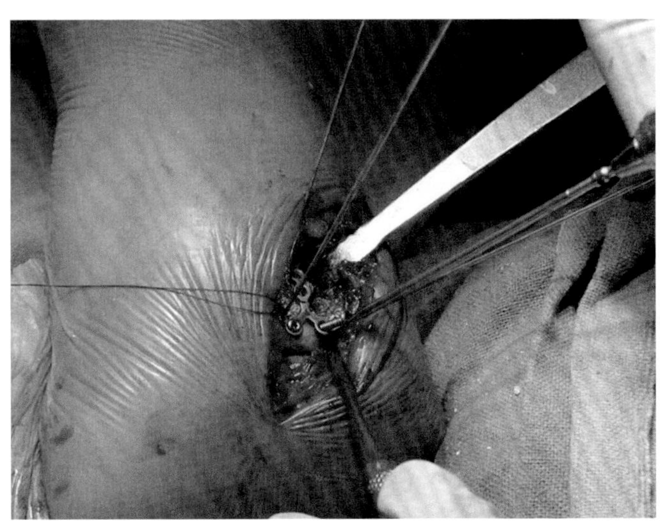

图 12.12 钢板置于安全区

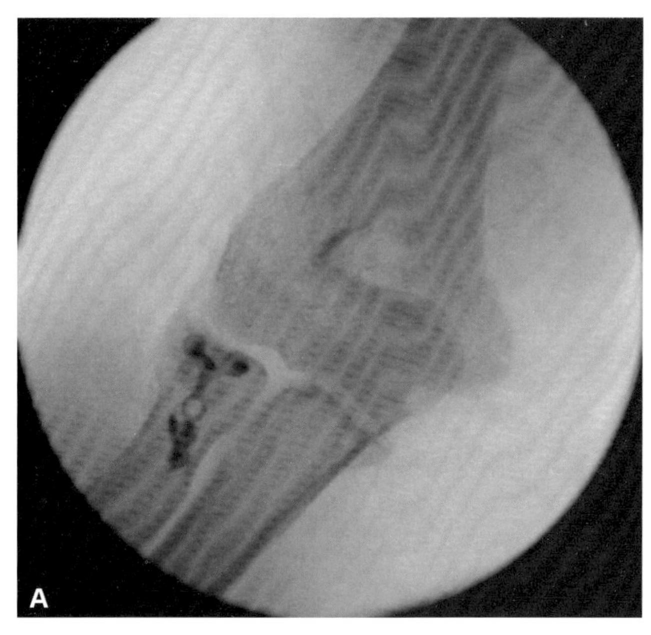
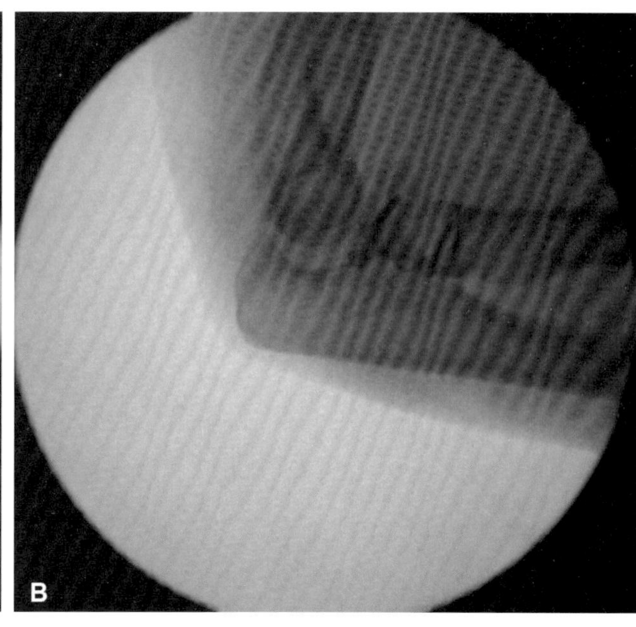

图 12.13A 和 B　术中透视

视下检查螺钉长度，确定其不穿透对侧骨皮质（图 12.13 A 和 B）。

缝合切口

缝合环状韧带及关节囊需宽松些（使前臂做活动时不会过度摩擦或受压桡骨头），再逐层缝合伤口（图 12.14）。

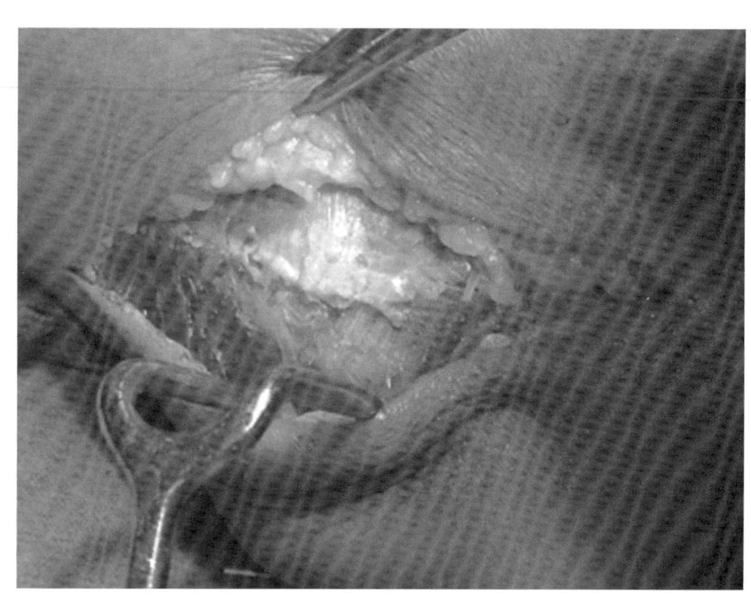

图 12.14　仔细缝合切口非常重要

术后治疗

一般情况，术后 2 周拆除缝线。术后应用夹板固定 2~3 周，在此期间使用被动式 ROM 进行功能锻炼。术后 3 周，开始进行主动功能锻炼。3 个月后允许完全负重功能锻炼。

并发症

常见的并发症如下：

1. 骨间后神经损伤；
2. 骨不连；
3. 内固定失败；
4. 内固定撞击；
5. 肘关节僵硬；
6. 前臂旋后、旋前功能受限。

预后

Kass 等对桡骨头骨折的系统性回顾研究发现，切开复位内固定手术成功率为 93%（其他个体研究成功率约 81%~100%）。Jupiter 等 2002 年报道了切开复位内固定术治疗 46 例桡骨头骨折病人，其中 15 例粉碎性 Mason II 型骨折中有 4 例结果不满意，该 4 例骨折均为骨折 – 脱位型，术后该 4 例患者前臂旋转活动度均 <100°；14 例骨折块大于 3 块的粉碎性 Mason III 型骨折，病例中有 13 例术后结果不满意。相比较，所有 15 例非粉碎性的 II 型骨折结果均满意。12 例桡骨头分离成 2~3 块简单骨块的 III 型骨折病例，早期手术均无失败，后期 1 例骨不连，但术后前臂旋转活动度均≥ 100°。

典型病例

32 岁女性，桡骨头 Mason II 型骨折，未累及桡骨颈（图 12.15 A 和 B）。予切开复位微型螺钉内固定（图 12.16 A 和 B）。6 个月后，骨折愈合，患者正常活动，无疼痛症状（图 12.17 A~D）。

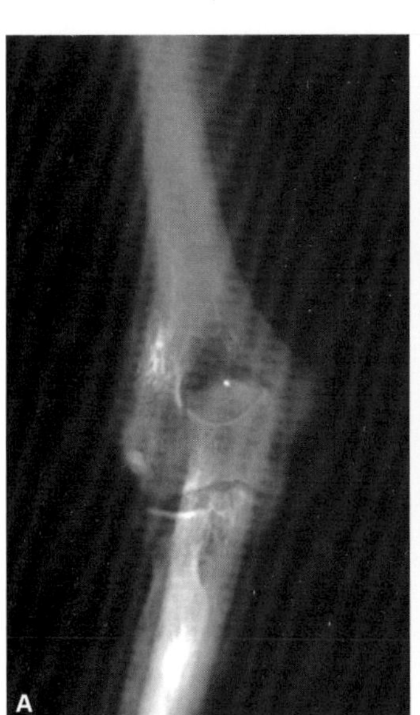

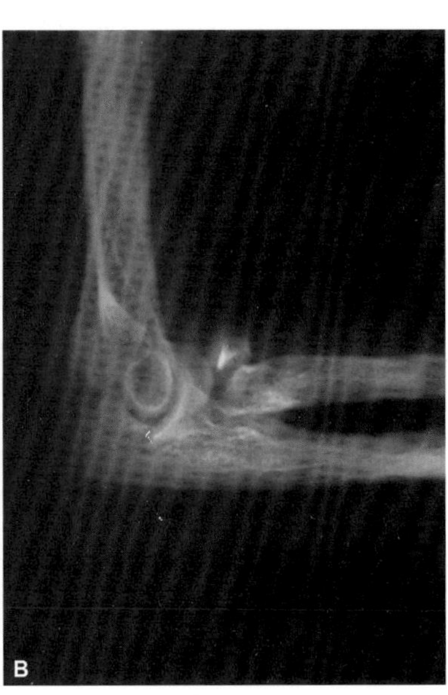

图 12.15A 和 B　II 型桡骨头骨折

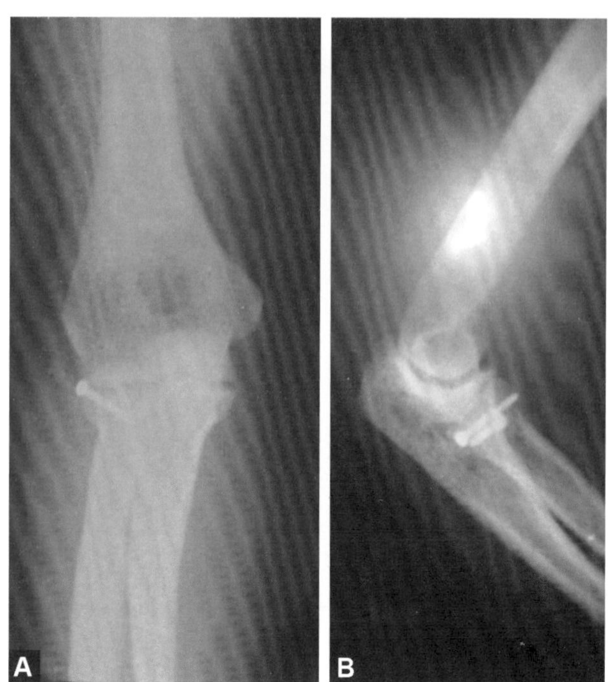

图 12.16A 和 B　2 枚微型螺钉固定

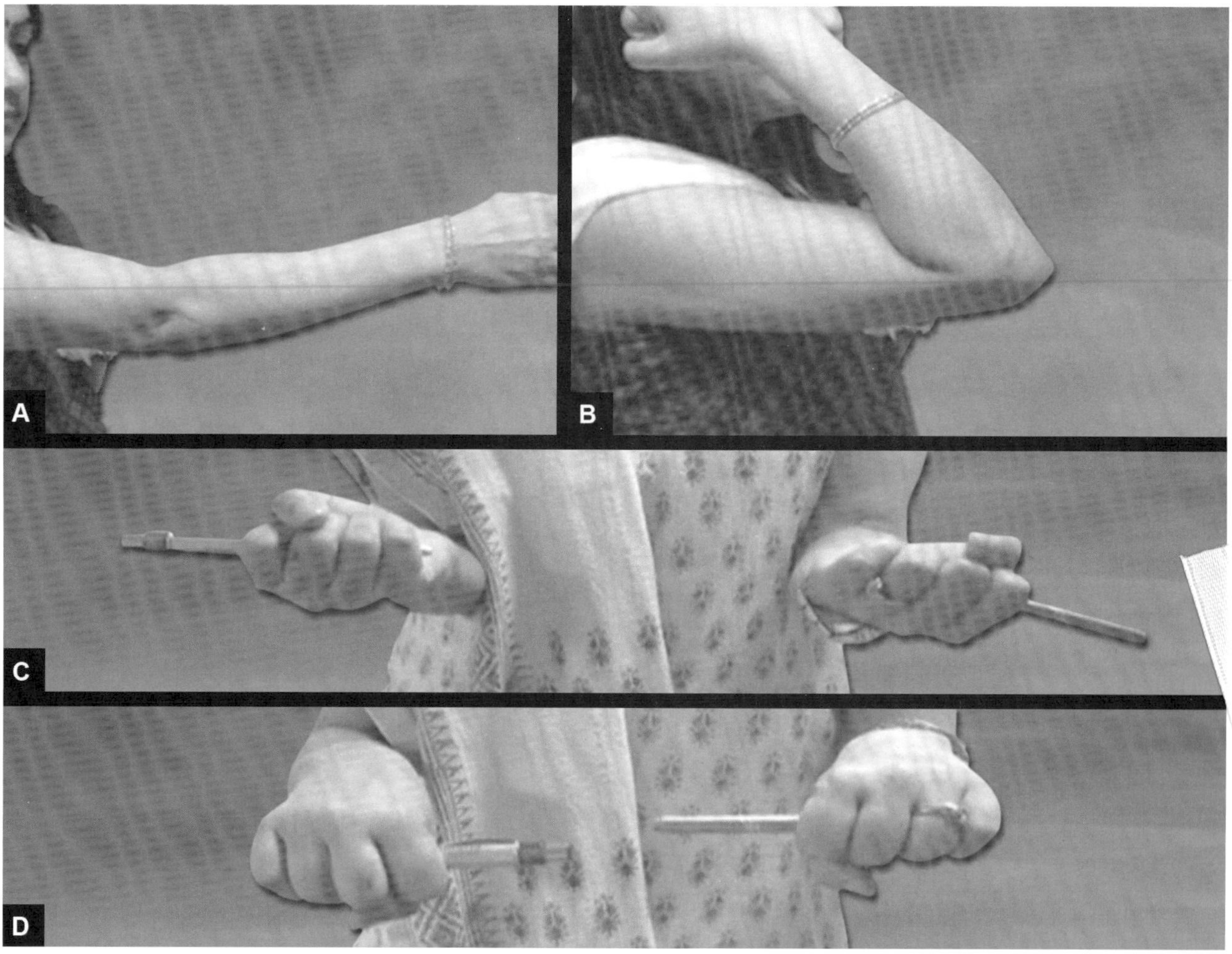

图 12.17A~D　术后 6 个月，功能恢复正常

参考文献

1. Morrey BF, Tanaka S, An KN. Valgus stability of the elbow. A definition of primary and secondary constraints. Clin Orthop Relat Res. 1991;265:187–95.
2. O' Driscoll SW, Bell DF, Morrey BF. Posterolateral rotatory instability of the elbow. J Bone Joint Surg Am. 1991;73:440–6.
3. Beingessner DM, Dunning CE, Gordon KD, et al. The effect of radial head excision and arthroplasty on elbow kinematics and stability. J Bone Joint Surg Am. 2004;86–A:1730–9.
4. Morrey BF, An KN, Stormont, et al. Force transmission through the radial head. J Bone Joint Surg Am. 1988;70:250–6.
5. Rabinowitz RS, Light TR, Havey RM, et al. The role of the interosseous membrane and triangular fibrocartilage complex in forearm stability. J Hand Surg Am. 1994;19:385–93.
6. VanBeek C, Levine WN. Radial Head—Resect, Fix, or Replace. Oper Tech Orthop. 2010;20: 2–10.
7. Mason L. Some observations on fracture of the head of the radius with a review of a hundred cases. Br J Surg. 1954;42:123–32.
8. Johnston GW. A follow–up of one hundred cases of fracture of the head of the radius with a review of the literature. Ulster（Med J）. 1962;31:51–6.
9. Caputo AE, Mazzocca AD, Santoro VM. The non–articulating portion of the radial head: anatomic and clinical correlations for internal fixation. J Hand Surg Am. 1998;23:1082–90.
10. Kaas L, Struijs PA, Ring D, van Dijk CN, Eygendaal D. Treatment of Mason type II radial head fractures without associated fractures or elbow dislocation: a systematic review. J Hand Surg Am. 2012;37（7）:1416–21.
11. Ring D, Quintero J, Jupiter JB. Open reduction and internal fixation of fractures of the radial head. J Bone Joint Surg Am. 2002;84（10）:1811–5.

翻译：黄利彪　审校：何家文

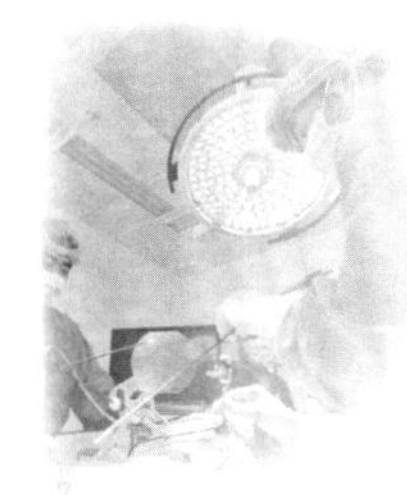

13 桡骨头置换

Rohit Arora, Martin Lutz, Michael Blauth

引言

桡骨头作为辅助稳定因素，在防止肘关节后外侧、外翻不稳定和桡骨近端移位时起着重要的作用。桡骨头对肘关节尺侧副韧带损伤或者前臂骨间膜的影响已得到证实。桡骨头能维持肘和前臂的稳定，随着对桡骨头重要性的认识日益增强，医生试图内固定重建，甚至挽救粉碎性桡骨头骨折。早期报道，切开复位内固定治疗较小移位且稳定的单独桡骨头骨折前景广阔；其他著者则报道了治疗不稳定性、移位明显和粉碎性桡骨头骨折的早期失败病例，包括骨不连、肘关节和前臂术后主动活动受限等。

随着金属桡骨头假体治疗复杂、难以重建的桡骨头骨折得到越来越多的应用并证实了其可行性，这引起了人们对传统的切开复位内固定和简单桡骨头切除术重要性的质疑。以往对复杂、粉碎性桡骨头骨折通常采用简单的桡骨头切除术治疗。最近的长期随访研究报道，桡骨头切除术的晚期并发症多见，包括桡骨近端移位导致的腕关节疼痛、握力的降低、尺肱关节炎和外翻不稳定。

同时，桡骨头置换术治疗复杂性桡骨头骨折满意的效果为大家提供了可接受治疗方法的选择，以避免桡骨头切除术引起的晚期并发症。

损伤机制

桡骨头骨折吸收了跌倒时作用于肱骨小头的间接暴力、直接暴力，或者作为高能量创伤的一个成分，都可能引起桡骨头骨折。

分型

桡骨头骨折与肘部相当多种类的损伤模式相关联，仅采用桡骨头骨折现有

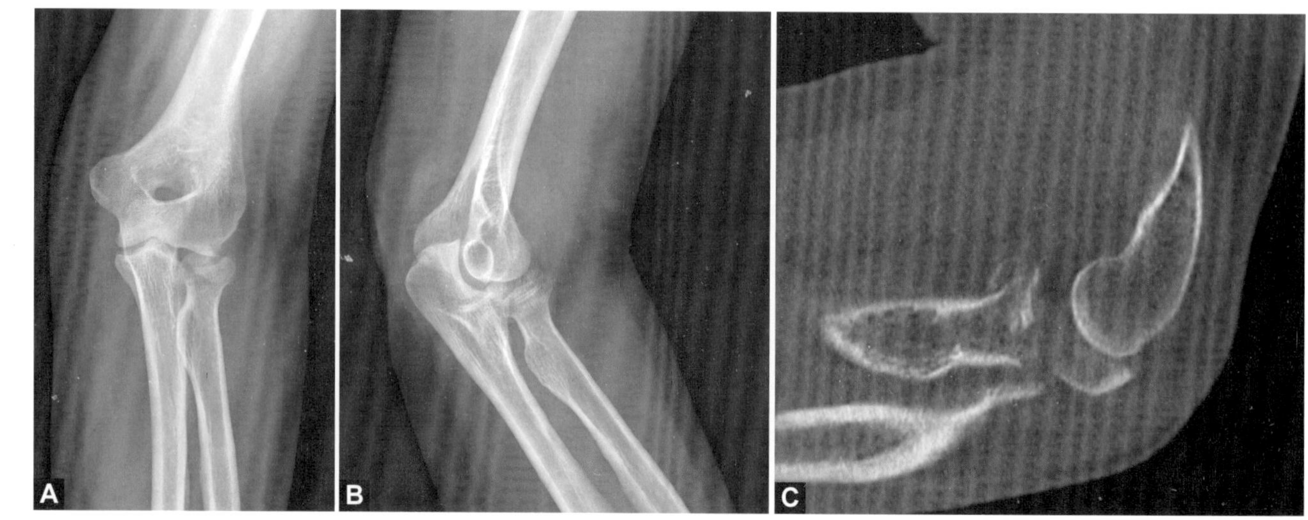

图 13.1A~C （A 和 B）正侧位 X 线片显示桡骨头骨折；（C）同一病例侧方 CT 扫描显示 Mason Ⅲ型骨折

的分型（Mason 分型及后来 Hotchkiss 改良分型）并不能清楚阐明尺骨近端与桡骨骨折模式的多种组合。

Mason 根据桡骨头骨折的类型分为以下类型：

Ⅰ型：没有移位的边缘完全或不完全骨折；

Ⅱ型：移位的完全型边缘骨折；

Ⅲ型：累及整个桡骨头的粉碎性骨折（该型已被 Hotchkiss 修改涵括）；

Ⅳ型：骨折脱位。

术前评估

仔细的临床检查应该包括肢体、肩、腕的血管神经状况。涉及到肘关节脱位的桡骨骨折的最初治疗包括局部或全身麻醉下闭合复位夹板外固定。医生的决定取决于高质量复位后的前后位和侧位影像学结果。对于这些损伤，常规采用 CT 扫描评估桡骨头碎骨块，其他骨折结构通过 CT 平扫通常能得到很好的观察。三维 CT 重建通常是有帮助的（图 13.1A~C）。

适应证 / 禁忌证

根据骨折损伤模型和相关联的软组织损伤，存在几种治疗桡骨头骨折的方法。不论是什么骨折，桡骨头骨折的治疗目标是恢复肘关节的稳定性，保留肘关节的活动度以及维持桡骨的相对长度。

桡骨头置换术的适应证为：

- 桡骨头的广泛粉碎性骨折；
- 大量的骨丢失无法进行内固定；

• 由于肘关节脱位导致的现有不稳定，侧副韧带损伤，冠状突骨折，鹰嘴骨折，或者累及到骨间膜和下尺桡关节的 Essex-Lopresti 损伤；

• 桡骨头重建失败，包括骨不连、复位的丢失及现存的肘关节不稳定；

桡骨头置换的禁忌证为：

• 不能耐受手术的内科疾病；

• 单纯、稳定、可重建的桡骨头骨折。

外科植入物

大多数现行使用的桡骨头内植物由金属制成，包括钴铬合金或钛。与硅内植物相比，金属内植物可提供轴向和外翻的稳定性，避免了硅内植物的相关并发症，如内植物碎裂和硅源性滑膜炎。外科医生可能在宽松配型假体干和压配型假体干或者骨水泥型干中做出选择。双极性假体允许以头颈接合相关节的肱桡关节为中心。

手术治疗

当面对复杂而粉碎的桡骨头骨折时，无论是非手术治疗、开放复位内固定、桡骨头切除还是桡骨头置换，做出这些选择可能会很困难。如果桡骨头不能重建，主管外科医生不得不在简单的桡骨头切除术和用金属内植物的桡骨头置换术中做出选择。这些决定应该考虑到尺侧副韧带和尺侧副韧带复合物损伤的存在，如果桡骨头未能置换，而侧副韧带又没有得到修补的话，将会导致肘关节的不稳定。类似的，骨间膜损伤如果没有桡骨头的复原也会导致前臂纵向不稳定。

首选治疗方案

麻醉

全身麻醉，上肢止血带，压力 250mmHg。

病人体位

俯卧位：这种体位允许早期的肘关节侧方入路，也使铰链式外固定支架变得简单，因为在这种体位下肘关节处于复位而不是脱位的位置。

手术显露

应用侧方入路可以显露桡骨头，侧方手术切口沿肱骨外上髁中线切开。前臂维持在旋前位可以将术野扩至最大，远离骨间后神经。相比较于单纯的桡骨头骨折时通常采用肘肌与尺侧腕伸肌之间的 Kocher's 间隙，除了“恐怖三联征”损伤，我们选择通过损伤本身形成的间隙进入到关节，而不是造成一个分离的关节切

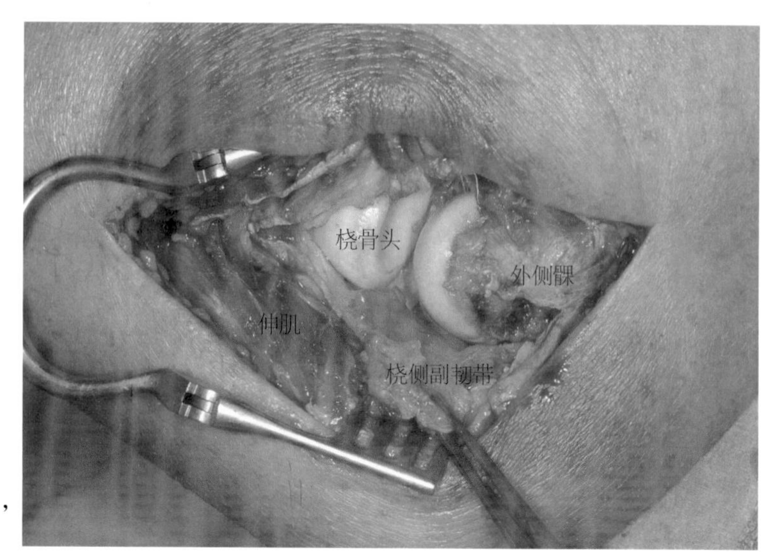

图 13.2 切开关节囊和环状韧带（镊子夹起），注意保留前方和侧方的尺侧副韧带

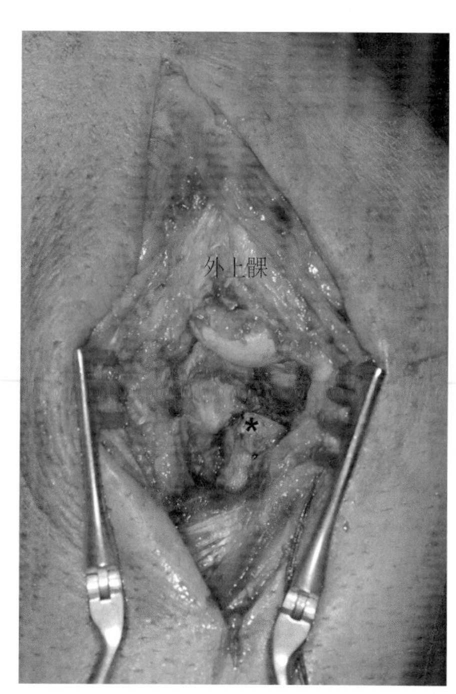

图 13.3 术中定位显示桡骨头粉碎性骨折（注："*"桡骨头粉碎性骨折）

开术。如果采用 Kocher's 间隙，关节囊切口应选在尺侧副韧带的前方，避免损伤关键的韧带复合体。分开旋后肌的近端边缘，显露近端桡骨干。关节囊使肱骨远端向前隆起，继续经过肱桡关节和环状韧带显露肱骨远端（图 13.2）。

只要关节囊切口保留在桡骨中轴线前方，就能保留尺骨侧副韧带。肱桡关节的前部包括桡骨头和冠状突也能被看到和检测。如果桡骨头不能修复，我们采取桡骨头关节成形术。如果有必要重建冠状突，可以经切除桡骨头的侧方入路进行操作。

如果决定进行桡骨头置换，限制桡骨颈周围牵开器的放置以避免损伤骨间后神经很重要（图 13.3 和图 13.4）。为了避免此情况，我们应用可吸收带从侧方牵拉桡骨干，垂直于桡骨干切断颈部，去除骨折的桡骨头。应谨慎操作，避免过多切除桡骨颈，以保留环状韧带的完整性和功能（图 13.5）。

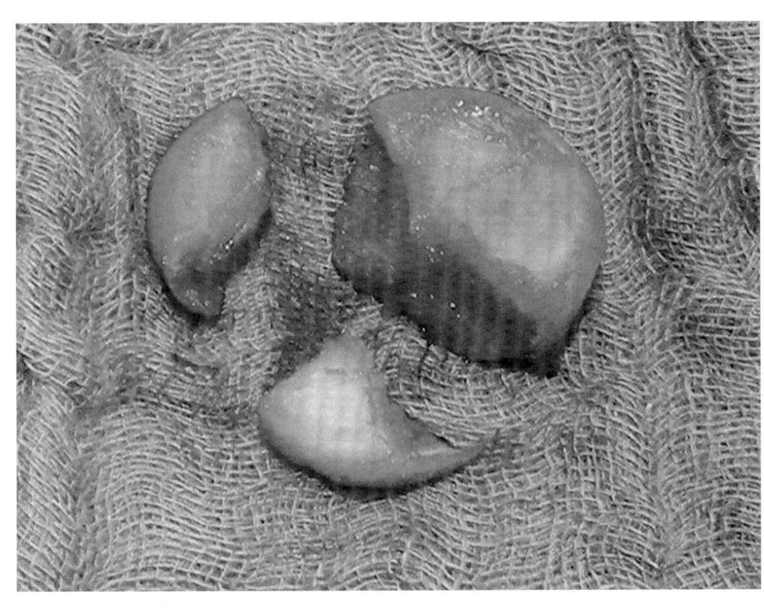

图 13.4　桡骨头粉碎性骨折，不可能进行稳定性重建

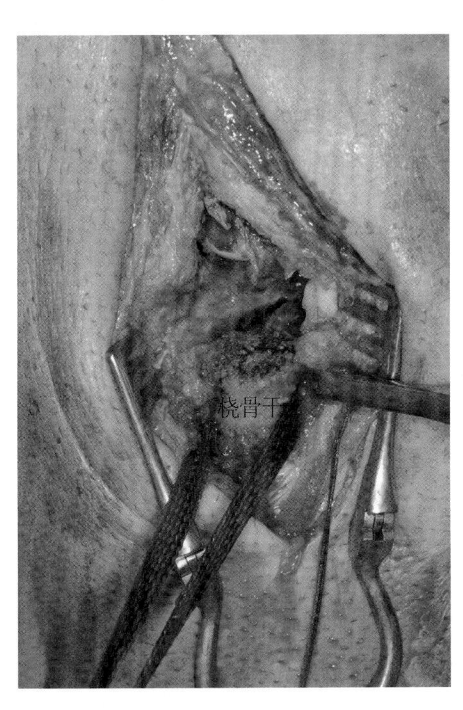

图 13.5　应用可吸收从带侧方牵拉桡骨干。垂直于桡骨干切断颈部，去除粉碎的桡骨头

一旦移除桡骨头，应运用由 Brain 及其同事描述的应力试验再次评估肘关节的外翻稳定性。外翻应力试验应将前臂置于旋前位及屈肘 30° 位检查肘关节。如果在桡骨颈和肱骨小头之间的狭窄大于 2mm，尺侧副韧带损伤即可确诊。完全伸直位下肘关节外翻不稳定，预示着除了尺侧副韧带损坏外，还提示有关节囊的损伤。“桡骨牵拉试验”可以评估骨间膜及下尺桡关节。握住桡骨近端并牵拉近端，透视腕部，根据尺骨的变动探明桡骨近端移位程度。这种变化如大于 3mm，则提示骨间膜的撕裂。根据 Beingessner 及其同事报道，如果有尺侧副韧带的联合损伤，单独桡骨头置换术对于恢复侧后方稳定性是不够的。因此，即使进行桡骨头关节成形术，也应该修复尺侧副韧带。

去除桡骨头后，测量桡骨头的直径和厚度并选用合适尺寸的桡骨头假体（图

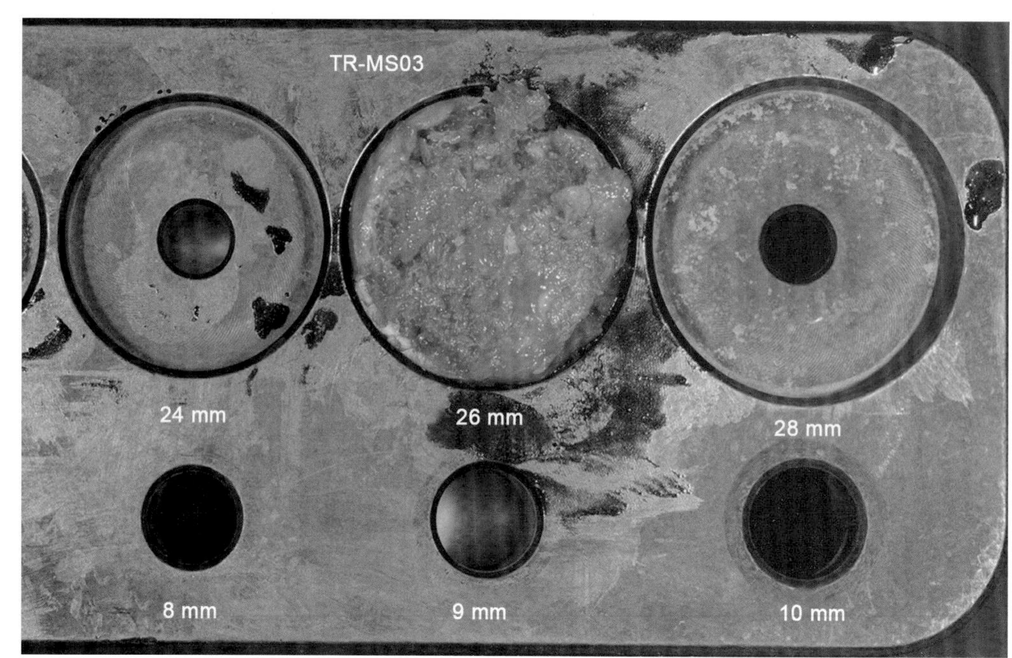

图 13.6　去除桡骨头后，测定桡骨头的直径和厚度并选用大小合适的桡骨头假体

13.6）。假体长度很关键，对临床效果影响很大。主要问题可能是太长的假体可以导致继发性肱桡关节的磨损、损伤以及肱尺关节炎的发生（图 13.7）。假体过短可能导致外翻不稳定的后遗症，并增加肱尺关节的荷载，原因是失去了桡骨头的载荷共享作用。Doornberg 及其同事报道，最初桡骨头在尺骨鹰嘴切迹近端边缘的远侧存在平均 0.9mm 的距离，这可以用来作为桡骨头长度的标记。桡骨干的髓腔扩髓应扩至与骨皮质接触（图 13.8）。然后插入试验假体，一些假体设计有（如这里使用的假体）容许测试桡骨头长度的原位扩大装置。开始用最短的试模，通过插入与桡骨头匹配的试模，逐步增加其高度，直到桡骨头与肱骨小头相抵。在这一过程中，冠状突接触到滑车很关键。冠状突与滑车分离是假体轴环太大的指征（图 13.9）。

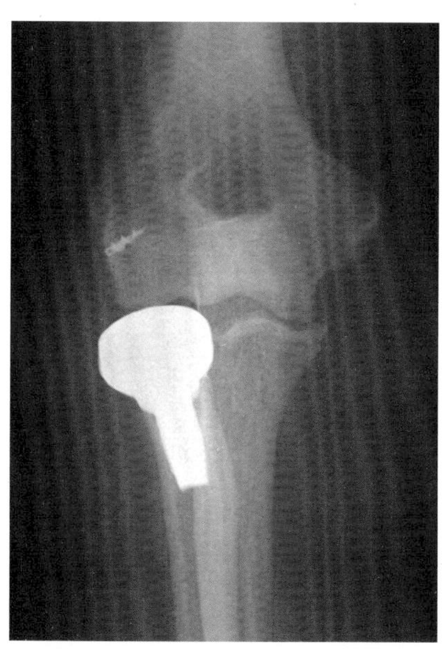

图 13.7　桡骨假体过长累及到 C 型切迹。暴露尺侧滑车可看到非对称性关节间隙

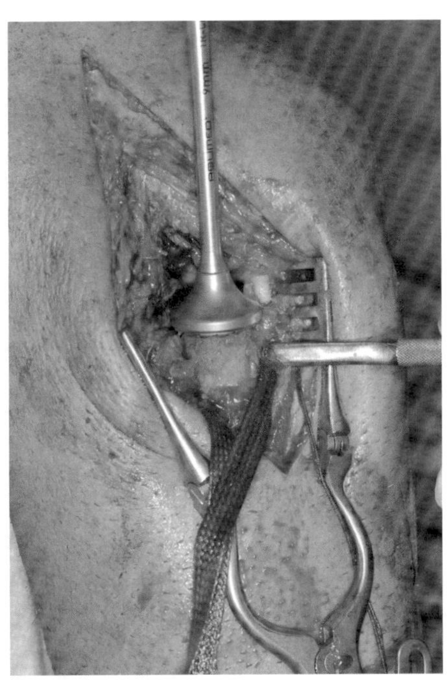

图 13.8　桡骨干髓腔扩髓至与骨皮质接触

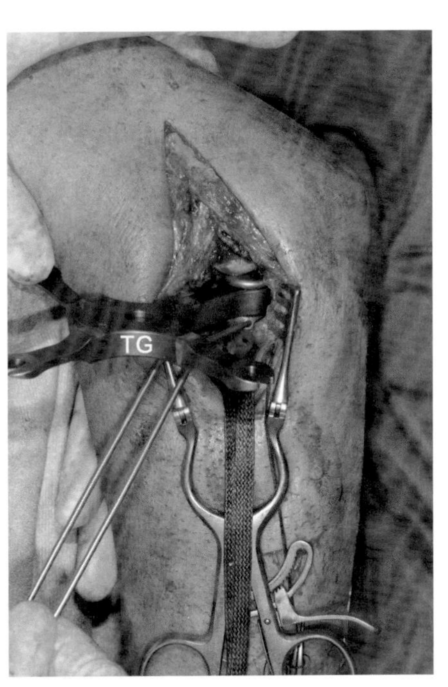

图 13.9　开始用最短的试模，逐步增加桡骨头匹配前试模的高度，直到桡骨头接触到肱骨小头

桡骨头太大会导致肘关节屈伸障碍。术中应进行透视，以确认桡骨干的正确位置和肱尺关节的复位（图 13.10）。假体得到正确放置后，然后插入最后的内置物。如果桡骨头骨折关联到尺侧副韧带复合体从肱骨远端的侧后部分撕脱，应用多缝线锚钉将这些组织修复到外上髁。伸肌总腱起点如果受到损伤，同样需要复位。

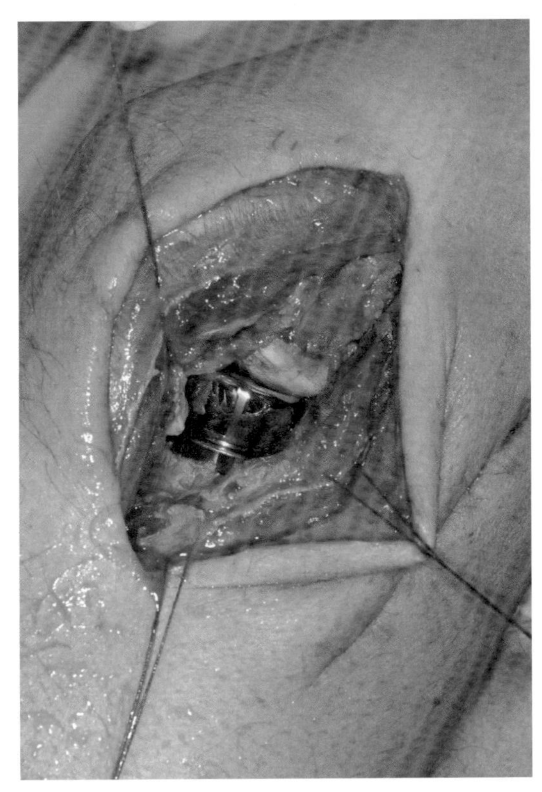

图 13.10　手术期间应该检查桡骨头内植物在肘关节活动时的稳定性，确保内植物和肱骨小头不发生潜在的边缘撞击

铰链式外固定支架的使用

桡骨头置换和韧带修复完成后，在手术台上确认患者肘关节的稳定性。如果肘部似乎不稳定并有再脱位的趋势，应替代修复尺侧韧带复合体。我们应用铰链式外固定支架在同心的位置稳定关节，允许术后立即活动。对于依从性差的患者，我们倾向于应用铰链式外固定支架代替夹板，以避免关节活动范围不能控制。在有些病例中，铰链式外固定支架中和了桡骨头假体和韧带结构的载荷，从而预防了术后立即活动时可能出现的再脱位和力学破坏。这些病例的外固定支架在使用 6 周后去除。

术后治疗

我们将桡骨头置换术后韧带修复的肘关节用夹板固定于 90° 位，当侧方和内侧韧带复合体损伤时，将前臂至于中立位 6 周。术后 3 天去除夹板开始被动功能锻炼。这时术后影像学检查证实同轴心肘关节复位。头 6 周避免最大限度的肘关节伸展和前臂的旋后。通常在术后 8 周，骨折连接和韧带愈合后增强功能锻炼。

并发症

这些复合损伤并发症可能包括：

- 术后感染；
- 尺神经功能障碍；
- 骨间后神经功能障碍；
- 术后即刻再脱位；
- 再发性不稳定；
- 异位骨化；
- 关节挛缩和僵硬；
- 疼痛；
- 创伤后关节炎；
- 复合性区域性疼痛综合征 Ⅰ 型。

预后

Holmenschlager 评估了 16 例应用桡骨头假体置换术治疗的病人。该组包含 14 例 Mason–Johnston 骨折Ⅳ型（定义为桡骨头骨折伴肘关节不稳定），2 例 Mason 骨折Ⅲ型。7 例伴有其他相关骨折或著者未能修复的韧带损伤。大多数病例最初接受了桡骨头成形术治疗，该群体病例平均随访时间 19 个月。伸展平均丢失 5°，屈曲达 128°，前臂旋转包括旋前 77° 和旋后 79°。伤侧握力比健侧减弱 10%。应用 Morry 分类评分结果：优 2 例，良 12 例，一般 1 例，差 1 例。并发症包括短暂性桡神经功能丧失 1 例，复合性区域性疼痛综合征 1 例，内置物非对称性松动 1 例。

典型病例

50 岁女性，右肘关节后外侧脱位伴有桡骨头粉碎性骨折（图 13.11A~C）。脱位复位和桡骨头假体置换术（图 13.11D 和 E）恢复了解剖结构和功能，伴有肘关节活动部分受限。

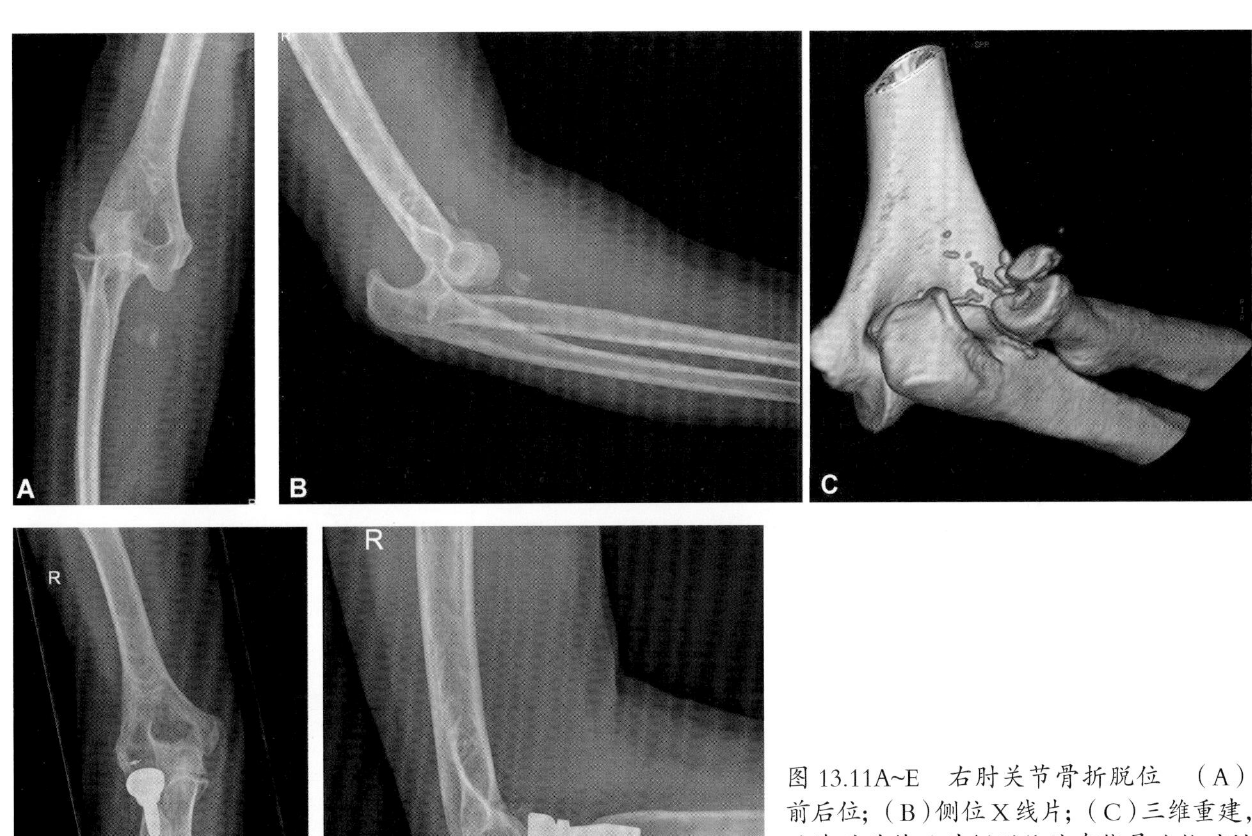

图 13.11A~E　右肘关节骨折脱位　（A）前后位；（B）侧位 X 线片；（C）三维重建，确诊肘关节后外侧脱位伴有桡骨头粉碎性骨折；（D）前后位；（E）侧位 X 线片，显示脱位复位和桡骨头假体置换后恢复解剖结构

参考文献

1. Morrey BF, Chao EF, Hui FC. Biomechanical study of the elbow following excision of the radial head. J Bone Joint Surg. 1979;61A:63–8.
2. Ring D, Quintero J, Jupiter JB. Open reduction and internal fixation of fractures of the radial head. J Bone Joint Surg. 2002;84A:1811–5.
3. Kelberine F, Bassers B, Curvale G, Groulier P. Fractures of the radial head: an analysis of 62 surgically treated cases. Rev Chir Orthop. 1991;6:283–9.

4. Ikeda M, Sugiyama K, Kang C, Takagaki T, Oka Y. Comminuted fractures of the radial head. J Bone Joint Surg. 2005;87A:76–84.

5. Herbertson P, Josefson PO, Hasserius R, Besjakow J, Nyquist F, Karlsson MK. Fractures of the radial head and neck treated with radial head excision. J Bone Joint Surg. 2004;86A: 1925–30.

6. O' Driscoll SW, Morrey BF, An KN. Elbow dislocation and subluxation: a spectrum of instability. Clin Orthop. 1992;280:186–97.

7. Mason ML. Some observations on fracture of the head of the radius with a review of one hunderd cases. Br J Surg. 1954;42:123–32.

8. O' Driscoll SW, An KN, Korinek S, et al. Kinematics of semiconstrained total elbow arthroplasty. J Bone Joint Surg Br. 1992;74:297–9.

9. Knight DJ, Rymaszewski LA, Amis AA, Miller JH. Primary replacement of the fractured radial head with a metal prosthesis. J Bone Jont Surg. 1993;75B:572–6.

10. Hatrington IJ, Tountas AA. Replacment of the radial head in the treatment of unstable elbow fractures. Injury. 1981;12:405.

11. Hotchkiss RN, An KN, Sowa DT, Basta S, Weiland AJ. An anatomic and mechanical study of the interosseous membrane of the forearm: pathomechanics of proximal migration of the radius. J Hand Surg. 1989;14:256–61.

12. Bain GI, Ashwood N, Baird R, Unni R. Management of Mason type–III radial head fractures with a titanium prosthesis, ligament repair and early mobilization. J Bone Joint Surg. 2005;87A:136–47.

13. Smith AM, Urbanosky LR, Castle JA, Rushing JT, Ruch DS. Radius pull test: predictor of longitudinal forearm instability. J Bone Joint Surg. 2002;84A:1970–6.

14. Beingessner DM, Dunning CE, Gordon KD, Johnson JA, King GJ. The effect of radial head excision and arthroplasty on elbow kinematics and stability. J Bone Joint Surg. 2004;86A: 1730–9.

15. Doornberg JN, Linzel DS, Zurakowski D, Ring D. Reference points for radial head prosthesis size. J Hand Surg. 2006;31A:53–7.

16. Holmenschlager F, Halm JP, Winckler S. Fresh fractures of the radial head: results with the Judet prosthesis. Rev Chir Orthop. 2002;88:387–97.

翻译：冯旭　审校：何家文

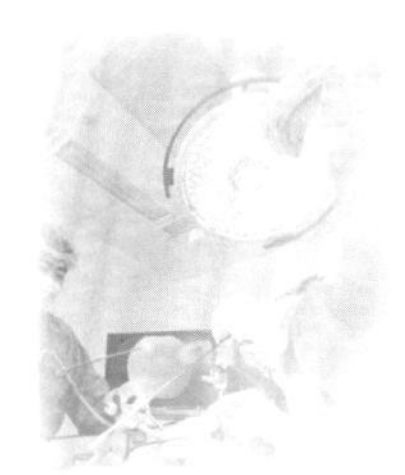

14 恐怖三联征

Rohit Arora, Michael Blauth

引言

肘关节脱位合并桡骨小头骨折及尺骨冠状突骨折是一种复合性损伤。关于这种被称为“恐怖三联征”的肘关节损伤的研究结果少有报道，然而我们很有必要了解这种损伤，因为“恐怖三联征”容易导致创伤性骨关节炎、复发关节不稳定，并且长期制动可致关节僵硬，从而严重影响肘关节的功能。

与一般简单的肘关节脱位不同的是，“恐怖三联征”存在肘关节内在不稳定因素，因此需要手术治疗。采用保守治疗会导致严重的关节僵硬，甚至丧失关节活动度而使肘关节失去功能。保守治疗虽然能获得肘关节的初步闭合复位，但是多存在复位丢失，且因长期使肘关节处于屈曲位固定，临床治疗结果十分糟糕。有长期随访研究报道，肘关节脱位患者合并桡骨头及冠状突移位骨折，如骨折不能妥善处理，会导致肘关节再脱位，因此需要解剖复位桡骨头和冠状突骨折。

损伤机制

损伤常见于高坠伤或高速运动下损伤，旋后位的轴向挤压及肘关节外翻应力致尺骨鹰嘴向后或后外侧移位，导致肘关节脱位（图 14.1）。

分型

肘关节“恐怖三联征”没有统一的分型方法，而对于桡骨头骨折及冠状突骨折有单独的分型。

桡骨头骨折的 Mason 分型法（图 14.2）：

I 型：不完全骨折或无移位的完全骨折；

II 型：桡骨头边缘的移位骨折；

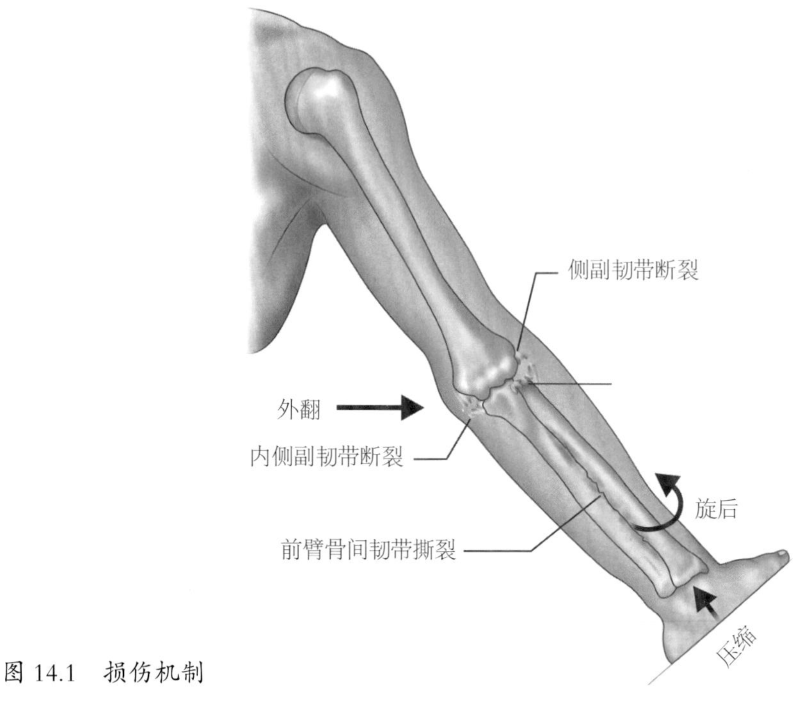

图 14.1 损伤机制

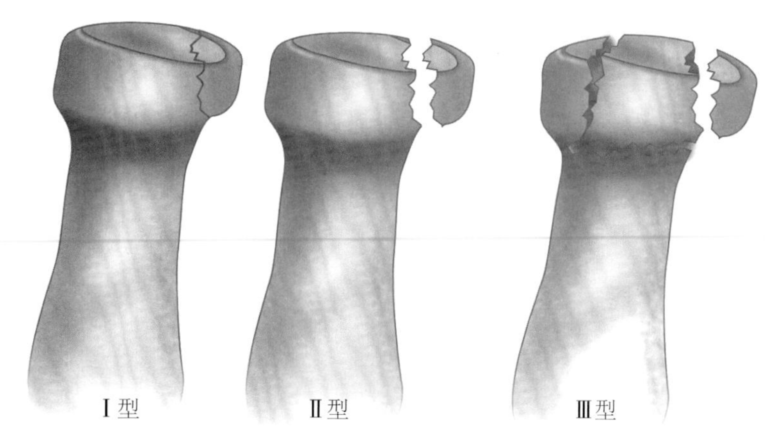

图 14.2 桡骨头骨折的 Mason 分型

III 型：桡骨头完全粉碎性骨折，Hotchkiss（对该型进行了改进）；

Ⅳ型：桡骨头骨折脱位。

Regan 和 Morrey 将冠状突骨折分为 3 型（图 14.3A~C）：

I 型：冠状突尖部的骨折；

II 型：骨折范围小于冠状突的 50%；

III 型：骨折范围大于冠状突的 50%。

术前评估

详细的临床检查包括上肢、肩部及腕部的神经与血管状况。初始治疗措施包括局麻下闭合复位并用夹板固定。手术治疗依据复位后拍摄的肘关节前后位及侧位 X 线片，我们常规进行 CT 检查，通过 CT 扫描可以直观地了解冠状突及桡骨头的骨折大小及范围。同时行三维 CT 检查对评估损伤也十分有帮助（图 14.4）。

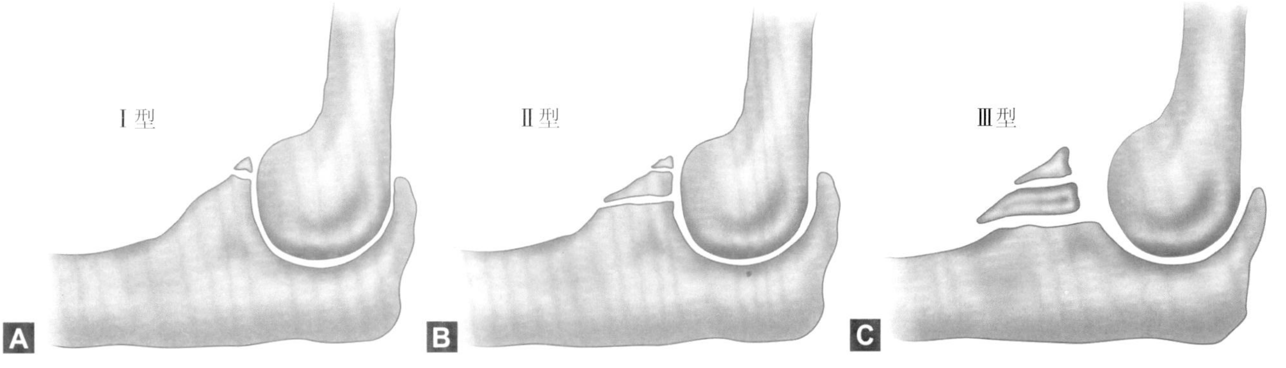

图 14.3 A～C　冠状突骨折 Regan and Morrey 分型

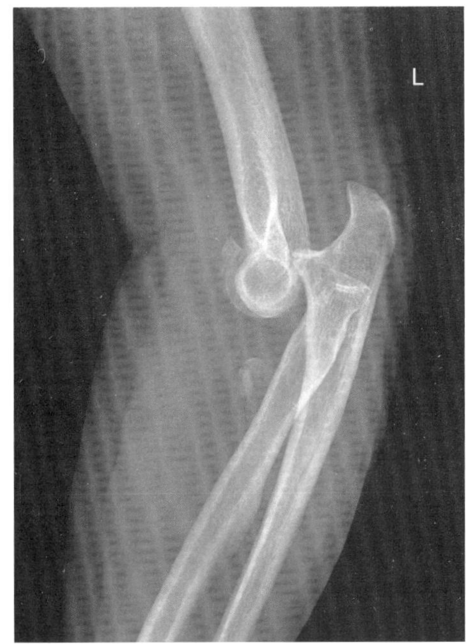

图 14.4　侧位片提示肘关节脱位，桡骨头骨折，冠状突Ⅲ型骨折

适应证 / 禁忌证

大多数肘关节骨折脱位需要手术治疗。

适应证有：

• 肱尺关节复位不良；

• 肱桡关节复位不良；

• 关节内骨片嵌顿，影响前臂旋转功能；

• 关节内骨片嵌顿，影响肘关节屈伸。

禁忌证有：

• 不适合手术的医疗条件；

• 肱尺关节和肱桡关节同轴复位；

• 桡骨头和冠状突损伤相对较小的无移位骨折。

外科植入物

植入物及器械包括：

- 骨科常用器械：克氏针，牵开器等；
- 小号的螺钉及空心钉；
- 埋头加压螺钉；
- 桡骨头置换工具；
- 铰链式外固定支架。

手术治疗

桡骨头骨折采用切开复位内固定，如不能恢复解剖形态，则考虑桡骨头置换；冠状突骨折需要尽可能固定，且前方关节囊和外侧副韧带需要进行修复。急性损伤时，如果肘关节能够解剖复位且等长运动不受影响，内侧副韧带可以不进行直接修复也能得到较好的功能恢复。术中需确保肘关节恢复稳定，肘关节处于中立位时活动范围在 30°~130° 内不发生半脱位，软组织修复和术后使用外固定支架可以进一步加强关节稳定性。

首选治疗方案

麻醉

采用全麻，并在上臂使用止血带，压力为 250mmHg。

患者体位

俯卧位：采用俯卧位便于术中采用外侧切口，并因该体位下肘关节所处位置便于肘关节复位，同时方便外固定支架的安置。

手术入路

采用外侧入路，该入路便于切开复位、暴露肘关节、桡骨头重建和置换、固定冠状突以及后外侧韧带复合体的修复。

外侧皮肤切口以肱骨外上髁为中心。前臂保持旋前位以增大骨间后神经与手术区域的距离。与单纯的桡骨头骨折采用的经肘肌和尺侧腕伸肌间的 Kocher's 间隔入路不同，对“恐怖三联征”患者可以利用损伤本身所造成的间隙进行暴露，而不需要特意的切开关节囊。损伤本身会导致关节囊、桡侧副韧带及大部分外侧肌肉软组织的破坏（图 14.5）。

从前方可以直视下检查肱桡关节包括桡骨头及冠状突的损伤情况，冠状突的复位对手术操作技术要求较高。如果冠状突骨折块足够大，从外侧入路可以直接观察到，尤其是通过桡骨头的缺损处或者在桡骨头切除后。因此，在复位桡骨

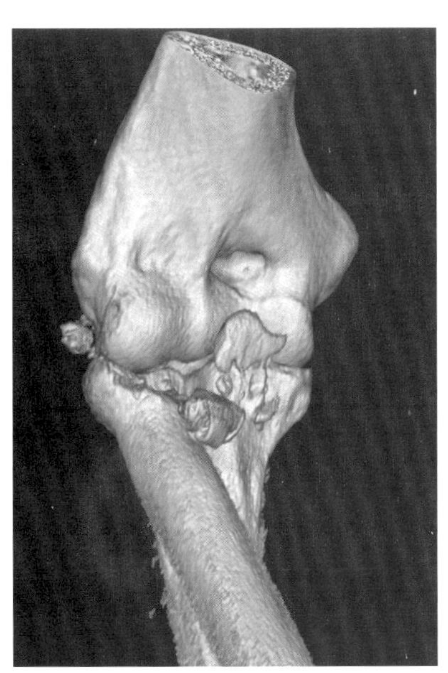

图 14.5 三维 CT 显示肘关节脱位患者复位后为“恐怖三联征”

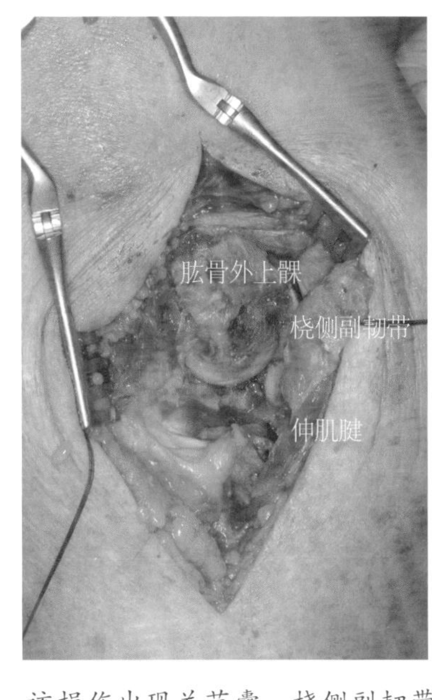

图 14.6 该损伤出现关节囊、桡侧副韧带及外侧肌肉软组织损伤 （★桡骨头切除后）

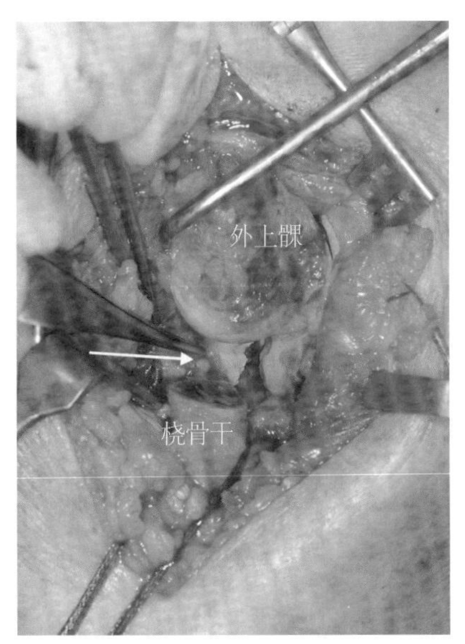

图 14.7 外侧入路显示冠状突骨折移位（箭头：移位的冠状突骨折部分）

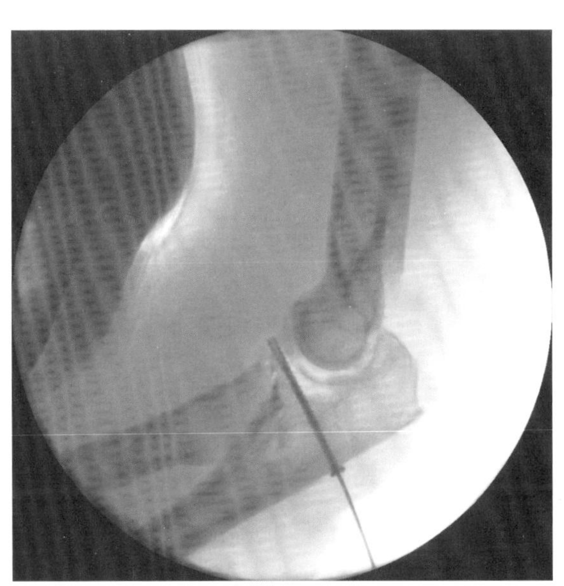

图 14.8 间接复位冠状突骨折块

头之前先处理冠状突骨折，冠状突骨折块可以通过牙科刮匙进行复位和维持，然后经皮从尺骨背侧面置入空心螺钉进行固定。如果外侧入路进行固定存在困难，可以考虑直接由内侧入路进行暴露。小的游离骨折块可以去除（图 14.6），套锁缝合前关节囊至尺骨可以加大稳定性（图 14.7）。

在处理完冠状突骨折块后，桡骨头骨折也需要进行固定。无法进行固定的游离小骨折块可以去除。对于这种复合损伤，桡骨头切除术是禁忌的。骨折块可以通过克氏针临时固定，或者使用复位钳钳夹复位，再用微型螺钉进行固定（图 14.8）。如合并桡骨颈骨折，可以使用克氏针临时固定后再用微型 T 型钢板进行固定。角度固定钢板适用于桡骨颈粉碎性骨折。内植物应放置在桡骨头所谓的

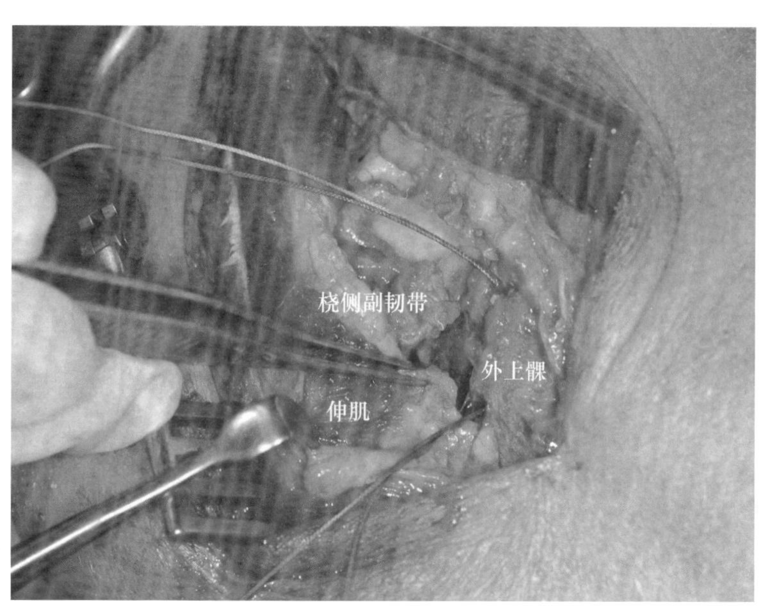

图 14.9　采用外科缝线通过外上髁骨隧道进行缝合，修复撕裂的桡侧副韧带

“安全区”内，该区域是前臂位于中立位时桡骨头不影响尺桡关节的部分（图 14.9）。如果桡骨头复位困难，我们建议使用金属桡骨头假体进行置换。采用模块化的置换假体，可以独立调整假体的桡骨头直径、高度及桡骨颈的尺寸，因此可以尽可能地重建大小合适的桡骨头。

“恐怖三联征”常合并有肱骨远端后外侧韧带复合体的撕裂。该韧带复合体在维持肘关节内翻时的稳定具有重要作用，尤其是当尺侧副韧带也存在损伤需要修复时。采用带线锚钉将组织缝合修复并固定至肱骨外上髁（图 14.10）。如果伸肌总腱止点损伤应进行修复，Kocher’s 间隙的筋膜也应修补（图 14.11 和图 14.12）。如果在修复桡骨头及外侧副韧带后，肘关节屈曲 40° 以上仍发生半脱位，则还需经内侧入路，以同样方法修复内侧韧带复合体（图 14.13）。

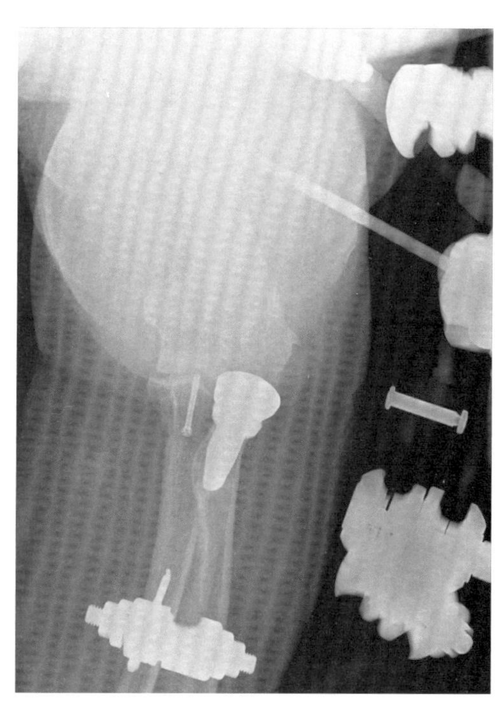

图 14.10　（与图 14.4 为同一患者）使用铰链式外固定支具后的术后正位 X 线片

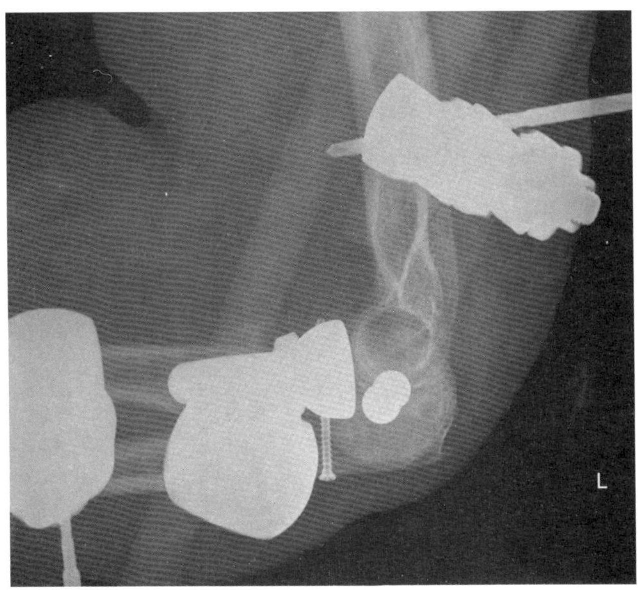

图 14.11 （与图 14.4 为同一患者）使用铰链式外固定支架后的术后侧位 X 线片

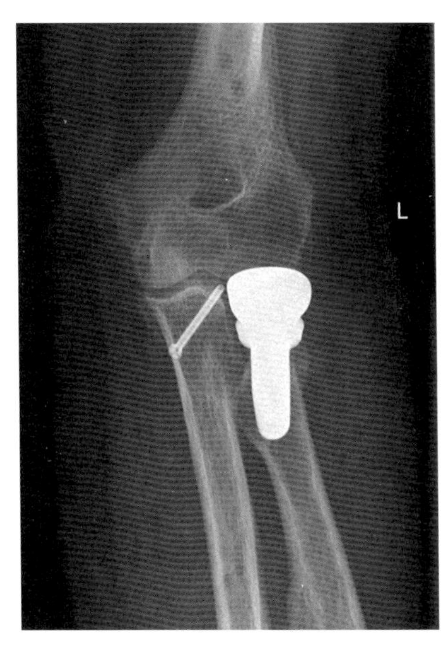

图 14.12 长期随访患者，正位片显示桡骨头假体位置满意，伴有少量异位骨化

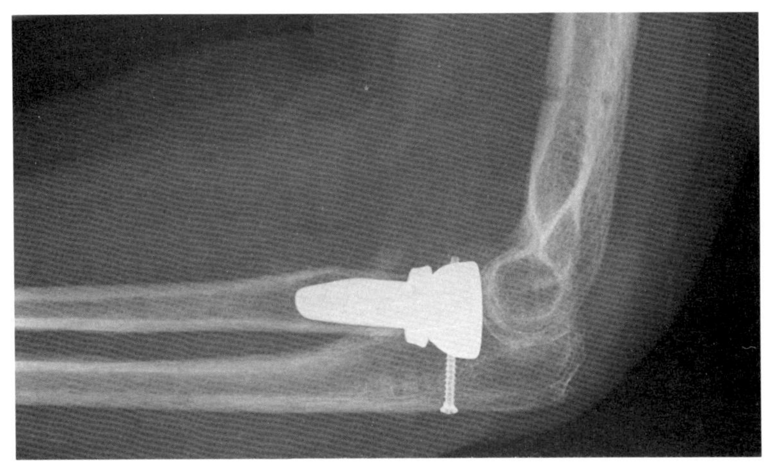

图 14.13 长期随访患者，侧位片显示关节复位满意

使用铰链式外固定支架

在内固定完成和韧带的损伤修复后，在手术台上验证患者肘关节的稳定性。如果发现肘关节稳定性不可靠或者存在再次脱位风险，我们建议使用铰链式外固定支架，这样可以使肘关节获得同轴心的稳定性，并可以使患者在术后早期活动。对于没有合并并发症的患者，我们也倾向于术后使用铰链式外固定支架，以避免不可控的关节活动。使用外固定支架可以中和修复后骨折端及韧带复合体所受的应力，防止术后早期活动时发生再脱位及内固定失败。外固定支架一般使用 6 周（图 14.14）。

术后治疗措施

对于内外侧韧带复合体都损伤的患者，我们在进行可靠的内固定及韧带修

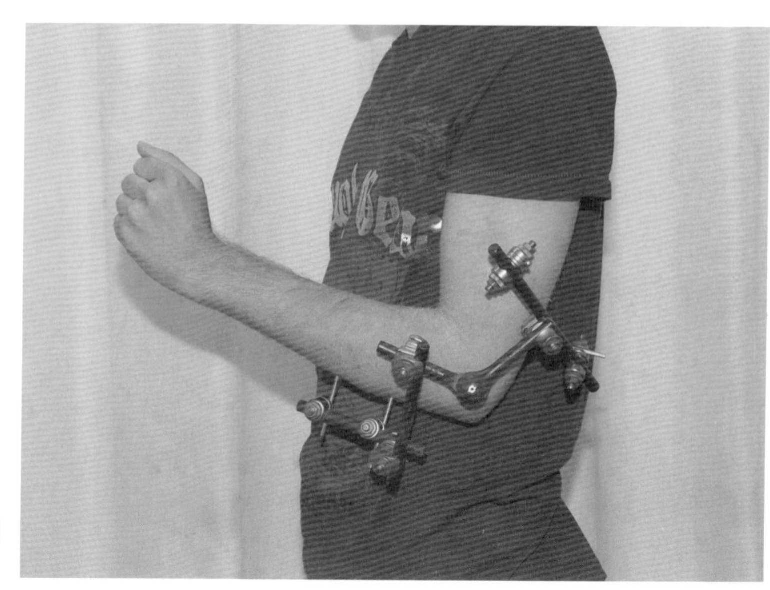

图 14.14　术后使用铰链式外固定支架，有利于术后软组织损伤恢复及早期活动

复后，用夹板将患肢固定于屈肘 90° 的前臂中立位 6 周。术后 3 天可以在去除夹板的情况下进行被动关节锻炼。同时，可以通过术后复查 X 线片了解肘关节是否完全复位。在最初 6 周内避免过伸肘关节及前臂旋后。在内外侧副韧带损伤或经修复的情况下，应在屈肘下进行前臂旋转活动，以尽量减少对其的应力。术后 8 周，在确保骨折及韧带愈合后再进行强化功能锻炼。

并发症

该损伤的并发症有：

- 术后感染；
- 尺神经功能障碍；
- 前臂骨间后神经功能障碍；
- 术后再脱位；
- 复发关节不稳定；
- 异位骨化；
- 关节挛缩僵硬；
- 疼痛；
- 创伤性关节炎。

预后

“恐怖三联征”是较少见的肘关节损伤类型，较少有长期随访的报道。Ring 及其同事通过 2 年时间对 11 例“恐怖三联征”患者进行了随访研究，7 例患者的结果被认为是不满意的，其中包括 5 例发生了再脱位（术中进行桡骨头切除的 4 例患者都发生了再脱位）。

Pugh 及其同事回顾性研究了 36 例“恐怖三联征”病例，这些患者都进行了类似的治疗措施，包括桡骨头置换或固定、冠状突内固定、外侧副韧带修复及选择性的内侧副韧带修复、使用或不适用外固定支架的情况下进行早期功能锻炼，虽然并发症的发生率约 22%，但只有 1 例发生关节再脱位，且多与因肘关节松解（4 例）或关节融合（2 例）取出内固定有关。采用 Mayo 肘关节功能评分，他们发现其中 28 例获得优良及满意的结果，平均活动范围为 112°。正如所预料的关节僵硬为常见并发症，著者建议手术修复外侧损伤，在复位后采用透视和体格检查，了解内侧损伤恢复情况。

典型病例

35 岁男性，因遭遇车祸导致肘关节“恐怖三联征”，尝试进行肘关节复位后，透视显示部分发生再脱位（图 14.15 A 和 B）。切开复位桡骨头及冠状突（图 14.16 A 和 B），然而尺侧副韧带损伤未进行修复，术后 4 天发生肘关节再脱位且桡骨头骨折部分已移位（图 14.17）。再次手术复位固定移位的桡骨头骨折块，修复外侧副韧带，并去除粉碎的冠状突骨折碎片（图 14.18）。长期随访提示，功能恢复良、满意，尽管有部分异位骨化（图 14.19）。

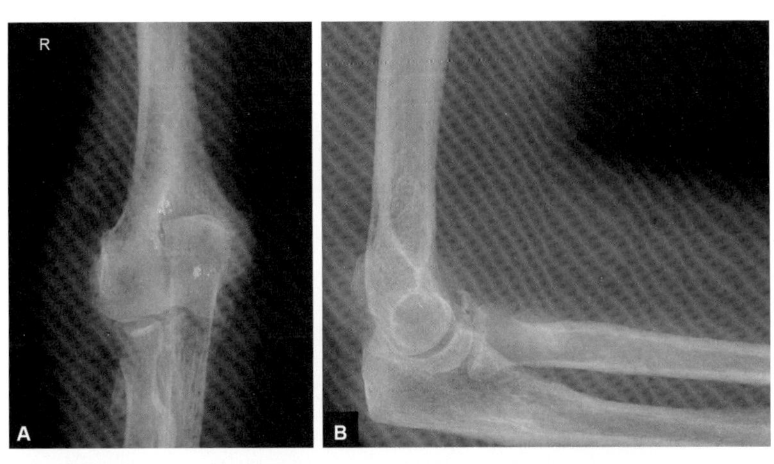

图 14.15A 和 B　肘关节脱位合并桡骨头骨折冠状突骨折部分复位　（A）正位片；（B）侧位片

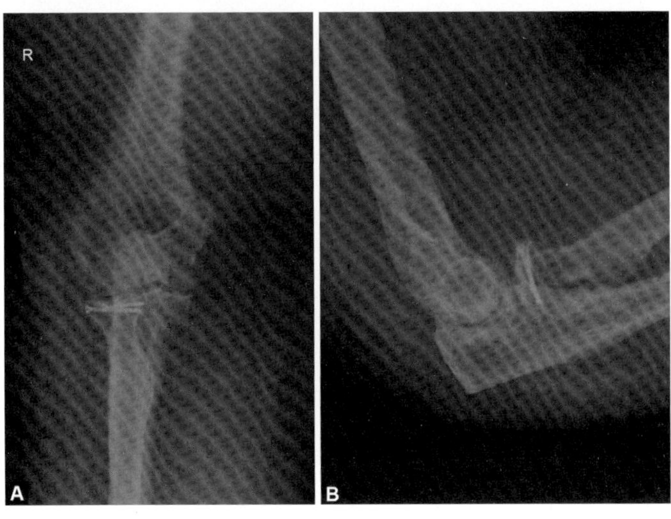

图 14.16A 和 B　术后正位片（A）及侧位片（B）。桡骨头及冠状突骨折切开复位，并采用套锁缝合技术将前关节囊缝合至尺骨，显示桡骨头骨折时桡肱关节获得轴心复位。尺侧副韧带未进行修复

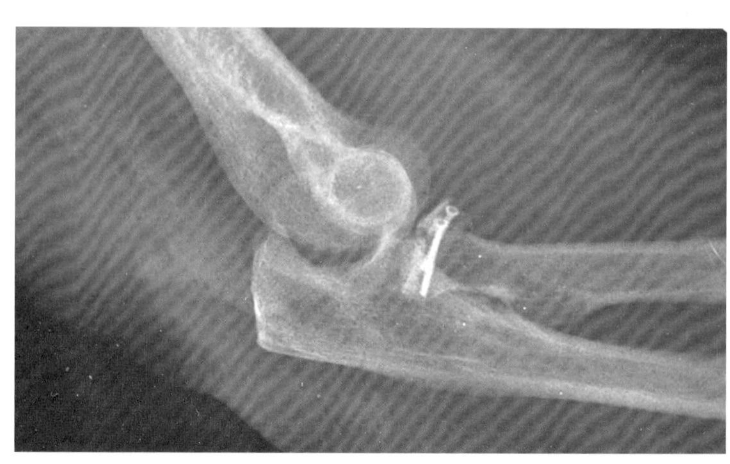

图 14.17 术后 4 无使用夹板，患者出现疼痛。侧位片显示肘关节再脱位，伴桡骨头骨折移位

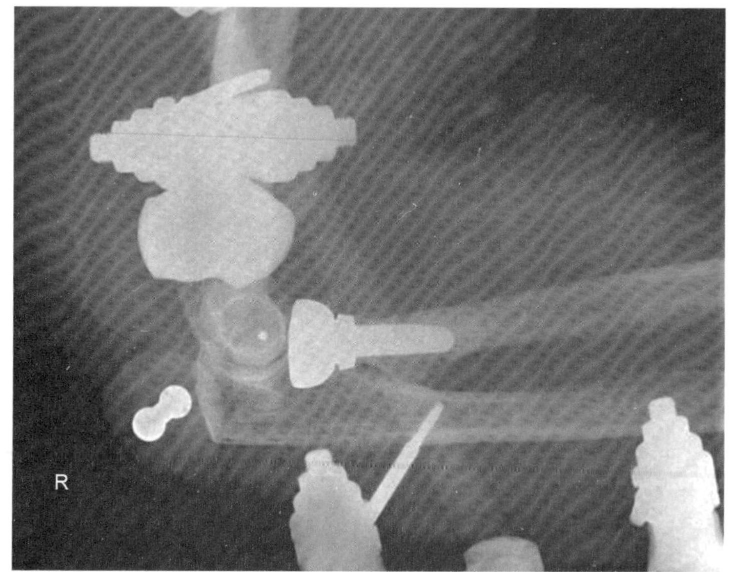

图 14.18 侧位片显示，再次手术后桡骨头骨折复位，外侧副韧带使用锚钉修复。术中发现冠状突骨折块太小，予以摘除。术后使用外固定支架，以利于软组织修复及早期功能锻炼

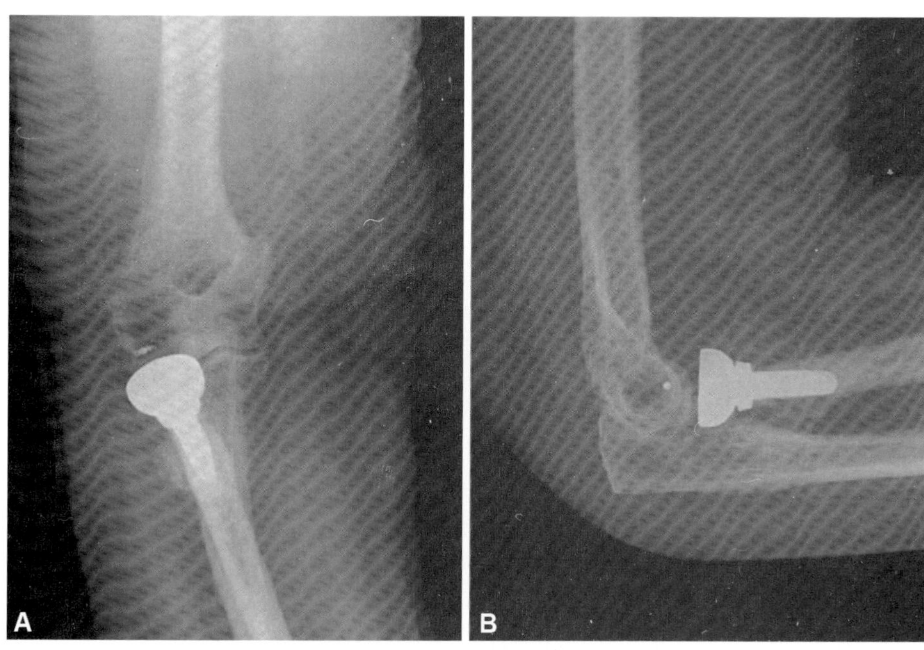

图 14.19 长期随访，患者正位片（A）、侧位片（B）显示，桡骨头内固定位置满意，伴有少量异位骨化

参考文献

1. Broberg MA, Morrey BF. Results of treatment of fracture-dislocations of the elbow. Clin Orthop. 1987;216:109-19.
2. Frankle MA, Koval KJ, Sanders RW, et al. Radial head fractures associated with elbow dislocations treated by immediate stabilization and early motion. J Shoulder Elbow Surg. 1999;8:355-61.
3. Heim U. Combined fractures of the radius and the ulna at the elbow level in the adult. Analysis of 120 cases after more than 1 year. Rev Chir Orthop Reparatrice Appar Mot. 1998;842:142-53.
4. Ring D, Jupiter JB, Zilberfarb J. Posterior dislocation of the elbow with fractures of the radial head and coronoid. J Bone Joint Surg Am. 2002;84:547-51.
5. Josefsson PO, Gentz CF, Johnell O, et al. Dislocations of the elbow and intra-articular fractures. Clin Orthop. 1989;246:126-30.
6. O'Driscoll SW, Morrey BF, An KN. Elbow dislocation and subluxation: a spectrum of instability. Clin Orthop. 1992;280:186 - 97.
7. O' Driscoll SW,An KN, Korinek S, et al. Kinematics of semiconstrained total elbow arthroplasty. J Bone Joint Surg Br. 1992;74:297-9.
8. Regan W, Morrey B. Coronoid process and Monteggia fractures. In: Morrey BF（Ed）. The elbow and its disorders. 3rd edition. Philadelphia: WB Saunders; 2000. p. 49.
9. Neill Cage DJ, Abrams RA, Callahan JJ, et al. Soft tissue attachments of the ulnar coronoid process. An anatomic study with radiographic correlation. Clin Orthop. 1995;320:154-8.
10. Pugh DM, Wild LM, Schemitsch EH, et al. Standard surgical protocol to treat elbow dislocations with radial head and coronoid fractures. J Bone Joint Surg Am. 2004;86:1122-30.

翻译：胡健　审校：何家文

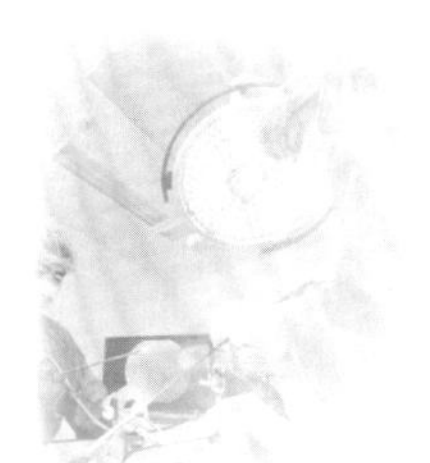

15 锁定加压钢板内固定技术治疗桡骨远端骨折

Frankie Leung, Lau Tak-wing

引言

据报道，桡骨远端骨折占所有前臂远端损伤的14%，占所有急诊科诊治骨折的17%。它们的发生可以是低能量的创伤，也可以是高能量的创伤并发症损害上肢。关节内的桡骨远端骨折非常难以处理，如果关节面没有解剖复位，容易出现功能障碍和远期的关节退变。

桡骨远端骨折的治疗方法多种多样，包括闭合复位加石膏外固定、内外局部骨折块的螺钉固定术和不同的钢板技术。然而，治疗的目的在于获得解剖复位和坚强内固定，这样才能促进早期关节活动度的训练和强化。有资料显示，超出2mm移位的关节面骨折容易诱发关节退行性变。

桡骨远端骨折常常是粉碎性骨折。在过去的一个世纪里，桡骨远端Colles骨折的主要治疗方法就是闭合复位加石膏外固定。然而，一定程度上的腕关节畸形和功能障碍是不可避免的。在过去，因为没有好的内置物进行骨折的固定，而今随着对锁定螺钉的逐步认识，这个问题已被解决。

锁定的接骨板固定术有很多优点。锁定钢板作为一个独立的整体，固定角度的锁紧装置增加了骨折部位额外的刚性，因此可以防止早期的塌陷和畸形愈合，也不需要额外的骨移植。

分型

许多著者推荐桡骨远端外观方面的分类法，包括Frykman、Melone和AO分类法。Frykman分类法给出了精确的骨折线的定位，但是关于骨折的严重性和移位程度描述较少。

AO分类法是最详细和最全面的一种分类系统。AO的A型骨折（关节外）通常指的是干骺端有损伤，但既不影响桡腕关节面也不影响桡尺关节面。AO的

B 型骨折（部分的关节内）是由于撕脱和压缩损伤造成的，可以导致掌侧边和背侧边骨折、桡骨茎突的骨折或者内侧角骨折，或者中央关节面的 Die Punch 骨折。但残存的一部分关节面和干骺端的连续性仍存在，大大地增加了骨折的稳定性。AO 的 C 型骨折（复杂关节内）一般是高能量骨折，常常伴随有撕脱和压缩，关节面和干骺端完全分离，大多数情况下干骺端也是粉碎的，根据 X 线片，有大于直径 50% 的干骺端以及干骺端双侧皮质的粉碎，或者桡骨有大于 2 mm 的短缩。

桡骨远端骨折通用的分类法在 1990 年被提出来。这个系统可以区分关节外的和关节内的骨折，以及稳定和不稳定的骨折，这种分类法是在治疗方案的基础上总结出来的（表 15.1）。

表 15.1　　国际通用桡骨远端骨折分类

分类		描述
Ⅰ		不累及关节，未移位
Ⅱ		不累及关节，有移位
	A	可复位，稳定
	B	可复位，不稳定
	C	不可复位
Ⅲ		累及关节，未移位
Ⅳ		累及关节，有移位
	A	可复位，稳定
	B	可复位，不稳定
	C	不可复位
	D	复杂

适应证 / 禁忌证

适应证

- 不稳定移位的关节外骨折；
- 移位的关节内骨折；
- 掌侧撕脱骨折。

禁忌证

- 所在医院没有麻醉条件者；
- 活动性的感染者；
- 有复杂的局部疼痛综合征者；
- 严重的局部软组织损伤者。

手术方法

麻醉

普通的全身麻醉或者局部麻醉即可，比如臂丛阻滞麻醉。

所需体位的术中成像技术

• 病人仰卧位，上肢固定于 90°，前臂掌心向上并放置在一个射线可透过的桌子上，一般要使用止血带。

• 掌侧切口，一般采用 Henry 切口。切口一般位于桡侧腕屈肌和桡动脉之间，在切开时一般要用到一卷纱布（图 15.1）。

• 牵开桡侧腕屈肌，显露旋前方肌，沿着肌肉的桡侧边锐性切开剥离，显露桡骨骨折端（图 15.2）。

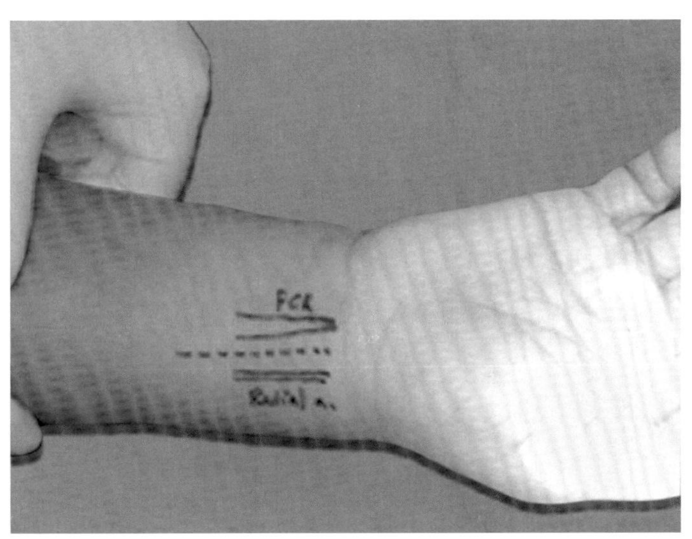

图 15.1　皮肤标记和切口

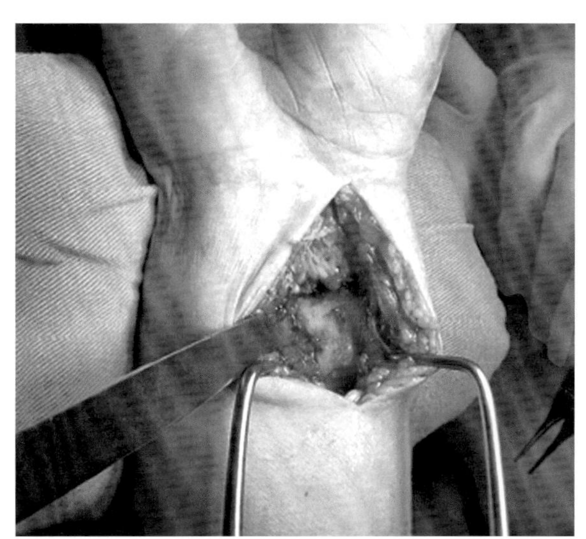

图 15.2　显露骨折

复位技术

首先牵引复位骨折，1.4mm 克氏针从桡骨茎突钻入临时固定骨折（图 15.3），通过背侧置入克氏针撬拨技术复位背侧塌陷骨块，X 线透视检查骨折复位情况。

固定和放置钢板

• 2.4mm 桡骨远端 T 形锁定钢板安放锁定套筒后，置入桡骨远端掌侧面，克氏针通过套筒将钢板临时固定在桡骨远端（图 15.4 A 和 B）。

• 在软骨下置入远端锁定螺钉能够获得更好的稳定性。X 线透视检查钢板放置情况。

• 远端的锁定螺钉首先置入。接着用一枚普通的 2.4mm 皮质螺钉置入，将钢板贴向桡骨远端骨面。

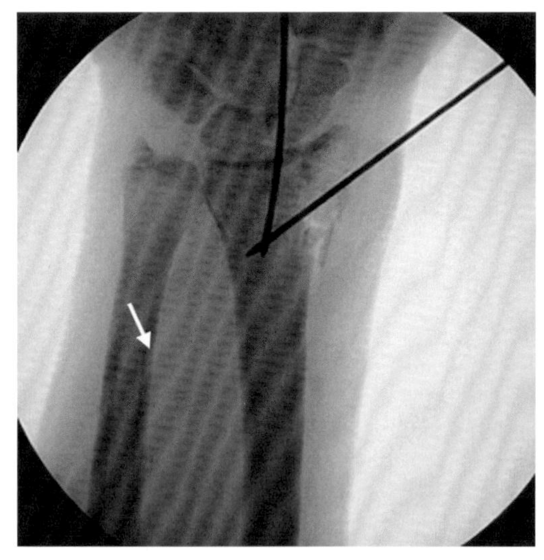

图 15.3　术中透视复位，克氏针临时固定

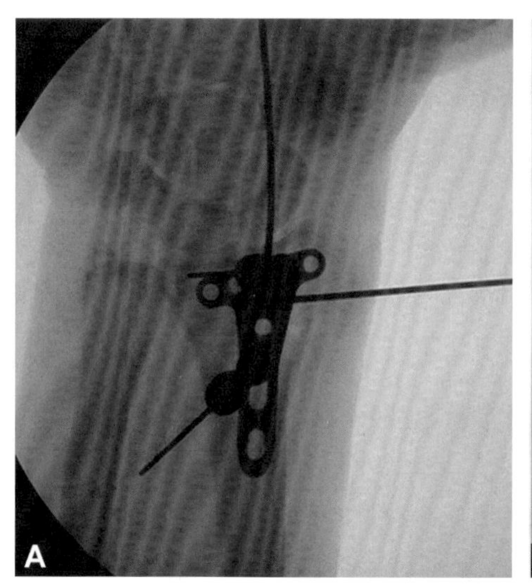

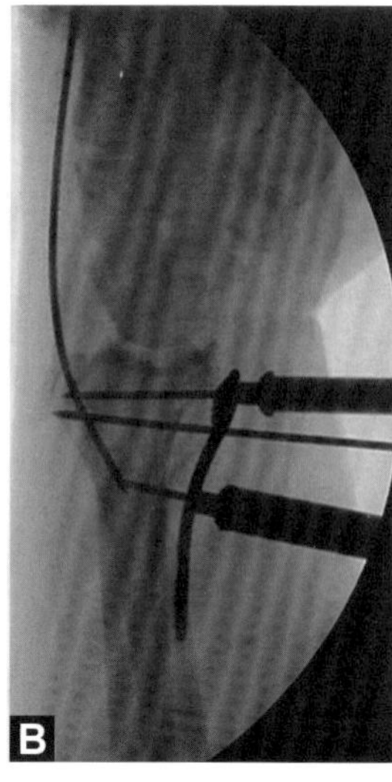

图 15.4 A 和 B　桡骨远端放置 2.4mm 锁定钢板和用克氏针临时固定

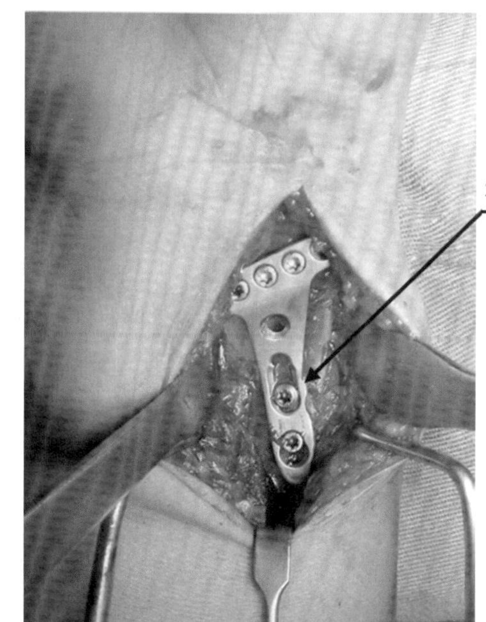

图 15.5　最后复位和骨折的固定

• 由于有远端固定角度的锁定螺钉，钢板紧贴桡骨干能够增加桡骨远端关节面的倾斜度，所以要选用最靠近桡骨干的螺钉孔置入头侧锁定螺钉（图 15.5）。

• 关闭切口前，X 线透视检查钢板及螺钉的位置。

缝合切口

仔细将旋前方肌跨过钢板缝合，止血，期间可选择放置引流。

术后处理

一般不需要外固定，如果肿胀明显，可行短臂石膏托固定一段时间。术后应立即进行有效的活动范围训练。待 4~6 周，骨折有早期骨痂形成时，开始进行力量训练。

并发症

并发症不常见，骨折不愈合或者延迟愈合非常少见。神经方面的并发症主要是由正中神经的牵拉或者置入桡骨茎突的克氏针损伤桡神经浅支所致。偶有术中切开时发生桡动脉损伤。

拇长伸肌腱断裂很少发生。与手术相关的主要是钻头在骨皮质上的钻孔，由于测量长度错误，螺钉穿透皮质靠近拇长伸肌腱背侧的间室。如果钢板放置的太靠远端，屈肌腱直接接触钢板，可导致不适，甚至发生屈肌腱鞘炎。

患者创伤后骨关节炎的发生与关节复位的好坏有很大关系。

预后

对于骨质疏松的患者，锁定钢板系统能够提供更完全可靠的固定。通常使用 3.5mm 和 2.4mm 锁定钢板系统。然而，3.5mm 螺钉不适合有移位的关节内骨折。Baker 等人的研究表明，关节面的不平整和创伤性关节炎对应，同时，对线不良可导致减弱握力、减少活动范围和造成关节不稳。Leung 等人的研究表明，相对于外固定来说，良好的内固定能够维持桡骨长度和掌倾角。

使用 2.4mm 钢板更有利于固定复杂的关节内骨折。在骨质疏松症患者的使用更加证明了锁紧机制的有效性。在术后早期，患者已被允许做一些关节活动范围训练。这些训练能够促进软骨修复，避免关节僵硬。Kwan 等人报道，一组 75 例平均年龄 51 岁左右的患者使用 2.4mm 锁定钢板系统，最后的 X 线随访结果显示，平均有 18° 的桡骨远端尺侧倾斜，5° 的掌倾角，1.3mm 的桡骨短缩，没有关节不协调运动。其中 29% 的患者有 1 级的骨关节炎变化，6% 有 2 级的变化。依据 Green 和 O' Brien 修订的腕关节评分，98% 的患者功能恢复良好，依据 Gartland 和 Werley 腕关节评分，96% 的患者功能良好。同时，DASH 评分是 11.6，提示患者有很高的满意度。

典型病例

一名 65 岁的妇女不慎在家平地摔倒后送往医院（图 15.6A 和 B）。

可以选择闭合复位加石膏外固定的非手术治疗方案，但是，因为干骺端的粉碎和关节面的错位，骨折有可能再移位。而选择外科手术固定更有利于早期活动。术前的 CT 扫描可以很好地描绘骨折的外形，并给手术方法提供方案（图 15.7A 和 B）。于是采用骨折复位和固定使用桡骨远端锁定加压钢板（图 15.8A

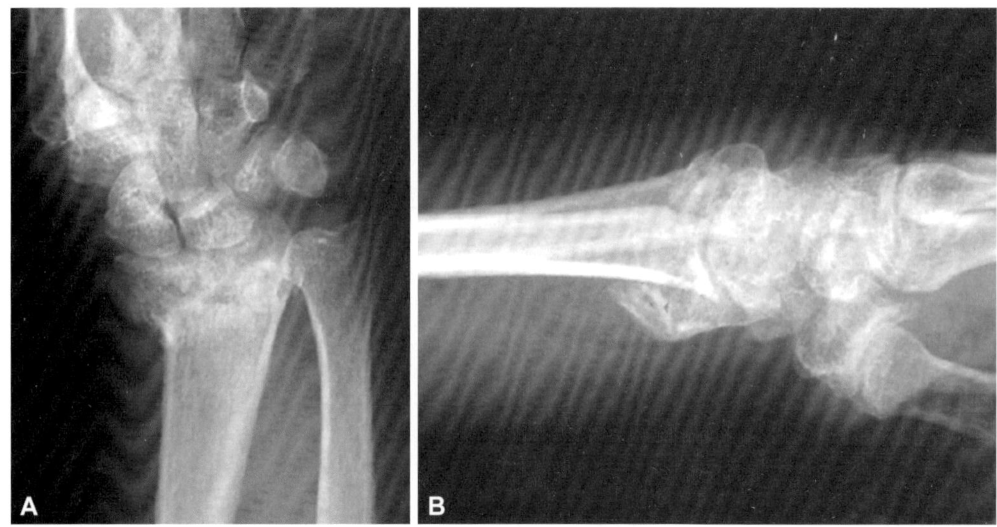

图 15.6A 和 B　伤后正位和侧位 X 线片显示关节内粉碎性骨折

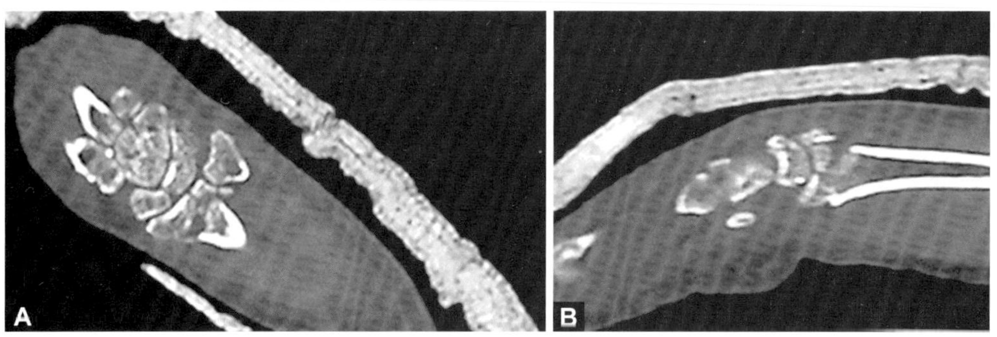

图 15.7A 和 B　CT 扫描矢状面和冠状面重建显示为 AO C2 型桡骨远端骨折

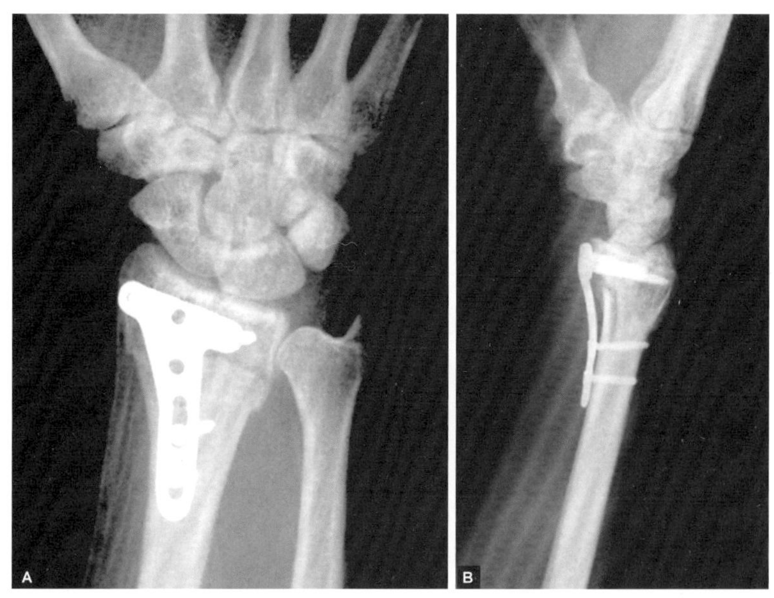

图 15.8A 和 B　后正位和侧位 X 线片显示关节解剖复位

和 B）。术后立即开始有效的活动范围训练。手术后 3 个月，患者获得了极好的活动范围和功能（图 15.9A~C）。

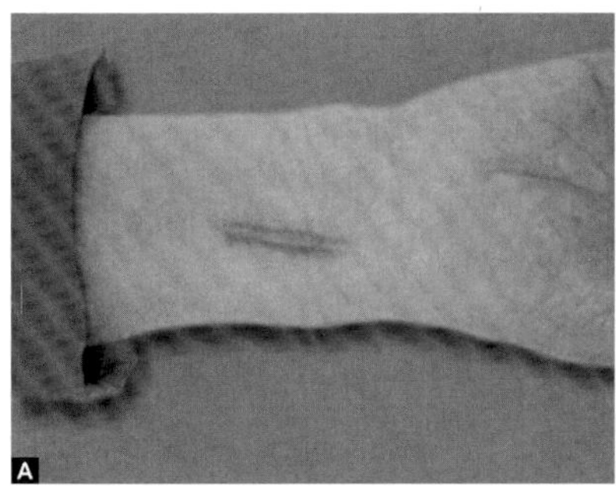
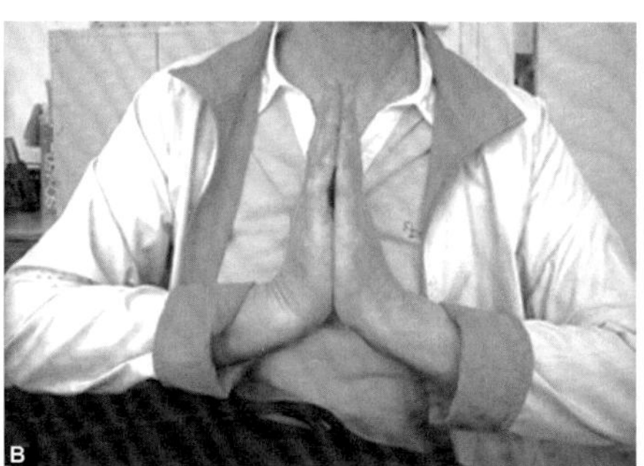
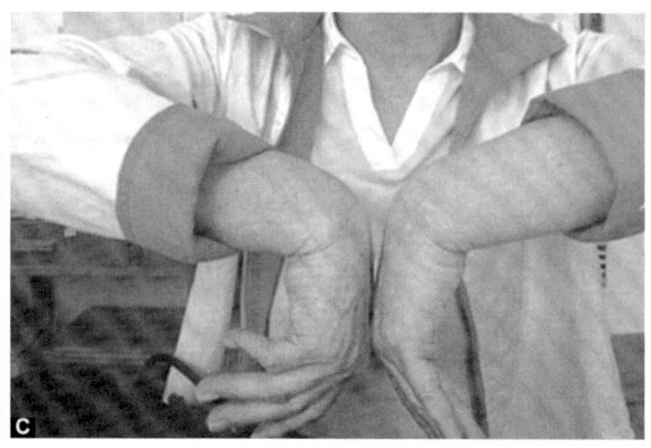

图 15.9A~C 术后 3 个月时，患者疼痛消失，有良好的活动范围

总结

在固定桡骨远端骨折方面，公认的重点是恢复解剖对应关系和关节面的一致性。关节不平整被证实和创伤性关节炎相关，同时，对线不良可导致减弱握力、减少活动范围和造成关节不稳。随着锁定钢板系统的出现，内固定治疗能够更好地提供解剖结构的恢复和良好功能的保存。

2.4mm 的钢板被设计用来治疗日益增加的骨质疏松患者的复杂骨折。钢板和头侧锁定螺钉比传统的 3.5mm 的钢板更小，可以分别固定骨折块。更小外形的允许钢板可更靠近远端放置，因此，软骨下可以获得更好的固定，对肌腱和软组织的激惹也更小。

参考文献

1. Baker SP, O' Neill B, Haddon W Jr, Long WB. The injury severity score: a method for describing patients with multiple injuries and evaluating emergency care. J Trauma. 1974;14:187–96.
2. Bradway JK, Amadio PC, Cooney WP. Open reduction and internal fixation of displaced, comminuted intra–articular fractures of the distal radius. Journal of Bone and Joint Surgery Am. 1989;71:839–47.
3. Fernandez DL, Geissler WL. Treatment of displaced articular fractures of the radius. J Hand Surg. 1991;16A:375–84.
4. Gartland JJ Jr, Werley CW. Evaluation of healed Colles' fractures. J Bone Joint Surg Am. 1951;33:895–907.
5. Graff S, Jupiter J. Fracture of the distal radius: classification of treatment and indications for external fixation. Injury. 1994;25（Suppl 4）:14.
6. Jupiter JB. Fractures of the distal end of the radius. Journal of Bone and Joint Surgery Am 1991;73:461.
7. Knirk JL, Jupiter JB. Intra–articular fractures of the distal end of the radius in young adults. The Journal of Bone and Joint Surgery. 1986;68–A（5）:647–59.
8. Kwan K, Lau TW, Leung F. Operative treatment of distal radial fractures with locking plate system—a prospective study. Int Orthop 2010; DOI 10.1007/s00264–010–0974–z.
9. Leung F, Tu YK, Chew WY, Chow SP. Comparison of external and percutaneous pin fixation

with plate fixation for intra-articular distal radial fractures. A randomised study. J Bone Joint Surg Am. 2008;90（1）:16–22.

10. Leung F, Zhu L, Ho H, Lu WW, Chow SP. Palmar plate fixation of AO type C2 fracture of distal radius using a locking compression plate—a biomechanical study in a cadaveric model. J Hand Surg. 2003;28B:263–6.
11. Liporace FA, Gupta S, Jeong GK, Stracher M, Kummer F, Egol KA, et al. A biomechanical comparison of a dorsal 3.5 mm T-plate and a volar fixed-angle plate in a model of dorsally unstable distal radius fractures. J Orthop Trauma. 2005;19:187–91.
12. Orbay JL, Fernandez DL. Volar fixation for the dorsally displaced fractures of the distal radius: a preliminary report. J Hand Surg [Am]. 2002;27A:205–15.
13. Orbay JL. The treatment of unstable distal radius fractures with volar fixation. Hand Surg. 2000;5:103–12.
14. Trease C, McIff T, Toby EB, City K. Locking versus nonlocking T-plate for dorsal and volar fixation of dorsally comminuted distal radial fractures: a biomechanical study. J Hand Surg [Am]. 2005;30A:756–63.
15. Trumble TE, Schmitt SR, Vedder NB. Factors affecting functional outcomes of displaced intra-articular distal radius fractures. J Hand Surg. 1994;19A:325–40.

翻译：吕涛　审校：周建华

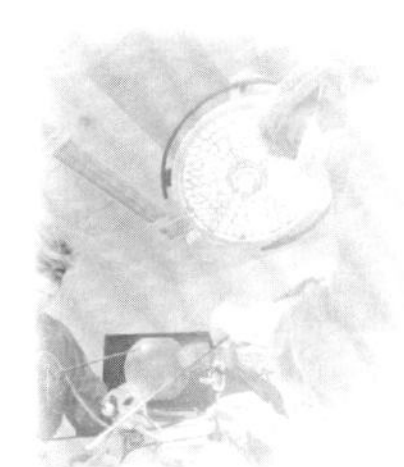

16 桡骨远端骨折外固定技术

Ravi Gupta, Nitin Bither

引言

桡骨远端骨折作为一种常见骨折，占全部骨折的1/6。早在1914年，Abraham Colles教授在其文献中这样描述桡骨远端骨折："虽然骨折后的畸形将伴随患者终生，但值得安慰的是，肢体最终都能恢复良好并且无痛的运动功能。"但当时的条件下并无麻醉存在（1846），也无法进行无菌外科手术（1865）及放射学检查（1895），同时也不存在电器设备等（1879）。由于高能量损伤的增多，骨折的复杂性也在不断提升。随着对骨折机制的进一步理解以及现代外科技术的提高，以上描述逐渐变得过时了。桡骨远端骨折畸形愈合将导致下尺桡关节以及桡腕关节的动力学改变，从而导致功能损害。但这对于腕部功能要求很高的年轻患者来说，是无法接受的。因此，治疗的重点逐渐转移到了如何恢复桡骨远端的解剖结构，并最大限度地恢复患肢功能。

与外固定技术相关的功能解剖学

桡骨远端由三个凹陷的关节面组成—舟状骨窝、月骨窝、乙状切迹。桡骨远端关节面向掌侧及尺侧倾斜，尺偏角度23°（范围13°~30°），桡骨茎突较尺骨茎突高12mm（范围8~18mm），平均掌倾角12°（1°~21°）（图16.1）。

桡骨远端背侧皮质较薄，骨折后往往粉碎并导致向背侧成角。在使用非桥接固定技术时，由于桡骨远端掌尺侧缘骨质最密，因此背侧置针应尽可能于该部位进针并固定牢靠。对于骨质疏松的患者这尤为重要。桡浅神经在距桡骨茎突约5cm处于肱桡肌下方穿出，并分成掌侧及背侧2支，分叉点距桡骨茎突平均约4.2cm（图16.2）。由于无法确保不损伤这些分支，因此闭合穿针要慎重。

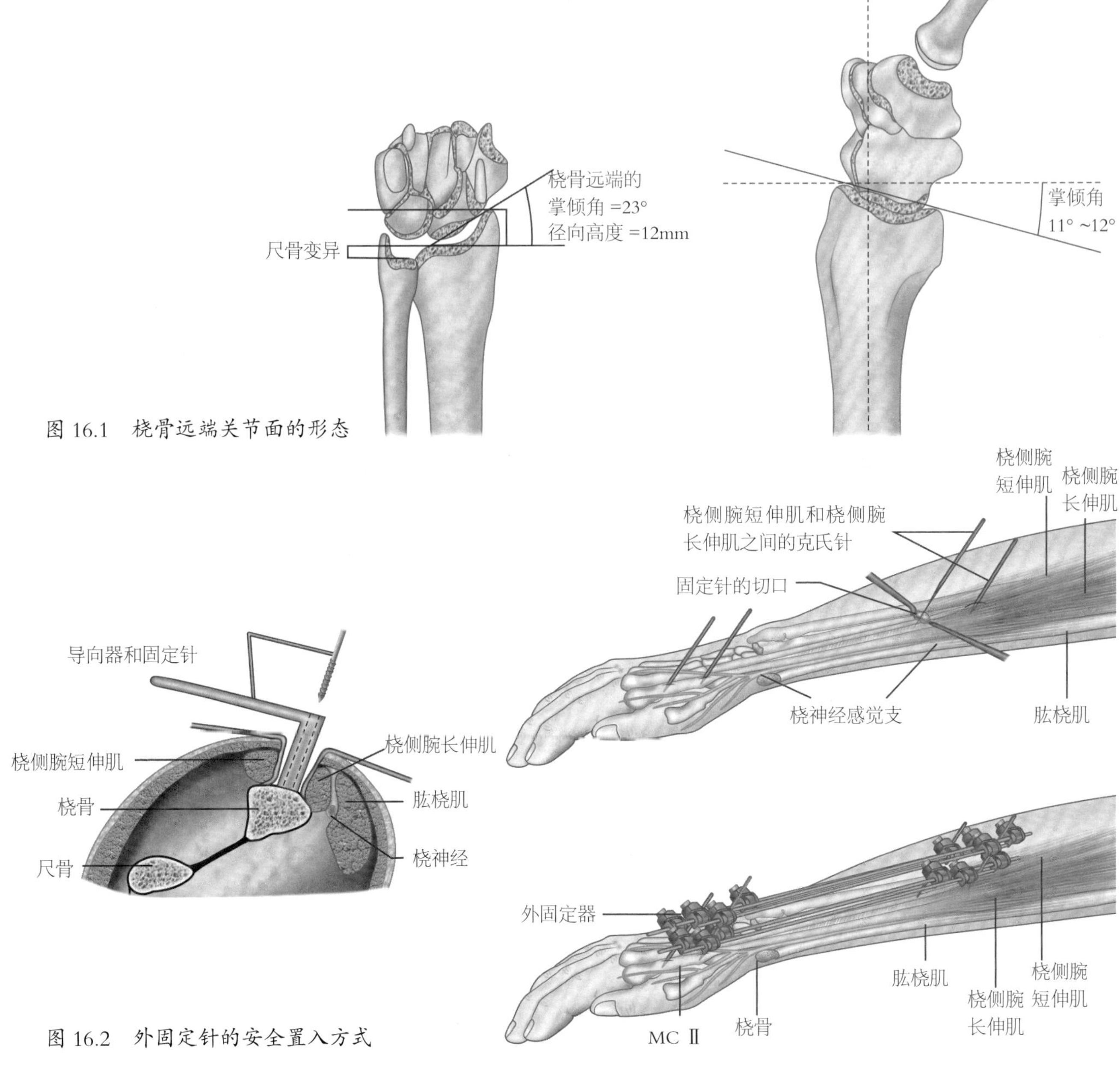

图 16.1　桡骨远端关节面的形态

图 16.2　外固定针的安全置入方式

适应证

跨腕关节的桥式外固定可以作为临时或者最终固定。作为一种临时固定技术，可以在处理合并严重软组织损伤的开放骨折或者对多发伤患者进行损伤控制时使用。也可以在患者进行转运或者在复杂骨折的治疗中作为辅助复位手段。对于不稳定的关节外桡骨远端骨折，无移位的 2 部分或者某些 3 部分关节内经内固定后，外固定可作为最终固定。下尺桡关节不稳定、Barton 骨折以及腕掌韧带断裂或腕掌关节脱位时，跨关节外固定禁忌单独使用。

非桥式外固定技术可用于存在塌陷的所有关节外桡骨远端骨折。Lafontaine 等描述了一系列早期未能良好复位所导致骨折继发移位的危险因素，包括骨折

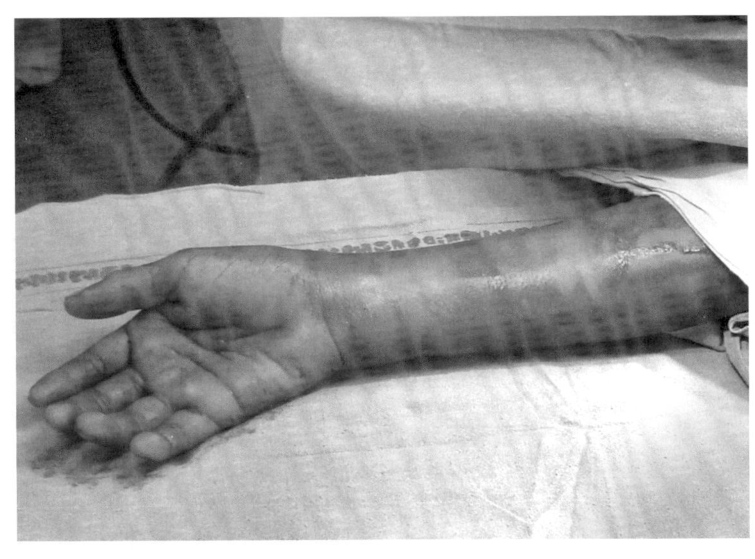
图 16.3　仰卧位患肢置于手术台一侧

背侧成角超过 20°、粉碎性骨折、关节内骨折、合并尺骨骨折以及患者年龄大于 60 岁。上述危险因素如同时存在 3 种以上，那么骨折治疗失败的风险将明显升高。如桡骨远端骨块很小，无法置针时，非桥式固定禁忌使用。通常外固定针的打入至少需要有 1cm 以上的完整掌侧皮质骨存在。

手术方法

体位与麻醉

进行外固定治疗时通常取仰卧位（图 16.3）于全麻下进行。当然，有些外科医生在局部麻醉下也能完成手术。

近端置针

近端的置针点通常在桡骨中下 1/3 处，距桡骨茎突约 9cm（图 16.4）。在这一平面，桡骨由桡侧腕长伸肌、桡侧腕短伸肌及指总伸肌腱覆盖。牵开肱

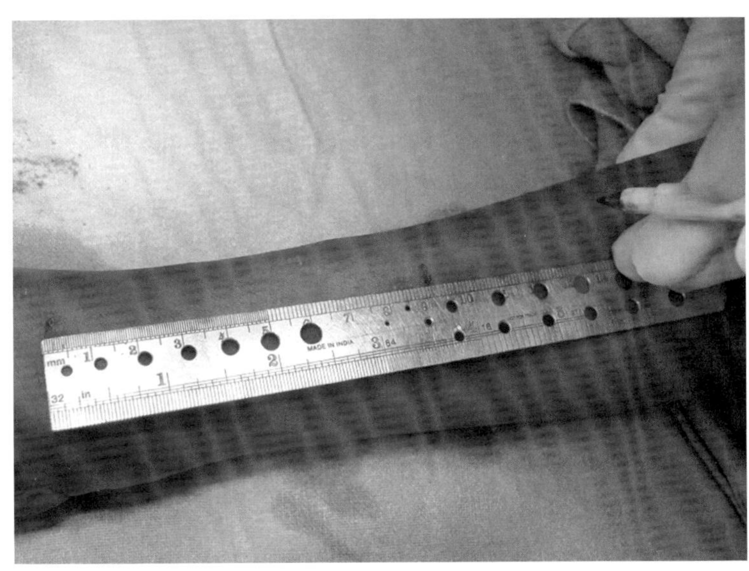

图 16.4　近端置针点大约距离桡骨茎突 9cm

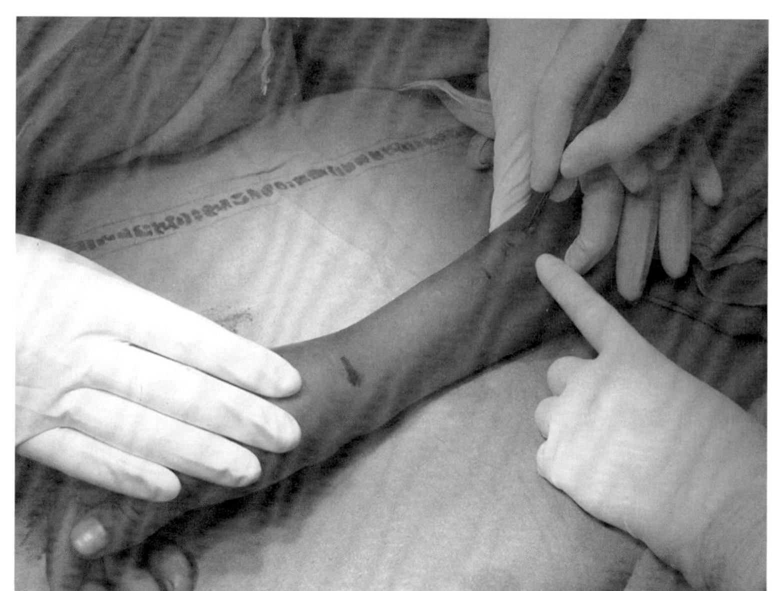
图 16.5　作小切口

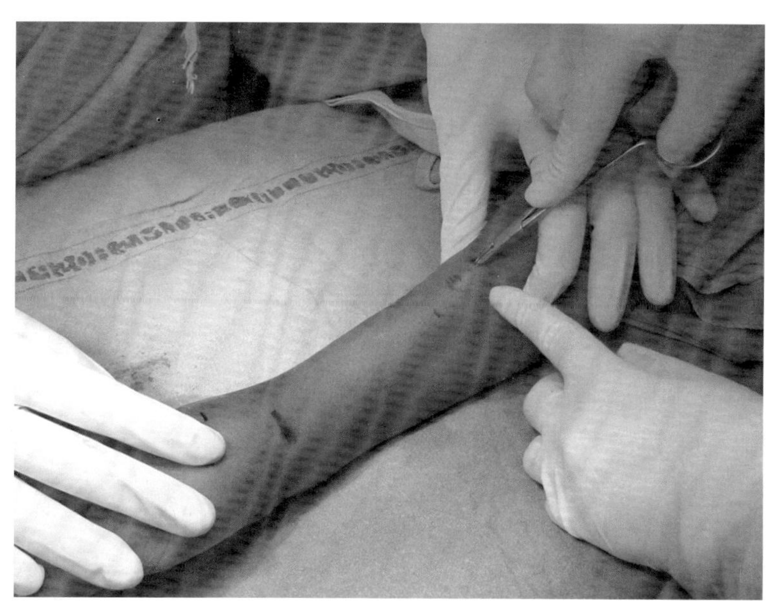
图 16.6　用血管钳分离组织

桡肌和桡浅神经后于桡骨外侧打入一枚固定针，于桡骨的桡背侧桡侧腕长伸肌及桡侧腕短伸肌间打入另一枚外固定针（图 16.3）。第二枚针也可在桡侧腕短伸肌及指总伸肌间打入于桡骨背侧，这样损伤桡浅神经的风险更小。于进针点作小切口（图 16.5），仔细分离下方组织并避免损伤上述提及的重要组织（图 16.6）。插入套筒钻孔（图 16.7）后用 T 型柄拧入直径 4mm Schanz 针（图 16.8）。在配套的连接杆辅助下定位第二枚针的入针点（图 16.9），同法打入第二枚 Schanz 针（图 16.10）。

远端置针

远端的 Schanz 针（直径 2.5mm）打在第二掌骨干上（图 16.11）。置针时要注意避免损伤背伸肌腱及桡背侧的血管神经束。

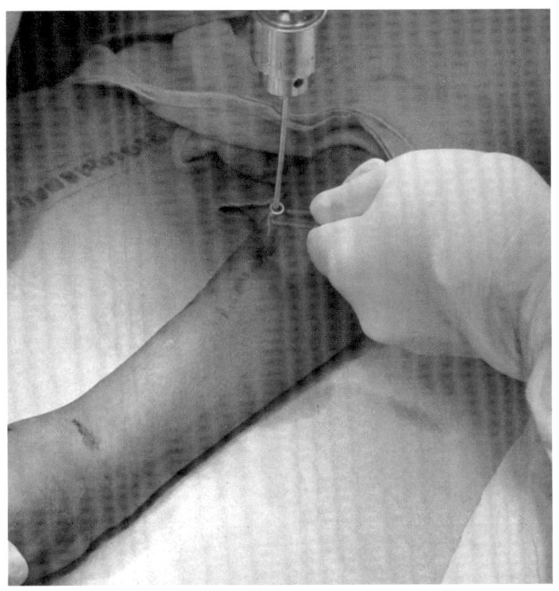
图 16.7 必须在套筒保护下钻孔

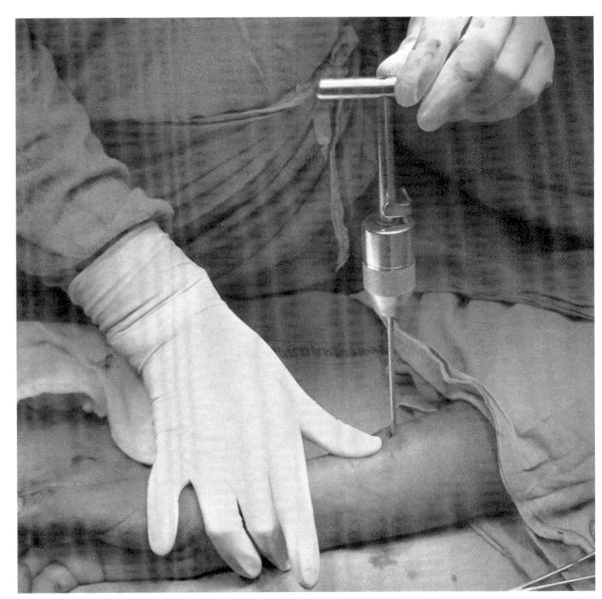
图 16.8 拧入 Schanz 针

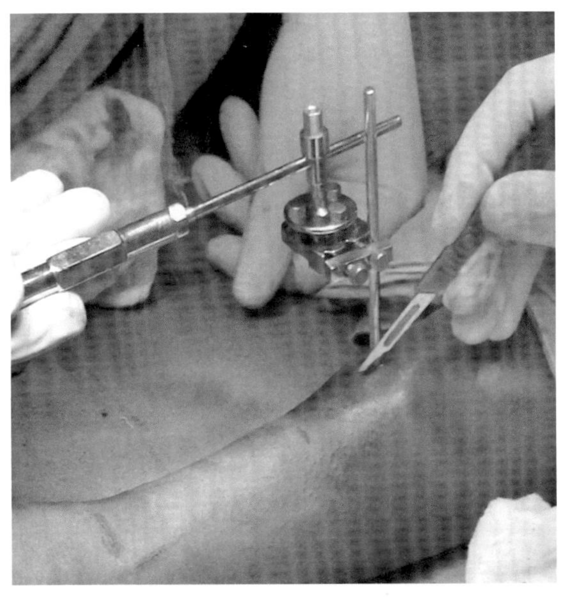
图 16.9 在定位器辅助下定位第二个入针点

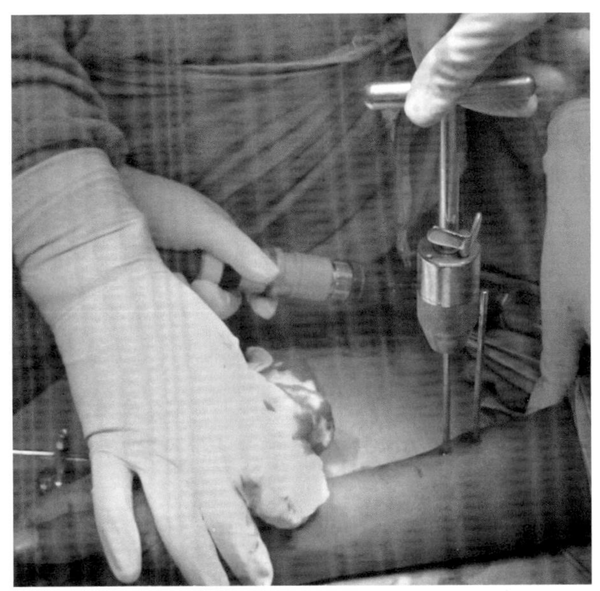
图 16.10 拧入近端第二枚 Schanz 针

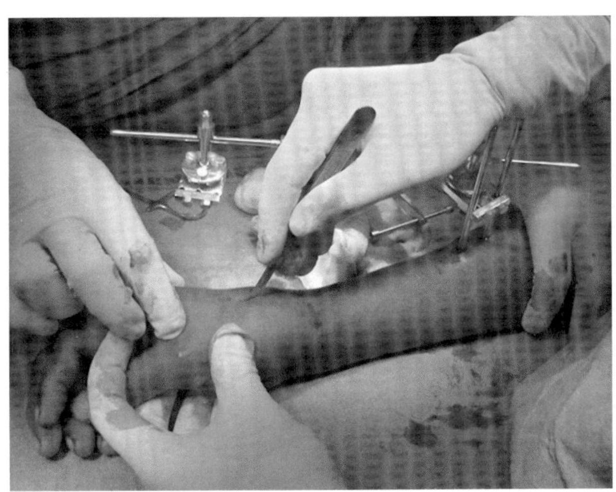
图 16.11 远端 Schanz 针打在第二掌骨干上

最终调整

通过接头将外固定架连接于Schanz针上。透视下复位后拧紧各关节的螺帽，固定牢靠外固定支架及骨折端。

外固定生物力学研究

骨折端负荷

外固定支架是一种弹性固定。Rikli等通过测量健康人桡尺腕关节内压力发现，当前臂处于中立位，腕关节进行屈伸活动时关节内压变化幅度为107~197N。当前臂旋后腕关节桡偏时关节内压达到最大值245N。据此推测，为了能使腕关节早期活动，内植物或外固定支架的强度都要足够中和以上载荷。

外固定架的强度

外固定的稳定性取决于连接杆及夹钳之间的强度。通过增加连接杆的直径可以加强外固定的稳定性。通常，外固定都是单平面的，但是为了增加稳定性也可以多平面固定。此外，也可以将连接杆尽可能地靠近皮肤固定，通过减小力臂对抗弯曲应力来增加稳定性。大部分桡骨远端外固定支架都采用3.0或4.0mm的半螺纹针。但最新的针体直径增大，螺距减小。当螺纹埋入骨质后，加粗的针体与近端骨质的接触面增大从而抵抗弯曲应力，同时减小的螺距可以抵抗远端皮质的拔出应力。短螺纹的双皮质固定螺钉可以提供最佳的固定。而将螺钉尽可能地分散固定，将应力通过骨干传导后也能提高外固定的稳定性。为了能提高固定强度减小分离移位的应力，可以将一枚固定针尽可能地靠近骨折端，而另一枚则要固定于距骨折的最远端。

结构强度

通过增加外固定的强度并不能明显增加单一骨块间的稳定性。但我们还是有多种方法来增加结构稳定性。在通过外固定支架恢复了桡骨长度及对位后，可以经皮于桡骨茎突穿针支撑固定月骨窝骨块。通过将第五枚桡骨茎突的固定针与扩展的AO外固定支架（Synthes, Paoli, PA）连接，防止桡骨长度的丢失，相比较4针的外固定支架能改善腕关节的活动度。通过背侧置针，可以轻松复位桡骨远端骨折中背侧成角移位的骨块。外固定支架结合1.6mm克氏针固定后的强度，接近AO 3.5mm的桡骨远端背侧钢板固定强度。在桡骨远端骨折的固定中，追加的克氏针固定至关重要，其重要性远超单纯增加外固定架的力学强度。

预后

早在1907年，Lambotte就认识到部分桡骨远端骨折需要通过手术治疗。外固定被Ombredanne用于治疗青少年桡骨远端骨折。Hofmann外固定支架在用于前臂之前被更广泛地应用于胫骨。之后增加一个牵引装置后，这种支架得到了更广泛的应用。

桥式外固定治疗桡骨远端骨折，通过经典的韧带整复达到复位以及固定骨块。通过腕部的轴向牵引，应力通过桡腕关节内的韧带传导后恢复桡骨长度。韧带整复对于治疗存在移位的桡骨远端关节内骨折存在很多不足。首先，由于韧带的黏弹性，随着应力松弛骨折端的最初牵引复位将逐渐丢失，牵拉无法复位向背侧成角的桡骨背侧骨块，因为掌侧的桡腕韧带较短，在通过牵拉达到复位时背侧菲薄的桡腕韧带还未产生牵拉作用。而过度的牵拉反而会加重骨折的背侧成角。通过向背侧施加压力恢复正常的掌倾角仍是十分必要的。可以通过向掌侧牵拉拇指复位背侧骨块。对于关节内骨折，韧带整复可以复位桡骨茎突骨块，但由于上述的多种原因，月骨窝的塌陷无法进行韧带整复。

为了维持复位，腕关节屈曲不能超过 20°，因为屈曲超过 20° 时腕管内的压力将显著升高，这可能会导致腕管综合征。尺偏也不应超过 20°，以免过度的应力损伤尺侧的纤维软骨复合体。如果在上述基础上无法达到桡骨远端的解剖复位，包括桡尺、桡腕关节，那么在外固定的基础上要辅助其他固定。

单独使用外固定后需维持 6~8 周，如果合并有其他联合固定，可在固定 4~5 周后先行拆除外固定。

外固定的辅助技术

外固定支架结合克氏针（图 16.12 A–H）

无论使用何种外固定技术，克氏针可以增加不稳定的桡骨远端关节外骨折的稳定性。在外固定支架固定后，腕关节水平肌腱牵拉所产生的侧方及旋转应力将导致桡骨茎突骨块及月骨窝骨块的移位。此时，一个额外的克氏针就可以完全抵消这种应力。这种技术已被临床证实疗效满意，尤其是放射学满意率。在关节复位后，如果存在超过 5mm 的塌陷或缺损，需行植骨填补于干骺端骨缺损处。

内固定结合外固定技术

复杂的桡骨远端骨折合并干骺端掌、背侧皮质粉碎性骨折以及关节面粉碎性骨折时，不能单纯使用内固定治疗，单纯使用外固定无法复位粉碎的关节面骨块。此时，外固定主要用于恢复并维持桡骨长度，对位粉碎的骨块还需要进行切开复位内固定治疗。

关节镜辅助复位外固定技术

关节内骨折如存在超过 2mm 的塌陷或分离，就需要进行手术治疗。单纯的桡骨茎突骨折或者 3 部分骨折最合适使用这种技术治疗。严重的关节囊撕裂导致关节液外溢、活动性感染、血管神经损伤以及解剖变异，是该种术式的禁忌证。

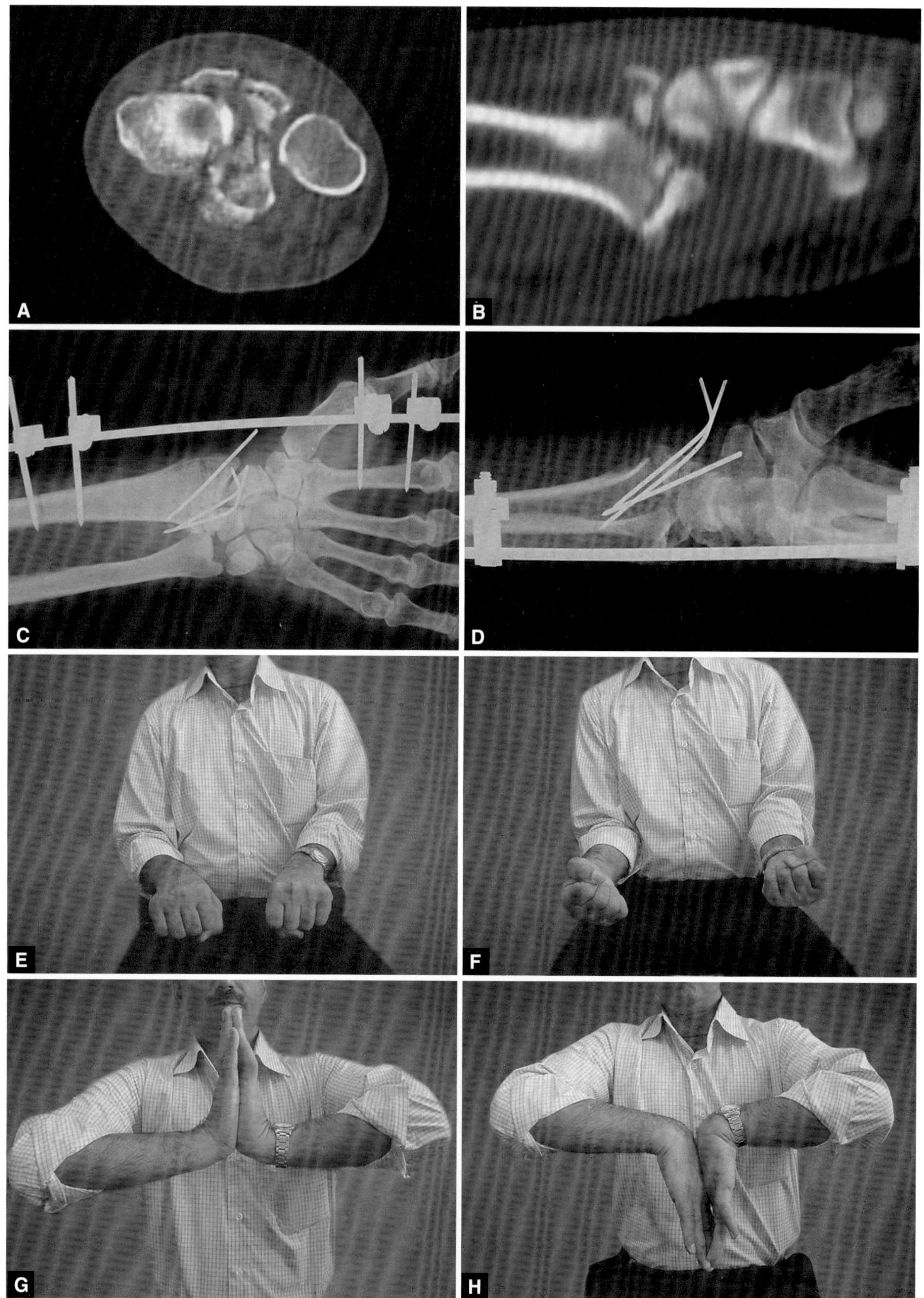

图 16.12A~H （A 和 B）CT 显示粉碎的桡骨远端关节内骨折合并腕关节向背侧的半脱位；（C 和 D）外固定架结合克氏针固定；（E~H）术后功能

并发症

针道感染、松动以及伸肌腱干扰是最常见的入针处并发症。针道感染的发生率据报道在 1%~8%。为了避免损伤桡浅神经，置针时要求切开进针。随着外固定牵拉程度以及固定时间的增加，继发的腕关节僵硬及反射性交感神经营养不良发生率也将升高。长时间的牵拉、屈曲以及尺偏固定会导致腕关节旋前挛缩。牵拉也将导致腕管内压力升高，并可能导致急性腕管综合征。当桡骨远端骨块较小时，针体拔出风险也会增高，尤其是合并骨质疏松的患者。

只有在了解外固定治疗的原则以及其局限性后，才能灵活运用这种技术治疗各种特殊的骨折，达到最大程度的效果，并尽可能地减少并发症的发生。

典型病例

40 岁女性患者，桡骨远端粉碎性骨折。X 线检查如图 16.13 所示。采用桥式外固定治疗（图 16.14），获得了良好的复位（图 16.15）。外固定支架于术后 6

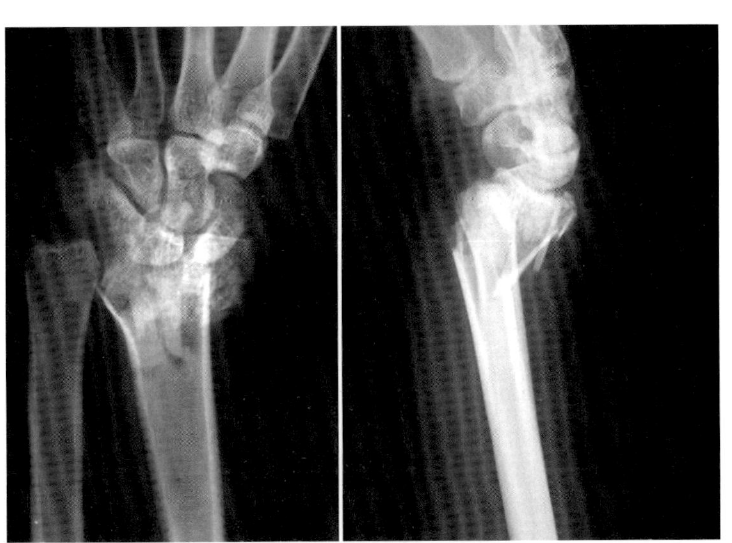

图 16.13　术前 X 线显示桡骨远端粉碎性骨折

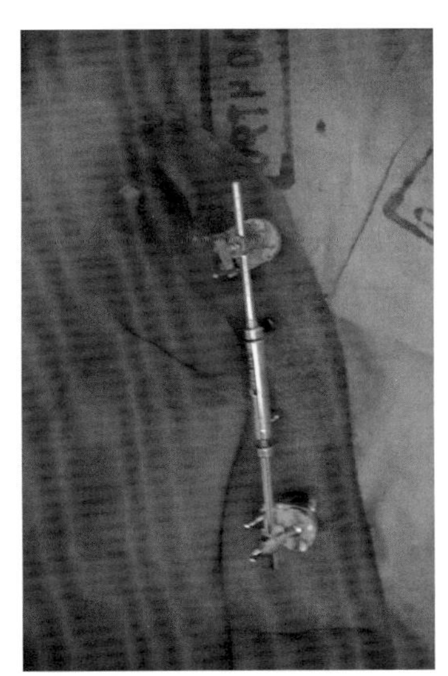

图 16.14　桥式外固定治疗

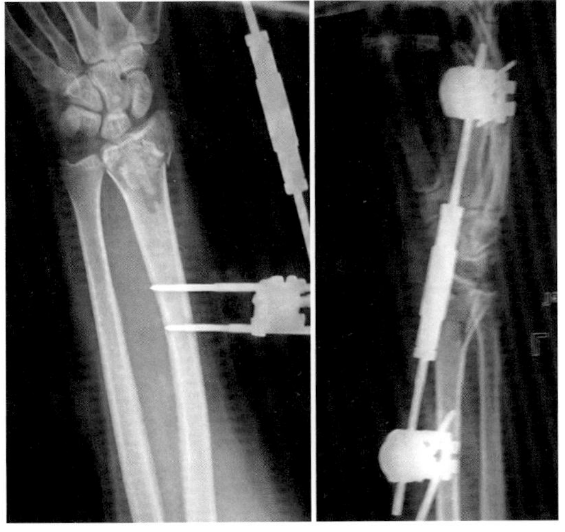

图 16.15　术后 X 线显示复位良好

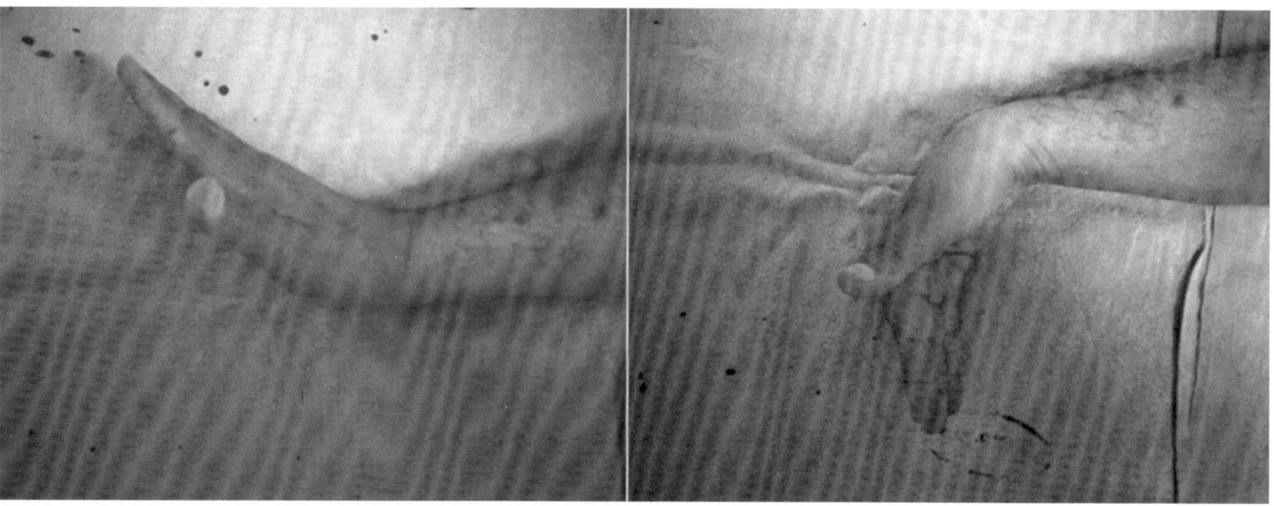

图 16.16 术后 3 个月，患肢功能良好

周随访时拆除并开始康复训练。术后 3 个月时，腕关节活动范围良好，临床效果满意（图 16.16）。

参考文献

1. Golden GN. Treatment and programs of Colles' fracture. Lancet. 1963;1:511–4.
2. Owen RA, Melton LJ, Johnson KA, et al. Incidence of a Colles' fracture in a North American community. Am J Public Health. 1982;72:605–13.
3. Colles A. On the fracture of the carpal extremity of the radius. Edinb Med Surg J. 1814; 10:181.
4. Chen NC, Jupiter JB. Management of Distal Radial Fractures. J Bone Joint Surg Am. 2007; 89:2051–62.
5. Feipel V, Rinnen D, Rooze M. Postero-anterior radiography of the wrist. Normal database of carpal measurements. Surg Radiol Anat. 1998;20:221–6.
6. Gausepohl T, Worner S, Pennig D, Koebke J. Extra-articular external fixation in distal radius fractures pin placement in osteoporotic bone. Injury. 2001;32（s 4）:SD79–85.
7. Mackinnon SE, Dellon AL. The overlap pattern of the lateral antebrachial cutaneous nerve and the superficial branch of the radial nerve. J Hand Surg. 1985;10A:522–6.
8. Emami A, Mjoberg B. A safer pin position for external fixation of distal radial fractures. Injury. 2000;31:749–50.
9. Juan JA, Prat J, Vera P, et al. Biomechanical consequences of callus development in Hoffmann, Wagner, Orthofix and Ilizarov external fixators. J Biomech. 1992;25:995–1006.
10. Rikli DA, Honigmann P, Babst R, et al. Intra-articular pressure measurement in the radioulnocarpal joint using a novel sensor: in vitro and in vivo results. J Hand Surg. 2007;32A: 67–75.
11. Behrens F, Johnson WD, Koch TW, Kovacevic N. Bending stiffness of unilateral and bilateral fixator frames. Clin Orthop Relat Res. 1983;178:103–10.
12. Wolfe SW, Austin G, Lorenze M, Swigart CR, Panjabi MM. A biomechanical comparison of different wrist external fixators with and without K-wire augmentation. J Hand Surg.

1999;24A:516–24.

13. Seitz WH Jr, Froimson AI, Leb R, Shapiro JD. Augmented external fixation of unstable distal radius fractures. J Hand Surg. 1991;16A:1010–6.
14. Werber KD, Raeder F, Brauer RB, Weiss S. External fixation of distal radial fractures: four compared with five pins:a randomized prospective study. J Bone Joint Surg. 2003; 85A: 660–6.
15. Markiewitz AD, Gellman H. Five–pin external fixation and early range of motion for distal radius fractures. Orthop Clin North Am. 2001;32:329–35.
16. Braun RM, Gellman H. Dorsal pin placement and external fixation for correction of dorsal tilt in fractures of the distal radius. J Hand Surg. 1994;19A:653–5.
17. Dunning CE, Lindsay CS, Bicknell RT, et al. Supplemental pinning improves the stability of external fixation in distal radius fractures during simulated finger and forearm motion. J Hand Surg. 1999;24A:992–1000.
18. Lambotte A. Sur l' OsteÂosynthese. La Belgique MeÂdicale, 1908. p. 231.
19. Ombredanne, L' osteÂosynthese temporaire chez les enfants. Presse MeÂdicale, 1929. p. 52.
20. Vidal J, Buscayret C, Paran M, et al. Ligamentotaxis. In: Mears DC, editor. External skeletal fixation. Baltimore: Wilkins. p. 493.
21. Asche G. Stabilizierung von handgelenksnahen SpeichenstuÈ ckfrakturen mit dem Midifixatoer externe. Handchirurgie. 1983;15:38.
22. Woo SL, Gomez MA, Akeson WH. The time and history dependent viscoelastic properties of the canine medical collateral ligament. J Biomech Eng. 1981;103:293–8.
23. Winemaker MJ, Chinchalkar S, Richards RS, et al. Load relaxation and forces with activity in Hoffman external fixators: a clinical study in patients with Colles' fractures. J Hand Surg. 1998;23A:926–32.
24. Bartosh RA, Saldana MJ. Intraarticular fractures of the distal radius: a cadaveric study to determine if ligamentotaxis restores radiopalmar tilt. J Hand Surg. 1990;15A:18–21.
25. Sanders RA, Keppel FL, Waldrop JI. External fixation of distal radial fractures: results and complications. J Hand Surg. 1991;16A:385–91.
26. Bindra RR. Biomechanics and biology of external fixation of distal radius fractures. Hand Clin. 2005;21:363–73.
27. Lafontaine M, Delince P, Hardy D, Simons M. Instability of fractures of the lower end of the radius: apropos of a series of 167 cases. Acta Orthop Belg. 1989;55:203–16.
28. McQueen MM. Non–spanning external fixation of the distal radius. Hand Clin. 2005;21:375–80.
29. Gausepohl T, Pennig D, Mader K. Principles of external fixation and supplementary techniques in distal radius fractures. Injury, Int J Care Injured. 2000;31:56–70.
30. Leung KS, Tsang HK, Chiu KH, et al. An effective treatment of comminuted fractures of the distal radius. J Hand Surg. 1990;15A:11–7.
31. Swigart CR, Wolfe SW. Limited incision open techniques for distal radius fracture management. Orthop Clin North Am. 2001;32:317–27.
32. Simic MP , Weiland JA. Fractures of the distal aspect of the radius: changes in treatment over the past two decades. J Bone Joint Surg Am. 2003;85:552–64.
33. Slutsky JD. External fixation of distal radius fractures. J Hand Surg. 2007;32A:1624–37.

34. Cooney WP. External fixation of distal radius fractures.Clin orthop. 1983;180:44–9.
35. Kaempffe FA, Wheeler DR, Peimer CA, et al. Severe fractures of the distal radius: effect of amount and duration of external fixator distraction on outcome. J Hand Surg. 1993; 18A: 33–41.
36. Baechler MF, Means KR Jr, Parks BG, Nguyen A, Segalman KA. Carpal canal pressure of the distracted wrist. J Hand Surg. 2004;29A:858–64.

翻译：周成欢　审校：周建华

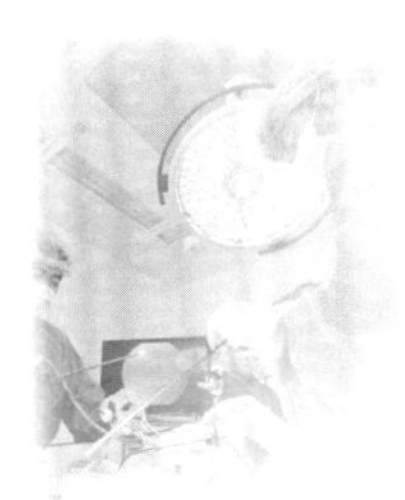

17 桡骨远端背侧 Barton 骨折

Ritabh Kumar, Pushkar Chawla

引言

桡骨远端关节内骨折很常见。与其他关节内骨折处理原则类似，解剖复位及坚强固定有利于早期活动。功能恢复情况有赖于腕关节重建的质量：关节面的平整、掌倾角、桡骨长度及宽度的恢复。当然，亦需要根据患者自身及骨折分型进行个性化处理。清楚了解骨折分型有助于提高疗效、降低风险。AO Müller（图 17.1A）以及 OTA（图 17.1B）是较为常用的分型方法。对于年轻的、功能要求较高的患者，目前认为切开复位内固定（ORIF）是 AO 23 B 型及 C 型损伤最好的处理方式。目前，钢板是内固定的首选，钢板置于掌侧还是背侧尚存争议。锁定钢板的出现，拓展了钢板内固定的应用范围。锁定钢板能在对侧进行角度稳定构建，逐步取代了传统钢板解剖塑形在粉碎一侧进行支撑。这使得医生可以从更安全的软组织区域进行手术。处理 23 C 型损伤时，对于软组织的安全性，掌侧入路明显优于背侧入路。不过背侧入路可以直视关节面，直视下处理关节内分离移位是更好的选择。因为这可以取得优于掌侧入路非直视下操作更好的复位效果。然而，仍需考虑骨折的稳定性。对腕关节背侧解剖及生物力学的进一步了解，导致了对钢板设计的改良，从而设计出低切迹解剖塑形钢板以减轻伸肌肌腱类的发生。

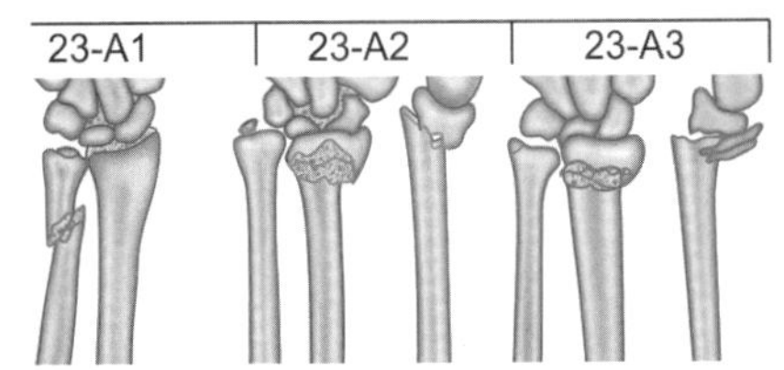

23-A　关节外骨折
23-A1 尺骨骨折，桡骨完整
23-A2 桡骨单纯压缩骨折
23-A3 桡骨粉碎性骨折

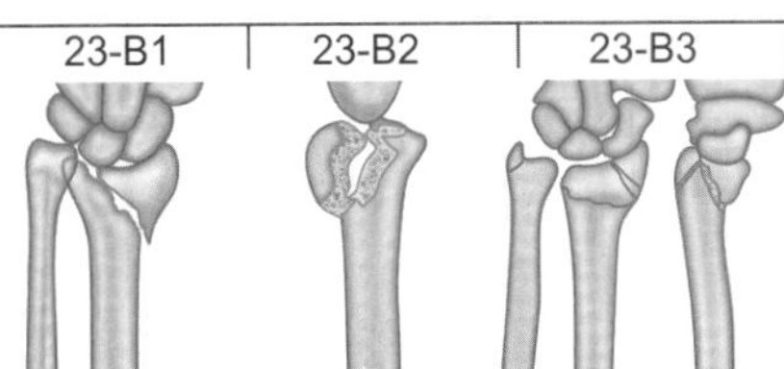

23-B　桡骨远端关节部分骨折
23-B1 矢状位
23-B2 冠状位，背侧边缘
23-B3 冠状位，掌侧边缘

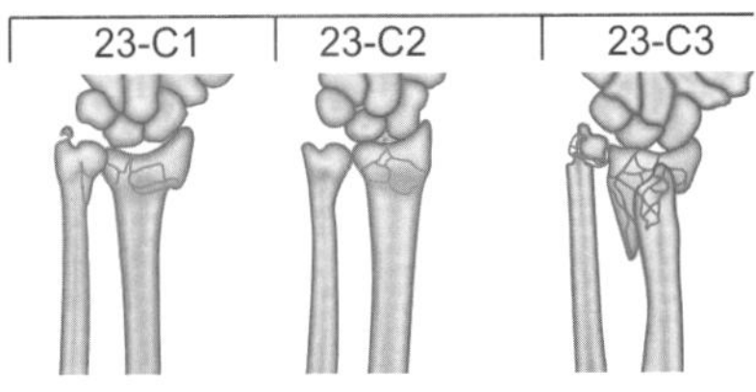

23-C　桡骨远端关节完全骨折
23-C1 简单关节骨折，简单干骺端骨折
23-C2 简单关节内骨折，复杂干骺端骨折
23-C3 关节粉碎性骨折

图 17.1A　桡骨远端 Barton 骨折分型（AO 23B2），改良 AO Müller 长骨骨折分型

桡 / 尺骨，远端，桡骨部分关节面骨折，背侧缘（23–B2）
（1）尺桡脱位（茎突骨折）
（2）简单尺骨颈骨折
（3）尺骨颈粉碎性骨折
（4）尺骨头骨折
（5）尺骨头和颈骨折
（6）尺骨颈近端骨折
1. 简单骨折（23–B2.1）2. 伴有矢状位骨折（23–B2.2）3. 伴有移位的骨折（23–B2.3）

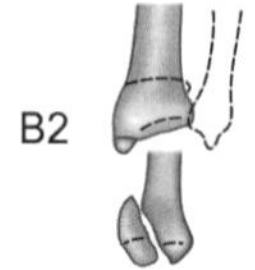

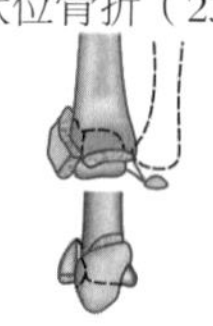

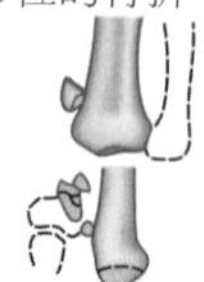

图 17.1B　桡骨远端 Barton 骨折分型(OTA 23B2)。[改良自 Journal of Orthopedic Trauma. 2007;21(Suppl 10): S19–S30]

适应证

桡骨远端关节内骨折伴背侧移位（伸直型骨折），包括：

1. 背侧 Barton 骨折；
2. 背侧骨折不全脱位；
3. 骨折伴明显背侧粉碎。

术前计划

根据病情、骨折粉碎情况以及相关软组织损伤，延迟 5~7 天后进行最终内固定较稳妥。骨折可轻柔手法复位后掌托固定或者外固定支架临时固定。由于腕关节是非负重关节，且松质骨丰富，一般无需考虑骨折不愈合，患者恐惧的心理可帮助维持复位直至愈合。单钢板可能无法可靠地固定多处的小骨片，选用 2 块及以上钢板可保持预期的复位。可以使用自体髂骨移植或注射型骨替代物。1 年内可谨慎考虑取出钢板。

器材

1. 手外科操作系统；
2. 2.4mm 桡骨远端锁定系统；
3. 1mm 克氏针；
4. 微型外固定架；
5. 注射型移植骨 / 自体松质骨；
6. 图像监控器。（术中透视）

麻醉

如需自体松质骨移植，可进行全身麻醉；人工骨移植，首选局部麻醉。上止血带前预防性使用抗生素。上臂止血带压力应高于收缩压 125mmHg。完成关节内骨折复位后，可松开止血带以减轻水肿。肩关节外展 90°，手掌向下。桥接外固定支架可用于严重粉碎、短缩明显或延迟 10~12 天行内固定手术的病例。它利用水肿组织的黏弹性，通过韧带整复术恢复长度，以降低手术难度。支架安放很关键：不能影响切开复位。近端钢针距离腕关节桡侧关节面至少 10~12cm。

沿第三掌骨中线延长线、距离腕关节 3cm 做一纵形切口，长约 8~9cm。该入路较直接。切口可进一步延伸，打开背侧伸肌支持带，通过第四伸肌间室的基底暴露关节面——直达腕部。肌腱拉向两侧，横向切开背侧关节囊，以开放关节。随后肌腱袖基底锐性分离，以显露桡骨远端的宽度。另做一切口进入第二伸肌间室，在直视下复位侧柱。从桡骨茎突上松解肱桡肌腱有助于内固定的植入，并可缓和茎突上肌肉的变形力。背侧入路显露过程中唯一有损伤风险的血管神经结构是桡神经浅支，在第二间室切开时应注意探查并保护。以月骨、舟骨为参照物，直视下复位关节面，并在尽可能的远端、软骨下骨打入 1mm 克氏针做临时固定。上述过程中，每一步均需影像学指导。克氏针也可作为钢板远端放置的标志。侧柱首先复位，之后是背侧柱。从大骨块向小骨块逐步拼接

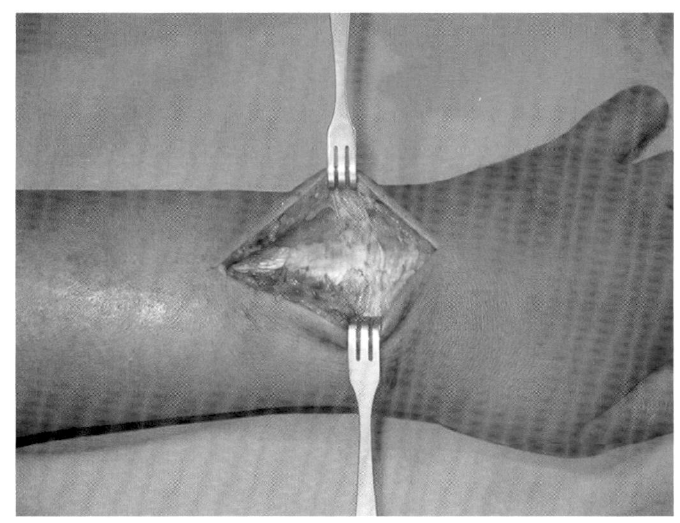

图 17.2　皮肤切开

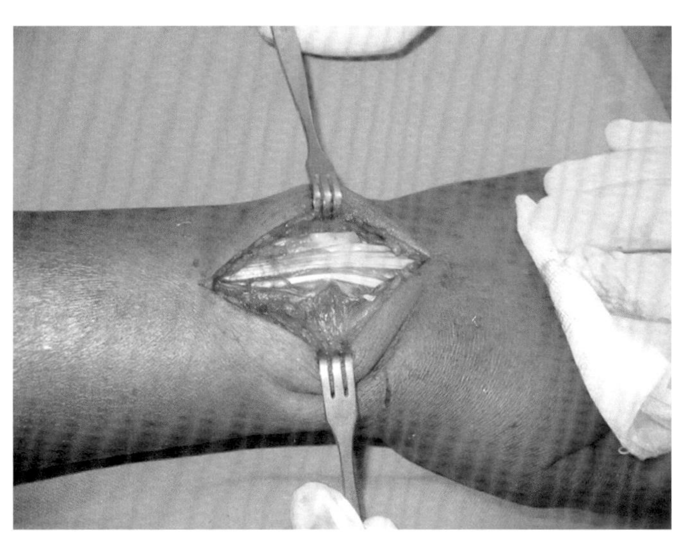

图 17.3　第四伸肌间室上方打开伸肌支持带

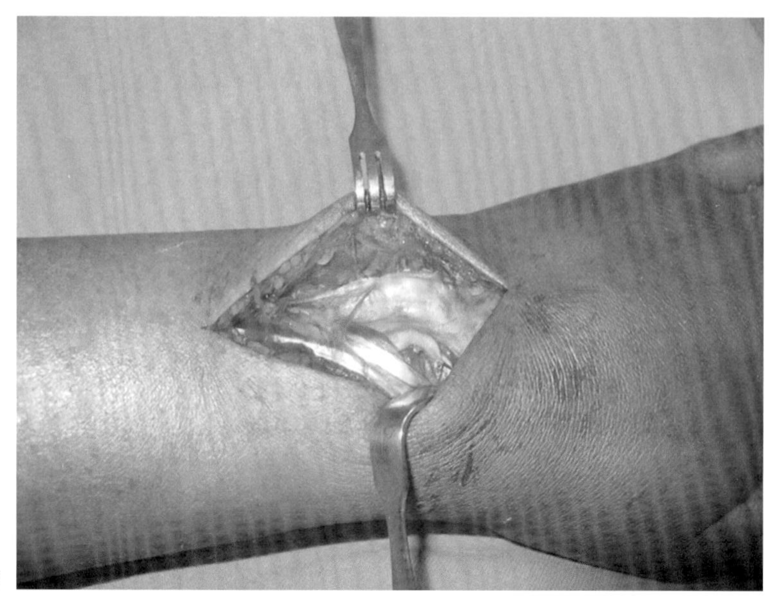

图 17.4　桡侧指伸肌腱上背侧骨膜袖

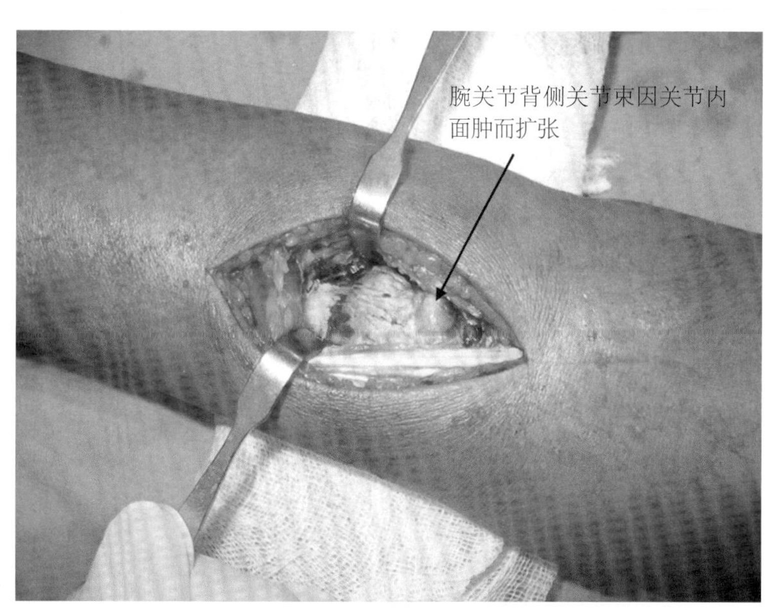

图 17.5　背侧骨膜锐性分离后

是解决复位的最佳顺序。干骺端区域剩下的孔隙，如有需要可用自体骨或人工替代物进行填充。如此，可进一步加强结构的稳定性。然后放置选取好的钢板，在靠近骨折线处打入一枚非锁定皮质螺钉，将钢板固定在骨折近端。侧柱钢板是解剖塑形的，应原装使用。背侧钢板则是直型的，远端需进行塑形。这可使远端锁定螺钉固定在软骨下骨，减少入透关节的风险。值得注意的是，目前的钢板设计，是钢板决定了锁定螺钉的方向而非术者。钢板需要支撑关节边缘的背侧，桥接干骺端分离。钢板的位置非常重要，在放置时，需要多费些时间研究 C 臂影像。关节内骨片通过 2.4mm 锁定螺钉固定。锁定螺钉无需追求远端双侧皮质固定，需谨慎判断长度的大小。通过多个平面确认位置后拔出临时固定用克氏针。固定的稳定性以及活动度可通过透视检查。如果之前未松开止血带，此时可以放松，进一步止血。背侧关节囊用 3 “0” Vicry 可吸收线缝合。尽可能完成该步骤，覆盖内固定的骨膜袖可有效减少肌腱断裂的风险。锐性分离有助

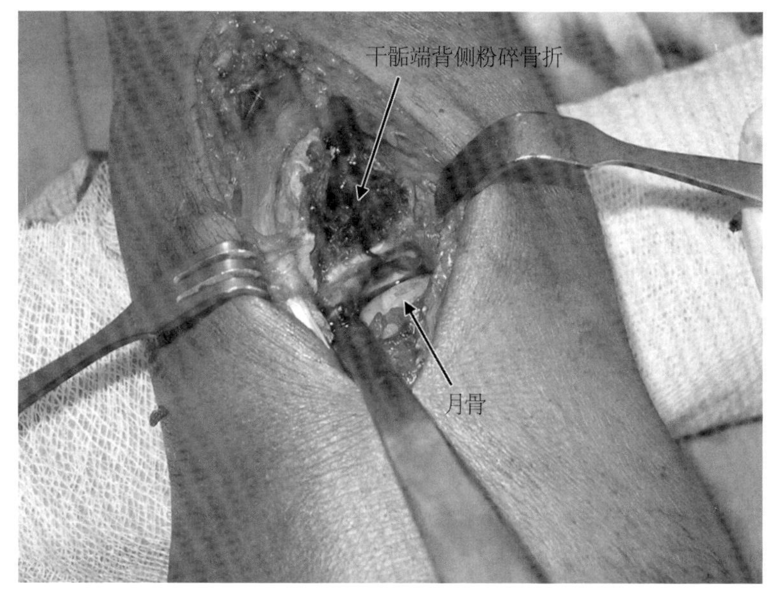

图 17.6　术中见关节面

于保持组织足够的强度和长度，以实现可靠的吻合。基底部修复完成后，伸肌腱重新归位，背侧伸肌支持带缝合 2 针。关闭支持带有助于防止伸肌拱起。这样缝合看似过紧，但随着水肿消退、进一步康复，功能会很快得以恢复。尼龙线间断缝合皮肤。背伸功能位掌托固定腕关节。掌托远端不应超过远端掌纹。

桥接外固定支架可作为掌托的替代。如果骨折片较小，伴有明显的粉碎，不用钢板固定可能是更谨慎的做法，因为无法达到坚强固定。

术后处理

止痛、抬高患肢以及腕关节冰敷很关键。剧烈疼痛造成神经敏感，并且会延迟肢体功能恢复。预防性止痛可使患者术后愿意早期活动手指，进而减轻粘连风险，提高肌腱伸缩功能。需要注意的是，单纯摆动手指是不够的，夹板外手指的 3 个关节需要交替进行完全屈伸功能锻炼。手背皮肤松弛，术后常见明显肿胀，抬高患肢及主动手指活动有助于水肿消退。2 周拆线后，手腕间歇性活动，直至获得完好的主动活动功能。鼓励患者患手进行日常的活动，如刷牙、吃饭、梳头、系衬衫纽扣等，这有助于提高协调性及获得最佳的肌肉功能。一旦术后随访 X 线片提示骨折愈合，就可以开始进行抵抗阻力的锻炼，以恢复肌肉强度。

并发症

并发症分为损伤引起的或治疗相关的，急性或慢性的。内固定相关并发症是术后最常见的。闭合位于钢板上方的腱鞘床并非每次都可实现。钢板最初的或是骨折塌陷后的凸起均会增加肌腱炎的风险，该并发症可以是单纯的炎症，重则可造成肌腱断裂。对这些患者必须施行二次手术，取出内固定。这是背侧钢板显著的并发症，甚至在取出内固定早期仍会发生。而低切迹钢板则会增加断裂的风险。

文献综述

背侧入路更加直观，对关节面显露更完全，但背侧钢板应用仍有争议。早期内固定体积大，肌腱炎的发生率较高，令人无法接受。Letsch 等在 2003 年对桡骨远端骨折掌侧与背侧钢板对照研究进行了报道，该研究纳入了 1987-1994 年使用传统“T”型钢板的病例。对其中的伸直型损伤、背侧粉碎的病例进行了背侧支撑固定。研究结果不同于传统观点，甚至作者本人都出乎意料，但逐步成为主流观点。1996 年，Rikli 及 Regazzoni 提出的三柱理论，加深了我们对病理解剖的理解以及损伤后影像学的认识。弹性低切迹内固定的发展，使得术者可根据骨折情况灵活使用。背侧 2 块小型钢板，较单个厚重的内固定，可实现更加坚固的固定。如能关闭内固定上方的骨膜袖，可减少肌腱炎的发生。关于这些新型低切迹钢板的报道，其伸肌腱炎甚至可忽略不计。

典型病例

40 岁男性患者，诊断为挠骨远端背侧 Barton 骨折（关节面粉碎并向背侧移位），同时合并尺骨基突骨折。挠骨远端骨折行切开复位背侧低切迹锁定钢板固定。术后随访显示骨折固定牢靠，腕关节功能优良。

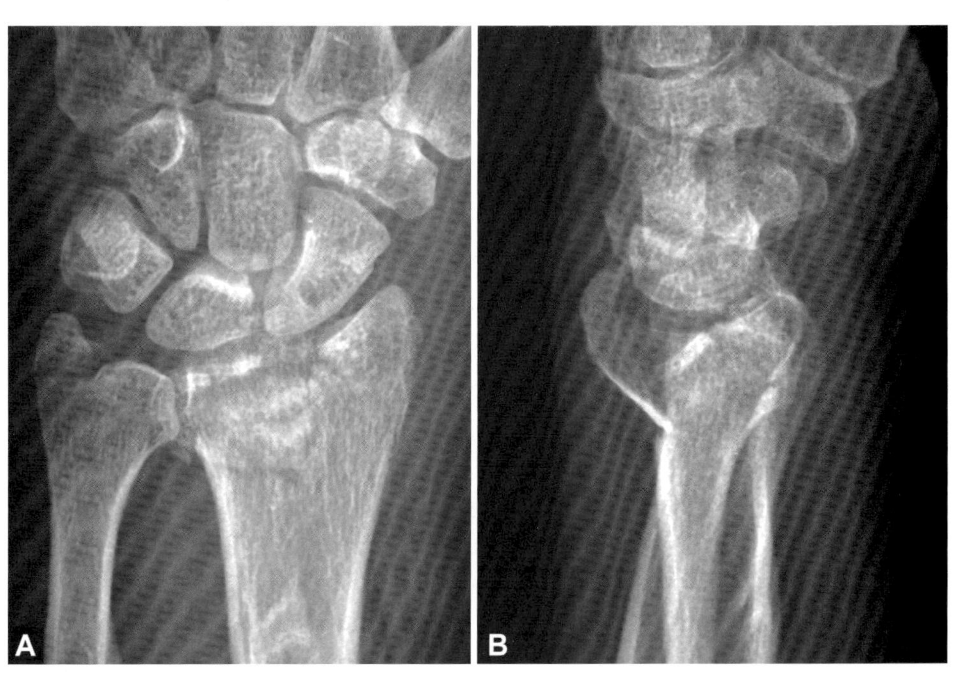

图 17.7A 和 B　（A）伤后 X 线正位片，（B）侧位片

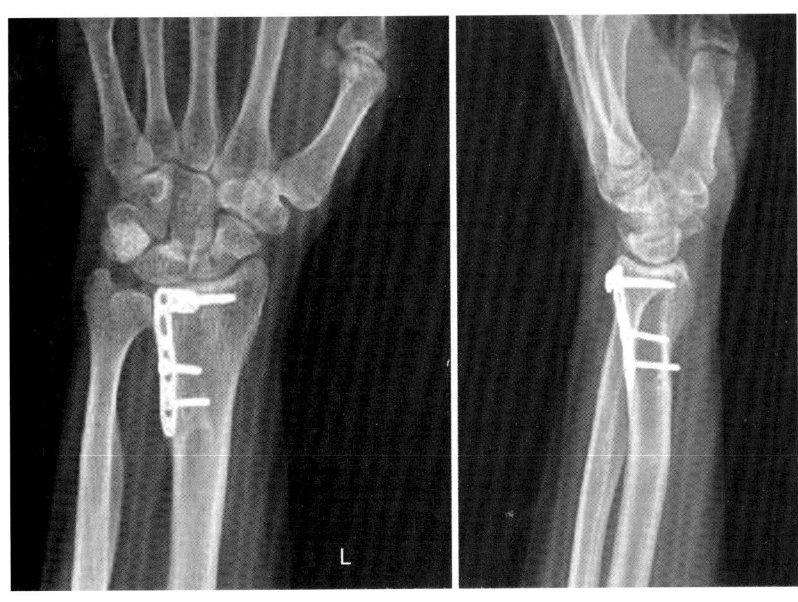

图 17.8　3 年后 X 线片随访

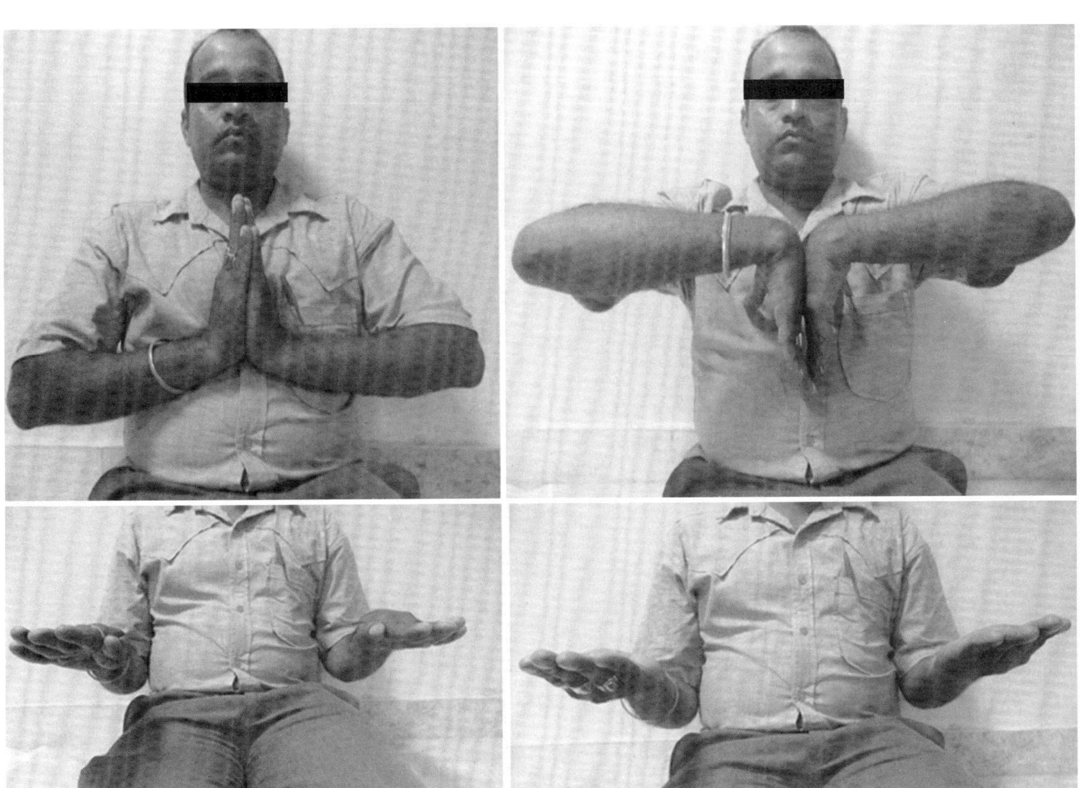

图 17.9　术后 3 年功能随访

总结

背侧入路可两端延长，能很好地显露腕关节内病变解剖，新的低切迹钢板虽仍有一定缺陷，但钢板本身导致的并发症已不必过多考虑。

参考文献

1. McQueen M, Caspers J. Colles fracture: Does the anatomical result affect the final function? J Bone Joint Surg Br. 1988;70:649–51.
2. Trumble TE, Schmitt SR, Vedder NB. Factors affecting functional outcome of displaced intra articular distal radius fractures. J Hand Surg Am. 1994;19:325–40.
3. Tavakolian JD, Jupiter JB. Dorsal plating for distal radius fractures. Hand Clin. 2005;21:341–6.
4. Ruch DS, Papadonikolakis A. Volar versus dorsal plating in the management of intra–articular distal radius fractures. J Hand Surg Am. 2006;31:9–16.
5. McKay SD, MacDermid JC, Roth JH, Richards RS. Assessment of complications of distal radius fractures and the development of a complication checklist. J Hand Surg Am. 2001; 21:916–22.
6. Letsch R, Infangar M, Schmidt J, Kock HJ. Surgical treatment of the fractures of the distal radius with plate: A comparison of palmar and dorsal plate position. Arch Orthop Trauma Surg. 2003;123:333–9.
7. Rikli DA, Regazzoni P. Fractures of the distal end of the radius treated by internal fixation and early function. A preliminary report of 20 cases. J Bone Joint Surg Br. 1996;78:588–92.
8. Jupiter JB, Marent–Huber M and the LCP Study Group. Operative management of distal radius fractures with 2.4 mm locking plates A Multicentre prospective Case Series. J Bone Joint Surg Am. 2009;91:55–65.

翻译：叶秀章　审校：周建华

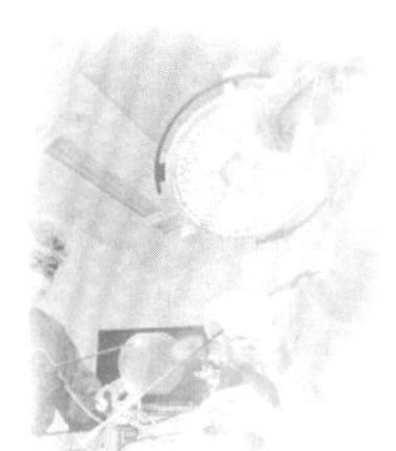

18 陈旧骨折或伴有骶骨骨折病例的脊柱骨盆内固定

Kyle F Dickson

引言

经验不是把一件重复的事情做得更好，而是把重复的事情做得更高效、更完美。骨盆骨折不愈合和畸形愈合对病人和医生都是具有挑战性的问题。尽管理想的初始治疗可以防止这些并发症，但是骨折不愈合和畸形愈合仍然会发生。据 Tile 统计，在骨盆环损伤严重的病例中，有 5% 会残留严重畸形，而且在垂直不稳定骨盆的非手术病例中，55%~75% 可能会导致畸形愈合和不愈合。

当评估一个骨盆畸形愈合或不愈合的病例时，我们需要做一个全面的工作，确定病人疼痛的原因，描述骨盆畸形，回顾病人的期望，并计划治疗方案。在骨折不愈合患者中，术前需要诊断和纠正相关疾病（如骨吸收不良，维生素 D 缺失，糖尿病等）。有关这一课题的综述文献的数量非常少。我们最新发表的数据，显示了评估要点（如体格检查、放射学、畸形的定义）和这些难点的处理方法，以及可能发生的残疾问题。

脊柱骨盆内固定用于治疗伴有横向组件损伤的急性双侧骶骨骨折的患者，“H”或“U”形骨折（见典型病例），或腰骶不稳定（图 18.1A~L）。脊柱骨盆内固定还可用于治疗陈旧畸形愈合和未愈合的陈旧骨折患者。

适应证 / 禁忌证

手术适应证包括疼痛、骨盆环不稳定和涉及骨盆畸形的临床问题（如步态异常，坐立问题，肢体缩短，泌尿生殖系症状，阴道壁撞击，等等）。

疼痛

虽然疼痛并不总是出现在畸形愈合和骨折不愈合患者中，但是它通常却是患者寻求医疗咨询的主要原因。疼痛通常继发于骨盆的不稳定或复位不佳，最

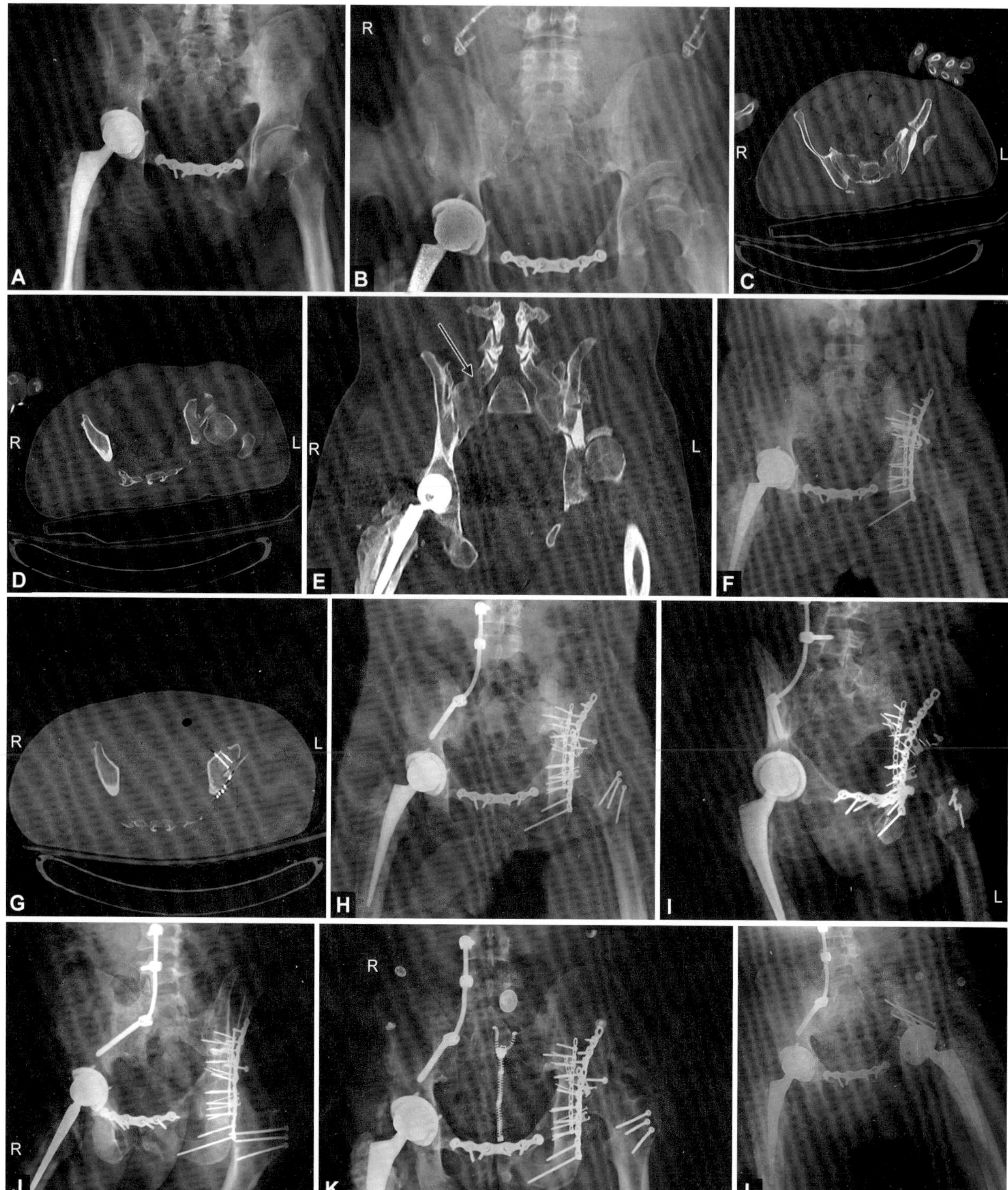

图 18.1A~L（A）35 岁患者的正位片，这位患者 2 年前因恶性室性心律失常致伤，接受了双侧两根骶髂螺钉（1 年后取出）治疗双侧骶髂，关节不稳，使用联合钢板治疗联合中断，以及一个失败的对右侧股骨颈骨折的全髋关节置换术。（B）再次因恶性室性心律失常致伤后的正位片，显示遭受了最小移位的左侧耻骨骨折，骶 1 右侧部分骨折，左侧双柱后壁骨折（这种模式符合一个前柱后侧半横断同时伴有无关节面附着到完整髂骨的后壁骨折）。（C 和 D）轴向 CT 扫描显示前柱骨折以及粉碎的后壁骨折。（E）矢状面 CT 重建显示骨折通过骶 1（箭头所指）。（F）两次切开复位内固定后的正位片显示前柱、后柱以及后壁全都没有复位。（G）CT 平扫证实了复位不良。(H~J）对不稳定腰 5- 骶 1 的脊柱骨盆固定手术后的正位、髂骨斜位以及闭孔斜位片，这种腰 5- 骶 1 的不稳定可能是由于之前双侧骶髂关节的损伤引起的。（K）正位片显示术后 3 个月时，左侧股骨头破坏又左髂关节半脱位。（L）患者分期治疗后的正位片：①去除所有内固定和培养物；②关节置换，同时在后壁应用结构性的同种异体移植物。一年后病人去除脊柱骨盆内固定，没有并发症

常位于后方的骶髂关节（SI）区域。伴有畸形愈合的后方骨盆疼痛，通过畸形矫正后，常常能缓解，而骨不愈合患者经过矫正后，疼痛缓解却不明显，经常出现残留的慢性疼痛。急性损伤患者，在骨盆的体检中，不稳定性是显而易见的；在慢性骨畸形愈合和骨折不愈合中却很难被发现。在这些情况下，医生需将手放在两个髂前上棘上，从一边到另一边摇晃骨盆。这种方法可以探知到微小的运动和骨盆疼痛。如果没有感觉到微动，压迫可能导致不正常的疼痛，这种疼痛继发于不稳定。在这些慢性病例中，单腿站立前后位X线片通常会有更多帮助，后面会有描述。

继发于畸形愈合或不愈合的骨盆疼痛，通常出现在负重时，休息会得到改善。因为重量是通过骨盆后方传递，疼痛更常见于骶髂关节畸形愈合和不愈合。前骨盆环的畸形愈合和不愈合很少产生痛苦，因为只有不到10%的身体重量是通过骨盆的前部分传递的。当一个罕见的、痛苦的前骨盆环畸形愈合或不愈合存在时，通常会是一个旷日持久的过程，并且需要与多个医学专家磋商（妇产科医师、外科医生、泌尿科医生等）。患者可出现继发于骨盆畸形的下腰痛，或继发于同水平神经根或者腰骶神经丛压迫或牵拉的神经源性疼痛，疼痛会放射到脚踝。神经瘢痕形成通常是慢性疼痛的原因。

在坐着或躺着时，患者也会抱怨疼痛。两个主要的原因是：骨盆畸形愈合和坐骨不愈合。前者会导致坐与躺下的失衡，后者会导致坐着时骨折处痛苦的运动。坐的失衡是由坐骨结节的不相同的高度导致的。前后位片通常用来确定这些高度差异。躺下失衡通常发生在有一个半骨盆垂直移位的时候，这使得髂后上棘（psi）突出，而且半骨盆后位移也会同时伴有或不伴有垂直移位。

畸形

骨盆畸形是许多临床症状的原因，如疼痛、步态异常、泌尿生殖系统等。最常见的畸形包括向头部和后侧的移位以及半骨盆的内旋。人们常常可通过体格检查发现畸形。当巨大的半骨盆向头端移位时，就会观察到一个恒定而明显的畸形。当患者站着面向或背离检查者时，缩短端骨盆变平，同时伴随转子区域内移。相反，正常侧（对侧）髋部会出现夸张的向外的曲线。非肥胖的女性患者通常会有典型的此类畸形，并因此而抱怨。髂骨的进一步移位，比如内收或内旋，会使这种畸形更加明显。

有些患者抱怨后侧的突出。患者由于平躺时失衡注意到这个。这种畸形可以通过俯卧时比较髂后上棘发现。髂后上棘向后突出是由于髂骨内旋使髂后上棘更加突出造成的，然而这种情况也会发生于髂骨后移位。此外，半骨盆的垂直移位也会造成骶骨和尾骨变得相对更加突出，这种骨突出可以产生症状。当双侧半骨盆位移时（“U”或“H”形骨折）（见“病例”），骶骨突出会变得特别严重。我们曾经见到许多这种骶骨突出使皮肤溃破的情况。

半骨盆的垂直移位也造成了坐的问题，尤其是当坐硬椅子时问题更明显。

坐着不平衡是由于坐骨的不同高度造成的。除了半骨盆的垂直移位，这种情况还可能是由于半骨盆的屈曲 / 伸展畸形造成的（图 22.6）。常常可以观察到患者坐着时斜靠向一边，而他 / 她倾斜的方向并不总是一致的。当试图用两侧屁股平衡坐着的时候，患者会斜向短缩的一侧。有些严重畸形的患者只用未变形的一侧坐着，远离头端移位的半骨盆。还有一些患者会被观察到经常改变他们坐的方向或用他们的手在头端位移侧支撑。

步态异常也可以由骨畸形愈合引起。头端移位引起同侧肢体缩短。在我们的因为垂直不稳定骨折造成的骨盆畸形愈合研究中，平均腿的长度差异大于 3cm，最高可达 6cm。畸形愈合的骨盆也可能导致下肢内部或外部的畸形从而改变患者步态。例如，图 21.3 所示的患者，表现为足趾内旋 20° 的步态和背部疼痛。图 22.6 所示患者像被风吹过的骨盆，骨盆一侧内旋，另一侧外旋，患者觉得他们在“拧着走路”。

泌尿生殖系统

半骨盆明显内旋或者耻骨支旋转移位，可能会导致膀胱撞击。这通常是由耻骨上支引起的，图 21.3 描述了耻骨上支的游离碎骨片在旋转移位的位置上畸形愈合，导致了膀胱撞击。撞击的症状包括尿频尿急和排尿不畅。检查应包括逆行尿道造影和膀胱造影。

有些不常见的情况，如坐骨支向内侧移位较大，撞击阴道壁，继而导致性交困难。也有人报道，负重时阴蒂刺激，继发于耻骨联合不稳定。此外，腹直肌肠疝，或者通过耻骨联合的膀胱疝是有可能的（图 18.2）。

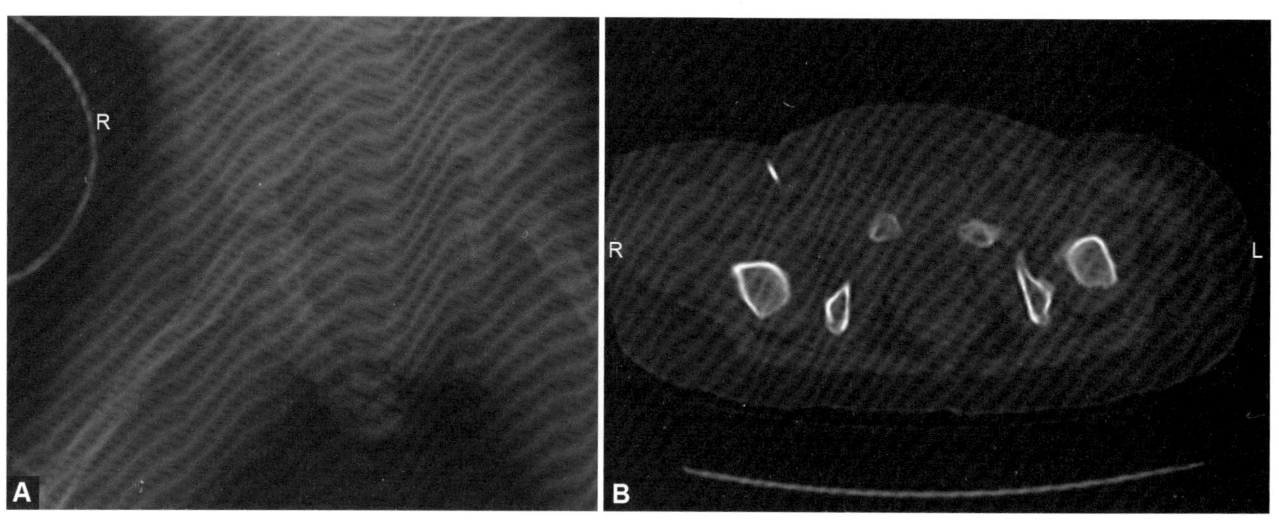

图 18.2 （A）在行切开复位内固定之前最初应用外固定治疗骨盆开放骨折的 2 岁小孩的正位片。（B）CT 扫描显示膀胱突出经过了耻骨联合。在通过横切口入路行切开复位内固定时需要格外小心，避免膀胱损伤（见本书第 22 章）

神经系统损伤

永久性的神经损伤是骨盆损伤后残疾的一个常见的原因。在垂直不稳定骨盆患者中，46% 会发生神经损伤（见“文献综述”）。最常受影响的神经根是 L5 和 S1，但任何从 L2 到 S4 的神经根都可能受损。在 Huittinen 研究的 40 例神经损伤患者中，21 例（52.5%）是牵拉受伤，15 例（37.5%）是完全中断，4 例（10%）是压迫损伤。有趣的是，大多数损伤发生在马尾的神经根，而腰骶干和臀上神经却能够耐受牵拉损伤。压迫损伤发生在骶骨骨折患者上三个骶神经孔。此外，牵拉和神经中断发生在垂直不稳定骨盆损伤中，而神经压迫发生于骨盆外侧压缩。骨盆外侧压缩常常造成骶骨骨折块进入骶骨孔中，造成神经的损伤，如果神经检查恶化，可能需要减压。

全面的神经系统检查非常必要，以确定任何术前功能的缺失，指导术中和术后的神经监测。周围神经的破坏应该通过神经传导 / 肌电图测试评估。周围神经断裂需要修复补救，以恢复保护性感觉。肌电图和磁共振成像（MRI）用来排除脊髓神经撕裂。如前所述，神经损伤的患者对负重和任何不稳定是尤其敏感的（见“典型案例”）。

患者的期望值

术前评估的一个重要方面是发现患者对其临床问题的理解和期望。在做出手术治疗决定之前的讨论是必要的。患者必须了解实际的目标，理解并发症的风险，然后做出最后的决定。医生应该详细地跟患者解释一些可能出现的特殊畸形，如肢体缩短、坐位失衡、阴道撞击和外观畸形。而且必须提醒患者，虽然大多数的畸形可以纠正，但实际解剖结果无法达到完美。在我们一组骨盆畸形愈合病例中，只有 76% 复位后残余畸形小于 1cm。

有些骨盆后疼痛常常难以解释，没有确定的不愈合或失稳，而且纠正骨盆畸形后也无法完全的或可靠的改善症状。95% 骨盆畸形愈合患者的疼痛有改善，但是只有 21% 的能完全缓解后侧的疼痛。骶髂关节炎的影像学证据不是骨盆后疼痛的可靠原因。但是在骨盆骨折不愈合患者中，可以看到疼痛的显著缓解。患者必须了解事情的轻重，术前有合理的预期结果。

术前计划

理解骨盆三维的畸形需要完全掌握骨盆解剖知识。此外，需要制订详细的术前计划，确定显露的正确顺序，以便松解、复位和固定。因为每个患者都是不同的，需要医生制订个体化治疗方案。

医生的关键是术前了解畸形（详见本书第 21 章）。影像学评估包括五个标准：骨盆 X 线视图（正位，45° 斜，40° 向尾，40° 向头）、负重前后位、CT

平扫和三维 CT。CT 平扫可以制成一个三维的骨盆模型，这个模型可以帮助医生了解畸形并且制订术前计划（图 21.2）。只有了解所有骨折块的位移和旋转，才能达到合理的松解和复位。闭孔斜位可以清楚地显示同侧的骶髂关节，而单腿负重正位片可以确定骨折不愈合的稳定性。放射性元素骨扫描可能有助于确定骨折不愈合的活动度（萎缩性或增生性），但并不经常使用。这些多个平片和 CT 扫描一起用来评估骨折不愈合和骨盆的畸形。移位通常是复杂的，包括三个轴的旋转和横向位移（图 21.2 b）。最常见的畸形是半骨盆的向后向头侧移位，伴有内旋和屈曲。

骨盆位置相对于正常解剖的移位可以用坐标系统来描述：

1. 压缩移位 / 分离移位（X 轴）；
2. 头向移位 / 尾向移位（Y 轴）；
3. 前移位 / 后移位（Z 轴）。

通过前后位 X 线片可以很容易地测量头向的移位，比较两侧两个预定点的高度即可，这两个点通常是坐骨、髋臼顶，或者是髂嵴。经典的后移位的确定是通过入口位 X 线片。但是半骨盆直接头向位移会导致在入口位 X 线片上显得有后移位，并且有明显的平躺失衡，因为髂后上嵴变得更加突出。所以后方移位最好通过 CT 平扫来判断。实际的头向移位可以从前后位 X 线片上骶骨面的一条线来测量。从这条线到坐骨、髂骨翼顶或者髋臼顶的垂直距离可以表示垂直移位的大小。这个距离可以和另一侧半骨盆相比较，到坐骨距离的差距与坐位失衡相关。髋臼顶测量的差异可以显示下肢长度的差异。坐位失衡和下肢不等长这两个畸形症状，就是由于严重移位的骨盆畸形愈合和不愈合造成的。

每个轴也有旋转的成分。半骨盆的伸 / 屈是通过半骨盆围绕 X 轴旋转来定义的，不同的解剖关系通常用来定义半骨盆的伸 / 屈。它们是：

1. 闭孔髋臼线与泪滴关系（此线穿过泪滴处越靠近头端，半骨盆越屈曲）。
2. 出口位 X 线片上闭孔的形状（闭孔在屈曲时变得更加细长和椭圆）
3. 出口位 X 线片上坐骨棘在闭孔内的位置（坐骨棘在闭孔内越接近尾部，越屈曲）。

骨盆屈曲的最佳测量可以从三维 CT 获得。从骨盆解剖位置上移除正常半骨盆和骶骨。测量髂前上棘和耻骨联合之间连线与地面垂线的夹角（通常这是 90°）。

半骨盆的内旋和外旋转通过 Y 轴定义。在平片上定义内旋是：

1. 比较坐骨的宽度（宽度增加表示内旋）。
2. 髂骨翼的宽度（增加表示外旋）。
3. 髂坐线与泪滴的关系（线越靠外，内旋越多）。

CT 扫描能准确测得旋转的度数。画一条线平行于四边体表面（髋臼顶 2~5mm），与骶骨平面的水平线之间的夹角，单独测量旋转角度（参见图 21.4C 和 F）。Sponseller 使用髂前上棘和髂后上棘的连线，测量有先天性骨盆畸形的儿童的半骨盆畸形，但是这个测量结果结合了内 / 外旋转和外展 / 内收。

外展 / 内收畸形是由半骨盆绕 *Z* 轴的转动来定义的。这个轴从前向后穿过髋臼骨的上面。真正的旋转轴可能接近后方骶髂关节，但这条轴可以被定义在任何解剖位置。重要的是把旋转畸形与正常的解剖位置的半骨盆做对比。单纯的外展和内收不会影响内 / 外旋转的测量。但是单纯的外展 / 内收畸形很少，通常与其他旋转畸形并发。髂后上棘到耻骨联合的连线与骶骨水平的线形成的角度可以评估外展 / 内收畸形。CT 平扫被用来评估外展 / 内收的数量，它是通过对比四边体表面的中心到患侧与健侧中线的距离来测量的，但是不能得到真正的旋转角度（图 21.3H）。

植入物

骶髂螺钉和重建钢板与前面有关骶髂关节前路骶髂螺钉内固定的章节中描述的类似。脊柱骨盆内固定需要能够使用椎弓根螺钉和髂骨螺钉（图 18.1A~L），有可折弯棒并能够牵引（见“典型案例”）。可折弯棒能够用于牵引“H”或“U”形骨折来进行复位。例如，利用弯棒来过伸，以矫正脊柱后凸。

手术治疗

正如前面提到的，最好的治疗方法是预防。骨盆畸形愈合与不愈合的问题，最常出现的原因是对移位和不稳定骨盆环损伤的不恰当的初始治疗。从技术的角度来看，后期修正是非常困难的，因为解剖形态改变使其难以辨认，以及潜在的并发症增加。截骨很容易损伤骨对面的结构。神经周围的瘢痕防止碎片自由移动，进而导致神经麻痹。

麻醉

对于双侧骶骨“H”或“U”形骨折患者来说，手术的时机是至关重要的。伤后 3~5 天内可以通过俯卧位过伸复位来减少典型的脊柱后凸的畸形。错过了这个时间，必需进行切开复位。如果无法完成闭合复位和经皮内固定，那么患者需要切开复位内固定来稳定骨折（见本书第 21 章）。

体位

手术技术通常是一个三步过程。被 Letournel 描述的三级重建允许最大程度的畸形矫正和安全固定。三个步骤中患者的体位为仰卧 – 俯卧 – 仰卧，或者俯卧 – 仰卧 – 俯卧。每操作完一个步骤，都要关闭切口，然后翻转体位。第一步先把前方或后方畸形愈合处截骨，或者松解骨折不愈合处。第二步松解游离对侧，第二步中最重要的是复位骨盆环，但是这一步也包括对侧进行截骨、游离。复位后要对这一侧进行骨盆环的固定。第三步完成对侧骨盆环（相对于第二步）

的复位和固定。可透射线的手术床和透视机是常用和必要的，Judet 床也很有用。躯体感觉诱发电位和运动诱发电位被用于那些需要校正较大垂直移位的患者，但并非常规使用。

复位

为了修复半骨盆的头向位移，在骶骨附着处切断骶结节韧带和骶棘韧带是有必要的。在陈旧骨折区域进行截骨比较容易接受，但大多数后方的松解是通过骶骨外侧截骨达到的（图 21.3、图 22.6 和“典型案例”）。借助先进的手术台，能够将患者正常侧半骨盆固定其上（图 21.6 b），使一些畸形可以一步或两步完成矫正，尤其是对旋转畸形愈合的矫正。垂直畸形愈合需要至少两步以充分松解半骨盆。例如，先俯卧位行后路截骨和松解，然后翻身仰卧位前路松解、复位垂直和旋转移位，最后结合前后路进行内固定。

骨盆的畸形愈合和移位的不愈合

治疗与骨盆畸形相关的症状，必须复位骨盆，因为一个简单的原位融合不可能完全缓解疼痛（图 21.3）。正如前面提到的，这通常包括三步过程，两步过程或一步过程。如果还合并有髋臼的畸形愈合，可能需要四步过程（图 18.3 A~Q）。伴有骨盆和髋臼畸形愈合和不愈合的治疗关键是松解所有相关的部分，复位和固定的顺序是从后骨盆向前骨盆来完成（比如后骶髂关节、髋臼，然后是耻骨联合）。

第一步包括松解骨盆环的一侧（例如，通过陈旧髂翼 / 骶髂关节，骶骨和横向结构的后侧截骨，松解骶棘和骶结节韧带）。第二步包括松解骨盆环另一面（例如，双侧上下耻骨支截骨，以及松解前侧骶髂关节，松解骶棘韧带和骶结节韧带，以及骶骨截骨），复位骨盆畸形，固定这一面（例如，跨越耻骨联合的 10 孔重建板）。第三步是回到第一步显露的部分进行固定（例如，两个 6.5mm 骶髂螺钉）。显然，如果骨盆能良好的复位，对面固定牢固，第三步就不需要了（例如，在第二步中就使用经皮骶髂螺钉进行平卧位后环的固定）。步骤的顺序取决于骨盆畸形、初始损伤发生部位和通过那一面（前或后）能够在第二步中将充分松解后的各部分做到最好的前后复位和固定（图 18.3 和“典型案例”）。通常，患者仰卧位旋转畸形是最容易的复位（图 22.6）。如果能在手术台上稳定正常半骨盆，现在使用前或后的入路都可以纠正垂直移位。但是，双侧垂直移位的病例，应该在前侧充分暴露后（双侧前骶骨截骨），从后方入路进行最好的复位——使用脊柱骨盆内固定（椎弓根螺钉和髂后上棘固定）复位畸形（见“典型案例”）。

根据特定的畸形，使用不同的复位技术。后侧的复位技术包括手术台牵引（Judet 床图 21.6），对侧骨盆固定在手术台上（图 21.6 b），点状复位钳（Weber 钳钳夹棘突和髂骨翼，图 21.9 和图 21.10），椎弓根螺钉拧入髂后上棘（见“典型案例”），两个髂后上棘之间的股骨牵开器，通过切迹的角度马特钳钳夹骶骨、

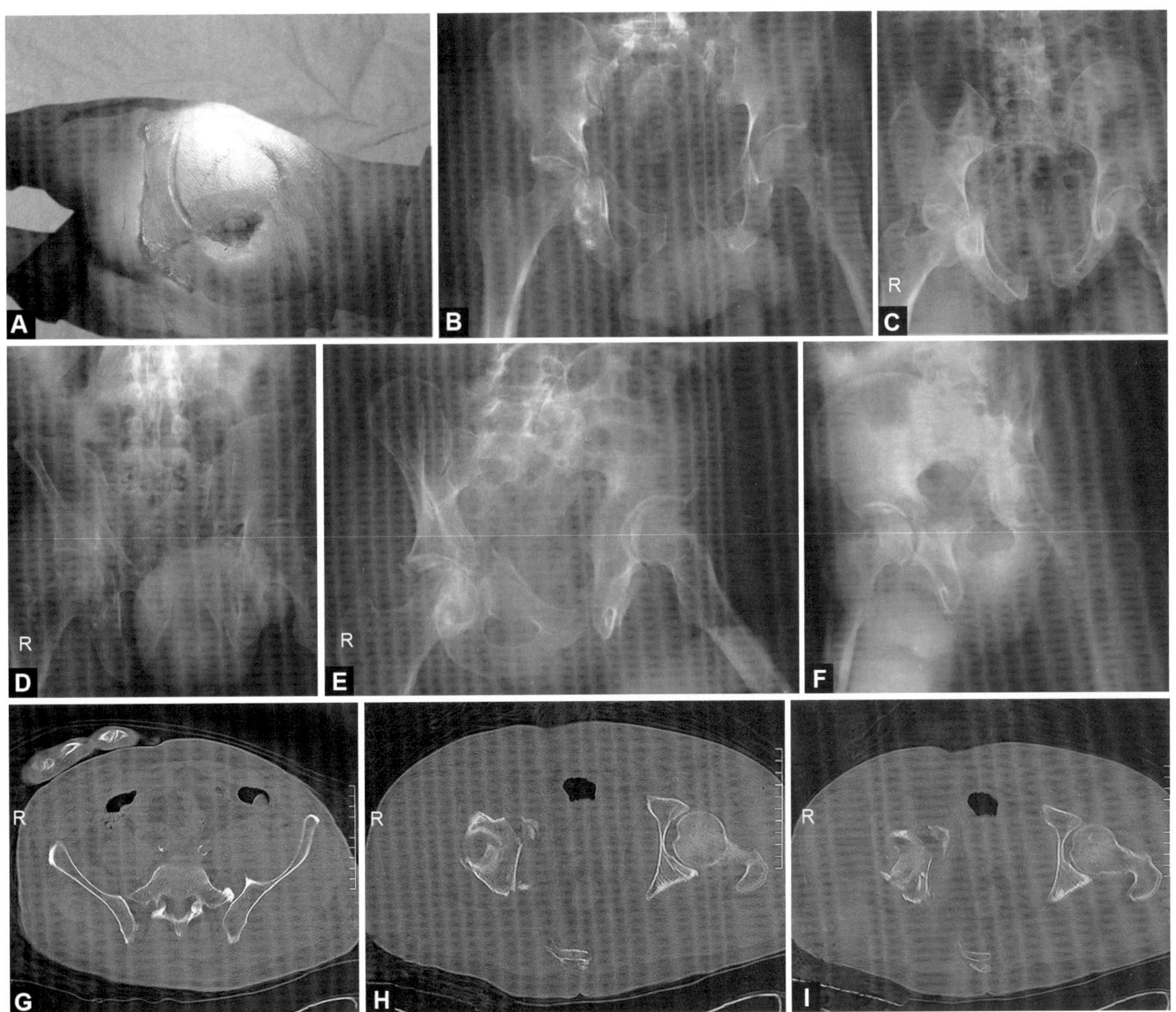

图 18.3A~I （A）来自 MVA 的多于 3 个月的 28 岁患者的照片。患者因 Morel-Lavallee 损伤患有真菌感染，现在正准备对畸形愈合的骨盆和伴有软组织不佳的髋臼进行第四步重建。（B~F）原始正位片、进口位、出口位、闭孔斜位和髂骨斜位片，显示了骶髂关节不稳定，右侧 T 型后壁髋臼骨折以及耻骨联合损伤。（G~I）初始轴向 CT 扫描显示左侧不稳定的骶髂关节和右侧 T 型粉碎后壁骨折

髂骨翼（前面钳夹骶骨，后面钳夹髂骨翼的外侧皮质，图 21.9 和图 21.10）。各种前面的操作包括 Weber 钳，大型 Jungbluth 骨盆复位钳跨越耻骨联合，骨盆 C 形钳，外固定压缩牵拉设备（根据畸形），牵引台，双侧骶髂关节外侧髂骨翼之间使用股骨牵开器，以及放置在髂骨翼和对侧四边体表面之间来外旋骨盆（图 21.8E，图 21.9D，图 21.13G）。复位的关键是认识畸形，充分地松解畸形，并且建立着力区来复位畸形。

一个经典的处理骨盆垂直畸形愈合的手术方案：

第一步：患者仰卧位。双侧上下支剥离周围的软组织后进行截骨，紧邻骶髂关节内侧的骶骨前侧截骨，要分离 L5 神经根周围软组织，松解骶棘和骶结节韧带。通过 Pfannenstiel 切口和髂腹股沟入路外侧窗来完成。

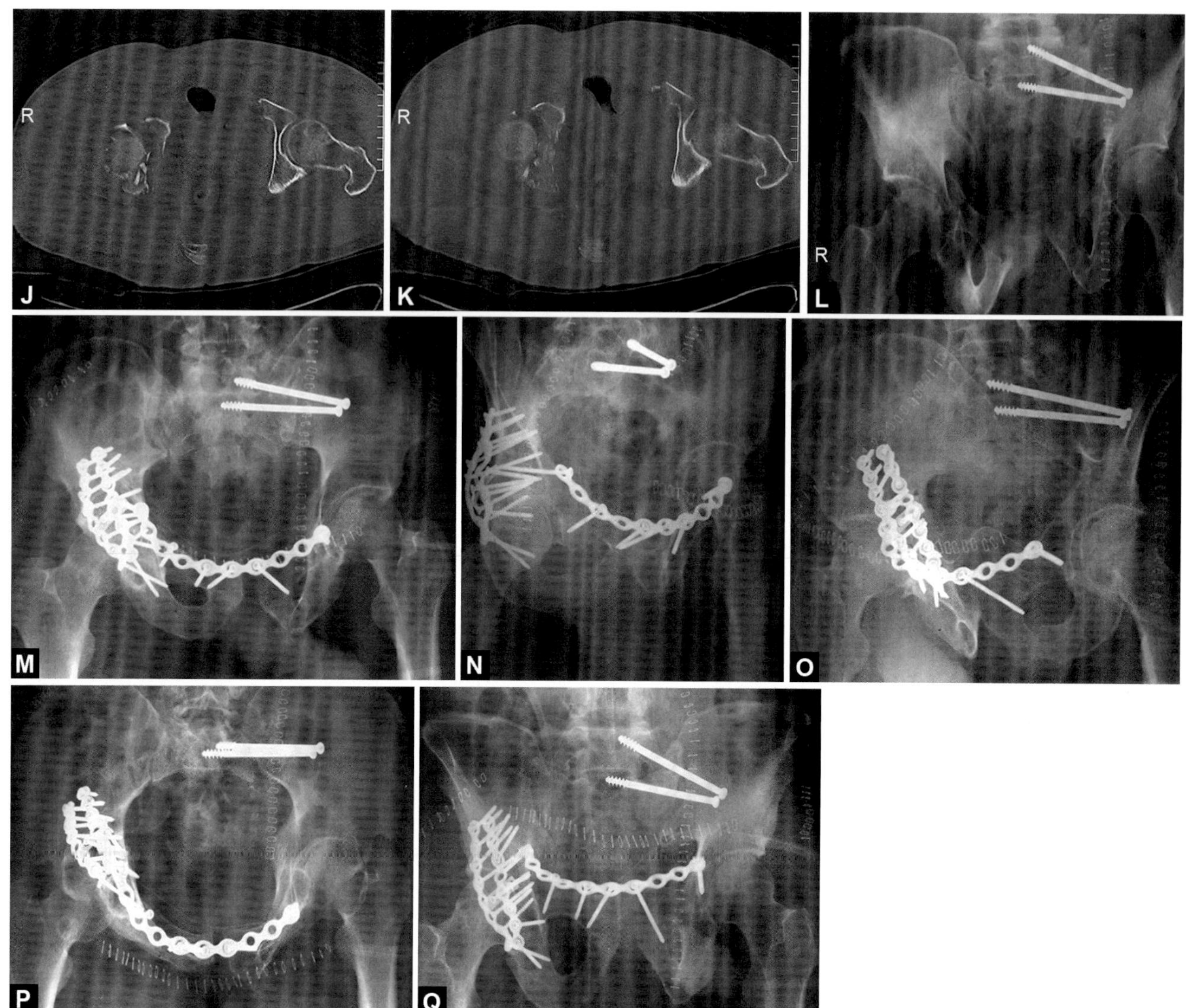

图 18.3 J~Q （J 和 K）初始轴向 CT 扫描，显示左侧不稳定的骶髂关节和右侧 T 型粉碎后壁骨折。（L）四阶段中前两个阶段后的正位片。第 1 阶段：右腹股沟入路显示前柱 T 型髋臼骨折、耻骨联合和髂腹股沟左侧的显露骶髂关节的髂骨的一部分。第 2 阶段：左后侧入路显露骶髂关节，复位，并用 2 个骶髂螺丝固定。（M 至 Q）4 阶段重建后的闭孔斜位、髂骨斜位，入口位，出口位片。第 3 阶段：右髂股切口延长显露 T 型髋臼骨折的后侧柱和后壁，解剖复位，以及内固定。第 4 阶段：对于耻骨联合损伤的切开复位内固定的 Pfannenstiel 入路。患者术后 5 年没有问题

第二步：患者俯卧位，后侧入路显露截骨区。进一步松解骶骨截骨，同时进一步松解骶结节和骶棘韧带，以及髂骨翼周围的软组织（包括髂腰韧带）。半骨盆的垂直移位的复位是通过牵引床完成的，同侧股骨牵引针进行牵拉，对侧的骨盆固定于手术床上。使用前面提到的 Weber 钳和角度马特钳辅助复位。然后用 2 枚髂骶螺钉进行固定。

第三步：患者再次回到仰卧位，对旋转畸形进行进一步的复位，同时用钢板固定双侧耻骨上支截骨处（图 18.3 和图 22.6）。另外，如果垂直移位较小（例如，不需要后侧剥离和牵引床就能得到较小的矫正），而旋转畸形更多一些，复位以及内固定可以在前路的一个步骤里完成（图 22.6）。

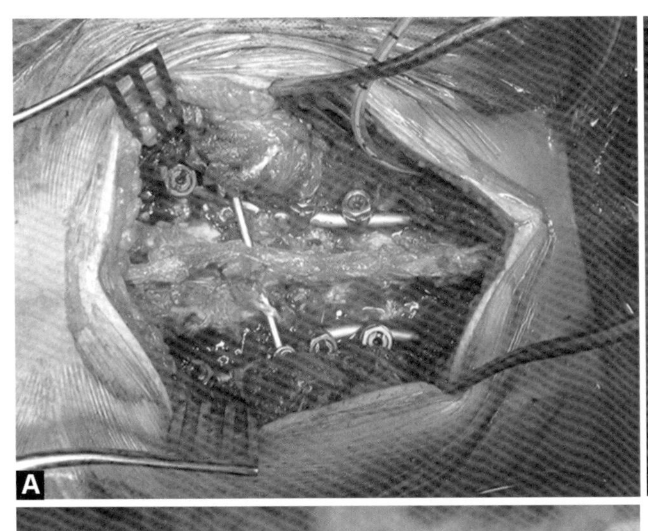

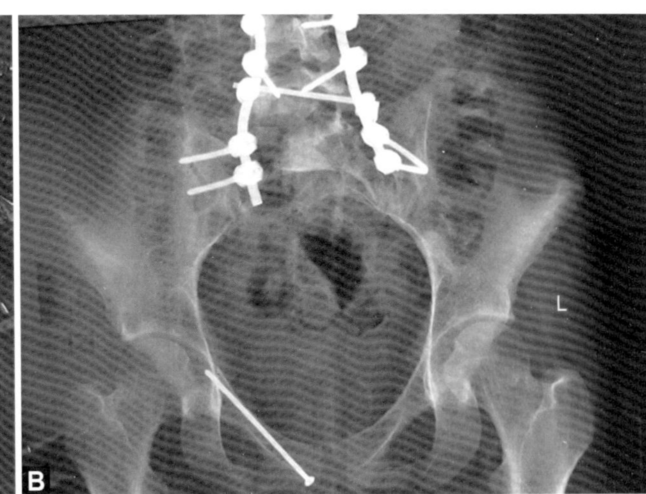

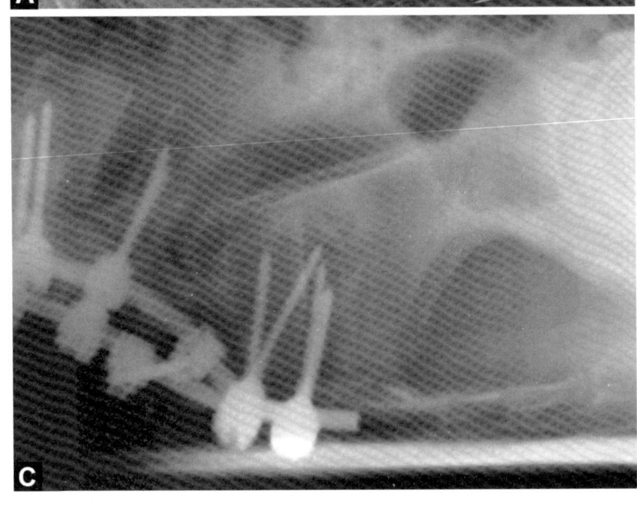

图 18.4 A~C （A）一个 20 岁跳高运动员的术中中线入路相片，该患者双侧骶骨骨折和脊柱骨盆固定。（B 和 C）正位片和侧位片显示持续的脊柱后凸畸形（需要下肢过伸纠正这种畸形——典型案例）

入路

使用过的方法已经介绍了（在髂骶固定章节中的后侧入路和到达骶髂关节前侧入路章节中的前侧髂腹股沟、Pfannenstiel 入路的髂骨部分）。利用后路直切口可以进行脊柱骨盆固定，同时还能进行神经减压（图 18.4A~C）。

简单的骨盆骨折不愈合

术前放置导尿管。在耻骨联合头侧 2cm 处行 Pfannenstiel 切口。通过交叉的纤维识别腹直肌两个头并进行分离。小心劈开两侧腹直肌，避免进入膀胱。检查膀胱有无穿孔。尿管可以触及，确保尿道的完整。可预弯的牵开器把膀胱牵离耻骨联合。两个霍曼拉钩牵开腹直肌的两个头，显露耻骨联合上表面。通过这个 Pfannenstiel 入路，直视骶髂关节，改良的 Stoppa 入路可以显露四边体表面。所以，钢板可以沿着真骨盆的上缘，从耻骨联合放置到两侧的骶髂关节。而且也可以把钢板放到骨盆内，从耻骨联合通过四边体到骶髂关节。钢板螺钉可以通过患者截石位的直接入路放置到耻骨下支。这个体位也可以做 Pfannenstiel 切口（图 21.3）。

对于骶髂关节融合或者髂骨翼不愈合的患者，可以使用髂腹股沟入路的外侧窗口。L5 神经在骶髂关节内侧 2cm 处走行，必须得到保护。如果发生垂直移位，需要松解神经，使复位半骨盆时不会引起神经麻痹。

至于骶骨骨折不愈合，由于前路视野有限，几乎总是采用后侧入路。从髂后上棘外侧 2cm 处做一个纵向的切口。从髂骨、腰背部筋膜、椎旁肌肉上牵开臀大肌来暴露后骶髂关节和韧带。为了通过后路固定骶髂关节，从关节处和髂后上棘处去除纤维和软骨，植骨融合关节。使用骨刀，首先在髂骨侧切除关节软骨，然后用刮匙从后到前去除骶骨侧软骨。

骨盆的畸形愈合和移位的不愈合

手术入路也随特殊的骨盆畸形而定。前入路包括双侧腹股沟、单侧腹股沟、Pfannenstiel 切口（改良 Stoppa）或腹股沟的外窗口。后侧入路包括后侧纵向切口（有时双侧）、中线入路、扩大的髂股切口（如果合并有髋臼的畸形愈合），或者从髂后上棘到髂前上棘的外侧入路。

骨折固定

简单的骨盆骨折不愈合

没有畸形的疼痛的骨折不愈合，可以通过固定、植骨或两者兼有来治疗。放射性骨扫描可以显示不愈合骨的活性［萎缩性（需要植骨）或肥厚性（需要固定）］。大多数情况下没有必要，手术方法包括植骨和固定。

耻骨支骨折的骨折不愈合是罕见的。如果发生了，通常位于耻骨内侧部分或耻骨联合区域。由于超过 90% 的负重是在后面的，所以许多前骨盆环骨折的不愈合是无症状的。如果 X 线片不能确定是骨折不愈合造成的疼痛，则一些患者需要由几个专家（普通外科、妇产科等）一起评估。对于有症状的不愈合，一般通过治疗耻骨上支即可，耻骨下支也能愈合。然而在有些情况下，耻骨上下支都需要固定。上支的上表面需要清除干净来放置钢板，但是腹直肌的止点需要保持完好无损。大 Weber 钳或骨盆复位钳可以在前面把耻骨联合或者骨折支拉在一起。然后，植入 6 孔 3.5mm 的重建板。临床研究支持这种方法的效果。当需要融合耻骨联合时，可以额外使用一个 4 孔板在前面固定耻骨联合，在联合后方植入松质骨。此外，当需要耻骨联合融合时，在上方使用一个 8~10 孔钢板好于 6 孔钢板。

对于骶髂关节前方融合，用刮匙刮除关节软骨在骶髂关节前面形成一个槽，以便放置两个 3 孔钢板，钢板间成角接近 90°。第一块钢板尽可能向尾端，一个螺钉在骶骨上，两个螺钉在髂骨上。由于骶骨的解剖形态，这个尾端的位置允许在最好的骨头上植入最长的螺钉。螺钉方向略微向内，平行骶髂关节，向骶骨拧入螺钉。使用 3.5mm 双皮质螺钉。推荐使用长的摆钻，因为它灵活和安全。或者也可以选择放置经皮髂骶螺钉。髂骨翼不愈合通常需要钢板固定，而不要累及骶髂关节。

骶骨骨折不愈合的固定通常需要植入两个直径 6.5mm，螺纹长度 16mm 的髂骶螺钉。同样为了安全，推荐使用长摆钻，穿过三层皮质而不是四层。额外的稳定性可以通过从一侧髂骨翼到另一侧髂骨翼植入一个或两个后侧重建板达到。这些重建板起到张力带作用，放置于髂后上嵴的尾侧以避免突出。骶髂棒也是一种选择，但是通常太突出于表面，我们的病例中没有使用。最近，横穿骶骨的螺钉内固定已见有报道，但如果复位良好，一般位置良好的骶髂螺钉可以提供足够的稳定性。

骨盆畸形愈合及移位的骨折不愈合

骨盆的固定方法多样，取决于畸形的部位，以及为了达到正确复位所需要松解的程度。标准的前侧内固定包括不同长短的 3.5mm 弧形重建钢板，沿骨盆缘和耻骨联合放置。

后侧可以使用螺纹长度 16mm 的 6.5mm 松质骨骶髂螺钉，3.5mm 和 4.5mm 拉力螺钉，和放置于其尾端并连接双侧髂后上棘的长重建钢板。而实际上，对于每一个病例，只有根据其复位后的情况才能决定采用何种内固定方法。

缝合切口

一般来说，筋膜用 0 号线缝合，皮下组织用 2–0 可吸收缝线，订书机钉关皮。5 号爱惜邦缝线修复所有肌肉附着。

要点及注意事项

一般来说，应该先复位骨盆后方移位，再复位髋臼骨折和前方移位。开始前侧复位时，医生必须知道前方几毫米或几度的错位，否则就会导致后方超过 1cm 的移位。

后侧的外固定架（C 形钳）可以更好地后方加压，但对位于骶髂关节前方的髂骨翼骨折，却是禁忌。

当固定耻骨联合时，保留附着在骨盆的腹直肌。急诊修复手术时，一定不要清除耻骨联合软骨。

即使是稳定的骨盆骨折，如果半骨盆内旋超过 20°，或下肢不等长超过 1cm，或耻骨支骨折导致膀胱或阴道撞击（倾斜骨折），也是手术固定的指征。

大多数耻骨支骨折可以保守治疗。由于髂耻筋膜破坏而导致移位超过 1.5cm 的耻骨支骨折合并后侧不稳定的类型，需手术治疗。

骶髂螺钉固定的主要并发症是 L5 神经根的损伤，由于导针、钻头或螺钉位置太靠前，在髂骨翼区域穿出后再次进入骶骨，如此就会损伤 L5 神经根。

双侧骶骨骨折和“U”或“H”形骨折类型经常会被误诊为简单的骶骨骨折，可导致很高的神经损伤发生率。这些类型的损伤使骨盆和下肢完全离开了脊柱，经常有后凸畸形。通过侧位骶骨片或骶骨重建 CT 可以很好地观察到。

骨盆损伤治疗获得好的临床结果的最重要组成部分是术前的神经查体。继发相关损伤和复位的质量也很重要。

术后管理

由于复位骨盆需要广泛的松解，术后应该指导患者在 3 个月内限制负重，然后再开始积极的物理治疗，在忍耐范围内增加负重。当骨折愈合充分后，再加强活动度训练和力量训练。

并发症

治疗双侧骶骨骨折、畸形愈合、骨折不愈合的并发症，包括复位丢失、神经损伤、血管损伤（髂外静脉），而没有发生手术感染者，大多数这类患者虽然在术前都有残留下腰痛，但报道中并发症 95% 的患者在术后会减轻疼痛。

对于骨盆骨折患者，骨科医生的两个任务是骨盆解剖复位和防止并发症。骨盆损伤本身的并发症不可预防，但是医源性损伤是可以预防的。Kellam 报告后路手术的感染率为 25%。这么高的感染率是由于手术时通过损伤的软组织，直接显露到骨头上（而不是掀起臀大肌肌瓣）造成的。精心地考虑软组织，以及解剖入路，可以减少感染率到 2.8%。如果后侧软组织损伤太多，应选择前路手术。仔细评估和治疗 Morel-Lavall 损伤，也可以减少感染率。

尽管骨盆骨折合并神经损伤可能发生，但是外科医生也要尽量防止医源性神经损伤。仔细地了解解剖，正确的复位和内固定技术，可以防止损伤那些可能在事故中已经受到轻微损伤的神经。体感诱发电位以及其他神经监测可用来尽量降低神经损伤的发生率。但是在急诊情况下，神经监测的用处一直存有争议。著者使用神经监测的情况仅限于那些需要较大程度复位的慢性畸形愈合病例。著者认为，急诊情况下不需要神经监测。最后，因为骨盆骨折及其相关损伤的复杂性，复位和功能之间尚未被确切证明有绝对的关系。但是著者凭借着文献和超过 1000 例骨盆损伤治疗的个人经验，强烈认为越是解剖复位，患者就越会有好的功能结果。因此，每一个医生的目标都应该是解剖复位固定骨盆和避免并发症。

文献综述

以前的文献多关注简单的骨折不愈合。这些患者通常不需要广泛的前后环松解和复位，只是原位融合。Pennal 的研究显示手术患者明显优于保守治疗。在他的研究中，18 例手术患者中有 11 例回到受伤前工作，而 24 例保守治疗的患者中恢复伤前工作的只有 5 例。在严重移位的不愈合的病例中，原位融合没有效果，患者会残留畸形和严重疼痛。

我们这组病例中，从受伤到手术的时间平均是 42 个月（范围从 4 个月到 14 年）。手术时间平均为 7 个小时（范围为 1.5~10.4 小时）。手术失血平均 1977 cc（范围为 200~7200 cc）。

随访（平均 3 年 11 个月，范围为 9 个月到 11 年）显示，除了 1 例，其他所有病人的骨盆环均获得稳定的融合。95% 的患者对手术满意，100% 的患者对术前畸形的改善感到满意。95% 骨盆畸形愈合的患者改善了疼痛，但仅有 21% 完全缓解了后侧疼痛。在我们这组骨盆畸形愈合患者中，大部分的畸形得到纠正，76% 的患者复位后残余畸形小于 1cm。正如前面提到的，不满意的患者持续存在 L5 神经麻痹。现在有超过 100 例骨盆骨折不愈合和畸形愈合患者，预防仍是关键。我们对畸形愈合和不愈合的研究显示，有 57% 的患者术前有神经损伤，仅有 16% 在术后得到解决。在我们的研究中，仅有 1 例患者不再行不愈合 / 畸形愈合的手术，这是因为术后的神经并发症。这个患者有 16 年的极其不稳定的骨折不愈合史，接受了两次手术。L5 神经根损伤发生于后侧内固定。由于长期不愈合，患者需要再次手术。在第二次手术时，更换了后方固定，畸形完全解决。但尽管骨盆稳定，患者仍然遭受 L5 神经支配区域的疼痛。

对没有移位的骨盆骨折的固定，尤其是后方固定，已经被证明能成功使患者恢复到伤前状态。三步骨盆重建可以使大多数骨盆畸形愈合和移位不愈合的患者受益。一旦畸形愈合及慢性症状发展，手术重建使患者回到他们受伤前的状态的可能性就降低了。此外，后期手术治疗发生并发症的概率也更高。导致骨盆畸形愈合最常见的错误是对不稳定的骨盆损伤采取保守或外固定治疗，治疗医生对畸形理解错误，以及复位畸形的能力不足。急诊切开解剖复位内固定，是治疗不稳定的骨盆骨折、预防骨盆畸形愈合和不愈合最好的方法。

脊柱骨盆固定是医生的重要手段。在急诊情况下对它的使用是有争议的。许多医生保留脊柱骨盆内固定装置在体内 6~12 个月，直到患者能够开始负重，然后再取出内固定。著者的意见是，在急性损伤，除非是双侧“U”或“H”形骶骨骨折，脊柱骨盆内固定是不需要的，如果获得了解剖复位，骶髂螺钉就可提供足够的稳定性。在“U”或“H”形骶骨骨折或畸形愈合治疗中，脊柱骨盆内固定获得解剖复位后，如果骶髂螺钉可以提供足够的稳定性，可以在术中去除脊柱骨盆固定，也可以等待 8~12 周后可以负重时，进行第二次手术去除脊柱骨盆固定装置。

典型病例

“H”或“U”形骶骨骨折的诊断和治疗尤其困难。这些骶骨双侧骨折通常出现在跳落伤，下肢和骶骨的尾段与脊柱完全分离。患者可能会有明显的骶骨后凸畸形。这种骨折的复位由于要牵引整个骨盆，存在很多问题（图 18.5A~O）。这个患者（HT）22 岁，摩托车事故，“H”型双侧骶骨骨折（图

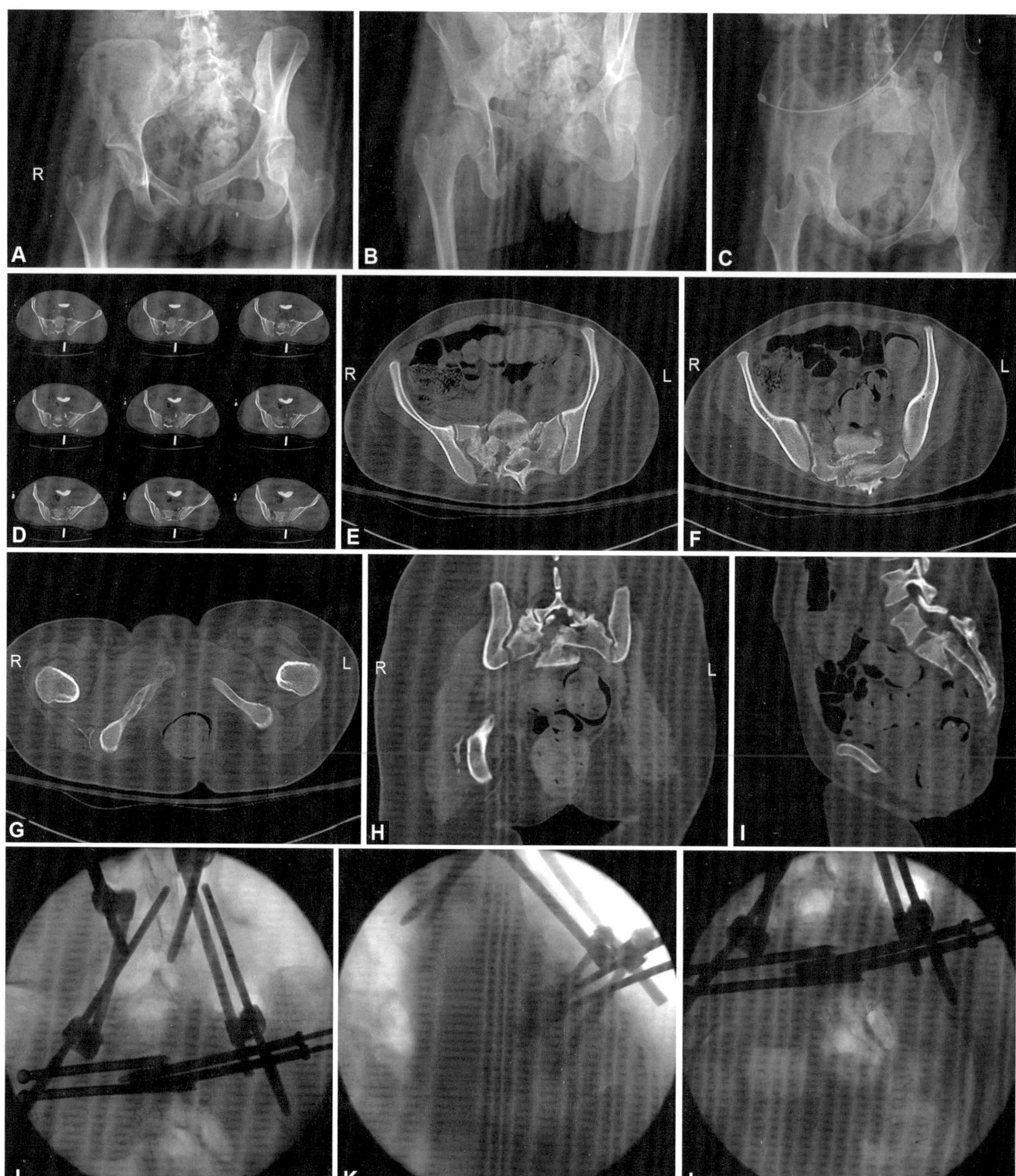

图 18.5A~L （A~C）在 MVA 遭受“H”型双边骶骨骨折的一位 22 岁患者的 X 线片。（D 至 F）轴向 CT 显示双侧骶骨骨折。（G~I）轴向 CT 显示医治好的支骨折（伤后 6 个月结痂），冠状位重建 CT 显示双侧骶骨骨折，侧向重建 CT 显示脊柱后凸畸形。（J ~L）正位、侧位和入口位术中像片。当双侧骶前和骶后完成截骨以及松解韧带后，复位是通过双侧下肢的过伸来完成的，椎弓根钉分离同时折弯连杆来复位脊柱后凸畸形。于后侧用 Cobb 剥离器在神经根之间撬起骶 2 的顶部到骶 1 下部。在双侧放置 2 个骶髂螺钉，复位的脊柱骨盆内固定在术中移除

18.5A~I）。他最初被误诊为无移位双侧骶骨骨折。骶骨侧位片没拍，所以无法发现骶骨后凸畸形（图 18.5）。3 个月后，患者仍因疼痛无法走动，求诊于创伤

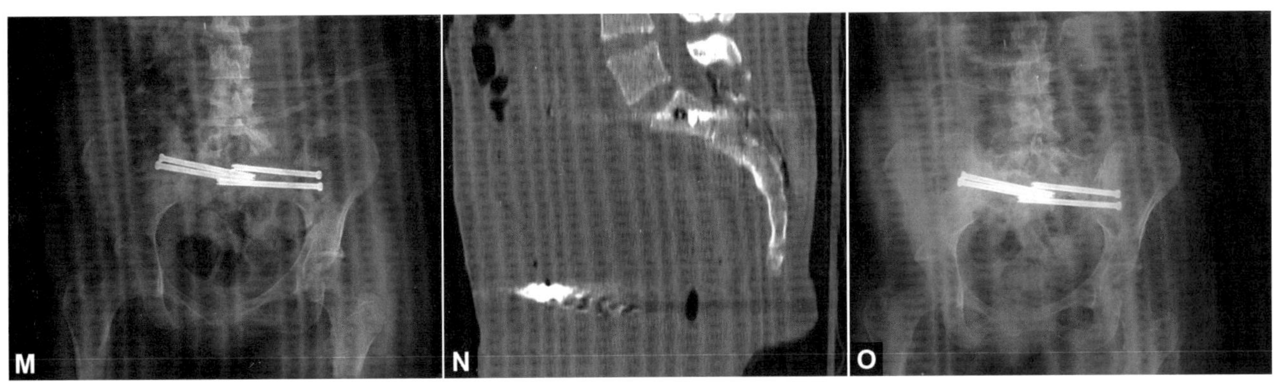

图 18.5M~O （M~N）正位片和侧位重建术后 CT 显示复位。（O）术后 5 年的正位片

骨科专家。明确诊断后，专家让患者找到著者做最后的手术治疗。这位患者骶部皮肤有破损，内固定手术之前先进行了伤口处理。该患者最终接受了两步手术：①双侧髂腹股沟入路，行双侧骶骨前方截骨；②后侧入路神经减压，松解骶骨截骨，从 L4 到髂后上棘进行脊柱骨盆内固定复位畸形。不幸的是，右侧骶骨截骨时，骨内出血不止，只能填塞止血。只好带着填塞物关闭伤口，3 天后回到手术室，再去除填塞物，进行第二步操作。对于这种少见类型的骨折，著者采用的技术是从 L5（偶尔也在 L4）一直向下到髂后上棘置入椎弓根钉。这样可以在 S1 的完整部分（与脊柱相连）和髂骨翼（连同骶骨尾端的部分）之间进行牵引。要想得到复位，必须牵引和过伸骨盆和下肢。手术之前，应摆好体位，牵引骨盆使其向侧方、远端和屈曲位复位。脊柱连接棒预弯到合适的弧度，医生在牵引后通过旋转固定棒来复位畸形。另外，使用 Cobb 剥离器插入到 S1 下面的骨折线内，对 S2 进行翘拨（图 18.5 J~L）。一旦达到解剖复位，置入骶髂螺钉固定两个半骨盆到骶 1 椎体（图 18.5M）。后方置入张力钢板可以增加稳定性。

完成固定后，脊柱固定物可以去除。有些医生为了增加稳定，会保留椎弓根固定。他们称这样可以让患者立即负重，相比 12 周轻微点地负重，能更快康复。但是保留腰椎骨盆固定也有缺点，需要额外的手术来移除植入物，这种固定还可能造成持续的疼痛和畸形（L5、S1 连接处成角）。根据著者的经验，腰椎骨盆固定可以去除而不会有任何复位的损失，同时也去除了额外内固定产生的并发症。虽然康复慢一些，但没有脊柱骨盆固定的长期的临床结果是相同的甚至更好。这些类型骨盆骨折的主要问题在于诊断失误，致使后凸畸形不能得以矫正。这会导致患者发生严重的后遗症，而且骨折畸形愈合后很难去矫正。这个病人最终得到愈合，6 年后的现在，他已恢复从事伤前工作（目前在护理学校）。

参考文献

1. Hundley J. Ununited unstable fractures of the pelvis（Proceedings of the 33rd Annual Meeting of the American Academy of Orthopaedic Surgeons）. J Bone Joint Surg Am; 1966.p.46A.
2. Matta JM，Saucedo T. Internal fixation of pelvic ring fractures. Clin Orthop Relat Res.

1989;242: 83–97.

3. Pennal GF，Massiah KA. Nonunion and delayed union of fractures of the pelvis. Clin Orthop Relat Res. 1980;151:124–9.

4. Frigon VA，Dickson KF. Open reduction internal fixation of a pelvic malunion through an anterior approach. J Orthop Trauma. 2001;15（7）:519–24.

5. Matta JM，Dickson KF，Markovich GD. Surgical treatment of pelvic nonunions and malunions. Clin Orthop Relat Res. 1996;329:199–206.

6. Tile M. Fractures of the pelvis and acetabulum. Edited，Baltimore，Williams and Wilkins，1984.

7. Dickson KF，Matta JM. Surgical reduction and stabilization of pelvic nonunions and malunions. In The 63rd Annual Meeting of the American Academy of Orthopaedic Surgeons. Edited，Atlanta，Georgia，1996.

8. Dickson KF，Matta JM. Skeletal deformity after anterior external fixation of the pelvis. J Orthop Trauma. 2009;23（5）:327–32.

9. Sagi H. Technical aspects and recommended treatment algorithms in triangular osteosynthesis and spinopelvic fixation for vertical shear transforaminal sacral fractures. J Orthop Trauma. 2009;23（5）:354–60.

10. Tan GQ，He JL，Fu BS，Li LX，Wang BM，Zhou DS. Lumbopelvic fixation for multiplanar sacral fractures with spinopelvic instability.（epub before printed version）Injury，2012.

11. Semba RT，Yasukawa K，Gustilo RB. Critical analysis of results of 53 Malgaigne fractures of the pelvis. J Trauma. 1983;23（6）:535–7.

12. Matta JM，Tornetta P 3rd. Internal fixation of unstable pelvic ring injuries. Clin Orthop Relat Res. 1996;329:129–40.

13. Huittinen VM，Slatis P. Nerve injury in double vertical pelvic fractures. Acta Chir Scand. 1972;138（6）:571–5.

14. Sponseller PD，Bisson LJ，Gearhart JP，Jeffs RD，Magid D，Fishman E. The anatomy of the pelvis in the exstrophy complex. J Bone Joint Surg Am. 1995;77（2）:177–89.

15. Matta JM，Yerasimides JG. Table–skeletal fixation as an adjunct to pelvic ring reduction. J Orthop Trauma. 2007;21（9）:647–56.

16. Cole JD，Bolhofner BR. Acetabular fracture fixation via a modified Stoppa limited intrapelvic approach. Description of operative technique and preliminary treatment results. Clin Orthop Relat Res. 1994;305:112–23.

17. Hsu JR，Bear RR，Dickson KF. Open reduction of displaced sacral fractures: Techniques and results. Sacral fractures. Orthopedics. 2010;33（10）:730.

18. Beaule PE，Antoniades J，Matta JM. Trans–sacral fixation for failed posterior fixation of the pelvic ring. Arch Orthop Trauma Surg. 2006;126（1）:49–52.

19. Kellam J，McMurtry R，Paley D，Tile M. The unstable pelvic fracture: operative treatment. Orthop Clin North Am. 1987;18:25–41.

翻译：张亚军　审校：薛峰

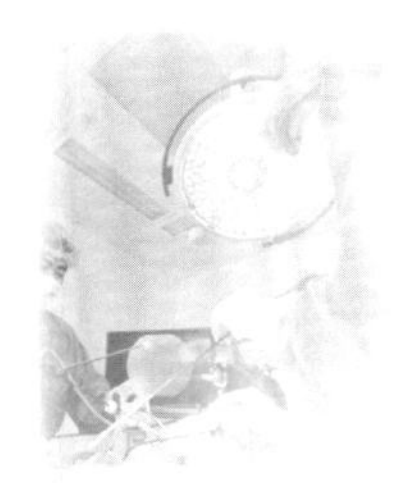

19 骨盆环损伤的切开复位内固定手术技术

Amol Chitre, Nikhil Shah, Henry Wynn-Jones, Anthony Clayson

引言

骨盆环通过强韧的前后韧带及脊柱骨盆间韧带来维持稳定性。骨盆环骨折呈双峰分布，年轻患者通常是高能量损伤，而老年患者多为摔倒等低能量损伤所致。低能量损伤通常不影响骨盆环的稳定性，一般采用保守治疗。

高能量损伤通常包括交通事故、高处坠落及挤压伤等工业事故。一旦骨盆环受到影响，很可能出现因能量传递而损伤到骨盆内脏器及神经血管等结构，如肠管、膀胱、尿道，主要动脉、静脉、神经等。除了骨盆内结构损伤，还容易出现复合伤，如头部、胸部、腹部、脊柱及肌肉骨骼系统损伤。预后通常与泌尿系统损伤及神经系统损伤关系较大。

总原则

骨盆损伤的死亡率与出血密切相关。骨盆损伤通常按照高级创伤生命支持（Advanced Trauma Life Support，ATLS）原则进行紧急处理。对于骨盆损伤，外科止血的主要方法是通过环形束带、外固定架、骨牵引、C 型钳等或联合应用以上方法来固定骨盆。大约 5%~10% 的骨盆损伤伴有即使固定骨盆也难以控制的动脉出血。有些患者可以行动脉造影或栓塞治疗，如果仍然不能控制出血，骨盆填塞可以作为备选。

开放性骨盆损伤死亡率高达 50%，必须仔细评估并紧急处理。直肠及阴道检查往往能发现骨折块穿透性隐匿损伤。处理原则有紧急复苏、早期伤口处理、早期确定性骨盆固定及紧急结肠造瘘等。这些措施通常能减少危及生命的感染的发生率。

急诊骨盆临时固定

骨盆束带

各种不同的骨盆束带都可以用来固定骨盆，只要起到环形束缚作用，例如浴巾、床单等。双下肢应固定在屈膝内旋位。束带应固定在大粗隆位置，能减少骨盆容积而起到填塞的作用。虽然骨盆可以容纳数升的液体，但是稳定骨盆可以减少骨折断面出血及损伤血管失血。

外固定架

应用两根结构钢针：髂嵴钢针或者髋臼上钢针。髂嵴钢针可以不用透视，通过触摸髂嵴就能很容易地打入，即使肥胖病人也很容易操作（图 19.1 和表 19.1）。然而髂嵴很薄，内外侧呈凹凸面，钢针很容易从骨中穿出，把持力也稍差。髋臼上钢针解剖位置相对复杂，技术要求更高，但是对骨质的把持力较好。髋臼上钢针可以作为骨盆骨折的最终固定（图 19.2 和表 19.2）。

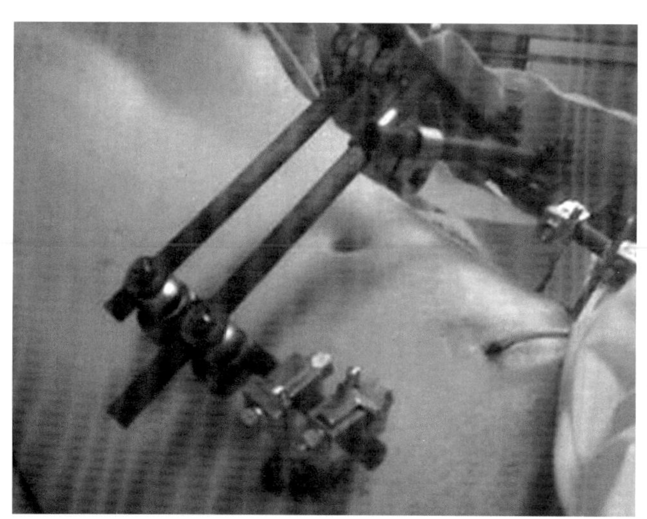

图 19.1 髋臼上外固定架（可见耻骨上膀胱造瘘术）

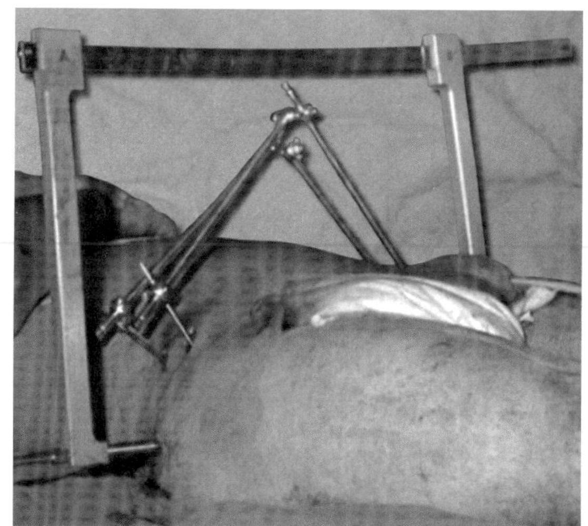

图 19.2 应用髋臼上外固定架及 C 型钳作为一种急救措施

表 19.1 髂嵴外固定架的应用技术

髂嵴外固定架的应用技术
患者仰卧位
骨盆固定措施保持不动
髂嵴触诊
每侧髂嵴上各 3 个放射状切口，且切口方向均指向脐部
对于每个切口： — 钝性解剖到髂嵴； — 应用套管方法，由小到大逐渐扩大固定孔； — 改进 Schanz 针的大小（通常 5mm 或 6mm），以保证置于中间位置
如果需要可以使用内固定措施（如骨盆夹）纠正骨盆畸形。调整固定杆及固定夹以维持钢针的结构位置，同时钢针应该位于切口范围之内
术后患者可以坐起，因此框架结构不要撞到胸壁及大腿
保留足够的腹部空间以备后期的剖腹探查术。加用两个固定杆维持更大的稳定
确保钢针周围皮肤松解充分

表 19.2 髋臼上缘外固定架的应用技术

患者仰卧位
触诊髂前上棘，并垂直向下做 2cm 的切口，切口略微靠内以保护大腿的外侧皮神经
钝性分离到髂前上棘及髂前下棘的骨嵴
透视下在髋臼上方 1cm 处置入钢针，确保不进入关节。扩孔后透视下置入 5mm 的 Schanz 针，并确保不穿出
在第一枚钢针上方 0.5~1cm 处以同样方式置入第二枚 5mm 的 Schanz 针
该处骨质致密，足以把持两枚 Schanz 针
组合外固定架，复位骨盆并收紧后固定（图 19.2）

C 型钳

当存在骨折垂直不稳定或骨盆后方结构受损伤时，可以用 C 型钳固定。使用 C 型钳需要经过专业的培训，由技术熟练的医生进行操作。具体的操作示意见图 19.2。

骨盆填塞

这是最靠后的一种处理方法。当剖腹探查干扰了骨折端的凝血时，骨盆填塞有时是很有必要的。这种情况下，填塞物应放置在腹膜外，远离耻骨联合及真骨盆边缘及开放伤口，可用纱布填塞。一旦患者病情稳定，应该取出填塞物并行最终固定。

进一步影像学检查

患者基本情况稳定后，需要考虑是否需要手术治疗以稳定骨盆环。在这一点上，进一步的影像学检查是很有必要的。通常行骨盆正位、入口位及出口位等摄片检查，一般能较好地显示前后方结构的损伤情况。我们发现 CT 扫描，尤其是 3D 重建能很好地评估后方结构，如骶骨骨折、新月形骨折及骶髂关节损伤情况。

分型

判断骨盆骨折是否需要手术治疗的最重要的因素是骨盆环稳定与否。因此，我们更加推荐 Tile–Pennal 分型（表 19.3）。骨盆根据髋臼分为前后弓。后方结构是骨盆的关键性稳定结构。A 型骨折是稳定的，仅仅有些特殊情况下需要手术固定。我们通常对那些不容易愈合的骨折行手术治疗，如髂骨翼骨折及移位的坐骨结节撕脱骨折，或者年轻患者的移位性髂前上棘及髂后上棘撕脱骨折等。

B 型骨折涉及后弓结构的部分损伤。这类骨折存在旋转不稳定，但在其他方向上是稳定的，这是经典的耻骨联合分离（开书样损伤）。B 型骨折可能需要手术固定——开书样损伤通常需要，然而侧方挤压型骨折通常是稳定的，可能不需要手术固定。C 型骨折时后弓完全断裂，因此骨盆存在旋转及垂直方向不稳定，或者说是多方向不稳定。C 型骨折通常需要确定性的手术治疗。目前研究表明，此类骨折手术固定，预后更好。

与动态图像相比，用平片判断骨折是否稳定存在困难。此外，很多患者作影像学检查时，已经行骨盆束带固定，会造成骨盆稳定的假象。如果存在疑问，可以在麻醉下行挤压分离试验的X线片检查，如果存在不稳定，则行手术治疗。

其他主要的分型系统是Young-Burgess分型和AO分型。后者是对Tile-Pennal分型的改良，更利于研究和分类统计。

表 19.3　　Tile-Pennal 分型

A 型	
1	撕脱伤，例如坐骨结节或髂前下棘撕脱骨折
2	髂骨翼或者直接暴力引起的前弓骨折，例如双侧耻骨支骨折
3	骶尾骨横行骨折
B 型	
1	开书样损伤（耻骨联合分离）
2	侧方挤压损伤
	— 同侧前后方损伤
	— 对侧损伤
3	双侧损伤
C 型	
1	单侧
	髂嵴骨折
	骶髂关节骨折脱位
	骶骨骨折
2	双侧骨折，一侧B型，一侧C型
3	双侧C型

手术固定技术

手术固定的目标是保持骨盆环结构的稳定。注意不要遗漏后方结构损伤，如果出现不稳定的话，需要进行固定。我们应该总结更好的稳定骨盆环的确定性方法。

手术计划

对于B型骨折来说，仅仅稳定前环结构是足够的。因此，耻骨联合钢板或耻骨支钢板能够复位并稳定B型骨折的后环损伤。如果是C型骨折，先固定前环，后环的情况将更糟，所以推荐先使用骨盆束带或者C型钳。确定性稳定原则是：B型骨折稳定前环，C型骨折稳定前后环。

耻骨联合撕裂的手术稳定措施，包括：患者仰卧位；导尿；会阴区备皮；触诊并标记解剖标志，如耻骨联合及髂前上棘。

1. 铺单，标记手术切口。我们通常更倾向于选择Pfannenstiel切口（图19.3），切口位于耻骨联合上一横指。切开皮下组织，直到腹直肌鞘，在这一层，

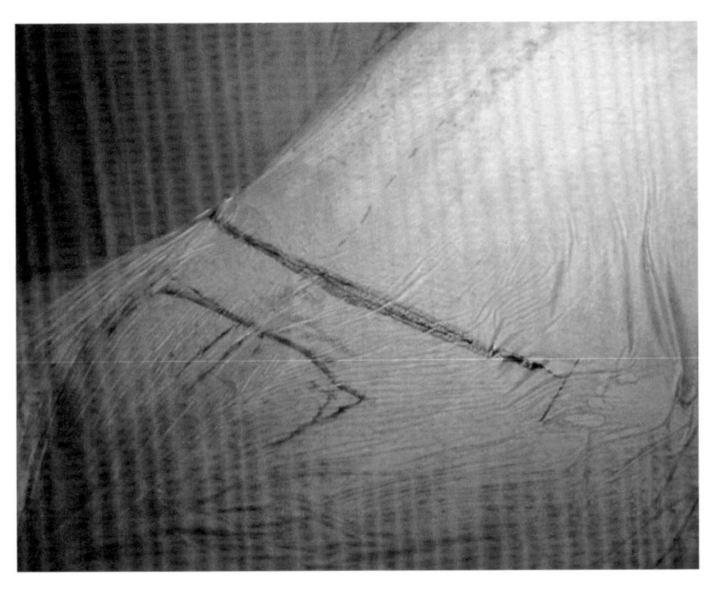

图 19.3　Pfannenstiel 入路可用于耻骨固定，类似的切口可见于 Stoppa 入路

腹直肌鞘是完整的。

2. 通过股直肌鞘做一小的横行切口。

3. 横行分离腹直肌鞘，小心不要分离太远，避免伤及精索或子宫圆韧带，从肌肉表面提起肌鞘以便进入远端。

在这一部位，有两种选择（很多情况下，半骨盆损伤时，出现腹直肌撕裂，及手术入路已经呈现）：

a. 从耻骨分开腹直肌。在耻骨侧保留 1cm 肌腱断端，以便缝合。这样就容易放置两块钢板。

b. 在腹直肌末端中线劈开腹直肌。这样容易后期修复。

4. 在耻骨联合后方放置复位钳，避免复位钳伤及后壁及膀胱。

5. 腹直肌腱鞘或肌腱断端的存留取决于入路及手术操作过程中的锐性分离等操作步骤。通过耻骨支前方放置 Homman 拉钩以创造大的手术空间。

6. 继续骨膜下分离，以达到耻骨的前方及后方。

7. 用刮勺清理耻骨联合软骨，确保骨质暴露。在这一过程中，注意不要伤及尿道。

8. 复位耻骨联合。各种方法都可以使用。我们更推荐向耻骨体垂直拧入一枚 3.5mm 或 4.5mm 的皮质骨螺钉。使用牵开器逐渐将骨盆复位并临时固定，也可以使用复位钳进行操作（图 19.4）。

9. 放置前方钢板。我们通常使用 5 孔的 3.5mm 骨盆重建钢板，其中耻骨联合两侧各有 2 枚螺钉，多数情况下固定牢固。钻孔时，注意采取保护措施避免伤及膀胱。

10. 去掉 2 枚临时固定螺钉，在上方放置 2 孔或 4 孔的 4.5mm 骨盆重建钢板。通常 2 个临时钉孔可以直接拧入 2 枚 4.5mm 螺钉。

11. 用 C 型臂再次确认复位情况及螺钉位置。

12. 关闭腹直肌，并在伤口位置放置引流管。

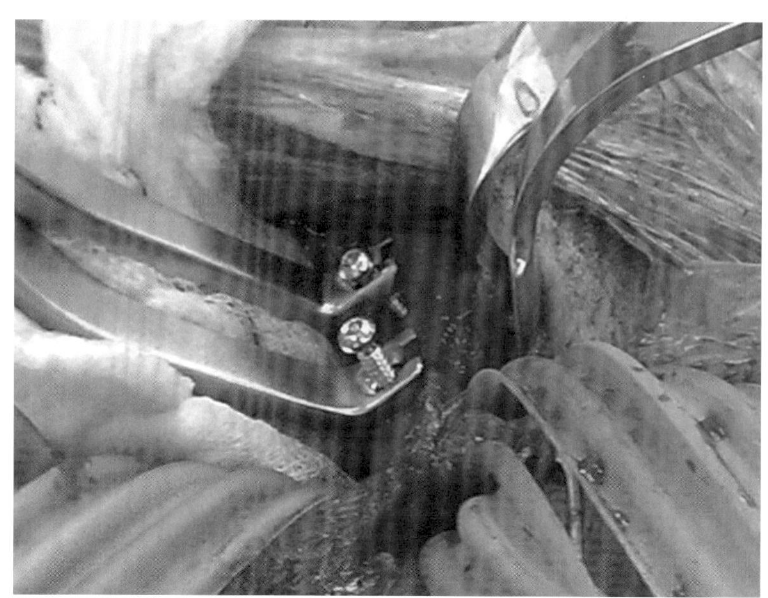

图 19.4　使用骨盆复位钳和螺钉进行耻骨联合复位，骨盆和髋臼骨折也可以使用

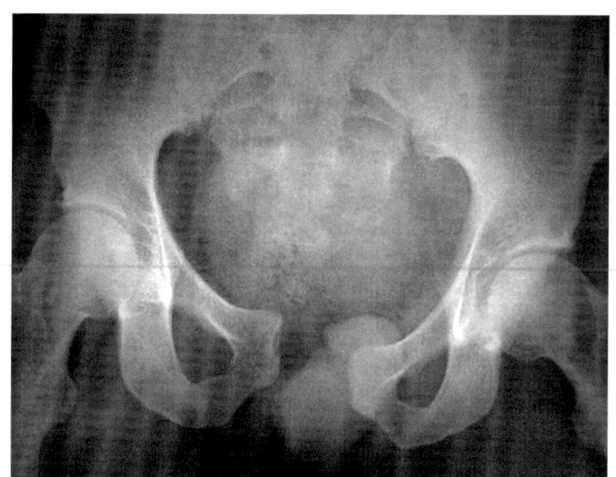

图 19.5　B 型骨盆环损伤伴耻骨联合分离

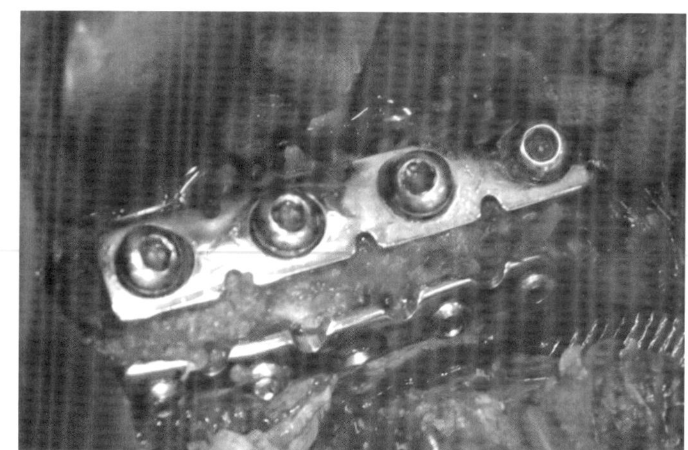

图 19.6　双钢板固定耻骨联合

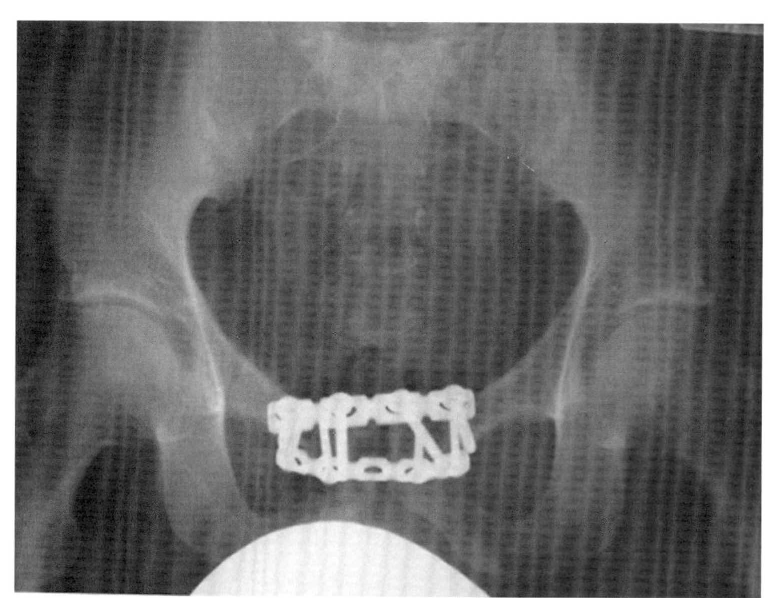

图 19.7　双钢板固定耻骨联合的术后片

我们注意到有些创伤中心报道过使用前方单钢板固定，例如特殊的骨盆 Matta 钢板，但我们认为双钢板的生物力学稳定性更好（图 19.5~19.7）。在对双钢板固定患者超过 16 年的随访中，尚未发现钢板断裂。

耻骨支骨折

耻骨支骨折通常见于 B 型骨折或者 C 型骨盆环损伤的前环损伤。它们通常是单边或者双边。当出现双边骨折时，耻骨联合通常是完整的。有时候，耻骨支骨折很接近耻骨联合（图 19.8）。策略之一是，对于 B 型骨折或者 C 型骨盆环损伤，使用髂前上棘前外固定架作为最终的固定方式。

更多情况下，我们更倾向于采用 Stoppa 入路或者改良的 Stoppa 入路固定这些骨折。有些情况下，患者伴有随髋臼前柱骨折，即所谓的骨盆环及髋臼联合损伤。这种情况下，需要行前方的髂腹股沟入路（图 19.9 与图 19.10）。

我们感觉 Stoppa 入路可以更好地显露耻骨，并可以直接将钢板放置在骨盆边缘，而且能够提供生物力学稳定性及固定安全性。Stoppa 入路的细节已经在髋臼骨折部分详细描述过。

开始的切口与放置耻骨联合钢板时候的 Pfannensteil 入路相同。最初的 Stoppa 入路需要纵行劈开腹直肌，然而暴露依然困难。改良的 Stoppa 入路在骨折边缘分离腹直肌，以提供更多的操作空间，这 ·方法暴露好，并发症少。

继续沿着耻骨行骨膜下分离，应特别注意“死亡之冠”区域。此区域有髂外动脉及闭孔动脉交汇。如果继续进行手术操作，应该将其牵离。

在髂外血管区域继续沿着耻骨分离，用牵开器牵开以保护膀胱，避免过度压迫后方组织而损伤腰骶神经丛。外科医生通常站在患者的对面，用钝性的牵开器牵开保护腹直肌与血管。

确认髂耻筋膜，并沿着骨盆边缘游离直到血管，要保证有足够的空间沿着

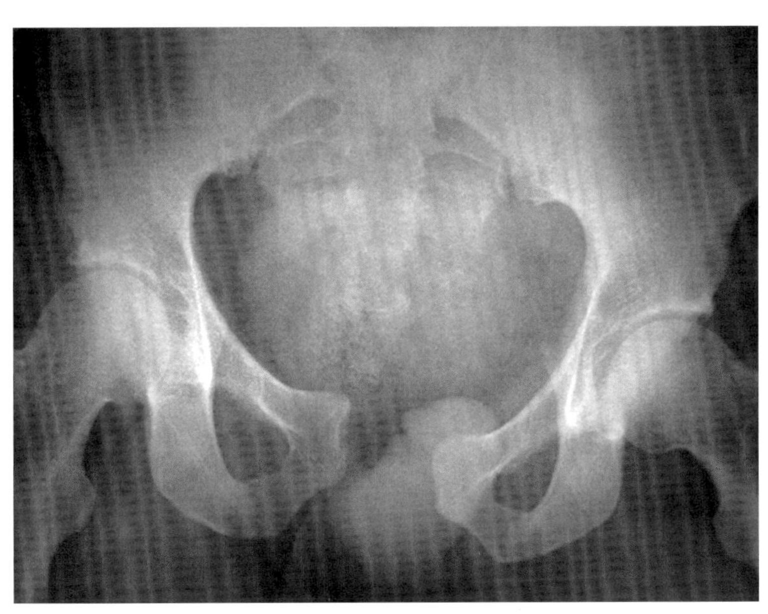

图 19.8　左侧耻骨上支骨折延伸到耻骨联合合并骶骨骨折

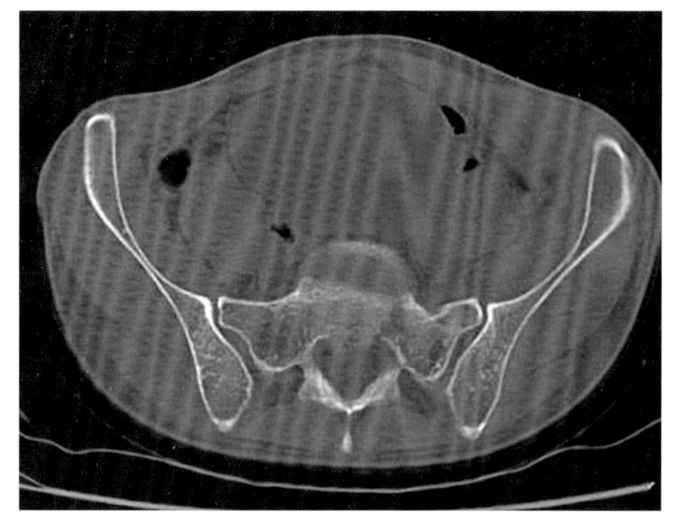

图 19.9　CT 显示左侧骶骨骨折

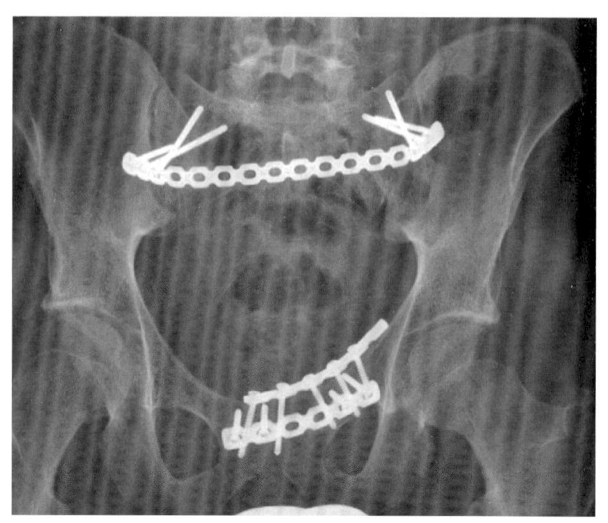

图 19.10　使用 Stoppa 入路固定前方结构及后方骶骨的术后片

骨盆边缘或者髂嵴的内表面放置钢板及髋臼螺钉。闭孔神经应该注意保护。

使用 3.5mm 骨盆重建钢板，预弯并沿着四边体放置在骨盆边缘水平。X 线片检查确认关节内没有螺钉穿出（图 19.11 与图 19.12）。

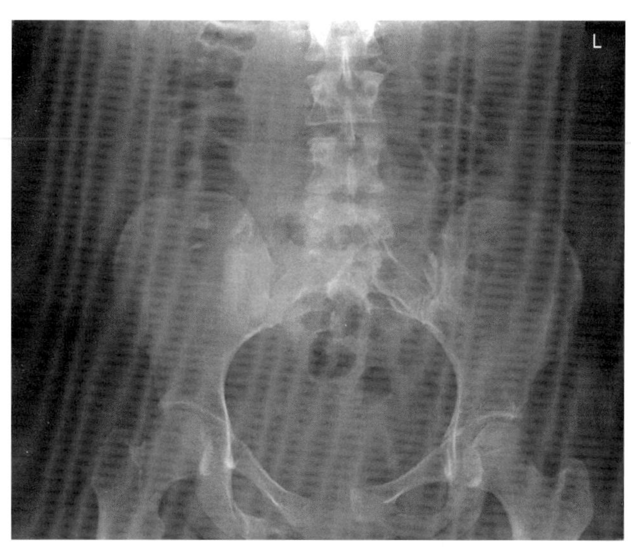

图 19.11　通过 Pfannenstiel 入路的延长即改良的 Stoppa 入路，固定耻骨联合分离及右侧耻骨上支高位骨折

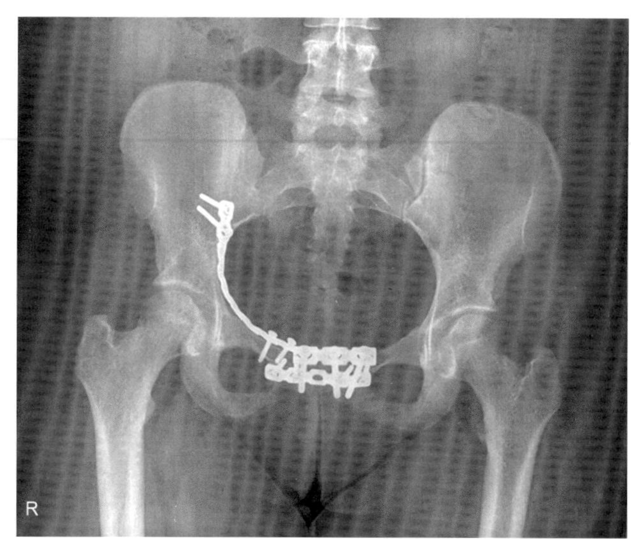

图 19.12　通过 Stoppa 入路固定耻骨联合及右侧耻骨上支

骶髂关节损伤——C 型骨折

我们通常采用髂腹股沟侧方入路显露骶髂关节。

患者仰卧位并铺单。确认髂前上棘及髂嵴，切口从髂前上棘上方 1cm 左右开始向髂嵴方向延伸，继续分离到腹外斜肌筋膜，从髂嵴上分离腹外斜肌。注意应全部分离并悬吊。继续沿着髂嵴内侧面分离，用 Cobb 剥离器进行操作是很方便的。分离骨膜直到显露骶髂关节，注意保护 L5 神经根。

放置窄的弧形牵开器来显露骶骨。向髂骨翼打入两枚钢针做牵开用。必须

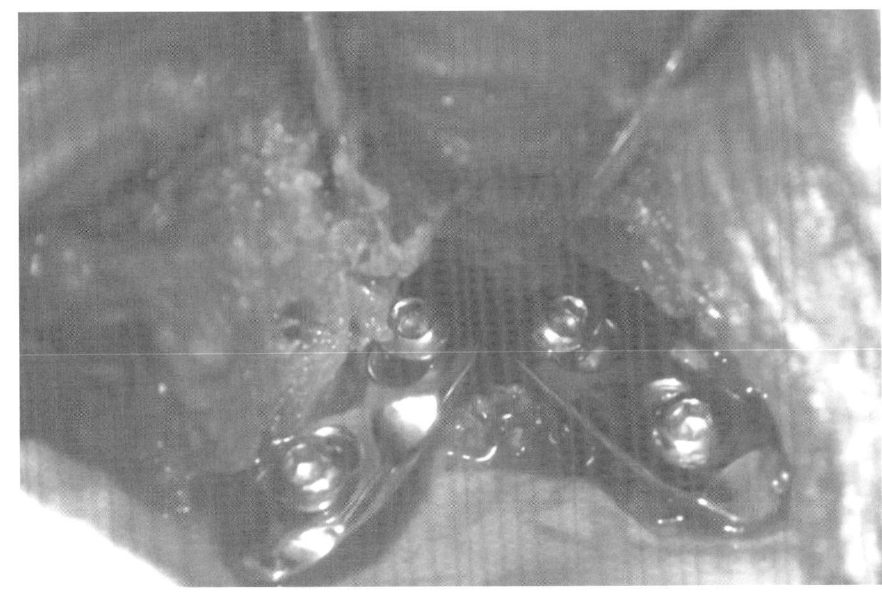

图 19.13　通过髂腹股沟入路第一窗的骶髂关节前方固定

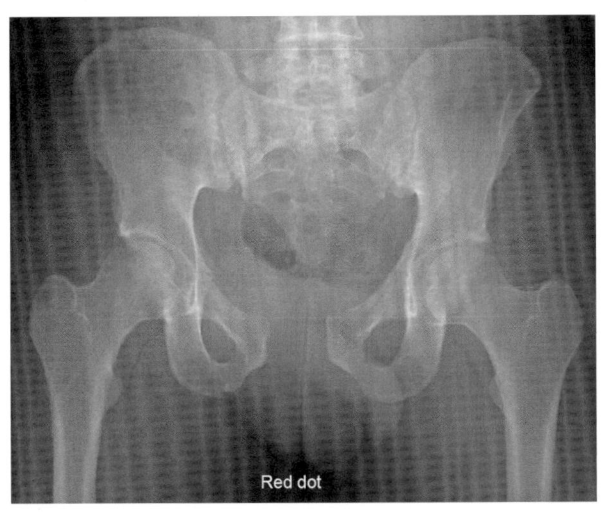

图 19.14　C 型骨折：耻骨联合分离及右侧骶髂关节损伤

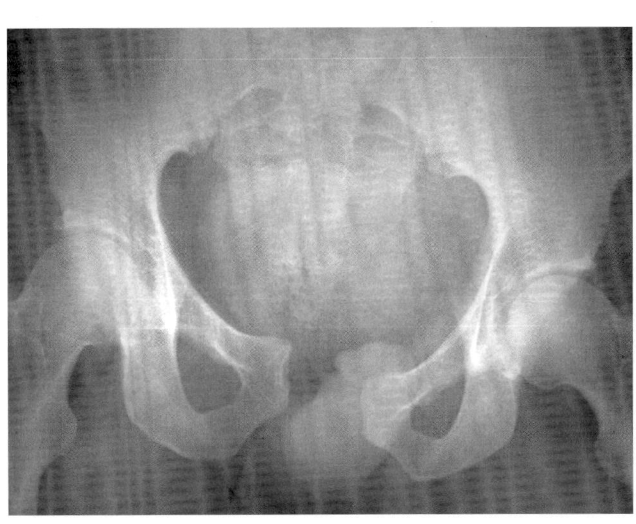

图 19.15　通过双钢板固定耻骨联合及右侧骶髂关节损伤

在骨膜下谨慎操作以保护 L5 神经根。

两侧各放置一块两孔的钢板（DCP 或 LCP）以与骶髂关节相匹配。通常一枚螺钉放置在骶骨侧，一枚或两枚螺钉放置髂骨侧。如果存在新月形骨折，可以采用同样的方法放置长钢板即可（图 19.13~ 图 19.15）。

骶骨骨折或者骶髂关节 B 型损伤

对于此类损伤，我们采用骶骨后方钢板固定，将髂骨固定到骶骨上以获得骨盆环稳定。在此之前，首先要确认骶骨皮肤状况，如是否存在压疮、脱套伤等损伤。取俯卧位，确保任何骨性突起部位都用软垫保护好，同时肩部及髂前上棘都放置保护垫。

确认两侧髂后上棘。

在髂后上棘外侧各切开一垂直的弧形小口，向外上方延伸。通过皮下组织向肌肉筋膜分离（图 19.16）。

从髂后上棘外侧面剥离臀大肌筋膜，继续沿着髂嵴表面分离，以获得足够空间放置钢板。注意分离时要远离髂后上棘 2cm 以上，以避免伤及臀上动脉。在髂后上棘内侧，在肌肉筋膜上做一小的切口。

在皮下筋膜分离一个横跨两侧的空间并放置钢板，在髂后上棘两侧各留置 3~4 个空置钉孔的空间（图 19.17）。

预弯钢板以适应髂嵴，并用螺钉固定。这些钢板起到张力带作用（图 19.18，X 线片见图 19.10）。

关闭伤口并留置引流管。

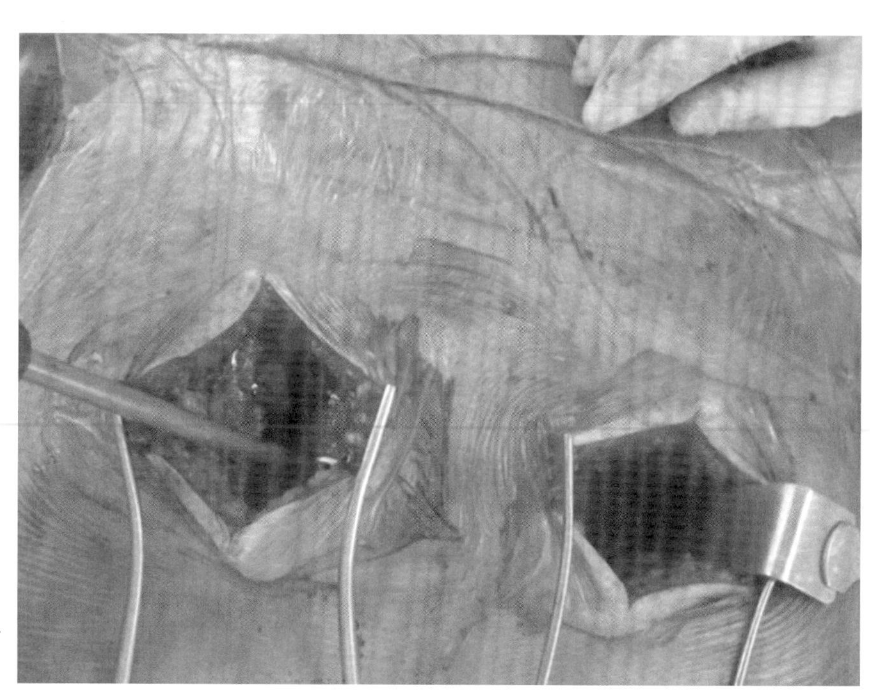

图 19.16　髂后上棘外侧的后方骶骨钢板

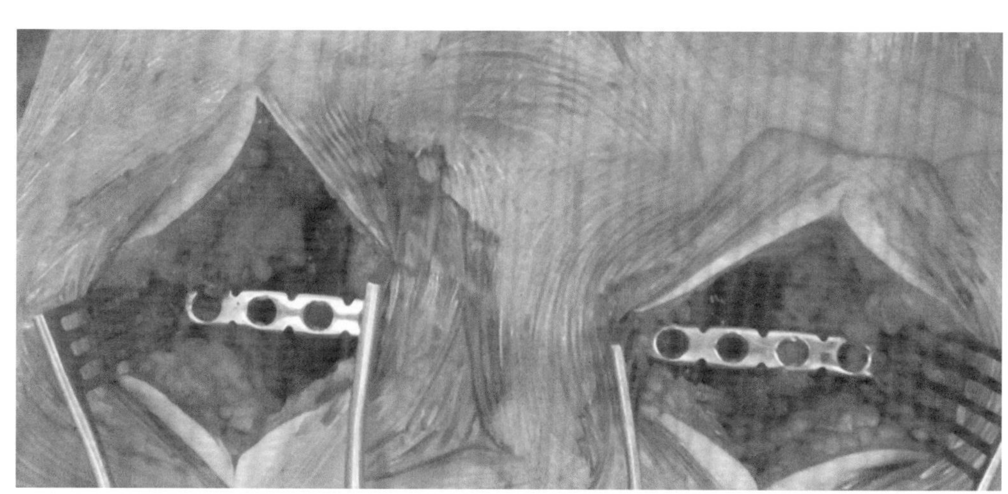

图 19.17　预弯并通过筋膜下通道植入骶骨钢板

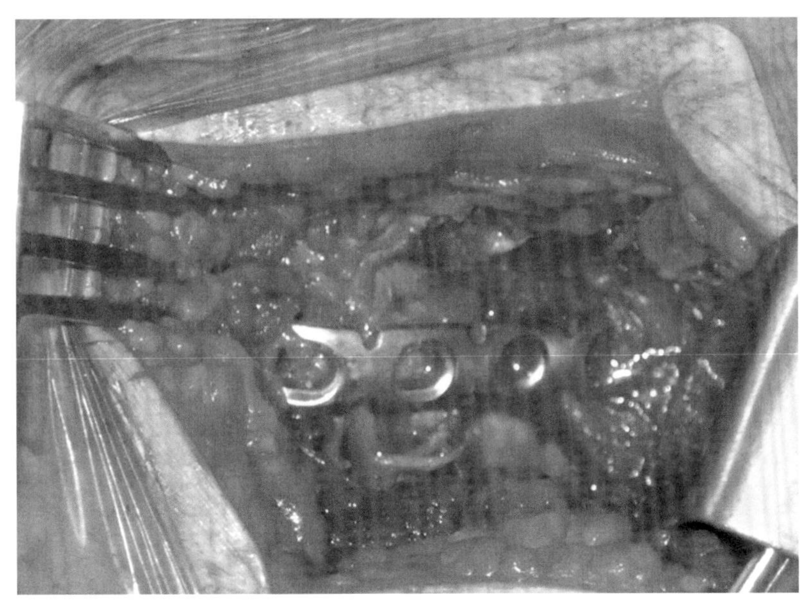

图 19.18 后方骶骨两侧钢板固定。术后片与图 19.10 类似

新月形骨折

新月形骨折是骶髂关节的骨折脱位，髂骨在骶髂关节处发生骨折，骨折线向髂骨翼延伸。Day 等的功能性分型提供了有用的手术入路参考：

Ⅰ型骨折，累及少于 1/3 关节。这些骨折可以通过髂腹股沟侧方入路进行固定。

Ⅱ型骨折，累及 1/3~2/3 关节，骨折线延伸至 S1~S2。这些骨折可通过后方入路进行固定。相似的显露方法如前所述，骨折可以通过 1~2 块钢板进行固定。

Ⅲ型骨折，累及超过 2/3 关节面，骨折线沿着前后方向 S1 神经根延伸。可以通过如前所述的髂腹股沟侧方入路进行固定。

髂骨翼骨折

髂骨翼夹在作用方向相反的两块强大的肌肉（内侧髂肌及外侧臀大肌）之间。这样的骨折块很大，很难移位，然而也存在高的不愈合风险。因此，如果存在移位，我们建议手术固定。

对于此类骨折，采用类似的髂腹股沟外侧入路固定。如果空间充足的话，联合应用髂嵴及髂骨翼的固定钢板和穿过骨折块的拉力螺钉进行固定。

坐骨结节撕脱骨折

多见于青少年损伤，最初容易漏诊。除了运动员之外，通常采用保守治疗。对于运动员或明显移位骨折，一般采用手术治疗。

我们通常采用 Kocher–Langenbeck 入路。小心显露，牵开，保护坐骨结节附近的坐骨神经。

骨盆环损伤的治疗结果

Giannoudis 等报道了骨盆环损伤治疗的回顾性研究结果。前后环进行稳定性处理的患者预后更好，疼痛更少，行走能力更好，功能评分更高。永久的神经损伤与功能评分低密切相关。

总结

骨盆环损伤多见于高能量损伤，因此较为复杂。外科医生需要根据不同情况对骨折进行个体化的处理。处理这些损伤时，要注意明确后方结构的损伤情况，最关键的是区分是 B 型还是 C 型骨折。医生必须明确泌尿系统及神经系统损伤情况，因为这些决定着预后。

参考文献

1. Broos P, Vanderschot P, Craninx L, Rommens P. The operative treatment of unstable pelvic ring fractures. Int Surg. 1992;77:303–8.
2. Dalal Samir A, Andrew R Burgess, John H Siegel, Jeremy W Young, Robert J Brumback, ATTILA Poka, et al. Pelvic fracture in multiple trauma: classification by mechanism is key to pattern of organ injury, resuscitative requirements, and outcome. The Journal of Trauma. 1989;29（7）:98.
3. Hirvensalo E, Lindahl J, Bostman O. A new approach to the internal fixation of unstable pelvic fractures. Clin Orthop Relat Res. 1993;297:28–32.
4. Marvin Tile, David Helfet, James Kellam. Fractures of the pelvis and acetabulum – third edition. The Modified Stoppa Approach for Acetabular Fracture. Lippincott Williams and Wilkins, 5 May 2003. J Am Acad Orthop Surg. 2011;19:170–5.
5. Matta JM, Tornetta P 3rd. Internal fixation of unstable pelvic ring injuries. Clin Orthop Relat Res. 1996;329:129–40.
6. Michael Bottlang, James C Krieg, Marcus Mohr, Tamara S Simpson, Steven M Madey. Emergent Management of Pelvic Ring Fractures with Use of Circumferential Compression. The Journal of Bone and Joint Surgery. Jbjs.org 2002;84–a（Supplement 2）.
7. Papakostidis C, Kanakaris NK, Kontakis G, Giannoudis PV. Pelvic ring disruptions: treatment modalities and analysis. 2008 of outcomes. International Orthopaedics（SICOT）.
8. Pennal GF, Tile M, Waddell JP, Garside H. Pelvic disruption: assessment and classification. Clin Orthop Relat Res.1980;151:12–21.
9. Stephen David JG, Hans J Kreder, Adrian C Day, Michael D McKee, Emil H Schemitsch, Amr ElMaraghy, et al. Early detection of arterial bleeding in acute pelvic trauma. The Journal of Trauma and Acute Care Surgery. 1999;47（4）:638.
10. Day AC, Kinmont C, Bircher MD, Kumar S. Crescent fracture–dislocation of the sacroiliac joint: a functional classification. J Bone Joint Surg Br. 2007 May;89（5）:651–8.
11. Papakostidis C, Kanakaris NK, Kontakis G, Giannoudis PV. Pelvic ring disruptions: treatment modalities and analysis of outcomes. Int Orthop. 2009;33（2）:329–38. Epub 2008 May 7.

翻译：徐小东　审校：林鹏

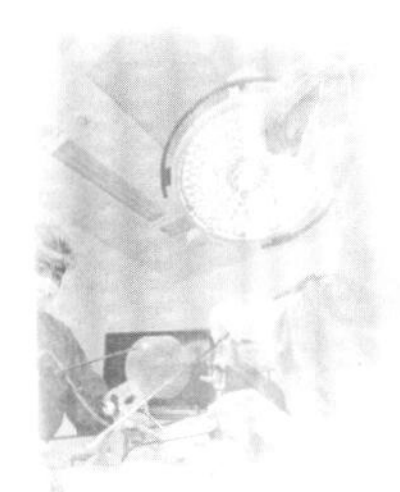

20 骶髂关节螺钉固定术

Kyle F Dickson

引言

骨盆环损伤是复合伤的一部分，而后者包括骨盆骨骼损伤及胃肠道、膀胱、下泌尿生殖道、盆底等骨盆内容物损伤。骨盆环损伤在急性期容易危及生命，幸存者通常遗留慢性后遗症，它们一般是由神经血管损伤、骨盆环畸形或不稳定及周围组织脏器损伤及并发症造成。这些因素可导致长期性疼痛、坐立姿势平衡失调、下肢长度不等、性功能 / 生殖系统功能不全及肠管 / 膀胱功能不全等。因此，在治疗骨盆环损伤时要考虑到这些情况。低能量损伤，如摔倒等导致的骨盆环损伤通常不需要手术治疗。而高能量损伤多需要手术治疗，以挽救生命，避免骨盆不稳定或畸形等导致的并发症。高能量骨盆损伤患者通常伴有明显的血流动力学不稳定及其他相关损伤。幸存者一般都接受了紧急骨盆损伤处理措施治疗。紧急骨盆损伤处理措施，本章不作详述。

本章主要讨论经皮或开放性骶髂螺钉置入术。一般来说，骶髂关节损伤通常需要切开复位内固定以达到关节解剖复位，与髂骨闭合复位不同。分型系统包括骨折的解剖部位、稳定性、畸形及损伤暴力等。在骨盆骨折的分类中，对于骨科医生来说，需要明确的是：①骨盆哪里损伤；②骨折的稳定性；③骨盆畸形情况。这些都是骨折分型需要考虑的因素。

Bucholz 分型是一种应用较为广泛的简单分型系统。Bucholz I 型骨折是稳定的，不需要手术固定。这些损伤包括孤立的耻骨支骨折或移位小于 2cm 的较轻的耻骨联合损伤，可能伴随无移位或压缩性骶骨骨折。Bucholz II 型骨折存在旋转不稳定，伴随内旋或外旋畸形，需要复位并固定治疗。Bucholz III 型损伤是以完全半骨盆从肢体分离，并存在垂直及旋转不稳定为特征的损伤（图 20.1A~E）。而当决定对骨盆损伤进行手术固定时，最关键的是要弄清楚骨盆的稳定性和畸形情况。一旦发现存在矢状面畸形，需要切开复位内固定进行复位。同时比较重要的是固定的类型。一般来说，在高能量骨盆损伤中，内固定优于

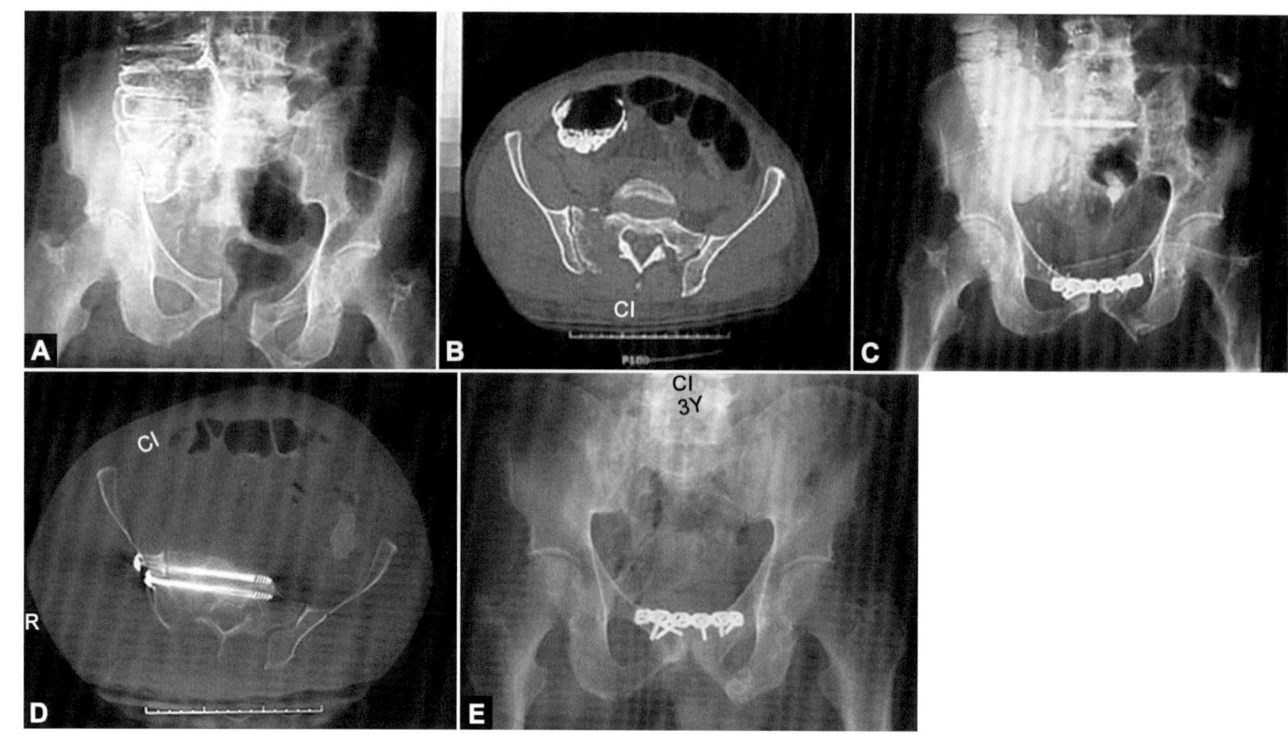

图 20.1A~E （A）Bucholz III 型骨盆环损伤，伴随完全右侧半骨盆分离，多数骶骨骨折存在垂直及旋转不稳定；（B）术前 CT 显示骶骨骨折；（C）切开复位内固定术后 X 线片；（D）术后 CT 扫描显示骶髂关节螺钉放置位置；（E）3 年随访 X 线片（术后 1 年取出骶髂关节螺钉）

外固定，而外固定通常用于内固定之前的初步固定。此外，当后方结构稳定时，也可以对前方结构行外固定而作为最终固定（例如骨盆内旋畸形或开书样骨盆损伤）。

适应证 / 禁忌证

骨盆的内在骨质稳定性非常有限。图 20.2A 描述了韧带的关键作用就是维持骨盆的稳定性。很容易发现，韧带损伤而又缺少骨质稳定可导致骶髂关节完全不稳定。当骨盆不稳定时，解剖复位内固定通常能够增加其稳定性。合适的骨折复位方法对于固定骨盆后环骨折是很重要的，复位不佳就很难保证骶髂螺钉置入的安全性。

Bucholz I 型骨折是稳定的，不需要手术治疗。另一种不需要手术治疗的是伴有骶骨和骨盆前环轻度移位的侧方压缩性损伤（图 20.3A~F）。然而，当出现双侧耻骨支损伤时，为了防止复位丢失，需要每周复查一次 X 线片（图 20.3B）。此外，没有损伤后方结构的耻骨支骨折，不需要手术治疗。通常，坐骨骨折、髂前上棘或髂前下棘骨折极少发生，而且这些损伤的骨盆环是稳定的，而撕脱的骨折块可能出现明显的移位。没有文献明确指出撕脱骨折是否需要手术治疗，需要根据患者具体情况采取治疗措施。著者的手术指征是撕脱骨折移位大于 1cm。轻度移位及压缩性骨盆骨折在影像学及生物力学方面都是稳定的。

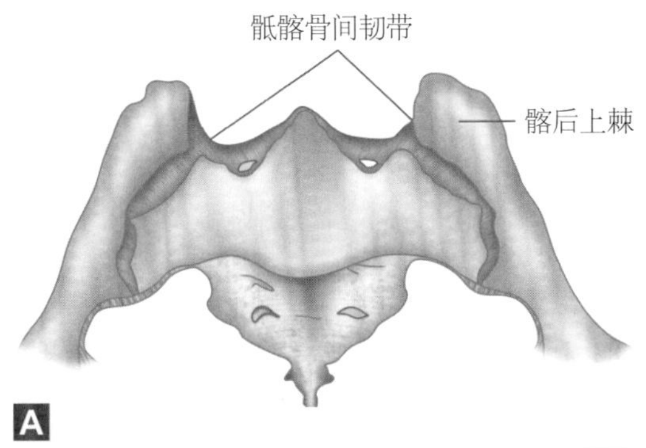

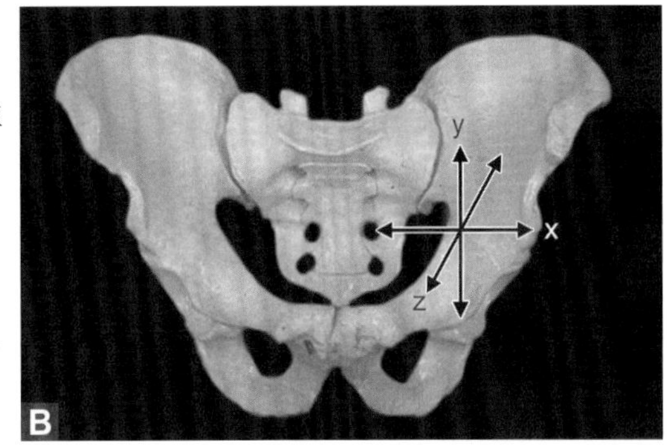

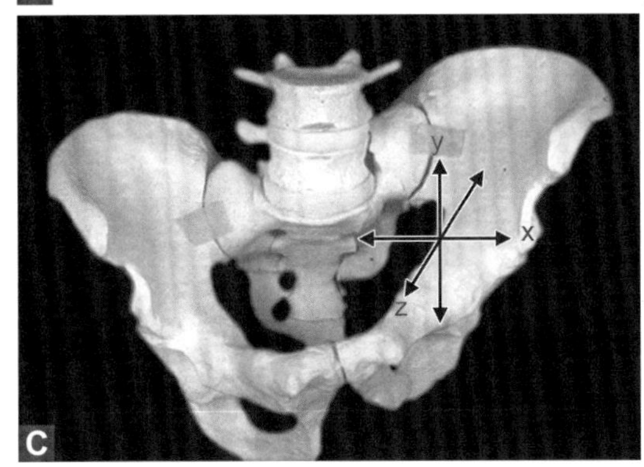

图 20.2 A~C 去除脊柱的骨盆出口位片显示骶髂关节 （A）骶髂关节由前方的骶髂关节韧带、骨间韧带及更加强壮的后方骶髂关节韧带组成；（B）叠加显示骨盆的 3 个轴，每个轴都存在平移畸形和旋转畸形；（C）真实的骨盆畸形：头侧－后方－内旋－内收移位。

X 轴	水平移位 旋转	压缩 / 分离 屈曲 / 伸展
Y 轴	水平移位 旋转	向头侧 / 向尾侧 内旋 / 外旋
Z 轴	水平移位 旋转	前后 外展 / 内收

这些骨折患者可以在 6~8 周内做不负重锻炼。最初，每周都要行 X 线片检查，以确保没有发生移位。6~8 周后，应该进行更剧烈的肢体功能锻炼。

骨盆环损伤的手术指征，包括保守治疗失败的骨折、不稳定骨折或畸形不能接受的骨折等。此外，稳定骨折但是存在明显的畸形时，也可采用手术治疗。例如，外侧挤压型损伤导致半骨盆内旋畸形大于 15°，或者长度差别超过 1cm（图 20.3A~N）。此外，这些内旋畸形可导致耻骨骨折并伤及膀胱或阴道。对于这些稳定损伤，可以通过外固定方式纠正旋转，重建骨盆正常解剖结构。很不幸的是，如果畸形出现骨不连，需要行截骨复位治疗（图 20.3A~N）。而大多数情况下，耻骨支骨折不需要手术固定，不论是否存在孤立的前方损伤或前后方联合损伤。对于移位超过 15mm 的骨折，伴随后方损伤时，强壮的耻骨韧带可能已经损伤，这是手术指征。对于外旋畸形或开书样骨盆损伤，手术指征是耻骨联合分离超过 2.5cm。如果明确存在后方结构损伤，即使耻骨联合分离不超过 2.5cm，也要行手术治疗。这些损伤看似简单的耻骨联合分离，实际上是骨盆后方结构的完全损伤。在这些损伤中，用前方的外固定架复位骨折分离，将增宽后方复合体并显示后方结构不稳定（图 20.4A~F）。

大多数需要手术治疗的骨盆损伤是半骨盆不稳定性损伤，可能发生骶髂关节损伤或者骶骨和髂骨翼的联合损伤（新月形骨折）。有时，损伤仅仅累及髂骨或髂骨翼。评估髂骨翼的损伤情况以明确是否可以使用骶髂螺钉，髂骨骨折块必须有足够的螺钉置入空间，以获得足够的骨质把持力来维持复位。体格检查及影像学检查都可以显示骨折的不稳定性。影像学检查的不稳定表现有骶髂关节移位超过 5mm，相对于压缩性骨折来说，存在骨折间隙。此外，体格检查时，

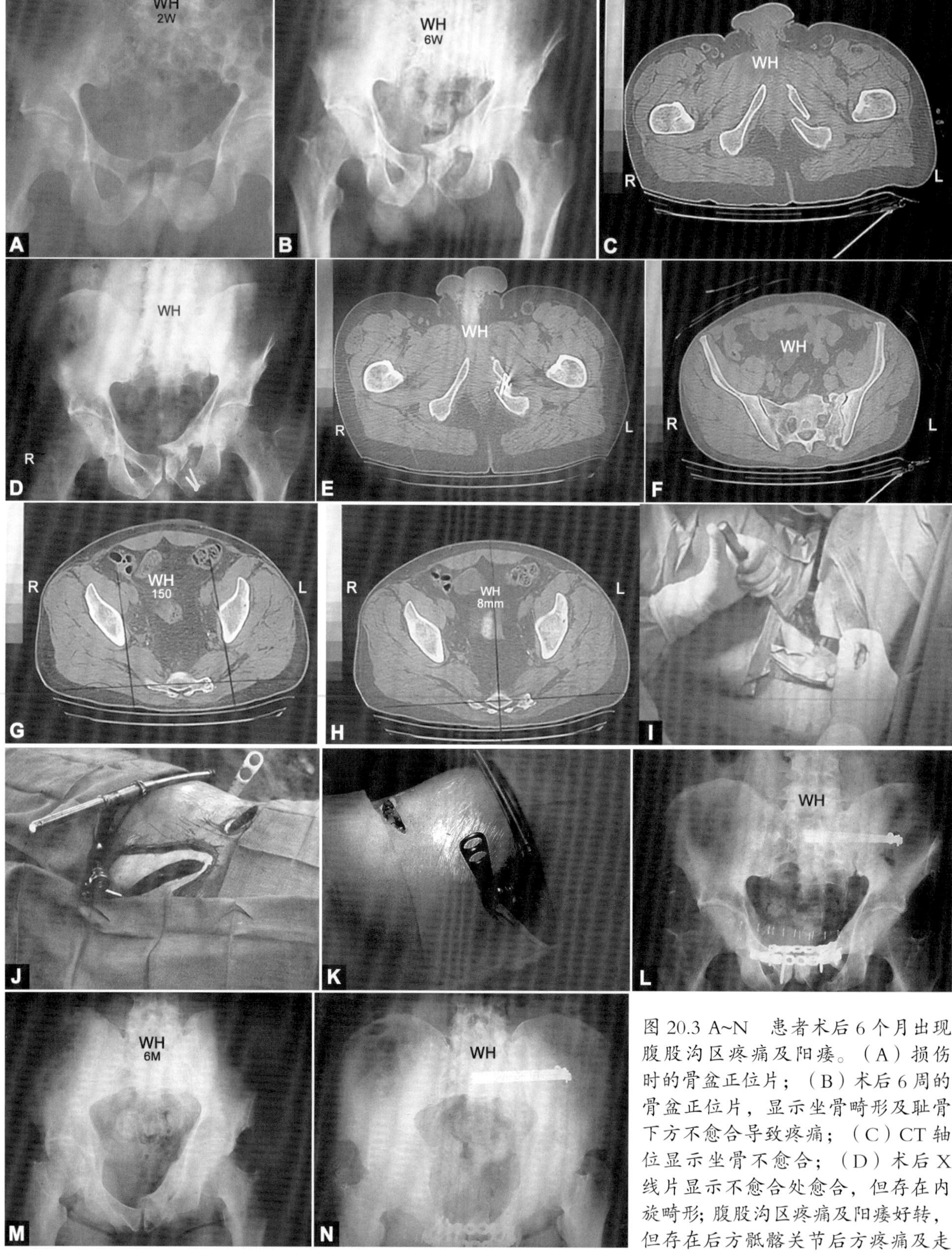

图 20.3 A~N　患者术后 6 个月出现腹股沟区疼痛及阳痿。（A）损伤时的骨盆正位片；（B）术后 6 周的骨盆正位片，显示坐骨畸形及耻骨下方不愈合导致疼痛；（C）CT 轴位显示坐骨不愈合；（D）术后 X 线片显示不愈合处愈合，但存在内旋畸形；腹股沟区疼痛及阳痿好转，但存在后方骶髂关节后方疼痛及走路呈内八字；（E）轴位 CT 显示左侧骨盆耻骨支畸形愈合；（F）轴位 CT 扫描显示骶骨撞击；（G）轴位 CT 扫描显示左半骨盆内旋 15° ；（H）轴位 CT 扫描显示骨盆内收畸形；（I）临床图片显示截石位取出螺钉，并作耻骨下支截骨；（J）临床图片显示大腿牵开，外旋外展位；（K）临床图片显示左半钢针进入坐骨，矢状位复位长度不等及坐位不平衡；（M 和 N）术前及术后的入口位片显示旋转畸形得到矫正

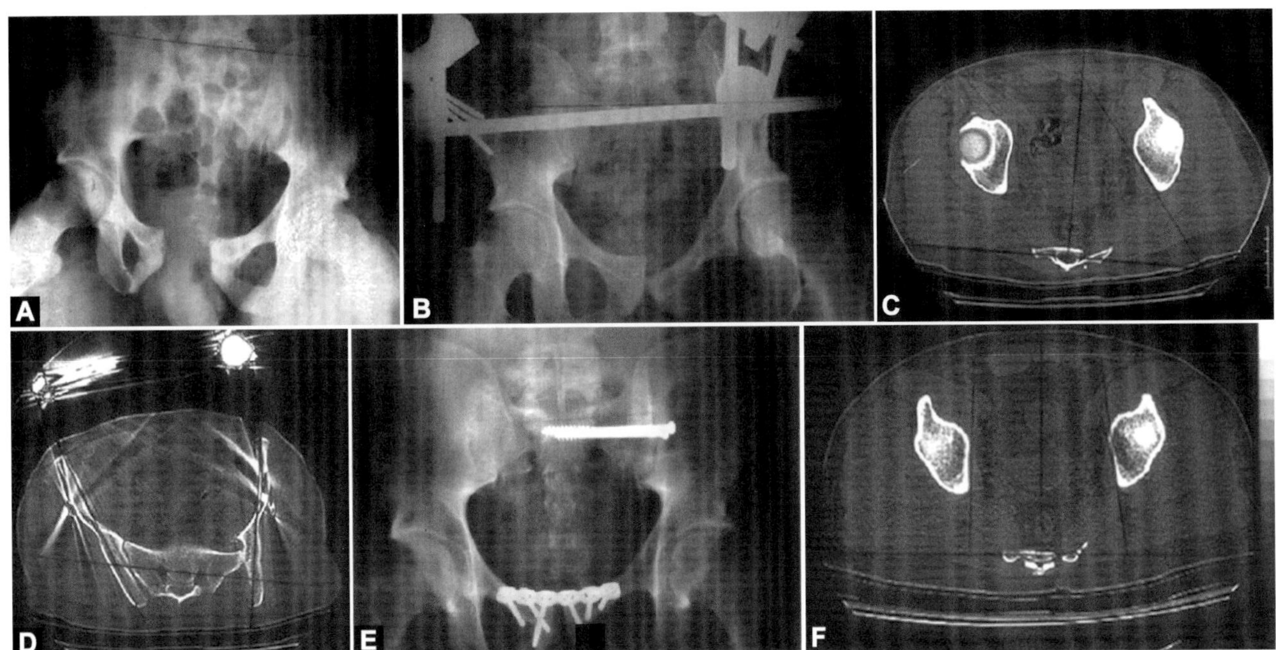

图 20.4 A~E （A）最初的骨盆正位片，显示开书样损伤（行人 – 机动车事故）；（B）患者在外院治疗存在血流动力学不稳定，使用外固定架从前方复位骨盆，但是骶髂关节分离加大；（C）轴位 CT 显示在外固定架固定情况下存在半骨盆的内旋畸形；（D）周围 CT 显示骶髂关节分离；（E）通过后方入路行切开复位内固定术置入前方耻骨联合钢板的术后骨盆正位片；（F）轴位 CT 显示后方结构旋转力线

存在半骨盆移动是重要的手术指征。外科治疗骨盆骨折主要有三步：入路，复位，固定。高能量骨盆损伤患者死亡率很高。对骨盆进行紧急固定时，骨科医生应具备控制复位并避免并发症的能力，不但要完全熟悉解剖结构，而且还要明确骨折的畸形情况，这是很重要的。

术前计划

通过骨盆正位、入口位、出口位片及 CT 扫描，很容易确定损伤的部位，但评估其稳定性是比较复杂的。稳定性是指，在外力作用下骨盆依然能够保持稳定而不出现畸形。可以通过体格检查和影像学检查来评估骨盆稳定性。体格检查通常包括确认髂前上棘、髂骨翼及耻骨联合是否位于正常位置，同时行髂前上棘挤压试验。髂前上棘挤压试验是双手放在两侧髂前上棘位置，挤压并旋转骨盆。当患者血流动力学不稳定时，只能做一次这样的检查。这一方法可以检查骨盆是否可以作为一个整体转动。髂前上棘挤压试验可以用来评估是否存在骨盆外旋。髂骨翼挤压试验是双手放在两侧髂骨翼外侧，向中间挤压骨盆，可以评估骨盆内旋稳定性。

体格检查更难以评价骨盆是否存在垂直稳定性。在透视下牵引或者上推大腿可以发现骨盆向下或向上移动。而且，移位程度与骨盆不稳定程度呈相关性。髂前上棘及髂骨翼挤压试验通常可以在床边进行，而垂直不稳定的检查通常在手术室麻醉情况下进行。骨盆不稳定的放射学表现有骶髂关节移位在任何平面上均超过 5mm，后方的骶骨或髂骨骨折在任何平面上均存在间隙。有些 X 线片能够清晰地显示不稳定的表现，有些发现是非常细微的（图 20.1A）。医生应该综合应用放射学检查及体格检查来评估骨盆情况。骨盆稳定可以保守治疗，不稳定则需要切开复位内固定治疗。

术前最关键的准备工作是明确骨盆骨折的畸形情况。只有明确畸形情况，术者才能制订合理的手术计划以解剖复位固定骨折。而骨盆非常复杂，分析其畸形情况也非常困难。三维（X 轴 –Y 轴 –Z 轴）的检查，对于弄清骨盆骨折情况很有帮助（图 20.2B 和 C，每一个轴都存在平移和旋转移位）。旋转移位包括围绕 X 轴的屈曲或伸展，围绕 Y 轴的内旋或外旋，以及围绕 Z 轴的外展和内收。骨盆的平移畸形包括 X 轴的分离或者压缩，Y 轴的头端或者尾端移位，Z 轴的前后移位。

在骨盆损伤中，骨盆移位通常是平移和旋转的联合移位。半骨盆不会沿着单个平面移动，但是能够在半骨盆的解剖位置上表现出来。了解放射学标志以及它们是如何随着不同畸形而改变的，能够使医生更好地了解畸形情况，并制订手术计划，以指导切开复位内固定术。而且，这些放射学标记在评估骨折复位情况时非常有用。向头端移位超过 1cm，不对骨盆进行测量并矫正的话，是很难达到满意的复位效果的。如果术者不行骶骨正位检查并矫正骨盆的话，评估旋转畸形是非常有挑战性的。半骨盆的明显畸形是创伤性畸形，或者是患者拍片时姿势倾斜导致，或者两者共同作用的结果。

医生了解了受伤机制才能预测畸形的类型。Burgess 等提出了一种建立在受伤机制基础上的骨盆环损伤的分型。骨盆环损伤分为前后挤压型、外侧压缩型、垂直剪切型及复合型。随着移位程度的不同将前后挤压型、外侧压缩型分为三个不同的亚型。这对制订手术计划是很有必要的，这样可以对骨折的不稳定程度及切开复位内固定方法有一定的准备。例如，摩托车车祸伤的患者通常伴有半骨盆的内旋屈曲内收畸形（图 20.3A、B 和 F）。同样，患者仰卧摔倒或者前方撞击受伤，通常具有外旋外展的开书样畸形（图 20.5A~E）。对于血流动力学和力学方面不稳定的患者，大多数畸形包括头侧及后方移位，并伴随内旋和屈曲畸形。在内收和外展畸形方面，发生率也很高。

植入物

如果切开复位，可以使用 6.5mm 螺钉（全螺纹 32mm 和 16mm，长度 30~180mm）。对于粉碎性骶骨骨折要使用全螺纹螺钉，以避免挤压骶骨孔而引起神经根损伤的观点，尚未得到证实。在著者做过的 1000 例骶髂螺钉手术中，用复位钳复位骨折，或使用半螺纹螺钉挤压到神经的情况都没有发生过。因为螺杆才是螺钉的薄弱点，所以著者使用 16mm 螺纹螺钉，这样螺钉距离骶髂骨折的距离也相对远，而且复位失败也不会导致螺钉切出。因此，使用 16mm 螺纹

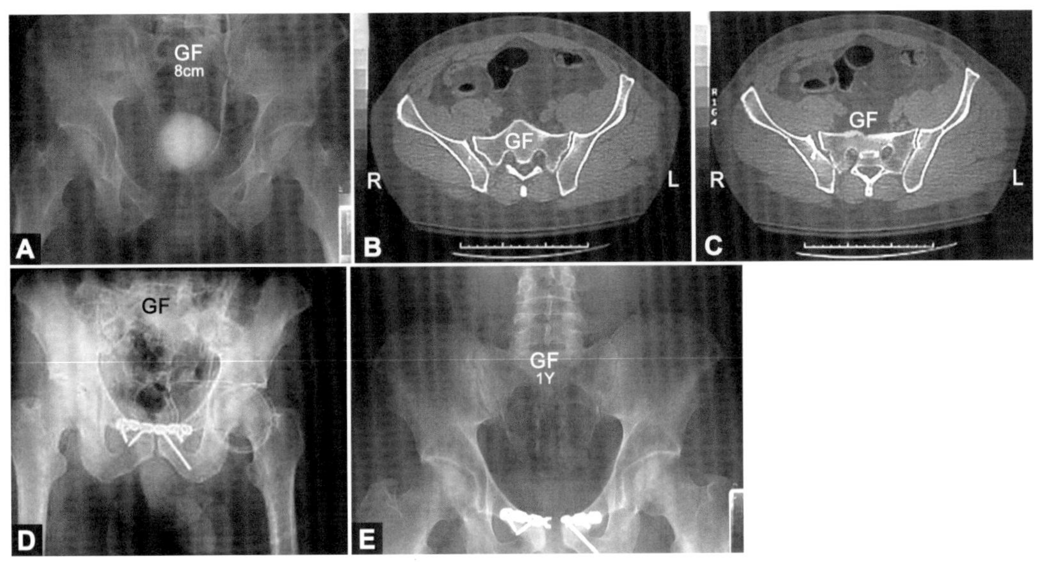

图 20.5 A~E （A）骨盆正位片（骑马坠落伤），显示开书样损伤，耻骨联合分离 8cm；（B）CT 显示耻骨联合分离超过 6cm，存在骶髂关节损伤，轴位 CT 上方层面显示骶髂关节从前到后的完全损伤；（C）然而，更下方的 CT 层面显示非常重要的后下方韧带是完整的；（D）术后正位片显示耻骨联合复位好；（E）术后 1 年患者不能做对抗动作但无明显不适，骨盆片显示复位有一点丢失并且存在钢板损坏

螺钉不会影响复位。

直接牵引解剖复位骨盆骨折后，需拧入空心螺钉（图 20.6A~F）。骶髂关节空心螺钉大小和长度各异，有时候，更长的跨骶骨螺钉可以用于双侧损伤。推荐使用长螺钉的原因是力臂长，固定确切，尤其适用于粉碎性骶骨的复位固定。有证据表明，向 S1 终板拧入两枚骶髂关节螺钉，可以维持骶骨骨折复位稳定。在骶骨畸形患者中，S2 比 S1 更有拧入骶髂关节螺钉的空间。

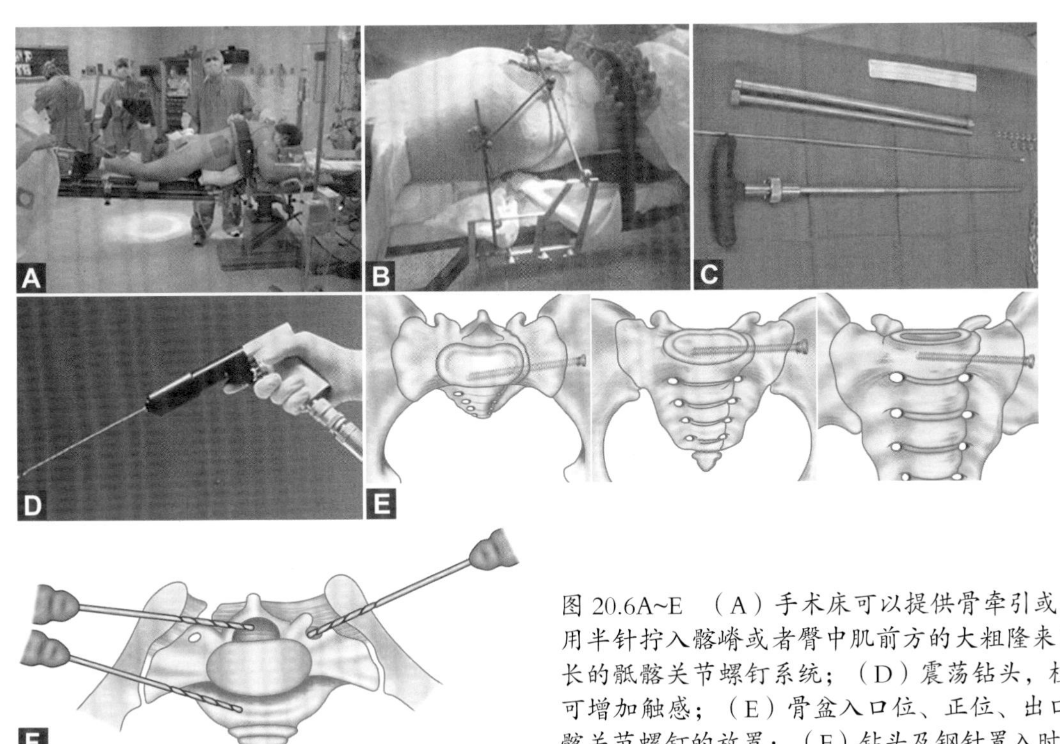

图 20.6A~E （A）手术床可以提供骨牵引或足部牵引；（B）使用半针拧入髂嵴或者臀中肌前方的大粗隆来固定半骨盆；（C）长的骶髂关节螺钉系统；（D）震荡钻头，植入骶髂关节螺钉时可增加触感；（E）骨盆入口位、正位、出口位片有助于了解骶髂关节螺钉的放置；（F）钻头及钢针置入时易发生的潜在危险

手术处理

麻醉 / 时机

手术固定的时机尚有争议，需要根据具体情况做出手术计划。尽可能早的闭合或者切开复位内固定，更容易达到解剖复位。最初通过外固定架或经皮螺钉固定，即可达到初步稳定。如果闭合的方法不能解剖复位，可以尝试切开复位以达到血流动力学稳定并初步止血，以避免血液丢失，减少患者死亡率。一般来说，对于血流动力学不稳定的不稳定性骨盆骨折，首先应该做的是在急诊室用骨盆束带等进行初步固定。如果患者合并其他损伤需要手术处理，可以先用外固定架初步固定。牢记：外固定架使用于不稳定骨折的是临时固定，而不是最终固定（图 20.7A~E）。此外，如果患者情况稳定，可以同时行经皮闭合复位固定后方结构。伤后 72 小时行闭合解剖复位的难度将大大增加。有时候，耻骨联合钢板固定与剖腹探查可同时进行，以稳定前方结构。很少会出现因前方不愈合而导致后方结构分离超过 1cm 的情况。比较理想的是，当患者情况稳定（3 天内）或者液体正平衡后（伤后 5 天后），再行最终固定。

体位

为了放置骶髂关节螺钉，患者可以采取仰卧或俯卧位。术者必须熟悉手术技术。一般来说，切开复位内固定的话，患者多采取俯卧位，这样更利于复位钳固定及半骨盆操控。当存在后方软组织损伤或大的旋转畸形时，可以仰卧位行闭合复位骶髂关节螺钉固定。因此，术者必须在术前确保有好的骨盆正位、入口位及出口位片，以评估复位情况。

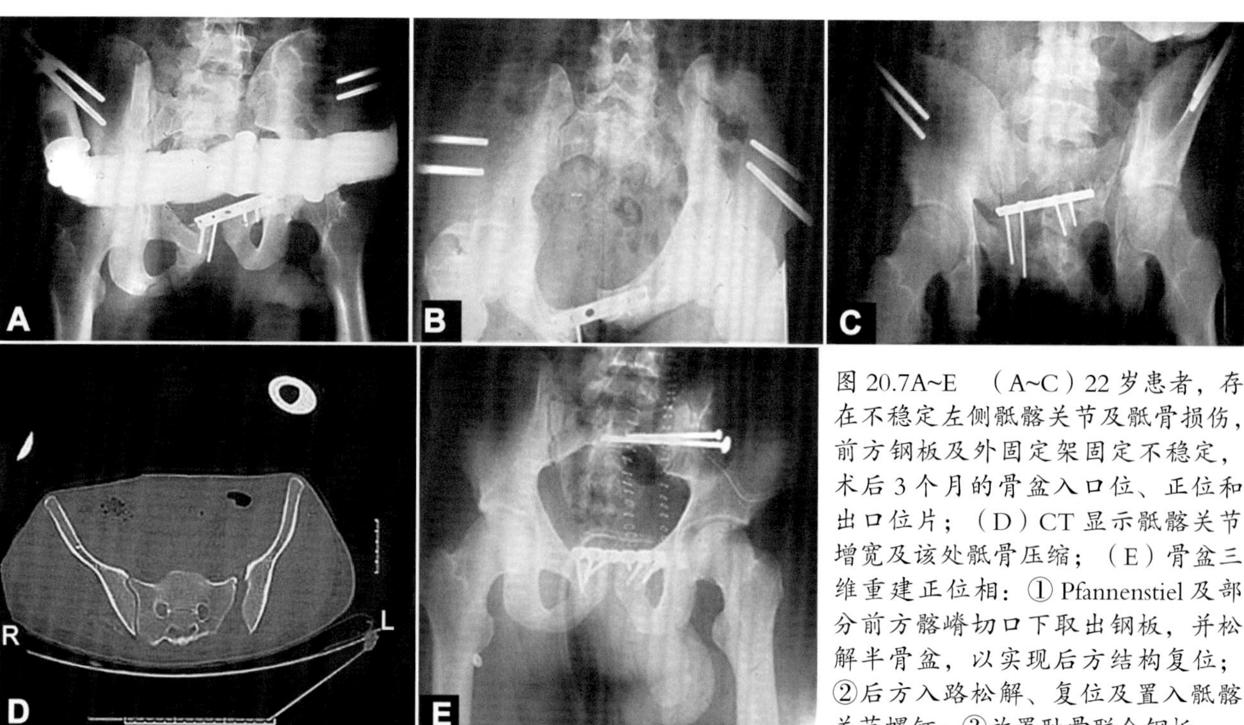

图 20.7A~E　（A~C）22 岁患者，存在不稳定左侧骶髂关节及骶骨损伤，前方钢板及外固定架固定不稳定，术后 3 个月的骨盆入口位、正位和出口位片；（D）CT 显示骶髂关节增宽及该处骶骨压缩；（E）骨盆三维重建正位相：① Pfannenstiel 及部分前方髂嵴切口下取出钢板，并松解半骨盆，以实现后方结构复位；②后方入路松解、复位及置入骶髂关节螺钉；③放置耻骨联合钢板

复位

对于所有的骨盆损伤，在内固定之前，必须首先进行骶髂关节或骨盆后方结构复位。在伤后72小时之内，可以行闭合复位内固定。闭合复位技术包括牵引、钢针辅助、外固定架或C型钳等（图20.8A~F），最终内固定通常采用骶髂关节螺钉固定。如果闭合复位失败，不能达到解剖复位，或者超过72小时，必须切开复位内固定后方结构。最常见的后方结构畸形是向头侧及后方移位、分离、旋转畸形。通常平移畸形容易纠正，但旋转畸形依然存在。注意，骨性标记有利于确认残留的旋转畸形。复位钳有助于微小的畸形复位。

后方的外固定架（C型钳）有助于复位骶髂关节（图20.8A~F）。后方使用复位钳的禁忌证是髂骨翼骨折延伸到骶髂关节，因为关节压缩不利于髂骨翼骨折复位。骶骨粉碎有时存在过度压缩，对患者不利。

后方复位钳的放置技术如下：患者仰卧位，从髂前上棘到髂后上棘画一条线，此线分为3份，在后1/3和中1/3之间行纵行切口（图20.8C），这条线大约与大粗隆在一条线上。用复位钳通过切口直接夹到骨质，以感觉髂骨翼，此位置位于骶髂关节前方末端。操作务必谨慎，这一位置正好在骶髂关节外侧髂骨翼位置，如果螺钉穿出髂骨，就存在直接穿入腹腔的可能性。一旦位置确定，钢针可以通过两侧敲入髂骨翼。C型钳放置在钢针上。术者不断调整钳夹的最佳位置（图20.8E）。复位钳具有空心螺栓，可以通过钢针滑动并可以用扳手拧紧，以达到为后方骨盆结构提供额外固定的日的。在最初的固定之前，牵引是有利于复位的（图20.8A~B）。切开复位时，复位钳也很有用。

骶髂关节脱位

处理骶髂关节脱位最困难的步骤是骶髂关节复位。复位钳可以用于复位，包

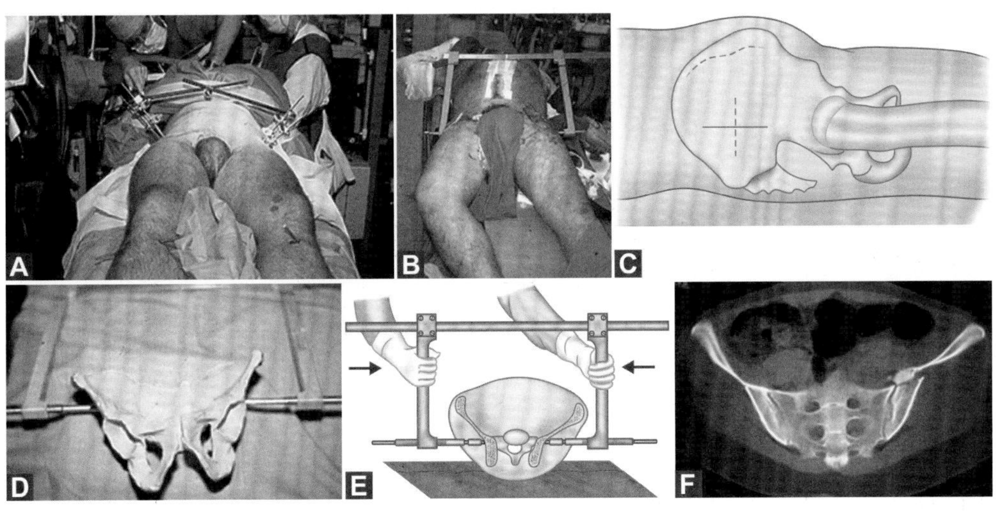

图20.8A~E （A）前方的外固定架有助于纠正旋转畸形；（B）C型钳有助于闭合复位骶髂关节损伤；（C）理想的钢针置入点即是C型钳的置入点，位于评估外侧面中1/3与后1/3交界处；（D）C型钳在骨盆模型上的位置；（E）两侧的力臂维持着骨盆的压缩稳定性；（F）骶髂关节前方骨折不适合应用C型钳及骶髂关节螺钉

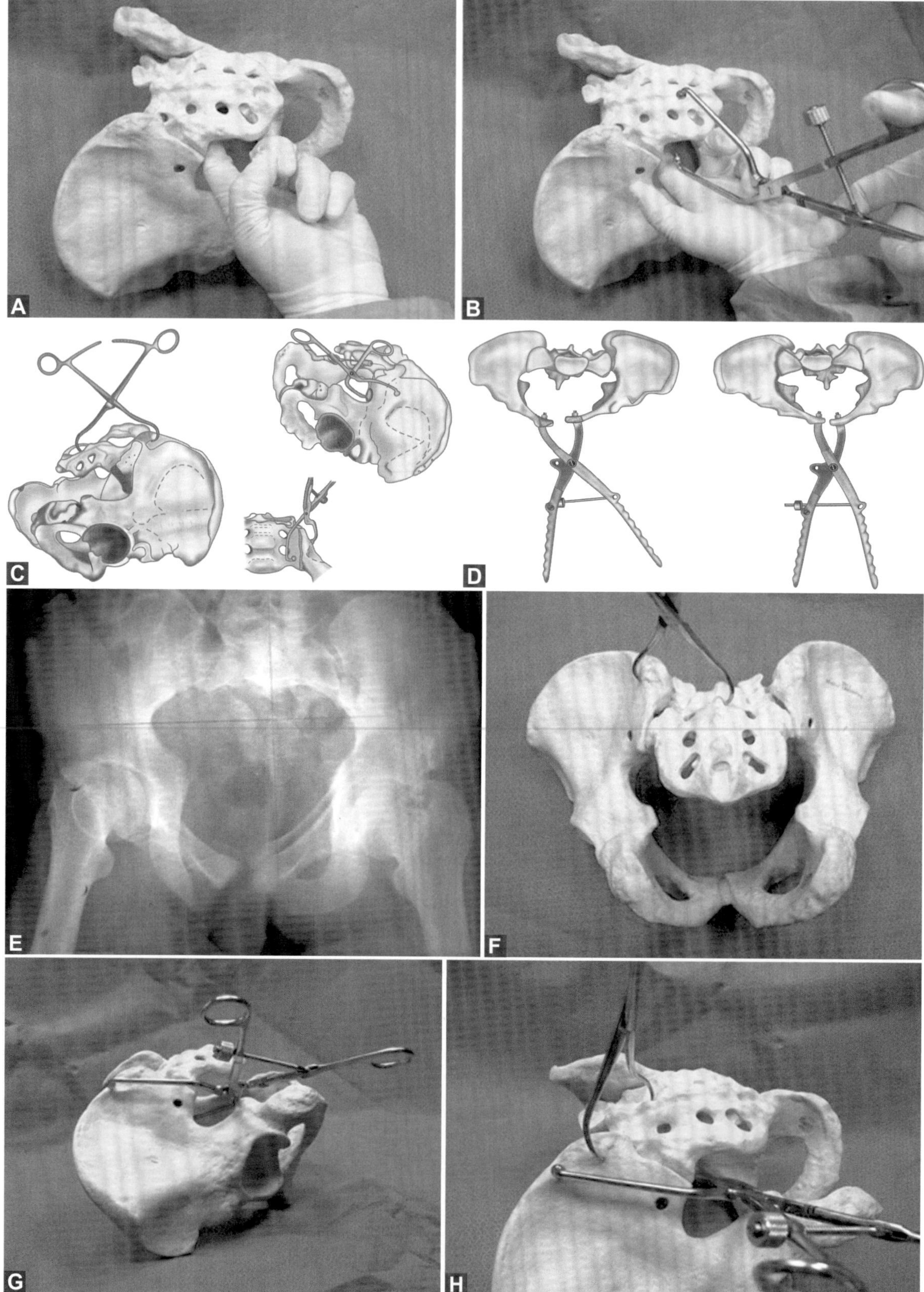

图 20.9A~H （A）触摸骶髂关节前方以确保骨折解剖复位，触摸髂骨翼，一个钳尖放置在该处；（B）使用手指辅助放置复位钳，以保护前方的软组织；（C）放置 Matta 钳和 Weber 钳；（D）使用 Jungbluth 角度钳从耻骨联合前方辅助固定；（E）骨盆正位片，伴随向后方及头侧移位；（F）在骨盆模型上放置 Weber 钳纠正头侧移位，并略微纠正一点内旋畸形；（G）在骨盆模型上放置 Matta 角度钳，纠正向后方移位及分离（并略微纠正一点外旋畸形）；（H）联合应用两把复位钳辅助复位

括 Matta 钳放置在坐骨切迹，一个钳尖放置在骶骨翼，另一个放在髂骨翼的外侧(图 20.9A~H)。这有助于复位外旋畸形、后方移位及骶髂关节分离(图 20.9B、C、G、H)。另外，Weber 钳可以放在髂嵴后上方及骶骨棘突上，以复位半骨盆头侧移位及内旋畸形(图 20.9C、F、H)。这两种钳子在合适的位置联合应用，可达到解剖复位的目的(图 20.1，图 20.4 及典型病例)。在棘突后下方区域可以看到关节，通过后方切迹也可以触摸到该区域，以确保骨折解剖复位(图 20.9A)。

骶骨骨折（参照第 18 章骶骨骨折的脊柱骨盆固定）

骶骨骨折很难复位（图 20.10A~F）。骶骨损伤的手术入路与之前描述的骶髂关节损伤手术入路非常类似。复位骨折时，注意不要损伤神经根。联合应用

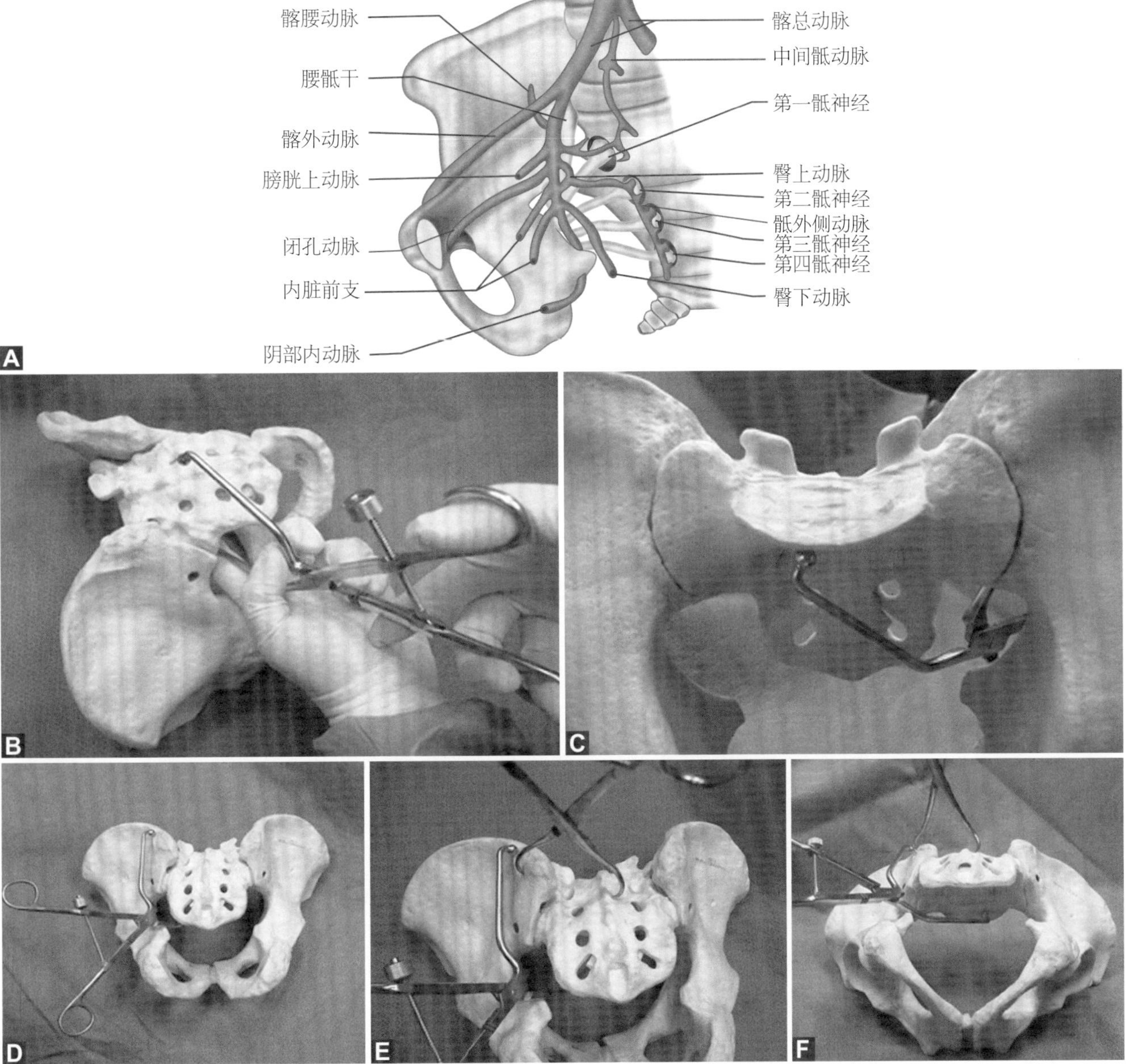

图 20.10A~H （A）显示动脉及骶骨前方的静脉丛及 S1、S2 神经根；（B）指尖放置在 S1、S2 神经根之间的 S1 椎体上，并在该处放置 Matta 钳的一个钳尖；（C）放置 Matta 钳尖；（D）Matta 钳复位，以纠正骶骨骨折后方移位；（E 和 F）骨盆模型上放置两把复位钳的示意图

Weber 钳及 Matta 钳辅助骨折解剖复位（图 20.10B~F）。术者在 S1 及 S2 神经根之间用示指可触及 S1 体部（图 20.10A~B）。复位钳沿着示指滑动，直到稳稳地放置在 S1 体部，以确保复位安全。与骶髂关节损伤一样，术者可以联合应用两种复位钳，通过改变复位钳的位置和钳夹力度以达到复位的目的。复位的关键是联合应用复位钳达到矢状位复位（图 20.10E~F）。据报道，骶骨骨折固定失效的发生率为 11%~50%，但是如果开放性解剖复位植入螺钉的话，内固定几乎没有失效。

新月形骨折及骶髂关节脱位

新月形骨折可以通过前入路手术治疗。然而，大多数情况下，骨折线很难直视，因为骶骨骨折更靠内侧位置，而新月形骨折更靠近骶髂关节的后方。如果软组织情况允许的话，著者更倾向于采用后入路。这样可以直接看到骨折线，一般骨折线位于骶髂关节后方或者进入骶髂关节后部。大多数情况下，髂骨后方骨折块通过骶髂关节韧带尚附着在骶骨上。一旦复位固定骨折后，髂骨骨折块也是比较稳定的。维持新月形骨折解剖复位是比较困难的。最大的畸形往往是半骨盆的内旋 / 外旋，很难通过后方入路进行复位。通过复位钳及半螺纹钢针，可以辅助复位骶髂关节骨折。

术者首先应复位髂骨翼后方的新月形骨折。髂骨翼后方的骨质比坐骨切迹及髂嵴要坚强。因此，通常可以使用小的螺钉把持钳（Farabeuf 钳或 Jungbluth 钳），放置在坐骨切迹顶端的头侧，以允许钳下内固定。髂嵴是骨质坚强的部分，螺钉拧入时把持力较好，有助于解剖复位。坐骨切迹上方骨质很好，可以用于新月形骨折的内固定。根据新月形骨折的大小和受伤机制，骶髂关节损伤在固定后也可能是稳定的或者存在不稳定。最初的复位技术包括两把 Farabeuf 钳，一把放在髂嵴上，一把放在坐骨切迹。在骨折线两侧各拧入一枚 3.5mm 螺钉，以利于新月形骨折的平衡受力。仔细清理骨折后，用 Farabeuf 钳解剖复位骨折。如果存在复位困难，可以在骶骨切迹及髂骨翼使用 Matta 钳辅助复位（图 20.9C）。复位钳可以辅助内旋或外旋半骨盆。仔细计划放置复位钳的位置，以有利于复位的进行。一般来说，著者放置 Farabeuf 钳的位置比坐骨切迹上缘更偏上方。因此，钢板可以沿着坐骨切迹边缘放置，因为此处骨质很好。同时，一个钳尖可以放在髂骨翼上方而不是顶端，另一个放在髂嵴上。放置复位螺钉时候，术者应该熟悉骨折线的具体情况，螺钉不要阻碍复位。解剖复位后用拉力螺钉及钢板固定。有时候，钢板也可以用来辅助复位，比如推拉骨折块。

手术入路

骶髂关节损伤的手术入路共有前后两种。前方手术入路的优势是可以更好地暴露关节，保持患者仰卧位，不干扰后方脆弱的软组织（图 20.11A~B）。前方入路的主要困难是骨盆后方骨折的复位。前方固定后，后方骨折很难再复位。当进行固定时，通常需要手法维持复位。此外，如果同时合并骶骨骨折，将增

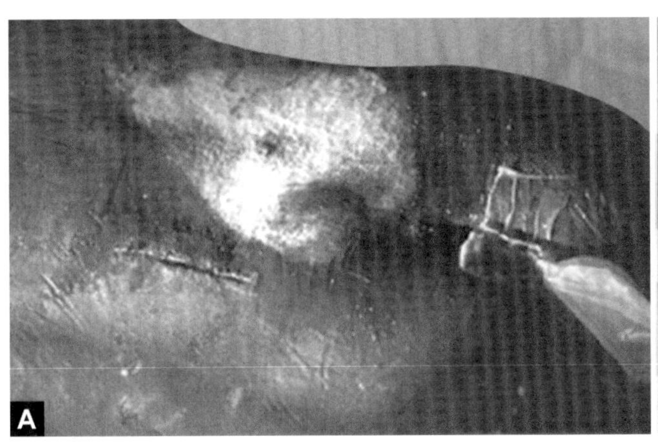

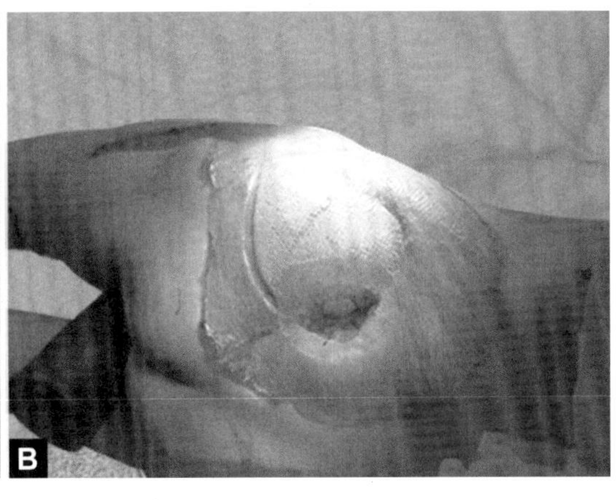

图 20.11A 和 B （A）大面积的皮肤脱套损伤（Morel-Lavallée损伤）伴后方组织挫伤，延迟后方入路手术时间；（B）患者合并Morel-Lavallée损伤，但出现漏诊，导致真菌感染。患者伤后3个月软组织条件好转后才行最终性切口复位内固定手术

加手术难度。对骶骨骨折行前方入路复位钢板内固定是很困难的，而且前方入路很容易损伤L5神经根。只有在以下几种情况下才考虑前方入路：后方软组织损伤经过入路区域；合并多发伤不适合俯卧位；骶髂关节前方存在髂骨翼骨折。

相对于前方入路，后方入路更有利于应用复位钳复位固定骨盆后方骨折，而且不容易损伤L5神经根。在受伤到最终固定的时间内，后方入路更容易复位而有利于患者。术者后方入路时，手术方式选择余地更大，可以选择骶髂关节螺钉、经髂骨固定棒或钢板、脊柱骨盆固定等。当然，后方入路附近存在软组织损伤时，这就不是很好的选择了。后方入路的另一个缺点是，每一名手术医生对骶髂关节都有不同的视野。后方入路可以显露骶骨骨折和新月形骨折，骨折线主要在骶髂关节后方，有神经根压迫可能。后方入路手术时，患者俯卧位于可透视手术床上。大腿下放置6英寸（15.24cm）的软垫，避免骨盆屈曲以利于骨盆摄片，同时这些软垫和胸垫都有利于患者术中的呼吸。后方入路的关键，是要确定后方软组织情况良好。后方软组织损伤最常见的是Morel-Lavallée损伤（骨盆或髋臼骨折中合并的骨盆侧方和髋部区域的软组织闭合性潜性脱套损伤）（图20.11A和B），其中有超过1/3的患者出现感染。软组织脱套伤需要在内固定之前彻底清创治疗。因此，如果患者存在此类损伤，术者需要彻底清创并做细菌培养后再行内固定。如果清创血肿不存在感染，则可以消毒铺单以行内固定治疗，当然此时要用C型臂检查，以确保获得标准的骨盆正位、入口位和出口位。

切口应该在髂后上棘外侧1cm，向尾端或下方沿着髂嵴上方到臀中部直线切开（图20.12B）。依次切开皮肤、臀大肌筋膜（图20.12C）。此筋膜较薄，掀起皮瓣很容易破坏（图20.12D）。臀大肌起点为上方的髂嵴和下方的腰背筋膜（图20.12A）。向髂后上棘方向切开臀大肌，切开臀大肌后覆盖髂后上棘困难，容易出现肌肉撕裂。该入路的关键步骤是抬高臀大肌皮瓣远离腰背筋膜（图20.12E）。这样更容易而安全地覆盖后方的骶髂关节，以减少感染的发生率。如果不在棘突中点，下方臀大肌的起点是闭合的（图20.12A）。

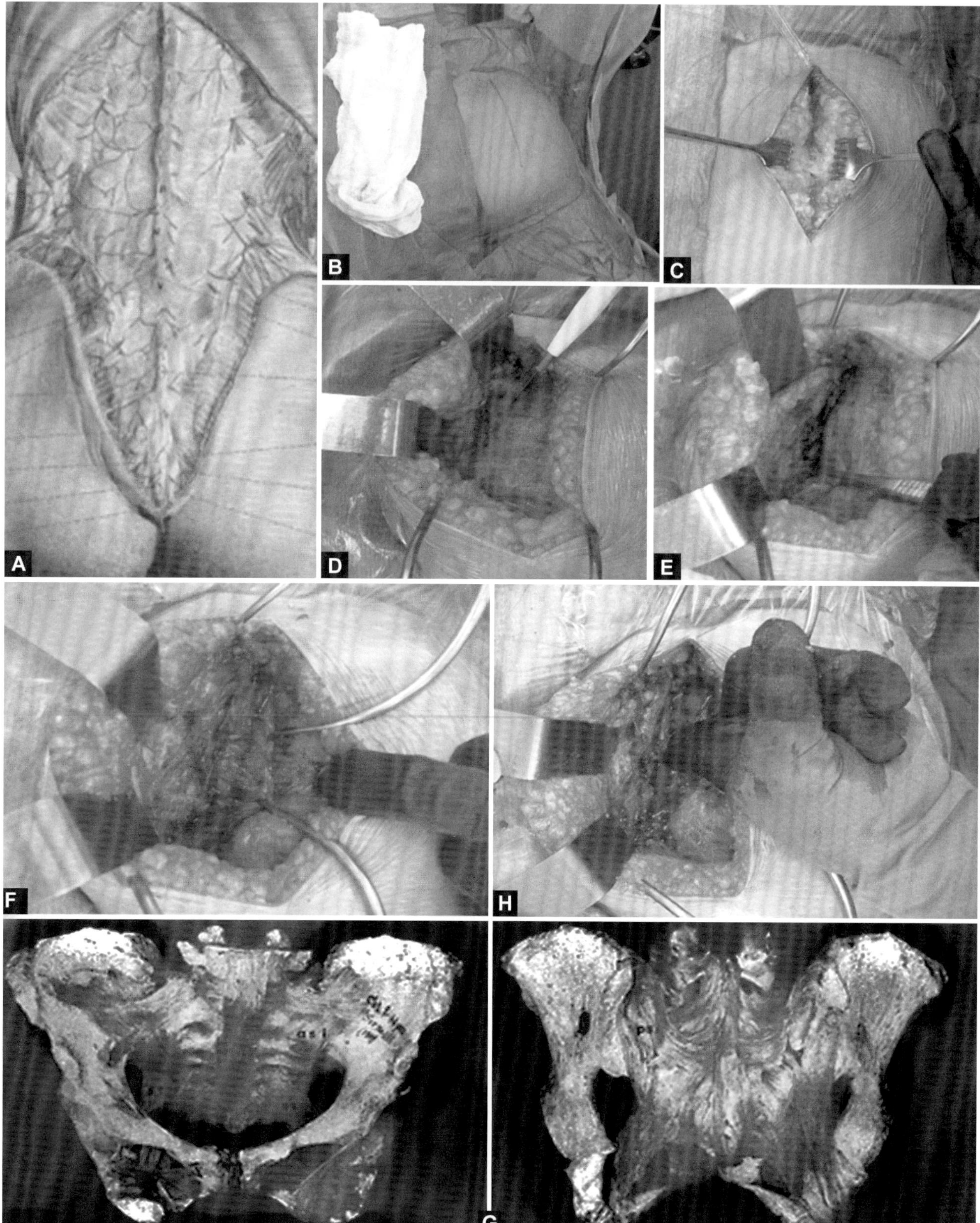

图 20.12A~H （A）画出臀中肌切口，注意臀大肌起点为上方的髂嵴和下方的腰背筋膜；（B）切口应该在髂后上棘外侧 1cm，向尾端或下方沿着髂嵴上方到臀中部直线切开；（C）依次切开皮肤、臀大肌筋膜；（D）厚及臀大肌的全厚皮瓣；（E）抬高臀大肌皮瓣远离腰背筋膜；（F）从骶骨一侧开始分离梨状肌，显示梨状肌为横行走形；（G）红线标出骶骨外侧缘，并进行解剖；（H）触摸骶髂关节前方并 S1、S2 神经根之间在骶骨表面走行

在暴露整个臀大肌的起点后，从髂嵴及腰背筋膜上掀起（图 20.12E），并暴露骶骨和坐骨切迹。梨状肌的起点为骶骨前方弯曲部位，此处也是尾骨起点，将梨状肌从骶骨外侧缘剥离。松解梨状肌有助于保护坐骨切迹组织，避免医源性损伤（图 20.12F 和 G）。梨状肌在骶骨前方仍有一个起点，但是要松解外侧缘，以便在坐骨切迹处放置复位钳（图 20.12H）。将臀大肌从髂骨翼外侧及后侧剥离。从关节和（或）骨折部位取出骨折碎片，使用牵开器辅助暴露视野并取出骨折块。小心使用牵开器，避免过度牵拉而损伤腰骶神经丛。不要去掉骶髂关节软骨，除非软骨特别松散破碎。一旦从后方清理了骶髂关节，可以看到一小部分关节面，可用来辅助复位。此处骶骨为凹面，与髂骨的凸面相匹配。骶髂关节有点像 L 型，由后方和前方分别构成其两部分。

骨折的固定

首先行骨盆入口位、出口位及正位摄片，以确认解剖复位。骶髂关节螺钉是内固定首选（图 20.1，图 20.2，图 20.4，图 20.7 和图 20.13）。术者在放置骶髂关节螺钉时要熟悉骨盆后方解剖结构，弄清不正确放置的危险性。残疾（包括截肢在内）和死亡，都是骶髂关节螺钉放置错误的可能后果（图 20.6E 和 F）。准确放置螺钉是千变万化的，要参照具体的骨性标记（S1 椎体腰化或明显的骶骨翼倾斜）。部分术者认为，更靠后的前方入路是更有优势的，因为能避免破坏骶髂关节面，这对于骶髂关节损伤的患者是有好处的。然而，为防止螺钉从骶骨切出，螺钉将比较短，骶骨比 S1 椎体更脆弱。著者更喜欢向 S1 椎体拧入更长的螺钉，因为 S1 椎体的上终板最牢固。这些螺钉有时候会穿入关节软骨，一般 1 年后会取出（图 20.1）。使用空心螺钉更有利于术者经皮内固定。空心螺钉的缺点是通过克氏针植入时缺乏触感，使用钻套能够增加触感及安全性。如果骶髂关节没有解剖复位，可以固定的骨性通道将更加狭窄，此时使用经皮螺钉固定也更加危险，更容易损伤神经。

高质量的透视片包括骨盆正位、入口位、出口位及侧位片，对于确定骶髂关节螺钉植入位置是至关重要的（图 20.12E 和 F）。著者更倾向于以坐骨切迹后缘向头侧延长线与髂骨翼起始线即骶髂关节前端交叉点为参考点。在此点后方数毫米处，有一块髂骨翼的平坦部位，首先在透视下拧入两枚骶髂关节螺钉。在入口位及出口位检查确认位置合适，开始震荡钻头以增加触感，确保四层皮质有三层穿过。术者使用 3.2mm 震荡钻头或克氏针感觉三层皮质的穿过过程，并确保钻头始终位于骨质中。该三层皮质包括髂骨翼的内外侧皮质及骶骨的内侧皮质。可以采用进进出出的方式钻入钻头，以确保进入三层皮质而第四层皮质不受损。此时再行骨盆入口位及出口位评估手术情况。

一旦钻头进入 S1 椎体，将钻头或克氏针保持原位，行骨盆侧位以确保钻头或克氏针位置准确。侧位可以显示髂骨翼的前部斜坡，此处是 L5 神经根通过的地方，而且出口位及入口位都很难判断钻头或克氏针是否伤及 L5 神经根。用另一个相同长度的钻头测量露在外面的钻头的长度。同时将钻头放置原位以辅助拧入第二枚螺钉。第二枚螺钉的理想位置的放置靠第一枚螺钉的辅助，但是要放置在前方偏头侧。可以使用的螺钉包括空心螺钉及普通螺钉，全螺纹及部分螺纹螺钉。著者在开放手术中，通常使用 16mm 部分螺纹螺钉。此种螺钉的缺点是螺纹与螺杆交界处容易应力集中。螺钉应该尽量远离骶髂关节及骨折部位，以减少损伤并重建解剖结构。部分螺纹螺钉在理论上的缺点是，容易造成骨折部位过压缩而造成神经麻痹。但是著者对超过 100 例骶髂关节螺钉的随访中未发现神经麻痹。可以使用垫圈以避免螺钉陷入髂骨翼皮质内。此外，可以在 S1 椎体内从一侧向另一侧拧入跨骶骨螺钉。需要特别注意的原则是，要安全放置螺钉。跨骶骨螺钉可以更好地避免垂直移位及螺钉不进入未受损的骶髂关节。对于先天性骶骨腰化的患者，螺钉也可以植入 S2 椎体中。理论上 S2 螺钉的植入技术性更强，因为其安全的骨性通道更小。行骨盆正位、入口位、出口位及侧位摄片检查，以确保解剖复位及螺钉放置正确。

一般来说，对于完全不稳定的骨盆损伤，后侧的半骨盆需要在前方的半骨盆之前复位。即使存在髋臼骨折，这一原则也是正确的（图 20.13A~M）。从后方复位骨盆有利于复位髋臼。有时候，先稳定前方结构，前方数毫米的移位在后方结构中可能出现超过 1cm 的移位。因此，相对于前方切开复位内固定，后方结构更要优先处理。

放置骶髂关节螺钉时要注意避免主要的潜在并发症，即 L5 神经根损伤。如

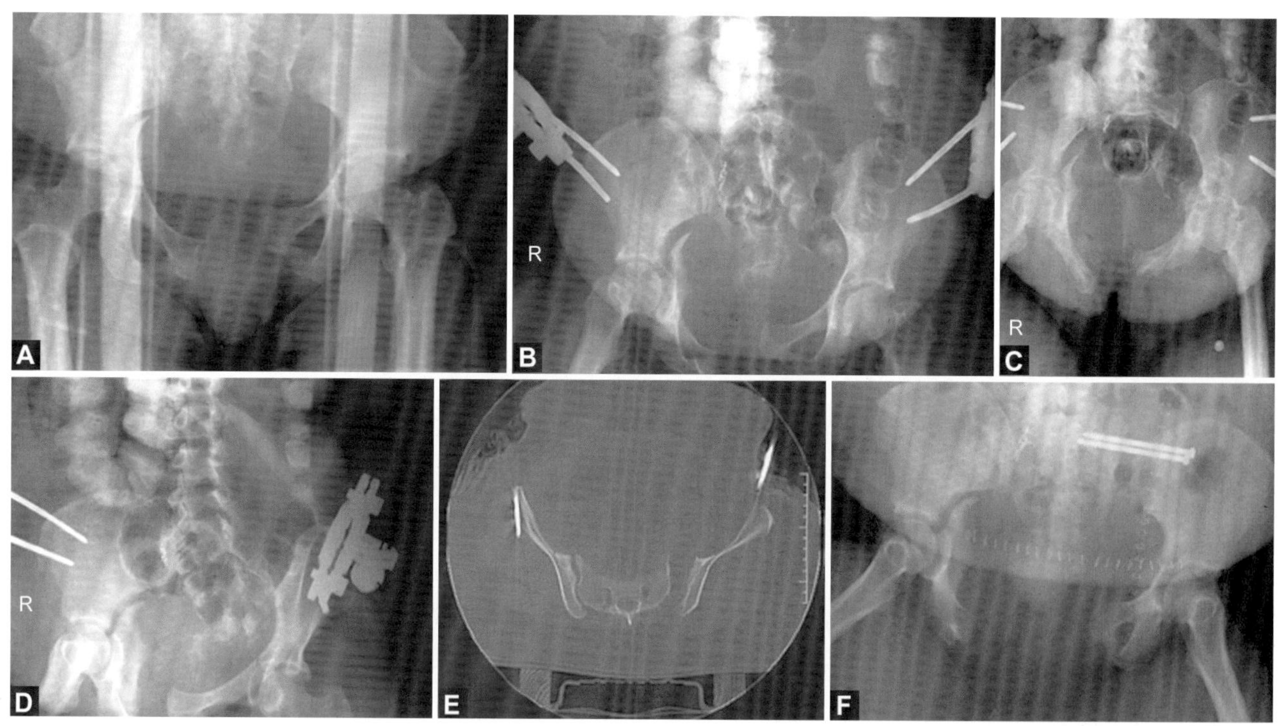

图 20.13A~F （A）骨盆正位片，显示左侧骶髂关节不稳定、耻骨联合分离、右侧髋臼后壁横行骨折及左侧髋臼骨折；（B–D）对于血流动力学不稳定的患者，在外固定及栓塞治疗后摄骨盆入口位、正位及出口位片；（E）CT 显示左侧骶髂关节不稳定；（F）骶髂关节螺钉固定失败后的正位片

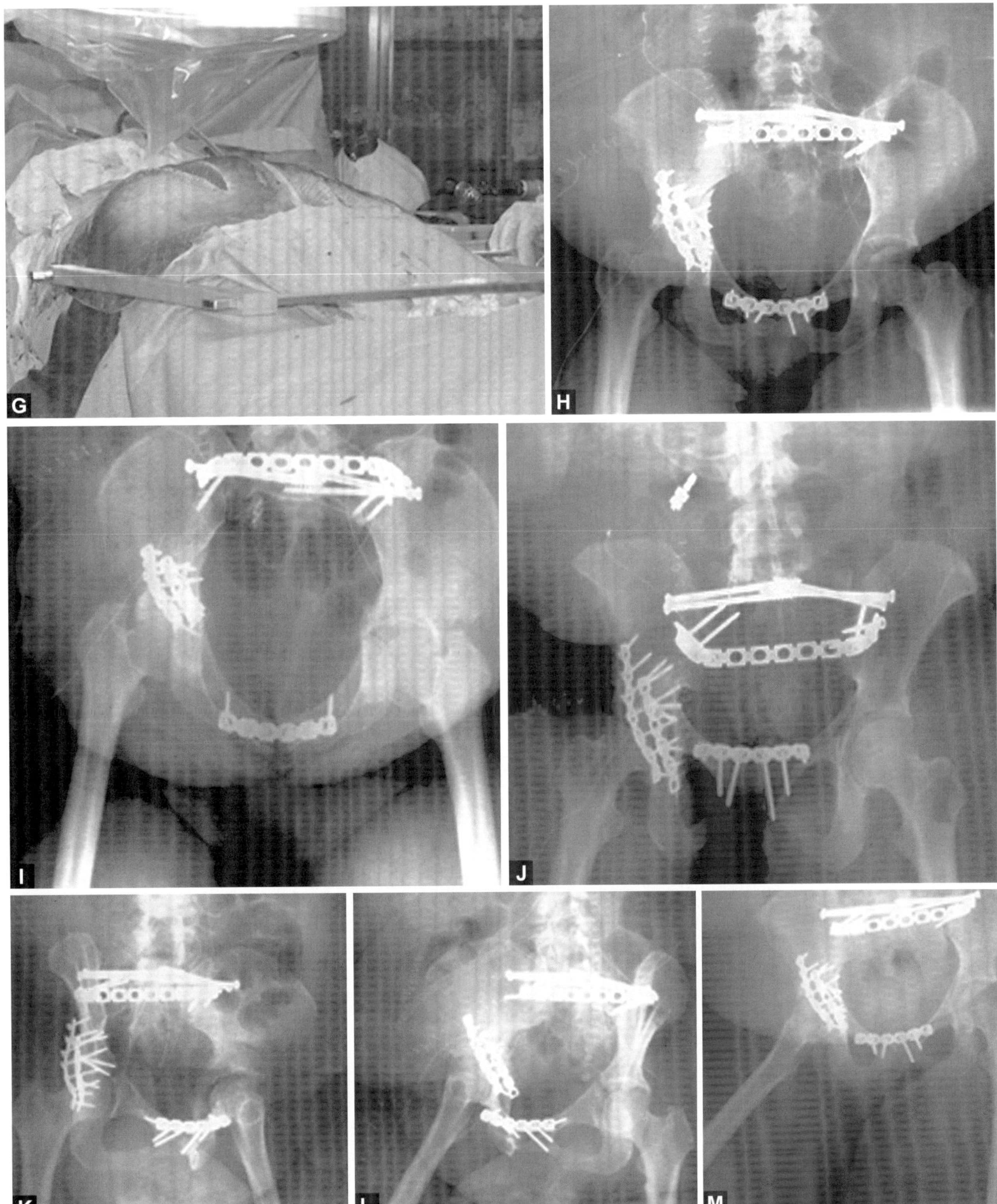

图 20.13G~M （G）俯卧位取出内固定并行 C 型钳固定及切开复位内固定术；（H~L）后壁横行骨折及耻骨联合损伤，切开复位内固定术后的正位、入口位、出口位、闭孔斜位、髂骨斜位片；（M）术后 1 年骨盆正位片

果不小心，导针、钻头及螺钉很容易进入骶骨翼而伤及 L5 神经根，然后再次进入 S1 椎体。除了好的透视以外，触感好才能确保导针或钻头穿过三层皮质而位于骨质中，才能不出现此类并发症。

在固定新月形骨折时，拉力螺钉放置在髂后上棘向髂嵴前方的方向，长度大约 130mm。拉力螺钉通常使用两块钢板来支撑。钢板根据新月形骨折块的大小而有所不同。钢板的最后一孔要预弯 90°，以确保与髂嵴后缘匹配。拉力螺钉也可以从该孔拧入，正好位于髂嵴的内外侧皮质，以起到固定的作用。小心操作，避免螺钉进入其他部位。一旦放置了该螺钉，再放置钢板，其他螺钉可以拧在骨折两侧。著者更喜欢 3.5mm 螺钉及 3.5mm~4.5mm 重建钢板。一旦复位了新月形骨折，再次评估骶髂关节的稳定性。在很多情况下，稳定了新月形骨折后，骶髂关节一般已经很稳定而不需要再次稳定。

另一个需要复位的骨折是风蚀样畸形（见第 22 章典型病例骶髂关节固定 – 前入路）。这种双侧骨盆损伤，包括一侧半骨盆内旋而另一侧半骨盆外旋。根据之前章节描述的治疗原则，这一畸形可以急诊解剖复位。通常，需要先固定前方结构，然后再用骶髂关节螺钉固定后方结构。

可选择的手术技术

除了骶髂关节螺钉，前方骶髂关节钢板或者后方跨骶骨固定棒或钢板，也是可以接受的治疗方法（见第 22 章骶髂关节固定 – 前入路及第 18 章脊柱骨盆固定）。除了骶髂关节螺钉以外，明显粉碎性骶骨骨折需要其他方式辅助固定。有时，著者使用后方张力钢板，从一侧髂骨翼跨越到另一侧（图 20.13A~M）。将 14 孔或 16 孔钢板放置在髂后上棘尾侧，正好是坐骨切迹上缘尾侧、骶骨棘突之间，以使钢板不凸起，而且有三枚螺钉固定两侧髂骨翼。钢板沿着肌肉组织向下方滑动并在两侧弯起。一般来说，骶髂关节两侧各留置钢板的三个孔。倒数第三个孔一般拧在骶髂关节的皮质骨平面上。这些螺钉长度一般超过 130mm。钢板一般在第二个和第三个孔位置预弯，以便于两枚螺钉跨过髂骨翼。钢板通常在中线部位轻轻预弯，以适应骶骨后方弧度。

要点及注意事项

外固定钢针应通过导向孔植入髂嵴，并应位于内外侧皮质之间。

后方不稳定骨盆骨折的复位是后方压缩结构牵引、屈曲、伸展等共同作用的结果。

放置后方 C 型臂的禁忌证是骶髂关节前方存在髂骨翼骨折。

后方不稳定骨盆骨折的前方入路表明，如果存在后方软组织损伤，则不能使用后方入路。如果患者存在多发伤而不能俯卧位，如果骶髂关节前方存在髂骨翼骨折，也不能后方入路。

后方不稳定骨盆骨折的后方入路提示，除了神经根压迫需要以外，骶骨骨折及主要骨折线在骶髂关节后方的新月形骨折也适用该入路。

当骶髂关节损伤合并耻骨联合分离时，先用 Jungbluth 钳复位耻骨联合，有助于复位。

骶骨的凹面与髂骨的凸面相适应，有助于从后方判断骶髂关节复位。

在行后方入路时，首先要暴露臀大肌在腰背筋膜的起点。不要直接在髂后上棘水平切断，因为这样容易损伤臀大肌。不要清理骶髂关节软骨，除非软骨块非常粉碎。

一般来说，后方骨盆损伤的复位应该在髋臼骨折及前方结构复位之前进行。如果先复位前方结构，一般前方出现几毫米的移位就可以导致后方结构超过1cm 的移位。

不稳定的后方结构损伤需要内固定。

体格检查的稳定性可以由挤压试验来判断。

影像学上显示不稳定的表现，包括超过 5mm 的骶髂关节、髂骨翼骨折或骶骨移位。牢记，即使很细微的移位也可能是不稳定的。因此，需要作一系列的体格检查及影像学检查来综合判断骨盆的稳定性。

下方的骶髂关节韧带损伤对于稳定性是最重要的，应行 CT 检查以判断其稳定性，例如显示骶髂关节增宽等。

保守治疗的骨盆损伤，包括骶骨压缩损伤、孤立的耻骨支骨折或者移位小于 1cm 的撕脱骨折。4 周以内，每周一次骨盆正位片检查，可以明确移位是否增加。

后方的外固定架— C 型钳，可以从后方复位骶髂关节，但是当骶髂关节前方的髂骨翼骨折时则是其禁忌证。

如果稳定的骨盆骨折存在 20° 的内旋或下肢超过 1cm 的不等长，或耻骨支撞击膀胱或阴道，则需要手术固定。

大多数耻骨支骨折可以保守治疗。当后方损伤联合耻骨移位超过 1.5cm 时，容易损伤髂耻筋膜，需要手术治疗。

骶髂关节螺钉的主要并发症是导针、钻头或螺钉放置时对 L5 神经根的损伤。

双侧的骶骨骨折以及“U”型或“H”型骨折容易被误诊为简单骨折，但可能引起明显的神经损伤。这些损伤可能使骨盆与下肢从脊柱完全分离，而形成驼背畸形。通过骶骨侧位及骶骨 CT 三维重建，可以清晰看见。

最重要的影响骨盆损伤预后的是神经损伤与否，其次才是骨折复位质量。

术后处理

完全不稳定骨盆患者的康复功能锻炼包括 8 周内不负重。8 周以后，患者可逐渐开始负重锻炼及关节活动和功能锻炼。双侧损伤患者通常要在轮椅上坐 8 周。大多数患者可以用健肢辅助拐杖行走。

并发症

对于骨盆骨折患者来说，术者的作用是解剖复位骨折和避免并发症。发生骨盆骨折时伴发的损伤是不能避免的。然而，医源性损伤是可以避免的。Kellam 等报道，骨盆损伤后入路手术的感染发生率是 25%。感染的主要原因是手术部位有软组织损伤及没有剥离臀大肌皮瓣（图 20.12A、E）。除了解剖复位以外，还要考虑软组织损伤情况，可将感染率减少到 2.8%。如果后方存在软组织伤，就应该行前入路手术。仔细评估是否存在软组织脱套伤如 Morel-Lavallée 损伤，可以明显减少感染的发生率（图 20.11）。

尽管如此,还是可能发生损伤相关的神经损伤,术者应该避免医源性神经损伤。掌握解剖结构及复位内固定技术,可以避免损伤可能已经受伤的神经。体感诱发电位等神经检测的使用,可以减少神经损伤的发生率。然而,急诊手术中是否使用神经检测尚存在争议。著者在慢性畸形需要大幅度纠正移位时,才使用神经检测。著者不推荐急诊手术使用神经检测。最后,由于骨盆骨折及相关损伤的复杂性,完全解剖复位并恢复功能非常困难。然而,著者以 1000 例骨盆损伤手术的经验发现,复位越好,功能越好。因此,每一个医生的目标是解剖复位固定骨折并避免并发症。

文献综述

大多数研究显示，尽管损伤情况不同，骨盆骨折的预后差别不大，而通常在这些研究中，不稳定骨盆损伤的治疗方式为保守治疗或仅仅是外固定架治疗。然而，其他研究表明，半骨盆的移位程度与预后相关。据报道，骨盆骨折患者重返工作岗位的患者达 40%~100%。总结这些研究发现，合并伤比骨盆损伤本身更决定预后。神经损伤情况则是决定预后效果的关键,其明显影响患者的功能。一般来说，术者应解剖复位骨盆并重建患者功能，以避免畸形。在一项研究中，所有患者骨折解剖复位，其中 90% 的患者重返了工作岗位。

典型病例

患者，43 岁，公司职员。体重超过 500 磅，刚入院时收缩压小于 90mmHg。诊断为左侧骶髂关节不稳定，右侧髋臼后壁横行骨折及左侧髋臼横行骨折（图 20.13A）。患者在手术室中行前侧外固定架固定并行剖腹探查术（图 20.13B~D）。患者情况不稳定，行血管造影术，栓塞了髂腰动脉。患者第二天重返手术室行经皮骶髂关节螺钉内固定术。重新行 X 线片检查，提示复位丢失（图 20.13F）。伤后 10 天，患者进行了 3 步功能重建：①后入路去掉骶髂关节螺钉并用复位钳及 C 型钳（图 20.13G）辅助切开复位内固定（图 20.9）。由于患者肥胖而导致第一次螺钉放置不准确，需要放置骶髂关节螺钉及跨髂骨钢板。②采用 Kocher-Langenbeck 入路复位固定左侧髋臼骨折。③采用 Pfannenstiel 入路放置 6 孔钢板固定耻骨联合（图 20.13H~L）。1 年以后随访，发现骨盆后方略疼痛，但没有髋关节疼痛（图 20.13M）。

参考文献

1. Reilly MC, Bono CM, Litkouhi B, Sirkin M, Behrens FF. The effect of sacral fracture malreduction on the safe placement of iliosacral screws. J Orthop Trauma. 2003;17:88–94.
2. Dalal SA, Burgess AR, Siegel JH, et al. Pelvic fracture in multiple trauma: classification by mechanism is key to pattern of organ injury, resuscitative requirements, and outcome. J Trauma. 1989;29:981–1000.
3. Bucholz RW. The pathological anatomy of Malgaigne fracture–dislocation of the pelvis. J Bone Joint Surg Am. 1981;63:400–4.
4. Kellam J. The role of external fixation in pelvic disruptions. Clin Orthop Relat Res. 1989;241: 66–82.
5. Bruce B, Reilly M, Sims S. Predicting future displacement of nonoperatively managed lateral compression sacral fractures: can it be done? J Orthop Trauma. 2011;25（9）:523–7.
6. Dickson KF, Matta JM. Skeletal deformity following external fixation of the pelvis. J Orthop Trauma. 2009;23（5）:1222–5.
7. Dickson KF, Frigon VA. Open reduction internal fixation of a pelvic malunion through an anterior approach: a case report. J Orthop Trauma. 2001;15:519–24.
8. Matta JM. Anterior fixation of rami fractures. Clin Orthop Relat Res. 1996;329:88–96.
9. Matta JM, Dickson KF, Markovich GD. Surgical treatment of pelvic nonunions and malunions. Clin Orthop Relat Res. 1996;329:199–206.
10. Burgess A, Eastridge BJ, Young JWR, et al. Pelvic ring disruptions: effective classification system and treatment protocols. J Trauma. 1990;30:848–56.
11. Griffin DR, Starr AJ, Reinert CM, Jones AL, Whitlock S. Vertically unstable pelvic fractures fixed with percutaneous iliosacral screws: does posterior injury pattern predict fixation failure? J Orthop Trauma. 2006;17（6）:399–405.
12. Hsu JR, Bear RR, Dickson KF. Open Reduction of Displaced Sacral Fractures: Techniques and Results.Sacral fractures. Orthopedics. 2010;33（10）:730.
13. Hak DJ, Olson SA, Matta JM. Diagnosis and management of closed degloving injuries associated with pelvic and acetabular fractures: the Morel–Lavall é e lesion. J Trauma. 1997; 42:1046–51.
14. Kellam J, McMurtry R, Paley D, Tile M. The unstable pelvic fracture: operative treatment. Orthop Clin North Am. 1987;18:25–41.
15. Matta JM, Tornetta P III. Internal fixation of unstable pelvic ring injuries. Clin Orthop Relat Res. 1996;329:129–40.
16. Semba R Yasukawa K, Gustilo R. Critical analysis of results of 53 Malgaigne fractures of the pelvis. J Trauma. 1983;23:535–7.
17. Tile M. Pelvic ring fractures: should they be fixed? J Bone Joint Surg Br. 1988;70:1–12

翻译：徐小东　审校：林鹏

21 导航辅助经皮骶髂关节螺钉固定术

Frankie Leung, Christian Fang

引言

骨盆环骨折通常合并骶髂关节损伤或骶骨翼损伤。不管骨折类型，骨盆骨折的首要处理原则是维持血流动力学稳定和控制内出血，之后再考虑对不稳定骨盆患者行最终的内固定治疗。手术的目的是恢复骨盆的功能位，达到充分稳定固定，以便骨折愈合及后期的功能活动。

骨盆环损伤通常按照 Young-Burgress 及 AO/Tile 分型系统进行分型。这些骨折具有不同方向的不稳定及不同程度的移位。正确的术前评估是非常有必要的，必须对骨盆入口位、正位及出口位进行评估。CT 三维重建可以为切开复位内固定提供必要的信息。

在过去的几十年里，在骨盆环后方结构的内固定方面有了长足发展。内固定方法有：骶髂关节螺钉固定、骶骨翼固定棒、后方钢板及前方骶髂关节钢板等。生物力学研究表明，这些内固定方法都比单纯使用前方固定要牢固得多，尤其是存在垂直或旋转不稳定及存在骨不连可能时。仅仅后方固定时，必须确认存在旋转不稳定，即 Young-BurgressLC1、LC2 型及 AO/TileB2 型。

经透视引导微创骶髂关节内固定，可以在前方延长入路中使用，特别是合并血管硬化、凝血障碍、肥胖或者使用补片行疝修补术后的患者。相对其他方式，其具有机械稳定性。

生物力学研究表明，两枚螺钉可以提供更高的稳定性，尽管对周围组织损伤的可能性增加，尤其是此处骨质不多的情况下。骶髂关节螺钉放置在 S1 椎体中。我们不推荐在 S2 椎体中放置螺钉，一方面是放置难度大，另一方面是容易损伤神经。半螺纹拉力螺钉对骶髂关节脱位或简单骶骨骨折提供骨折块之间的加压作用。对于粉碎的骶骨骨折，推荐使用后方的长螺纹螺钉，如果出现过压缩将导致骨折移位及神经损伤。对于双侧明显移位及粉碎的骶骨骨折，钢板比螺钉更能提供额外的稳定性及复位的机会。

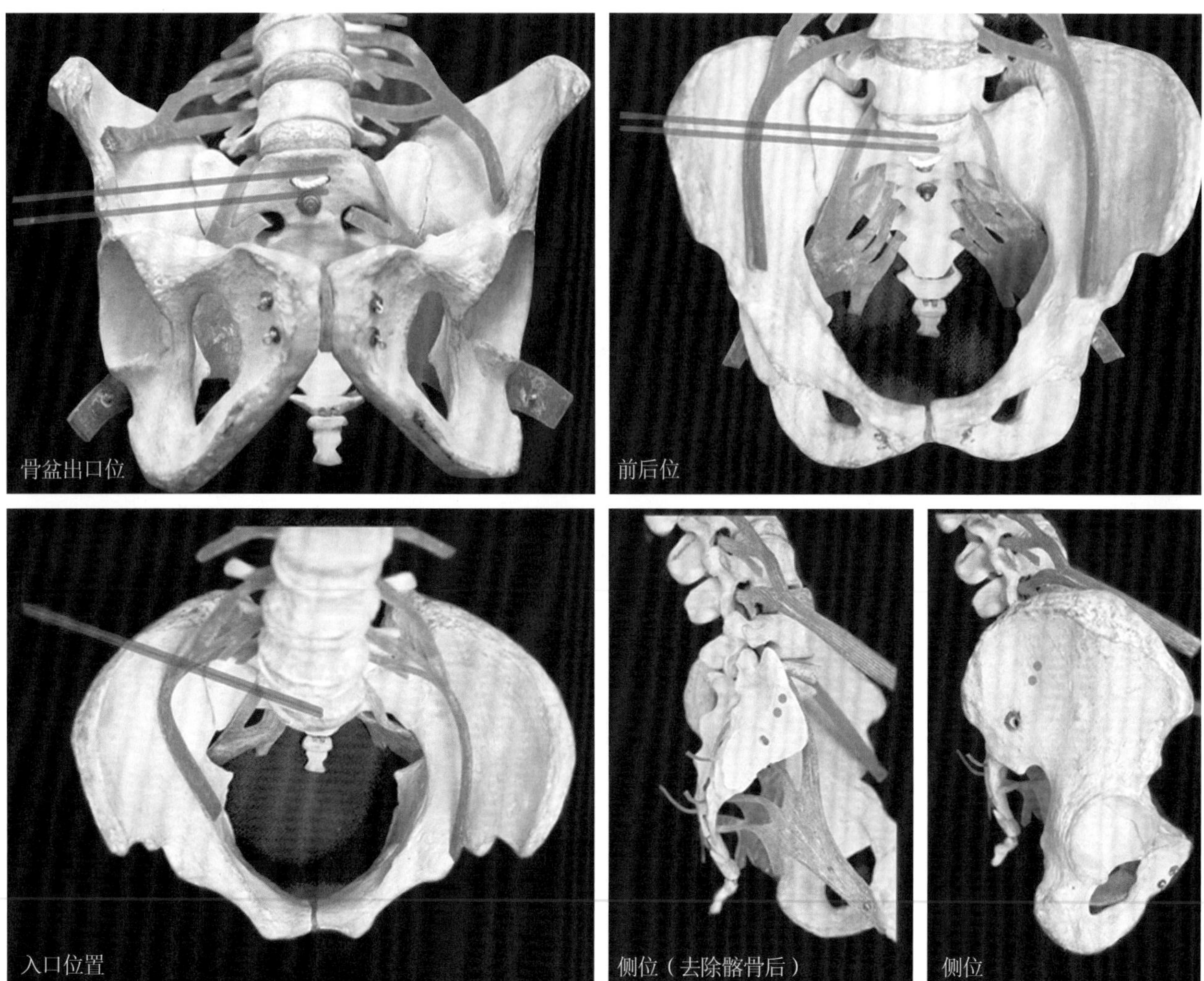

图 21.1 不同角度下骨盆模型显示灰线标记的螺钉轨迹。注意避免损伤近端靠近的 L5 及 S1 神经根

骨盆后方骨折的固定有损伤周围重要结构的可能，如髂血管、骶前血管丛、骨盆内脏器、腰骶神经根、马尾神经等。术者必须熟悉局部解剖及骨盆的检查结果（图 21.1）。强烈建议术者好好学习相关的骨折课程。

手术方法

患者，42 岁，女性，从高处坠落，右侧骨盆骨折。

平片及 CT（图 21.2~ 图 21.3）显示，右侧骶骨翼损伤及耻骨支骨折，髂骨外旋位移位，表明存在前后的压缩骨折。迅速行复苏治疗，并行外固定架固定髂骨翼治疗。

手术治疗方案是经皮髂骨螺钉固定后方结构。前方的外固定架辅助固定前方结构。

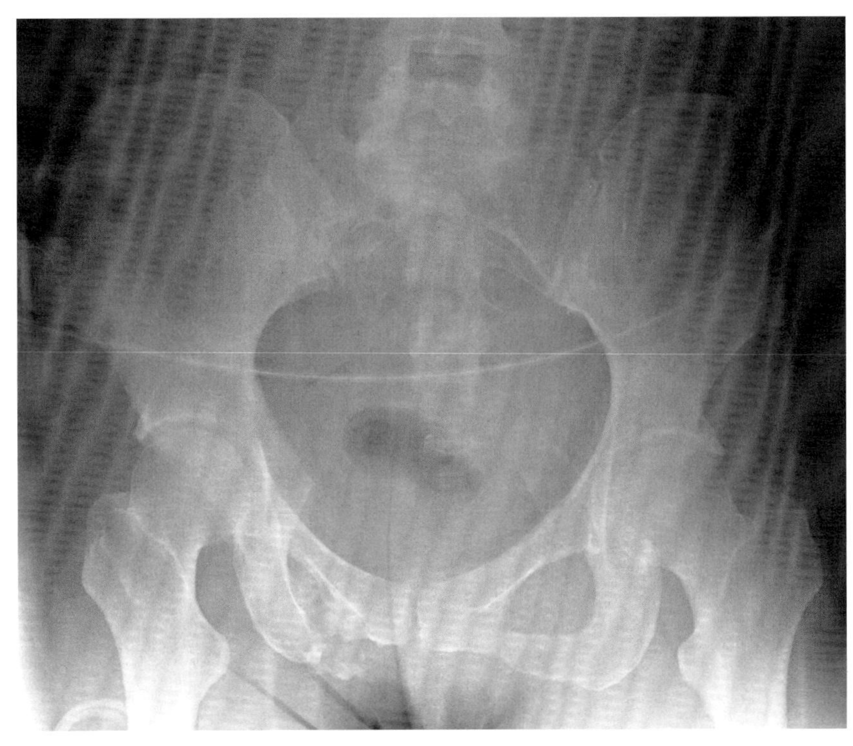

图 21.2　骨盆正位片显示耻骨支及右侧骶骨翼骨折。在外旋位上不存在右半骨盆的旋转移位

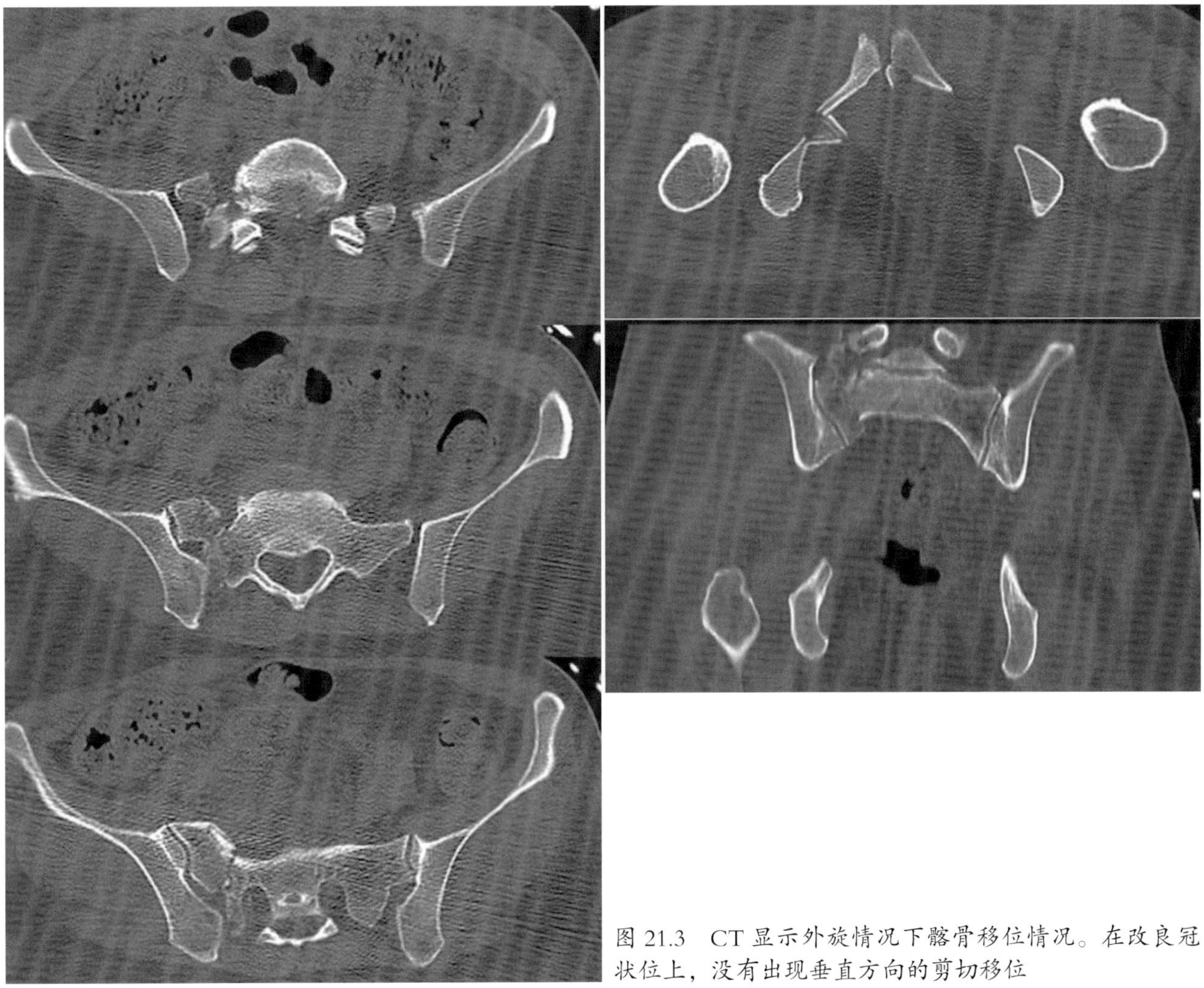

图 21.3　CT 显示外旋情况下髂骨移位情况。在改良冠状位上，没有出现垂直方向的剪切移位

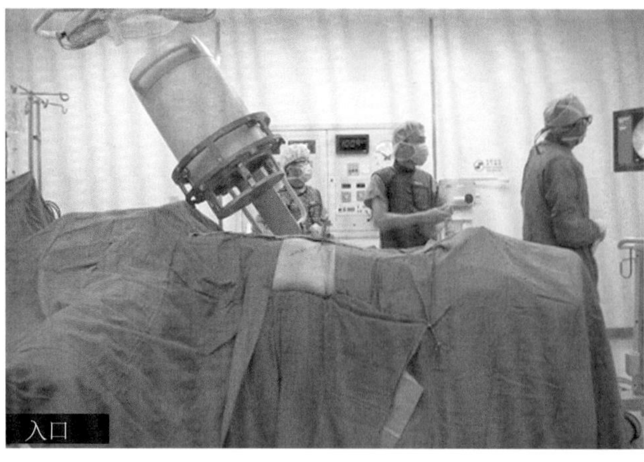

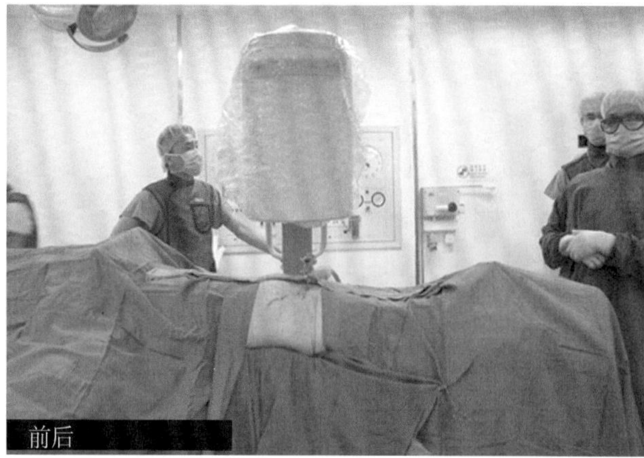

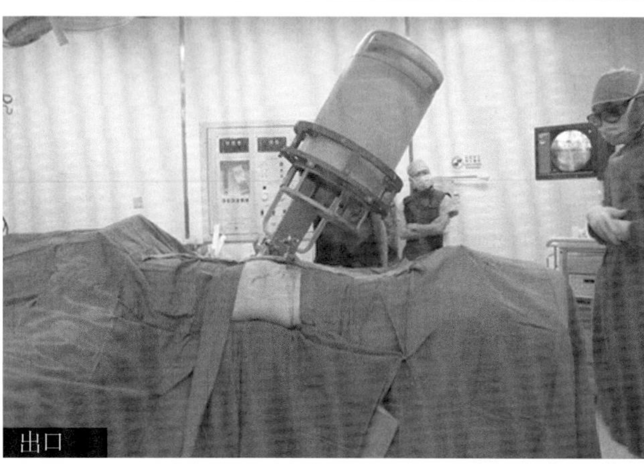

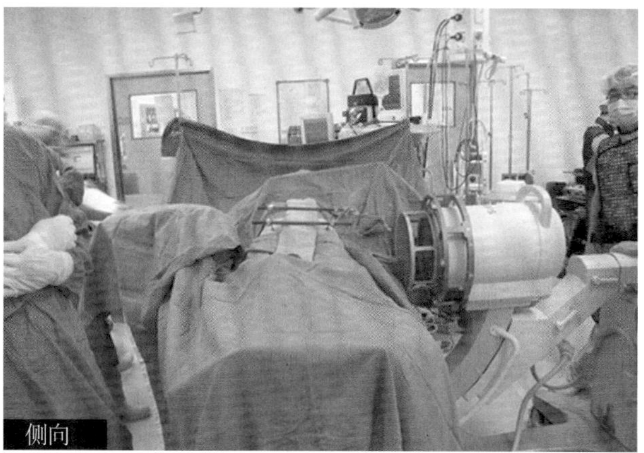

图 21.4 术中使用 C 型臂以确保骨盆入口位、出口位及正位

手术治疗

体位

仰卧位于可透视手术床上。患侧朝上以利于放置螺钉。行骨盆入口位、正位、出口位及侧位透视检查（图 21.4）。

复位（图 21.5）

准确的复位可以提高临床效果。而且要先复位再螺钉固定，因为如果骶骨

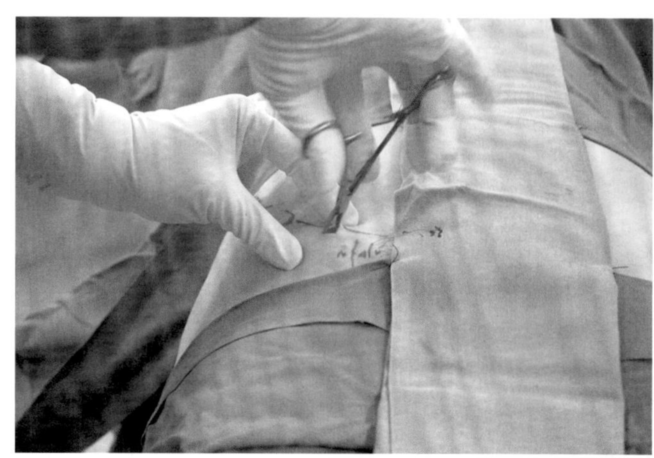

图 21.5 通过在髂前下棘处置入 Schanz 针辅助骨折复位

髂骨之间存在移位或者成角，螺钉放置的安全区将大大减小。

有些垂直移位或者旋转移位的病例中，前环用外固定架或者内固定先复位固定，能提高骶髂关节螺钉复位的准确程度。有时，复位需要牵引辅助。

计算机导航辅助经皮骶髂关节螺钉植入

计算机导航辅助经皮骶髂关节螺钉植入可以减少反复使用 C 型臂透视，并减少患者及术者的放射线暴露。二维的透视片可以用于导航参考使用，当然使用 CT 三维重建更能明确损伤。

透视下明确关键的解剖标记是必须的。行入口位检查，以确认脊髓腔及骶骨前缘的位置。在出口位，弧形结构代表骶骨孔，骶骨翼的前皮质及 S1 椎体的前上缘。在侧位中，左右坐骨孔，骶骨体前缘，骶骨岬、骶骨翼前缘及 S1 上终板都可以看到。放置关键的器械及螺钉及确认骨性标记等可以避免损伤关键结构。

术中使用导钻套筒（图 21.6A）和导针（图 21.6B），在操作前确保它们的准确性。皮肤切口位于股骨长轴和经髂前上棘垂线的交点的后上方 3~5cm 处。可以使用导针进一步确定切口的位置（图 21.7）。电脑导航屏幕显示的预定轨道，

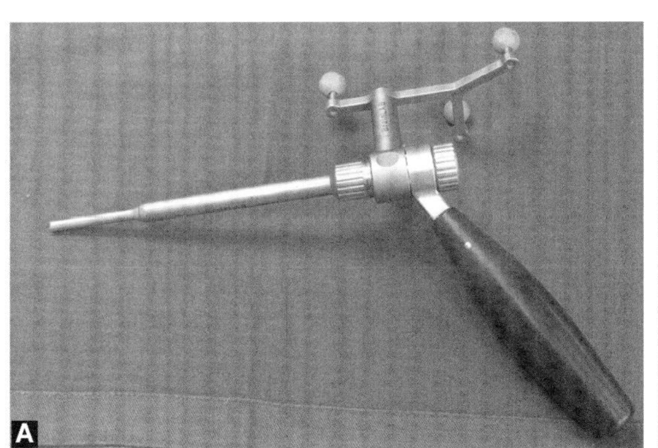

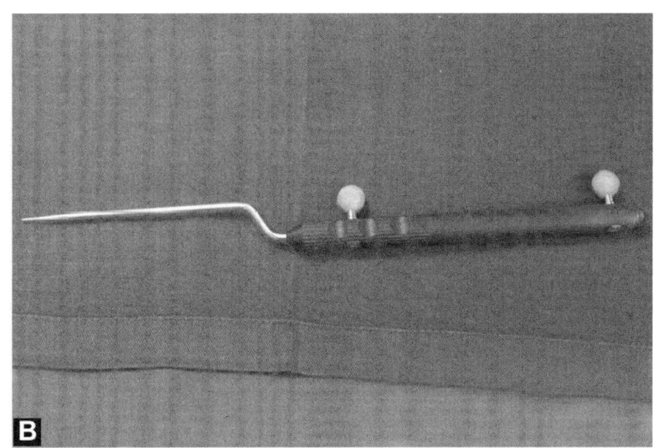

图 21.6A 和 B （A）显示导航钻套；（B）显示导航针。这些装置在使用前要校准

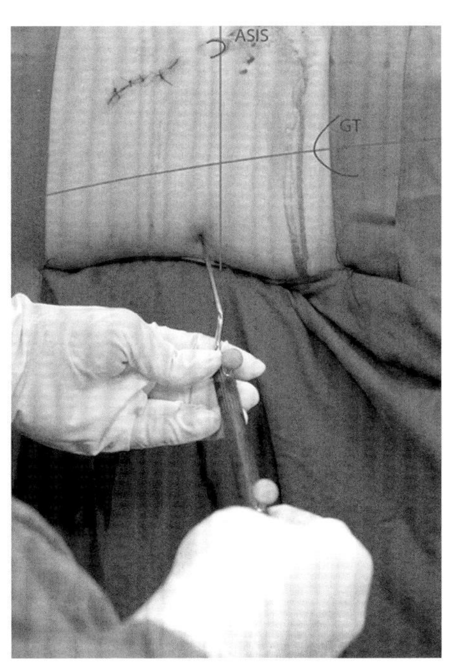

图 21.7 在髂前上棘垂线与股骨轴线交点后方 3~5cm 略偏前处，做皮肤切口。在导航下，通过导航针可以准确置入

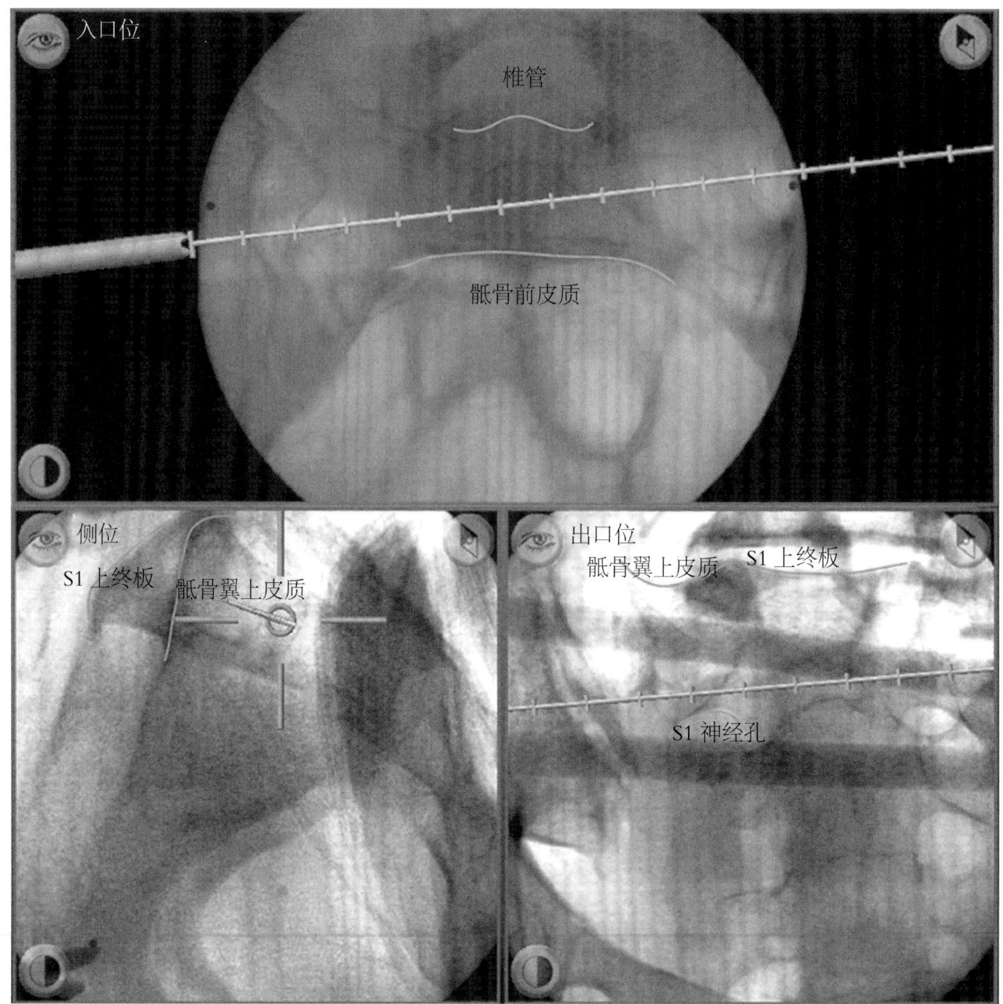

图 21.8 计算机截图显示螺钉轨迹，并在入口位、出口位及侧位图像上确认。轨道的边界是椎管、骶骨前皮质、骶骨翼上皮质、S1 神经孔及 S1 上终板。取决于个人操作能力，最佳的手术计划及图像有助于获得更好的螺钉轨迹

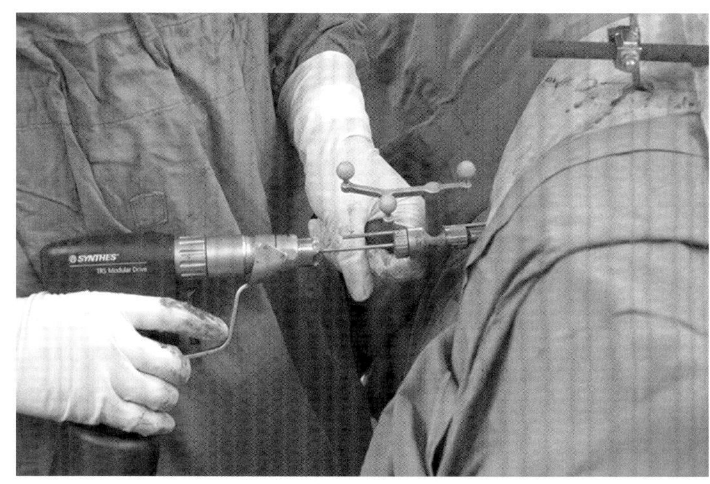

图 21.9 通过导航钻套置入 2.8mm 导针。当出现导针弯曲时推荐联合使用透视协助。沿着骶骨岬方向向 S 椎体平行打入两枚导针

如图 21.8 所示。经导钻套筒置入 2.8mm 的导针（图 21.9）。推荐术中透视确认导针位置。2 根平行的导针朝向骶岬置入骶 1 椎体。

测量螺钉长度之后，拧入 7.3mm 自攻自钻空心钛螺钉。再次行骨盆入口位、

出口位、正位及侧位检查，以确认位置满意，没有螺钉穿出前述的边界之外。确认骨盆环的复位情况，注意骶骨翼没有出现粉碎及过压缩情况。缝合伤口并移走导航设备。对于前环不稳定骨折可以行前方的外固定架治疗，以提供额外的稳定性（图 21.10）。术后行 X 线片检查，确认骨折复位满意及骶髂关节螺钉放置位置满意（图 21.11A~B）。

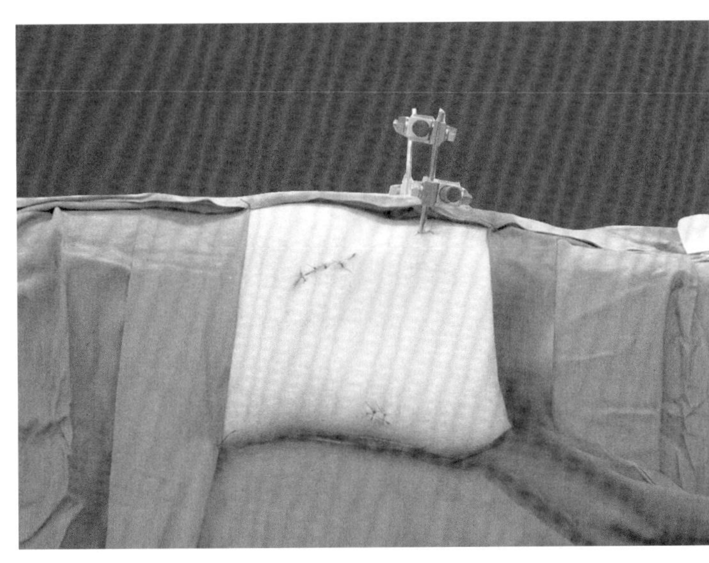

图 21.10　闭合经皮伤口。去掉导航装置。对于明显移位及不稳定的骨折，有必要提供额外的前方骨盆环稳定性。如果内固定不能进行，前方的外固定架装置应该保持 4~6 周

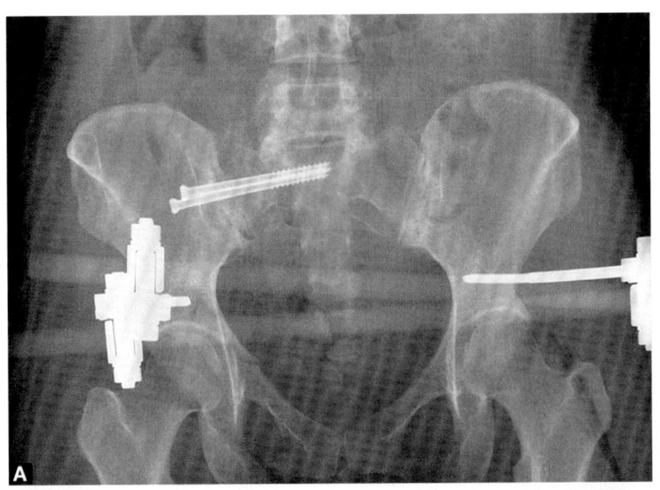

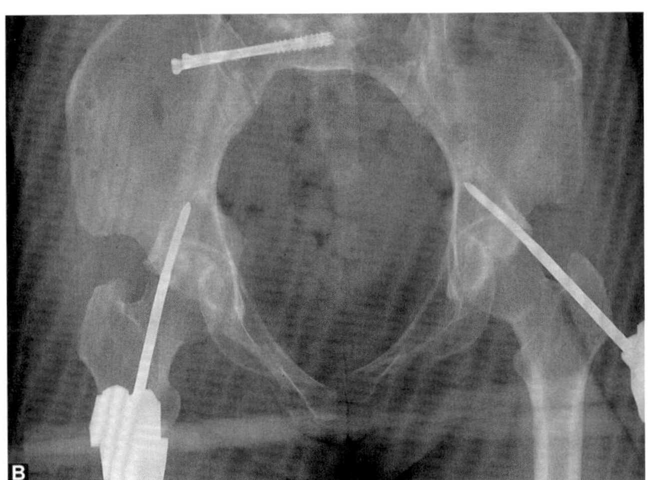

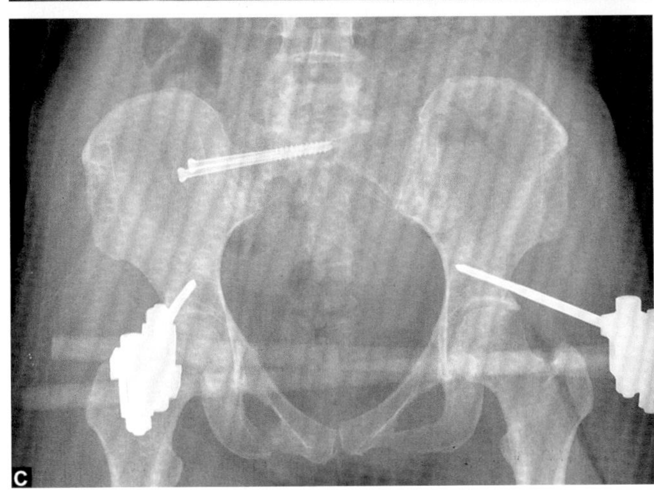

图 21.11　A~C 术后 X 线片（A）出口位；（B）入口位；（C）正位。显示骨折复位及骶髂关节螺钉位置满意

术后处理

术后立即允许同侧肢体大关节活动。对于没有移位的患者，可以在内固定后行下肢负重锻炼。对于明显移位及不稳定的患者，推荐术后6周内不负重功能锻炼。

并发症

并发症主要是由于螺钉植入位置不正确造成的，如L5及S1神经根损伤。继发性骨折移位、骨折不愈合等一般为后方固定时前环出现。持续性的骨盆疼痛与骨折垂直移位超过5mm以上密切相关。

典型病例

患者，37岁，男性，4米高处坠落伤。初步固定后，入口位显示左侧骶髂关节损伤，髋臼轻度移位骨折及耻骨联合损伤（图21.12和图21.13）。透视下引导拉力螺钉跨骶髂关节固定，以减少分离（图21.14）。

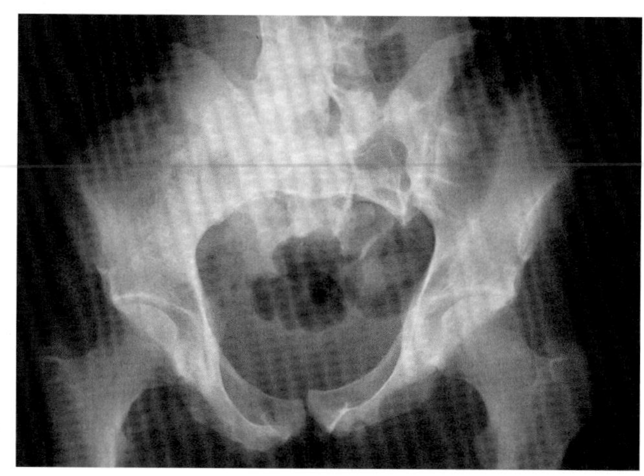

图21.12　37岁患者从4米高处坠落伤。最初的固定后，入口位片显示左侧骶髂关节损伤及轻度髋臼骨折移位及耻骨联合分离

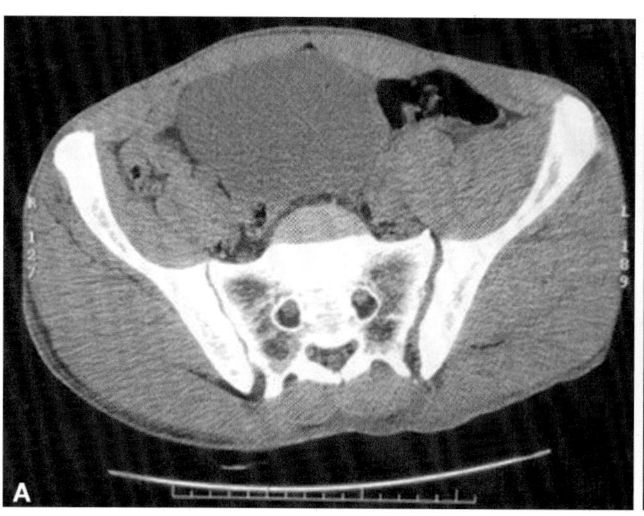

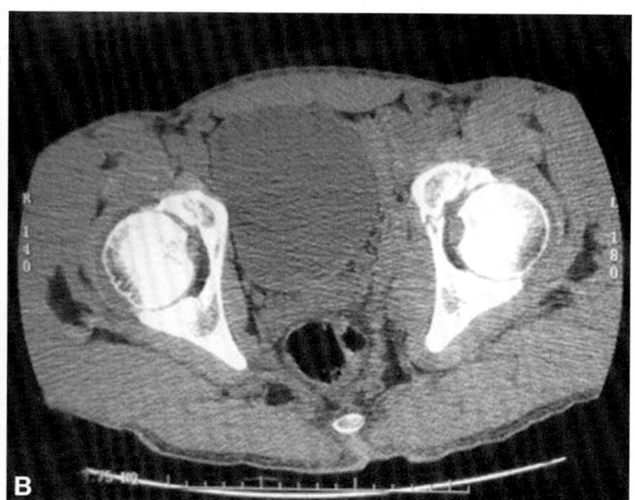

图21.13A和B　（A）显示左侧骶髂关节移位；（B）显示前柱骨折轻度移位

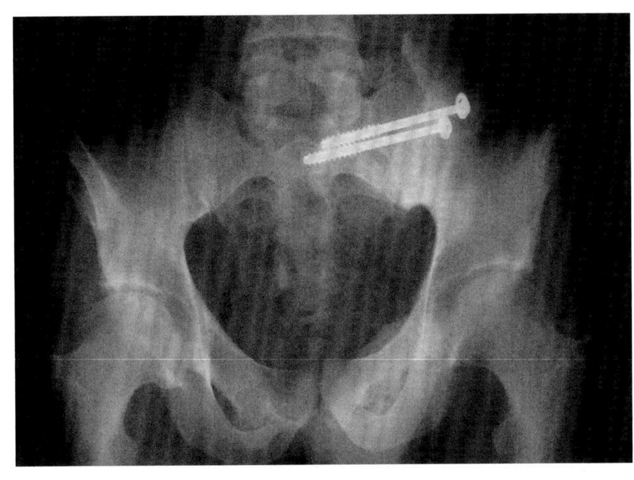

图 21.14　透视下显示拉力螺钉放置提供了骶髂关节的压缩力，减少了移位。虽然前方存在轻度移位，但是没有必要行额外的前方固定

总结

经皮骶髂关节螺钉固定一般用来固定后方的骨盆环。如果术者熟悉解剖结构及复位技术，这一手术相对于其他手术方式来说是安全、快速、简单、有效的。微创技术能使患者快速恢复。计算机导航技术能明显减少放射剂量，而且不会增加手术时间。更新的 3D 影像技术能够减少螺钉植入不当的发生率。

参考文献

1. Bale RJ, Kovacs P, Dolati B, Hinterleithner C, Rosenberger RE. Stereotactic CT-guided percutaneous stabilization of posterior pelvic ring fractures: a preclinical cadaver study. J Vasc Interv Radiol. 2008;19-7:1093-8.
2. Cecil ML, Rollins JR Jr., Ebraheim NA, Yeasting RA. Projection of the S2 pedicle onto the posterolateral surface of the ilium. A technique for lag screw fixation of sacral fractures or sacroiliac joint dislocations. Spine（Phila Pa 1976）1996;21-7:875-8.
3. Comstock CP, van der Meulen MC, Goodman SB. Biomechanical comparison of posterior internal fixation techniques for unstable pelvic fractures. J Orthop Trauma. 1996;10-8:517-22.
4. Farrell ED, Gardner MJ, Krieg JC, Chip Routt ML, Jr. The upper sacral nerve root tunnel: an anatomic and clinical study. J Orthop Trauma. 2009;23-5:333-9.
5. Giannoudis PV, Papadokostakis G, Alpantaki K, Kontakis G, Chalidis B. Is the lateral sacral fluoroscopic view essential for accurate percutaneous sacroiliac screw insertion? An experimental study. Injury. 2008;39-8:875-80.
6. Goldberg BA, Lindsey RW, Foglar C, Hedrick TD, Miclau T, Hadad JL. Imaging assessment of sacroiliac screw placement relative to the neuroforamen. Spine（Phila Pa 1976）. 1998;23-5:585-9.
7. Griffin DR, Starr AJ, Reinert CM, Jones AL, Whitlock S. Vertically unstable pelvic fractures fixed with percutaneous iliosacral screws: does posterior injury pattern predict fixation failure? J Orthop Trauma. 2006;20-1 Suppl:S30-6; discussion S6.
8. Keating JF, Werier J, Blachut P, Broekhuyse H, Meek RN, O' Brien PJ. Early fixation of the vertically unstable pelvis: the role of iliosacral screw fixation of the posterior lesion. J Orthop Trauma. 1999;13-2:107-13.

9. Mosheiff R, Khoury A, Weil Y, Liebergall M. First generation computerized fluoroscopic navigation in percutaneous pelvic surgery. J Orthop Trauma. 2004;18–2:106–11.
10. Mullis BH, Sagi HC. Minimum 1–year follow–up for patients with vertical shear sacroiliac joint dislocations treated with iliosacral screws: does joint ankylosis or anatomic reduction contribute to functional outcome? J Orthop Trauma. 2008;22–5:293–8.
11. Noojin FK, Malkani AL, Haikal L, Lundquist C, Voor MJ. Cross–sectional geometry of the sacral ala for safe insertion of iliosacral lag screws: a computed tomography model. J Orthop Trauma. 2000;14–1:31–5.
12. Osterhoff G, Ossendorf C, Wanner GA, Simmen HP, Werner CM. Posterior screw fixation in rotationally unstable pelvic ring injuries. Injury. 2011;42–10:992–6.
13. Pattee GA, Bohlman HH, McAfee PC. Compression of a sacral nerve as a complication of screw fixation of the sacro–iliac joint. A case report. J Bone Joint Surg Am. 1986;68–5:769–71.
14. Routt ML Jr., Simonian PT, Agnew SG, Mann FA. Radiographic recognition of the sacral alar slope for optimal placement of iliosacral screws: a cadaveric and clinical study. J Orthop Trauma. 1996;10–3:171–7.
15. Sagi HC, Ordway NR, DiPasquale T. Biomechanical analysis of fixation for vertically unstable sacroiliac dislocations with iliosacral screws and symphyseal plating. J Orthop Trauma. 2004;18–3:138–43.
16. Schep NW, Haverlag R, van Vugt AB. Computer–assisted versus conventional surgery for insertion of 96 cannulated iliosacral screws in patients with postpartum pelvic pain. J Trauma. 2004;57–6:1299–302.
17. Schweitzer D, Zylberberg A, Cordova M, Gonzalez J. Closed reduction and iliosacral percutaneous fixation of unstable pelvic ring fractures. Injury. 2008;39–8:869–74.
18. Smith HE, Yuan PS, Sasso R, Papadopolous S, Vaccaro AR. An evaluation of image–guided technologies in the placement of percutaneous iliosacral screws. Spine（Phila Pa 1976）. 2006;31–2:234–8.
19. Suzuki T, Hak DJ, Ziran BH, Adams SA, Stahel PF, Morgan SJ, Smith WR. Outcome and complications of posterior transiliac plating for vertically unstable sacral fractures. Injury. 2009;40–4:405–9.
20. Tile M. Pelvic ring fractures: should they be fixed? J Bone Joint Surg Br. 1988;70–1:1–12.
21. van den Bosch EW, van Zwienen CM, van Vugt AB. Fluoroscopic positioning of sacroiliac screws in 88 patients. J Trauma. 2002;53–1:44–8.
22. van Zwienen CM, van den Bosch EW, Snijders CJ, Kleinrensink GJ, van Vugt AB. Biomechanical comparison of sacroiliac screw techniques for unstable pelvic ring fractures. J Orthop Trauma. 2004;18–9:589–95.
23. Weil YA, Nousiainen MT, Helfet DL. Removal of an iliosacral screw entrapping the L5 nerve root after failed posterior pelvic ring fixation: a case report. J Orthop Trauma. 2007;21–6:414–7.
24. Xu R, Ebraheim NA, Robke J, Yeasting RA. Radiologic evaluation of iliosacral screw placement. Spine（Phila Pa 1976）. 1996;21–5:582–8.
25. Young JW, Burgess AR, Brumback RJ, Poka A. Pelvic fractures: value of plain radiography in early assessment and management. Radiology. 1986;160–2:445–51.

翻译：徐小东　审校：林鹏

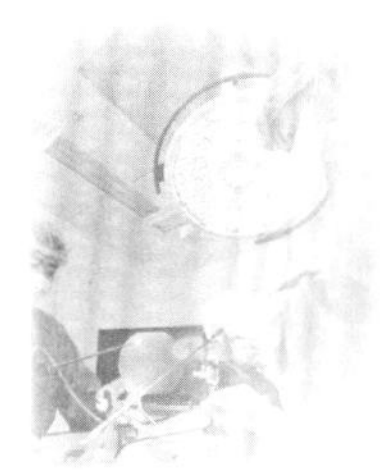

22 骶髂关节固定前入路

Kyle F Dickson

引言

骨盆环破裂是一种复杂的损伤，常会累及骨骼和骨盆内脏，后者包括胃肠道、膀胱和低位泌尿生殖系统以及盆底结构。骨盆环损伤危急时可威胁生命。幸存下来的患者也有慢性问题，诸如伴发的神经血管损伤、骨盆环畸形或不稳定，以及伴发的周围软组织损伤和内脏结构损伤产生的后遗症。这些因素可导致持续疼痛、坐姿不平衡、肢体长度不等、性生活 / 生殖功能障碍，或者肠道 / 膀胱功能障碍。显然，决定处理骨盆环损伤必须考虑所有这些因素，而这些损伤可能很难成功治疗。由于摔伤所致的低能量骨盆损伤很少需要手术干预，相反地，高能量骨盆损伤的患者，通常需要手术治疗以挽救他们的生命，并防止由于骨盆不稳定或畸形所致的并发症。高能量骨盆损伤患者往往有重要伴发损伤所致的血液动力学不稳定。他们的存活依赖于伴发损伤和骨盆损伤的紧急处理（紧急处理骨盆损伤不在本章范围之内）。

本章主要介绍通过前入路处理不稳定的骶髂关节。对于各类型的骨盆损伤，放置外固定架、手术适应证以及后方确定性切开复位和内固定，各种分类系统和骨盆的解剖结构、稳定性、畸形、损伤暴力机制等内容，参见第 20 章骶髂螺钉固定一章中介绍。不管怎样，当决定对骨盆损伤进行确定性固定时，关键是理解骨盆的稳定性和畸形。一旦明确了骨盆的畸形机制，就可以计划如何通过各种闭合和开放复位技术获得复位。第二重要的是固定类型。总体来讲，对于高能量骨盆损伤，从力学讲内固定优于外固定。

适应证 / 禁忌证

骶髂关节前入路固定的适应证包括在骶髂螺钉固定一章中介绍的不稳定的半骨盆。对于骨盆环损伤进行外科治疗的适应证，包括非手术治疗失败的患者

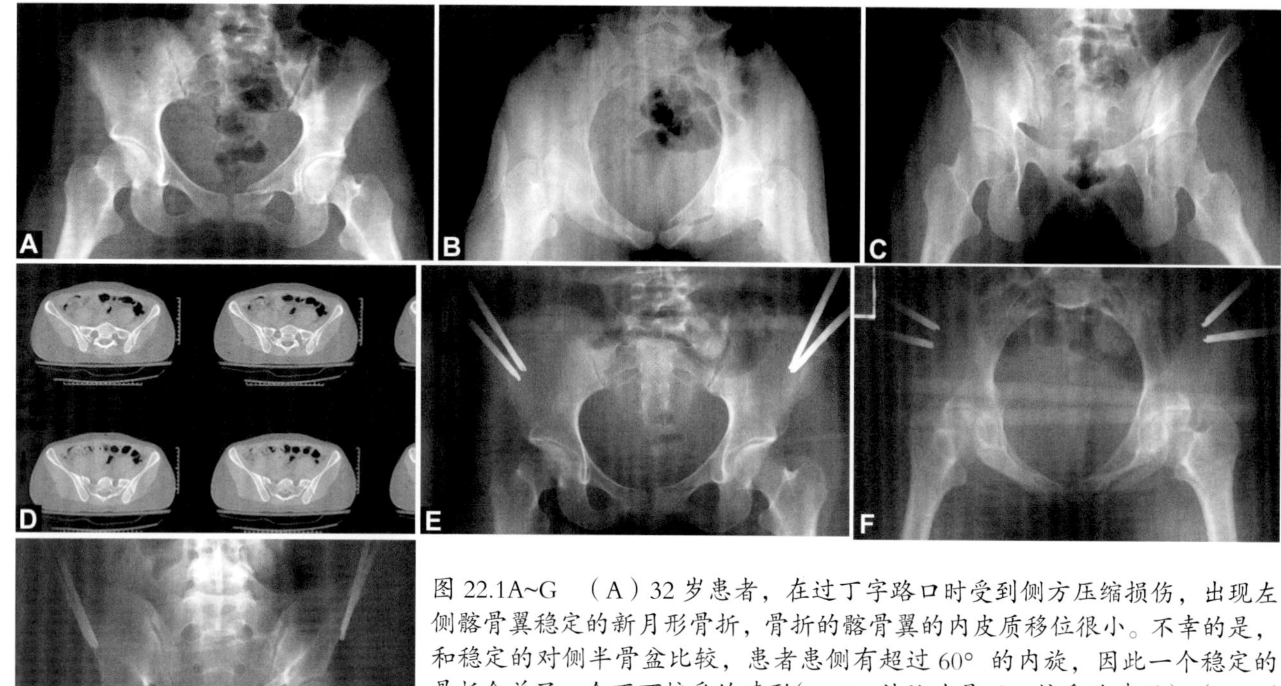

图 22.1A~G （A）32 岁患者，在过丁字路口时受到侧方压缩损伤，出现左侧髂骨翼稳定的新月形骨折，骨折的髂骨翼的内皮质移位很小。不幸的是，和稳定的对侧半骨盆比较，患者患侧有超过 60° 的内旋，因此一个稳定的骨折合并了一个不可接受的畸形（>20° 被认为是不可接受的畸形）。（B~D）入口位、出口位和 CT 扫描提示骨折和畸形。（E~G）置入前方外固定架纠正畸形之后的前后位、入口位和出口位相，没有发生并发症（带外固定架 8 周，用左侧肢体触地负重）

和那些虽然稳定但有不可接受的畸形的骨盆损伤患者。特殊的是，半骨盆的旋转畸形如内旋和屈曲畸形，与后入路比较，前入路可更好地控制（图 22.1，图 22.2B 和图 22.6）。一个这样的例子可包括侧方压缩损伤所致的内旋畸形，有半骨盆超过 20° 的内旋，或肢体有大于 1cm 的不等长（图 22.1A~G）。另外，这些内旋畸形可能导致穿入膀胱或阴道的耻骨支骨折。这种情况下，必须外旋半骨盆从膀胱或阴道去除骨头。由于这些是稳定损伤，可应用一个简单的外固定架来外旋半骨盆和恢复正常骨盆解剖（图 22.1）。不幸的是，如果畸形持续存在，优先需要截骨而不是简单的外旋（图 20.3 和 22.6）。然而，大多数情况下，耻骨支骨折不需要固定，无论是单发的前环损伤或者是合并前环和后环的损伤。对于移位超过 15mm，且伴有后环损伤的患者，非常坚强的耻骨筋膜可能破裂，因此，这类耻骨支骨折有切开复位和内固定的适应证。对于外旋畸形或开书样骨盆损伤，手术适应证是耻骨联合分离大于 2.5cm。如果有合并后环损伤，小于 2.5cm 的耻骨联合分离可能需要手术固定。耻骨联合增宽超过 2.5cm 时，骶髂后韧带开始破裂。有些骨盆损伤看似简单的耻骨联合分离，但实际上包括完全的后环破裂。这种情况下，通过外固定架复位耻骨联合将导致后方复合体的增宽，且能证实后方不稳定（图 20.4 和 20.5）。

骶髂关节损伤可通过前入路或后入路进行处理。前入路处理骶髂关节的适应证可以分为绝对和相对适应证以及禁忌证。前入路的绝对适应证包括患者合并后方组织损伤不能进行安全的后入路切开复位内固定（图 20.11），多发伤患者无法俯卧（肺部或心脏），以及骨折线在骶髂关节前方的损伤。前入路的相

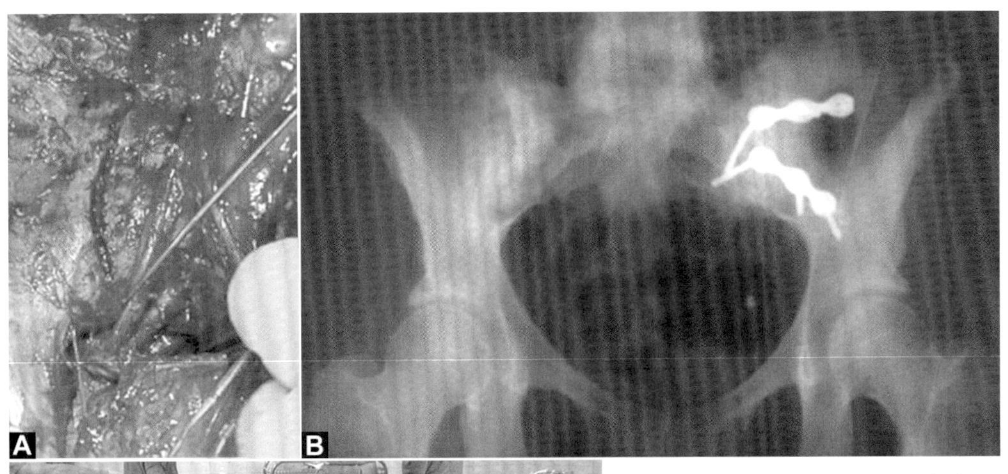

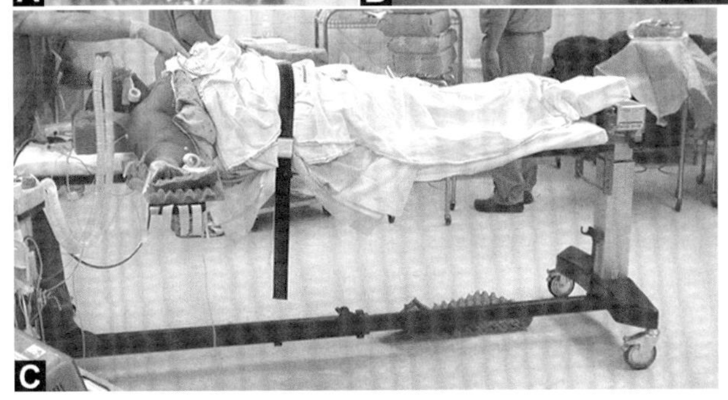

图 22.2A~C （A）右侧骶髂关节（上方是头侧）显示L5神经根，并提示在神经和骶髂关节之间的近端有 2cm 的间隙，向下方神经则跨过骶髂关节；（B）前方骶髂关节接骨板的正位相。著者通常应用 3 孔的 3.5/4.5mm 重建接骨板。关节内侧只有放置一个钉孔的空间，且螺钉应当向内倾斜 15° 平行于骶髂关节置入。最好的骨质是沿着骨盆缘走行，因此第 2 块接骨板应和第一块成 90° 放置以获得最好的稳定结构；（C）患者仰卧于可透 X 线的手术床上，术间要有足够的空间进行 C 臂透视

对适应证包括可更好的显露骶髂关节进行更容易的解剖复位，有多个肢体的多发伤患者，可允许多组手术人员同时进行手术，避免造成更多的后方软组织破坏，以及能够同时处理耻骨联合和前骶髂关节（后入路固定骶髂关节需要俯卧位，然后要换成仰卧位才能处理耻骨联合）。前入路的绝对禁忌证是骶孔内侧的骶骨骨折，或者是应用骶髂关节前方接骨板固定骶骨骨折（此时如果获得复位可采用骶髂螺钉固定）。采用前入路固定骶骨骨折显露有限，并且骶髂关节前方接骨板固定不够牢固。另一个绝对禁忌证是从受伤时间到手术固定时间被延迟（此时通过前方入路复位非常困难，且不可能复位）。前入路的相对禁忌证是要求减压的神经损伤（应后入路）、向后移位的半骨盆以及合并骶骨骨折的骶髂关节损伤。最后，通过前入路手术容易损伤 L5 神经根和股外侧皮神经（图 22.2A~C）。

术前计划

需要手术治疗的大多数骨盆损伤是那些有完全的半骨盆不稳定的患者。不稳定可以通过体格检查结合影像学分析确定（第 20 章）。手术治疗骨盆骨折包括 3 步：入路、复位和固定。当进行骨盆的确定性稳定手术时，骨科医生必须有能力掌控复位和防止并发症。充分理解骨盆的解剖和骨折的畸形，将在这两个方面获得最佳掌控。

影像学、稳定性和畸形的分析类似于第 20 章描述的内容，且包括骨盆前后位、入口位、出口位和 3mm 的 CT 扫描。

内植物

一旦获得可接受的复位，术者应确认后方间隙没有增宽，且有后方稳定。耻骨联合接骨板有各种选择，包括4孔或6孔接骨板（3.5mm或4.5mm螺钉）。著者喜欢用6孔弧形接骨板配3.5或4.5mm螺钉。接骨板放在耻骨上表面。少数情况下，如果耻骨移位大于1.5cm需要更长的弧形接骨板。通过Pfannenstiel入路（或改良的Stoppa入路），可沿骨盆缘从骶髂关节至另一侧骶髂关节放置20孔长的接骨板。另外，可在耻骨前面放置第2块接骨板形成互相垂直的更坚强的固定结构。双板固定在紧急情况下不需要。对于畸形愈合的患者偶尔需要双板固定（图20.3）。术者应将接骨板向下弯曲15°，接骨板两侧的最后一个钉孔放置在耻骨和耻骨支连接之处。从闭孔上方开始到耻骨支形成一个解剖斜坡。沿着耻骨平面放置的螺钉可以长达90mm，一般为60~70mm长。闭孔环表面的螺钉明显变短，通常在20~30mm范围。或者，可以从耻骨结节向臼顶上方打入1枚耻骨支螺钉作为一种固定方法。髓内螺钉的放置要求有透视经验，以确保耻骨支螺钉没有穿入关节。向头侧倾斜的闭孔斜位相可以显示安全放置螺钉的这一通道。

对于后环损伤的固定，即使是前入路复位，著者也宁愿采用骶髂螺钉固定（第20章）。前入路选用的是3孔重建接骨板配3.5/4.5mm螺钉。

手术治疗

麻醉 / 时机

对于固定时机尚有争议，需要考虑到每一位具体患者的情况。进行初始固定应当尽可能早，它通常能通过闭合或开放技术获得更容易的复位。通过单一的或联合的外固定和经皮骶髂螺钉固定进行初始固定能达到优良效果。然而，如果不能通过闭合方法获得解剖复位，在获得血液循环稳定和考虑初始失血停止之前就进行切开复位，可能导致患者大量失血和潜在致死。一般来讲，对于有机械性不稳定骨盆患者，如果血液循环不稳定，著者喜欢在急诊室采用骨盆单稳定骨盆。如果这个患者因为另外的急诊情况要进手术室，可在手术室放置外架。此外，可以同时进行后环破裂的闭合复位和经皮固定。伤后24小时，闭合解剖复位就变得逐渐困难。偶尔，可在进行剖腹探查术时进行耻骨联合接骨板固定，以使骨盆获得一些前方稳定。但是，仅轻度的前环畸形愈合即可使骨盆后环向后移位超过1cm。理想状态是，当患者一般情况稳定，且血液循环稳定（伤后5~7天）时，进行确定性固定手术。

对伴发的泌尿生殖道破裂进行修复的时机有争议。通常泌尿外科医生不喜欢直到尿道破裂几个月后才修复尿道损伤。这些情况发生时要求在耻骨上留置导尿管；但这使感染风险增高。耻骨上留置尿管的造瘘口远离破裂的耻骨联合，有助于预防前入路伤口污染发生。但是，有些时候可能需要沿着 Foley 导尿管表面进行输尿管膀胱镜检术，以使尿道复位。著者通常在尿道损伤之后等待 3~5 天，再进行耻骨联合板钉固定。膀胱破裂应当在固定耻骨联合时进行修复，无论它是腹膜内还是腹膜外破裂。

体位

患者仰卧于可透 X 线的手术床上，有时需要将对侧稳定的半骨盆通过放置到股骨粗隆的半螺纹针和另 1 枚放置在髂嵴的臀中肌结节的半螺纹针固定在手术床上（图 20.6B）。患者体位摆放的关键是对整个患侧下肢进行消毒铺单，以防术中需要屈髋以放松髂腰肌增加显露，并且在铺单之前要确保能进行各个方向的透视，并要求能获得高质量的入口位和出口位（图 22.2C）。

复位技术

对于所有的骨盆损伤，在固定之前关键的是对骶髂关节或骨盆后环损伤进行复位。在损伤后初始期（伤后 48 小时内），还可能获得闭合复位和固定。闭合复位技术包括牵引和通过牵引进行手法整复（通常将患者固定在手术床上），以及通过外固定架或半螺纹针（放置于髂前下棘或髂嵴的臀中肌结节区域）作为辅助复位方法进行各种复位操作。

耻骨联合分离

一旦耻骨上表面显露清楚，就可以应用 Weber 钳进行复位。从腹直肌表面分开皮肤，在腹直肌位于耻骨结节止点的前面放置 Weber 钳（图 22.3）。可以在骨面上钻孔以便能通过 Weber 钳更牢固地控制耻骨进行复位，但很少需要这样做。通常，除外旋损伤之外，骨盆也会有伴发的屈曲 - 伸直畸形。通过操作 Weber 钳，两种畸形通常都能纠正（也可以在放置好的接骨板上将上抬的患侧向下压）。耻骨联合间的软骨应当保留且不能清理。如果需要更大的力量来获

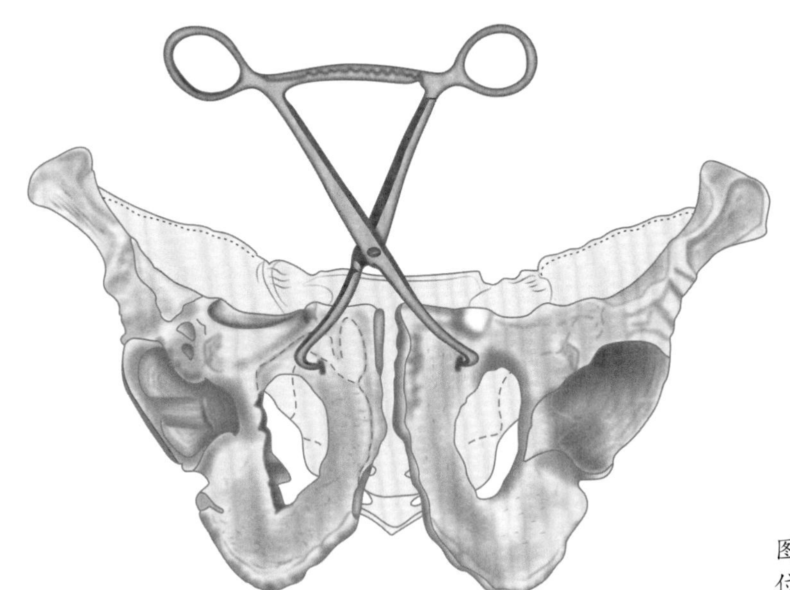

图 22.3　复位耻骨联合的 Weber 钳放置的位置是在皮肤深面，且在腹直肌表面

得复位，可以在耻骨前方各置入 1 枚 4.5mm 或 3.5mm 复位螺钉，然后应用一个 Farabeuf 钳或 Jungbluth 钳进行复位。对于伴有一侧骨盆向后移位的完全骨盆环损伤，必须向前牵拉移位的半骨盆。这种情况下通常要求使用 Jungbluth 钳。罕见情况下，当需要较大的复位力量时，复位螺钉可能会拔出来；此时可在远离螺钉的地方放置螺栓以助于在复位过程中维持固定。进行这些操作时需要增加耻骨前方的分离，可能引起腹直肌止点的进一步破裂，以及损伤阴茎悬吊韧带。只有当初始复位操作失效时，才应当进行这些额外操作。

耻骨支骨折

如前所述，大多数耻骨支骨折可以采用非手术治疗。另外，在没有复位丢失时，那些合并后环不稳定的耻骨支骨折也可以采用非手术治疗。尽管固定耻骨支骨折可以增加骨盆稳定性，但通常这不必要。手术干预的适应证如下：大于 1.5cm 的移位，由于半骨盆的内旋损伤使耻骨支撞击膀胱或阴道时，当半骨盆内旋超过 20° 时，以及当合并的肢体不等长超过 1cm 时。对于这些患者的复位操作主要是应用外固定向内或外旋转半骨盆（使耻骨支骨折远离膀胱或阴道），以及采用 Weber 钳或球头顶棒进行操作。

后环损伤

无论是前或后入路治疗骨盆后环损伤，都要求有好的影像学评估。因此，术者必须摆放好骨盆以保证能获得好的前后位、侧位、入口位和出口位相，以评估复位并进行骨盆固定。

如同已经提到的，复位骶髂关节可能是不确定的，尤其是通过前入路进行。当耻骨联合分离时应用 Jungbluth 钳复位耻骨联合是一个偶尔有帮助的技术（图 20.9D）。此外，在髂骨翼上应用 Farabeuf 钳操作纠正半骨盆的旋转和压迫骶髂关节通常有用。这也可以通过外固定架或髂嵴上的螺纹针作为操纵杆来完成。由于软组织阻挡，在这个区域放置螺钉复位钳可能很困难（对许多肥胖患者这不可能）。有时在瘦小患者，屈髋放松髂腰肌结合跨过骶髂关节放置的 Farabeuf 钳或 Jungbluth 钳可能完成复位。能通过前入路放置的一个有价值的复位钳是不对称 King Tong 钳，短臂一侧跨过髂嵴放置在骶骨翼上，长臂一侧放置在髂嵴后方。由于这两臂不能合扣，需要一个助手握紧钳子维持复位（带角度的 Matta 钳和常规 King Tong 钳有时也可应用于类似位置）。

复位的关键是结合复位钳和半螺纹针技术产生合适的复位效果。骨盆后环损伤术中最常见的畸形包括向头侧和后侧移位、分离以及旋转损伤（外展 / 内收，向内 / 外旋转）。通常情况是直向畸形获得纠正，但是旋转畸形持续存在。意识到骨性标志有助于术者认识和纠正残余的旋转畸形。巧妙的操作放置好的复位钳通常能纠正这些畸形。

一个难以复位的骨折是风摆样畸形（图 22.6）。这种双侧骨盆损伤累及一侧半骨盆向内旋转，且另一侧半骨盆向外旋转。坚持本章中前面所述的治疗原则，在急性期能够解剖复位这种畸形。通常，在进行后方骶髂螺钉确定性固定之前，应用前方外固定纠正旋转畸形。

一般来说，对于完全的不稳定骨盆损伤，后方半骨盆的复位优先于前方骨盆。即使是合并髋臼骨折，这一原则也很有效。骨盆后方的复位将有利于髋臼的复位（图 20.13）。有时候，前方虽然稳定，但即使数毫米的前方旋转也可转化成后方超过 1cm 的移位。因此，后方复位和固定是关键，要优先于前方的复位和固定。

入路

耻骨联合分离

耻骨联合破裂通常采用切开复位和内固定治疗。通常有两个入路可应用：正中切口或者 Pfannenstiel 入路（图 22.4A~C 和图 22.6A~C）。正中切口通常应用于普外科医生对腹膜内损伤进行治疗时的剖腹探查切口的延伸。应用 Pfannenstiel 入路更常见。Pfannenstiel 入路始于耻骨联合上方 1cm 且约 10cm 长，避开皮肤皱褶的中心（图 22.4A）。该显露的一个关键点是保留腹直肌在耻骨前方的附着。保留腹直肌的附着也能够对骨折进行充分的显露和复位。如果在这一入路中肌肉止点被剥离，患者可能会有术后疼痛。通常，腹直肌的一个头发

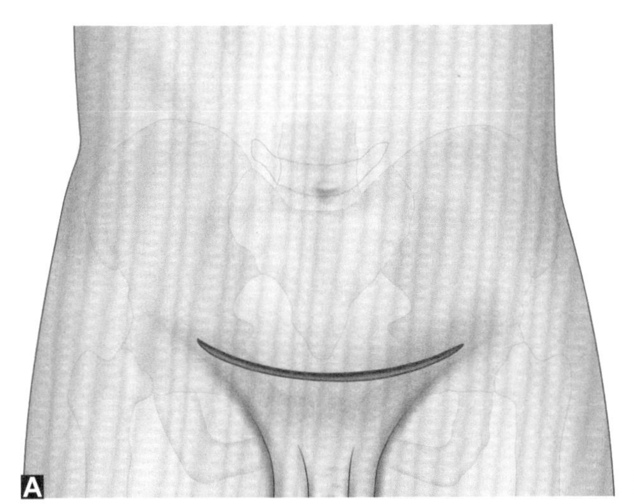

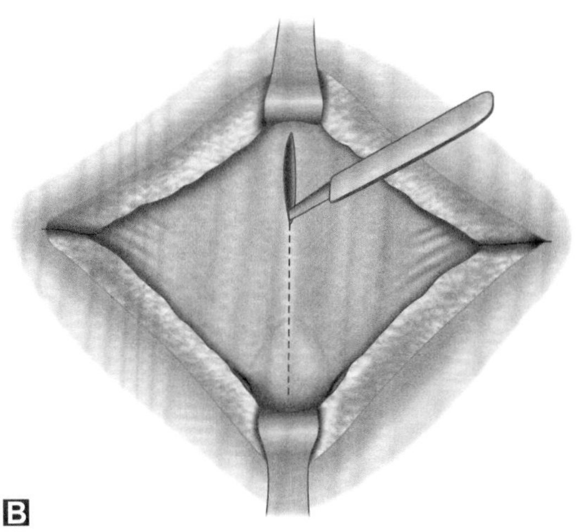

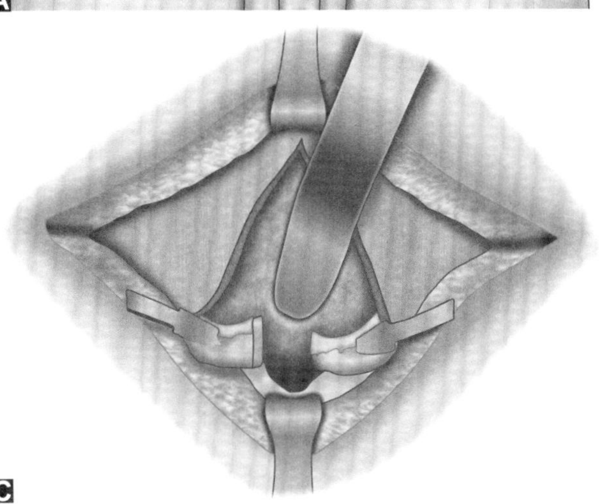

图 22.4A~C （A）耻骨联合上方 1cm 的弧形切口（有时也应用纵行切口尤其是作为剖腹探查的延伸切口）；（B）在腹直肌两个头之间的筋膜的中线进行切开；（C）从耻骨支上表面剥离腹直肌，但要保留其前侧止点。在骨盆缘至骶髂关节的表面应用 Hohmans 拉钩显露耻骨上支。用一个有韧性的拉钩保护膀胱

生创伤性断裂，这要求将断裂的腹直肌修复到其远端止点上。在皮肤深层，辨认筋膜覆盖住的腹直肌的两个头。可以通过两侧肌肉纤维形成的中间V形结构辨认中线（图22.4B）。两侧肌肉纤维的走行方向可指导术者在腹直肌两头之间找到中线。如果已看清肌肉，接下来在腹直肌两头之间进行切开并保持切口始终在两头之间。一旦此处分离开，腹直肌可以清楚地从耻骨上方进行显露，同时保留其前方附着点。首先用电刀向内侧松解耻骨上表面附着的腹直肌，然后用骨膜起子向外推开。在耻骨联合的每一侧松解腹直肌止点的上方部分。在腹直肌下方放置Hohman拉钩有助于增加显露。可应用柔韧的拉钩牵开膀胱，以增加显露和防止其损伤。

有时，可在耻骨联合和膀胱之间放置纱垫，既能推开又能保护膀胱。

后环损伤

骶髂关节脱位

在仰卧位采用前入路治疗此类患者。整个患肢消毒铺单，使术者能够在术中屈髋和放松髂腰肌，且能操纵患肢进行牵引和旋转，以有助于骨盆损伤复位。利用的手术切口是髂腹股沟入路的髂骨部分或者上方的第一个窗（图20.3J，图22.5A~C和图22.6）。这一切口始于髂前上棘，沿着髂嵴延伸，至髂嵴开始向后延伸至不再容易触摸清楚的地方。在髂嵴上切开，在腹肌和外展肌之间的腱性部分进行切开。这一入路中，不应当有肌肉被切断。如果术者直接切到髂嵴上，往往会有突出的腹部肌肉将被切断。最好轻微地向外和向下显露髂嵴，并经过附着在髂嵴上的髋外展肌和腹肌之间的腱性筋膜切开。采用此技术，不破坏肌肉，且能更容易和安全地缝合切口。对于瘦小的患者这尤其重要，如果有突出的髂骨翼，并且没有正确恢复软组织结构，他们会有不适主诉。一旦显露髂嵴，可以从髂嵴至骶髂关节沿着髂骨内板剥离髂肌和髂腰肌。一旦向前触摸到骶髂关节，要求仔细分离跨过骶髂关节仍残存的韧带，并显露骶骨。L5神经根在上方位于骶髂关节内侧2~3cm的地方。如果沿着骶骨向下追踪，L5神经根跨过骶髂关节（图22.2A）。

由于这些解剖关系，要求在骶骨上进行仔细分离，以防止损伤L5神经根。一旦骶骨有2 cm区域获得显露，可将一尖的Hohman拉钩轻柔敲入骶骨表面，以便牵开软组织和清楚显露骶髂关节。通常不用显露神经根，并且尽可能减低使用Hohman拉钩牵开L5神经根，以防止L5神经麻痹。

骨折稳定

耻骨联合分离

固定方法可以是外固定，也可以是钉板内固定。外固定可能成功，但其可能忽略后环破裂的风险，从而导致后方骨盆畸形（图20.4和图20.7）。外固定的另一个问题是针道感染和肥胖患者的皮肤坏死。最后，患者对外固定的接受程度不高。

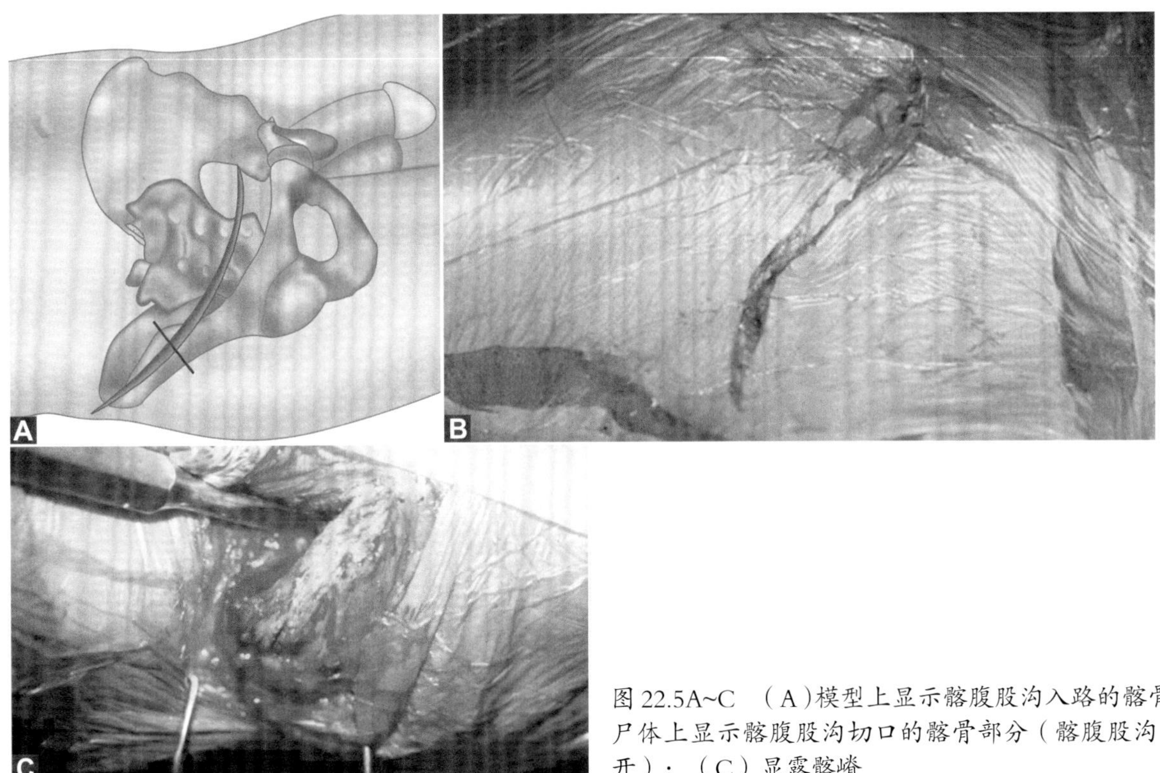

图 22.5A~C （A）模型上显示髂腹股沟入路的髂骨部分；（B）尸体上显示髂腹股沟切口的髂骨部分（髂腹股沟全长已经切开）；（C）显露髂嵴

耻骨支骨折

有时，当需要应用接骨板固定高位耻骨支骨折时，Pfannenstiel 入路可以延伸成改良的 Stoppa 入路。应用改良的 Stoppa 入路，可以从一侧骶髂关节一直向耻骨联合并至对侧骶髂关节放置 1 枚长接骨板。Stoppa 入路允许接骨板沿着从耻骨至四边体（骶髂关节）的骨盆内表面放置。当有后环损伤并有分离移位超过 1.5cm 的耻骨支骨折时，意味着髂耻筋膜已经断裂，髂耻筋膜的断裂导致了耻骨支骨折更大的不稳定性，因此有指征进行手术稳定，此时推荐使用 Stoppa 入路。

后环损伤

骶髂关节脱位

一旦获得直视下的、可触摸的，以及在入口位、出口位、前后位和侧位影像学上证实的解剖复位，首选的固定方式是骶髂螺钉（请见第 20 章“骶髂螺钉”）。尽管技术要求高，骶髂螺钉可以从前入路放置，并且是著者的首选方法。可以应用一个垫在骨盆区域下方的毯子将患者从可透 X 线的手术床上抬起来，有助于使用此技术。因为已经显露了骶髂关节，跨过骶髂关节放置 2 枚接骨板相对更容易。可以应用 4.5mm 或 3.5mm 的接骨板，且应当互相成 90° 放置 2 枚接骨板。此区域最好的骨质是沿着骨盆缘，且将 3 孔钢板中的 1 枚螺钉置入骶骨，另 2 枚螺钉沿着骨盆缘置入髂骨，来获得最好的稳定性。术者必须记住，骶髂关节是向内斜向 15° 走行的。因此，要防止螺钉穿入关节，对螺钉的角度必须做适当调整。一旦前下方的接骨板就位，可以在更靠后上方的区域置入第 2

块接骨板。这枚接骨板与第一枚成 90° 放置。此外，应当在骶骨置入 1 枚螺钉，并在髂骨置入 2 枚螺钉（图 22.2B）。不建议应用 2 孔接骨板或平行放置接骨板。在这一区域研发了一些特殊类型接骨板，但它们的基于特殊结构的临床应用效果还没被证实。

缝合切口

在 Pfannenstiel 入路中，浅层和深层筋膜应用 0 号可吸收缝线缝合，用 2 个 0 号的缝线缝合皮下，可以钉皮。我们常规在 Retzius 间隙（耻骨联合后方）放置一粗引流管。

前入路伤口的缝合是类似的，要放置引流管在髂窝，应用连续缝合将腹肌越过髂嵴缝至外展肌的止点上。

要点及注意事项

外固定针沿着髂嵴的导向孔放置，且应当在髂骨内外板之间置入。

对于不稳定的后方骨盆损伤，可以结合牵引以及完全伸直位或者屈曲至 45° 位的牵引，和对骨盆后方部分进行加压获得合理的复位。

在 Pfannenstiel 入路中保留腹直肌在骨盆前方的附着点。

在放置耻骨支髓内螺钉时，向头侧倾斜的闭孔斜位相可以显示能安全置入螺钉的骨道。

前入路处理后方骨盆不稳定，适应于要么有后方挤压伤导致的软组织损伤不能进行后入路治疗，要么患者有多发伤不能变换成俯卧位，以及要么有骶髂关节前方的髂骨翼骨折。

后入路处理后方骨盆不稳定，适应于骶骨骨折，骨折线主要位于骶髂关节后方的新月形骨折，以及要求对神经根进行减压的损伤。

当有耻骨联合破裂时，一个有时对骶髂关节复位有用的技术是应用 Jungbluth 钳对耻骨联合进行复位操作。

另一个技巧是在髂骨翼上应用 Farabeuf 钳来处理半骨盆的旋转，并对骶髂关节进行加压。

一般来说，后方骨盆损伤的复位应当优先于髋臼骨折的复位和前方骨盆损伤的复位进行。从前方开始复位时，术者必须意识到前方的几毫米或几度的复位不良，可能导致后方超过 1cm 的移位。

不稳定的后方损伤要求内固定。

外固定架可以作为一种挽救生命的临时性装置应用于血液循环和机械不稳定的骨盆损伤患者。

外固定架可应用在相对稳定（没有垂直移位）的后方损伤患者（例如开书样损伤），尽管著者对此更喜欢耻骨联合板钉固定。当半骨盆的内旋畸形超过 20° 时，或者肢体不等长大于 1cm 时，或者耻骨支骨折穿入膀胱或阴道时，前方板钉固定是首选。

可以通过骨盆加压试验进行体格检查确定骨盆稳定性。

当影像学上骶髂关节、髂骨骨折或骶骨骨折移位超过 5mm 时（有间隙而不是压缩），可诊断不稳定。要记住，骨盆损伤即使移位很小，也可能是极度不稳定的，因此要求结合进行体格检查和影像学检查来确定其稳定性。

骶髂下韧带对于稳定性更重要，且在确定稳定性之前应在 CT 扫描上进行评估（例如，CT 扫描的上方断面显示骶髂关节增宽；而下方层面却显示骶髂关节解剖复位）。

骨盆损伤的非手术治疗适应证，包括骶骨压缩损伤、单发的耻骨骨折，或小于 1cm 的撕脱骨折。对此有指征者进行 4 周内的每周前后位 X 线片检查，以确保畸形没有进一步加重。

对于耻骨联合的手术适应证是增宽超过 2.5cm。不到 2.5cm 的增宽，如果伴有后方损伤，也可以固定。应警惕可能被忽略的完全不稳定的后骨盆损伤。

后方的外固定架（C 钳）可以获得后方更好的加压，但是对于有位于骶髂关节前方的髂骨骨折是禁忌。

进行耻骨联合接骨板固定时保留腹直肌在骨盆上的附着点。不要去除耻骨联合之间的软骨。

如果稳定的骨盆骨折有超过 20° 的半骨盆内旋，或大于 1cm 的肢体不等长，或者如果耻骨支骨折撞击了膀胱或阴道（tilt 骨折），则有指征进行手术固定。

大多数耻骨支骨折可保守治疗。那些移位大于 1.5cm，伴有不稳定后方损伤的耻骨支骨折需要手术治疗，因为这类骨折合并髂耻筋膜破裂。

骶髂关节螺钉置钉的主要并发症是 L5 神经根损伤，这是因为置钉时导针、钻头或者螺钉过于偏前，以至于它们在骶骨翼表面区域先穿出骶骨后又再穿入骶骨，损伤到 L5 神经根。

骨盆损伤治疗结果的最重要的因素是术前的神经检查，其次是合并损伤和复位质量。

术后处理

有完全不稳定骨盆损伤患者的康复，类似于骶髂关节螺钉固定后 8 周内能用患肢进行触地负重的患者（第 20 章）。8 周后，患者可开始能忍受的活动范围内的负重和抗阻力训练。双侧损伤的患者应当坐轮椅活动 8 周。大多数患者用患肢活动，且能应用拐杖行走。

并发症

并发症类似于第 20 章中描述的那些。前入路独有的并发症包括 L5 神经根损伤和股外侧皮神经损伤（30%）。理解解剖、减少手术时间和牵引力量将减少这些并发症的发生。屈髋可以放松髂腰肌以增加显露。骶骨上的 Hohman 拉钩不应当拉来拉去，而是维持在垂直方向以阻挡住软组织（需要使用不同宽度的 Hohman 拉钩，对于骶骨较宽的患者可应用在更靠上的地方，此处不需要太关注 L5 神经根）。仔细评估软组织，以避免经过损伤组织做了不合适的切口，或者是肥胖患者的皮褶，可减少感染。

文献综述

关于不稳定骨盆损伤的文献总体上在第 20 章已经描述。具体到前入路板钉固定的文献较少，类似于更标准的骶髂螺钉文献。关于 L5 神经根损伤的关注和较少能够应用于后方损伤复位的复位钳选择，仍然存在争议。

典型病例

39 岁患者，院外遭受严重的机动车事故。患者出现单发的风摆样骨盆畸形（图 22.6A~C）。CT 扫描显示典型的合并髂骨骨折的左侧半骨盆内旋和右侧经骶髂关节的外旋畸形（图 22.6D 和 E）。患者在俯卧位接受了后方的骶髂螺钉固定，纠正了垂直移位但是没有纠正旋转畸形（图 22.6F 和 G）。左侧半骨盆的屈曲引起坐位和平卧的不平衡，以及肢体不等长。右侧半骨盆的外旋和左侧半骨盆的内旋使患者走路时感到摇摆，并向一侧走偏。她也主诉有后方骶髂关节处的明显疼痛。立刻进行了初步的前入路固定，并且外固定架将有助于减少这些旋转畸形。1 年后，患者来找著者就诊，著者首先取出了 4 枚骶髂螺钉希望能改善疼痛和接受这些畸形（图 22.6H~J）。术后 3 个月，患者没有好转。初始手术 1 年半后，经过髂腹股沟入路的双侧髂骨部分进行了双侧骶骨截骨，取出右侧的截骨块，放置在左侧骶骨的截骨部位。进行了双侧耻骨上下肢截骨，以有助于活动双侧半骨盆。应用 2 个股骨牵引器以减少风摆样畸形。一个股骨牵引器的一根针放置在右侧骶髂关节外侧，而另一根针放置在左侧骶髂关节的外侧。截骨后，应用此股骨牵开器向内旋转右侧半骨盆，并向外旋转左侧半骨盆，且不要牵开或引起骶骨截骨部位的分离。应用另一个股骨牵开器，它和前一个牵开器用同一根右侧针，而它的左侧针沿着四边体至髂骨放置在左侧。这产生一个力量以外旋和伸直半侧骨盆，以消除坐卧和平卧位的不平衡和腿的不等长（图 22.6K）。骨盆复位后，在两侧骶骨截骨处各放置 2 枚骶髂螺钉。由于骶骨有变异（S1 腰化）这在技术上更困难。应用一个 10 孔重建板固定双侧的耻骨上下支截骨部位，截骨的每一侧都打入 2 枚螺钉。术后，患者立刻觉得她是平衡的（图 22.6L~N）。患者仅坐轮椅 3 个月。3 个月之后，患者开始能忍受的负重和抗阻力锻炼。随访 2 年后，患者没有疼痛，没有症状，感觉自己平衡（图

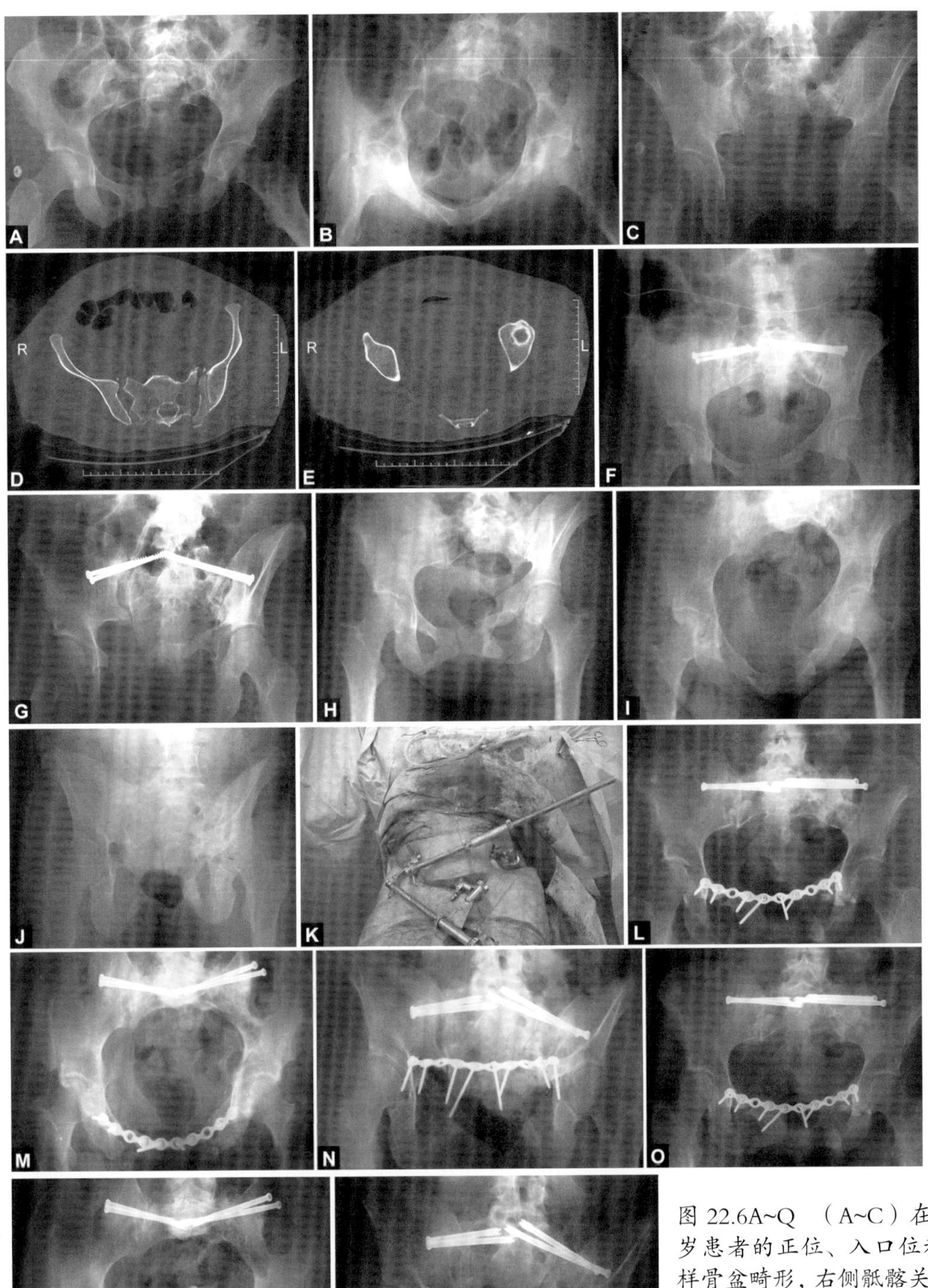

图 22.6A~Q （A~C）在机动车事故中受伤的 39 岁患者的正位、入口位和出口位片，她遭受风摆样骨盆畸形，右侧骶髂关节断裂和左侧骶骨骨折，注意骶骨有变异（S1 腰化）。（D 和 E）二维 CT 扫描显示右侧半骨盆的外旋和左侧半骨盆内旋（风刮样）。（F 和 G）术后正位和出口位显示垂直移位已经复位，但是旋转畸形复位失败（应用右侧半骨盆的前入路和前方外固定架有助于这种畸形的复位）。（H~J）手术后 1 年的正位、入口位和出口位片，并且已经取出内植物。患者表现出疼痛、坐位和平卧的不平衡，有摇摆的感觉。（K）再次手术时，采用了髂腹股沟入路的双侧髂骨部分和 Pfannenstiel 入路，进行了双侧耻骨上下支截骨和双侧骶骨截骨以活动双侧半骨盆。应用 2 个股骨牵引器进行半骨盆的复位：一个股骨牵开器在截骨部位没有分离的情况下，向内旋转右侧半骨盆并向外旋转左侧半骨盆，而第二个牵开器则伸直和外旋左侧半骨盆，以消除坐卧和平卧位的不平衡和腿的不等长。从右侧的截骨处取出 1 个楔形骨块，放置在左侧骶骨的截骨部位，从根本上内旋右侧和外旋左侧半骨盆。（L~N）术后的正位、入口位和出口位片显示所有旋转畸形获得复位，恢复了坐位和平卧位的平衡，以及腿的长度。（O~Q）术后 2 年的正位、入口位和出口位片，患者没有疼痛且拒绝取出骶髂螺钉

22.6O~Q）。常规讲，骶髂螺钉在术后 1 年取出。此例患者拒绝取出，因为她没有疼痛，已经平衡，并回归工作。

参考文献

1. Kellam J. The role of external fixation in pelvic disruptions. Clin Orthop Relat Res. 1989;241:66–82.
2. Dickson KF, Matta JM. Skeletal deformity following external fixation of the pelvis. J Orthop Trauma. 2009;23（5）:1222–5.
3. Dickson KF, Frigon VA. Open reduction internal fixation of a pelvic malunion through an anterior approach: a case report. J Orthop Trauma. 2001;15:519–24.
4. Matta JM. Anterior fixation of rami fractures. Clin Orthop Relat Res. 1996;329:88–96.
5. Cole JD, Bolhofner BR. Acetabular fracture fixation via a modified Stoppa limited intrapelvic approach: description of operative technique and preliminary treatment results. Clin Orthop Relat Res. 1994;305:112–23.
6. Matta JM, Dickson KF, Markovich GD. Surgical treatment of pelvic nonunions and malunions. Clin Orthop Relat Res. 1996;329:199–206.
7. Rout ML Jr, Simonian PT, Grujic L. The retrograde medullary superior ramus screw for the treatment of anterior pelvic ring disruptions. J Orthop Trauma. 1995;9:35–44.
8. Matta JM, Tornetta P III. Internal fixation of unstable pelvic ring injuries. Clin Orthop Relat Res. 1996;329:129–40.
9. Ebraheim NA, Lu J, Bivani A, Yeasting RA. Am J Orthop. 1986,25（10）:697–700.
10. Leighton RK, Waddell JP. Techniques for reduction and posterior fixation through an anterior approach. CORR. 1996;329:115–20.
11. Ragnarsson B, Olerud C, Olerud S. Anterior square plate of SI disruption 2–8 years follow up of 23 consecutive cases. Acta Orthop Scan. 1993;64（2）:138–42.
12. Semba R, Yasukawa K, Gustilo R. Critical analysis of results of 53 Malgaigne fractures of the pelvis. J Trauma. 1983;23:535–7.
13. Hsu JR, Bear RR, Dickson KF. Open Reduction of Displaced Sacral Fractures: Techniques and Results.Sacral fractures. Orthopedics. 2010:33（10）:730.

翻译：杨明　审校：张殿英

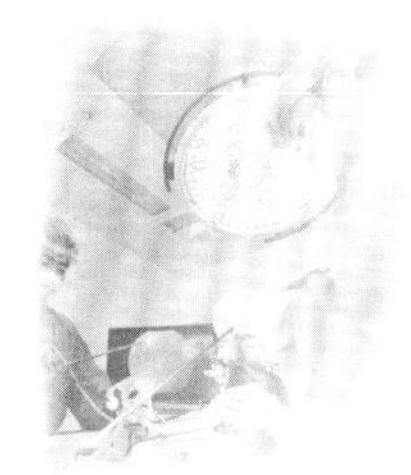

23 髋臼骨折的切开复位和接骨板固定综述

Frankie Leung

引言

髋臼骨折可由年轻患者的高能量创伤（如机动车碰撞、高处坠落等），或者老年患者的骨质疏松所致。在过去，卧床并骨牵引治疗获得广泛应用。近数十年，髋臼骨折的处理有了进展。目前，用牵引进行非手术治疗仅考虑应用于很小移位的骨折，或是存在继发稳定和匹配性的双柱骨折用牵引来维持。大多数移位的骨折需要手术治疗（表 23.1），这包括应用一个好的入路来显露骨折，将关节面进行好的复位并进行稳定固定以有利于康复。

同其他骨折手术一样，充分理解骨折模式和详细的术前计划对于决定手术成功是关键的（表 23.2）。Letournel 描述了一个全面的分类系统，它有助于术者理解骨折和决定手术治疗。因此，从正位和斜位相以及三维 CT 上进行好的影像学评估是必需的。Letournel 详细描述了手术入路。强烈建议术者对患者进行手术之前，应当在具体的骨折课程上对这些入路进行学习和练习。

髋臼骨折涉及人体一个主要关节。手术目的是精确复位关节面和恢复髋关节的稳定性。有必要在一个稳定的固定之后允许髋关节早期活动，并且这通常通过螺钉和接骨板固定获得。实际上，影像学和临床效果是紧密相关的。

表 23.1　　髋臼骨折固定的适应证

1	有髋关节不稳定和（或）不匹配的髋臼骨折
2	髋臼骨折伴有髋关节内的游离体或软组织嵌入阻挡
3	臼顶负重区的移位骨折
4	双柱骨折
5	在 3 个位相的任何一个中出现头臼关节面不匹配
6	闭合复位后进行性坐骨神经麻痹
7	伴发血管损伤需要修复
8	合并同侧股骨颈骨折

表 23.2　　髋臼骨折手术复位和固定的原则

1	详细的影像学评估和理解骨折模式
2	手术入路的选择
3	恰当的复位方法，包括牵引、复位钳等
4	骨折块间螺钉的正确放置
5	重建接骨板的应用

手术治疗

手术入路

损伤模式决定手术入路。当双柱都骨折时，应当对移位更明显的柱先进行切开。可能需要采用广泛入路或者是同时或先后进行两个入路。对于后方损伤，采用后入路，此处将描述。

患者采用俯卧位，或患肢在上方的侧卧位。应用 KocherLangenbeck 入路可以良好显露髋臼的后方，以及通过后壁骨折块（如果有）显露髋关节（图 23.1）。

切开阔筋膜，并沿切口方向劈开臀大肌（图 23.2）。

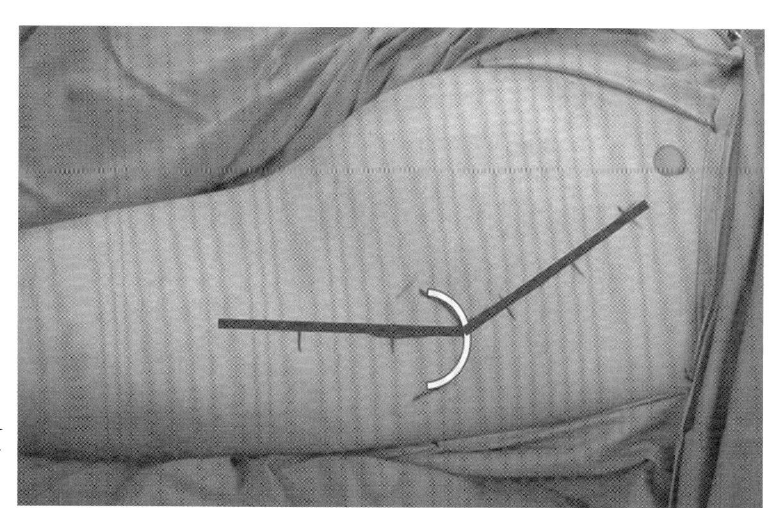

图 23.1　皮肤切口（黑线）沿着股骨走行，在大转子顶端（白线），切口转向髂后上棘（灰色圆圈）

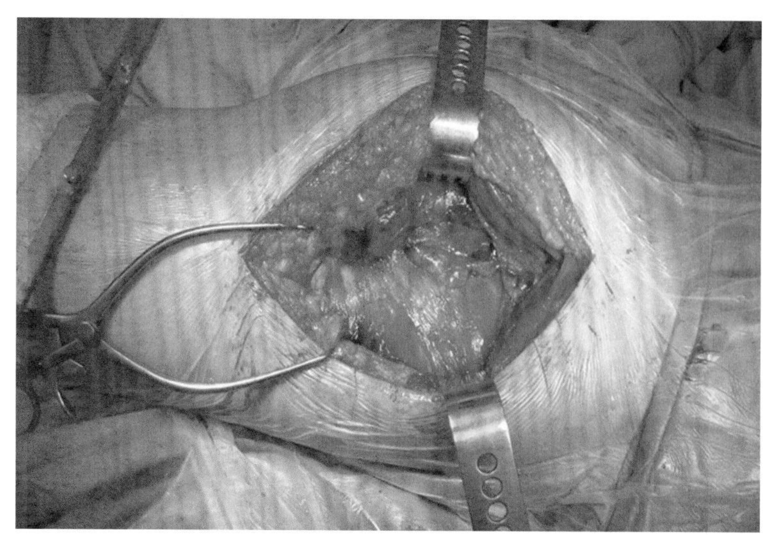

图 23.2　切开阔筋膜，并沿切口方向劈开臀大肌

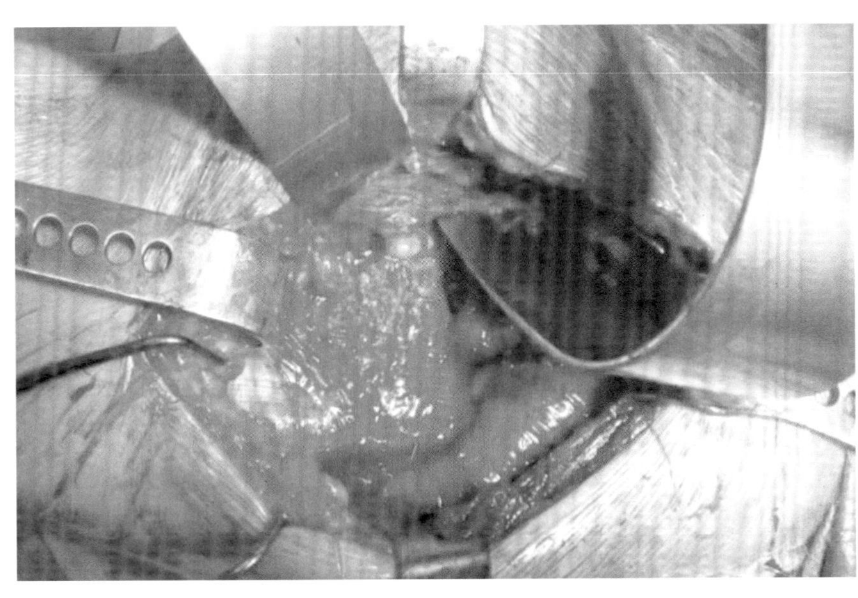

图 23.3　显露过程中识别坐骨神经并保护

识别坐骨神经并用坐骨神经拉钩进行保护（图 23.3）。拉钩的钩子放置在坐骨大切迹。应当保留股方肌以避免损伤股骨头的血供。后关节囊因为损伤通常已经撕裂。否则，应当在髋臼边缘切开以显露骨折。

复位技术

骨折复位要求理解骨折移位的模式。移位结构是坐骨和耻骨骨块，它们沿着耻骨联合旋转。此外，还有一个旋转是围绕着骨折平面走行的轴。因此，后方移位较前方移位大得多（图 23.4A 和 B）。

为了纠正远侧骨折块的旋转，在坐骨上置入 1 枚 Schanz 钉。用特殊的骨盆复位钳完成复位。通过坐骨大切迹用手触摸，以确认前柱的正确复位。

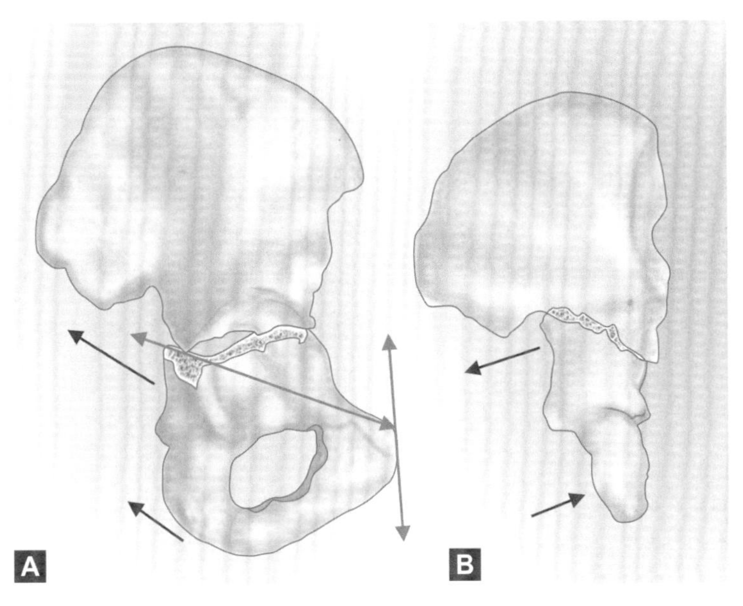

图 23.4A 和 B　坐骨和耻骨骨折块绕着耻骨联合旋转。还有旋转是围绕着沿骨折平面走行的轴进行的。后方移位比前方大得多

接骨板放置

应用 1 个接近坐骨边缘的短 3.5mm 重建板完成后柱固定。之后，复位后壁骨折并用拉力螺钉固定。另一块预弯的 3.5mm 重接板沿着髋臼边缘放置在后壁

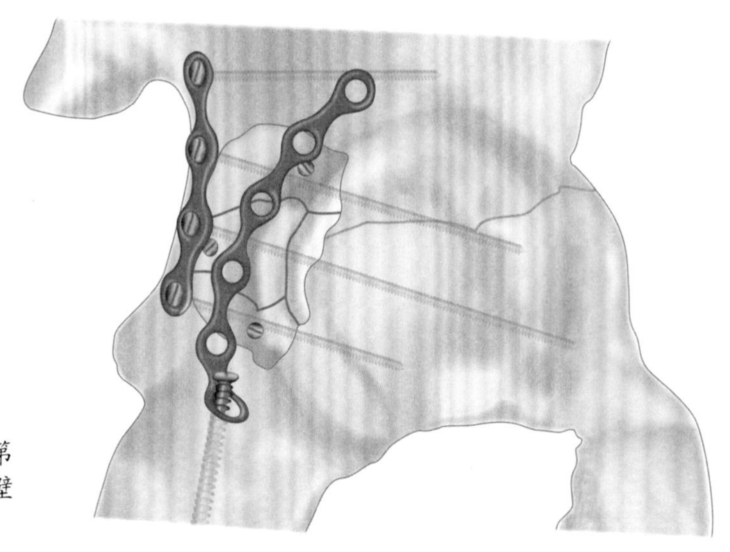

图 23.5 用 1 个接近坐骨边缘的短板固定后柱。第 2 块预弯的 3.5mm 重接板沿着髋臼边缘放置在后壁骨折块上

骨折块上，以进一步稳定骨折（图 23.5）。

之后，应当仔细逐层的关闭手术切口，并应当开始早期髋关节活动。术后不久可开始非负重行走，并在 8 周后过渡到完全负重。

并发症

Kocher-Langenbeck 入路的特殊并发症是坐骨神经麻痹和异位骨化。髂腹股沟入路的并发症是损伤股血管和股神经，以及大腿外侧皮神经。两个入路都可以发生股骨头的缺血坏死，但必须和由于摩擦所致的股骨头磨损进行鉴别。关节内的任何金属也能导致迅速的关节毁损。

预后

髋臼骨折的良好复位是与满意的临床效果有最好相关性的最重要因素。一般来说，满意效果的比例随着手术经验水平的提高而增长。对于经验丰富的医生，髋臼手术的优良率为 80%~90%。按照 Matta 所说，必须复位骨折至移位 3mm 或更少。此外，要使股骨头和臼顶负重区完全匹配，以获得满意的临床效果。在累及臼顶负重区有没有获得匹配的移位骨折，可以预见会有持续疼痛和残疾的不满意效果。

典型病例

病例 1

37 岁手部体力劳动者，从高处跌落，并遭受右侧髋臼骨折（图 23.6A~E）。详细的影像学和 CT 评估显示横行加后壁骨折。后柱的移位明显比前柱大得多。通过合理的后侧手术入路可以完成后侧满意的髋臼重建（图 23.7A~C）。

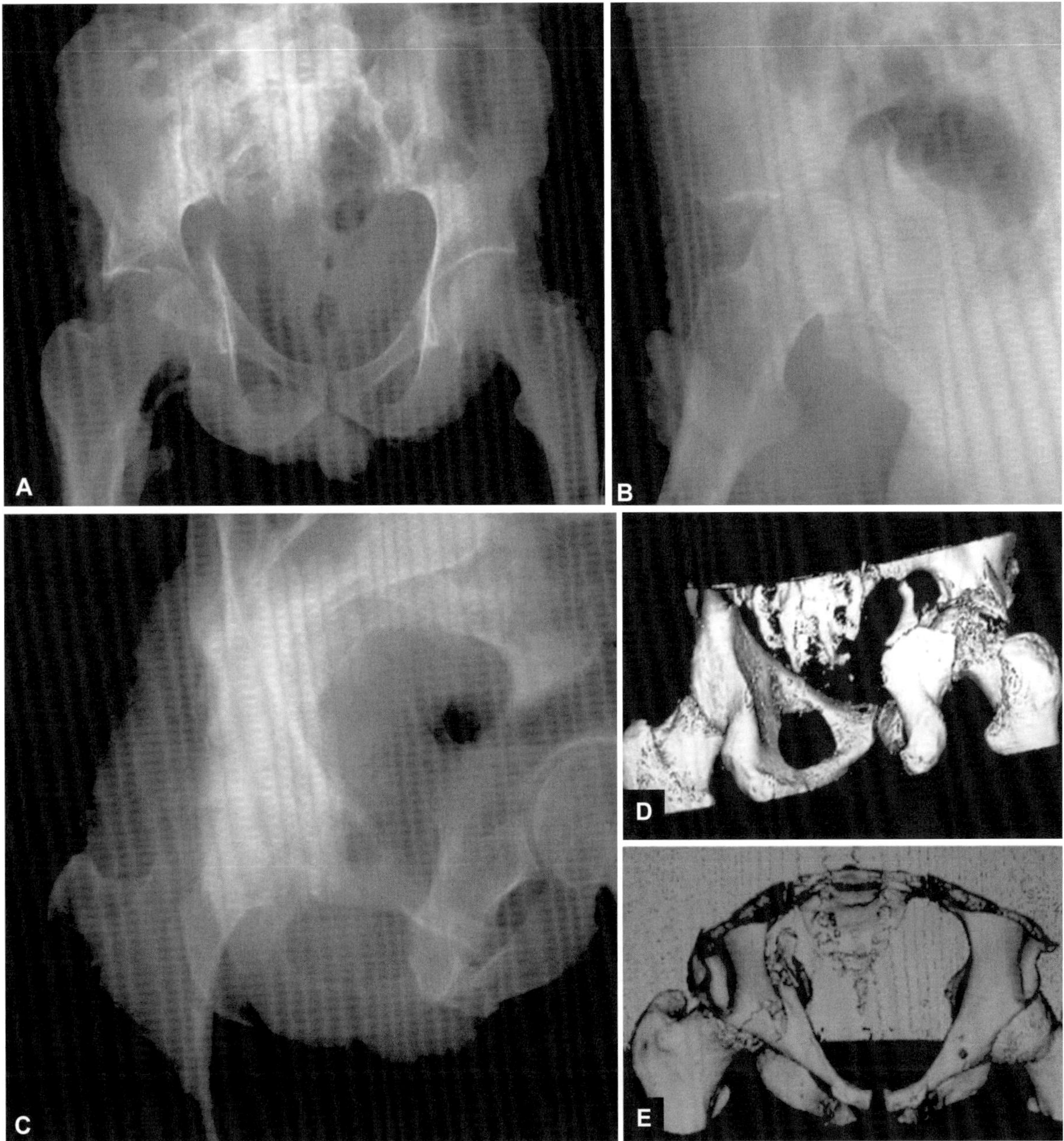

图 23.6A~E （A）正位片显示髂耻线和髂坐线都断裂；（B）髂骨斜位片显示断裂的后柱；（C）闭孔斜位片显示前柱骨折并轻度移位；（D）三维重建 CT 显示除了柱的骨折外还有一个粉碎性后壁骨折；（E）前柱骨折和轻微移位的前壁骨折

病例 2

67 岁男性，从梯子摔下，右侧髋臼的前柱骨折（图 23.8A 和 B）。对该患者，采用的合理入路是髂腹股沟入路。

皮肤切口如图 23.9 所示。

从髂骨上剥离髂肌，并显露髂骨内板至骶髂关节的整个区域（图 23.10）。辨认股血管和骨神经，并准备好髂腹股沟入路的 3 个手术窗（图 23.11）。

复位和固定

在粗隆部插入 1 枚 Schanz 钉并向外牵引。随着股骨头牵开，髂嵴骨折首先

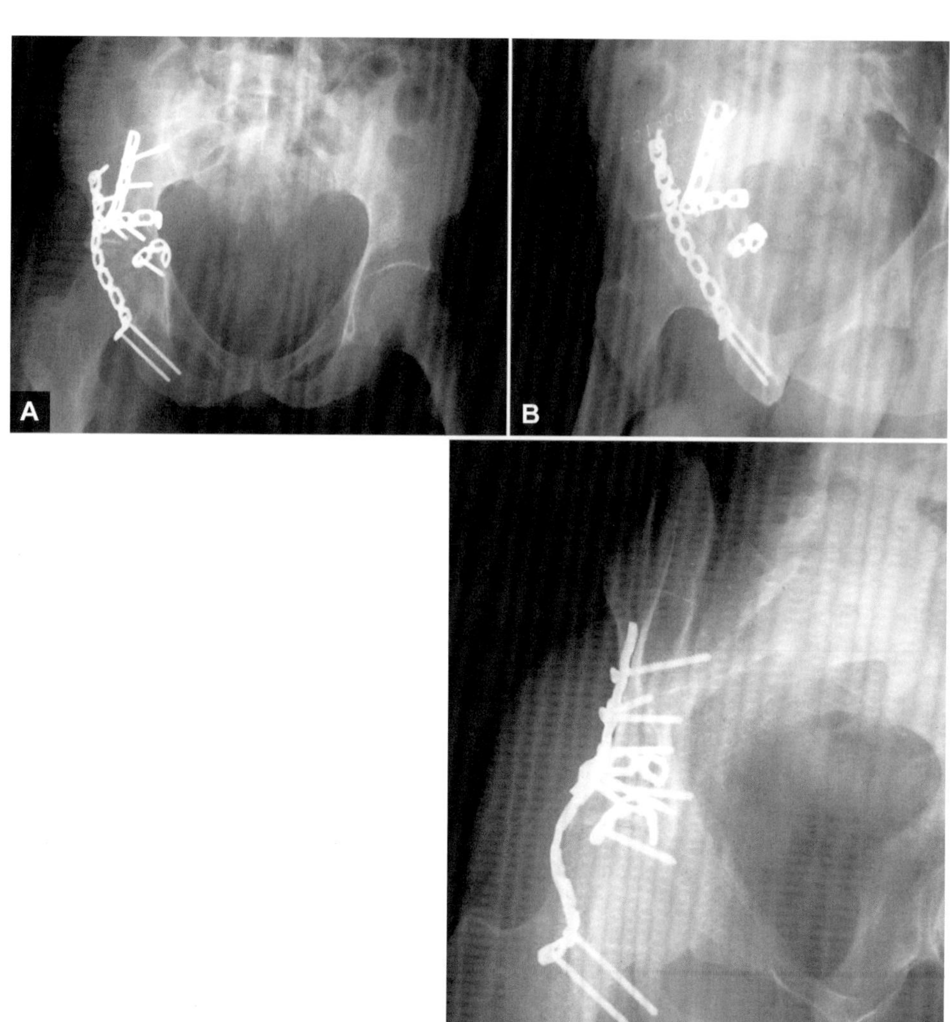

图 23.7A~C （A）术后正位片显示髋臼已重建；（B）应用另外 2 枚钩板稳定粉碎的坐骨边缘；（C）前柱骨折仍然没有移位

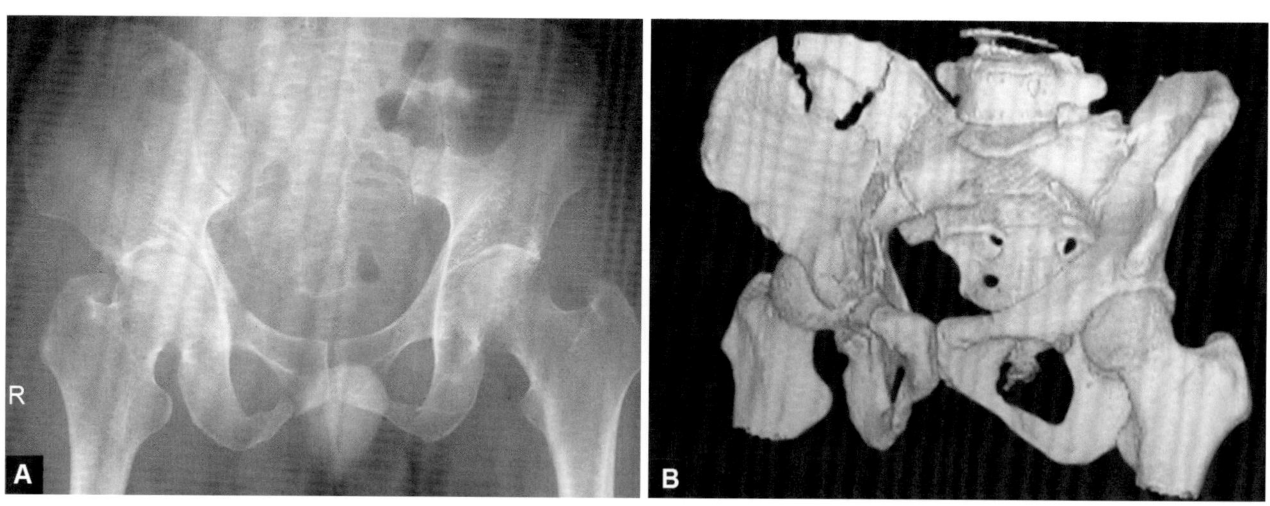

图 23.8A 和 B （A）正位片显示髂耻线断裂和完整的髂坐线，髂骨翼也有骨折；（B）三维重建清楚地显示了这一骨折

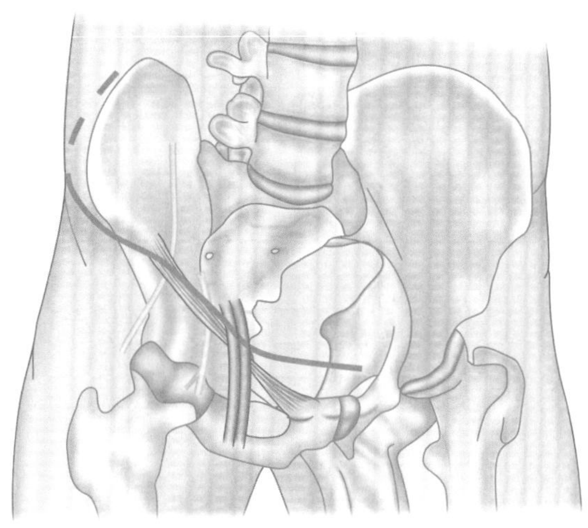
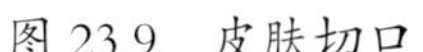

图 23.9　皮肤切口

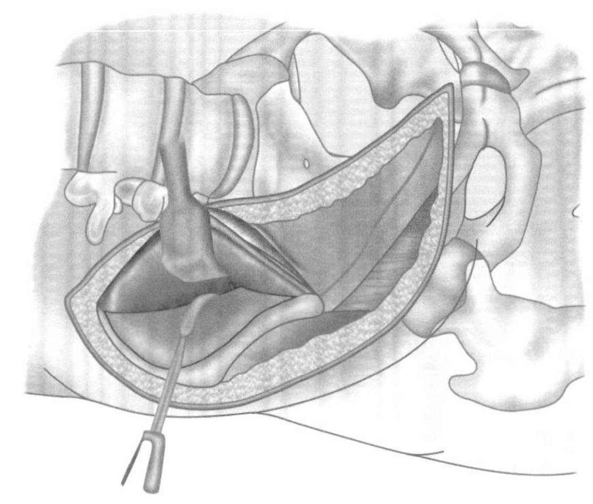

图 23.10　从髂骨内板剥离髂肌显示了至整个骶髂关节的整个区域

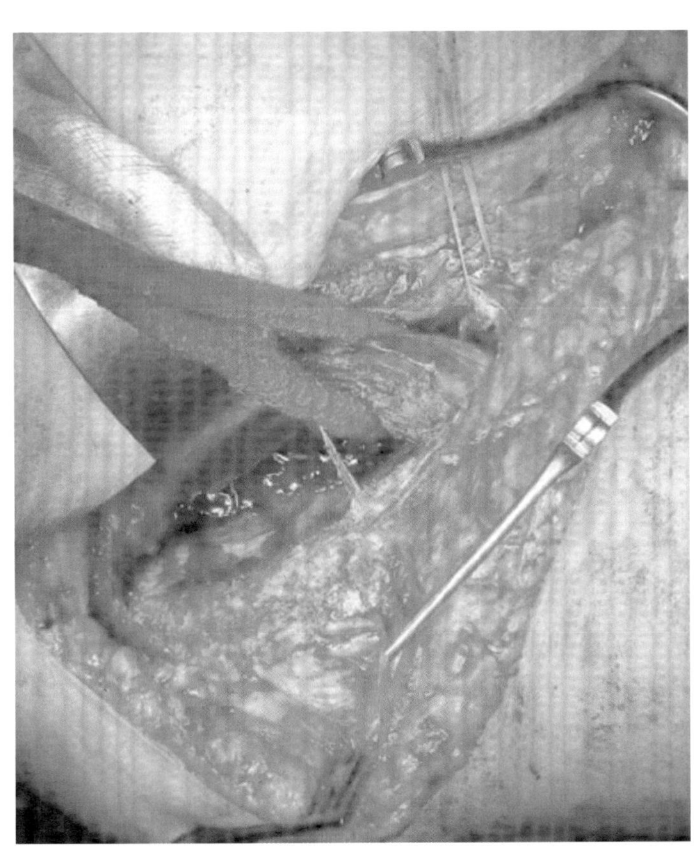

图 23.11　辨认股血管和股神经，显露髂腹股沟入路的 3 个手术窗

被复位，接着可以用 1 个点状（Collinear）复位钳复位前柱骨折。从髂前下棘向后侧髂嵴置入 1 枚长的 3.5mm 拉力螺钉。可以用 3.5mm 重建板完成髂嵴骨折和骨盆前缘的固定（图 23.12A~C）。

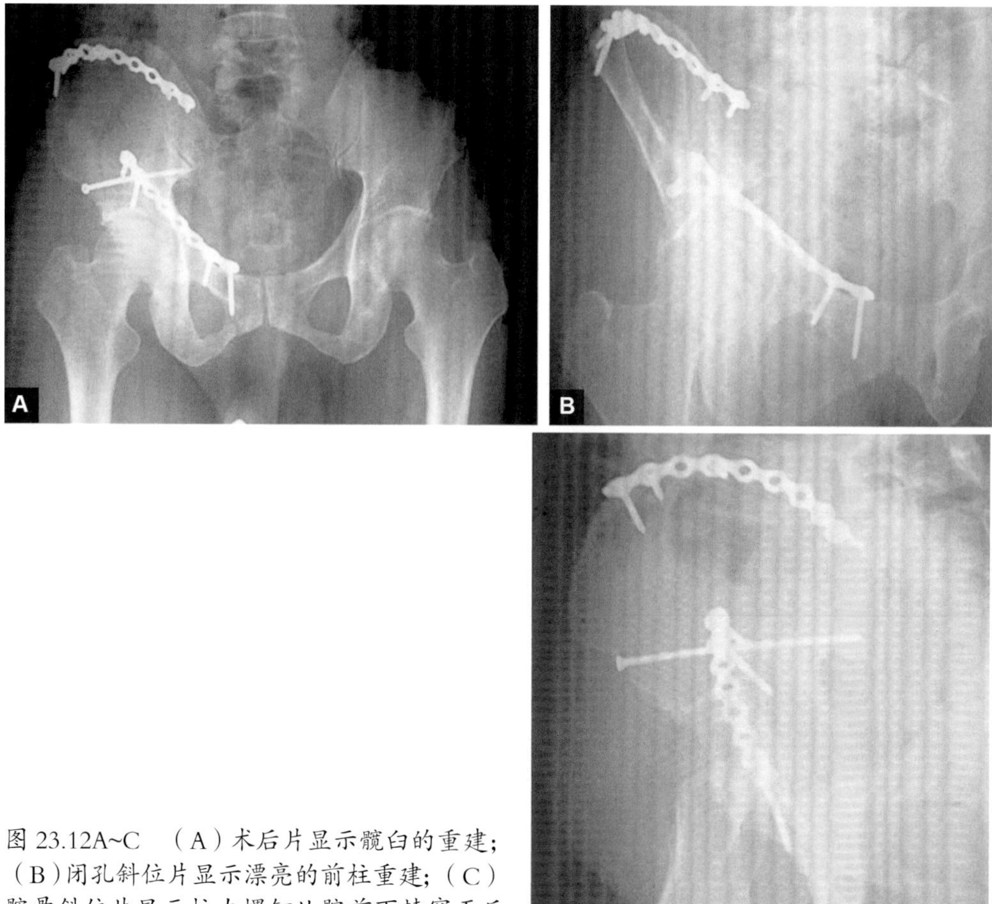

图 23.12A~C （A）术后片显示髋臼的重建；（B）闭孔斜位片显示漂亮的前柱重建；（C）髂骨斜位片显示拉力螺钉从髂前下棘穿至后侧髂嵴

参考文献

1. Baumgaertner MR. Fractures of the posterior wall of the acetabulum. J Am Acad Ortho Surg. 1999;7:54–65.
2. Letournel E. Acetabulum fractures: classification and management. Clin Orthop Relat Res. 1980;151:81–106.
3. Letournel E. The treatment of acetabular fractures through the ilioinguinal approach. Clin Orthop Relat Res. 1993;292:62–76.
4. Helfet DL, Schmeling GJ. Management of complex acetabular fractures through single nonextensile exposures. Clin Orthop Relat Res. 1994;305:58–68.
5. Judet R, Judet J, Letournel E. Fractures of the acetabulum: classification and surgical approaches for open reduction. Preliminary Report. J Bone Joint Surg Am. 1964;46:1615–46.
6. Matta JM, Anderson LM, Epstein HC, Hendricks P. Fractures of the acetabulum. A retrospective analysis. Clin Orthop Relat Res. 1986;205:230–40.
7. Matta JM, Mehne DK, Roffi R. Fractures of the acetabulum. Early results of a prospective study. Clin Orthop Relat Res. 1986;205:241–50.
8. Matta JM. Operative treatment of acetabular fractures through the ilioinguinal approach: a 10–year perspective. J Orthop Trauma. 2006;20（1 Suppl）:S20–9.

翻译：杨明　审校：张殿英

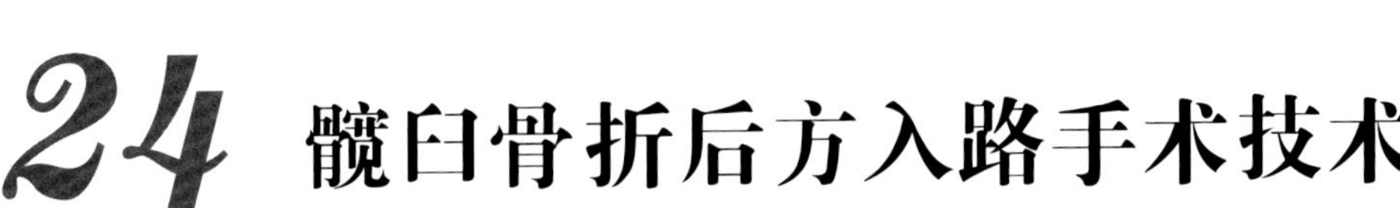

24 髋臼骨折后方入路手术技术

Nikhil Shah, Henry Wynn-Jones, Anthony Clayson

引言

髋臼骨折的手术较为复杂，要求术者具备一定的手术经验。术者需对髋臼解剖结构及周围重要的血管神经走行了然于心，这是手术成功的重要条件。

本章主要介绍髋臼骨折手术中的复位内固定手术技巧以及我们的经验。由于髋臼骨折涉及的内容太广泛，本章节不足以将其完整阐释，如果读者想进一步了解学习，我们推荐 Letournel、 Tile、Matta、Helfet、Mears 等专家的著作。

后方入路

总体治疗原则

手术目的和时机

髋臼骨折治疗目标是骨折解剖复位、坚强固定，允许关节早期活动，减少术后并发症。术前应详细向患者交代手术风险及术后预期结果，并签署知情同意书。关节软骨的损伤、术中骨折复位不良、术中切口及术野软组织过度剥离，均会导致术后效果不佳。

对于不同的患者，其治疗目标也不尽相同。对于老年髋臼骨折患者，术中不应强求解剖复位，重建恢复髋臼的连续性和大体外形即可接受。这将利于后期进行关节置换，虽然并非所有的老年髋臼骨折患者都需要进行关节置换。

Willet 等人报道，如果在伤后 5~15 天内手术，更易对骨折进行解剖复位。而在伤后 10~15 天内进行手术，术后功能康复更易取得优良的结果。

对于髋臼骨折切开复位内固定，应尽可能地通过一个手术入路来完成，这对于早期手术来说比较容易实现。但有时一个手术入路不足以完成手术，或需二期手术以获得所有骨折完美复位的患者，此时需另行手术入路进行固定，尤

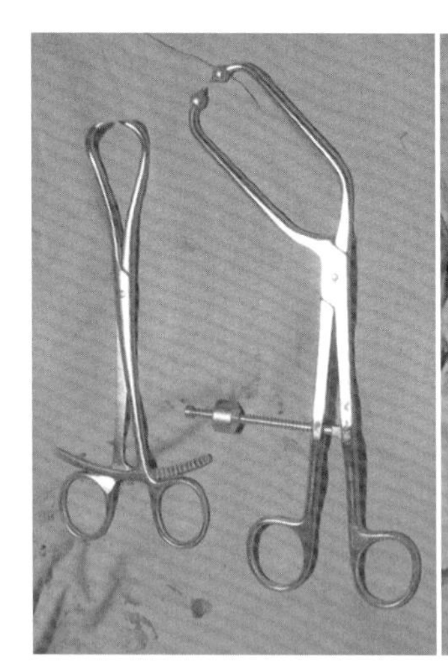
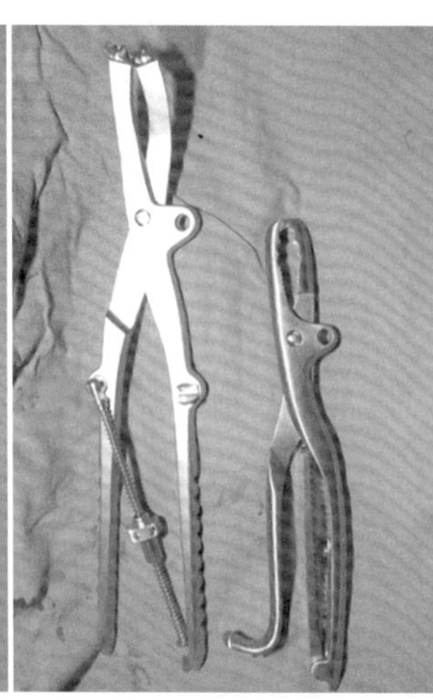
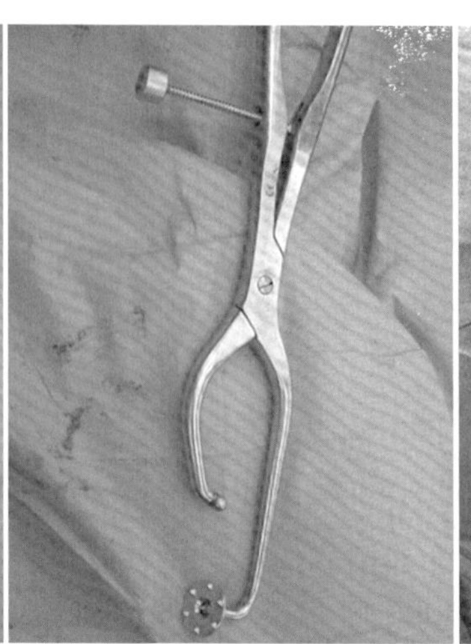
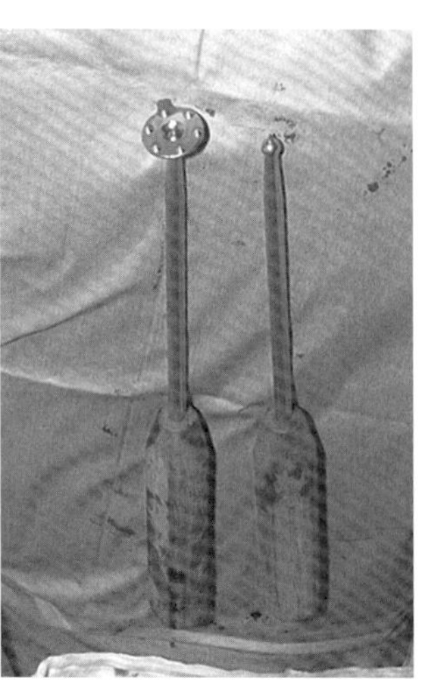

图 24.1A~D　手术器械

其是对于存在需延迟固定的年轻的复杂髋臼骨折患者。

手术器械和设备

由于髋臼骨折的手术效果主要取决于手术医生的经验，因此，此类手术建议在专科医院进行。专用于骨盆骨折的手术器械和工具纷繁多样，术者须熟悉每一种器械及其用途。在骨盆专用工具包内，备有不同型号的骨盆复位钳以及其他专用器械（图 24.1A~D）。同样，在骨盆专用固定器械包内，大多备有长螺钉、长钻、直板和预弯弧形板。最近流行的锁定板很少用到，但是对于骨质疏松的患者锁定板是必备的。球尖状推顶器是非常重要器械，可与尖垫圈一起用，也可单独使用。

可透视的牵引床，术中非常有用，虽然可能非常昂贵。术中应用可透视的牵引床辅助，相关设备可在患者仰卧位、俯卧位和侧卧位时进行纵向和横向牵引。有经验的助手也有助于手术的顺利进行。患者仰卧位时，在大腿下方放置可透视的三角或枕头，用来维持髋关节屈曲位，以帮助放松髂腰肌。患者侧卧位时将可透视的三角或枕头放在大腿之间，以辅助维持髋关节外展，更好地暴露髂骨。

除了一些特殊急症患者，如血管损伤、不可复位的髋关节骨折脱位、开放性髋臼骨折，应对患者进行全面仔细的检查评估。为确保手术顺利进行，麻醉评估也必不可少。

对于髋臼骨折患者，常规使用机械和（或）化学方法预防深静脉血栓形成。如果条件允许，我们常规使用氨甲环酸和术中血液回输。术前及术后使用抗生素预防感染，使用吲哚美辛预防异位骨化，也常采用术后持续被动活动预防髋臼骨折术后异位骨化的发生。

详细的术前计划是必不可少的。术前应仔细研究患者的骨盆片和 Judet 位片或 CT 三维重建，在塑料骨折模型上划出骨折线，以规划手术策略和演练如何进行骨折复位。

手术入路

手术治疗髋臼骨折应充分暴露术野，且不损伤周围软组织结构。手术入路的选择应基于骨折类型、手术医生的经验以及对髋臼解剖结构的把握。

长期以来，Kocher-Langenbeck 入路和腹股沟入路是治疗髋臼骨折最常用的两个入路。通常情况下，我们可以通过一个手术入路对骨折进行复位，并自前向后或自后向前以螺钉将骨折固定。我们习惯做单一的前方入路或后方入路，我们也可根据手术需要，先做一侧再做另外一侧，而不是将患者置于侧卧漂浮体位同时进行前后方入路手术，这样可以充分发挥每一种手术入路的优势。

后路复位与固定

Kocher-Langenbeck 入路（KL 入路）可以在俯卧位或侧卧位下完成。我们更喜欢采用侧卧位，因为后侧入路是我们进行初次髋关节置换或翻修手术时所采用的常规入路。同时，我们认为通过坐骨大切迹触到方形区以检查骨折和复位，但是对于有移位的后柱骨折，通过前路进行复位更容易。

术前对应设计好如何进行铺无菌巾。大腿铺单后的暴露范围为髂脊到膝关节上方或膝关节以下。我们喜欢进行倾斜实验，以确保术者术中根据需要对手术台进行前后倾斜调整。

患者侧卧位，患侧肢体伸髋屈膝，将患足放置于术者一侧铺盖无菌巾的 Mayo 手术推车上，以放松坐骨神经（图 24.2）。在大腿下方垫置一个敷料包作为支点，辅助髋关节轻度外展，同时放松髋关节外展肌群，以优先暴露臀中肌。

术中可根据需要，在髋关节不同的位置对患肢进行牵引。在侧卧位时，股骨头的重量可能会影响髋臼骨折块的复位，但可通过置入小转子下方的 Schanz 钉，进行纵向和横向牵引，抵消股骨头重量对复位的阻碍和影响。通过术中牵引可充分暴露髋臼骨折面，去除异物。术前置入股骨远端的骨牵引，钉将有助于术中对患肢进行横向牵引。

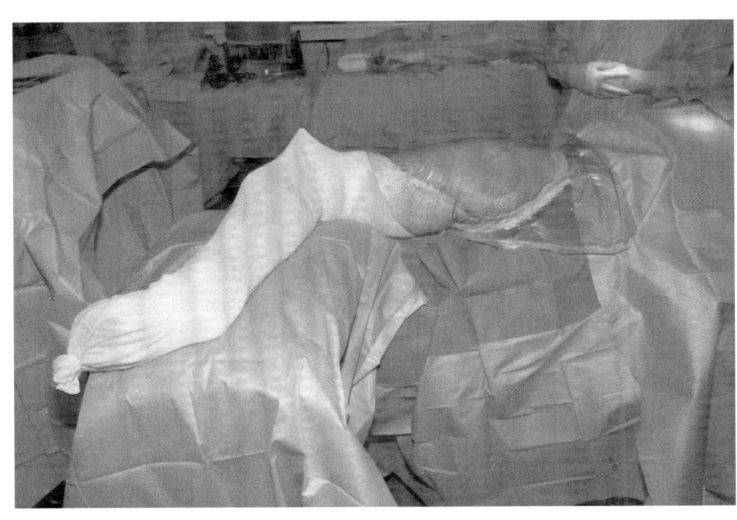

图 24.2 Kocher-Langenbeck 入路——患者侧卧位，伸髋屈膝

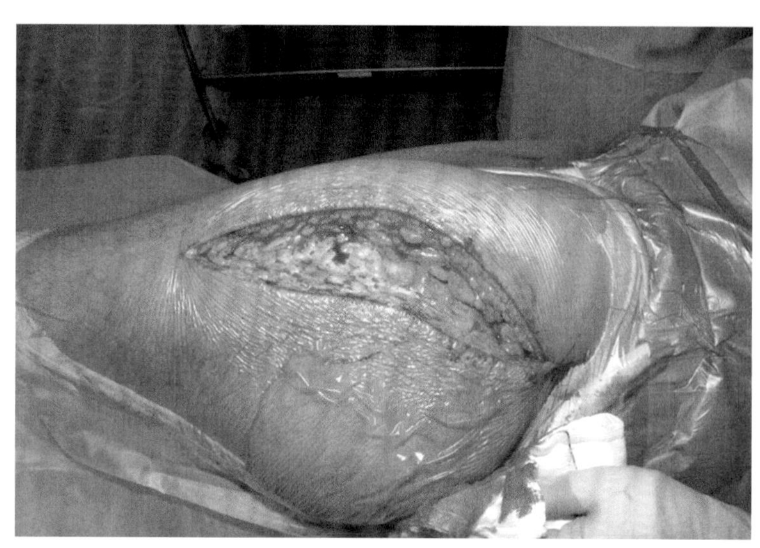

图 24.3　KL 入路皮肤切开

KL 入路与行髋关节置换时采用的后方入路不同，坐骨神经是 KL 入路关键点，术中应注意加以保护。术中常规将臀大肌肌腱自股骨后方游离，以放松后方的肌肉软组织，同时避免坐骨神经张力过大。注意保留与骨块附着的关节囊，这是骨块的血供来源。注意术中显露髋关节是通过髋臼的骨折块，而不是切开关节囊。

KL 入路的适应证，包括髋臼后壁和后柱骨折，部分 T 形骨折，横形骨折，某些需要对后壁进行复位的双柱骨折。其他类型的髋臼骨折大多可通过前方入路，也可经后方入路进行复位固定，到底选取前方入路还是后方入路取决于术者的经验。从坐骨结节到坐骨大切迹的后柱区域术中可以直视，髋臼上方和方形区术中可触及。

异位骨化是髋臼骨折常见的并发症，可通过术中最小化的骨膜下剥离和减少对臀肌的损伤以避免其发生。术中应备好双极，以备需要时对坐骨神经周围进行止血，从而避免对坐骨神经的热损伤。

KL 入路切口起自髂后上棘前方，呈外凸的弧形延伸，沿臀大肌、臀中肌间隙，经大粗隆后缘，沿股骨干纵向下行（图 24.3）。切口长度取决于骨折的特点和患者的身高。术中纵向切开阔筋膜张肌，并沿臀大肌肌纤维走行将其分开。

坐骨神经损伤是 KL 入路常见的并发症，因此坐骨神经通常应在不过度阻断其血运的情况下识别并游离。将臀大肌肌腱从股骨上剥离有助于充分暴露术野，避免在术中对坐骨神经过度牵拉。保持伸髋屈膝位也有助于放松坐骨神经，避免对其损害。术中仔细辨认、分离坐骨神经，将其从正常未损伤一侧牵向靠近骨折一侧。少数情况下，坐骨神经被嵌夹在骨折块之间，这时应非常小心地将其从骨折块间移出来。术中应仔细检查坐骨神经有无损伤，并详细记录在案。同时避免过度牵拉或剥离，以免损伤神经的血供。

术中应仔细辨认外旋肌群和梨状肌，可能会碰到髋关节外旋肌群肌腱 / 关节囊的损伤或撕裂，有时还会发现骨折块嵌入纽扣洞样的软组织内，应明白坐骨神经与外旋短肌的关系。分离梨状肌与外旋短肌，并在远离股骨止点处分开切断，

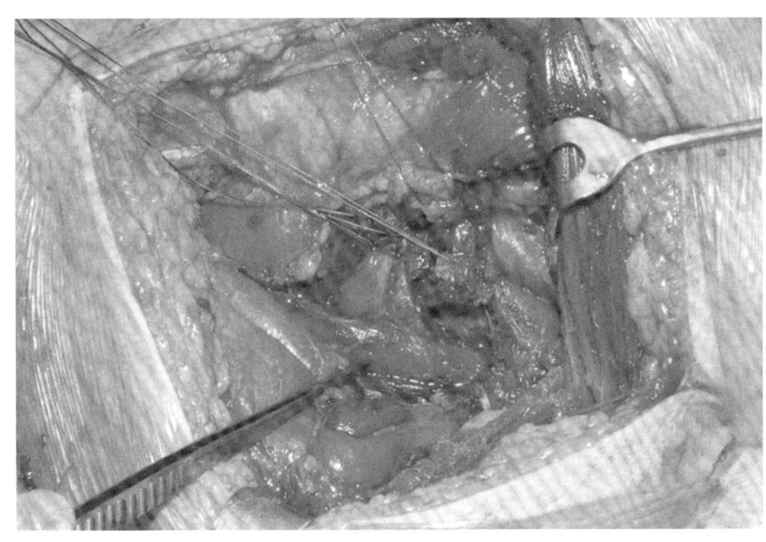

图 24.4　分离外旋肌并显露坐骨神经

以保护来自旋股内动脉升支分支的血供。我们喜欢在远离股骨止点处将两块肌肉挂线打结，并将其分开（图 24.4）。这步操作也有助于随后的修复。由于股方肌内有供养股骨头的血管，因此，术中应注意保护。

切断外旋短肌后将其向外侧翻转，并将板钩插入。此步操作可显露整个后柱，直视髋臼后壁，并有助于触摸方形区。如果术中在坐骨大切迹和坐骨小切迹处用了拉钩，应定期移除，以减轻牵拉损伤坐骨神经。

髋臼上方的髂骨翼部分应在骨膜外尽可能多地进行分离。尤其是在髋臼壁骨折块向上延伸或骨折块嵌入负重区。在向后上方和前上方牵开臀中肌后，可打入 Schanz 针后辅助复位和随后的钢板固定。需要注意的是，不要过度牵引，以保护臀肌的血管神经束。而在大腿下方垫置无菌敷料包辅助维持髋关节外展，将有助于充分暴露术野，避免损伤臀上神经血管束。

这种入路似乎会增加发生异位骨化的风险，因此，必须对术野进行仔细的灌洗。在髋臼上方区域应尽量避免过度骨膜下剥离，以减少异位骨化发生的风险。手术结束时，对于术野明显损伤的肌肉和软组织必须进行清创。

KL 入路联合关节囊外大转子截骨，可增加髂骨翼上方的暴露范围，也有助于增加髋臼前上方区域的暴露，以方便需要时在此区域穿过骨盆内环扎钢丝。

后壁骨折

髋臼后壁骨折可能是单一的大骨块或粉碎性骨折片，骨折位置可能位于正后方和下方，或后上方。借助半螺纹 Schanz 针或股骨牵引器对股骨头进行侧方牵引，以部分显露髋臼（图 24.5）。直接的纵向牵引和侧方牵引有助于牵开髋关节。附着有骨折块的关节囊应尽可能完好的保存，因为它们是碎裂的骨折块主要的血供来源。显露髋关节时应通过骨折表面，而非通过切开关节囊实现。这是 KL 入路与行全髋关节置换时后侧入路最主要和最重要的区别。

然后对髋臼进行冲洗或清理，以去除微小游离的骨折碎片或组织（图 24.6），以避免影响髋关节复位。但是主要结构部分的骨折块须尽量保留，并将

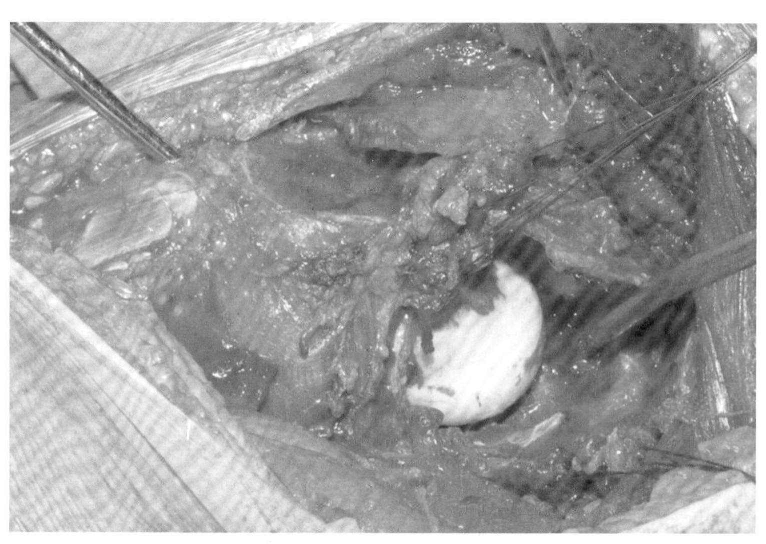

图 24.5 利用 Schanz 钉牵引撑开髋关节

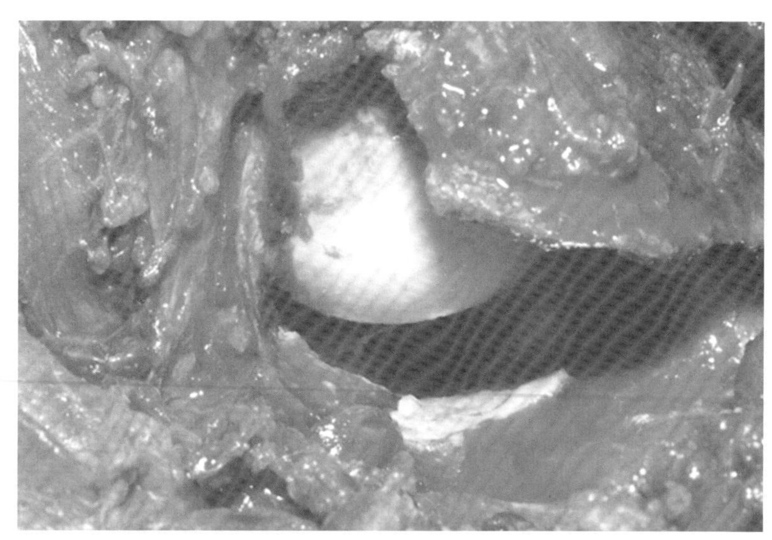

图 24.6 牵开髋关节清理碎片，可看到边缘压缩

其放回原处，偶尔也会用作局部骨移植供体。除非髋关节已经脱位或存在绞锁不可复位，我们一般不会将髋关节脱位来进行上述操作。也有人通过温和的操作将髋关节脱位，在清理髋关节游离骨片或失活组织后，再将髋关节复位。在髋臼壁骨折块复位之前，通过牵引在直视下操作，有助于观察髋臼柱的复位情况，进而提高复位的质量。

上述操作可以重复多次，以避免分离或损伤附着有骨块的关节囊。如果髋臼壁的骨折块已提前复位，这种情况下可有限度地分离附着有骨折块的关节囊，以对骨折块进行准确复位。将附着有骨块的软组织进行缝合可能会有助于暴露术区，利于手术操作。

一旦进行髋关节冲洗且髋臼后壁骨折复位完成后，可对骨折表面进行轻柔清理而不清理其相关的软组织。但嵌在骨折块之间和骨块表面的软组织必须清除。

术中应仔细辨认骨块边缘有无压缩，关节面的软骨和软骨下骨有无压缩凹陷。术前 CT 扫描有助于发现上述情况。术中如果发现关节软骨压缩，这是发现骨块压缩最简单的线索，如果不处理将导致预后不良。一旦发现，术中应进行

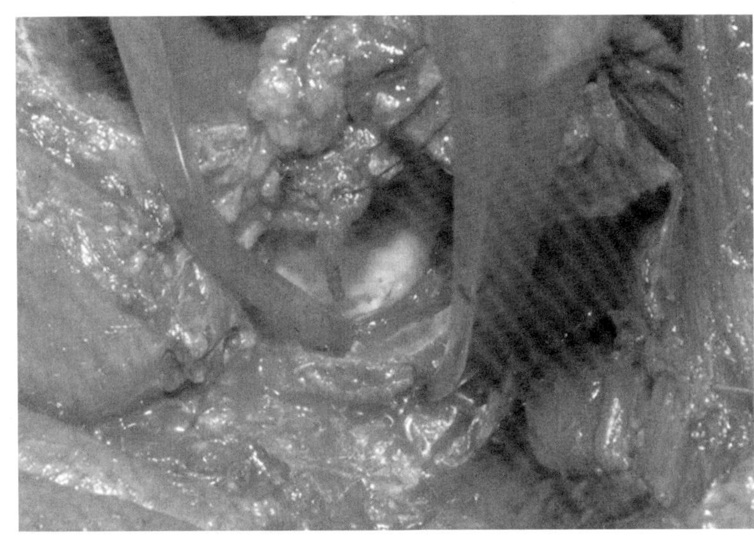

图 24.7　利用股骨头作为支撑撬拨复位压缩的骨折块。

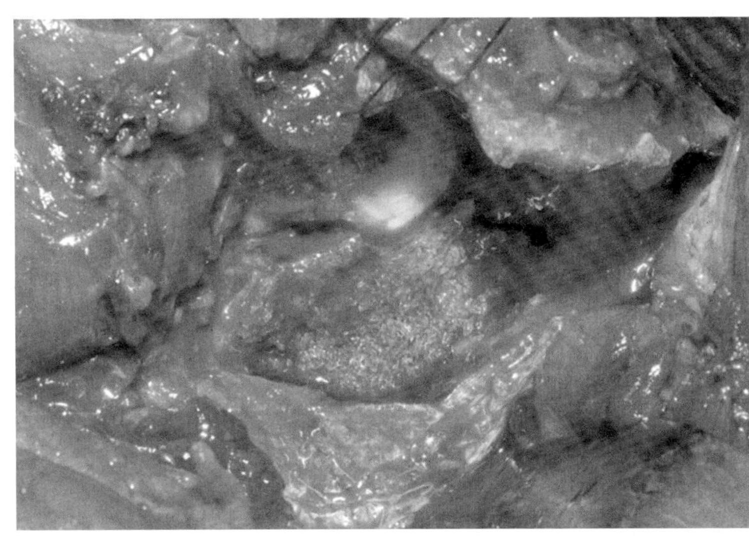

图 24.8　撬拨复位后在骨块下方植骨

准确撬拨复位并进行植骨。复位时，可借助弯曲的骨凿进行操作。骨块之间的缝隙至少须远离关节软骨 1cm，或位于关节软骨下方 1cm 以上，这样才可使用松质骨块将塌陷的关节软骨支撑起来。在撬拨复位过程中，复位后股骨头可为髋臼关节面提供一个临时支撑，辅助塌陷的骨折复位（图 24.7）。采用弯曲的骨凿复位骨块边缘压缩。间隙可以用大转子开窗获取的松质骨填充，根据需要可混合人工骨（图 24.8）。压缩纠正后，我们习惯再多植一些松质骨，以对骨块起到更好的支撑。

随后将髋臼壁骨块复位放置在撬拨后的骨折压缩间隙（图 24.9）。清除术区的血肿或软组织将有助于上述操作。通过克氏针进行临时固定，如果髋臼后壁骨折块大小允许，可通过骨折块之间的拉力螺钉进行固定。如果骨折粉碎严重，则选用弹性接骨板进行固定。

弹性接骨板是由 1/3 管型板剪切制成，根据实际需要，将其尾端进行弯曲塑型成钩状（图 24.10）。将塑型后的钢板贴附在后柱未骨折的部分，而弹力钢板钩状尾端则放置在远离髋臼边缘的后壁骨折的表面（图 24.11），以防止钢板损

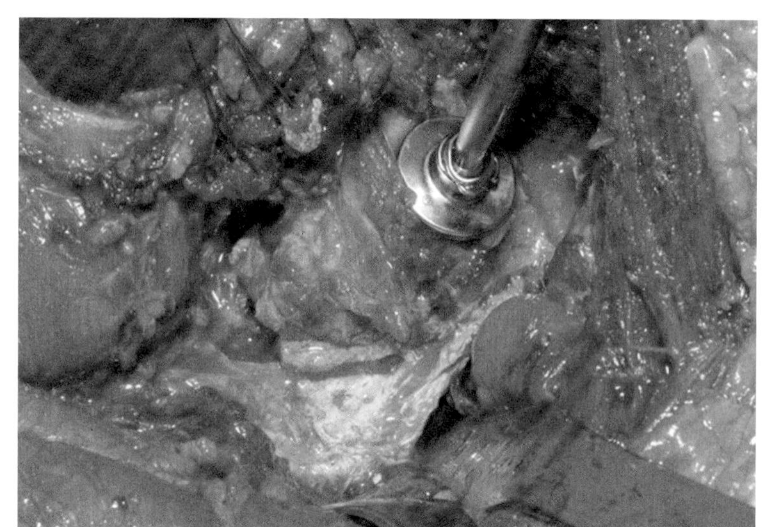
图 24.9　髋臼壁骨折块的复位

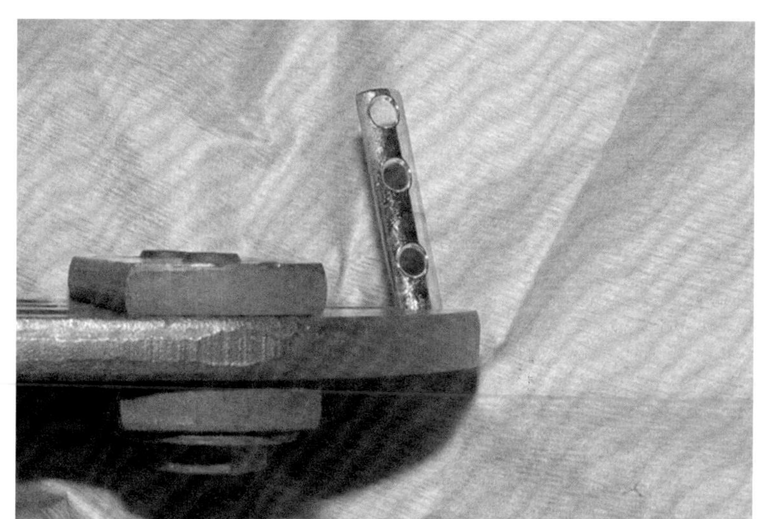
图 24.10　预弯弹性钢板

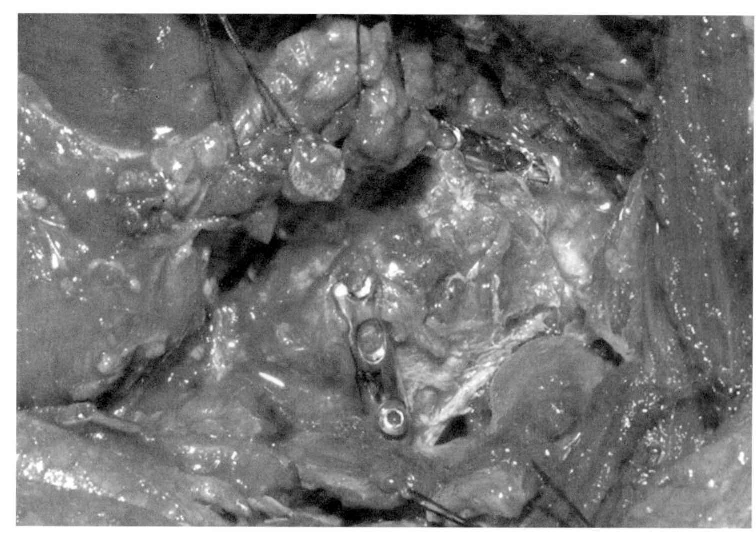
图 24.11　弹性钢板的应用

伤股骨头。理想状态下，两块弹力钢板以正确的角度放置可以提供更好的力学稳定性。将预弯好的 3.5mm 8~10 孔骨盆重建钢板放置于后柱，作为支撑钢板，将对 2 块弹力钢板进行支撑。预弯钢板需要一定的技巧。对于髋臼壁骨折，钢

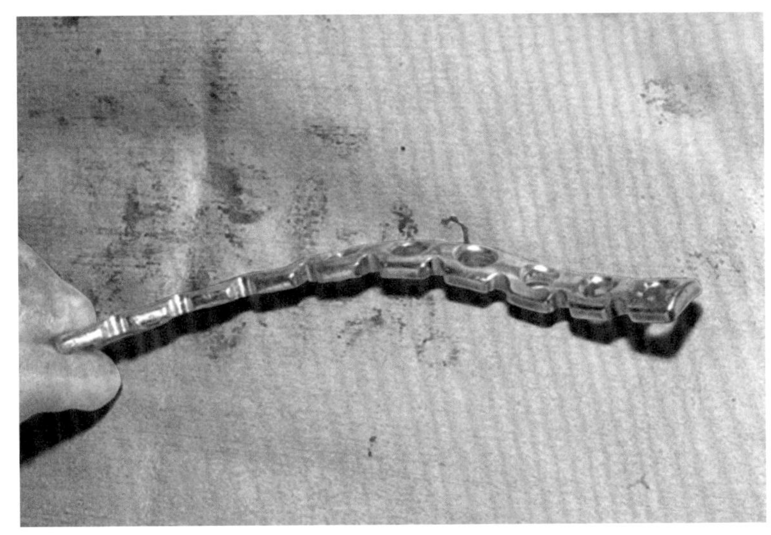

图 24.12　预弯后的骨盆重建板

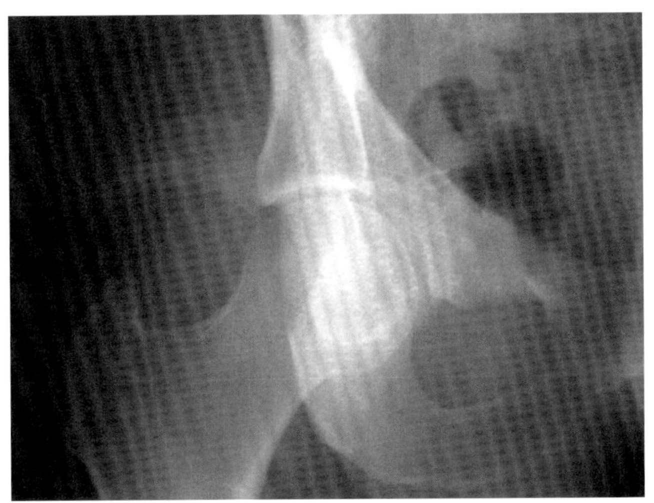

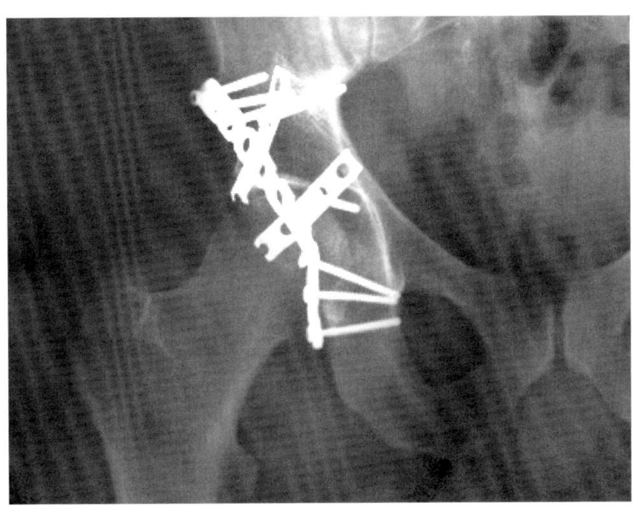

图 24.13A 和 B　髋臼后壁骨折的固定

板需向下弯曲，而上方需进行适当的扭转，以使其更好地贴附于髋臼的后缘和上缘（图 24.12）。下方的螺钉通常自髋臼下沟拧入坐骨，不必拧紧。此时，轻轻移动重建钢板，以在最理想的位置进行固定，同时可为弹力钢板提供更好的支撑（图 24.13A 和 B）。随后，拧入上方的螺钉。一般情况下，重建钢板上下各拧入 3 枚螺钉即可，但是我们依然喜欢选择 8~10 孔的骨盆重建钢板。

偶尔在后壁骨折线较长或后壁合并后柱骨折时，我们需要第二块重建钢板以加强固定（图 24.14）。需要强调的是，术中应避免螺钉穿透至髋关节。在侧位时，可通过控制螺钉拧入的方向远离髋臼以防止螺钉穿透髋关节。在拧入螺钉后，应全方位活动髋关节，以确保关节活动无任何阻碍、螺钉没有拧入关节内。术中多个角度的影像学检查也有助于排查螺钉有无拧入关节内。术中及术后应进行彻底的冲洗。

如果骨折线向上延伸，关节外的大转子截骨将有助于增加髋臼上方的暴露（图 24.15）。截骨平面与常规大转子相似。但是这种截骨平面的出口位于关节

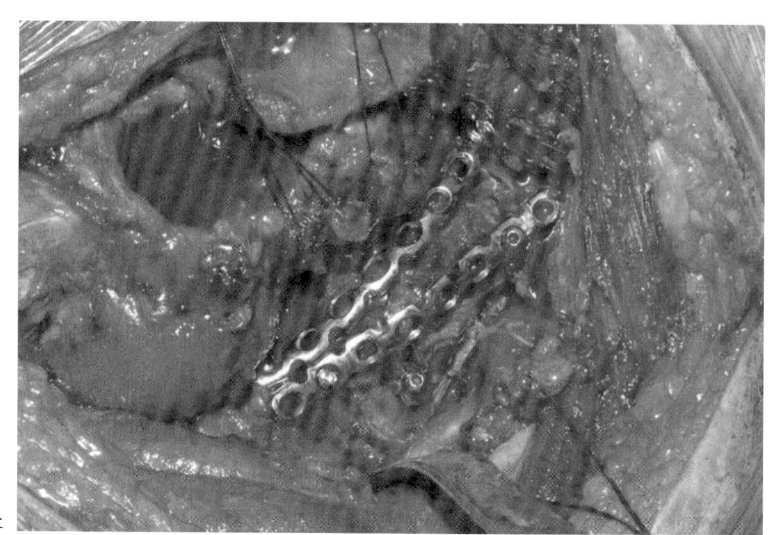
图 24.14　利用重建钢板固定髋臼后柱骨折块

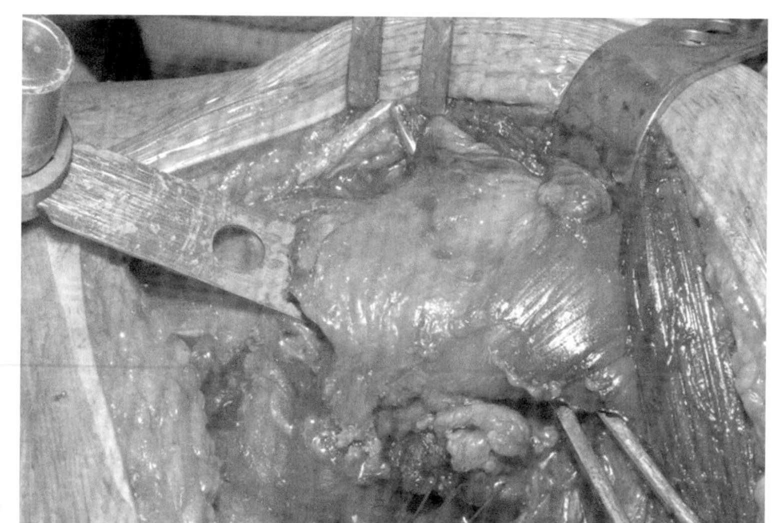
图 24.15　大转子截骨

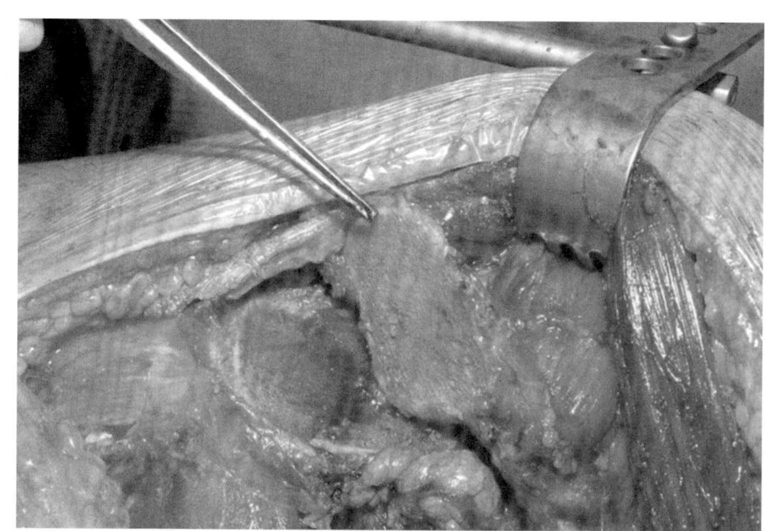
图 24.16　关节囊外完成大转子截骨

囊外，这样做的目的是不干扰股骨头的血供。通过关节囊外的大转子截骨，不仅可暴露更多的髋臼上方的髂骨翼部分，而且可以暴露更多的前下方的髂脊。

同时，也有助于穿过骨盆内环扎线以备必要时辅助骨折复位和固定。

首先要找到大转子的前后缘，在臀中肌肉及臀小肌止点深面从前向后贴近股骨颈上方分离出隧道，可选用一个弯曲的胆囊切除钳穿过臀中肌深层表面作为向导，可直接用摆锯完成截骨，但操作时应注意自大转子外侧面向内侧面截骨，在关节囊外完成截骨（图 24.16）。这将有助于保护股骨头和股骨颈的血运。仔细保护截下来的骨块并将其翻转，此时可充分暴露髋臼上方以及髂骨的侧面，这将有助于髋臼壁上方骨折的复位和髋臼后上方骨折边缘压缩的处理。

大转子截骨后的修复方法有许多种，我们的习惯是在截骨前预先在大转子钻孔，复位后以 6.5mm 部分加压松质骨螺钉加垫片沿预先备好的钻孔将其固定。4.5mm 的皮质骨螺钉也可达到同样的固定效果。也有人报道采用克氏针张力带技术进行修复。螺钉自大转子定点打入，穿过小结节，达到双层皮质固定的目的。有人报道采用 Gigli 锯进行截骨，在截骨操作过程中应注意保护软组织。文献报道，大转子截骨后，截下来的大转子骨片重新固定修复后不愈合，但我们没有碰到过类似的情况。大转子截骨后，可在股骨上残留的大转子区取小量的松质骨作为植骨供体骨。修复时应小心，避免人为造成截下来的大转子骨块骨折。

髋臼后壁联合后柱骨折临床上常见，预后往往不佳。髋关节一般可理想复位，但有时由于关节内骨折块的存在导致复位欠佳。极少数情况下由于股骨头被软组织绞锁或由于软组织干扰导致髋关节不能复位。此外，这种骨折往往合并坐骨神经损伤。

后柱骨折

患者取侧卧位，行 KL 入路治疗髋臼后壁骨折。采用打入坐骨结节的 Schanz 针来纠正后柱骨块的移位和外旋畸形，在伸髋屈膝位时应注意保护坐骨神经。术中必要时可适度牵拉骨折块以达到理想的复位，并对骨折块进行必要的清理。

有种有效的复位策略是在骨折的两侧分别打入一枚螺钉，通过相对应的复位钳进行辅助复位固定。随着复位钳逐渐夹紧，骨折移位被纠正并复位（图 24.17）。骨折平移和旋转移位也可通过这种组合复位办法进行纠正。

通过坐骨切迹触摸骨折块表面有助于确认后柱骨折是否完全复位，将带角度的骨盆复位钳夹在坐骨结节上，有助于维持后柱骨折块的前面部分。如果骨折线的角度允许，一个加压螺钉联合中和钢板将有助于骨折的复位与固定。骨折复位后，将一个 3.5mm 的骨盆重建钢板预弯后放置在后柱的边缘进行初始固定。为了实现对后柱骨折进行良好的加压固定，在多数情况下需要放置第二块钢板。

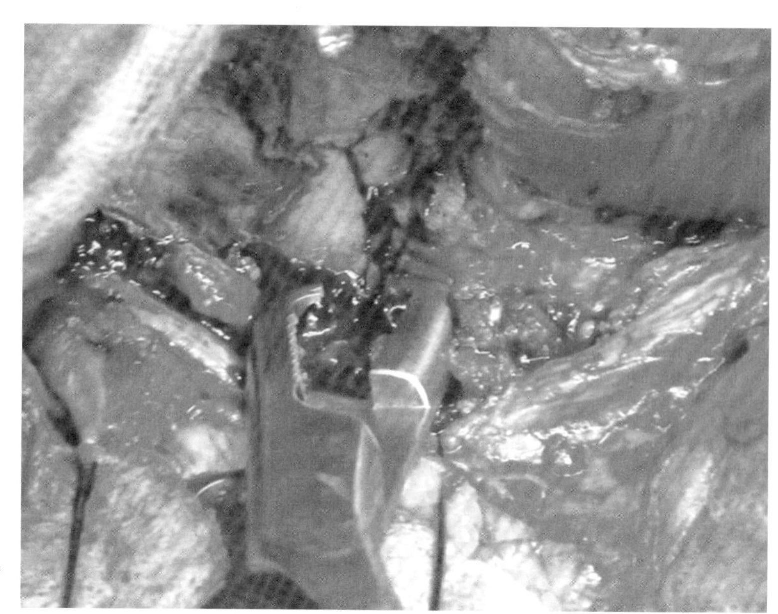

图 24.17　利用 2 枚螺钉联合骨盆复位钳完成后柱骨折复位

预后

最近的一篇关于髋臼骨折的 Meta 分析结果显示，髋臼骨折手术治疗后 5 年疗效优良率达 80%。大约 20% 的患者术后并发骨性关节炎。少于 10% 的患者并发其他晚期并发症包括异位骨化、股骨头缺血坏死，8% 的患者需要进行二次手术，而二次手术方式通常是髋关节置换。影响骨折预后优劣的因素，包括髋臼骨折类型、是否合并髋关节脱位、股骨头的损伤、其他合并伤以及伴随的疾病。这些因素是手术医生无法控制的。其他因素包括手术时机、手术入路、骨折复位质量以及局部并发症，均可在手术医生的控制之下。

髋臼骨折的治疗具有一定的挑战性。三级转诊需要尽早进行，因为手术时机是至关重要的。还有一点非常重要，那就是通过一个手术入路对骨折进行精准复位。

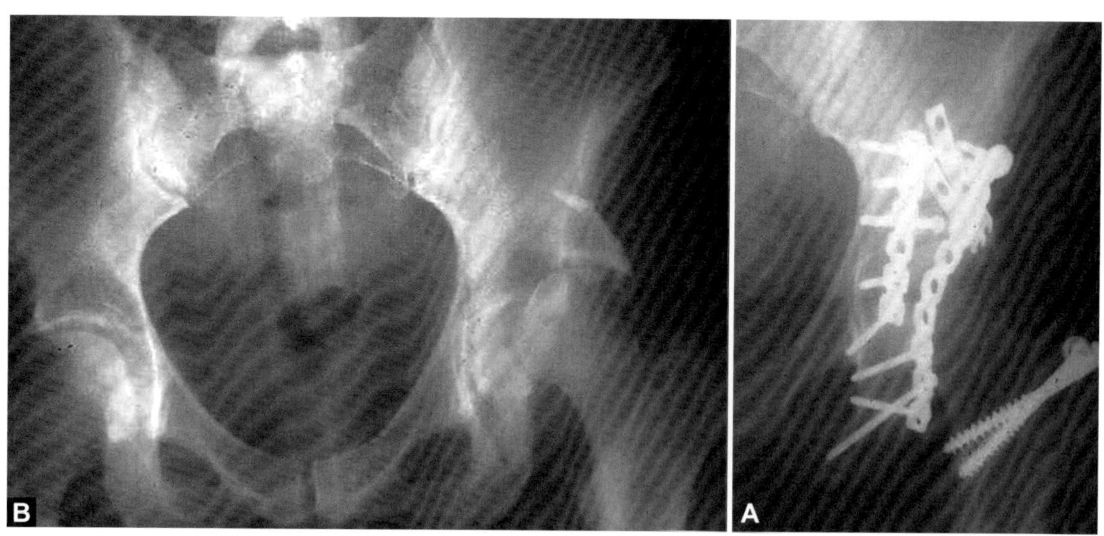

图 24.18A 和 B　髋臼后壁合并后柱骨折的固定

典型病例

45 岁男性患者，交通事故导致左侧髋臼后柱及后壁骨折（图 24.18A）。注意骨折线向上延伸以及髋臼顶的骨块。选择后侧入路，以两块钢板固定。同时进行关节囊外大转子截骨并以两枚螺钉固定（图 24.18B）。

参考文献

1. Brumback RJ, Holt ES, McBride MS, Poka A, Bathon GH, Burgess AR. Acetabular depression fracture accompanying posterior fracture dislocation of the hip. J Orthop Trauma. 1990;4: 42–8.
2. Giannoudis PV, Grotz MRW, Papakostidis C, Dinopoulos H. Operative treatment of displaced fractures of the acetabulum—A meta–analysis. J Bone Joint Surg [Br]. 2005;87–B:2–9.
3. Judet R, Judet J, Letournel E. Fractures of the acetabulum: Classification and surgical approaches for open reduction – Preliminary report. J Bone Joint Surg Am. 1964;46:1615–46.
4. Kumar A, Shah NA, Kershaw SA, Clayson AD. Operative management of acetabular fractures: A review of 73 fractures. Injury, Int J Care Injured. 2005;36:605–12.
5. Letournel E, Judet R. Elson RA （transed）. Fractures of the acetabulum, 2nd edn. Berlin: Springer–Verlag, 1992.
6. Madhu R, Kotnis R, Al–Mousawi A, Barlow N, Deo S, Worlock P, et al. Outcome of surgery for reconstruction of fractures of the acetabulum –the time dependent effect of delay. J Bone Joint Surg [Br]. 2006;88–B:1197–203.
7. Marvin Tile, David Helfet, James Kellam. Fractures of the Pelvis and Acetabulum – 3rd edn. Lippincott Williams and Wilkins, 5 May 2003.
8. Matta JM. Fractures of the acetabulum: Accuracy of reduction and clinical results in patients managed operatively within three weeks after the injury. J Bone Joint Surg Am. 1996;78: 1632–45.
9. Michael R Baumgaertner. Fractures of the posterior wall of the acetabulum. J Am Acad Orthop Surg. 1999;7:54–65.
10. Middlebrooks ES, Sims SH, Kellam JF, Bosse MJ. Incidence of sciatic nerve injury in operatively treated acetabular fractures without somatosensory. Evoked potential monitoring. J Orthop Trauma. 1997;11:327–9.

翻译：王艳华　审校：张培训

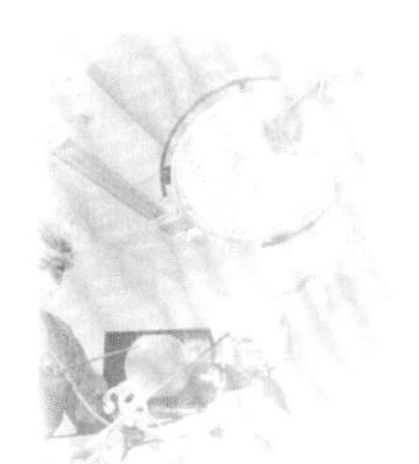

25 髋臼骨折前方入路手术技术

Nikhil Shah, Henry Wynn-Jones, Anthony Clayson

引言

本章主要讨论通过前路固定的骨折，虽然有一些重叠的部分，但是骨折固定的基本原则与第 24 章相似。

这一章的目的是，描述髂腹股沟入路和最近流行的 Stoppa 入路复位和固定髋臼骨折的基本原则。

前髂腹股沟入路

髂腹股沟入路首先由 Letournel 提出，用于复位和治疗各种髋臼骨折，例如横行骨折、前柱骨折、双柱骨折以及 T 型骨折。此入路的主要优点是，不会损伤外展肌群，因此异位骨化的发生率会降到最低。

但是，该入路最主要的缺点是大部分的骨科医生对解剖不熟悉。髂腹股沟入路需要经过大量的神经血管组织，此入路不利于直视下观察骨折类型。外科医生通过建立的窗口进行操作，大部分外科操作通过触诊并借助于影像学资料才能完成。采用该入路，骨折复位较困难；如果想高效地使用该入路，需要外科医生具有丰富的经验。同时，由于手术过程中不能直视关节面，只能通过关节外骨折块准确的复位间接获得关节面的复位。

采用髂腹股沟入路，虽然可以复位一些后柱骨折和横行骨折，但是不能处理后壁骨折及后缘压缩骨折。如果存在后壁骨折及后缘压缩骨折，有必要增加后侧入路。通过单一切口可以将螺钉从前向后拧入后柱，用于固定双柱骨折或者横行骨折或 T 型骨折。如果术中病情需要，我们会毫不犹豫地采取前后联合入路。我们不太倾向于延长的髂股入路或者“Y”型切口。

外科医生需要熟悉腹壁的解剖结构，在本章节中不再进行详细的描述，可查看相关优秀的文献以及 Letournel 对解剖的描述。熟悉腹股沟韧带的解剖结构，腹股沟区血管神经束、股鞘结构至关重要。腹内斜肌、腹外斜肌、腹横肌构成腹股沟管的顶部和底部。腹股沟管深环和腹股沟管浅环非常重要。

男性的精索及女性的子宫圆韧带从腹股沟管深环通向浅环。在腹股沟韧带的深处存在外侧间室，包含髂腰肌、股神经、股外侧皮神经；内侧间室从外至内包含股动脉、股静脉及股鞘内的淋巴组织。髂耻筋膜将内外侧间室分隔开。髂耻筋膜在髂腹股沟入路中至关重要。确认并分离髂耻筋膜可以使外科医生获得骨盆骨折复位和固定的空间。

开始使用该手术入路前，外科医生需要进行良好的训练，包括尸体标本操作。采用髂腹股沟入路时，虽然一些医生推荐漂浮侧位，我们更倾向于仰卧位。采用仰卧位，很容易就可以将透视机器从患者的骨盆下方通过。皮肤切口：后方从髂前上棘开始，沿腹股沟韧带至耻骨联合上方两横指（图 25.1）。

我们喜欢向上方延长该切口，至髂棘外侧。这样的话，可以通过筋膜间隙进行深部分离，避免直接切断肌肉结构。可以减少出血并利于伤口缝合。分离皮下脂肪组织后，确认筋膜在髂嵴上的止点。切开筋膜，使用手指或者 Cobb 将髂肌从髂骨翼的内侧面剥离。向上分离至骶髂关节。在骶髂关节处采用骨膜下分离，注意保护来自骶骨翼的 L5 神经根。在建立其他窗口时，可以使用湿纱布填塞已建立的第一个窗口或侧窗进行止血。仰卧位时，在膝关节下方放置无菌包，屈曲髋关节可以放松腰大肌，改善髂腹股沟入路时第一窗的视野。

切开下方的皮肤之后，可以观察到腹外斜肌腱膜。确认腹股沟浅环，拉开精索。可以在精索周围留置无创性悬吊带，用于保护精索。从腹股沟浅环的外上方打开腹股沟管顶。根据皮肤切口，使用弯剪从髂前上棘至腹股沟管浅环平

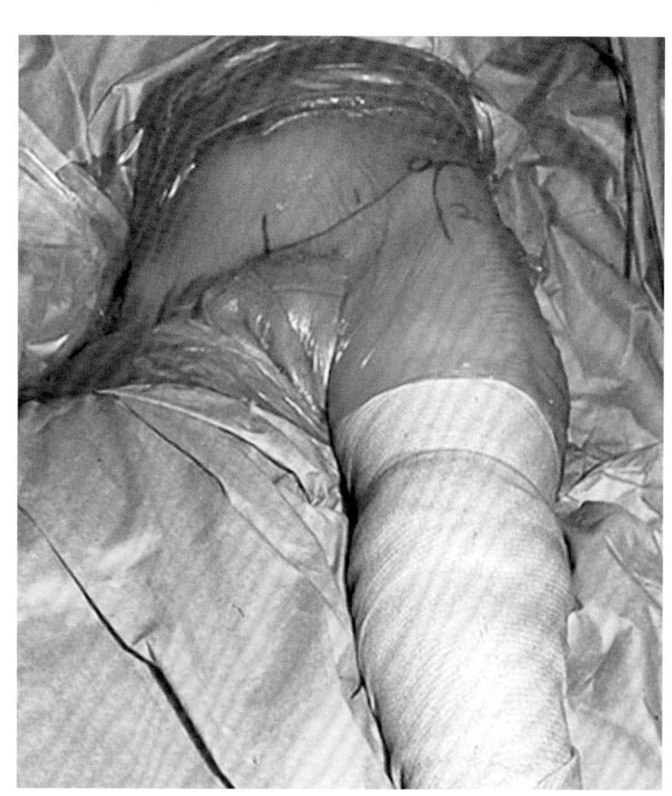

图 25.1　髂腹股沟入路

行切开腹外斜肌腱膜。在下方，至少保留 1cm 宽的筋膜，最后才能缝合筋膜。拉开精索或子宫圆韧带，并进行悬吊保护。

确认腹股沟管的底部和腹股沟韧带。腹股沟韧带从尺骨联合至髂前上棘。然后识别腹股沟管底部的联合腱，并使用圆刀片切开。使用手指并联合锐性分离，找到髂腰肌间室。找到髂耻筋膜，明确髂耻筋膜的双侧非常重要。在内侧，外科医生使用手指或者窄的右弯拉钩保护股鞘。相似的，明确髂耻筋膜的外侧，保护其外侧的股神经和髂腰肌。将髂耻筋膜拉向耻骨上支。

屈曲髋关节，有助于放松腰大肌以及确认髂耻筋膜的边界，因为屈髋时腰大肌张力降低。肌肉发达的年轻患者与老年患者髂耻筋膜的厚度存在差异，但常常是薄薄的一层。在分离这层筋膜之前，一定要特别注意，内侧的股动脉、外侧的股神经必须得到完全保护，才能避免灾难性的神经血管损伤。这一步可能是暴露过程中最重要的步骤。使用剪刀可以安全切断髂耻筋膜。在骨盆部分，可以钝性分离剩余的筋膜，显露盆腔内部分。

有时候，“死亡冠”可能导致大出血。在分离之前，如果发现明显的血管，需要仔细进行结扎或者电凝止血。分离髂耻筋膜之后，进行深部分离，显露耻骨联合的内侧和四边体。使用悬吊带包绕股鞘，以便保护血管束。中间窗位于髂腰肌之间，外侧临近股神经（悬吊保护），内侧临近股鞘（悬吊保护）（图 25.2）。

可以在耻骨上支的内上方直接进行深部分离，显露耻骨联合的后表面，分离的过程中注意保护膀胱。在特定的骨折类型中，例如双侧耻骨联合损伤，如果需要更广泛的暴露内侧或者对侧，可以切断耻骨联合上的腹直肌筋膜。

建立三个窗口 (图 25.3)。第一窗口在髂腰肌的外侧；第二窗口位于外侧的髂腰肌和股神经，内侧的股鞘之间；第三窗口位于外侧的股鞘和内侧的腹直肌之间。一些著者将耻骨后间隙称为第四窗口。腹直肌可以分开使得上述窗口与

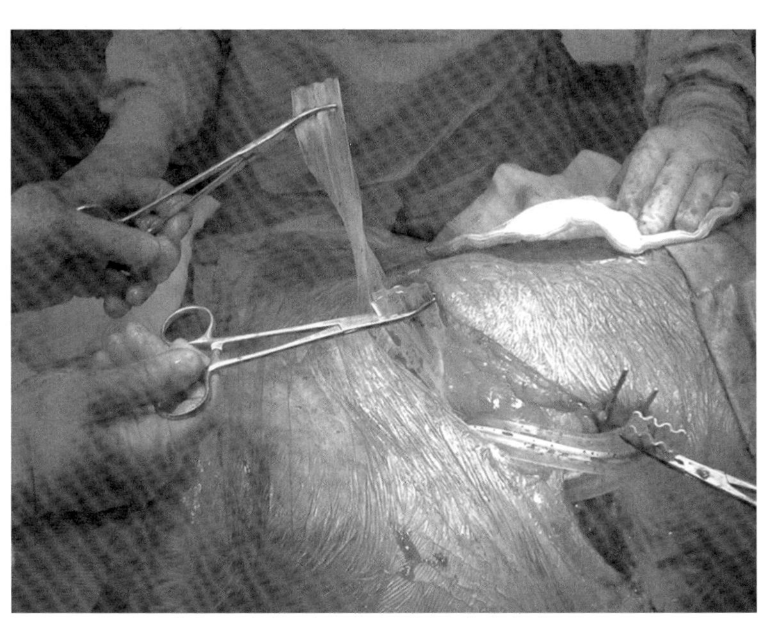

图 25.2 使用扁带悬吊保护腰大肌、股神经、股鞘、精索

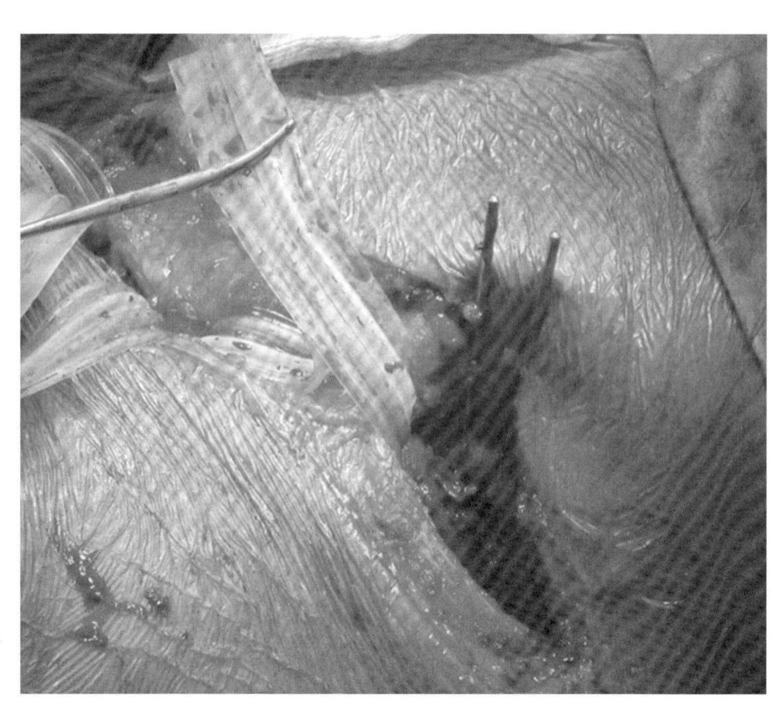

图 25.3 髂腹股沟入路的三个窗——Schanz 针位于骶骨翼

所谓的第四窗口连续。联合使用拉钩和手指触诊，可以在这三个间室之间进行转换，有助于观察、复位骨折以及放置内植物。间歇性放松悬吊带，避免过度牵拉神经血管组织，避免内膜损伤导致静脉或者动脉血栓形成。

通过前髂腹股沟入路进行固定

前壁骨折

单纯的前壁骨折很少见。通常情况下，前壁骨折合并其他复杂的骨折。通过髂腹股沟入路的窗口进行骨折复位和固定。使用顶棒辅助复位骨折块，克氏针临时固定。沿骨盆边缘采用钢板固定骨折，钢板可以支撑骨块，在钢板的两端拧入螺钉。由于螺钉穿入关节的风险大，因此直接固定前壁骨折块较困难。

也可以采用 Smith-Petersen 入路固定前壁骨折。通过 Smith-Petersen 入路，还能行髋关节切开术，能够观察到股骨头并固定股骨头骨折。在支撑钢板的两端拧入螺钉，而不直接在前壁骨折块上拧入螺钉，以避免螺钉进入关节腔。部分前壁骨折会累及四边体，此时可以采用腹股沟下或者 Stoppa 入路进行固定，直接沿四边体放置钢板固定。当骨折累及四边体时，如果仅仅固定前壁骨折，不能提供足够的支撑力，可能出现骨折再次移位或者髋关节前突。在这些病例中，直接将钢板置于四边体的表面，垂直拧入螺钉，从生物力学方面考虑，骨折固定更稳定。

前柱骨折

前柱骨折时，骨折线的位置可能高，也可能低。通常情况下，前柱骨折会累及髂嵴。髂骨翼可能是粉碎的。我们倾向于采用髂腹股沟入路进行固定。部分病例可能存在后侧半横行骨折或者只是双柱骨折的一部分。

部分骨折严重粉碎，固定难度大（图 25.4 和 25.5）。骨折固定的原则包括：

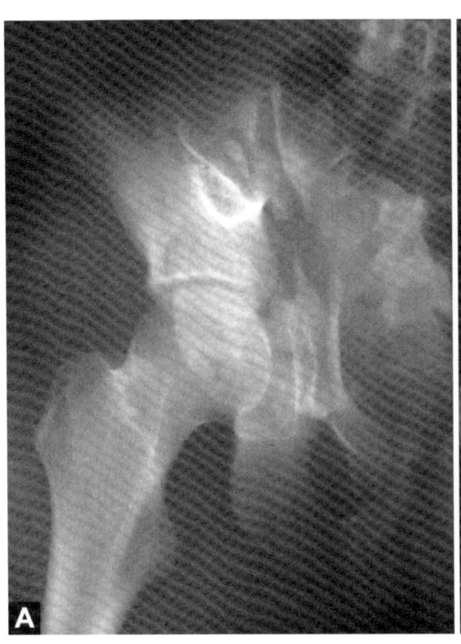

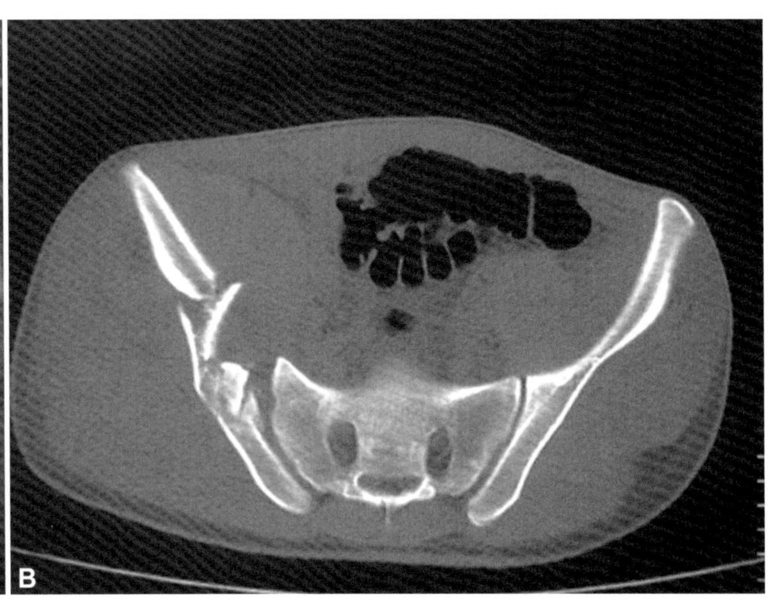

图 25.4A 和 B　双柱粉碎性骨折合并骶髂关节脱位

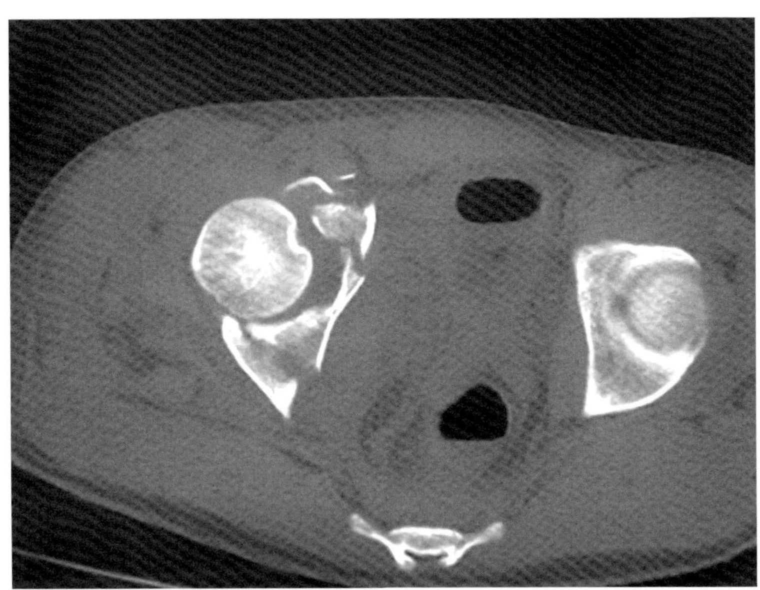

图 25.5　上述骨折的轴向断层 CT 扫描

从后向前复位骨折；从髂骨完整的部分向前柱骨折的部分复位，纠正前柱骨折块外旋移位。复位髂骨骨折块时，可以采用钩状复位钳或者将 Schanz 针拧入髂嵴，当作操作杆，对抗内旋力量，将前柱复位到完整的后柱上。

从中间窗处触诊，明确骨折复位情况。可以使用克氏针进行临时固定。对于大的骨折块，在每个骨折块上拧入 1 枚螺钉，再使用复位钳夹住螺钉，有助于骨折复位。直接使用球端顶棒也有助于骨折复位。克氏针临时固定之后，骨折块之间使用螺钉进行稳定的固定。在上述固定前提下，再沿髂嵴和（或）沿髂窝放置预弯的骨盆重建钢板。

复位的步骤是：首先，复位前柱粉碎骨折块的高出部分，它们本来位于后方；使用 Shanz 针控制髂嵴，使用内旋力使前柱内旋，使其靠近后柱，并通过中间窗触诊骨折复位情况；稍微过度弯曲髂嵴和髂窝钢板，有助于维持内旋和复位。

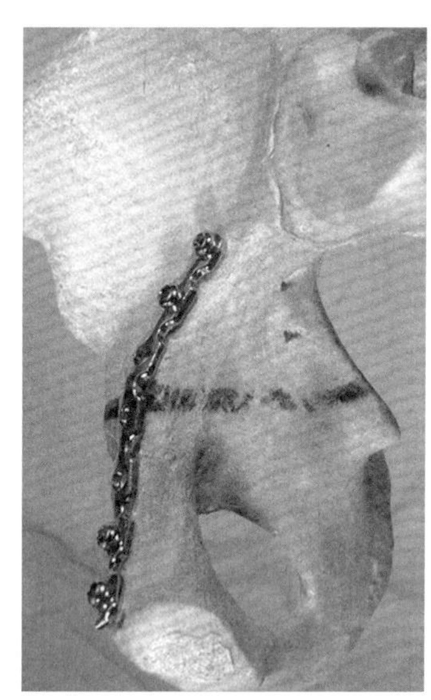

图 25.6　沿骨盆边缘预弯钢板

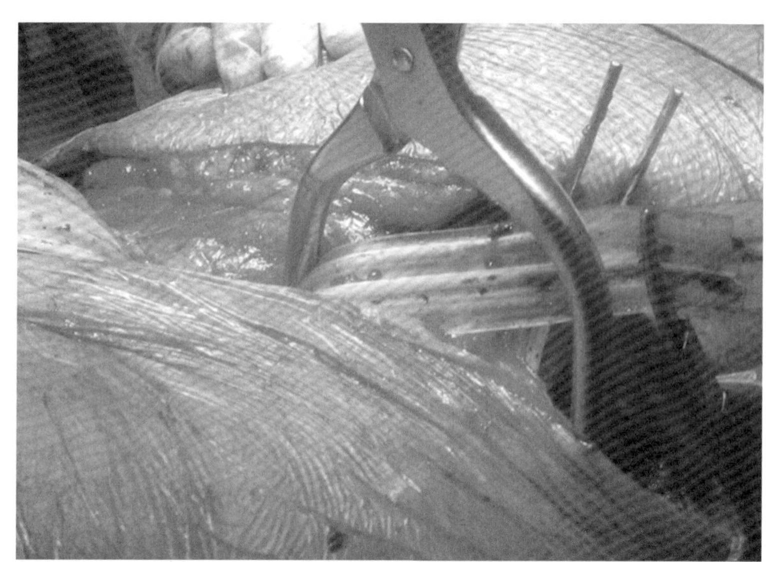

图 25.7　使用非对称骨盆复位钳复位四边体

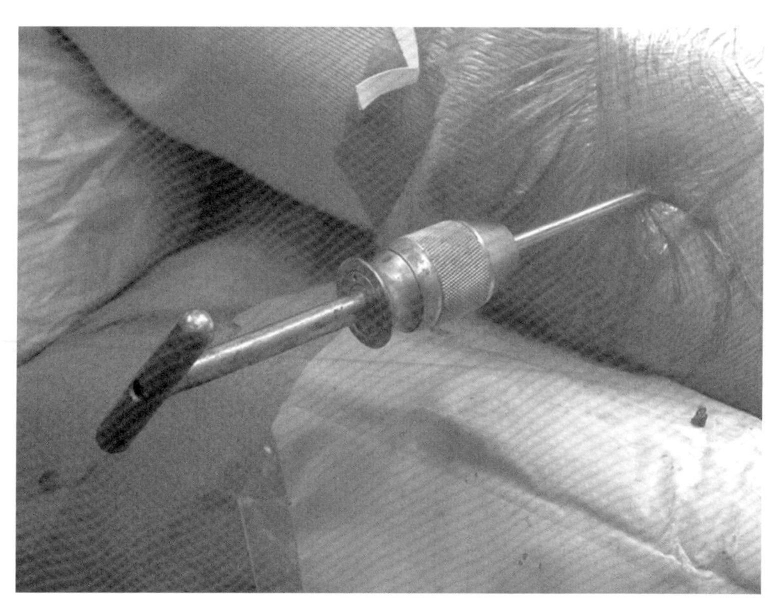

图 25.8　仰卧位进行侧方牵引

再使用长的预弯钢板复位和固定前柱骨折块（图 25.6）。单独复位四边体，使用偏心的骨盆复位钳维持复位（图 25.7）。

仰卧位时，在大粗隆上或者下方使用 Shanz 针，向外侧牵拉，有助于复位髋关节前突（图 25.8）。复位四边体时需要格外小心，避免固定后股骨头前突，特别是四边体是一块单独的、游离的骨块，并不与前柱骨块相连。弹簧钢板是一种重要的固定技术，但是预塑形困难。同时，髋关节的力量可能会使薄的弹簧钢板失效。

因此，在骨盆边缘的内侧，四边体的表面放置钢板是一种非常重要的技术。可以通过髂腹股沟入路或者 Stoppa 入路都可以完成上述操作。通过第一窗进行观察，可以在耻骨支和四边体表面之间放置钢板。将骨盆重建钢板预弯放置在四边体的表面，从内向外置入螺钉，支撑四边体。

如果四边体也存在骨折，可以借助于非对称性球端骨盆复位钳进行复位，复位钳上存在球端，可以分散力量，避免再次发生骨折。外侧面，复位钳置于髋臼上区，靠近髂前下棘。暴露髂嵴的外表面之后，通过中间窗或者外侧窗放置复位钳，位于四边体的表面，进行骨折复位。

确保置入螺钉的方向正确，避免螺钉穿入关节腔。采用髂腹股沟入路时，大部分的操作都是在触诊下完成的，因为直视观察很困难。同样，放在四边体表面，朝向坐骨棘的手指触觉很重要，可以确保置入前柱的螺钉方向正确。可以通过透视，进一步明确螺钉置入情况。使用电改锥有助于置入长螺钉。

从前柱向骶髂关节置入长螺钉，使用环扎线复位耻骨支长斜形骨折。髋关节屈曲，放松髂腰肌有助于非对称骨盆复位钳的放置。通过中间窗或内侧窗，将骨盆复位钳的一端放在四边体上。松解完髂嵴外侧面的筋膜组织之后，将骨盆复位钳的另一端放置在髂嵴的外侧，这样就可以复位四边体。但是使用骨盆复位钳时，用力过大会导致四边体骨块粉碎。注意使用球端复位钳可以避免这种情况。

如果骨折非常粉碎，需要从后向前进行固定。前柱骨折块外旋是常见的畸形。因此，在髂嵴上置入 Shanz 针，施加内旋的力量，纠正骨块外旋畸形。可以在直视下使用复位钳复位髂骨翼骨折块和累及髂嵴的骨折块，也可以使用 Shanz 针纠正骨折旋转和移位。在骨盆边缘，采用 12、14 或者 16 孔预弯的骨盆重建钢板进行确定性固定（图 25.9A 和 B）。

联合使用髂腹股沟入路第一窗、Stoppa 入路可以处理一些简单的前柱骨折。

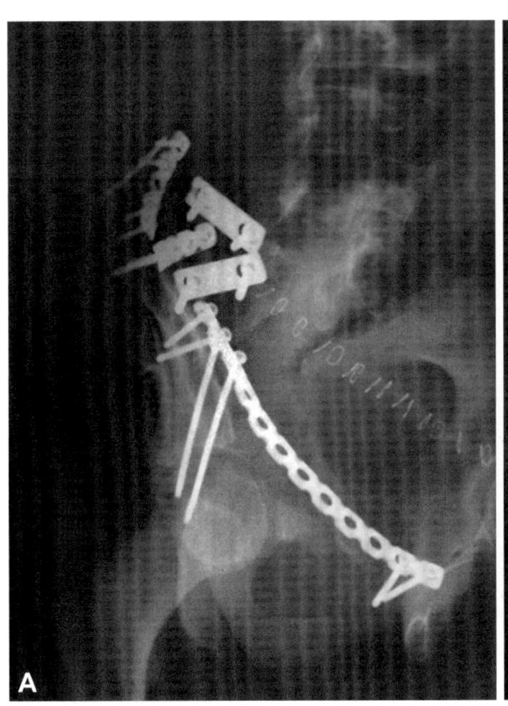

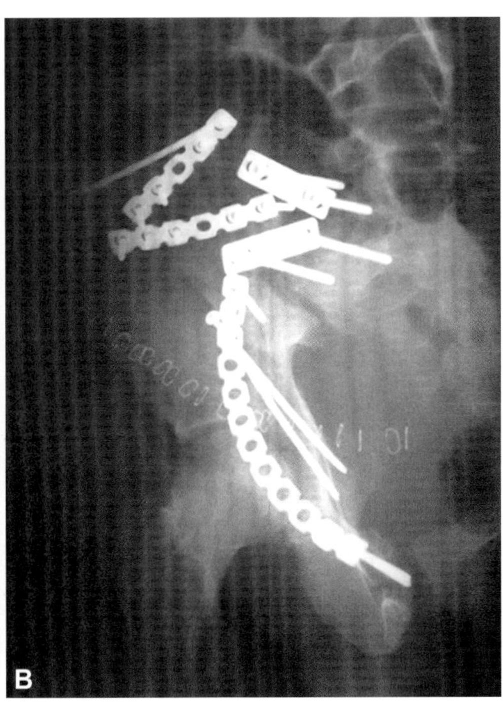

图 25.9A 和 B　从后向前进行复位，放置骶髂关节钢板进行固定，通过前入路放置长的后柱螺钉

单纯固定骨盆边缘而忽视四边体的移位，会导致骨折再次移位及股骨头突出。进行确定性固定之后，可以根据关节外骨折块的力线来判断骨折的复位情况。但是采用髂腹股沟入路不能直接观察到关节面。

一些移位不明显的前柱骨折或者前柱骨折是横行骨折的一部分时，可以采用经皮前柱螺钉固定。另一项有用的复位技术是，在骨块上置入 3.5mm 皮质骨螺钉，使用 Farabeuf 齿状复位钳夹持螺钉，进行骨折复位。

横行骨折

根据横行骨折移位的情况，可以采用前方腹股沟入路或者后方入路，进行复位和固定。高位横行骨折或者骨折累及髋臼负重区，其治疗效果往往不佳。横行骨折时，精确的骨折复位非常重要。髋臼负重区可能存在压缩或者粉碎。部分学者认为，为了准确复位关节面，可以延长手术切口。俯卧位、后方入路也可以进行骨折固定，因为重力有助于前方骨块的复位（图 25.10A 和 B）。

使用后方入路时，进行股骨大粗隆截骨，可以改善术野。骨折前方的复位很重要。手指沿四边体通过坐骨切迹进行触诊，可以明确骨折复位情况。将 Shanz 针置入坐骨、外侧牵引等复位技术，有助于纠正下方骨折块的旋转畸形。通过坐骨大切迹放置成角的骨盆复位钳，利于骨折前方复位。

我们发现,对于超过 2 周的陈旧骨折患者,采用后侧入路时进行坐骨棘截骨(保护坐骨神经之后)非常有助于纠正下方骨折块的旋转畸形。采用一块过度预弯的后柱钢板进行固定。预弯不足的钢板可能会引起骨折前方分开, 形成间隙。

如果横行骨折合并后壁骨折，可以采用两块钢板进行固定：预弯不足的钢板支撑固定后壁骨折块，过度预弯的钢板固定后柱骨折。

如果采用髂腹股沟入路，可以固定骨折的前面部分。当使用前方入路时，通过中间窗采用钝性骨钩或者在四边体区域使用非对称性骨盆复位钳，可以获得骨折后方抗旋转的力量。使用后柱螺钉固定骨折的后方。

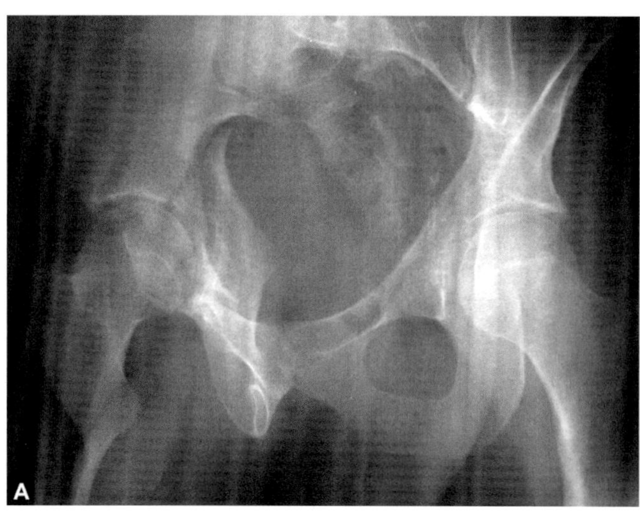

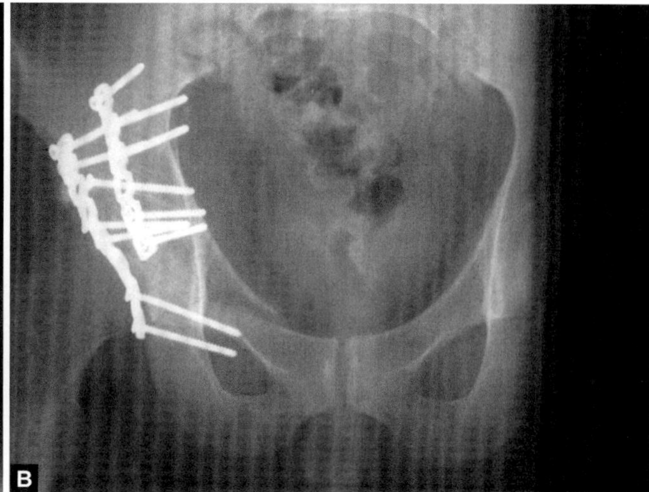

图 25.10A 和 B　后方入路固定横行骨折

在年轻患者中，如果病情需要，我们会联合使用前后入路，虽然这种情况很少见。通过单一切口复位骨折的两面，具有一定的难度，特别是年轻患者。最好采用前后联合入路，以获得骨折的准确复位。

也可以采用 Stoppa 入路或者髂腹股沟下入路，直接复位骨折的后面部分，直视下放置钢板。通过 Stoppa 入路进行复位固定时需要提高警惕，特别是螺钉的位置以及长度，避免影响下一步操作。部分著者发现，此时采用锁定钢板很有用，因为可以置入短的锁定头螺钉。

另一种策略是，从后方固定骨折，采用经皮前柱螺钉固定骨折的前面部分。如果采用髂腹股沟入路从前方固定骨折块，那么经第一窗口置入后柱螺钉，可以增加后柱骨折块固定的稳定性。或者，采用 Stoppa 腹股沟下窗口直接复位、固定骨折块。

其他合并骨折可能更加难以固定。可以根据上面描述的原则，固定后柱骨折以及后壁骨折。骨折的后壁部分决定了手术的预后。在这些病例中，通过 X 线片很难诊断后柱骨折，因为绝大部分骨折都没有移位。我们发现，后柱骨折复位和固定都比较容易。后柱骨折复位固定之后，在此基础上进行后壁骨折的复位和固定。当后柱骨折复位以后，轻微牵开后壁骨折块，向侧方牵引髋关节，就可以观察到后柱骨折关节内部分的复位情况。

将钢板尽量往后放置，可以增加后柱骨折固定的稳定性。然后，按照标准的方法复位后壁骨折，可以使用第 2 块钢板进行固定，此时钢板可以预弯不足，以便稳定固定后壁骨折。部分后柱骨折是长斜形，向上累及坐骨大切迹。此时，复位后柱骨折可能会引起臀上动脉大出血。如果出现大出血，钉夹对于控制出血非常有用。

术者应该清理骨折端的血肿，在上述危险区域行骨膜下剥离。如果后柱钢板会影响后壁骨折的复位，可以联合使用克氏针、拉力螺钉或者使用可以夹持螺钉的骨盆复位钳进行临时固定。Farabeuf 复位钳可以把持骨折块上的螺钉。将 Shanz 针置入坐骨结节，可以纠正骨折旋转畸形。Farabeuf 复位钳也可以纠正骨折块在多个平面的移位。通常情况下，如果坐骨大切迹区域暴露不充分，Farabeuf 复位钳的位置往往放置不满意，而且要避免损伤坐骨神经。后柱骨折复位固定之后，可以按照之前描述的方法复位后壁骨折。如果准备放置弹性钢板，一定要设计好弹性钢板放置的位置，避免与后柱钢板相互干扰。可以先放置弹性钢板，再在弹性钢板上表面放置重建钢板。采用前腹股沟入路，比较容易处理高位横行骨折。但是，如果合并后壁骨折，需要联合后方入路。

T 型髋臼骨折

T 型髋臼骨折是髋臼骨折中处理难度最大的一类骨折，而且预后较差。因此，需要根据骨折类型以及手术医生的经验制定手术方案。手术的关键点是骨折解剖复位。T 型骨折的每一块都可能存在移位和旋转。T 型骨折横行部分移位的距离，以及是否合并后壁骨折，会决定手术入路的选择。根据病情的需要，特别是年轻患者，应该毫不犹豫地选择联合前后入路，以获得良好的骨折复位。

使用后方入路并进行股骨大粗隆截骨，可以通过单一切口进行骨折复位和固定。有时候，骨盆内环扎线非常重要。有时候，采用 Dr Mears 描述的“Y”型切口非常有用，但是需要避免皮瓣坏死，特别是三个皮瓣汇合处。

骨块移位最大的区域将决定手术入路。例如，可以首先通过后方入路复位和固定后方骨折块。通过坐骨大切迹，使用手指进行触诊，有助于复位前方骨折块。如果复位满意，则拧入前柱螺钉。复位后方骨折块时，不仅要触诊后柱的关节外部分，也要触诊四边体部分，确保前方复位良好。

拧入螺钉时，需要避免螺钉影响其他骨折块的复位。当后方骨折块固定之后，如果前方骨折块仍然不稳定或者复位不良时，应该增加前方入路。如果在伤后5~7天内进行手术治疗，通过单一入路进行复位，往往较容易。骨折时间超过1周，通过单一手术切口进行复位的难度逐渐增加。

双柱骨折

双柱骨折可能非常粉碎，没有完整部分与髋臼相连。对于老年患者，如果已经获得继发性匹配，可以采取保守治疗。

我们倾向于髂腹股沟入路固定主骨折块。手术策略非常重要，通常从后向前进行复位。某些情况下，有一条不完整的骨折线通过髂骨翼，而不通过髂嵴。为了复位骨折，需要对非完全骨折进行截骨，形成完全骨折。

Letournel 曾经描述了髂骨翼存在的一种典型的三角形骨折，可能存在不全骨折，因此在复位和固定之前，需要使用骨凿将其变成完全骨折。另一种典型的骨折类型是，骨盆边缘存在的三角形骨折块或者“重点”骨折块。

首先以骶髂关节为标记物，对影响髂骨翼和髂骨嵴的后柱骨折进行复位和固定。屈曲髋关节、放松髂腰肌之后，可以通过髂腹股沟入路的第一窗完成上述操作。将 Schanz 针置入髂嵴，作为操纵杆，施加内旋的力量进行复位。使用复位钳直接复位，或者在骨折块上置入螺钉之后再使用复位钳进行骨折复位。

使用克氏针进行临时固定，使用拉力螺钉、髂窝预弯的骨盆重建钢板、髂嵴钢板进行固定。前柱骨折进行复位之后，复位后柱骨折和四边体骨折。按照之前的描述，可以经髂腹股沟入路的中间窗或内侧窗，将非对称性骨盆复位钳放置在四边体上进行复位；或者采用改良 Stoppa 入路、腹股沟下窗直视下进行复位。股骨头可能突入骨盆，需要将股骨大粗隆用Shanz针向外侧、纵向进行牵引，复位骨折。

采用上述提到的技术或者使用骨钩，纠正后柱骨折旋转移位。将钝头骨钩穿过中间窗或内侧窗时，不要伤及周围组织，使用骨钩纠正后柱骨折旋转移位并使其贴向已经复位的前柱骨折。

完成上述骨折复位之后，在骨盆缘采用预弯的骨盆重建钢板固定前柱骨折。前方在耻骨上固定前柱骨折；后方在骶髂关节附近的髂骨上固定后柱骨折。钢板的中间不置入螺钉，而只是支撑复位的前后柱。前柱置入的螺钉不能影响后柱骨折的复位。将后柱和四边体向前柱复位，可以使用后柱螺钉进行直接固定，也可以利用 Stoppa 入路或者腹股沟下窗口采用朝向四边体的钢板进行固定。

如果骨折粉碎严重，我们应该明白准确复位和固定是不现实的。在这种情况下，我们倾向于通过单一切口，常常是前方髂腹股沟入路，尽量复位骨折，降低骨折的并发症。采用髂腹股沟入路，无法显露后方。需要恢复髋臼的完整形态，后期才能进行髋关节置换术。有时候需要采用后方入路，才能显露髂腹股沟入路不能显露的区域。

对于年轻患者，尽量恢复关节面的平整性。关节面外部分轻度的复位不良是可以接受的，例如髂骨翼、髂嵴。

Stoppa 入路

最近，我们成功采用类似于 Stoppa 入路（将一块腹直肌从耻骨支上剥离）在腹壁肌和血管束下方建立腹股沟下方窗口，用于固定部分低位前柱骨折、耻骨支骨折和联合损伤，例如耻骨联合分离或者耻骨支骨折。我们发现这种入路手术并发症少；当四边体向内侧移位，存在突出畸形时，复位和固定四边体较容易。

通过该入路，可以直接处理四边体，可以直接观察到真性骨盆的边缘（图 25.11）。当股骨头穿入骨盆或者下表面骨折很粉碎时，采用此入路很有用。采用此入路可以直接在四边体、骨盆边缘放置钢板，控制骨折向内侧移位（图 25.12）。

自由放置同侧腿，在膝关节下方放置无菌包，使髋关节屈曲，腰大肌松弛。髋关节屈曲使神经血管束的张力降低，有利于操作。该入路完全在关节外操作，不能观察到关节内情况。

在下腹正中耻骨联合上方 2cm 做一横行切口以及一个垂直的下腹部正中切口。腹直肌的外侧缘及它在耻骨结节上的止点，是髂腹股沟入路第三窗口的边缘。

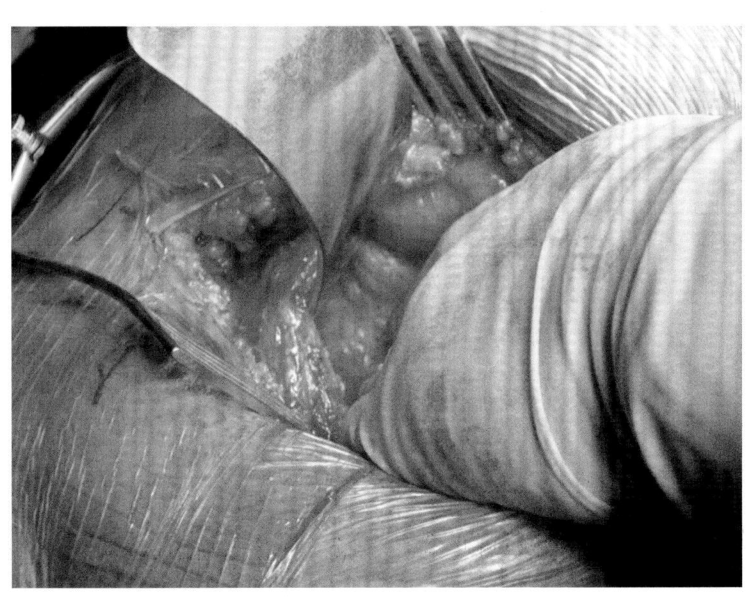

图 25.11　Stoppa 入路，在腹直肌、神经血管束的深层进行操作

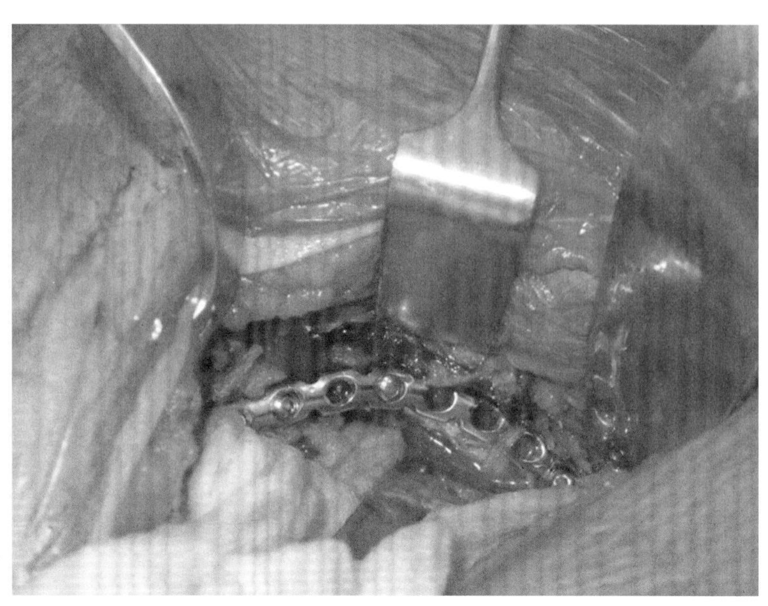

图 25.12 Stoppa 入路，在四边体上进行钢板内固定

可以沿腹白线垂直切开腹直肌。这一入路完全在腹膜外。分离腹膜并向后侧推移非常重要。可以使用缝线标记腹直肌的边缘。可以对腹直肌的止点进行剥离，但是需要留取部分组织，便于术后修复其止点。需要使用不同型号的 Malleable 拉钩。向内侧牵拉时，需要保护膀胱。

手术医生站在对侧，可以直接观察到四边体。拉钩的助手站在骨折侧，而手术者位于对侧。死亡冠动脉位于腹壁下或髂外及闭孔血管之间。部分患者，死亡冠动脉非常明显，会导致致死性出血。术中需要明确该动脉，使用缝线进行结扎或者直接使用夹钳夹闭。

找到四边体之后，沿真性骨盆的边缘切断髂耻筋膜，保护闭孔神经。手术过程中，不要进入腹腔。向后方进行拉钩时，不要损伤腰骶丛神经。手术结束时，需要仔细修复腹直肌。

预后

最近 Giannoudis 报道的一项关于髋臼骨折手术治疗疗效的 Meta 分析显示，术后 5 年，75%~ 80% 的患者可以获得优良效果。其他晚期并发症的发生率低于 10%，包括异位骨化、股骨头缺血性坏死。只有 8% 的患者需要进行二次手术，通常是髋关节置换术。影响术后疗效的因素包括：骨折类型，是否合并脱位，股骨头损伤，合并损伤以及合并症。这些因素都不受外科医生的控制。其他因素，例如手术时间、手术入路、复位质量、局部并发症等受手术医生的影响。

髋臼骨折的治疗具有挑战性。应该早期将患者转入三级医院，因为手术时机是最重要的影响因素。通过单一切口并获得良好的复位很重要，这样可能获得良好的结果。

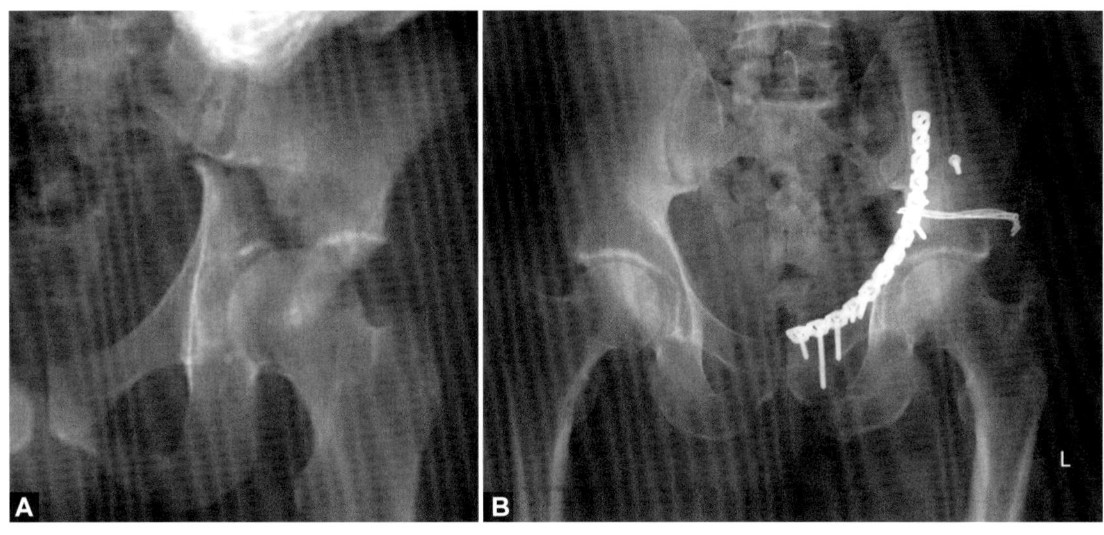

图 25.13A 和 B （A）前方入路固定横行骨折；（B）骨盆内钢丝环扎

典型病例

32 岁男性患者，高处坠落伤后左侧髋臼出现横行骨折（图 25.13A）。

采用髂腹股沟入路处理骨折。采用骨盆内钢丝环扎辅助复位和固定骨折（图 25.13B）。

总结

大部分骨科医生对前方髂腹股沟入路并不熟悉，在采用该入路进行手术治疗之前，需要加强学习。我们发现，早期进行手术治疗，80% 的骨折可以通过单一切口进行复位。前方入路出现异位骨化的可能性小。如果患者将来需要全髋关节置换术，患者后方区域的结构是完整的。Stoppa 入路非常直接，在许多病例中，可以不使用髂腹股沟入路。Stoppa 入路可以直接复位和固定四边体。术中需要保护神经血管束。

参考文献

1. Brumback RJ, Holt ES, McBride MS, Poka A, Bathon GH, Burgess AR. Acetabular depression fracture accompanying posterior fracture dislocation of the hip. J Orthop Trauma. 1990;4: 42–8.
2. Giannoudis PV, Grotz MRW, Papakostidis C, Dinopoulos H. Operative treatment of displaced fractures of the acetabulum—A meta-analysis. J Bone Joint Surg [Br]. 2005;87B:2–9.
3. Judet R, Judet J, Letournel E. Fractures of the acetabulum: Classification 和 surgical approaches for open reduction – Preliminary report. J Bone Joint Surg Am. 1964;46:1615–46.
4. Kumar A, Shah NA, Kershaw SA, Clayson AD. Operative management of acetabular fractures: A review of 73 fractures. Injury, Int J Care Injured. 2005;36:605–12.

5. Letournel E, Judet R. Elson RA （transed）. Fractures of the acetabulum, 2nd edn. Berlin: Springer–Verlag, 1992.
6. Madhu R, Kotnis R, Al–Mousawi A, Barlow N, Deo S, Worlock P, Willett K. Outcome of surgery for reconstruction of fractures of the acetabulum. The time dependent effect of delay. J Bone Joint Surg Br. 2006;88（9）:1197–203.
7. Marvin Tile, David Helfet, James Kellam. Fractures of the Pelvis 和 Acetabulum – 3rd edn. Lippincott Williams 和 Wilkins, 5 May 2003.
8. Matta JM. Fractures of the acetabulum: Accuracy of reduction 和 clinical results in patients managed operatively within three weeks after the injury. J Bone Joint Surg Am. 1996;78: 1632–45.
9. Michael R Baumgaertner. Fractures of the posterior wall of the acetabulum. J Am Acad Orthop Surg. 1999;7:54–65.
10. Middlebrooks ES, Sims SH, Kellam JF, Bosse MJ. Incidence of sciatic nerve injury in operatively treated acetabular fractures without somatosensory. Evoked potential monitoring. J Orthop Trauma. 1997;11:327–9.
11. Giannoudis PV, Grotz MRW, Papakostidis C, Dinopoulos H. Operative treatment of displaced fractures of the acetabulum a meta–analysis. J Bone Joint Surg [Br] 2005;87B:2–9.

翻译：黄伟　审校：王天兵

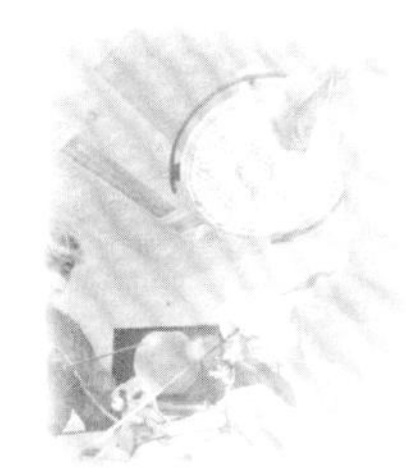

26 髋臼骨折

Kyle F Dickson

引言

髋臼骨折是一种要求完美解剖复位的关节损伤。当一名外科医生尚无完美复位的信心时，建议转诊或进行保守治疗（图 26.1A~G）。造成不良效果的原因一般包括关节不稳定或股骨头与髋臼负重区不对合。Judet 和 Letournel 规定了髋臼骨折的分类、适应证、影像学表现以及治疗计划。手术治疗髋臼骨折的关键在于了解所发生的骨折，正确选择入路，通过复位恢复骨折段正常的解剖关系，以及充分固定髋臼，防止术后复位丢失。

适应证和禁忌证

髋臼骨折固定的适应证详见表 23.1。手术禁忌证包括：①未移位、未累及上髋臼顶的髋臼骨折已进行牢固的同心圆复位，（前后位和 Judet 位 X 线片）；②继发性对合（双柱骨折时未移位关节向内移位）；③严重的骨质疏松；④严重的内科合并症；⑤关节炎，需行全髋关节置换术；⑥缺少专业知识或器械，无法完美、牢固地复位髋臼（图 26.1 A~G）。未移位骨折很少发生移位（<7%），但仍需密切随访，如果一旦发生移位，可以手术介入。因为多数未移位骨折患者并不需要，而且移位性骨折患者通常行直接解剖复位（见“典型病例”），所以经皮固定髋臼不适用于未移位骨折。为检测髋臼骨折是否已经侵及负重顶，Matta 等研究出了横行骨折和 T 形骨折的顶弧角测量方法（图 26.2A~D）。测量方法已用于检查剩余的正常髋臼是否足以与股骨头保持稳定且匹配。在前后位片上测量内顶弧角，在闭孔斜位片上测量前顶弧角，在髂骨斜位片上测量后顶弧角。测量时，先通过髋臼（而非股骨头，因为股骨头可能已半脱位或脱位）中心画出一条垂直线作为第一条线，然后从髋臼中心到关节表面的骨折部位画出第二条线（图 26.2A~D）。目前的建议是，如果骨折后内顶弧角大于 45°，

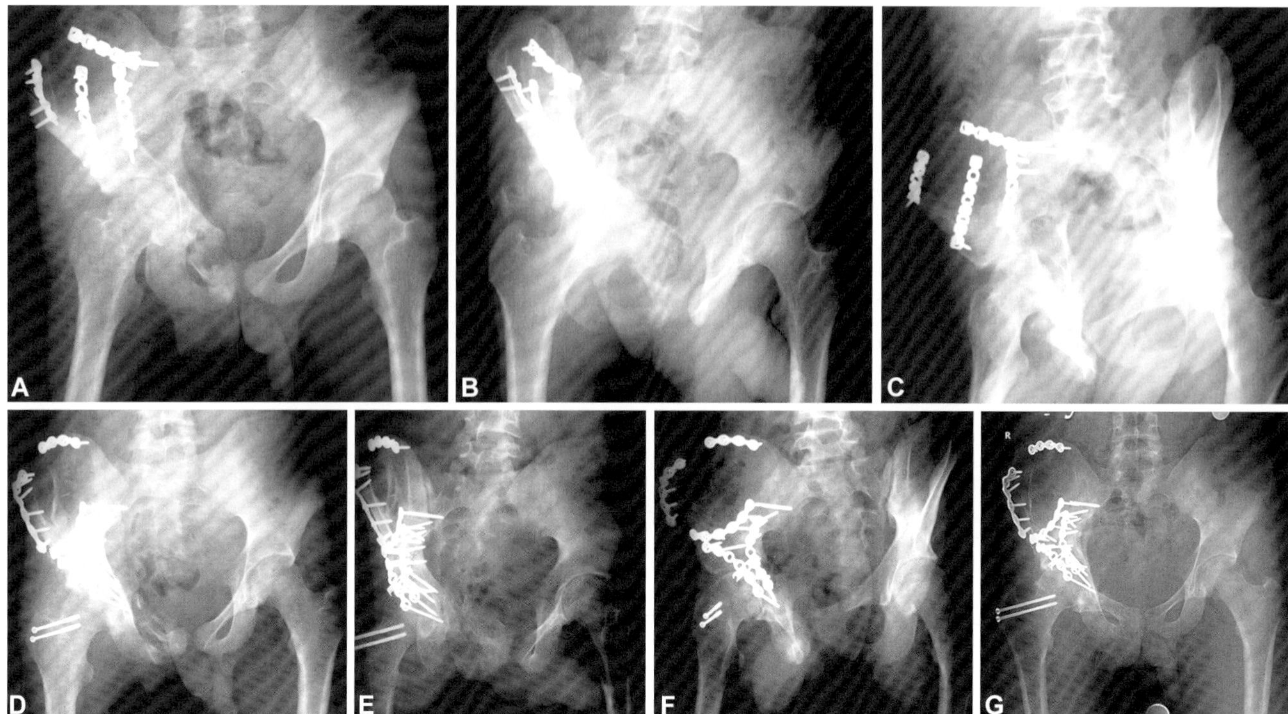

图 26.1A~G 33 岁患者，摩托车祸致伤，髋臼双柱骨折，由一名有经验的医生经髂腹股沟入路进行初始处理。（A~C）前后位、闭孔斜位、髂骨斜位片显示髋臼前、后柱均没有进行良好的复位内固定。由于该患者没有进行患肢负重，维持原有的关节间隙，术后 3 个月，著者对其髋臼进行了分期重建。经髂腹股沟入路，去除钢板螺钉，对髋臼前柱进行截骨和松解，然后经扩大的髂股入路进行大转子截骨，髋臼后柱截骨和松解，然后对髋臼双柱进行解剖复位和内固定。（D~F）前后位、闭孔斜位、髂骨斜位片显示髋臼前、后柱获得解剖复位。（G）7 年后前后位 X 线片显示少量骨赘，无髋部疼痛

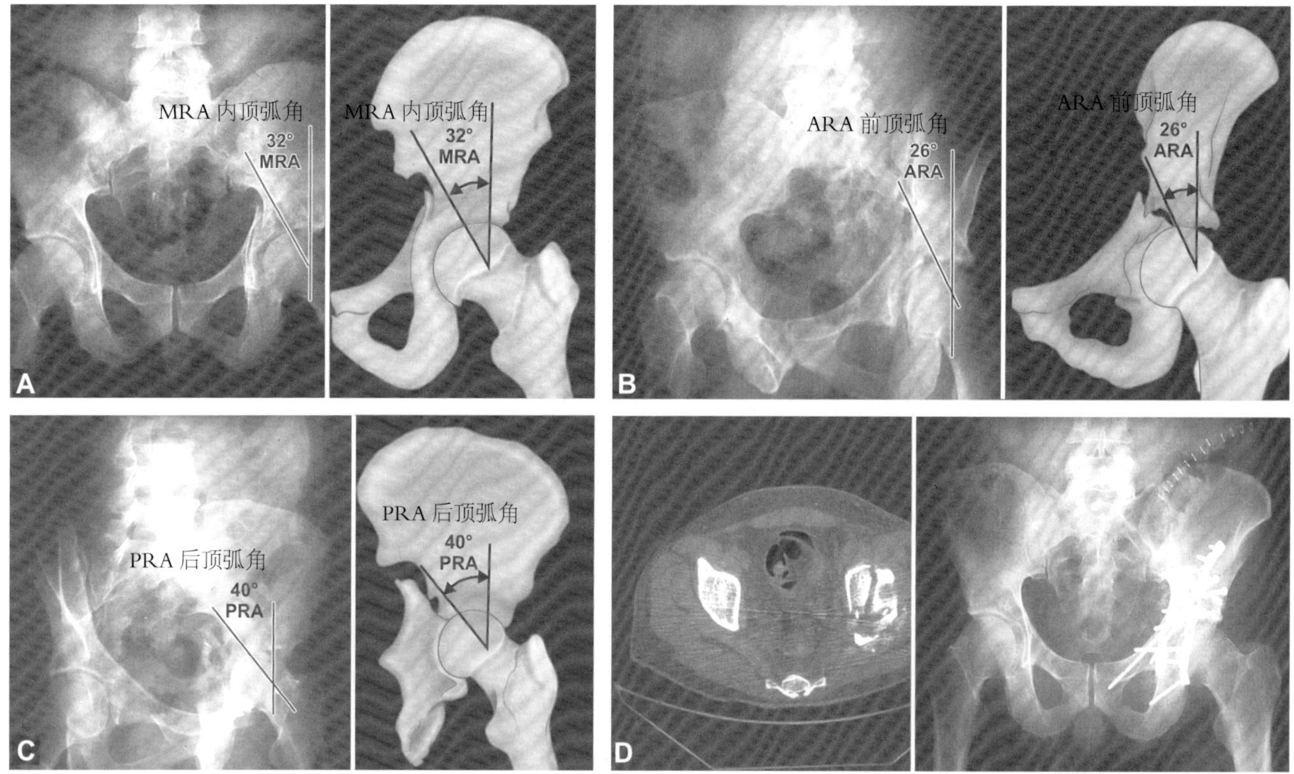

图 26.2A~D （A）前后位 X 线片显示 Letournel T 型骨折，伤后 4 周，内顶弧角 32° ；（B）闭孔斜位片显示前顶弧角 26° ；（C）髂骨斜位片显示后顶弧度 40° ；（D）CT 扫描和术后前后位 X 线片

前顶弧角大于 25° 且后顶弧角大于 70° ，则表明仍保留有足够完好的髋臼，可行非手术治疗。因此，移位性低位前柱骨折、低位横行骨折以及低位 T 形骨折均应施以非手术治疗。

术前计划

髋臼的影像学表现及骨折分类

Judet 等发现，髂骨面与闭孔面之间约为 90° ，且两种结构与冠状面均成约 45° （图 26.3A）。因此，他们提出需摄取骨盆前后位片和两个 45° 斜位片，以研究髋臼的影像学解剖结构，并根据骨折的解剖学类型，首次得出了髋臼骨折的系统分类。在 1993 年的文献中，这类分析方法被扩展应用于术前二维 CT。最新三维 CT 的应用仍无法取代三个影像学平片及二维 CT（图 26.4B）的评估效

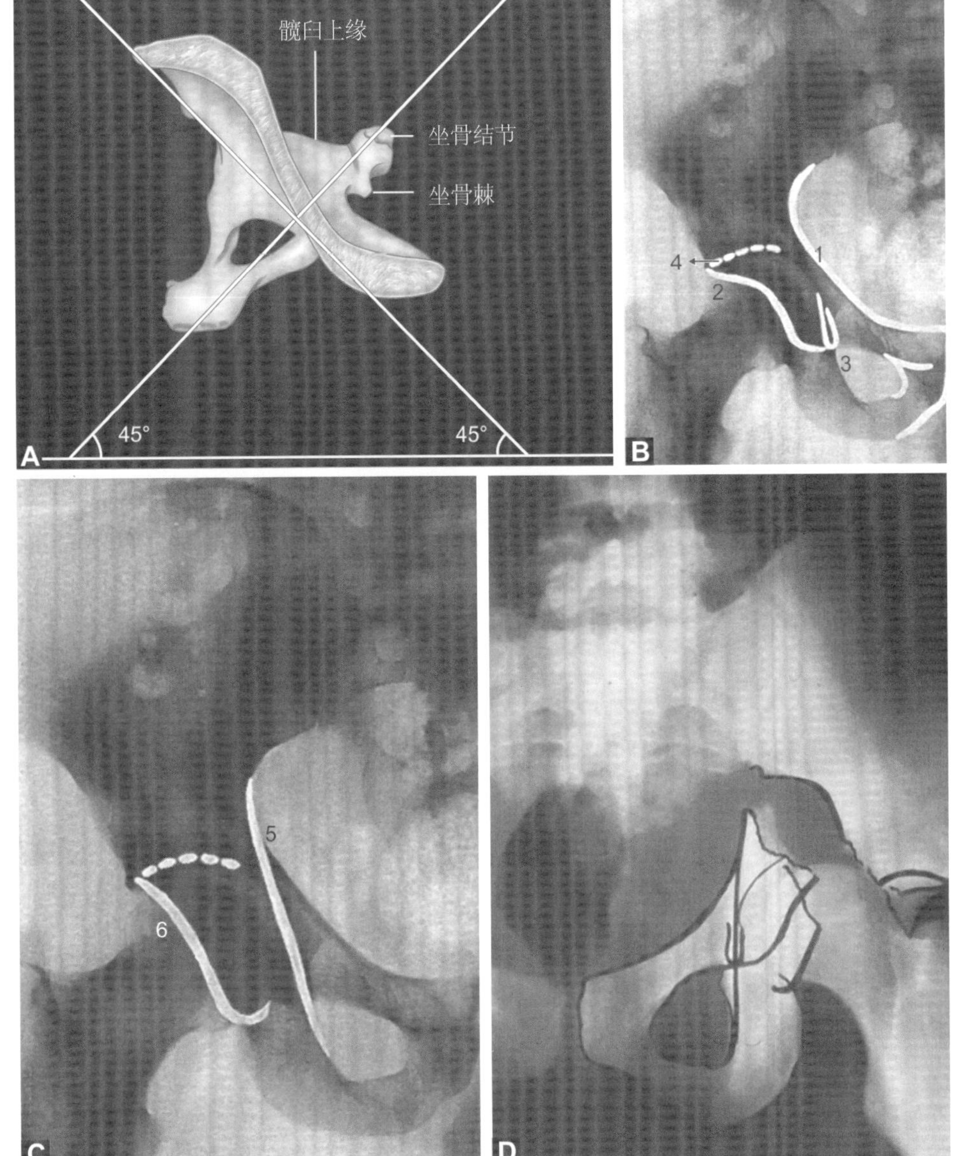

图 26.3A~D （A）与冠状面成角 45° 平面图显示闭孔和髂骨倾斜，前后位片显示 6 个基本标志；（B）①髂耻线，②前缘，③泪滴，④髋臼顶；（C）⑤髂坐线，⑥髋臼后缘；（D）前后位 X 线片显示髋臼骨折破坏 6 个标志中的 5 个结构

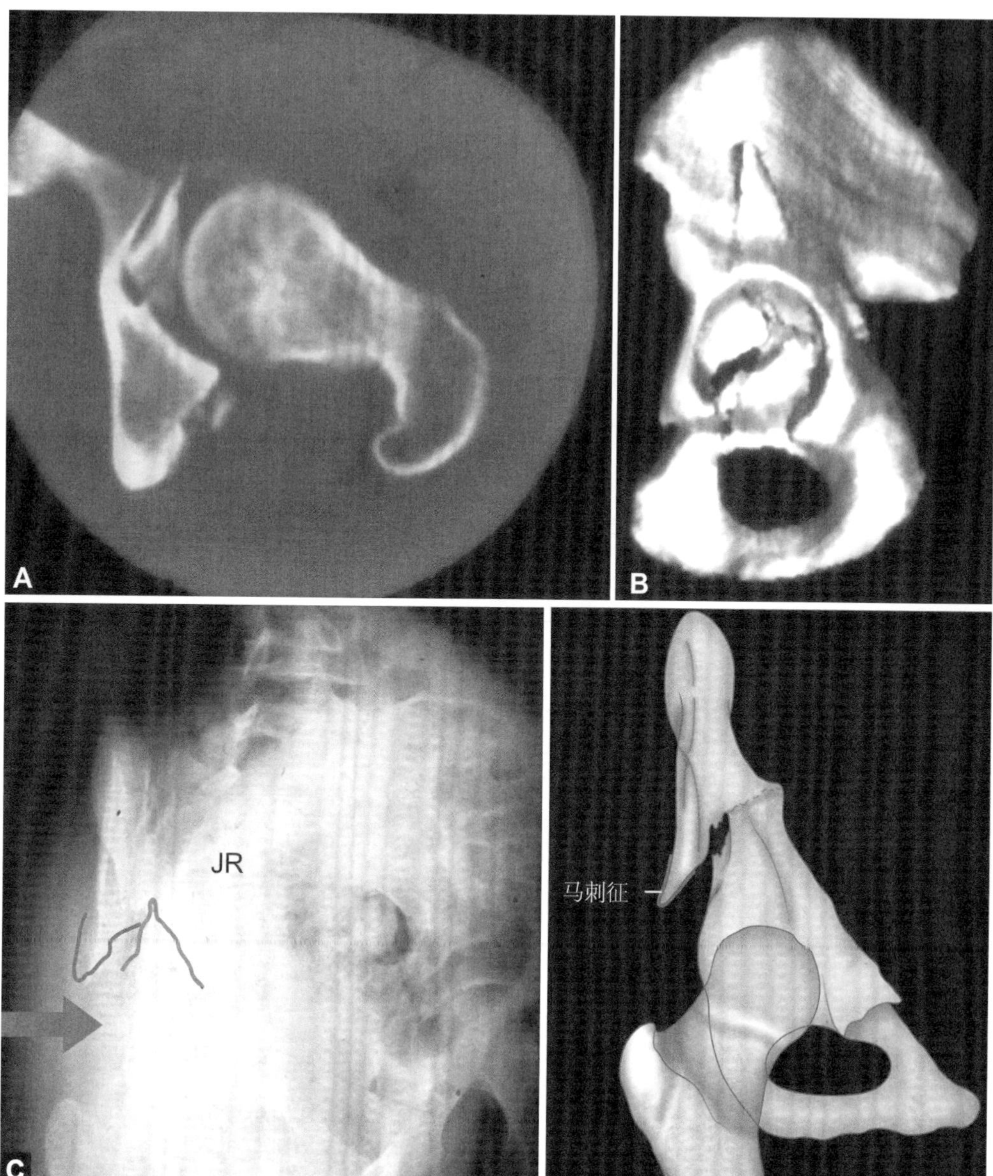

图 26.4A~C （A）CT 扫描显示关节内骨块；（B）3D~CT 显示双柱骨折，前柱前缘骨折线平滑，下缘骨折；（C）闭孔斜位片，马刺征，提示双柱骨折

果。要准确读片，需了解髋骨的正常解剖学结构与各个骨盆片中相关影像学标志之间的关系。

前后位片

前后位片中有 6 个基本影像学标志（图 26.3 和 26.7A）。髂耻线是前柱的主要标志，其下 3/4 与髋骨的骨盆缘直接相关，而上 1/4 是由 X 射线束相切于方形区上方和坐骨大切迹的后上部而成像。髂坐线从坐骨大切迹后上部延伸至坐骨结节，通常被认为是后柱的影像学标志，由 X 射线束相切于髋骨方形区的后部而成像。U 形或泪珠形影像学表现，由内侧和外侧组成。其中，外侧为髋臼前壁的下部，内侧由闭孔管和方形区的前内部组成。因为泪珠形与髂坐线取自方形区的不同部位，故它们在前后位片上总是叠加的。如果泪珠形脱离髂坐线，则说明髋骨发生旋转，或方形区发生移位。在前后位片中，髋臼上关节面的高密度线被称之为髋臼顶，由 X 射线束相切于髋臼上方的软骨下骨而成像。髋臼的前缘和后缘分别代表髋臼前壁和后壁的外周轮廓。

闭孔斜位片

旋转患者，将患侧半边骨盆朝向 X 射线束旋转 45°，得到闭孔斜位片（图 26.1B，26.1E，26.2B，26.7B）。闭孔斜位片能够最大程度地显示闭孔，并展示出前柱的轮廓。髂耻线与骨盆缘有如在骨盆前后位片中一样的关系。髋臼后缘和累及后壁的骨折在该片中显示得最为清楚。通过比较股骨头和后壁之间的关系，可以发现轻微的向后半脱位。闭孔斜位片能够最好地显示"骨刺征"，后者是双柱骨折（图 26.4C）和后壁骨折块（"海鸥征"，图 26.6A）的特异症状。

髂骨斜位片

旋转患者，将患侧半边骨盆远离 X 射线 45° 倾斜，得到髂骨斜位片（图 26.1C, 26.1F, 26.2C, 26.7C）。髂骨斜位片能够最大程度地显示髂骨翼，坐骨大、小切迹的轮廓以及髋臼前缘。是否累及后柱在髂骨斜位片上看得最为清楚，横行髂骨翼的前柱骨折亦可检查出来。

计算机断层扫描成像

为更好分析上述三种影像学平片时，计算机断层扫描成像（CT）是一种有用的辅助方法，可用于进一步分析骨折类型，并评估合并情况。CT 连续扫描层厚≤ 3mm。二维轴位像在以下方面优于平片：①髋臼壁骨折的程度和位置（图 26.4A, 26.5C, 26.5E, 26.6B）；②关节内出现游离骨块或股骨头损伤（图 26.4A）；③骨折线方向（图 26.5A~C）；④识别其他骨折线（如 T 形骨折的垂

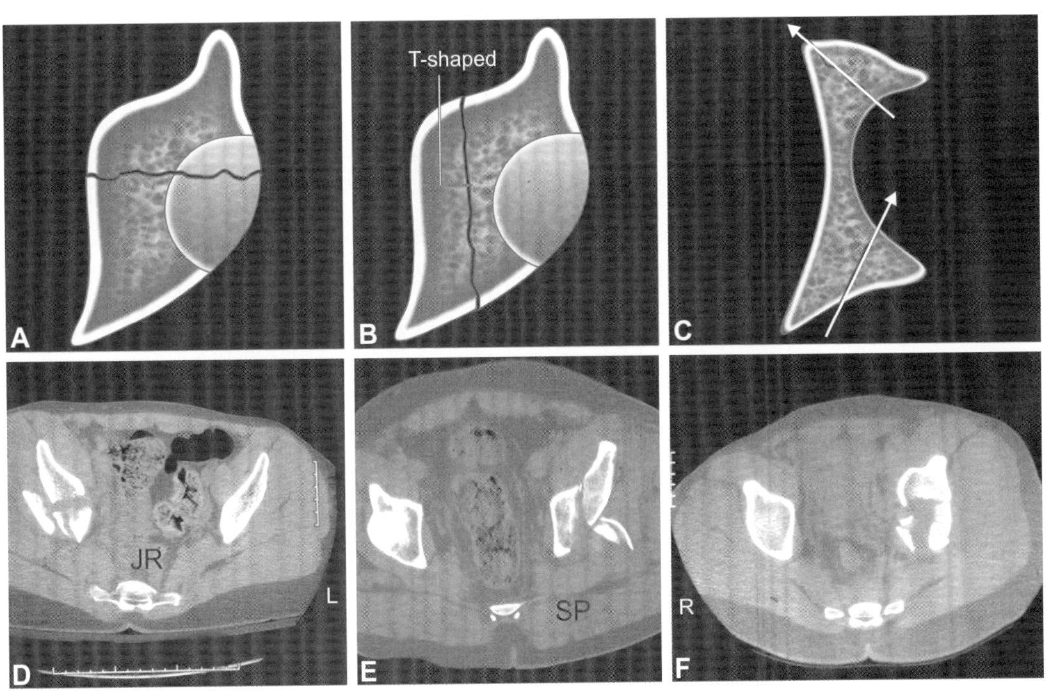

图 26.5A~F　（A）CT 扫描显示髋臼柱骨折的骨折方向；（B）横形和 T 形骨折；（C）髋臼壁骨折；（D）双柱骨折和少许后壁骨折；（E）横形骨折，后壁骨折；（F）前柱骨折，后壁半横形骨折

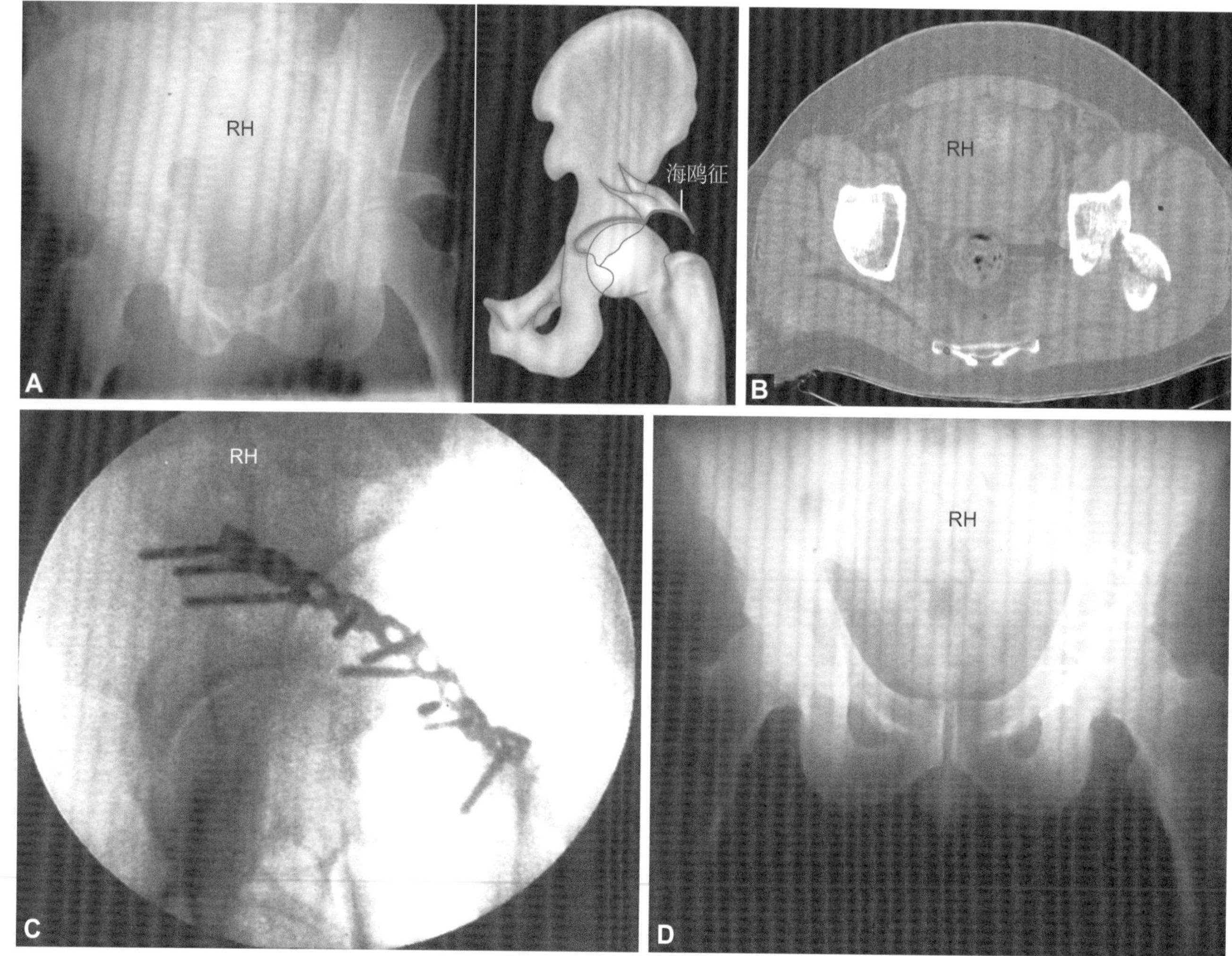

图 26.6A~D 后壁粉碎性骨折，边缘压缩。（A）闭孔斜位片显示“海鸥征”；（B）CT 显示后壁骨块，箭头所示为边缘压缩；（C）术中透视显示螺钉未进入关节腔；（D）术后前后位 X 线片

直部分 图 26.3D, 26.5B, 26.5F）；⑤骨折片的旋转情况；⑥骨盆后环的情况。因此，骨折线方向在区分骨折类型时非常有用。CT 还可能鉴别出 X 线片未发现的方形区骨折。此外，采用二维轴位 CT 影像时，边缘压缩，即关节的关节面压缩，观察得最为清楚（图 26.6B）。一项研究显示，在检查骨折演变过程和骨折间隙变形方面，二维 CT 优于平片。一般情况下，会扫描 3 个平面，否则可能会错失某个平面上的移位。

三维 CT 扫描技术已获改进，有助于进一步定义骨折类型，从而辅助制定术前计划（图 26.4B），但是，它无法提供二维 CT 扫描可提供的诊断细节。三维 CT 扫描还可以帮助没有读 X 线平片经验的外科医生更好地了解骨折类型。通过在干骨模型上根据 X 线片标志绘制骨折线，或根据各种 X 线片画出骨盆的线描，可以进一步提高对骨折类型的了解（图 26.7A~F）。只有了解了骨折线的位置、方向和旋转情况，才能真正理解骨折类型，并制定实现解剖复位的计划。

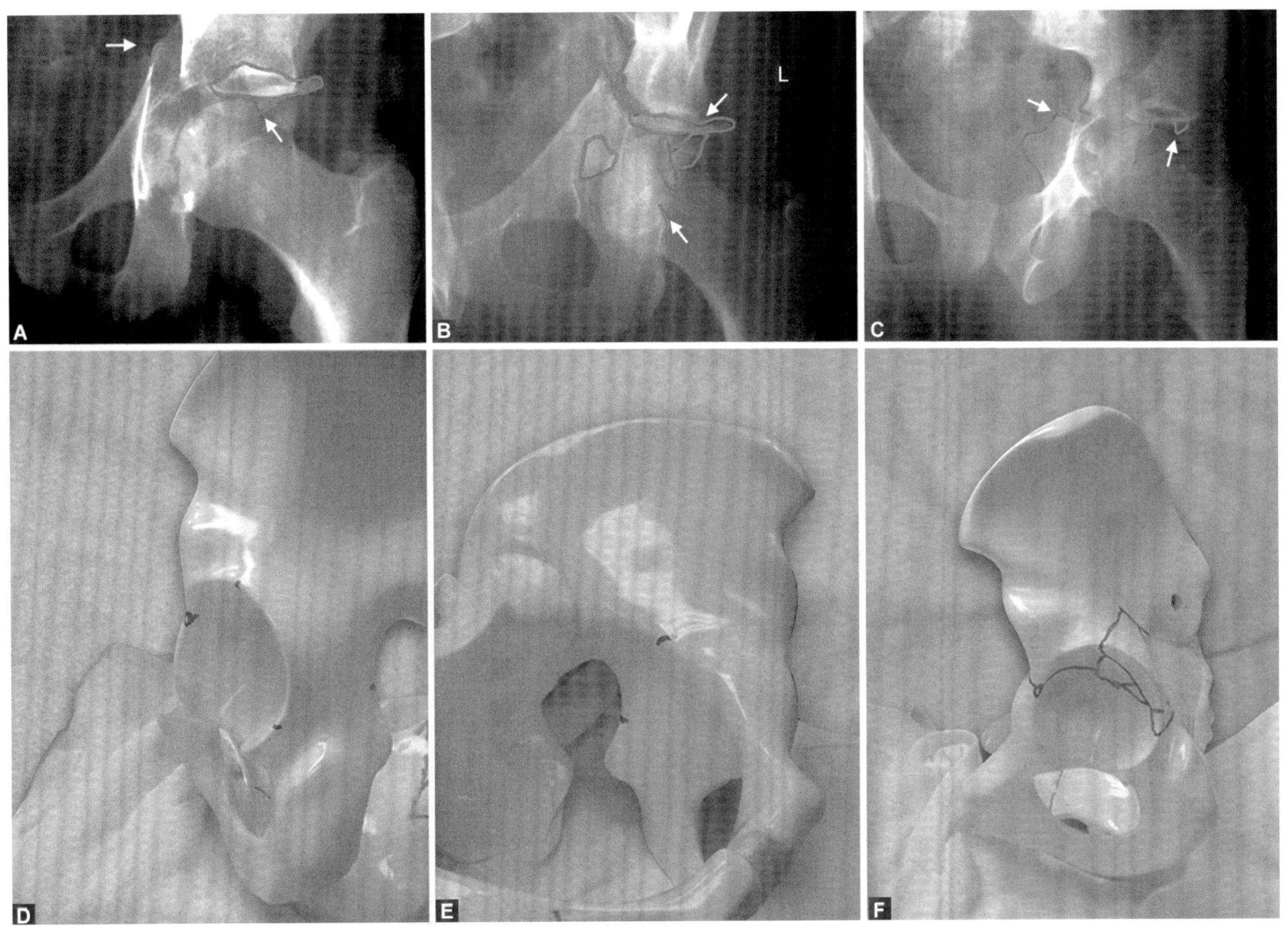

图 26.7A~F 骨盆模型上画骨折线。（A）前后位 X 线片提示后壁横形骨折，髂坐线、髂耻线破坏，后方骨块进入关节；（B）闭孔斜位片显示前柱破坏；（C）后壁粉碎，可见多块碎骨片，且骨折线一直延伸到外侧；（D）模型内侧描绘出破坏点；（E）；根据 B、C 在骨盆模型描绘出破坏点；（F）根据二维 CT 在骨盆模型上描绘骨折线（二维 CT 可以显示骨块的旋转）

骨折分类

Letournel 髋臼骨折分类法的主要依据是他提出的双柱理论（图 26.8），而且一直为大多数外科医生在治疗这些复杂损伤时所用。根据解剖结构，髋臼骨折可清晰地分为 10 类：5 个基本类型和 5 个合并类型（图 26.9A~J）：5 个基本骨折类型为前壁骨折、前柱骨折、后壁骨折、后柱骨折和横行骨折；合并类型则为基本类型间的组合或一种基本类型伴有其他骨折，5 个合并类型包括后柱合并后壁骨折、前柱或前壁合并后半横行骨折、横行合并后壁骨折、T 形骨折以及双柱骨折。这 10 个类型的变异型并不少见，但通常可以归为 10 类中的一类。

此分类方法非常重要，可用于描述骨折并指导手术入路。这些骨折类型直接了当，在观察者间和观察者内具有较高的信度。两个柱骨折（横行、前柱 / 壁合并后半横行，横行合并后壁，T 形）不同于双柱骨折。双柱骨折是独一无二的类型：不仅出现骨折线区分前柱和后柱部分，而且还出现上髋臼移位骨折，因此，髋臼关节面相对于髋骨均不完整（图 26.9J）。

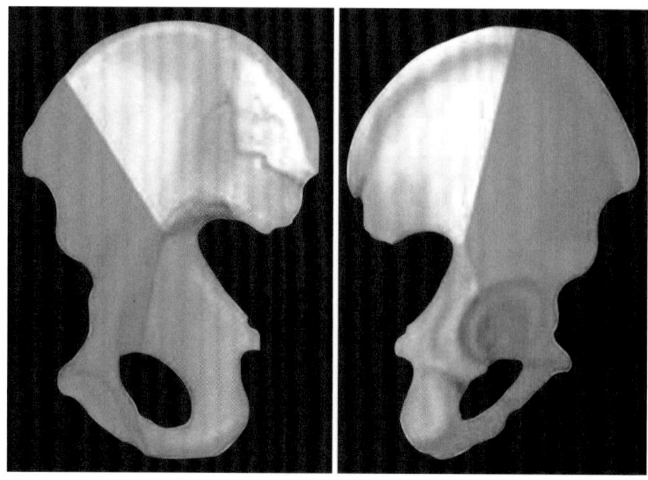

图 26.8 双柱理论是 Letournel 髋臼骨折分析的基础

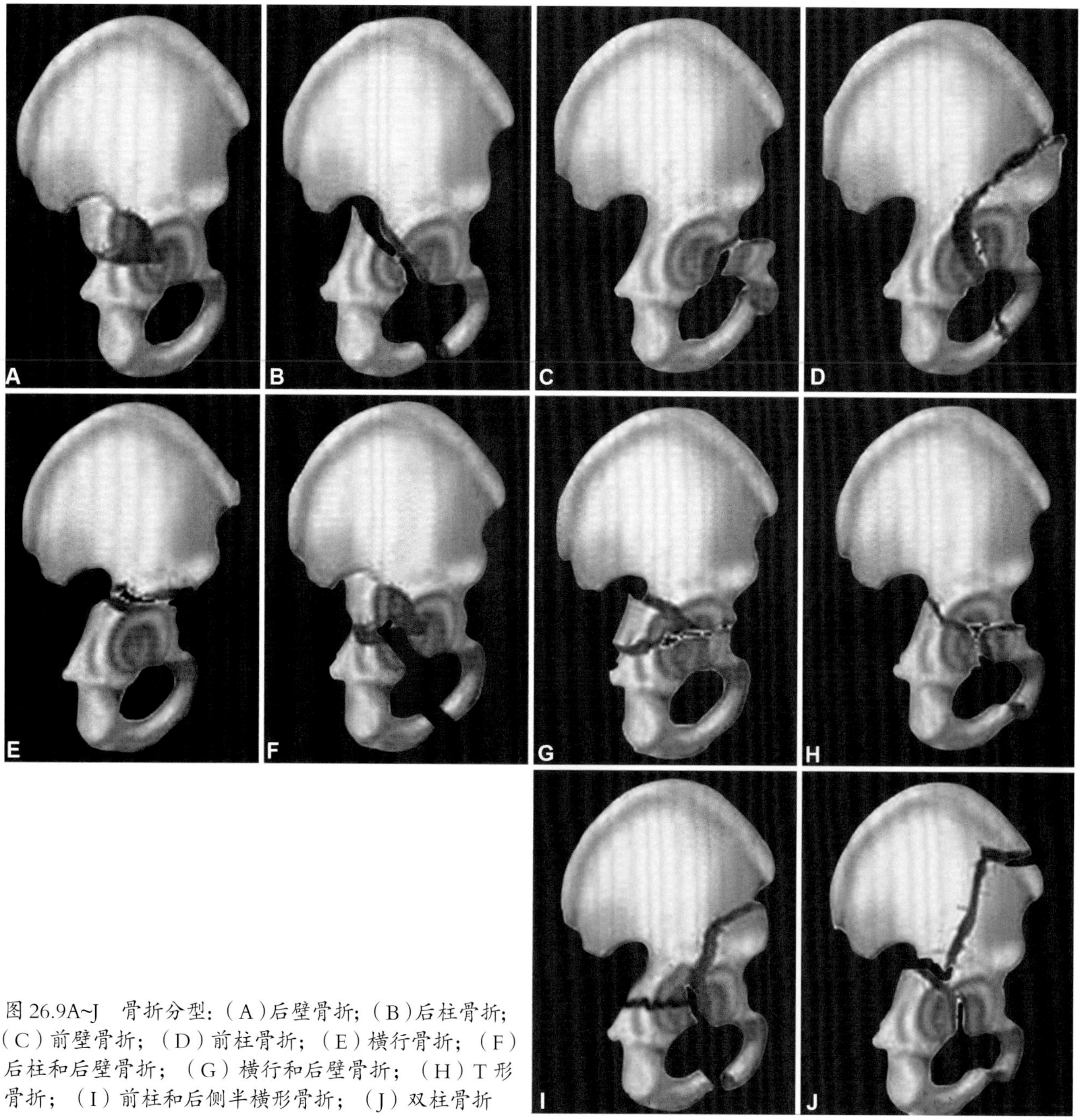

图 26.9A~J 骨折分型：（A）后壁骨折；（B）后柱骨折；（C）前壁骨折；（D）前柱骨折；（E）横行骨折；（F）后柱和后壁骨折；（G）横行和后壁骨折；（H）T 形骨折；（I）前柱和后侧半横形骨折；（J）双柱骨折

术前骨折模型绘图

根据高质量前后位片上的信息，可以分类大多数骨折。有步骤地检查三种X线片（前后位和斜位）和CT扫描的结果，以进一步明确骨折类型的细节。首先，应仔细分析前后位片上的线（图26.3和26.7）。如果髂耻线中断，则骨折类型可能为前壁、前柱、横行类型、T形、前柱合并后半横行或双柱骨折。而如果髂坐线中断，则骨折可能为后柱、横行、T形、前柱合并后半横行或双柱骨折。如果两条线均中断，则骨折的可能类型则为横行、T形、前壁/柱合并后半横行或双柱骨折。如果骨折累及髂骨翼，则可排除横行、T形骨折。

后缘沿的线是否中断？如果中断，则还有可能发生了后壁骨折。髂坐线是否发生移位，与泪珠形关系是否异常？如果是，通常说明双柱彼此分开。闭孔斜位片可优化前后位片的诊断结果（图26.7A~F）。疑似后壁骨块和累及后壁/柱的断裂将变得清晰。闭孔环骨折意味着两个柱彼此分开。上髋臼骨折线（骨刺征）的出现是双柱骨折的特异症状（图26.4C）。髂骨斜位片可进一步明确后柱损伤以及髂骨翼骨折是否存在及位置（即前柱、前柱合并后半横行、双柱骨折）（图26.7A~F）。而通过研究CT扫描结果，可发现前述内容以外的其他信息。当在模型上绘制骨折类型时，应标记边缘的断裂点、前髂骨翼、坐骨切迹后缘、前缘以及后缘（图26.7A~F）。根据二维CT，向上、向下沿着骨折线连接上述点，直到完全熟悉这些骨折片。最后要了解骨块的旋转情况，这样才能成功地完成定向解剖复位。

植入物

用于髋臼骨折固定的主要植入物包括3.5mm的不锈钢螺钉（长度10~130mm）和不同长度的3.5mm重建接骨板。此外，当存在较小的后壁骨折片时，可将1/3管形接骨板制成弹性接骨板。一般情况下，将一个5孔1/3管形接骨板在第3个孔处进行切割，以便给螺钉留下两个完整的孔，而第3个被切割的孔用于长钉，后者可嵌入后壁。将重建接骨板作为支撑板，放置于1/3管形接骨板上（图26.1D~G）。很少出现在较小骨块上使用较小的螺钉（2.5mm），或将3.0空心螺钉放置于骨折线内的情况。关键在于能够提供足够的稳定性，以使解剖复位能够支持8周的下地负重。

手术治疗

鉴于以上的禁忌证，应对所有引起髋关节不稳定和（或）负重顶区不对合的髋臼骨折施以手术治疗。伴有髋关节不稳的后壁和前壁骨折，须进行手术固定。另外，当髋关节内有骨块和软组织时，有可能引起关节不对合。为防止创伤性关节炎的早发，行切开复位，并清除游离体和阻塞性软组织。

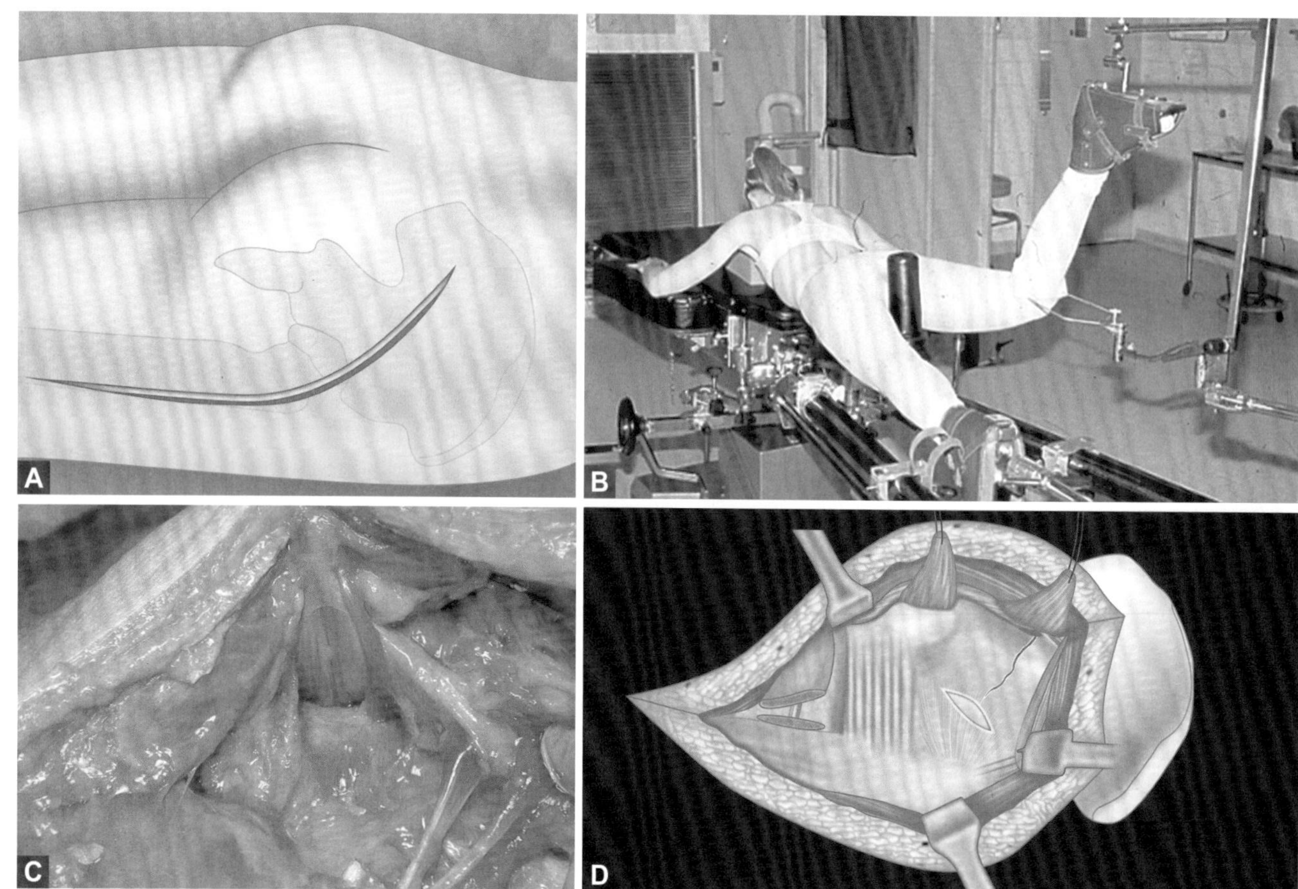

图 26.10A~D （A）Kocher-Langenbeck 入路；（B）患者俯卧位，患髋屈曲 80°，牵引股骨远端；（C）牵拉闭孔内肌，暴露髋臼后柱（坐骨神经解剖变异，通常穿过梨状肌）；（D）Kocher-Langenbeck 入路示意图，悬吊臀肌，标记闭孔内肌、梨状肌，暴露髋臼后柱

手术入路的选择

Letournel 和 Judet 描述了髋臼的手术入路：Kocher-Langenbeck 入路（图 26.10A~D），髂腹股沟入路（图 26.11A~E），以及扩大髂股入路（图 26.12A~E）。前两种入路只能直接到达髋臼的一柱（经 Kocher-Langenbeck 入路到达后柱；经髂腹股沟入路到达前柱），而且依赖于利用间接手法复位所有横行另一柱的骨折线。经扩大髂股入路，可确保基本能完全直接到达髋臼的各个面，最常用于治疗某些有合并情形的骨折类型（损伤发生超过 21 天后接受手术治疗），或某些横行或双柱骨折（伴有其他受局限入路无法解决的并发症）。由于一般预期采用一种入路便要完全实现骨折的复位和固定，因此，往往手术时只选择一种手术入路。

Kocher-Langenbeck 入路（图 26.10A~D）

Kocher-Langenbeck 入路适用于后壁骨折和后柱骨折（伴有或不伴有后壁骨折），还经常用于治疗臼窝结合部横行骨折、低位横行骨折和 T 形骨折。此外，对 T 形骨折来说，主要的移位应在后侧，较小的移位发生在骨盆缘前侧。该入路要求患者采用侧卧位或俯卧位。著者更倾向采取俯卧位，使用牵引台，膝盖

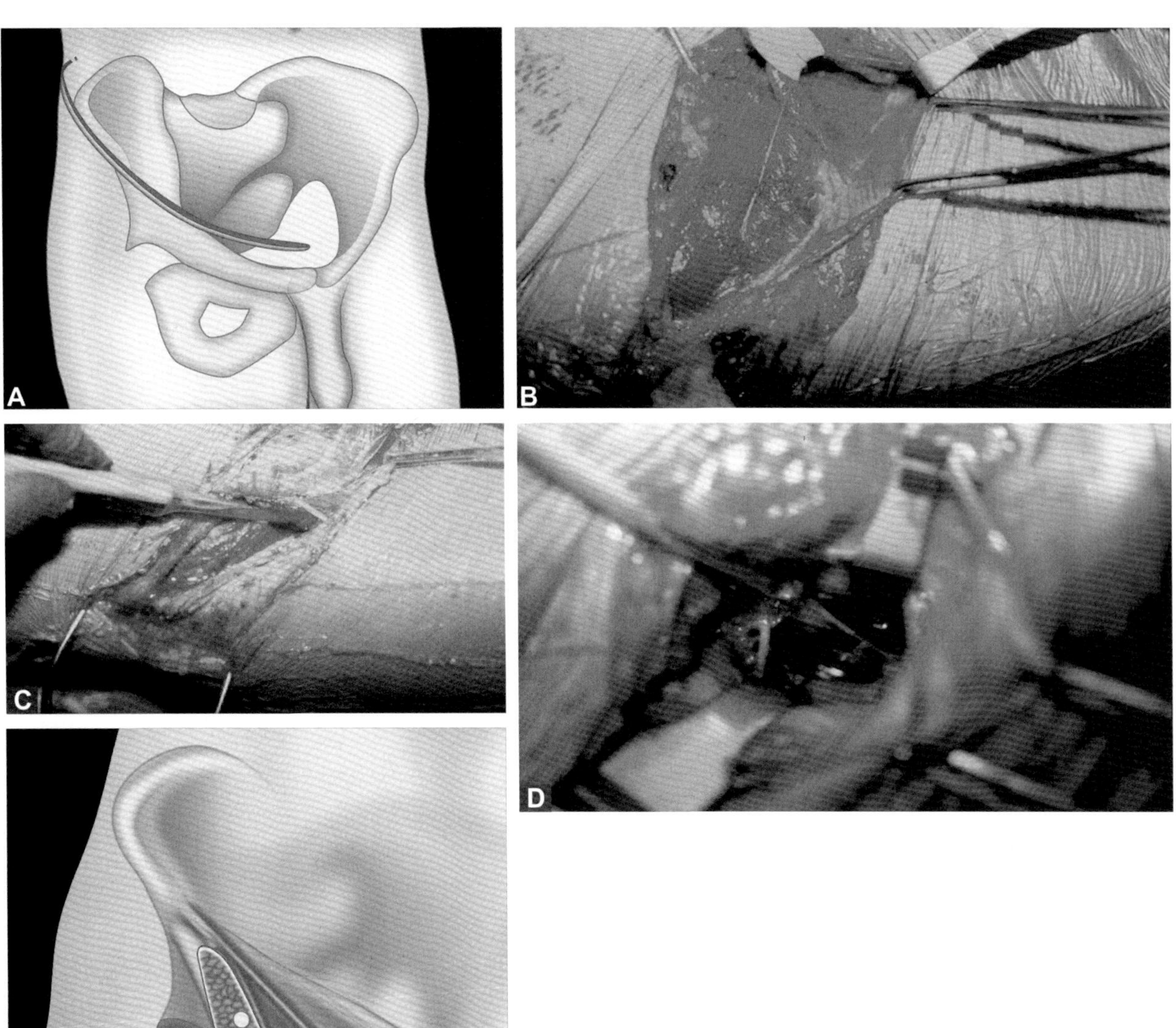

图 26.11A~E （A）髂腹股沟入路；（B）牵拉腹外斜肌，Alice 钳保护髂腹股沟神经，有带保护精索（女性为圆韧带）；（C）牵拉髂腰肌，切开腹股沟韧带顶部和底部，暴露股外侧皮神经；（D）辨认分离腰大肌、股神经和股动脉、股静脉、淋巴组织的髂耻筋膜，游离相关结构，以便造成内侧、中间、外侧手术窗；（E）D 的示意图

弯曲 80°，在治疗涉及后柱的骨折（后柱、横行、T 形骨折，图 26.10B）时尤其如此。如果采取侧卧位，腿的重量会造成股骨头向内移位，柱复位将更加困难。如果没有骨折手术台，可用一般的牵引器替代。

髂腹股沟入路（图 26.11A~E）

患者仰卧于骨折手术台，或放松腿部，这样髋关节可屈曲，腰肌得到放松，前柱暴露充分。髂腹股沟入路适用于前壁和前柱骨折，以及大部分前壁 / 柱合并后半横行和双柱骨折。如果双柱骨折伴有后壁 / 柱粉碎性骨折，或在损伤发生超过 14 天后施以手术治疗，可能额外需要 Kocher-Langenbeck 后入路或选择扩大髂股入路。某些双柱骨折会延伸到骶髂关节或存在坐骨切迹上缘出现单独 U 形骨折的情况，而且不可经髂腹股沟入路复位（图 26.13A 和 B）。移位主要发生在前，后移位极为轻微（<10%）的横行骨折可经髂腹股沟入路复位。髂腹股沟入路可到达骶髂关节与耻骨联合间的髋骨内部，从而可直视内髂窝、骨盆缘、耻骨上支和部分方形区。通过手指触诊或使用专门器械，可间接到达方形区的下部。进一步到达髂骨外翼受限，但缝匠肌或直肌起端的叶状结构也为髂骨翼提供了部分血供。外科医生一般通过三个窗口进行手术（图 26.11A~E）。在实现解剖复位和固定时，整个髂腹股沟入路可能只用到一部分，例如，一些前柱骨折的复位可仅通过髂腹股沟入路的髂骨部分或 Pfannenstiel 部分（改良 Stoppa 入路）。改良 Stoppa 骨盆内入路已用于治疗前壁骨折、前柱骨折、横行骨折、T 形骨折、前柱 / 壁合并后半横行骨折和双柱骨折，该入路可用于治疗须用接骨板支撑方形区的骨折。骨折复位和内固定物植入通常需要另一个入路，即髂腹股沟入路的外侧和中间窗口。

扩大髂股入路（图 26.12A~E）

扩大髂股入路适用于特定的复杂骨折类型和损伤发生超过 2~3 周后进行的手术，包括高位横行骨折、横行合并后壁骨折、T 形骨折或双柱骨折以及伴有耻骨联合断裂或对侧耻骨支骨折的横行骨折或 T 形骨折。某些双柱骨折伴有后柱 / 壁的复杂骨折、穿过骶髂关节的骨折或分节段的 U 形骨折（图 26.13A 和 B）。经扩大髂

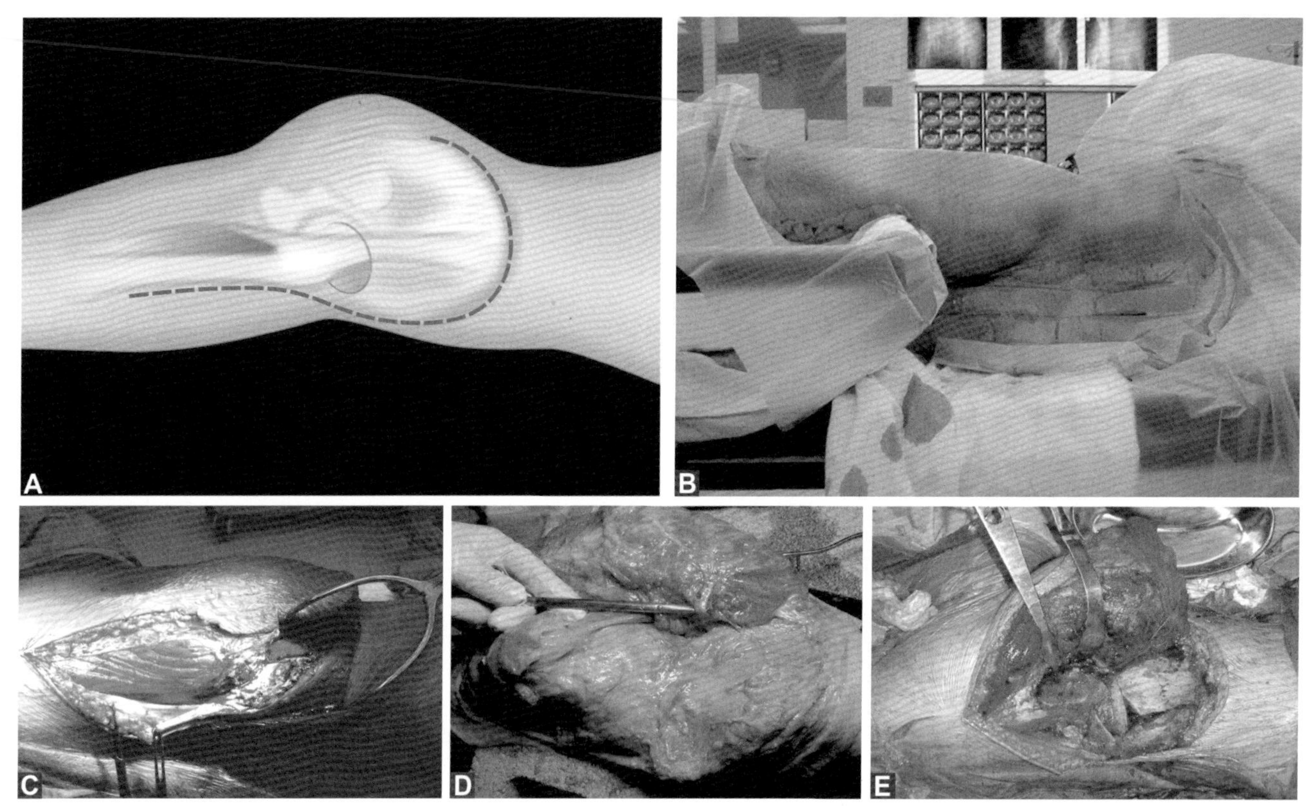

图 26.12A~E （A）扩大的髂股入路；（B）患者侧卧位（术者面对患者）；（C）手术切口，从髂骨翼外侧剥离臀肌，同为到达髋部下方的前侧入路（阔筋膜张肌和浅部缝匠肌、外展肌和股直肌深部之间的间隙）；（D）一具尸体标本显示的髂骨翼和髋臼后柱的暴露情况；（E）双柱骨折患者

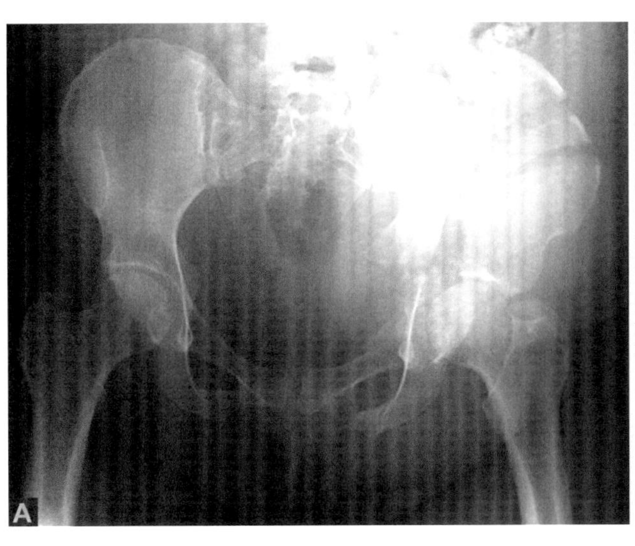

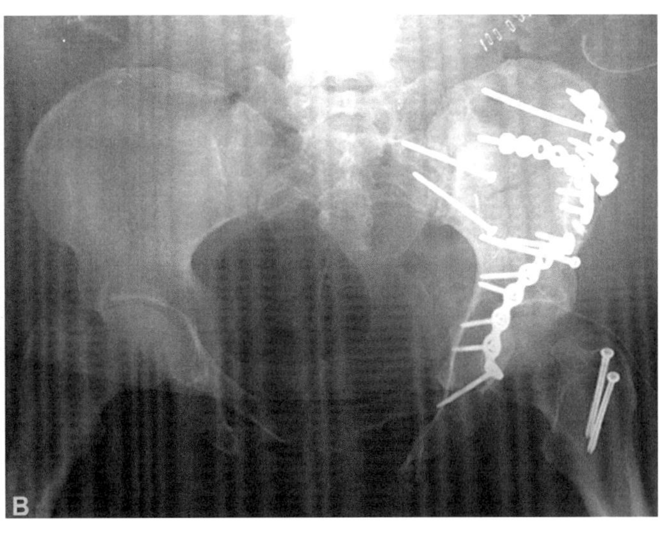

图 26.13A 和 B （A）一患者双柱骨折，伴有骶髂关节阶段性骨折，造成“U”字征；（B）术后前后位 X 线片，通过扩大的髂股入路完成复位和内固定（股骨大转子截骨）

股入路可最大程度地实现同时到达髋臼的双柱，亦可到达髂骨翼整个外部，一直到髂耻隆起的前柱、髋臼后平面和髋关节内部。臼窝结合部或高位的横行骨折或 T 形骨折即使仅延迟 5 天，也会让经 Kocher–Langenbeck 后入路复位前柱变得非常困难。因此，一开始就需要单独的髂腹股沟入路或选择扩大髂股入路。

前入路和后入路同时进行

一些外科医生选择同时采用前入路（髂腹股沟入路）和后入路（Kocher-Langenbeck 入路），替代了更广泛的扩大髂股入路，或作为治疗横行骨折、T 形骨折和特定双柱骨折的主要方法。相比前入路和后入路同时进行，著者更倾向于序贯入路，因为这样能够把每种入路的优势发挥到最大。然而，当认为有必要采用两种入路时，著者将选择扩大髂股入路。

髋臼各类骨折的复位和固定

一般认识

Letournel 在其分类中规定了入路、患者的体位和骨折手术台的使用。在手术操作中，骨折的复位难度最大，也最为关键。手术介入前，外科医生须熟悉骨折片的移位和旋转情况。在髋骨塑料模型上或在纸上绘制骨折机制极为有用（图 26.7 和“典型病例”），如此，在术前才能确认钳的近似位置并实现关节的解剖复位。术中牵引可减轻股骨头部的应力，配合使用特制的钳可精确复位骨折。解剖复位的实现是取得持续良好疗效的关键所在。在完成骨折复位和固定后，利用术中的 X 线透视评估复位和内固定物位置的情况。旋转 180° 的 X 线透视显示的结果应包括无软骨下骨折段间缝隙或塌陷，以及股骨头与髋臼顶相匹配。另外，为保证所有的螺钉在关节外，可使用轴线观和切线观。因为髋臼内凹，所以只需一张显示整个螺钉处于关节之外的投影（图 26.6C）。如果没有投影显示某个螺钉，则应移除该螺钉。手术后，应摄三张标准的 X 线片（一张前后位片和两张斜位片）。如有任何异常，可用 CT 进一步检查。

后壁、后柱；后壁骨折、后柱骨折

后壁骨折（图 26.6 和 26.9A）：一般认为后壁骨折比较“简单”，但只涉及“一个骨块”的后壁还是非常罕见的。后壁骨折的合并症包括骨壁碎裂、边缘压缩、关节内有碎片以及股骨头损伤。手术治疗的常见错误有：未充分认识骨折的复杂性；为取回嵌顿的后壁和关节囊而分离后部关节囊；小软骨骨块及边缘压缩难以复位和固定（图 26.6A~D）；后壁骨块的复位或固定不佳。

为能较好固定后壁骨折，良好的 Kocher–Langenbeck 入路至关重要（图 26.10A~D）。外科医生必须尽量减少手术对展肌功能的影响，维持股骨头的血管供应，保留后壁附着的关节囊，寻找较小的边缘压缩。为移除通常已撕裂的圆韧带以及其他关节内的小骨块，需拉伸牵引股骨头，可通过使用骨折手术台或跨髋关节的股骨牵引器来实现（将一个 Schantz 钉置于坐骨支撑区内（较坐骨切迹侧向 1.5cm 和头向 1.5~2cm），将另一个针置于股骨近端）。

髋关节彻底清创后，可将股骨头归于正常位置，对合髋臼完好的关节面，并检查是否存在边缘压缩。股骨头可作为边缘压缩和后壁骨块复位的参照。在复位边缘压缩时，先用骨凿尽量清除关节片的骨松质，再用骨抽液达成与股骨头的楔入。著者采用的一种磷酸钙膏在变硬后可支持边缘压缩。在软骨块和边缘压缩复位完成后，进行后壁的复位和固定（图 26.6C 和 D）。后壁固定中的常见错误包括：未使用支撑接骨板；支撑板形状过大（以至于不能充分支撑后壁）；未沿着髋臼周围弯曲支撑接骨板；支撑接骨板位置过高，危及臀上神经。

后柱骨折（图 26.9B）：髋关节对合基本取决于后柱的解剖复位，也有助于避免创伤后骨关节炎的发生。后柱骨折一直采用 Kocher–Langenbeck 入路。患者需呈俯卧位，以避免股骨头阻碍解剖复位。常见的畸形有后柱向上轻微分离并向头侧移位。后柱的旋转不匹配较为常见，可通过经坐骨大切迹触诊进行很好的评估（图 26.14D）。用 Jungbluth 钳和 / 或一个打入坐骨的 6.0mmSchanz 钉控制后柱的旋转（图 26.14B）。为完成后柱的复位，经坐骨大切迹需采用多种钳：直角颌骨钳、尖头复位钳或 Farabeuf 钳（图 26.14B~D）。此外，使用球形长钉推送器可有助于将后柱从后方推向前面。为确保解剖复位，外科医生必须评估后柱的复位，并经大切迹触诊骨折线。复位完成后，从后到前放置一根拉力螺钉（谨记骨折额状面的性质），然后放置一个后柱中和接骨板（图 26.2D 和 26.13B）。

后柱合并后壁骨折（图 26.9F）：患者俯卧，采用 Kocher–Langenbeck 入路。首先复位后柱，复位时缩回后壁骨折片，以确认关节的解剖复位。在用拉力螺钉固定和 / 或中和接骨板复位后柱后，再按前文所述复位后壁。最后对后壁应用支撑接骨板，以完成骨折的固定重建（图 26.6C 和 D）。

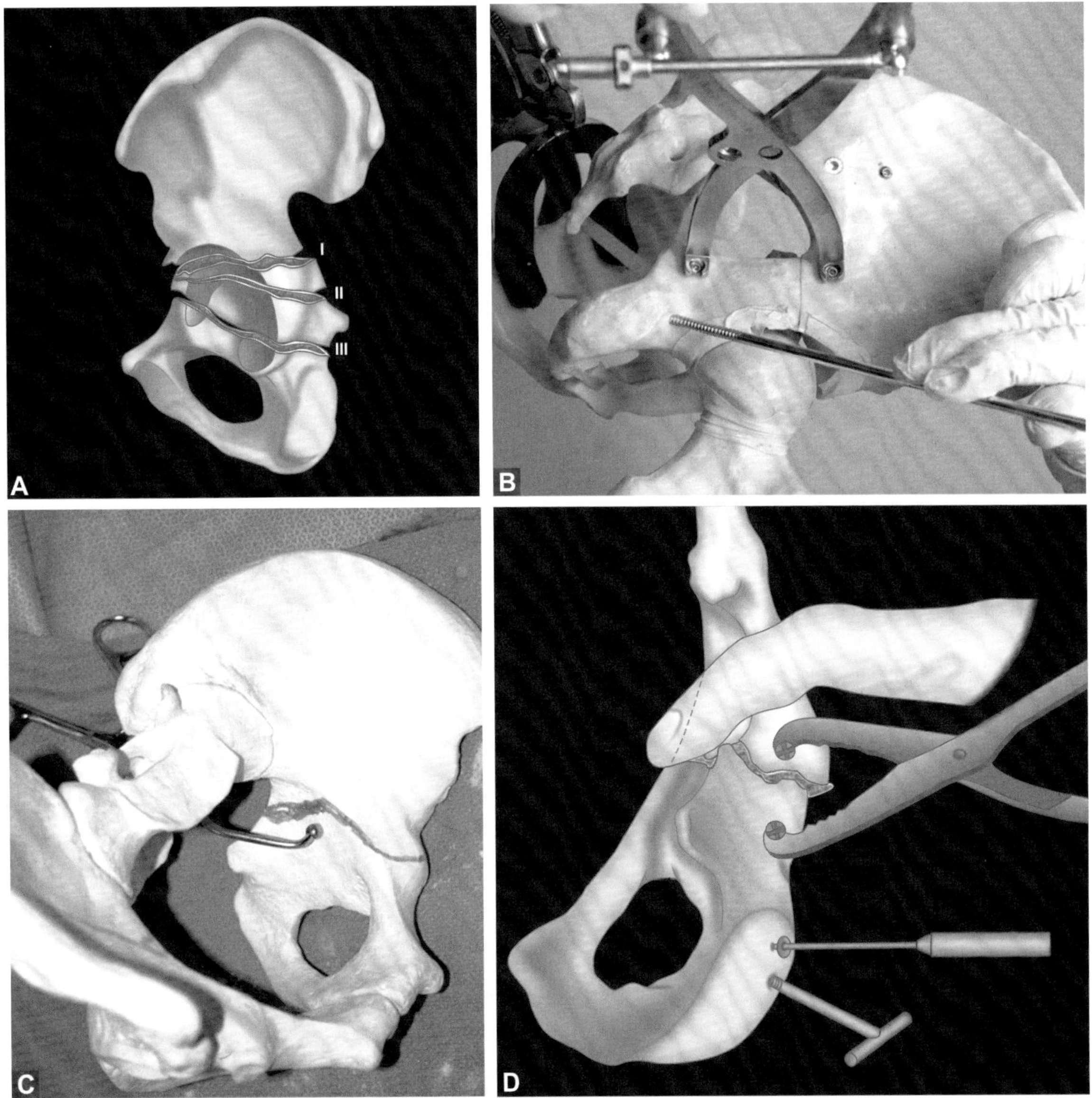

图 26.14A~D （A）位于三个水平的横形骨折：横过髋臼顶，临近髋臼顶和髋臼顶下方；（B）后柱放置 Jungbluth 钳和斯氏针帮助复位，通常 Jungbluth 钳控制平移，斯氏针控制旋转。成角点式复位钳的一个齿可以放置在 Jungbluth 钳的两个臂之间，控制旋转，复位后柱横形骨折和前柱 T 形骨折（图 26.16A）；（C，图 26.16A）（D）在后柱和横形骨折中，有时看上去后柱已解剖复位，但是有可能存在旋转畸形，仍需要触摸四边体确保准确复位

前壁骨折、前柱骨折

前壁骨折（图 26.9C 和 26.15A）：前壁骨折手术通常要求患者仰卧位，行全部或部分髂腹股沟入路。为暴露整个方形区至骶髂关节，可对髂腹股沟切口内侧面行 Pfannenstiel 扩展，即改良 Stoppa 入路。牵引并内旋股骨，开始前壁骨折的复位治疗。有时会在术间把 Schanz 钉在大转子上行侧向牵引，这将有助于复位前壁骨折（图 26.15B）。将球形长钉或骨夹的一侧固定在前壁，另一侧朝向髂前下棘的侧后方，由此产生的直接侧后方力可复位骨折。将从耻骨上支延伸至髂窝内的弧形支撑接骨板固定到骨盆缘，骨折的固定也就此完成（图

26.15C）。或者，也可将从耻骨联合延伸至骶髂关节的支撑接骨板固定于骨盆缘内。在使用接骨板之前，可在骨盆缘到方形区间放置拉力螺钉，或将前壁骨块向上向下固定到完好的骨块。耻骨隆起周围的螺钉可穿透关节。如果前部和后部关节表面均完好无损或已重建，股骨头向内半脱位便不会发生，且可忽略未累及关节的方形区骨块。

前柱骨折（图 26.9D）：此类骨折的治疗方法类似于上述的前壁骨折，患者呈仰卧位，采用完全或部分髂腹股沟入路。在前柱骨折中，髂骨翼通常向外旋转，且在骨盆缘可观察到最大的移位，复位方法包括侧向牵引股骨头和前柱反旋。随着股骨头被牵引和内旋至完好的后壁，复位通常便告完成。有时，为了帮助复位，会通过股骨颈上的 Schanz 针进行侧向牵引。在复位高位前柱骨折（包括髂骨翼前缘）时，为控制骨折的旋转，需用棘突间隙的复位钳夹紧骨前缘。在髂嵴横跨骨折线可放置第二个复位钳，而在骨盆缘可再放置一个复位钳（图 26.16A~D）。在某些情况下，也可用直钳，一侧固定于前柱，另一侧固定于小切迹周围。固定时，通常先用螺钉，后用支撑板（图 26.15C）。

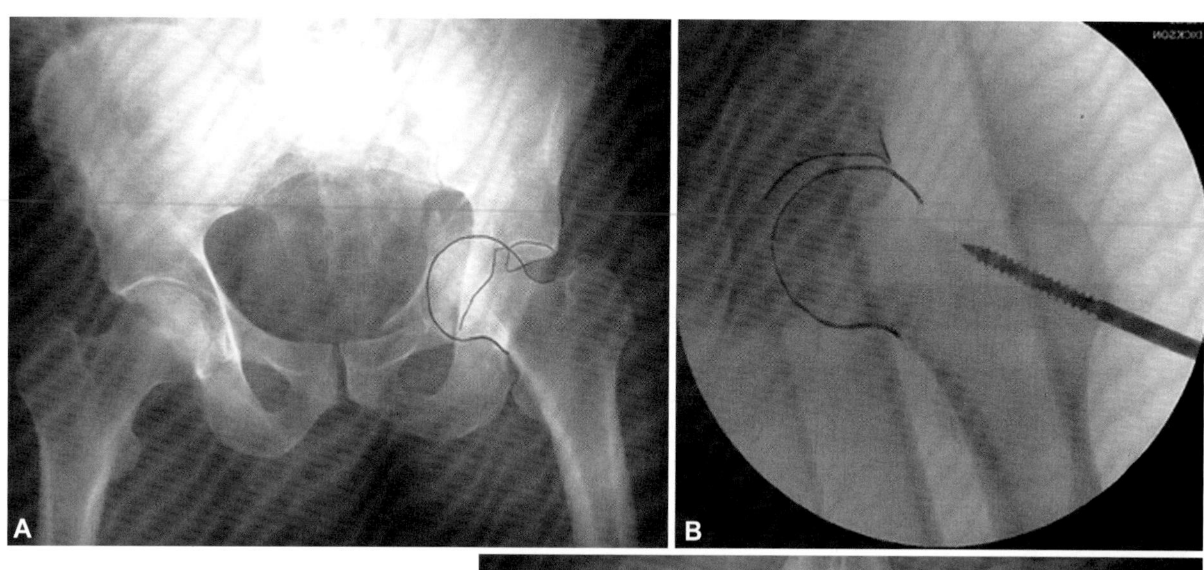

图 26.15A~C　（A）前后位 X 线片显示髋臼前壁骨折，股骨头嵌顿，以及典型的前壁四边形骨片；（B）术中透视显示通过斯氏针向外侧和远端牵拉复位股骨头（只是向远端牵拉难以复位股骨头）；（C）术后前后位 X 线片，通过髂腹股沟入路复位固定前壁骨折

横行、后壁合并横行；横行骨折、后壁合并横行骨折、T 形骨折

在这些骨折类型中，横行骨折线恰好位于腰部肌群中髂耻隆起上方的前缘。骨折线穿过关节面的位置决定了对关节的影响，有些情况下还决定了手术入路（图 26.14A）。低位横行骨折通过髋臼顶的下方，不累及髋臼顶关节面，髋臼窝结合部骨折恰好在髋臼顶下方通过，高位横行骨折通过髋臼顶负重区。骨折复位是高位横行骨折的关键。

横行骨折（图 26.3D 和图 26.9E）：在此类骨折中，下段（坐耻骨连结处）完整无损，复位时需要同时控制该整体的移位和旋转。后柱通常是骨折移位最显著的部位，因此，采用 Kocher–Langenbeck 入路。引起移位的两个旋转轴是：①通过耻骨联合的纵线；②从耻骨联合至后部骨折线的连线。上述两个轴可引起下段围绕耻骨联合轴向内旋转以及在股骨头内移时围绕另一个轴内旋。如果伴有分支骨折或耻骨联合破坏，旋转情况则更加复杂。将 Jungbluth 钳穿过后柱以复位内外侧方向。用通过切迹和髋臼上方的直角钳或固定在坐骨结节附近的 Schantz 针控制旋转（图 26.14B 和 C）。通过检查后柱以及经坐骨切迹触诊方形区来确认复位情况（图 26.14D）。将拉力螺钉从髋臼后区通过骨折部位导至前柱，再在髋臼后区固定中和接骨板而完成重建。

后壁合并横行骨折（图 26.5E 和图 26.9G）：后壁骨折时必须后侧显露。如之前所述，具体入路，即扩大髂股入路或 Kocher–Langenbeck 入路，取决于横行骨折的形态或从损伤到手术治疗的时间延迟。如前文所述，首先复位横行骨折。由于合并有后壁骨折，故可在直视条件下进行横行骨折的解剖学复位。在拉力螺钉经骨折部位和（或）放置中和接骨板固定横行骨折之后，用前文所述的方法进行后壁骨折的固定（图 26.14A~D）。

T 形骨折（图 26.2、26.5B 和 26.9H）：大部分 T 形骨折可采用 Kocher–Langenbeck 入路。在骨折手术台上首选俯卧位。行后柱纵向牵引和回缩，以显露前柱骨折。如同在横行骨折中，用直角钳经坐骨切迹将前柱复位，然后用拉力螺钉固定（图 26.14C）。放开牵引，将股骨头复位，再按照前文所述方法将后柱复位（图 26.14B 和 D）。经坐骨切迹触诊髋臼方形区，以确认复位情况。为完成重建，将拉力螺钉嵌入后柱，并把接骨板固定于髋臼后区（图 26.2D）。如果该策略导致前柱无法复位，则复位并固定后柱，重新摆放患者体位，进而经前入路（髂腹股沟入路）行第二阶段的手术。在这种情况下，后柱的固定切勿经过前柱进行，否则无法对前柱骨折进行独立操作，并妨碍后续的手法复位。此外，在伴有相关骨支或耻骨联合破坏的骨折中，次要约束丢失，经后入路难以复位前柱，故需采用扩大髂股入路。该入路可适用于伴有前柱显著移位的高位 T 形骨折或时间延迟达 5 天以上的患者。

前壁/柱合并后半横行骨折、双柱骨折

前壁/柱合并后半横行骨折（图 26.5F 和图 26.9）：前壁/柱合并后半横行骨折包括作为主骨折线的前壁或前柱骨折，而合并的横行骨折则从前段骨折经关节面延伸至髋骨后缘。后半横行骨折线与横行骨折的后半部分相同，通常为髋臼窝结合部或低位骨折。此类骨折几乎均经髂腹股沟入路进行手术治疗，除非伴有后柱节段性粉碎或后壁骨折。在这些情况下，手术的最佳入路为扩大髂股入路，或分阶段髂腹股沟入路加 Kocher-Langenbeck 入路。患者仰卧于骨科手术牵引床上予以下肢牵引，或仰卧于可透 X 线的手术台上，下肢不予限制。髋关节必须充分弯曲，以放松髂腰肌，继而在肌肉下行剥离。

与单纯性前壁或前柱骨折相同，首先须复位和固定前柱或前壁。然后沿骨盆缘放置接骨板，为后续的拉力螺钉固定后柱留出空孔。将直角钳或 King Tong 钳（图 26.16A、C 和 D）的一侧经中间窗口固定于后柱段的方形区之上，另一侧固定于髋臼上方的髂骨上，随着钳在髂腰肌周围的行走，后柱骨折实现复位，

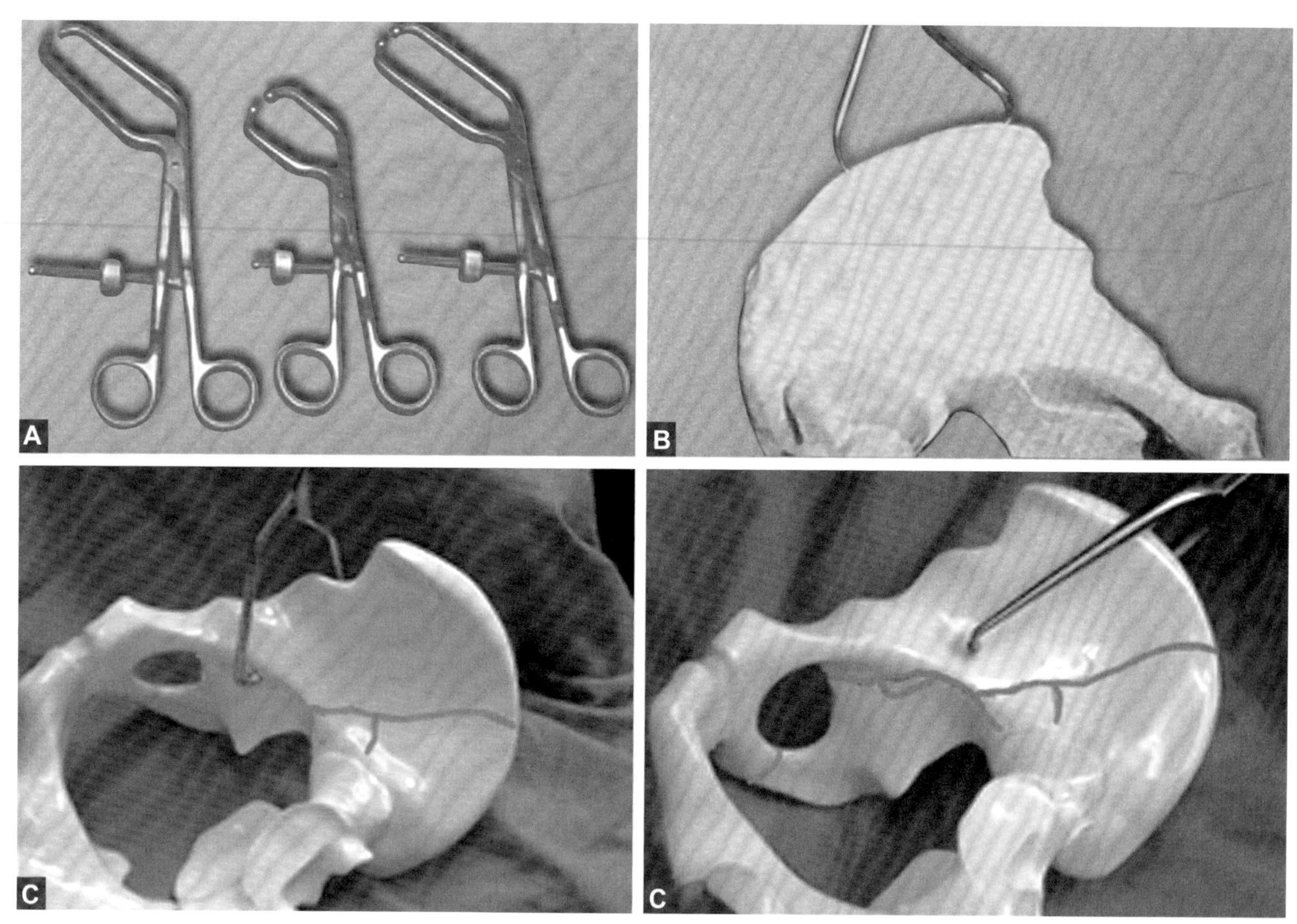

图 26.16A~D （A）不同规格的成角点式复位钳，通过髂腹股沟入路（C）和 Kocher~Langenbeck 后侧入路（图 26.14C）复位各种前柱和后柱骨折；（B）Weber 点式复位钳通常与 C、D 联合应用，复位边缘骨折；（C）跨过腰大肌放置复位钳复位前柱骨折（也可以复位双柱骨折或横形骨折的后侧部分）；（D）使用 King Tong 复位钳沿着髂骨翼的内侧和外侧壁滑动进行复位或如 C 所示跨过腰大肌进行复位

后柱的盆腔内旋转复位也因此完成。为使后柱前移，可将直钳以相似的方式放置（一侧在坐骨小切迹内，另一侧位于缘 / 前柱）。在直视条件下或通过 X 线透视评估后柱，相对于整个髂骨和前柱的复位情况，需认识到关节面的复位情况无法直视。最后，将螺钉从内髂窝向下贯穿后柱，再从坐骨或坐骨小切迹穿出，固定重建就此完成。此外，为了固定后柱，可将螺钉经皮从髂骨外板固定至方形区。拉力螺钉具有良好的固定作用，但是，如果患者伴有粉碎性骨折或骨质减少，则可在沿骨盆缘放置支撑接骨板，以增加额外的稳定性。

双柱骨折（图 26.1、图 26.4C、图 26.5D、图 26.9J、图 26.13 和“典型病例”）：与前柱合并后半横行骨折相似，大部分双柱骨折均经髂腹股沟入路治疗，患者为仰卧位。首先用拉力螺钉和接骨板复位并固定前柱。在最终固定前柱前，对后柱略行复位术，以确保前柱不会妨碍后柱的复位。然后沿骨盆缘应用接骨板，为后续用拉力螺钉固定后柱留下空孔。继而复位并固定后柱骨折，完成重建。采用扩大髂股入路的常见适应证包括后壁骨折、后柱粉碎性骨折、累及骶髂关节（图 26.13A 和 B），以及手术延迟超过 14 天（图 26.1 和“典型病例”）。一些双柱骨折合并有某些后壁骨折，其中可见与之相关的大片头盖形刺状皮质骨，而这些后壁骨折可经髂腹股沟入路复位，后可从棘突间或髂棘上方开一个小窗，髂骨的外侧面显露，自此后柱的问题便可解决。利用复位钳将后柱复位至前柱（图 26.16C 和 D），固定骨折时，可将螺钉沿外侧到骨盆缘斜向放置，随即再向后导向后壁骨折在髂骨上方的延伸部分。由于完整的关节囊和唇可防止股骨头向后半脱位，因此，通常无需使用支撑接骨板对该骨折片进行固定。

术后处理

如果发生的是单纯性髋臼骨折，次日便要开始理疗，患者需进行下地承重步行训练，术后 8 周内不进行活动度或增力的练习。8 周过后，患者通过承重训练改善耐力、活动度和力量。第 2 周、9 周、12 周、6 个月、1 年、2 年、4 年、6 年等时，摄取前后位片，并对患者行随访。损伤发生后，患者应尽快穿上加压袜和充气加压护腿。术后移除吸引引流管后，应开始服用抗凝药物。高危患者或记录有近侧血块的患者，术前要配有过滤器。为阻止异位骨化造成的关节活动度大幅丧失，经扩大髂股入路手术的患者需接受剂量为 700cGy 的放射。尽管有违美国当前的国家标准，但是静脉注射（IV）抗生素需持续至吸引引流管被移除。

并发症

在大部分经手术治疗的髋臼骨折病例中，感染的发生率约为 5%，且术后关节内深部伤口感染的副作用很难消除。在这些病例中，关节完全破坏的比例可

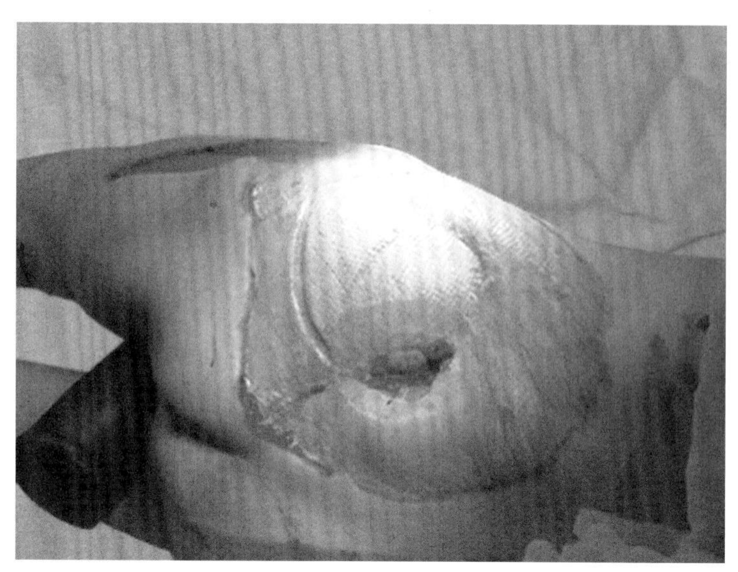

图 26.17　一皮肤脱套伤患者继发真菌感染，图片显示为伤后 3 个多月伤口肉芽组织覆盖，允许进行骨盆和髋臼后壁 T 形骨折复位固定

达 50%。术间抗生素预防和精确的外科技术是最好的预防措施，也可避免手术时刺穿受损的软组织包膜。著者待开放性骨折中长出肉芽组织后，着手治疗皮肤套状撕脱伤，类似于确定固定前对开放性骨折彻底清创、再处理和铺巾（图 26.17）。如果早期诊断出感染，则保留内固定物，且认为复位未松动或丢失；如果有迟发感染，则需移除内固定物。给所有的患者以6周的长期培养特异性（IV）抗生素治疗，后改为口服抗生素治疗。

尽管臀上神经、臀下神经、闭孔神经或股神经可能会在髋臼手术中受损，但这些损伤的已知发生率是比较低的。然而，医源性坐骨神经损伤却是髋臼骨折治疗中常见的主要并发症之一。该损伤通常与经后入路和扩大入路有关，因为这些入路会直接显露和回缩坐骨神经。在经前入路间接复位后柱移位时，损伤也有可能发生。尽管已有人提出在术中监测神经，但仍无明确的资料表明神经监测可实际减少医源性坐骨神经损伤的整体发生率。目前，有关手术室里的骨折复位，还没有研究详尽描述如何仔细摆放患者的体位，如何在后入路时保持膝盖屈曲、放松坐骨神经（图 26.10B），如何谨慎放置牵开器，以及如何有限制地牵引神经。

关节内固定有螺钉的情况已有相关描述，这也是髋臼骨折手术治疗中常见的破坏性并发症（图 26.6C）。如果内固定物已被固定于关节内，则须将入侵的植入物移除。

在行磁共振静脉造影术后，近端深静脉血栓形成在 34% 的髋臼骨折患者中被发现。据 Letournel 和 Judet 的报道，髋臼骨折手术后死亡发生 13 例（2.3%），其中 4 例是由肺动脉大块栓塞引起的。因此，为降低血栓栓子并发症的风险，建议采取某种形式的器械或化学预防（见“术后处理”）。虽然经过了预防处理，但创伤后或术后血栓栓塞的发病率仍约为 11%，而利用多普勒超声扫描和磁共振静脉造影进行筛查的价值仍具争议。

如果髋关节的活动度丧失超过 20%，则表明有严重的异位骨化。根据这一标准，Matta指出经扩大髂股入路的发病率为20%，经Kocher-Langenbeck入路的发病率为8%，经髂腹股沟入路的发病率为2%。最值得注意的危险因素是髂骨外表面的臀肌剥离。如上所述，在扩大髂股入路、头部损伤或有部位展肌发生广泛损伤后，需进行放射检查。待严重异位骨化成熟后的延迟切除可作为预防性治疗失败或替代预防性治疗的可行性方案。

髋臼骨折后的主要并发症是创伤性关节炎。骨折复位的质量似乎是临床结果和后续所发生创伤性关节炎的主要决定因素。受伤最初发生时股骨头所受的损伤也是一个重要因素。髋臼骨折后股骨头会发生缺血性坏死（AVN），但发病率应不超过2%~3%。因为股骨头多因骨折复位不佳而丧失，所以AVN经常被认为是创伤性关节炎的原因。

治疗效果

如果在髋臼骨折发生后3周内施以治疗，根据长期随访，效果优良率为75%~81%。手术治疗的主要目标是实现关节面的解剖复位和后续良好的临床效果。Letournel研究发现，492例髋臼骨折中有366例（74%）实现了解剖复位，81%的预后为优良；其余的126例未实现完美复位，预后优良率仅为64%。即使在完美复位髋臼后创伤性关节炎依然发生，Letournel发现，50%的创伤性关节炎在损伤发生10年到25年之后才出现。而如果复位并不完美，80%的创伤性关节炎病例会在损伤发生后的头十年内出现。Matta也证明了实现解剖复位（剩余移位不得超过1mm）的重要意义，其是决定髋臼骨折手术效果的主要因素。

解剖复位的成功率已证明与骨折的复杂程度、患者年龄和行骨折固定术前的时间延迟成反比。行骨折固定术前的时间延迟显著影响复位效果。在Letournel研究的138例延迟3周治疗的患者中，预后优良率降至54%。与之类似，Johnson等报道了187例患者65%的优良率。而Madhu等在237例患者中发现，如果基本的骨折类型在发生后15天内施以手术，或合并的骨折类型在发生后10天施以手术，则解剖复位会更容易实现。对于某些高位T形骨折和横行骨折，即使已过5天，著者也将经Kocher-Langenbeck入路改为经扩大髂股入路。

典型病例

患者52岁，女性，有肥胖、高血压、糖尿病和纤维肌痛等病史，MVA受损，足部有挤压伤，右侧髋臼双柱合并后壁骨折（图26.18A~L）。首诊医生是接受过会员培训的骨科医生，开始时没有摄取45°斜位片，认为髋臼可经皮治疗（图26.18F）。即使是这张术后早期摄取的前后位片，也显示出不可接受的移位，创伤性关节炎也会因此发生。术后11天，患者感觉体内有物移动（图26.18G）。随后进行了二次鉴别诊断。骨折发生已超过3周，原骨折本可以经髂腹股沟入

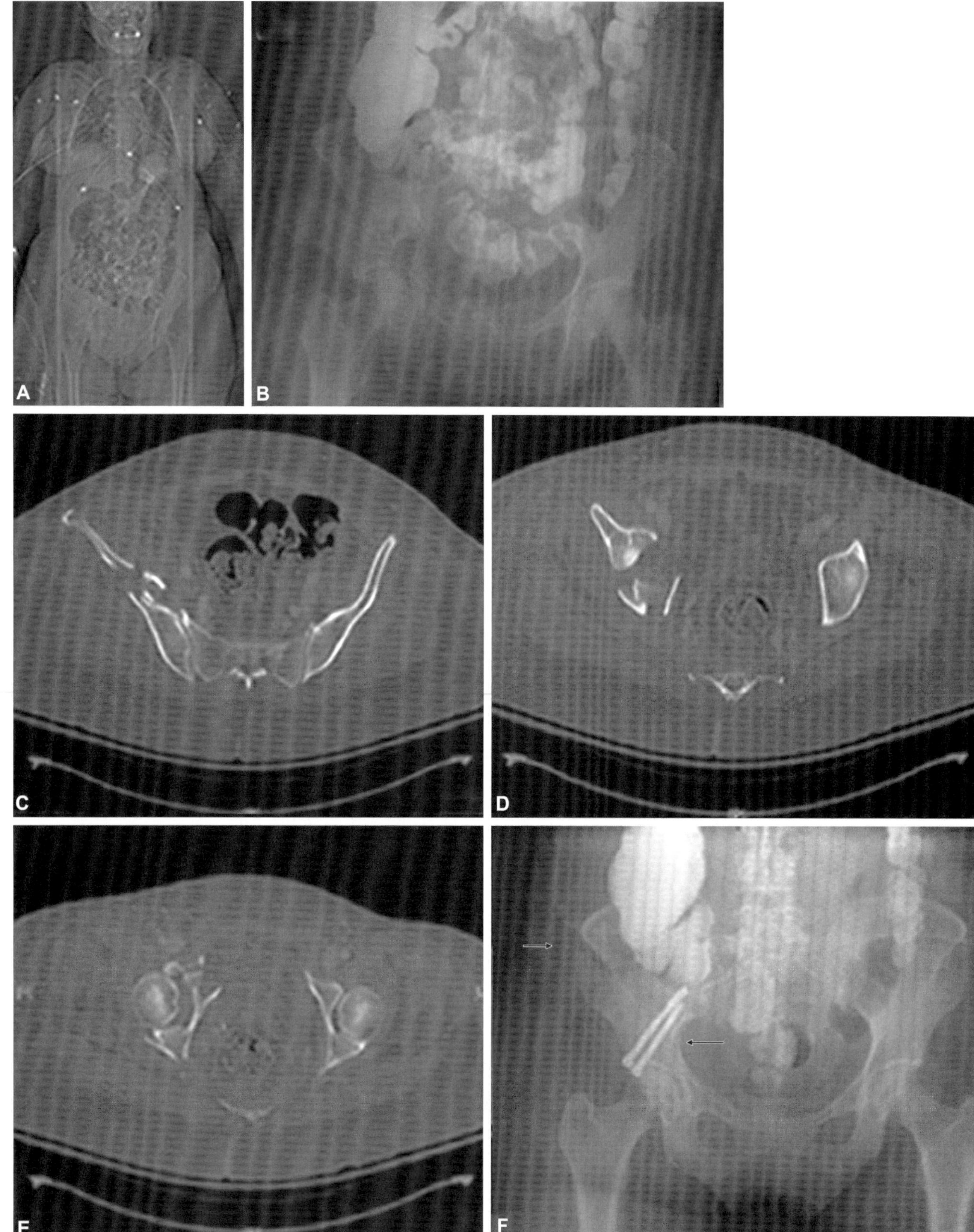

图 26.18A~F　典型病例。（A）CT 大体投照图；（B）前后位片显示双柱骨折并移位，股骨头稍许穿出；（C）二维 CT 显示髂骨翼粉碎；（D）二维 CT 显示前后柱和髂骨翼的完整部分（芒刺征）；（E）二维 CT 显示前壁粉碎，髂骨翼后侧呈长刺样，以及后柱向近侧移位；（F）初次术后前后位 X 线片显示髂嵴存在明显移位，髂耻线和髂坐线分离，提示关节复位不可接受

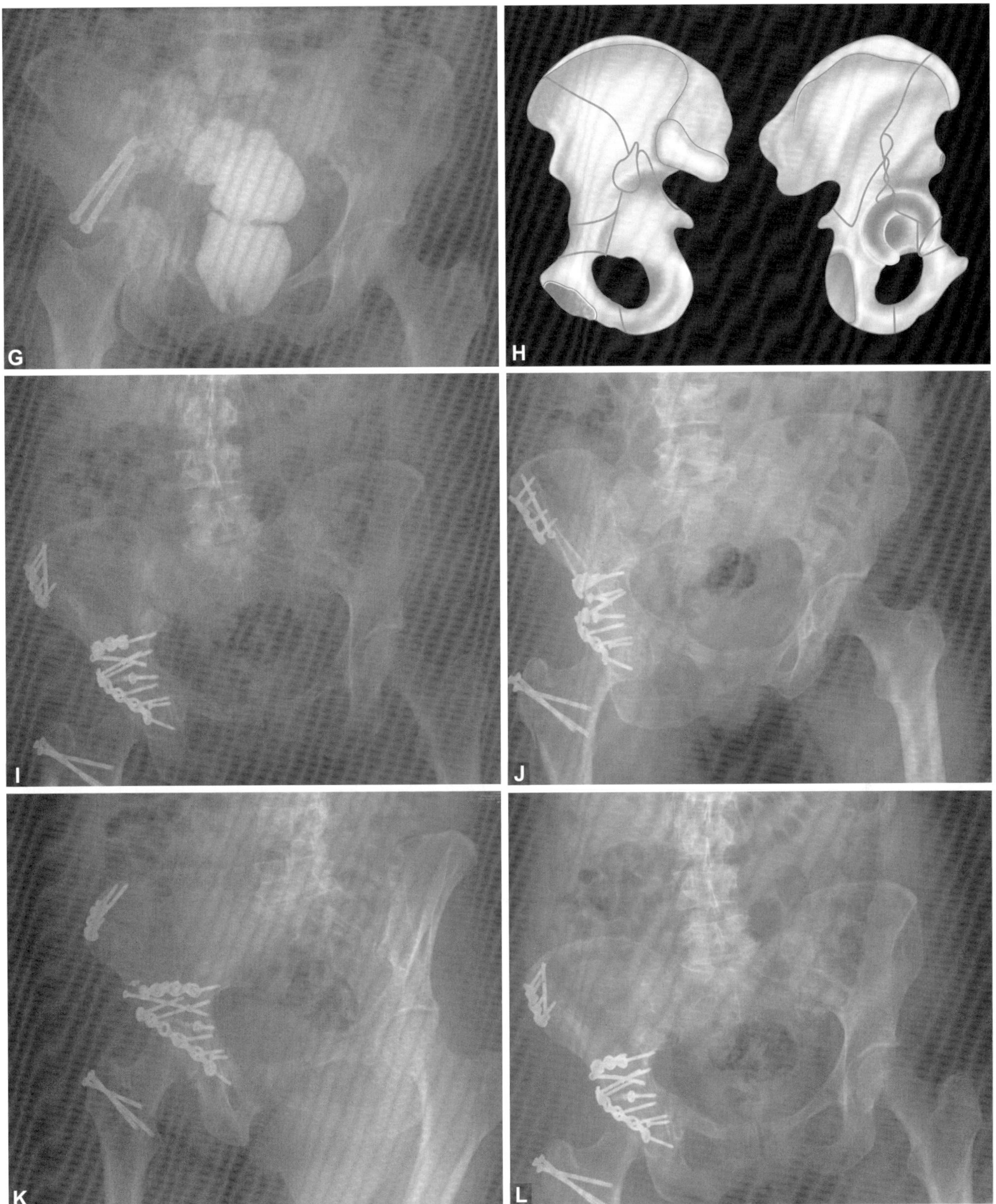

图 26.18G~L 典型病例。（G）前后位 X 线片显示复位进一步丢失和股骨头穿出；（H）术前划线，准备对双柱骨折进行翻修；（I~K）经扩大的髂股骨入路复位固定术后的前后位，闭孔斜位，和髂骨斜位片；（L）术后 3 年前后位 X 线片。患者术后 5 年无患髋疼痛，但是对侧足部伤后存在少许疼痛

路治愈（图 26.18H），现在却需要经扩大髂股入路，并行大转子截骨术（图 26.12A~E）。移除先前的螺钉后，使用外向牵引器有助于将髋部从骨盆中拉出。在积极清理骨折线和清除碎片后，利用棘部的 Weber 钳和相对低位的 Jungbluth 钳将前柱复位至完好的髂骨翼（图 26.16B），并用接骨板和拉力螺钉沿棘部固定（图 26.18I~L）。然后用两个 Jungbluth 钳、直角钳，通过坐骨用针，控制旋转，将后柱同时复位至前柱和完好的髂骨翼（图 26.14B 和 C）。先将一枚拉力螺钉置于前柱和后柱之间，后用另一枚拉力螺钉将后柱固定至完好的髂骨，再分别用两块中和接骨板分别支持这些螺钉（图 26.18I~K），自此便完成和保持了髋关节的解剖复位。术后 5 年，患者髋部无痛感，但仍伴有足痛（图 26.18L）。

参考文献

1. Letournel E, Judet R. Fractures of the acetabulum, 2nd edn. New York:Springer–Verlag, 1993.
2. Matta J. Fractures of the acetabulum: accuracy of reduction and clinical results in patients managed operatively within three weeks after the injury. J Bone Joint Surg Am. 1996;78–A:1632–45.
3. Knight RA, Smith H. Central fractures of the acetabulum: J Bone Joint Surg Am. 1958;40–A:1–120.
4. Rowe CR, Lowell JD. Prognosis of fractures of the acetabulum. J Bone Joint Surg Am. 1961; 43–A:30–59.
5. Stewart MJ. Discussion of Prognosis of fractures of the acetabulum. J Bone Joint Surg Am. 1961;43–A:59.
6. Stewart MJ, Milford LW. Fracture–dislocation of the hip: An end–result study. J Bone Joint Surg Am. 1954;36–A:315–42.
7. Judet R, Judet J, Letournel E. Fractures of the acetabulum. Classification and surgical approaches for open reduction. J Bone Joint Surg Am. 1964;46–A:1615–38.
8. Heeg M, Oostvogel HJM, Klasen HJ. Conservative treatment of acetabular fractures: The role of the weight–bearing dome and anatomic reduction in the ultimate results. J Trauma. 1987;27:555–9.
9. Matta JM, Anderson LM, Epstein HC, Hendrick P. Fractures of the acetabulum. A retrospective analysis. Clin Orthop. 1986;205:230–40.
10. Olsen SA, Matta JM. The computerized tomography subchondral arc: a new method of assessing acetabular articular continuity after fracture （a preliminary report）. J Orthop Trauma. 1993;7:402–13.
11. Tornetta P III. Nonoperative management of acetabular fractures: the use of dynamic stress views. J Bone Joint Surg Br. 1999;81–B:67–70.
12. Vrahas MS, Widding KK, Thomas KA. The effects of simulated transverse, anterior column, and posterior column fractures of the acetabulum on the stability of the hip joint. J Bone Joint Surg Am. 1999;81–A:966–74.
13. Borrelli J, Goldfarb C, Catalano L, Evanoff BA. Assessment of articular fragment displacement in acetabular fractures: a comparison of computerized tomography and plain radiographs. J

Orthop Trauma. 2002;16:449–56.

14. Beaule, PE, Dorey FJ, Matta JM. Letournel classification for acetabular fractures: Assessment of interobserver and intraobserver reliability. J Bone Joint Surg Am. 2003;85–A:1704–9.
15. Matta JM, Merritt PO. Displaced acetabular fractures. Clin Orthop. 1988;230:83–97.
16. Cole JD, Bolhofner BR. Acetabular fracture fixation via a modified Stoppa limited intrapelvic approach. Description of operative technique and preliminary treatment results. Clin Orthop. 1994;305:112–23.
17. Qureshi AA, Archdeacon MT, Jenkins MA, Infante A, DiPasquale T, Bolhofner BR. Infrapectineal plating for acetabular fractures: a technical adjunct to internal fixation. J Orthop Trauma. 2004;18:175–8.
18. Moed BR, McMichael JC. Outcomes of posterior wall fractures of the acetabulum: Surgical technique. J Bone Joint Surg Am. 2008;90–A:87–107.
19. Mayo KA. Open reduction and internal fixation of fractures of the acetabulum. Results in 163 fractures. Clin Orthop. 1994;305:31–7.
20. Montgomery KD, Potter HG, Helfet DL. The detection and management of proximal deep vein thrombosis in patients with acute acetabular fractures: a follow–up report. J Orthop Trauma. 1997;11:330–6.
21. Stannard JP, Lopez–Ben RR, Volgas DA, Anderson ER, Farris RC, Volgas DA, et al. Prophylaxis against deep–vein thrombosis following trauma: a prospective, randomized comparison of mechanical and pharmacologic prophylaxis. J Bone Joint Surg Am. 2006;88–A:261–6.
22. Stannard JP, Singhania AK, Lopez–Ben RR, Anderson ER, Busbee M, Kaar DK, et al. Deep–vein thrombosis in high–energy skeletal trauma despite thromboprophylaxis. J Bone Joint Surg Br. 2005;87–B:965–8.
23. Borer DS, Starr AJ, Reinert CM. The effect of screening for deep vein thrombosis on the prevalence of pulmonary embolism in patients with fractures of the pelvis or acetabulum a review of 973 patients. J Orthop Trauma. 2005;9:92–5.
24. Bosse MJ, Poka A, Reinert CM, Ellwanger F, Slawson R, McDevitt ER. Heterotopic ossification as a complication of acetabular fracture: prophylaxis with low–dose irradiation. J Bone Joint Surg Am. 1988;70–A:1231–7.
25. Johnson EE, Matta JM, Mast JW, Letournel E. Delayed reconstruction of acetabular fractures 21 – 120 days following injury. Clinical Orthop. 1994;305:20–30.
26. Madhu R, Kotnis R, Al–Mousawi A, Barlow N, Deo S, Worlock P, et al. Outcome of surgery for reconstruction of fractures of the acetabulum. The time dependent effect of delay. J Bone Joint Surg Br. 2006;88–B:1197–1203.

翻译：杨剑　审校：张殿英

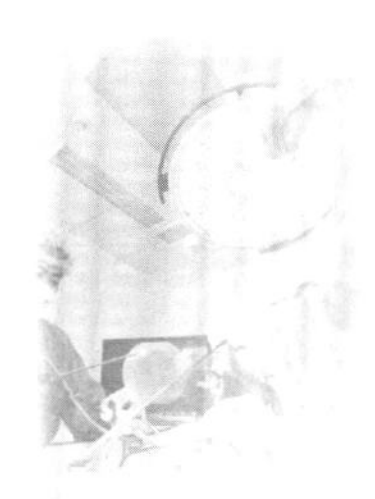

27 髋关节脱位

Rajesh Malhotra, Bhavuk Garg, Vivek Trikha

引言

有限的手术入路一直是髋关节疾病治疗中的一个巨大挑战。鉴于髋关节的解剖特点，髋关节脱位通常是显露股骨头骨折的唯一途径。股骨头的血供主要来源于旋股内侧动脉（MFCA），而髋关节脱位是损害股骨头血供的一个非常危险的因素。Reinhold Ganz 提出了一种既不会损伤 MFCA 而又十分安全的髋关节手术入路，这种入路能够完全显露股骨头和髋臼。

旋股内侧动脉的解剖特点

股骨头的血液供应主要来源于旋股内侧动脉深支（图 27.1）。此动脉绕股骨颈基底部后方，沿转子间向外上走行，与绕股骨颈前方走行的旋股外侧动脉在大转子处吻合。在股骨颈基底部，旋股内外侧动脉汇合构成了关节囊外动脉

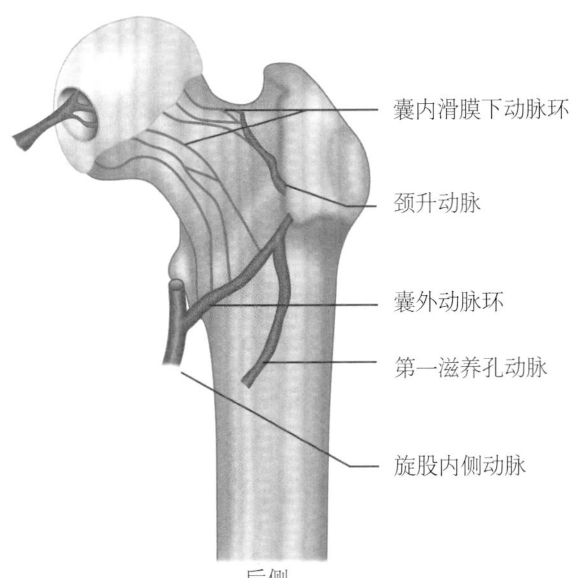

图 27.1 股骨头的血液供应

环，并发出颈升支从关节囊附着处穿关节囊沿股骨颈上行。在股骨头颈交界处，颈升支相互吻合形成滑膜下关节囊内动脉环。囊内动脉环发出骺动脉穿近端股骨颈骨皮质进而进入股骨头。

髋关节脱位手术治疗原则

髋关节脱位时，完整的闭孔外肌能够保护旋股内侧动脉。采用大转子截骨术显露髋关节前方，可以根据需要从同一方向行髋关节半脱位或脱位，此时要注意保护外旋肌的完整性。这种方法可以使得股骨头和髋臼之间的间隙达 11cm，能够 360° 显露股骨头和髋臼。

适应证

- 股骨头骨折
- 髋臼骨折
  — 边缘嵌插骨折
  — 后壁粉碎性骨折（≥ 3 个骨折块）
  — 后上壁部骨折
  — 横行 + 后壁骨折，后柱 + 后壁骨折（少数）
  — 关节内有骨折块
  — 累积髋臼前后缘的骨折
  — 为了获得前柱骨折的良好复位和 / 或关节外植入一枚前柱螺钉
  — 伴有股骨头骨折
- 股骨髋臼撞击征
- 髋臼周围截骨术
- 关节表面置换术
- 风湿性滑膜炎
- 滑膜软骨瘤病
- 色素绒毛结节性滑膜炎
- 髋臼唇撕裂
- 关节清创术
- 后柱骨折

手术方法

下面描述了治疗股骨头骨折而行髋关节脱位的手术技巧（图 27.2）

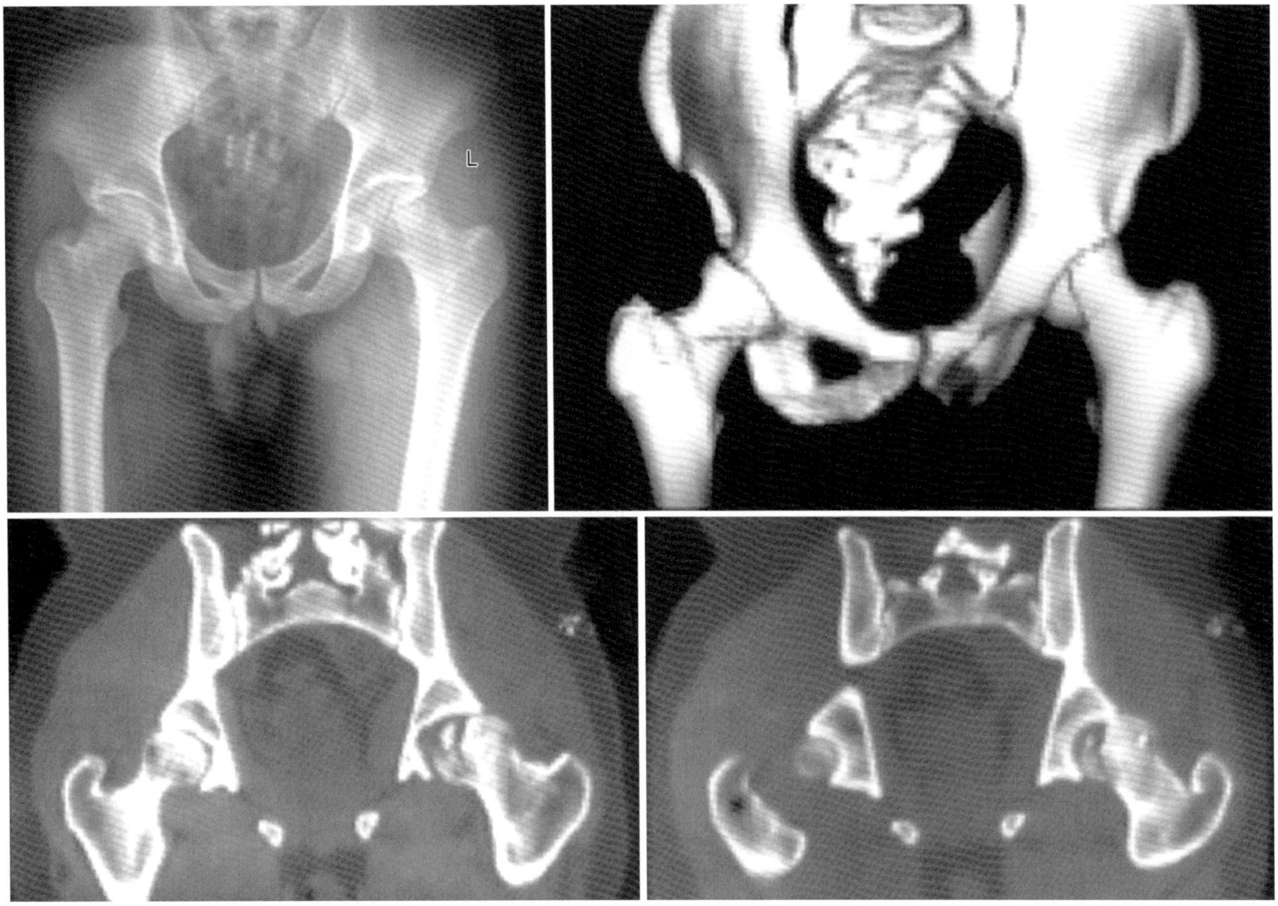

图 27.2　X 线片和 CT 显示左股骨头骨折

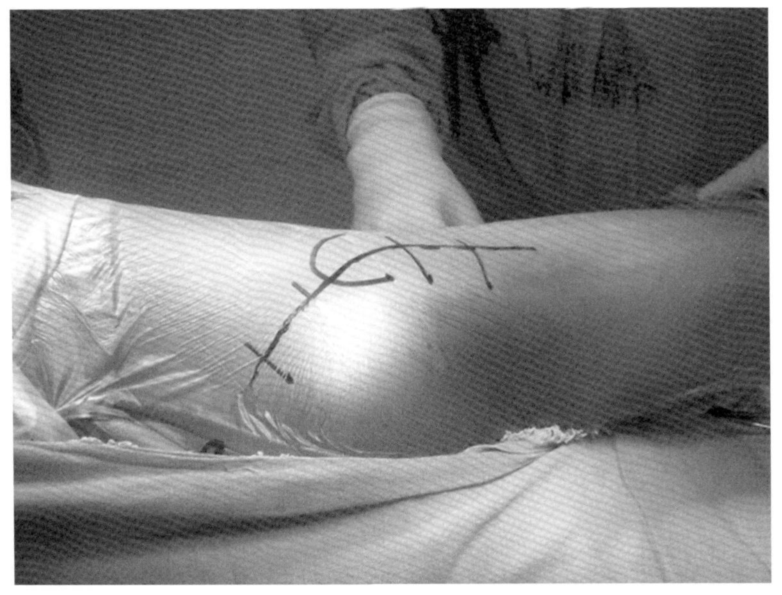

图 27.3　侧卧位下标准后侧入路

体位和麻醉（图 27.3）

在全身或局部麻醉下进行，如腰麻或硬膜外麻醉。患者取侧卧位。同时，应确保患者髋关节能全方位自由活动。

手术入路

采用 Kocher-Langenbeck 入路。切开阔筋膜，劈开或向后牵开臀大肌，内旋大腿，显露臀中肌后缘，不可牵拉臀中肌或显露梨状肌肌腱膜，股外侧肌的后缘隆起于股骨表面，易于辨认（图 27.4）。

大转子截骨

截骨线起自大转子后上缘，止于股外侧肌嵴后缘远端。笔者偏好预先使用 3.2mm 钻头在大转子上钻 2 个孔（图 27.5）。

用摆锯沿着这条线行大转子截骨，截骨块厚度约 1.5cm，截骨部位近端恰位于臀中肌止点后缘前。该大转子截骨块近端有臀中肌止点附着，远端有股外侧肌附着，这就是这种截骨也被称为二腹肌截骨术的原因（图 27.6）。

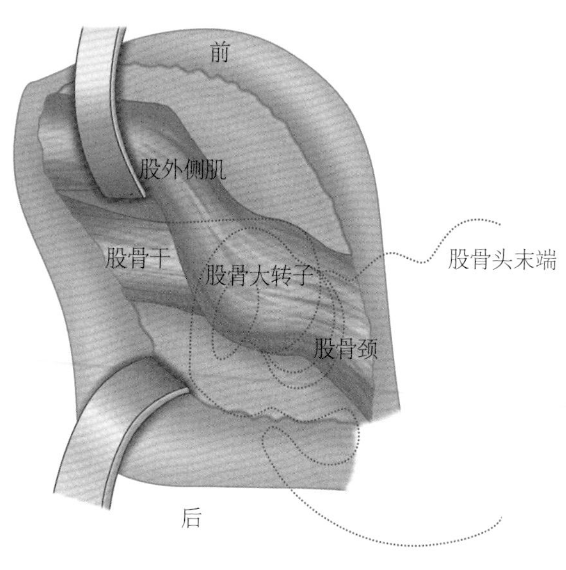

图 27.4　显露股外侧肌，其后缘已从股骨上牵拉开

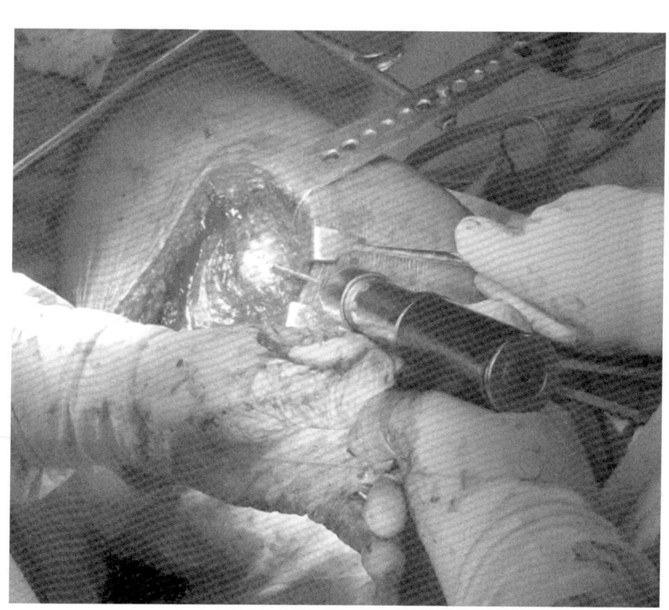
图 27.5　大转子预钻孔

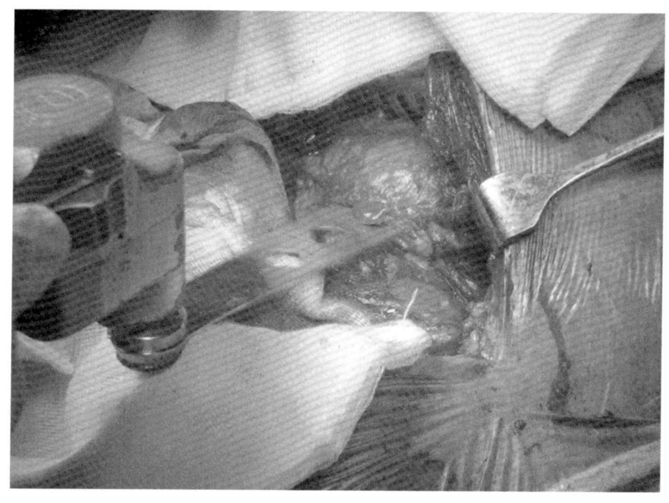
图 27.6　大转子截骨

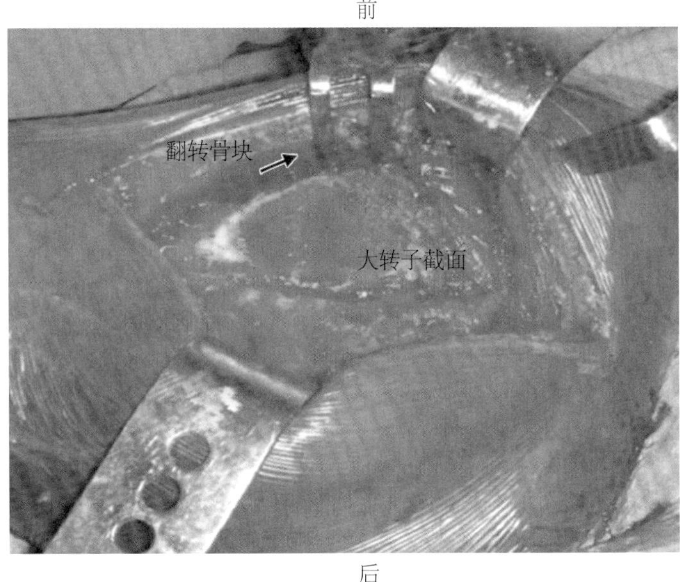

图 27.7 大转子截骨块

翻转转子截骨块（图 27.7）

截骨后从股骨上剥离股外侧肌后缘直至臀大肌腱膜中部，向前翻转截骨块，臀中肌后缘大部分肌纤维也要从大转子剩余部分分离，屈曲和外旋髋关节也有利于向前翻转大转子截骨块。

显露关节囊

向前上牵拉臀中肌后缘便能够看到梨状肌肌腱，在臀小肌、梨状肌肌腱之间向上牵拉臀小肌可显露关节囊，注意保护梨状肌远端边缘臀下动脉和 MFCA 之间的吻合血管，也要注意辨认和保护坐骨神经。此时上方关节囊完全显露，屈曲外旋髋关节能够进一步显露关节囊，通过这种方法能够完全暴露前方、上方和后上方关节囊（图 27.8A）。

切开关节囊（图 27.8B）

“Z”字形切开关节囊，“Z”字的中间分支沿着股骨颈长轴，这样可以避

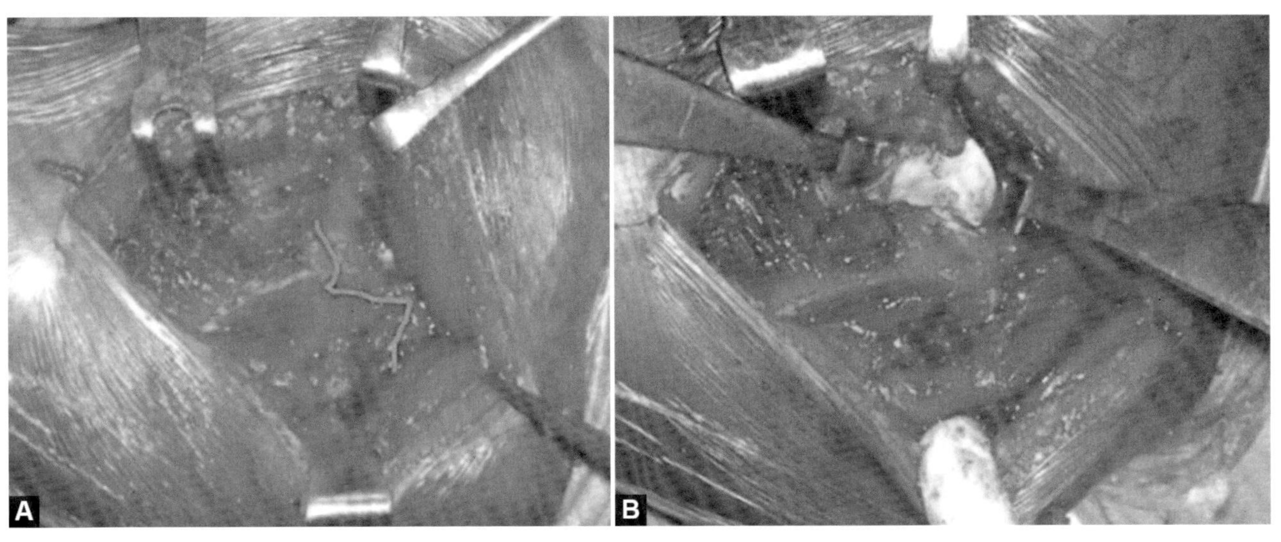

图 27.8A 和 B Z 形关节囊切开术

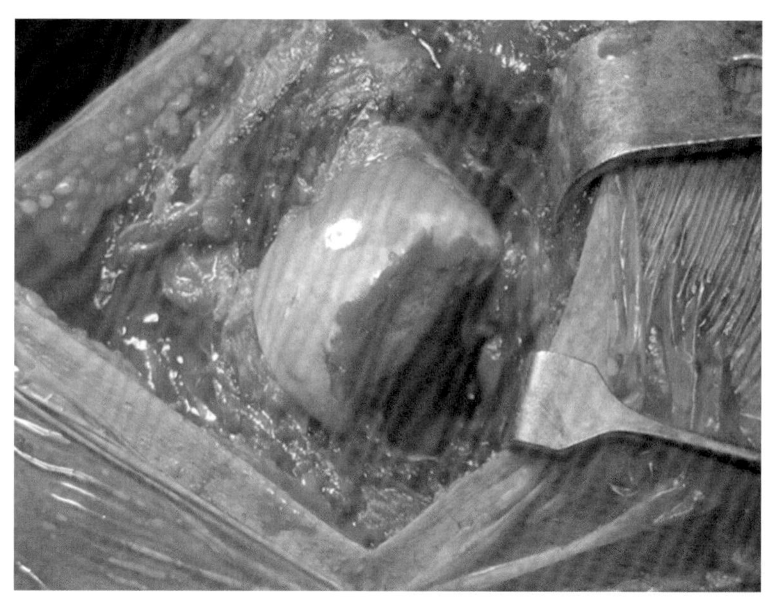

图 27.9 髋关节脱位以显露股骨头和髋臼

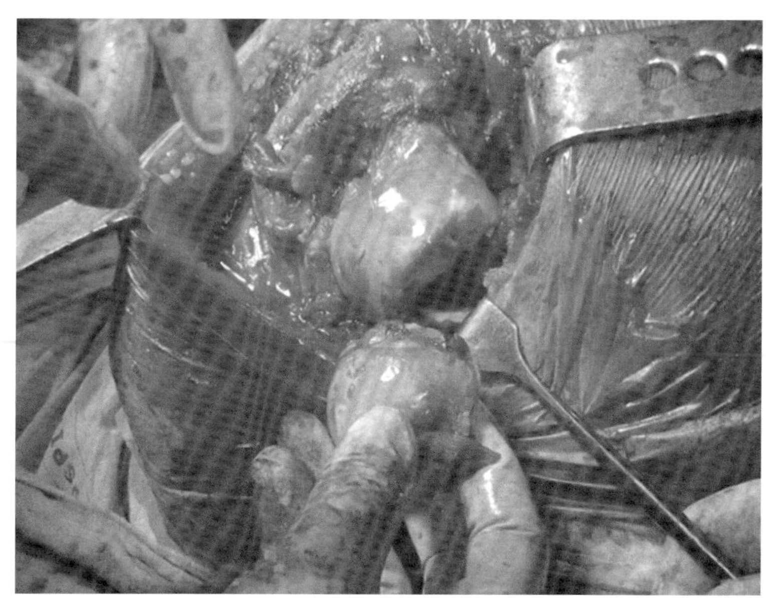

图 27.10 探查关节内骨折块

免损伤旋股内侧动脉深支。“Z”字的股骨分支向前下走行，确保位于小转子的前方以避免损伤小转子后方的旋股内侧动脉。向髋臼侧延长切口达髋臼边缘，然后急转向后，平行于髋臼唇达梨状肌肌腱，形成另一分支。

髋关节脱位

切除关节囊后，屈曲和外旋大腿使髋关节脱位从而显露股骨头，通过活动大腿，可以完整暴露股骨头和髋臼（图 27.9），应彻底检查关节内是否有碎骨片（图 27.10）。

骨折固定

股骨头骨折复位后以各种适合的螺钉固定，著者偏好使用 Herbert 螺钉来固定股骨头骨折（图 27.11 和图 27.12）。骨折固定后，在膝关节屈曲位牵引并内旋即可复位股骨头。

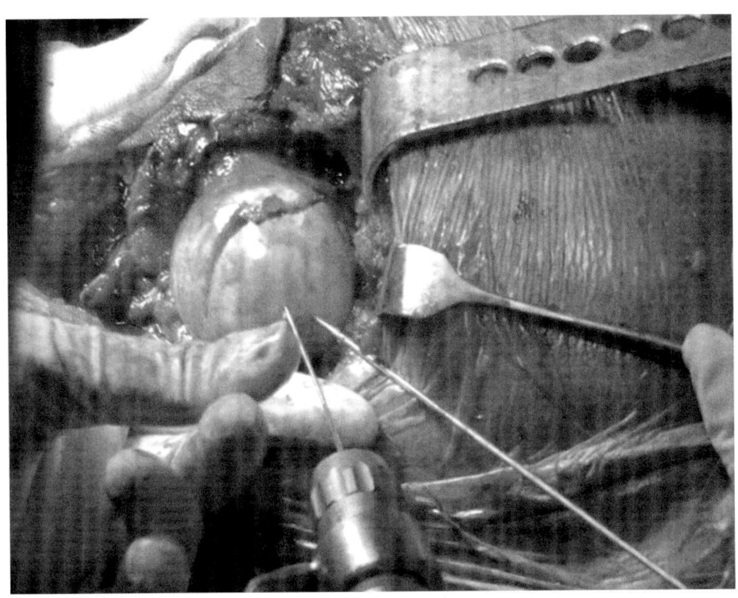

图 27.11 临时固定

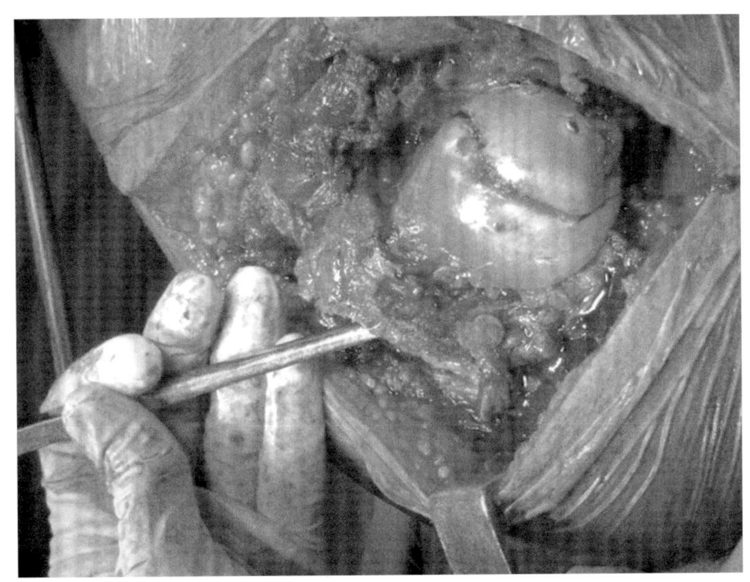

图 27.12 Herbert 螺钉牢固固定

关闭切口

无张力下关闭关节囊以免过度牵拉损伤支持带血管（图 27.13）。重新复位大转子骨块后以螺钉固定（图 27.14），逐层缝合伤口。图 27.15 显示术后 6 个月，同一患者的术后 X 线片可见股骨头骨折固定良好，没有任何股骨头缺血性坏死的征象。

预后

Nötzli 等使用激光多普勒血流仪（LDF）研究了髋关节脱位术中股骨头血流灌注情况。他们观察到，随着股骨头骨折复位，无论屈伸位下、外旋均会引起血流减少。当半脱位或脱位时，股骨颈后上部压迫在髋臼后缘上从而不利于供血。当髋关节复位或完全脱位而股骨颈和髋臼缘无压迫时，脉冲信号恢复。他们的

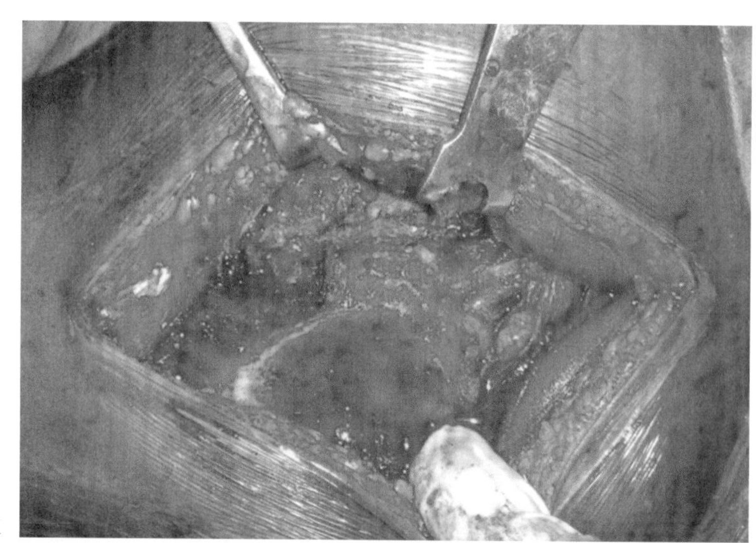
图 27.13　关闭关节囊

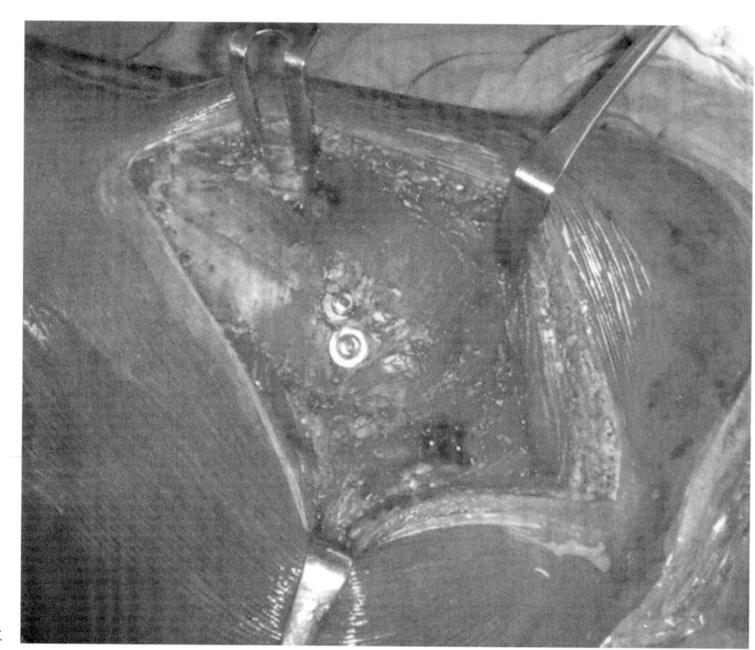
图 27.14　2 枚螺钉固定截骨块

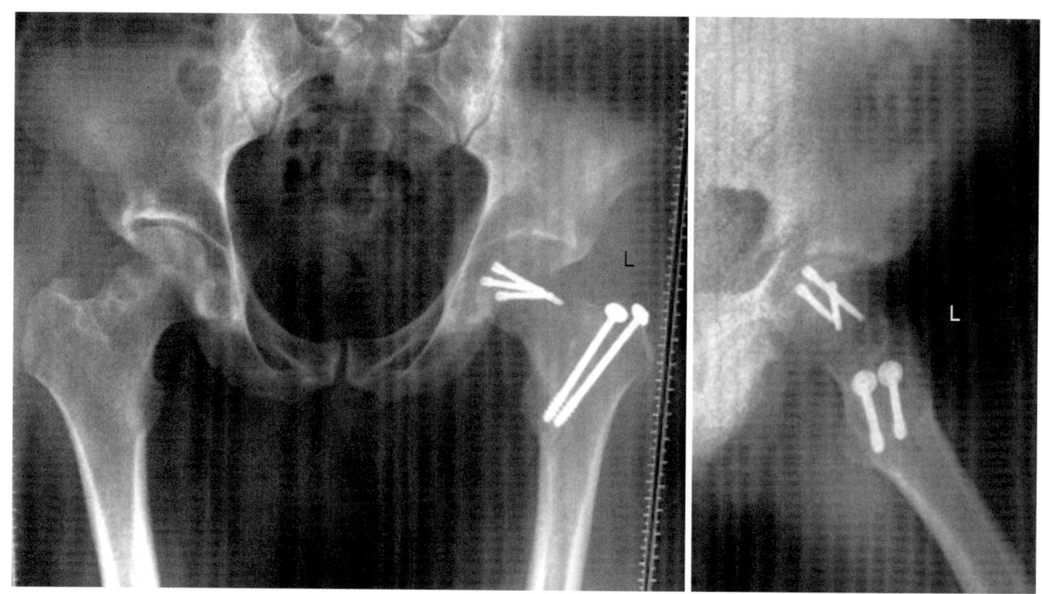

图 27.15　术后 X 线片显示骨折愈合，无缺血性坏死的征象

结论是，LDF 为临床观察提供了证据，即髋关节脱位后股骨头血流灌注仍能够维持。

Ganz 等手术脱位髋关节 213 例，无一例患者出现股骨头缺血性坏死。Tannast 等采用此技术治疗 60 例髋臼骨折，无一例缺血性坏死，其中 44 髋（81.5%）取得了良好的效果。

Shin 等报道了 21 例（23 例髋）因小儿髋关节疾病而行髋关节脱位手术。随访期间，无股骨头缺血性坏死发生（平均随访 15.1 个月），除了 1 例不稳定的滑脱股骨头骨骺（SCFE）患者，因为医疗原因，手术治疗被延迟。

并发症

可见以下各种并发症：

- 手术技术差致 MCFA 损害，进而发生股骨头缺血性坏死；
- 坐骨神经损伤；
- 截骨部位骨不连；
- 大转子截骨块内固定失败；
- 异位骨化。

典型病例

患者，男，35 岁，右侧髋口后上壁骨折，术前 X 光和断层扫描见图 27.16。髋关节脱位后以 3.5mm 重建钢板固定骨折。术后 X 线片如图 27.17 所示。2 年随访，X 线片（图 27.18）没有证据显示股骨头缺血性坏死，骨折愈合良好，无创伤性关节炎改变。

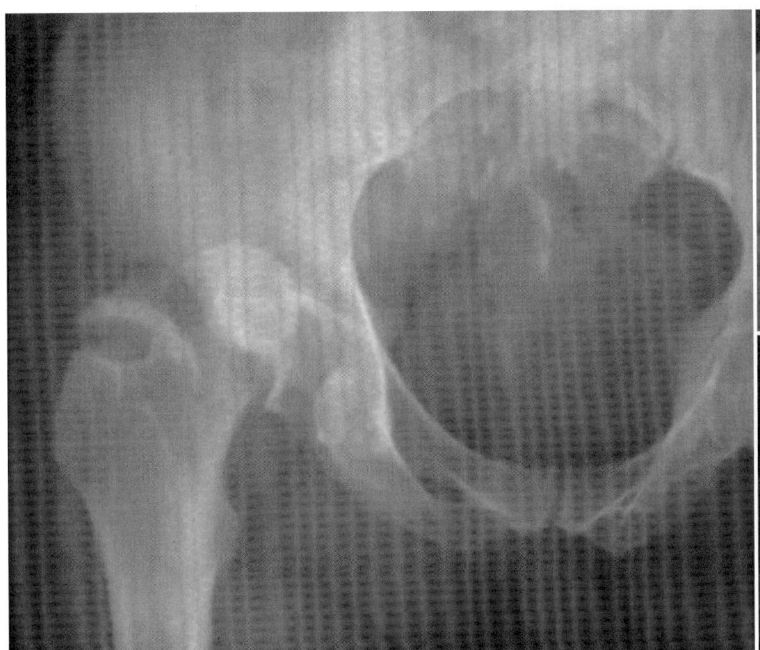

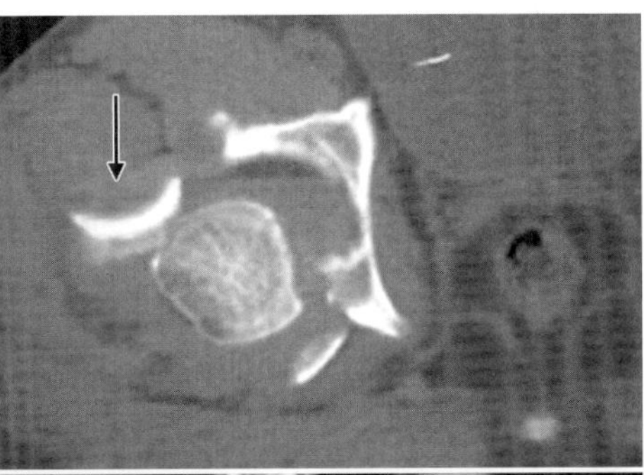

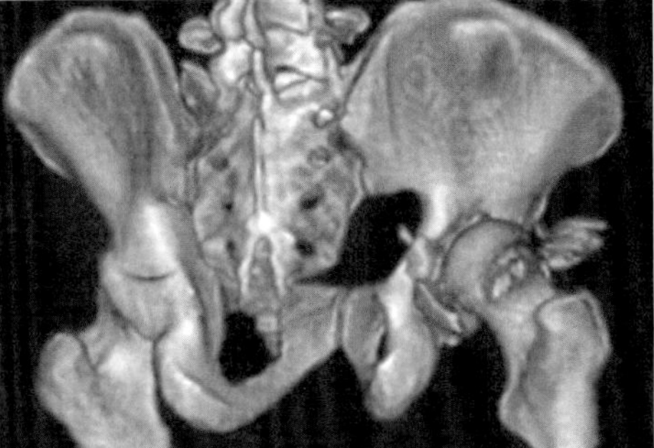

图 27.16　术前 X 线片及 CT 扫描显示髋臼上后壁骨折

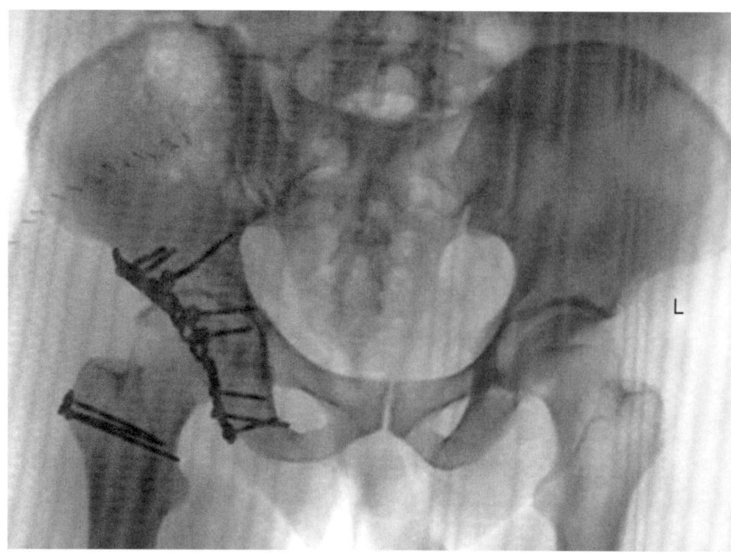

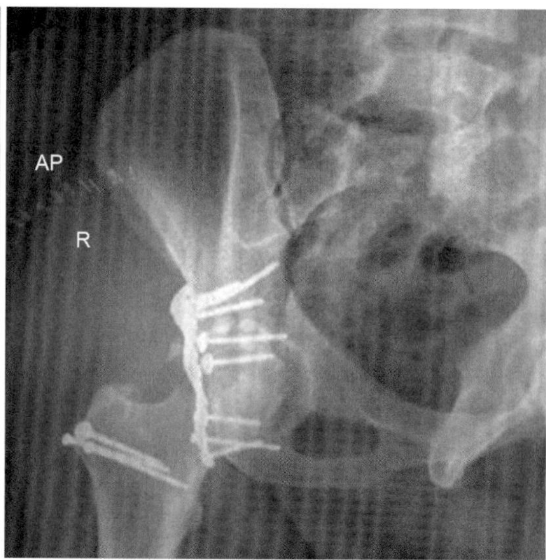

图 27.17　术后即时 X 片线

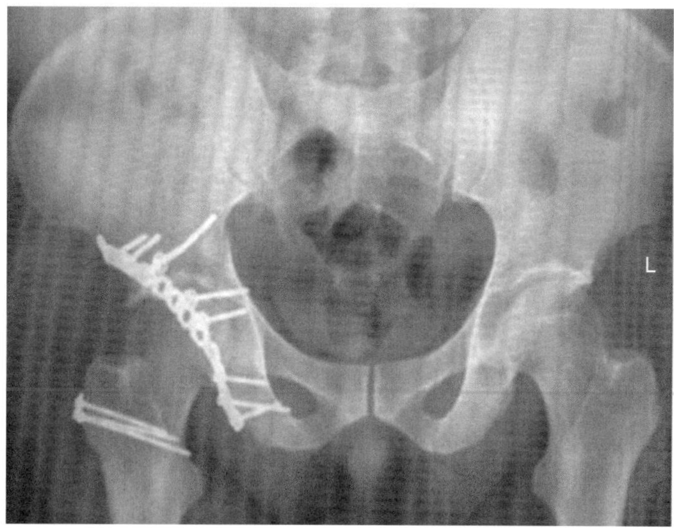

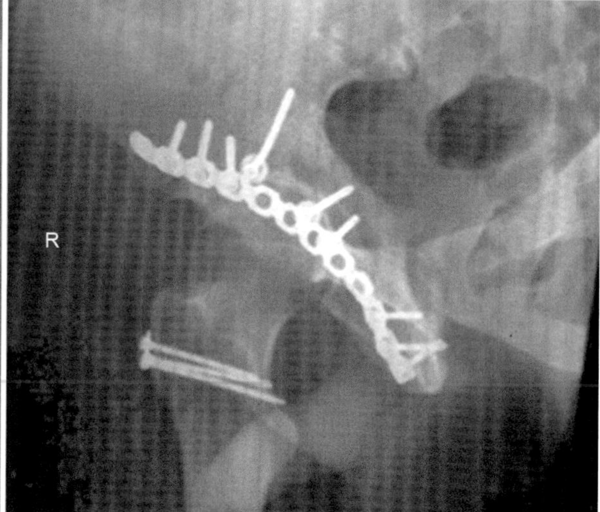

图 27.18　随访术后 2 年 X 线片，无股骨头缺血性坏死

参考文献

1. Ganz R, Gill TJ, Gautier E, Ganz K, Kr ü gel N, Berlemann U. Surgical dislocation of the adult hip: A technique with full access to the femoral head and acetabulum without the risk of avascular necrosis. J Bone Joint Surg [Br]. 2001;83–B:1119–24.
2. Gautier E, Ganz K, Kr ü gel N, Gill T, Ganz R. Anatomy of the medial femoral circumflex artery and its surgical implications. J Bone Joint Surg [Br]. 2000;82–B:679–83.
3. Nötzli HP, Siebenrock KA, Hempfing A, Ramseier LE, Ganz R. Perfusion of the femoral head during surgical dislocation of the hip. J Bone Joint Surg [Br]. 2002;84–B:300–4.
4. Tannast M, et al. Surgical dislocation of the hip for the fixation of acetabular fractures. J Bone Joint Surg [Br]. 2010;92–B:842–52.
5. Shin SJ, et al. Application of Ganz Surgical Hip Dislocation Approach in Pediatric Hip Diseases. Clinics in Orthopedic Surgery. 2009;1:132–7.

翻译：白祥　审校：吴良浩

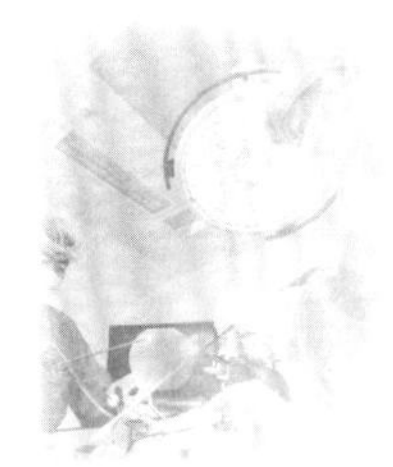

28 股骨头骨折

WY Shen

引言

股骨头骨折一般伴随髋关节后脱位或前脱位。高能量造成的全身多器官创伤常合并此类骨折。然而，相对轻微的外伤也可导致股骨头骨折，例如足球运动的摔倒。

股骨头骨折在严重交通事故多发的发展中国家十分常见，特别是在没有强制使用安全带的地区。著者也没有遇到过大量的此类骨折，本章节鉴于本人有限的经验及查阅文献所成。

处理该类病人，要特别关注病人的全身状况。股骨头骨折的治疗受多因素影响，尤其当合并股骨颈骨折（PipkinIII 型）或髋臼骨折（Pipkin IV 型）时，处理是非常复杂的。外科医生的经验也能够影响治疗策略的选择。当关节置换成为最佳的治疗手段时，必须考虑到患者的年龄因素。

分型

股骨头骨折的分型有几种，Pipkin（图 28.1）分型应用最广泛。然而，此类分型出现较早，没有依据 CT 获得的信息。

Pipkin I 型股骨头骨折包含以下几个特征：

（1）髋关节脱位；

（2）邻近股骨头中央凹尾端的骨折；

（3）可以理解为由于髋关节脱位牵拉引起股骨头圆韧带的损伤。

PipkinII 型股骨头骨折包含以下几个特征：

（1）髋关节脱位；

（2）邻近股骨头中央凹头端的骨折；

（3）可以理解为由于髋关节脱位，股骨头圆韧带牵拉引起的撕脱骨折。

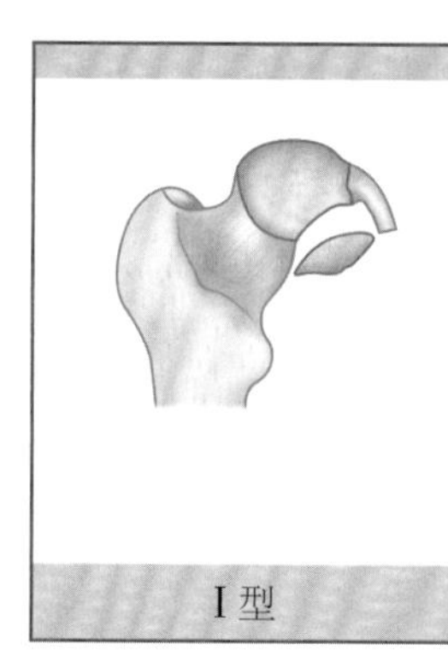

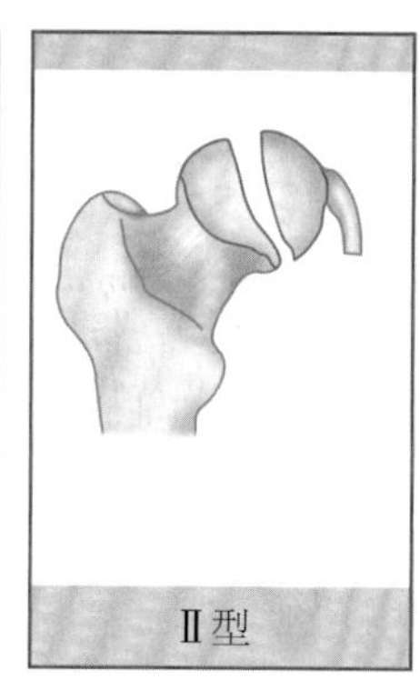

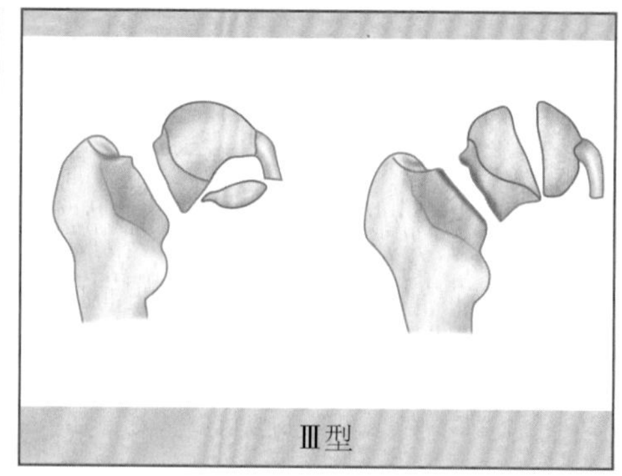

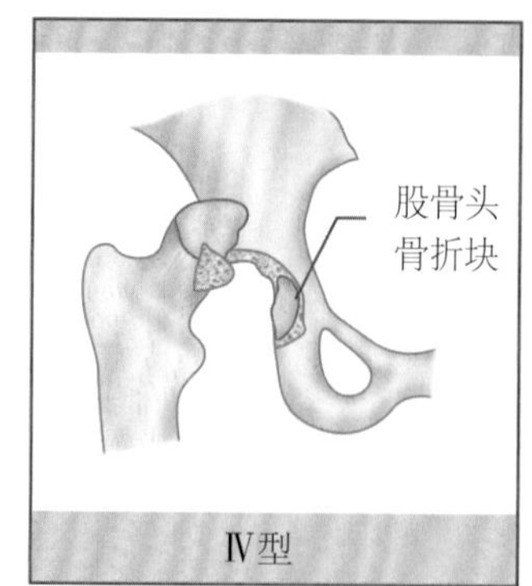

图 28.1　股骨头骨折 Pipkin 分型

随着 CT 成像技术的发展，股骨头骨折面和股骨头中央凹之间的空间关系更有利于区别 Pipkin Ⅰ型和Ⅱ型的股骨头骨折：骨折面位于中央凹尾端（Pipkin Ⅰ）；骨折面位于中央凹头端（Pipkin Ⅱ）。

临床实践中，区分 Pipkin Ⅰ和Ⅱ型对如何处理股骨头骨折的帮助并不是很大（图 28.2 和图 28.9）。

著者的观点，首要考虑的是股骨头骨折本身一些特征，包括：

（1）骨折块的大小以及骨折块是否粉碎；

（2）骨折块是否可以复位固定；

（3）骨折是否影响股骨头关节面的负重区。

基于以上三个标准，可以为股骨头骨折制定个性化的治疗方案。

（1）如果股骨头骨折块粉碎严重且已经不可能予以复位固定。小的骨折块予以摘除，否则的话，这些骨折块将成为关节内游离体，继而嵌插在股骨头和髋臼之间（图 28.4 和图 28.5）。

（2）如果股骨头骨折块较大可以固定，则应该予以复位固定。是否需要切开复位内固定，则取决于髋关节脱位复位后骨折块的位置。如果髋关节脱位复位后，股骨头骨折块对位良好、关节面台阶小于 2mm，除非有其他必须的指征，比如髋臼缘骨折需要手术治疗，否则不需手术。最终目标是骨折块复位、愈合良好，否则，损坏的股骨头将会明显影响复位后髋关节的稳定性（图 28.2A~I）。还有一种情况，单一骨块太小不能予以固定，可将骨折块作为一个游离体保留在不影响关节运动的关节腔下端（图 28.3A~D）。

如果股骨头骨折线涉及股骨头关节面的负重区，为了恢复负重区关节面的光滑，通过手术精确复位固定关节面是必须的。对于预期寿命不长的患者，人工关节置换较切开复位内固定更简单且行之有效。依据患者的具体情况选择单极股骨头置换（髋臼窝完整）及全髋置换术（髋臼有严重骨折）。

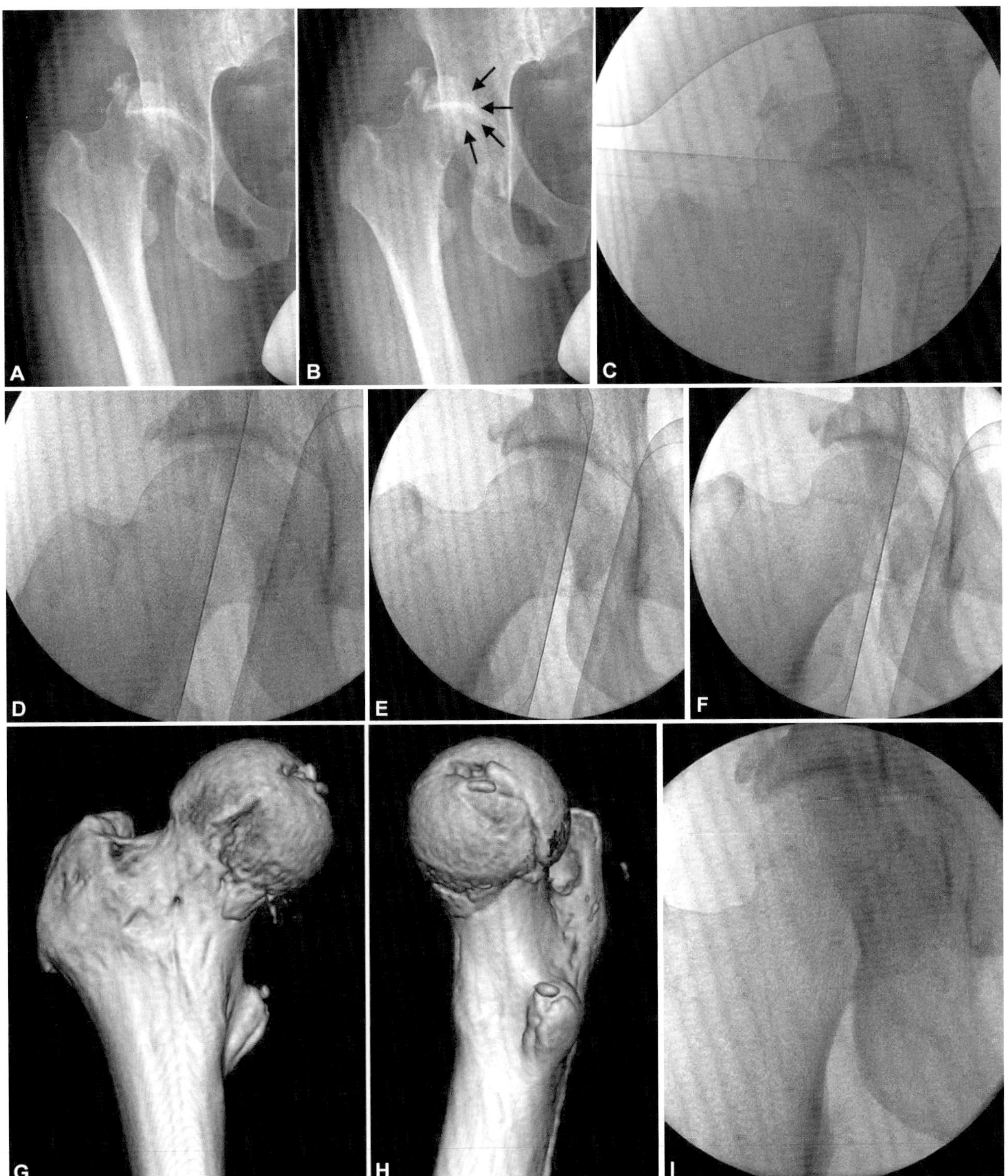

图 28.2A~I （A 和 B）男性，53 岁。摩托车交通伤致髋关节后脱位。股骨头内侧缘可见骨折块（箭头所示）。髋臼后缘也可见脱性骨折。（C~F）复位前后的髋关节：（C）髋关节脱位复位前正位片，髋关节内可见游离的骨折块，未见明显的股骨颈骨折；（D）复位后，股骨外旋 30° 时髋关节正位片；（E）股骨中立位时髋关节标准的正位片；（F）股骨内旋 30° 时正位片，当 X 线投射为骨折平面的切线方向时，股骨头骨折块显示最清楚。（G~I）股骨头的三维重建：（G）标准的正位片；（H）标准的侧位片，两张图片清晰的显示股骨头的骨折块位于其前面的内下方，距离股骨头的负重区很远。由于该类骨折有可能通过股骨头中央凹的头端或尾端，很难辨认此类骨折；（I）4 周后的摄片显示骨折块和股骨头已连成一体。采取保守治疗的方案的依据是初始复位后 CT 显示复位优良稳定且髋臼缘的骨折块太小难以固定。这种情况下，髋关节固定于屈曲 90°，进行中立位外展和旋转的动作。如同行后侧入路全髋置换后的患者一样，允许其完全负重行走，但限制髋关节屈曲

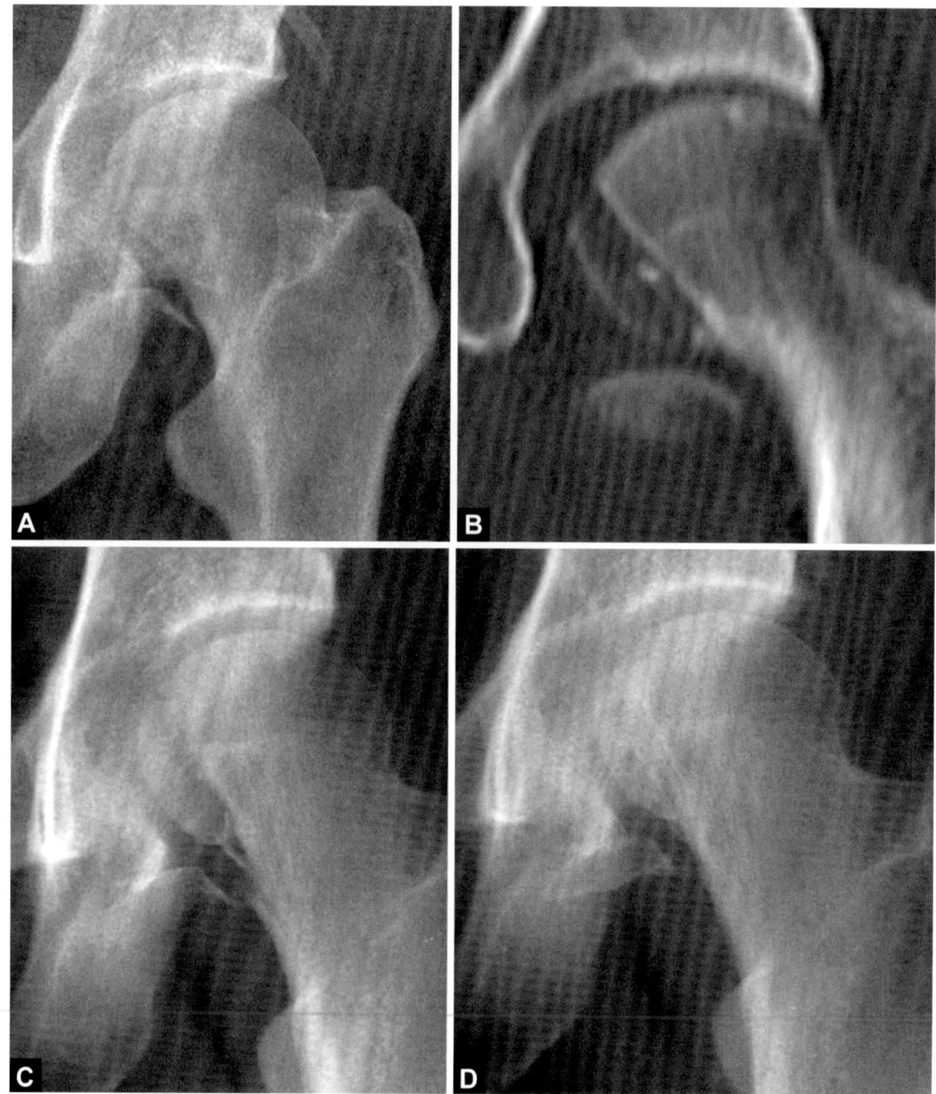

图 28.3A~D 女性，44 岁。小轿车撞伤。转运时髋关节脱位已复位（A）入院时 X 线片可见股骨头下方游离的骨折块；（B）CT 冠状面清楚的显示一个不稳定的骨折块，另一个骨折块位于关节下方；（C）持续骨牵引四周后观察，上述骨折块位置未变；（D）受伤后 16 个月复查，患者髋关节活动接近正常。关节下方的骨折块没有引起任何不适。另一块骨折块已于股骨头愈合且明显增加了股骨头下半球的直径

治疗目标

1. 急诊复位，恢复同心圆结构。
2. CT 评估：
   A. 恢复同心圆结构—关节腔内有无碎骨片；
   B. 关节面光滑 – 负重区关节面台阶小于 2mm；
   C. 髋臼骨折；
   D. 隐匿性的股骨颈骨折。
3. 稳定性评估—髋臼后壁骨折和股骨头骨折块的大小。
4. 手术效果：

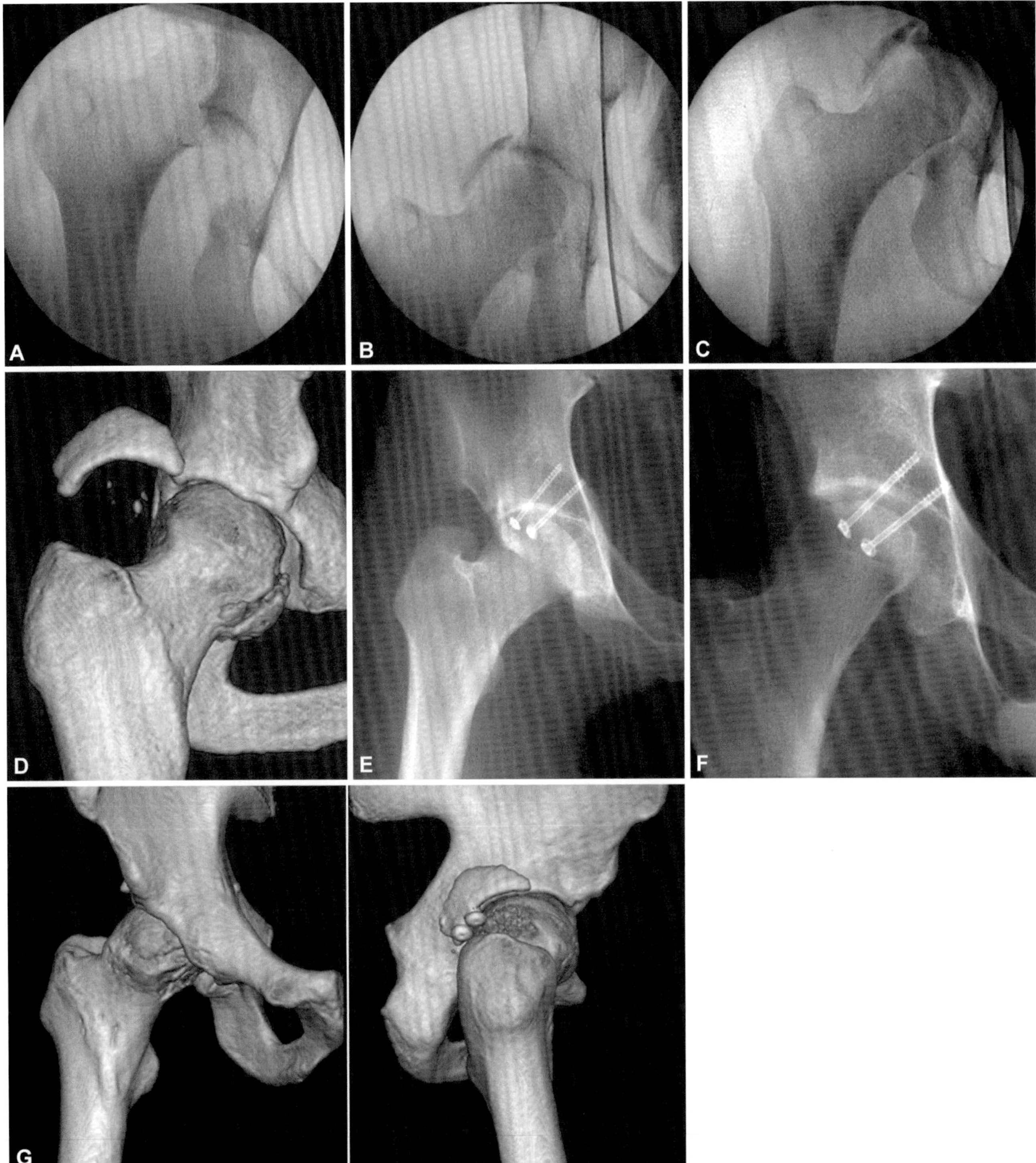

图 28.4A~G　男性，24 岁。踢足球时摔伤。（A）复位前透视显示股骨头内侧缘球面缺失；（B）复位后外旋时正位片；（C）内旋时前后位片清楚股骨头小的骨折块；（D）三维重建清楚显示股骨头前面内下缘微小的骨折和明显的髋臼骨折；（E）复位髋臼骨折、切除股骨头的骨折碎片后即时 X 线片示髋关节内大量的小骨片，由于破坏了关节软骨，骨折块不能很好复位到股骨头上。手术予以钛螺钉固定，5 个月后行 MRI 检查未发现股骨头坏死；（F）术后 14 月，髋关节功能完全恢复正常；（G）术后复查的 CT 三维重建

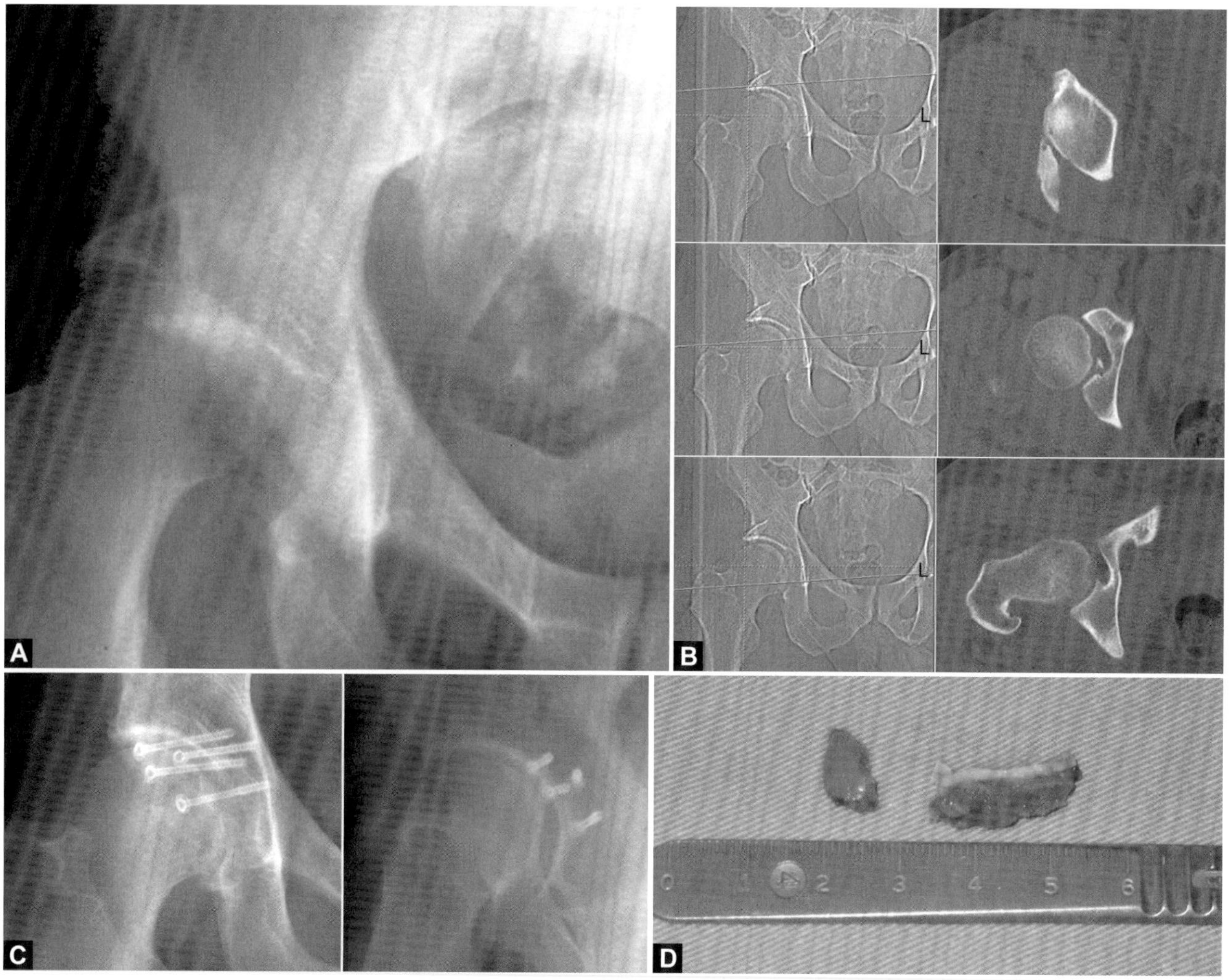

图 28.5A~D　男性，46 岁。橄榄球运动中受伤。（A）受伤情况；（B）CT 多层面显示髋臼骨折以及关节内大量的骨折碎片；（C）手术中行髋臼骨折内固定、清除关节内的骨折块，两年后复片。术中髋关节后脱位以便取出碎骨片。患者重新回到了运动场上；（D）取出髋关节内的碎骨块

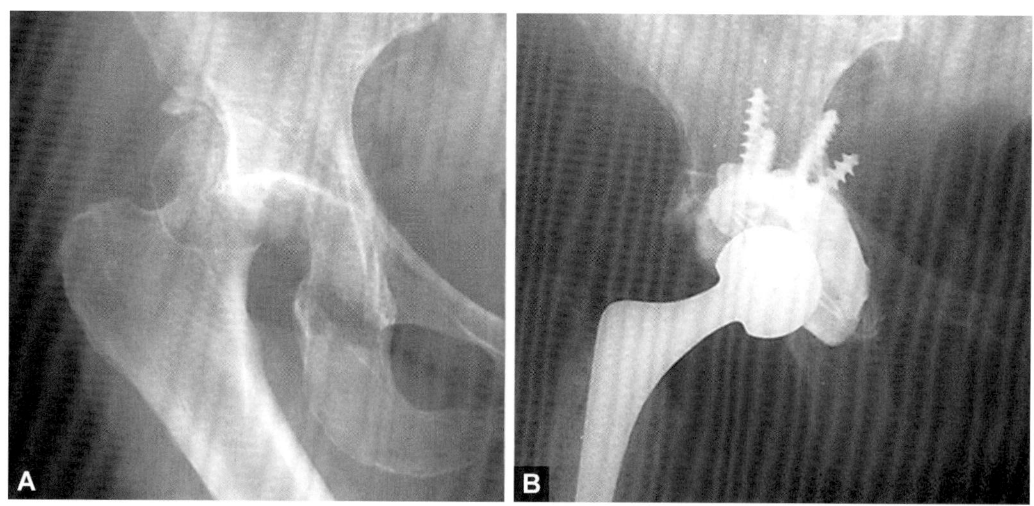

图 28.6A~D　男性，78 岁，车祸伤导致股骨头骨折、髋臼骨折合并髋关节后脱位。考虑患者高龄，行全髋置换术

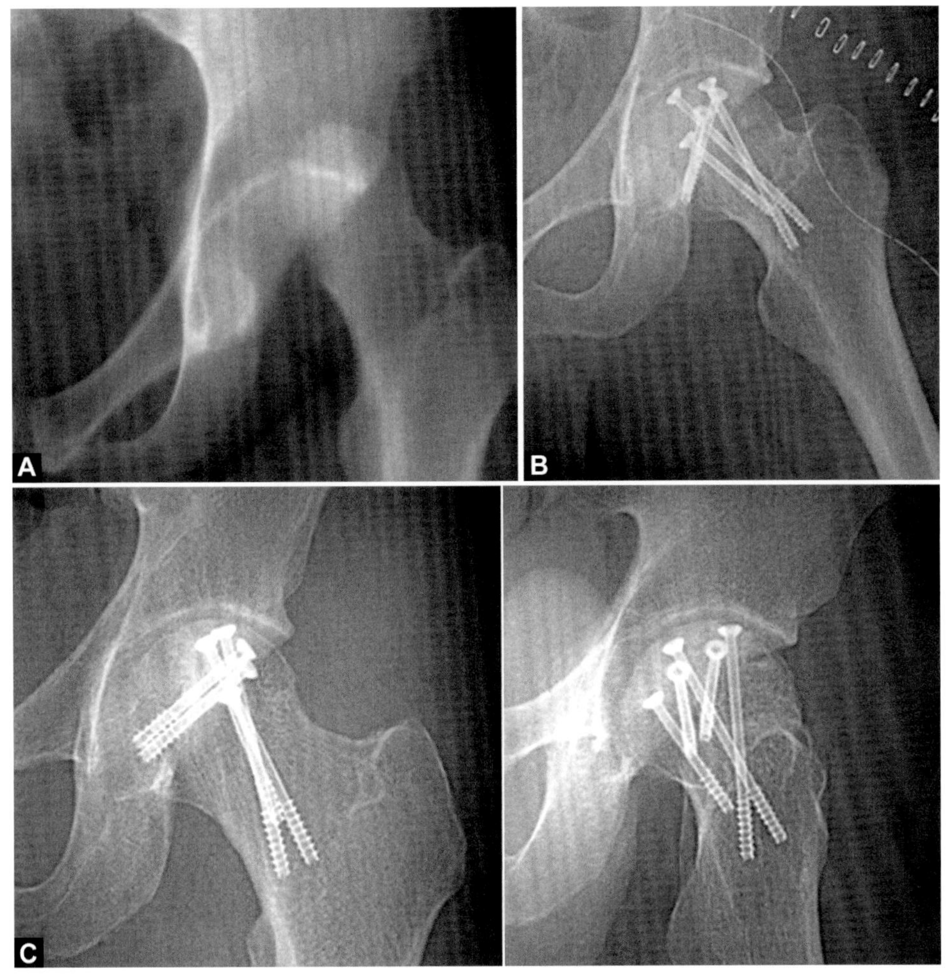

图 28.7A~C　男性，32 岁，驾驶卡车时迎面相撞。（A）术前摄片示股骨头骨折合并髋关节脱位；（B）闭合复位后复片，发现股骨颈骨折，遂急诊予以切开复位；（D）手术后 10 年。股骨头重度缺血性坏死，稍感不适，但髋关节功能良好

A. 恢复关节面的匹配；

B. 重建稳定性。

5. 降低异位骨化的风险。

6. 降低股骨头缺血性坏死的风险。

注意点：

1. 闭合复位必须在全麻肌肉松弛下进行，手法必须轻柔。

2. 如果螺钉不从股骨头的顶部置入则更佳。这样不仅可以减少对负重关节软骨的破坏，还便于螺钉取出，降低股骨头缺血性坏死的可能性。

急诊复位

由于股骨头骨折几乎都伴随髋关节脱位，因此急诊复位髋关节是非常重要的。麻醉肌肉完全松弛状态下，早期行闭合复位往往并不复杂。此阶段治疗的主要目标是复位髋关节脱位，并不需要股骨头的骨折块获得良好的复位。复位髋关节时时，手法必须轻柔。因为暴力牵引和操作可能会导致股骨颈骨折（图 28.7A~C）。当所有的措施采取后仍不能复位髋关节，外科医生将不得不在没有

CT 图像的情况下匆忙行股骨头骨折及其周围骨折的切开复位内固定术。

通过气管插管机械通气、全身麻醉肌肉完全松弛状态下，轻柔的闭合复位一般可以复位髋关节脱位。并不推荐蛛网膜下腔麻醉、硬膜外麻醉以及通过喉罩的吸入麻醉。

急诊处理的目标是闭合复位髋关节脱位，予以骨牵引维持，继而行 CT 检查。

早期行髋关节闭合复位，骨科医师应该注意以下几点：

（1）闭合复位前，应于可透视的操作台上，仔细检查透视，排除隐匿性的股骨颈骨折。

（2）全麻肌肉完全松弛状态是必要的，否则，难以牵引复位。

（3）复位时手法必须轻柔，否则可能引起头下型股骨颈骨折。

（4）髋关节复位后，通过仔细的透视检查，可以查看股骨头骨折块的大小和位置（图 28.2A~I）。当 X 线投射方向与骨折面平行时，股骨头骨折块的大小和位置可以得到最佳的显示。

复位后的 CT 图像

（1）股骨头与髋臼的同心圆结构是否恢复，股骨头与髋臼之间是否有游离体嵌插。为了清楚显示这些结构，2mm 厚的薄层 CT 是必要的。

（2）股骨头骨折块复位情况 – 非负重区可以耐受一定程度的移位。

（3）是否有髋臼骨折。

（4）是否有隐匿性股骨颈骨折。

稳定性评估：髋臼后壁骨折和股骨头骨折块的大小

对于合并髋臼骨折的髋关节脱位，用已有基于 CT 图像的髋臼骨折指数（AFI）来评估髋关节的稳定性。然而，还没有人对合并股骨头骨折的髋关节脱位稳定性进行过评估。股骨头骨折缩短了股骨头的有效直径。对于涉及股骨头直径 1/3 的骨折来说，股骨头的有效直径同样也减少了 1/3。这就相当于半关节成形术时，直径 42mm 的头可维持稳定性，却用了直径 28mm 的头。当髋臼和股骨头同时骨折时，髋关节稳定性更差（图 28.8A 和 B）。

手术的目标：恢复髋关节的结构及稳定性

当闭合复位未能恢复髋关节的结构及稳定性时，必须考虑行手术复位固定。评估期间，必须考虑股骨头及髋臼主要骨折块的大小。骨折块太小不能固定，可能游离于股骨头与髋臼之间，必须予以摘除。通过持续骨牵引，有些大的骨折块已经复位，也不需要行固定（图 28.2A~I）。

当行手术时，手术入路的选择必须慎重考虑。后侧入路行大转子截骨联合术中髋关节前脱位暴露方式可有效降低术后缺血性坏死的可能性。当手术者擅长经 K–L 入路行髋关节置换及髋臼骨折内固定时，也可考虑该入路。单纯的前侧入路可充分显露股骨头，但对髋臼骨折行内固定，往往暴露不够充分。因此，

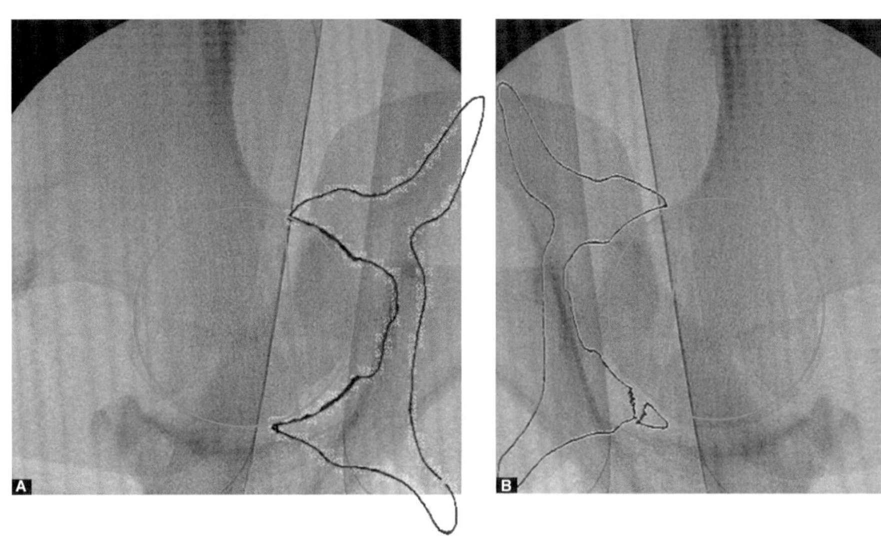

图 28.8A 和 B　髋关节屈曲 90° 时，轴位片。股骨头内侧前下方的骨折块影响髋关节后方的稳定性。（A）髋臼后侧壁完整；（B）髋臼骨折

手术入路选择必须依据术者的经验和技巧。

正如病例中所展示的，著者偏爱后侧入路（图 28.4，图 28.5，图 28.9）。在这些病例中，后方入路并没有增加股骨头缺血性坏死的风险。唯一的一例导致股骨头坏死，是由于著者早年缺乏经验且在深夜行切开复位及骨折块摘除术（图 28.10A 和 B）。

空心钛螺钉宜行股骨头骨折的内固定，因为使用钛螺钉术后可 MRI 检查，评估股骨头缺血性坏死。套筒便于调整方向，使术者操作更加方便。为了减少

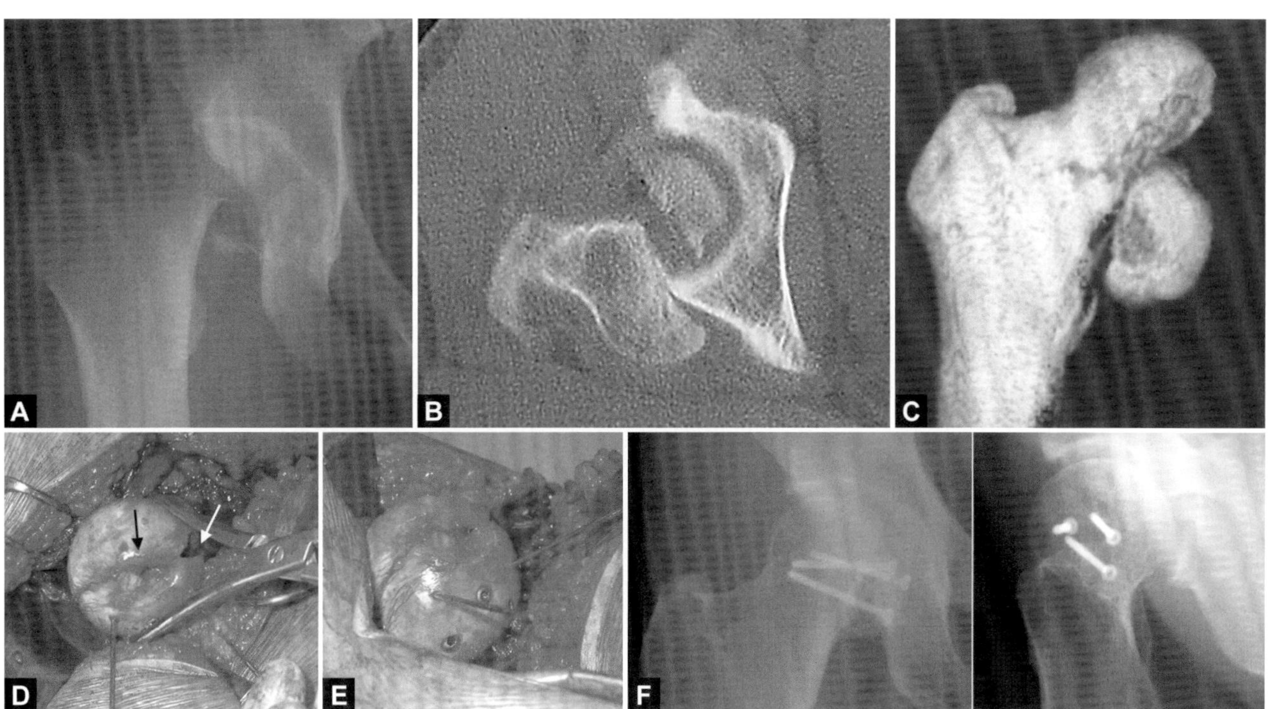

图 28.9A~F 男性，44 岁。踢足球时扭伤。（A）复位前 X 线片；（B）复位前的 CT 图像；（C）CT 三维重建清楚的显示通过股骨头中央凹的骨折线；（D）术中髋关节后脱位后股骨头图像，可见股骨头骨折块已复位并用克氏针及复位钳临时予以固定。可见骨折线通过股骨头中央凹（黑色尖头）及大量的碎骨片（白色尖头）；（E）三枚钛螺钉固定股骨头骨折骨折块并保证尾帽位于关节软骨之下；（F）术后 5 年复片，髋关节功能几乎恢复正常

关节软骨的破坏及降低钉帽不良影响，术者应避免在关节面负重区置入螺钉。即使在非负重区置入螺钉，钉帽也需要掩埋于关节软骨之下。

降低异位骨化的风险

同大多数髋臼骨折术后一样，预防异位骨化的措施是必要的。

降低缺血性骨坏死的风险。

早期轻柔的手法复位可有效降低缺血性骨坏死的风险。行手术复位固定时，必须尽量避免过度剥离及破坏股骨头血供。

股骨头骨折块的大小、位置以及髋臼骨折

从我们治疗过为数不多的病例来看，所有的股骨头骨折都位于其下方的前内侧。此部位的骨折，因为不累及股骨头的负重区，除非骨折块较大，否则不需要精确的解剖复位。

当髋关节取屈曲位伴轻度内收及外旋位时，此刻与髋臼后缘相对应的股骨头区域比较重要。该部位的骨折会明显降低髋关节的稳定性，因此，复位固定较大的骨折块有利于恢复关节的稳定性。同理，髋臼后缘的骨折也会影响关节的稳定性，髋臼骨折块越大，髋关节越不稳定（图 28.8A 和 B）。

合并的髋臼骨折对治疗策略的影响

合并髋臼骨折时，制定治疗策略需要考虑以下几个方面：

（1）影响关节面的髋臼骨折，无论其大小，必须解剖复位固定。

（2）髋关节稳定性与髋臼骨折块的大小有关。

（3）髋臼后侧入路更有利于行髋臼骨折的复位内固定（图 28.4，28.5 和 28.11）。

（4）患者的年龄对治疗策略的影响。

股骨头骨折块行切开复位内固定是一项高风险的手术。手术风险包括：股骨头缺血性坏死、异位骨化、关节内感染和晚期骨性关节炎。然而，对高龄患者来说，髋关节置换术的风险则小很多（图 28.6A 和 B）。髋臼缺损时，要求不高的复位固定以及通过骨移植恢复髋臼完整性也能获得良好的治疗结果。

手术入路

“对于后脱位的髋关节行切开复位时，禁忌选用前方入路”，曾经得到包括本人在内的所有专业医生的公认。后方入路可通过术中髋关节后脱位扩大显露视野。术中切断髂腰肌肌腱，股骨可获得最大程度的内旋。

文献已报道的手术入路包括：前方 Smith–Petersen 入路，通常用于微创前方

关节置换的 Heuter 入路，前外侧 Watson-Jones 入路，后侧 Kocher - Langenbeck approach 入路，后侧入路往往联合大转子截骨及人为的髋关节前脱位。

关于股骨头的血液供应已经研究很多。主要的血液供应主要来自于旋股内侧动脉（MFCA）深支的终末支。术中必须仔细保护该支血管。

著者尤其喜欢钛制的空心螺钉。髋臼骨折以及股骨头骨块的固定通常使用该类螺钉。配套的导针既方便拧入螺钉，也可作为临时固定之用。同时，钛制的螺钉也便于术后行 MRI 检查随访评估有无股骨头缺血性坏死。

并发症

早期并发症包括切口感染以及坐骨神经损伤（尤其是骨折脱位的患者）。晚期的并发症包括缺血性坏死（图 28.10A 和 B）、创伤性关节炎和异位骨化。

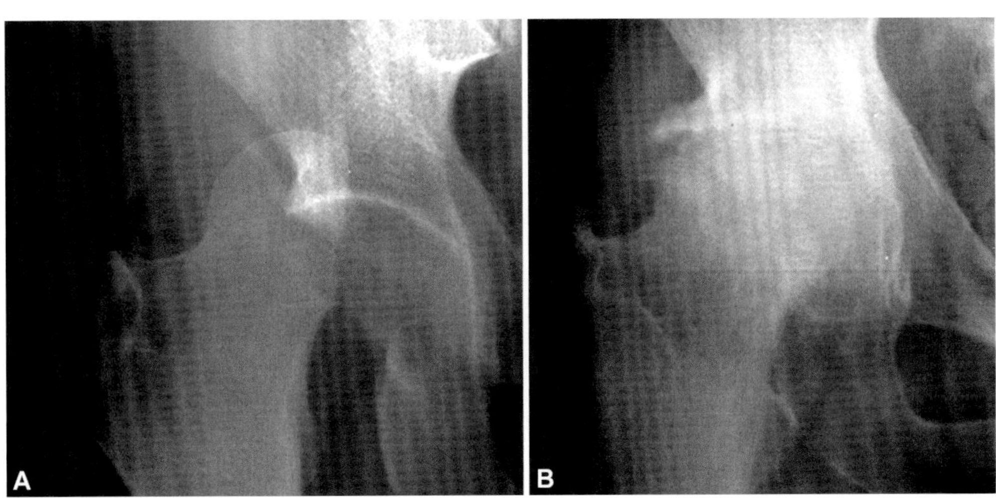

图 28.10A 和 B　男性，40 岁，踢足球中争抢头球时髋部着地导致髋关节脱位合并股骨头骨折。闭合复位失败后，术者在没有充分术前准备的情况下，急诊行切开复位内固定术。伴之而来的是发生严重的股骨头缺血性坏死

预后

Giannoudiset 等对 29 篇文献进行了系统综述，共含 450 名患者共 453 例股骨头骨折病例：Pipkin I 型股骨头骨折，直接取出骨折块较行骨折切开复位内固定的效果更好，而解剖复位、坚强内固定是 Pipkin II 型骨折治疗的选择。行手术治疗时，切口感染发生率为 3.2%，坐骨神经损伤在骨折脱位的患者中也有 3.9% 发生率。晚期并发症主要包括股骨头缺血性坏死（11.9%）、创伤后关节炎（20%）和异位骨化（16.8%）。大转子截骨翻转及前方入路有利于保护股骨头的血供。大转子截骨翻转术（详见本书第 27 章）的远期效果满意，且降低了主要并发症的发生率。

典型病例

一名 39 岁男性，野外车祸伤导致左侧髋关节脱位合并股骨头骨折。搬运之

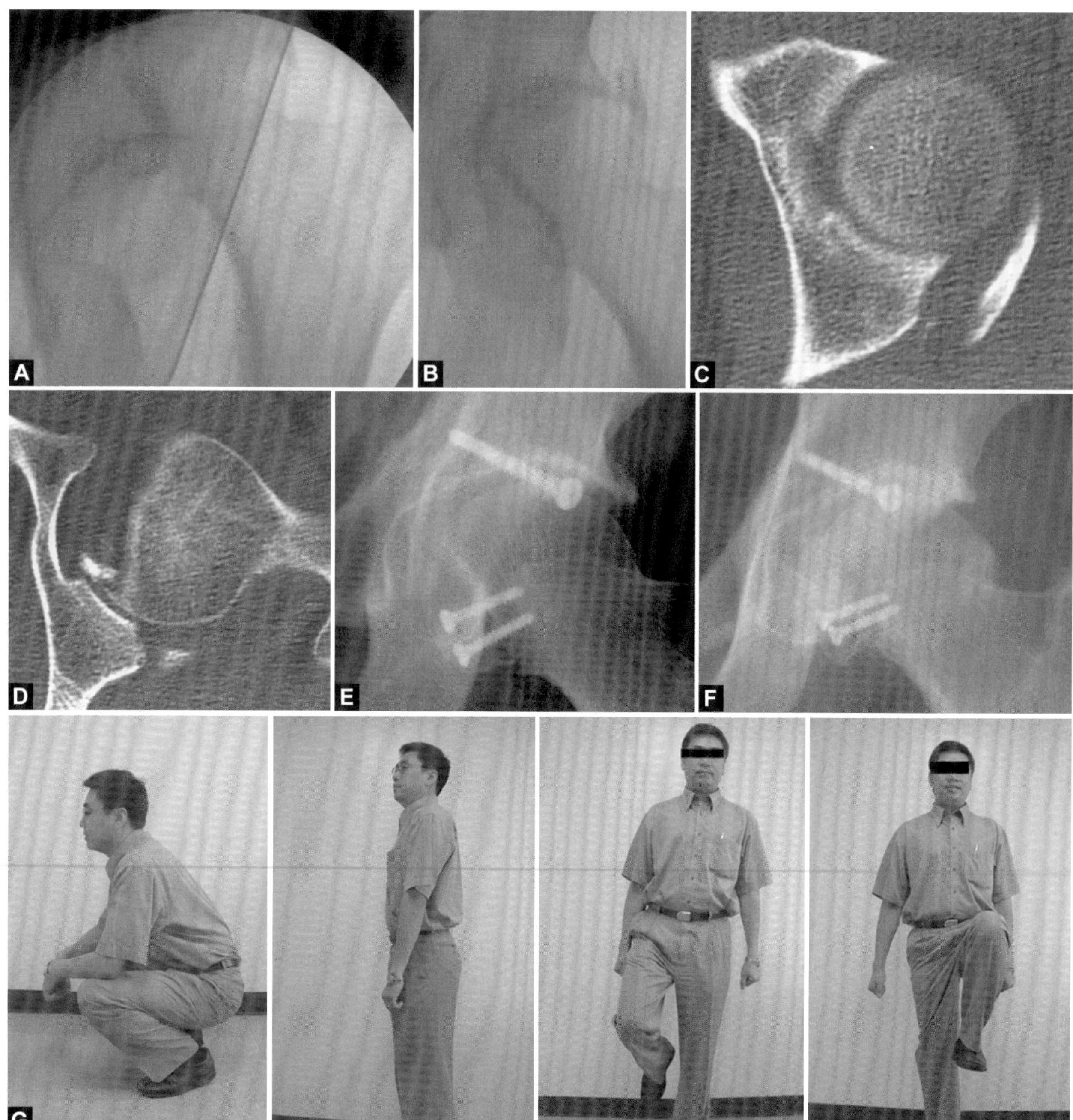

图 28.11A~G　男性，39 岁。出国旅行时轿车撞伤，搬运时髋关节未进行复位。（A）受伤后 48 小时后影像，此时髋关节仍未复位；（B）复位后股骨内旋时的髋关节前后位片；（C）股骨头横断面的 CT 图像显示髋臼骨折；（D）经过股骨头圆心的横断面影像，可见股骨头前方内下缘股骨头缺损及附近的碎骨块；（E）后侧入路行骨折切开复位内固定术后即时 X 片，术中去除小的游离骨折块；（F）术后 10 年复查 X 线片；（G）术后 10 年的照片，患者的髋关节功能良好

前没有进行髋关节的复位。图 28.11A 为受伤后 48 小时仍未复位的脱位的髋关节影像。图 28.11B 为复位后股骨内旋时的髋关节前后位片。图 28.11C 股骨头横断面的 CT 图像显示髋臼骨折。图 28.11D 为经过股骨头圆心的横断面影像，可见股骨头前方内下缘粉碎性骨折。图 28.11E 为经后路行骨折内固定术后的图片。影像学阅片满意（图 28.11F）且患者的长期随访显示功能良好。

参考文献

1. Boraiah S, Ragsdale M, Achor T, Zelicof S, Asprinio DE. Open reduction internal fixation and primary total hip arthroplasty of selected acetabular fractures. Journal of Orthopaedic Trauma. 2009;23（4）:243–8.
2. Butler JE. Pipkin Type–II fractures of the femoral head. Journal of Bone and Joint Surgery – American Volume. 1981;63（8）:1292–6.
3. Brumback RJ, Kenzora JE, Levitt LE, Burgess AR, Poka A. Fractures of the femoral head. Hip; 1987. pp. 181–206.
4. Calkins MS, Zych G, Latta L, Borja FJ, Mnaymneh W. Computed tomography evaluation of stability in posterior fracture dislocation of the hip. Clinical Orthopaedics and Related Research. 1988;227:152–63.
5. Droll KP, Broekhuyse H, O' Brien P. Fracture of the femoral head. Journal of the American Academy of Orthopaedic Surgeons. 2007;15（12）:716–27.
6. Epstein HC, Wiss DA, Cozen L. Posterior fracture dislocation of the hip with fractures of the femoral head. Clinical Orthopaedics and Related Research. 1095;201:9–17.
7. Ganz R, Gill TJ, Gautier E, Ganz K, Krugel N, Berlemann U. Surgical dislocation of the adult hip: a technique with full access to the femoral head and acetabulum without the risk of avascular necrosis. Journal of Bone and Joint Surgery—British Volume. 2001;83(8):1119–24.
8. Gardner MJ, Suk M, Pearle A, Buly RL, Helfet DL, Lorich DG. Surgical dislocation of the hip for fractures of the femoral head. Journal of Orthopaedic Trauma. 2005;19（5）:334–42.
9. Henle P, Kloen P, Siebenrock KA. Femoral head injuries: Which treatment strategy can be recommended? Injury. 2007;38（4）:478–88.
10. Jessberger S, Blattert TR, Wagner R, Weckbach A. Reducing approach–associated morbidity in fracture dislocation of the femoral head—a longitudinal study.(1982–2000)Zentralblatt fur Chirurgie. 2002;127（6）:485–9.
11. Kalhor M, Beck M, Huff TW, Ganz R. Capsular and pericapsular contributions to acetabular and femoral head perfusion. Journal of Bone and Joint Surgery – American Volume. 2009;91（2）:409–18.
12. Keith JE Jr. Brashear HR Jr. Guilford WB. Stability of posterior fracture–dislocations of the hip. Quantitative assessment using computed tomography. Journal of Bone and Joint Surgery—American Volume. 1988;70（5）:711–4.
13. Kurtz WJ, Vrabec GA. Fixation of femoral head fractures using the modified heuter direct anterior approach. Journal of Orthopaedic Trauma. 2009;23（9）:675–80.
14. Lederer S, Tauber M, Karpik S, Bogner R, Auffarth A, Resch H. Fractures of the femoral head. A multicenter study. Unfallchirurg. 2007;110（6）:513–20.
15. Marchetti ME, Steinberg GG, Coumas JM. Intermediate–term experience of Pipkin fracture–dislocations of the hip. Journal of Orthopaedic Trauma. 1996;10（7）:455–61.
16. Mehta S, Routt ML Jr. Irreducible fracture–dislocations of the femoral head without posterior wall acetabular fractures. Journal of Orthopaedic Trauma. 2008;22（10）:686–92.
17. Pipkin G. Treatment of grade IV fracture–dislocation of the hip. Journal of Bone and Joint Surgery – American Volume. 1957;39–A（5）:1027–42 passim.

18. Sahin V, Karakas ES, Aksu S, Atlihan D, Turk CY, Halici M. Traumatic dislocation and fracture-dislocation of the hip: a long-term follow-up study. Journal of Trauma-Injury Infection and Critical Care. 2003;54（3）:520-9.

19. Schonweiss T, Wagner S, Mayr E, Ruter A. Late results after fracture of the femoral head. Unfallchirurg. 1999;102（10）:776-83.

20. Siebenrock KA, Gautier E, Woo AK, Ganz R. Surgical dislocation of the femoral head for joint debridement and accurate reduction of fractures of the acetabulum. Journal of Orthopaedic Trauma. 2002;16（8）:543-52.

21. Solberg BD, Moon CN, Franco DP. Use of a trochanteric flip osteotomy improves outcomes in Pipkin IV fractures. Clinical Orthopaedics and Related Research. 2009;467（4）:929-33.

22. Stannard JP, Harris HW, Volgas DA, Alonso JE. Functional outcome of patients with femoral head fractures associated with hip dislocations. Clinical Orthopaedics and Related Research. 2000;377:44-56.

23. Swiontkowski MF, Thorpe M, Seiler JG, Hansen ST. Operative management of displaced femoral head fractures: Case-matched comparison of anterior versus posterior approaches for Pipkin I and Pipkin II fractures. Journal of Orthopaedic Trauma. 1992;6（4）:437-42.

24. Giannoudis PV, Kontakis G, Christoforakis Z, Akula M, Tosounidis T, Koutras C. Management, complications and clinical results of femoral head fractures. Injury 2009;40（12）:1245-51.

翻译：支中正　审校：吴良浩

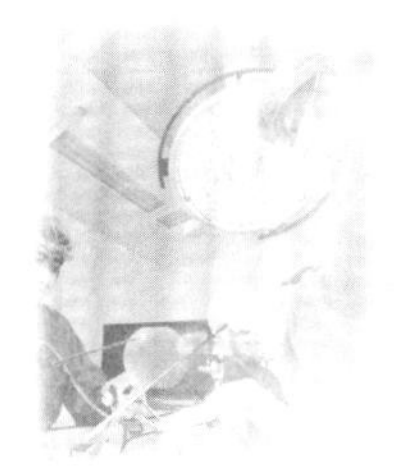

29 股骨颈骨折

WY Shen

引言

股骨颈骨折的治疗可选择保留股骨头或假体置换，需要对潜在风险、手术效果等进行系统评估，同时需考虑到患者年龄、生理需求和骨折特点。

保留股骨头的临床疗效受到骨折复位程度的影响。如果存在骨折移位，需进行牢固固定，以促使骨折愈合。一系列因素都会影响手术成功率。主要影响因素有：年老，女性，严重骨质疏松，手术过度延迟，骨折线与股骨头的距离，骨折初始移位程度，骨折线的垂直程度，复位不良，固定较差等。这些因素都会增加保留股骨头治疗措施的骨折不愈合或股骨头缺血性坏死的发生率。关节置换的主要缺点包括：手术创伤大，假体寿命有限，花费大，以及可能并发深部感染、脱位等。

因此，较为统一的观点是，对于没有移位的股骨颈骨折和有骨折移位的年轻患者，选择保留股骨头较为合适。判断是否年轻，要对患者的生命有合理的预期，不仅要看实际年龄，更要注重生理年龄、一些可能缩短患者寿命的疾病、患者种族及经济背景等。对于身体健康的白种人而言，年龄界限截止到 70 岁。

适应证 / 禁忌证

我们复位固定所有 75 岁以下患者的移位性骨折，以下情况除外：

- 存在严重疾病或残疾
- 骨折移位超过 3 天
- 髋部病变
- 病理性骨折

多数情况下，这些移位或非移位性骨折用 3 根空心钉固定，偶尔使用 2 孔钢板的滑动髋螺钉固定。

手术方法

空心松质骨螺钉固定

螺钉固定的目的是为骨块之间提供一个滑动的轨道系统。随着滑动，两骨块之间相互加压并获得稳定。使用螺钉不是为了在两骨块之间产生静态加压紧缩，因为患者骨量通常较少，年轻患者除外。在负重情况下，来自髋臼的力会经股骨头传递到远端骨块。在螺钉的导向下，骨折端会相互加压以维持稳定。与此同时，螺钉会向后脱出。因而，螺钉应平行置入，否则螺钉容易从股骨头切出。因为股骨头仍然倾向于向远端骨块沉降，直到有足够的压缩力支撑、稳定股骨头骨块。另外，螺钉的分布会影响到股骨头把持力，进而影响手术疗效。

手术最重要的部分是闭合复位。全麻或局麻过后，将患者置于牵引床上，健侧下肢抬高到半截石位。根据 Leadbetter 描述的方法进行骨折复位。力求做到解剖复位，任何程度的内翻或后倾都不可接受。轻度后倾通常可以通过向下按压大腿上段进行矫正。轻度内翻可以通过增加牵引力进行矫正。

著者喜欢用 Asnis 空心螺钉进行固定，但手术的具体细节有别于 Asnis 的描述。使用 3 根长度和直径相同的钻头作为导针，螺钉直径大小可以选择 6.5mm 和 8.0mm，具体取决于股骨头大小。用钻头来替代导针。这种与空心钉配套的导针，在顶端会有螺纹，一旦顶端进入骨皮质，很难调整方向。由于没有螺纹，钻头比较容易调整方向。

在切皮前，手术医生需要根据复位后的前后位 X 线片计划置入螺钉的轨道（图 29.1~ 图 29.3）。首先，确定最下面螺钉的位置。进钉点不能低于小转子的下缘，螺钉应该靠近股骨颈的内侧皮质。上面 2 颗螺钉应该平行于底面螺钉，并置于股骨颈的下 2/3 范围内。3 根螺钉应尽可能分散和平行。由于股骨颈后侧皮质比前侧皮质更为凹陷，3 根螺钉置入时应该稍向后倾以更好的把持股骨头。螺钉不应过度靠近股骨头的顶端，这样，在股骨头坏死和轻度塌陷情况下，螺钉不至于穿入关节，从而不得不转换为髋关节置换。

详细的手术步骤详见图 29.4。将 1 枚克氏针或导针平行于股骨颈长轴置于髋关节前方，然后摄前后位 X 线片。评估外侧切口的位置并做一切口直达外侧骨皮质。大致平行于底部螺钉的钉道，沿着股骨颈的前表面插入 1 根克氏针。首先在前上方螺钉进钉点钻孔，然后通过术中透视判断钻头位置。沿着预定的钉道，进钉点应尽量靠前。开始钻孔时，钻头应垂直于进钉点骨面，这样有助于防止钻头滑落。一旦穿透骨皮质，应该调整钻头方向，使之与预定轨道相一致。通过术中透视判断钻孔方向，必须确保钻头进入预定轨道，避免穿出股骨颈。然后继续钻孔，使钻头到达软骨下骨。

第 1 个钻头插入后，第 2 个钻头在第 1 个后方插入。根据侧位 X 线片、骨头大小、第 1 个钻头位置估计与第 1 个钻头之间的距离。第 2 个钻头轨道需要平行于第 1 个，并尽可能的靠后，尽量靠近股骨颈后侧皮质。

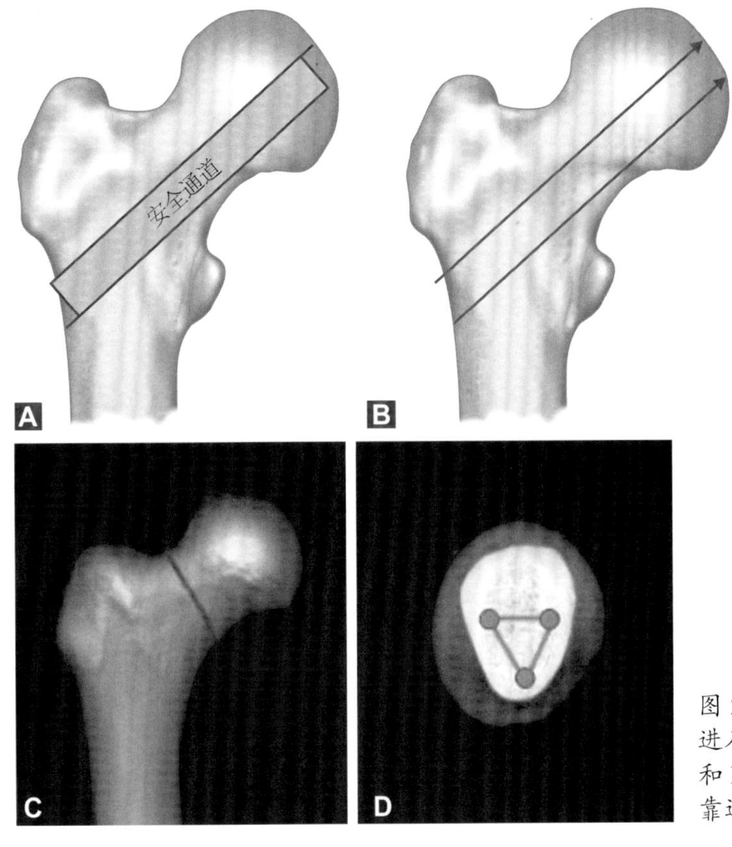

图 29.1A~D　（A）螺钉置入的安全区域，避免螺钉进入股骨头顶端；（B）理想钉道（前后位观）；（C 和 D）3 根螺钉的理想位置——后方和下方螺钉应该靠近骨皮质（股骨颈横断面）

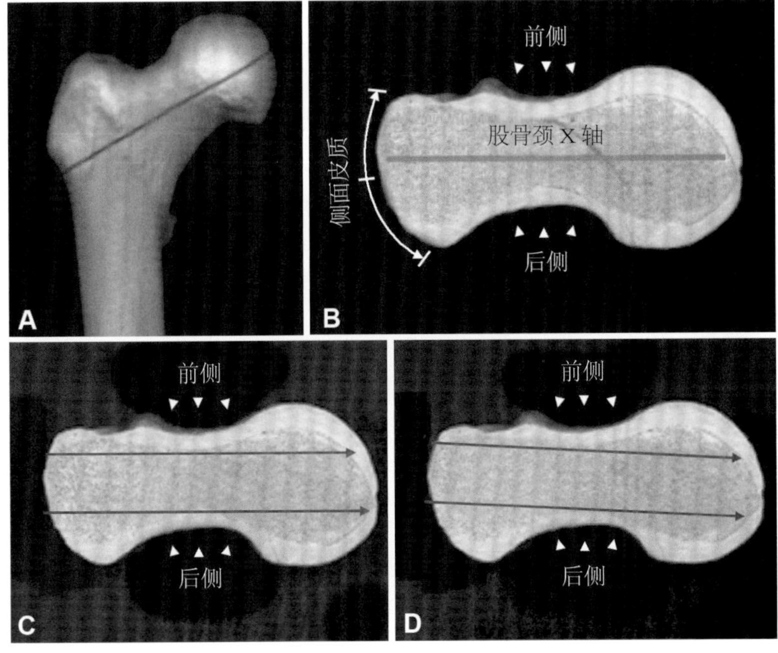

图 29.2A~D　（A 和 B）股骨颈前表面较平，后表面更为凹陷（沿股骨颈长轴的斜面观）；（C）平行股骨颈长轴置钉将导致螺钉朝向股骨头前 2/3；（D）置钉时螺钉方向稍向后将使螺钉位置更为分散

用同样的方法置入第 3 个螺钉。需要与前 2 个螺钉平行，并尽可能的靠下，尽量靠近股骨颈的内侧皮质。所有的 3 根钻头均徒手置入，无导向器辅助。一个骨科医师应该有能力置入 3 根平行的钻头。钻头位置满意后，测深器测量螺钉的长度。

螺钉置入的顺序为：前上方、后上方、下方。推荐这样的置钉顺序是因为前上方钻头最难以准确置入。进入孔应该尽量靠前并倾斜于骨面。如果不必与

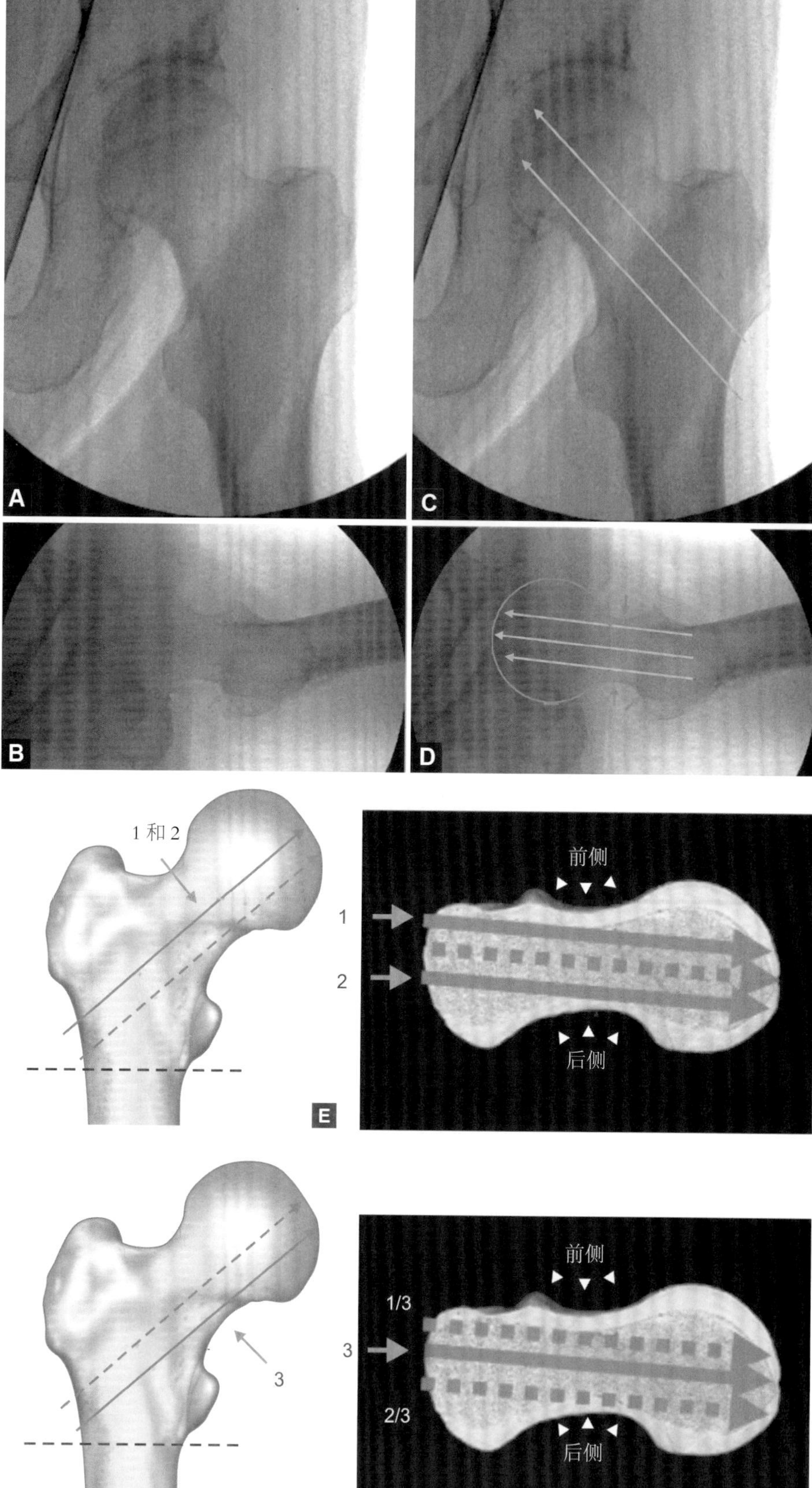

图 29.3 （A 和 B）前后位和侧位透视显示接近完美的复位。股骨颈前表面较平，后表面相对凹陷。（C 和 D）螺钉的理想位置。下方螺钉的进钉点不能低于小转子的下缘。（E）前上方和后上方螺钉：①股骨颈下方 2/3 范围内；②前方螺钉进钉点：接近外侧骨皮质的前缘；③后方螺钉接近股骨颈后侧骨皮质。（F）下方螺钉：①进钉点不低于小转子下缘；②进针点在外侧皮质的三等分点；③接近股骨颈下方皮质

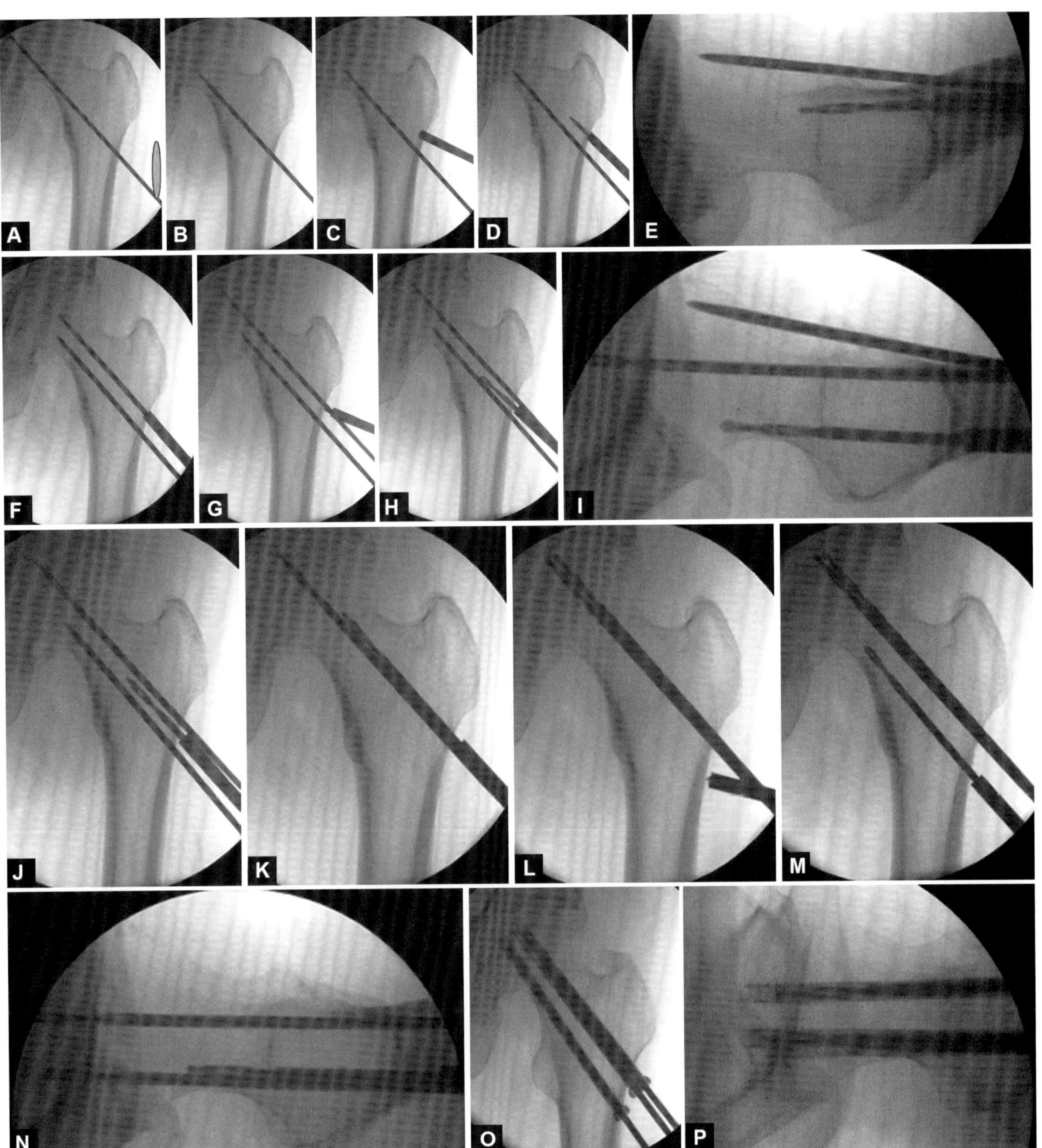

图 29.4 （A）髋关节前方置入 1 枚克氏针。如图所示估计切口大概位置；（B）1 枚克氏针与最下方螺钉平行，置于股骨颈前表面；（C）钻头套筒置于前上方螺钉进钉点；（D）穿透骨皮质后，调整钻头方向与预定轨道一致；（E）侧位透视防止钻头穿出，必要时调整方向；（F）钻孔方向满意后进一步钻孔直至软骨下骨；（G）钻头套筒置于后上方螺钉进钉点，垂直骨皮质进行钻孔；（H）随着钻头深入，调整钻头方向；（I）侧位透视显示钻头靠近后侧皮质，位置满意；（J）然而，前后位片显示钻头位置稍许向下，于是决定重新钻孔；（K）新的位置较为满意，继续深入钻孔直到软骨下骨；（L）钻头套筒置于下方螺钉进钉点，位于近端 2 个钻头中线位置；（M）下方钻头继续钻孔，避开股骨距内侧；（N）侧位透视显示钻头可能有些靠后，但是依然可以接受以避免在同一水平再次钻孔引起转子下骨折；（O 和 P）测量螺钉长度，置入螺钉。钻头向外拉出 1~2cm。在股骨内旋和外旋情况下，仔细透视股骨头。必要时，调整螺钉，防止螺钉进入关节，但是要确保置入软骨下骨

其他 2 个钻头相平行，钻孔会相对容易些。一旦前上方钻头置入，其他 2 个便会更容易置入。螺钉置入后，骨块之间的间隙就会消失。收紧前上方螺钉可能会减少残留的前方成角或者引起可以接受的前倾移位。收紧后上方螺钉可能会引起轻度后倾移位。收紧下方螺钉可能导致轻度的内翻。前倾和内翻畸形都是不可接受的。

螺钉不能收得过紧，有可能滑丝。不必靠旋紧螺钉来造成静态加压，因为一旦患者术后几天早期负重，骨折块间便会充分加压。因此，也不需要垫圈。

著者喜欢在螺钉进入 3/4 后，后撤 3 个钻头（或导针）（图 29.3 C 和 D）。但是，直到伤口缝合前才拔出全部钻头。这有助于螺钉打入软骨下骨。在透视时避免了钻头尖端与螺钉顶端相互混淆。没有完全拔出的钻头（或导针），有助于调整螺钉准确置入。

在拔出钻头和伤口闭合前，必须确认螺钉的位置。理想状态是螺钉把持软骨下骨，但是没有穿透软骨进入关节。由于股骨头是一个球面结构，轻微穿透关节时，简单的前后位和侧位透视可能不能发现（图 29.4 A 和 P）。有必要对穿透点进行切线位透视。

著者喜欢在下肢由最大内旋到最大外旋过程中进行前后位连续透视。侧位透视时也是如此。这样做，意在对股骨头整个表面的切线位进行显示，进而调整螺钉。

当确认螺钉位置满意后，去除钻头，冲洗切口，分层闭合切口。

术后第 1 天或第 2 天开始允许患者完全负重。对 60 岁以下的患者，进行 4~6 周的保护性部分负重。由于对老年患者，限制负重可能会产生反效果，所以鼓励他们完全负重。因而，仔细选择患者，熟练进行手术内固定，确保患者完全负重是骨科医师的职责。

在骨质疏松情况下，如果没有不必要的多次钻孔使骨量丢失，螺钉的把持力会更好一些。同样，没有大直径空心钻预钻孔情况下，直接置入螺钉，也会保留部分骨质。在手术过程中，手术医生应该避免在外侧骨皮质和股骨头内过

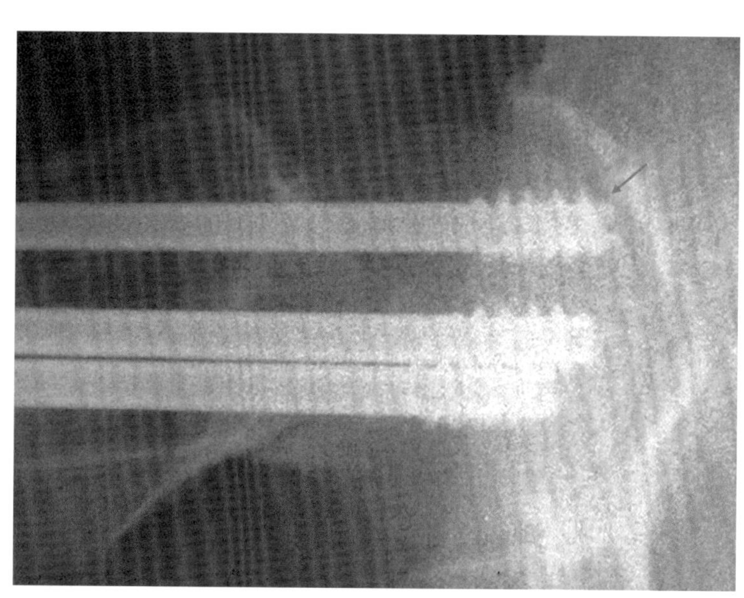

图 29.5 术后 X 线片显示螺钉穿透进入关节。如果手术医生仔细查看股骨不同旋转角度的前后位、侧位透视情况，这一窘境就会避免

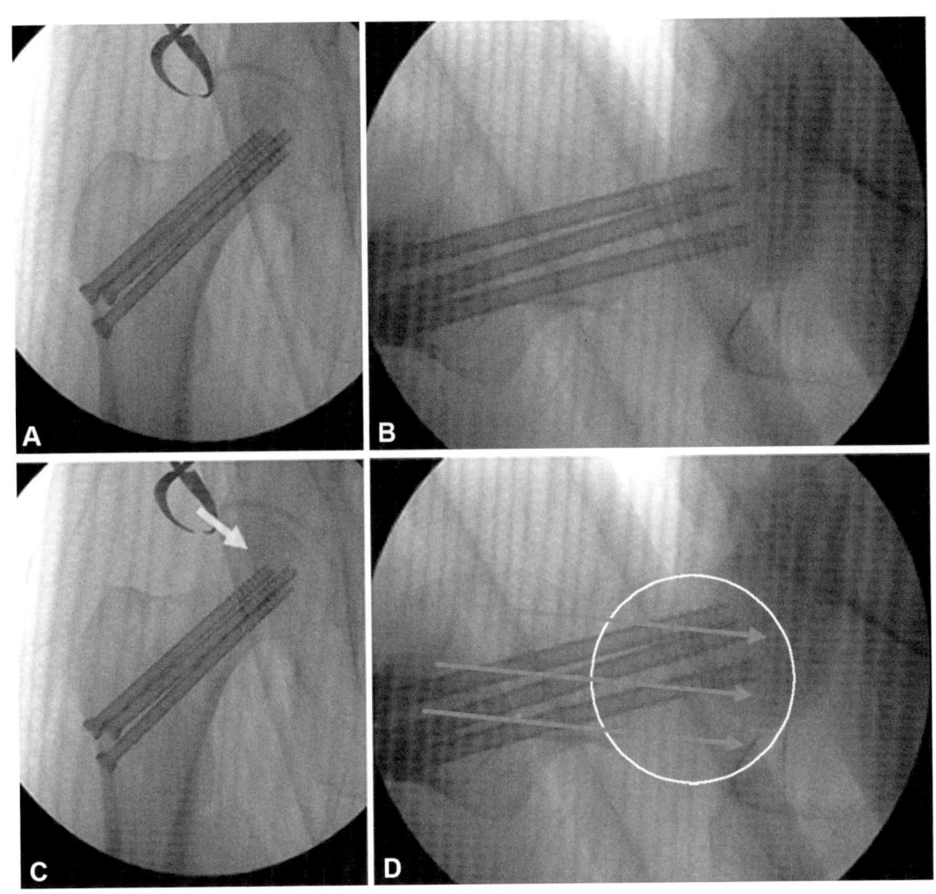

图 29.6 这一病例中存在 2 个问题。首先，螺钉过短，并没有把持到软骨下骨；其次，螺钉在股骨头内没有分散的更好。更后倾的螺钉置入方向（箭头所示）将使把持力分散得更好

多钻孔。

最糟糕的技术性操作失误是螺钉穿透关节（图 29.5）。发生这种情况时，再次手术，螺钉应该后撤 1~2 圈。因此，术中进行股骨头的多平面透视很有必要。

另一种技术上不完美的操作是螺钉不够分散，固定的稳定性不足（图 29.6 和图 29.7）。通常情况下，螺钉集中在股骨头的前半部分。置入螺钉时，相对于股骨颈轴线稍后倾会使螺钉的空间分布更好。

置入最下方螺钉时，术者需要注意避免进钉点低于小转子的最下缘。进钉点过低容易导致转子下骨折。同样的原因，置入下方螺钉时，在这一区域也应避免多次钻孔（图 29.4 M 和 N）

使用滑动髋螺钉和带有防旋钉的锁定钢板代替空心松质骨螺钉

当骨折平面过于垂直时（如 Pauwel's III 度），一些外科医生提倡使用滑动髋螺钉。没有足够的证据证明这种固定方式的优越性，但是理论上这种固定方式是好的。如果使用滑动髋螺钉，术者确保使尖顶距（TAD）在 25mm 范围内，并且只有在插入至少 2 枚导针的情况下再用三重铰刀，以防止股骨头随之旋转。

近来有生物力学研究显示，近端锁定钢板对这些垂直不稳定的骨折来说是最稳定的内固定。但是需要更多的实验去证实这一结果是否与临床结果相符。

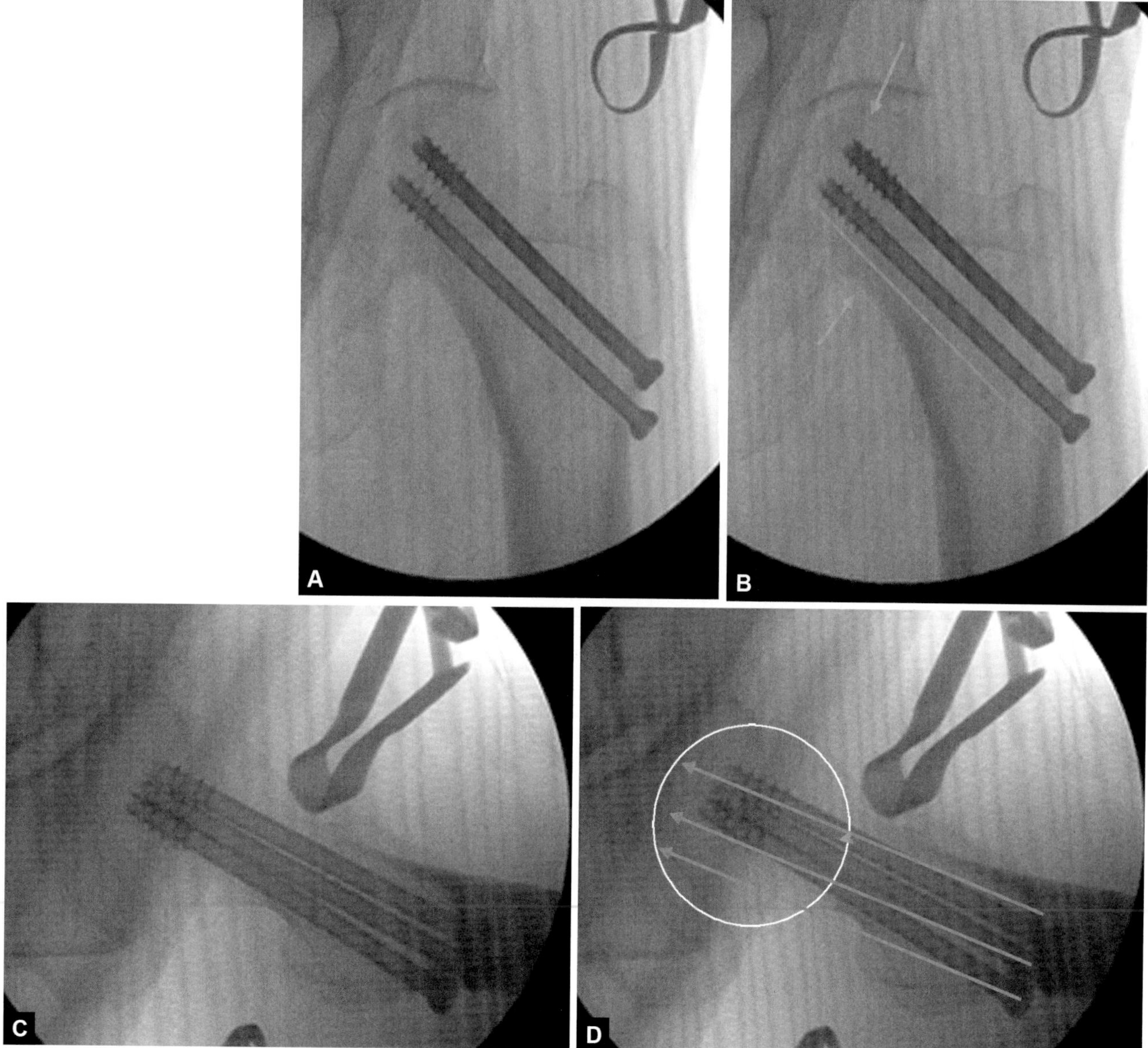

图 29.7　这一病例中存在相似的问题：螺钉应该再长一点以把持软骨下骨，下方螺钉应该稍微再向下一点以靠近内侧股骨距，螺钉稍后倾一点会使其分散得更好

并发症

即使进行了成功的内固定，一些并发症也在所难免。通常有缺血性坏死、不愈合、固定失败、内固定断裂等。多根松质骨螺钉提供的滑动机制会导致股骨颈过短，进而减少外展力臂，有可能引起患者跛行。内翻塌陷是另一种可能发生的并发症。内翻塌陷通常与股骨颈短缩相关。

固定失败和不愈合是股骨颈骨折最常见的并发症。因为骨折需要较长时间愈合，通常是移位性骨折，这会增加内植物的应力从而导致固定失败甚至最终导致不愈合。因此，通常难以区分固定失败和骨折不愈合。

预后

年轻患者的股骨颈骨折可以被认为是骨科急症。Swiontkowski 报道，早期固定、复位理想、髋关节关节囊切开是取得良好效果的三大要素，手术干预需要在 12 小时内进行。但是，临床研究并没有证据表明吸除关节腔血肿和关节囊切开有优越性。

股骨颈骨折通常愈合较慢，延迟愈合多见，多数病例在 6 个月后愈合。固定结果依赖于骨折移位程度。移位性骨折固定效果比无移位性骨折差。术后并发症发生率较高主要是因为内植物固定失败而不是不愈合和股骨头缺血性坏死。非移位性骨折使用螺钉固定的愈合率相对较高。90% 以上的非移位性骨折可以愈合，而移位性骨折有 25% 左右的骨折不愈合率。

文献报道，缺血性坏死的发生率在 4%~40% 之间，主要是由于固定时机、骨折移位程度、骨块粉碎程度和患者年龄。Nikolopulos 报道的 84 例患者中，非移位骨折的缺血性坏死率为 19%，移位性骨折为 39%。有趣的是，固定失败的翻修手术多在初始固定后 2 年之内进行。

典型病例

一名 30 岁的男性患者，交通事故致伤左髋部，不能站立。X 线片显示单纯股骨颈骨折，骨折线较为垂直，骨折线从股骨颈上方延伸至股骨颈基底部下方（图 29.8）。没有其他部位骨折。12 小时内使用闭合复位 DHS 固定和防旋螺钉固定，没有进行关节囊切开（图 29.9A 和 B）。6 个月后随访，X 线片显示骨折愈合，没有内固定失败和疼痛（图 29.10）

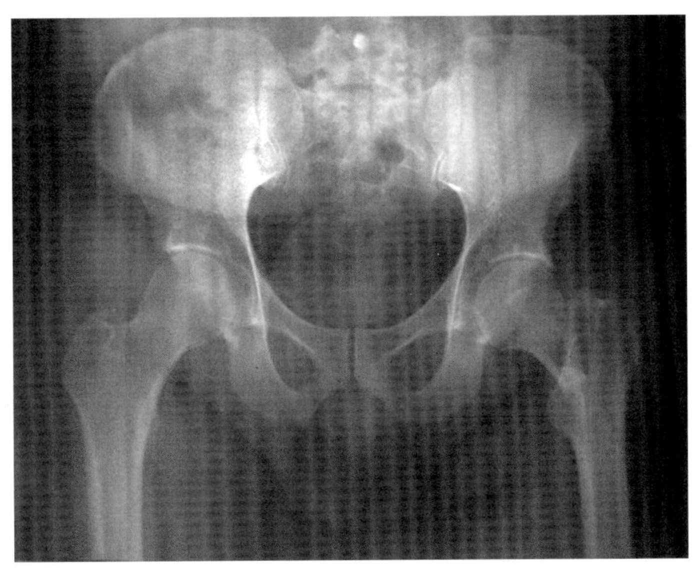

图 29.8　左股骨颈关节内骨折，骨折线垂直

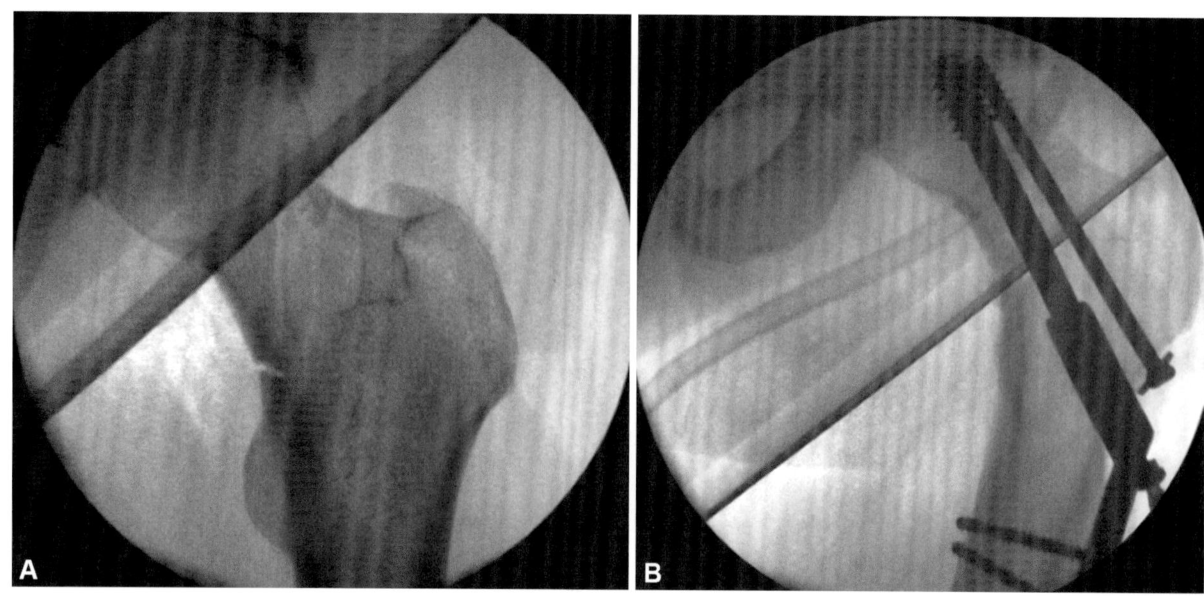

图 29.9 闭合复位 DHS 和防旋螺钉固定

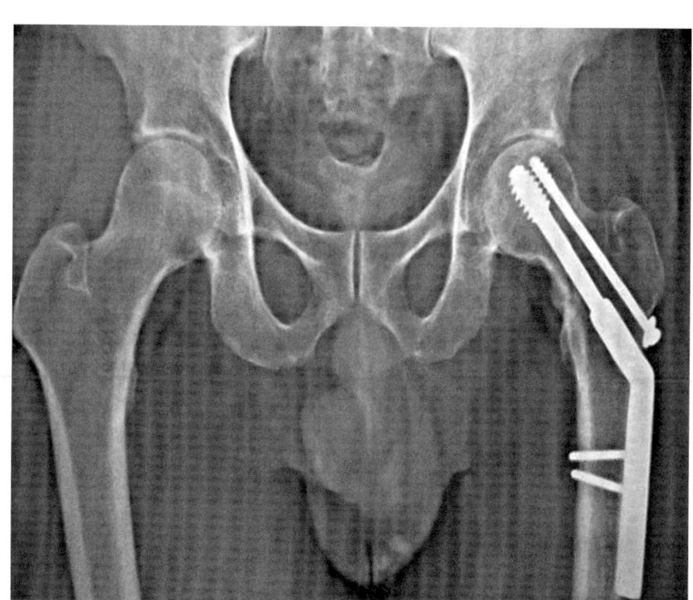

图 29.10 6 个月后随访，X 线片显示骨折愈合

参考文献

1. Aminian A, Gao F, Fedoriw WW, Zhang LQ, Kalainov DM, Merk BR. Vertically oriented femoral neck fractures: mechanical analysis of four fixation techniques. Journal of Orthopaedic Trauma. 2007;21（8）:544–8.

2. Asnis SE, Wanek–Sgaglione L. Intracapsular fractures of the femoral neck. Results of cannulated screw fixation. Journal of Bone and Joint Surgery—American Volume. 1994;76（12）:1793–803.

3. Chua D, Jaglal SB, Schatzker J. Predictors of early failure of fixation in the treatment of displaced subcapital hip fractures. Journal of Orthopaedic Trauma. 1998;12（4）:230–4.

4. Gurusamy K, Parker MJ, Rowlands TK. The complications of displaced intracapsular fractures of the hip: the effect of screw positioning and angulation on fracture healing. Journal of Bone

and Joint Surgery—British Volume. 2005;87（5）:632–4.

5. Haidukewych GJ, Rothwell WS, Jacofsky DJ, Torchia ME, Berry DJ. Operative treatment of femoral neck fractures in patients between the ages of fifteen and fifty years. Journal of Bone and Joint Surgery – American Volume. 2004;86–A（8）:1711–6.
6. Leadbetter GW. A treatment for fracture of the neck of the femur. Clinical Orthopaedics and Related Research. 2002;399:4–8.（Reprinted from J Bone Joint Surg. 1938;20:108–13.）
7. Liporace F, Gaines R, Collinge C, Haidukewych GJ. Results of internal fixation of Pauwels type–3 vertical femoral neck fractures. Journal of Bone and Joint Surgery—American Volume. 2008;90（8）:1654–9.
8. Miyamoto RG, Kaplan KM, Levine BR, Egol KA, Zuckerman JD. Surgical management of hip fractures: an evidence–based review of the literature. I: femoral neck fractures. Journal of the American Academy of Orthopaedic Surgeons. 2008;16（10）:596–607.
9. Oakey JW, Stover MD, Summers HD, Sartori M, Havey RM, Patwardhan AG. Does screw configuration affect subtrochanteric fracture after femoral neck fixation? Clinical Orthopaedics and Related Research. 2006;443:302–6.
10. Parker MJ. The management of intracapsular fractures of the proximal femur. Journal of Bone and Joint Surgery—British Volume. 2000;82（7）:937–41.
11. Probe R, Ward R. Internal fixation of femoral neck fractures. Journal of the American Academy of Orthopaedic Surgeons. 2006;14（9）:565–71.
12. Tidermark J, Zethraeus N, Svensson O, Tornkvist H, Ponzer S. Quality of life related to fracture displacement among elderly patients with femoral neck fractures treated with internal fixation. Journal of Orthopaedic Trauma. 2002;16（1）:34–8.
13. Swiontkowski MF. Femoral neck fractures: open reduction internal fixation. In: Wiss DA（Ed）. Master techniques in orthopaedic surgery, fractures. Lippincott Wiliams and Wilkins: Philadelphia; 1998. pp. 213–21
14. Nikolopoulos KE, Papadakis SA, Kateros KT, Themistocleous GS, Vlamis JA, Papagelopoulos PJ, et al. Long–term outcome of patients with avascular necrosis, after internal fixation of femoral neck fractures. Injury. 2003;34:525–8

翻译：陈大伟　审校：吴良浩

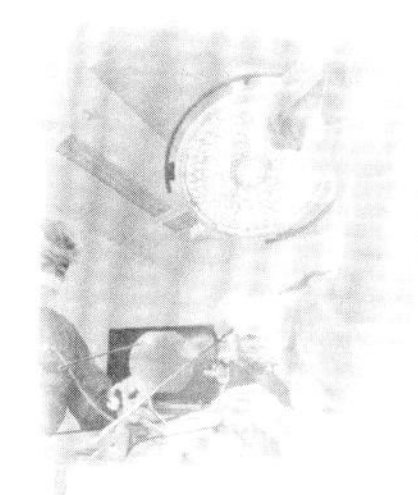

30 股骨颈骨折的髋关节置换

WY Shen

引言

临床上通常采用以下几种方式之一治疗股骨颈骨折：

1. 骨折复位和内固定：通过切开或者闭合复位，然后使用多根螺钉、克氏针或者滑动髋螺钉进行骨折固定。

2. 髋关节置换：可以使用全髋关节置换或者从各式各样的半髋关节置换中选择一种。

3. 不进行手术并主动功能锻炼：针对那些手术风险相对较大或者股骨颈为稳定的嵌插型骨折的患者，只有在患者感觉到明显疼痛无法缓解或者骨折发生移位才考虑行手术治疗。

4. 关节旷置术或格德尔斯通手术（股骨头颈切除术）：针对那些骨折前就长期卧床或坐轮椅的患者。

本章节主要阐述以上第二种治疗方式。

全髋关节置换术

全髋关节置换术可以给那些骨折前活动自如的患者带来最好的临床疗效。但是，全髋关节置换术也有以下几个固有的缺陷：

1. 与半髋关节置换术相比，全髋关节置换术手术更大、手术时间更长、患者失血量更多。

2. 全髋关节置换术中使用的股骨头尺寸通常为28mm，更容易出现术后关节脱位，尤其是对于那些神经肌肉控制不佳患者（比如帕金森氏病患者）和那些患有老年痴呆症的患者。

3. 大部分全髋关节置换术的花费更高。

考虑到以上情况，全髋关节置换术往往用于那些活动量大、共存基础疾病较轻并已得到良好控制和之前就罹患髋关节炎的患者。

绝大多数针对股骨颈骨折实施的全髋关节置换术采用骨水泥固定，因为骨质疏松症会使得非骨水泥假体很难取得理想的固定效果。

著者的个人偏好是高抛光双锥型截面无领柄，比如 Exeter（Stryker）或 CPT（Zimmer）。这两种柄的形状都是以极小的跨度向下延伸以保证柄周围的骨水泥与股骨髓腔紧密贴合，即使是尺寸较小的亚洲人股骨。术前准备好小号股骨假体柄非常关键，因为有时只有使用小号柄，才能在不去除过多皮质骨内紧实的松质骨的情况下使假体柄周围有一圈完整的骨水泥环。所有的聚乙烯髋臼杯与 28mm 的陶瓷头匹配使用。对于预期寿命超过 15 年的患者，应使用由高交联聚乙烯制成的聚乙烯髋臼杯。

对那些手术前无髋关节炎的患者进行髋臼磨挫时要多加小心，因为髋臼骨通常比较软，所以髋臼挫很容易向内侧穿透髋臼。如果不幸出现了此种情况，应当在内侧壁骨缺损处进行打压植骨。应在穿孔处放置一个金属网来限制穿孔继续扩大。用取下的股骨头中的松质骨制备一些松质骨块（大约6~8mm的立方体）备用。将这些制备好的骨块塞进骨缺损处并压实以构建一个能与髋臼杯接合的新的松质骨床，这一技术与髋关节置换翻修时的打压植骨类似。

为了保证股骨假体柄和髋臼杯的理想固定效果，手术医生应该接受最新的骨水泥操作技术的系统培训。在处理髋臼时，应用一把带齿的刮匙和髋臼挫去除髋臼软骨，应该挫到髋臼的松质骨。在髋臼的上方及上外侧方钻孔以保证骨水泥可以良好地渗透进“第 1 区”。使用脉冲式冲洗器和双氧水冲洗。髂部放置一根引流管可以帮助去除髋臼内的残留血液以利于骨水泥更好地渗入髋臼上方的松质骨。使用低黏度骨水泥并将其压入髋臼，使骨水泥在松质骨缝隙内形成大的指状突起尤为关键。髋臼杯应放置在患者本身髋臼边缘的方向。依著者经验，应确保髋臼杯四周有一层平坦的骨水泥。

股骨侧处理首先要选择一把方向合适的箱形凿（图 30.1）。用此箱形凿来去除后外侧残留的股骨颈。用一把锥形开口器去除松软的松质骨。然后打入适当尺寸的髓腔锉，要从比术前测量决定使用的股骨假体模板小一号的髓腔锉开始。一定当心不要使用过大的髓腔锉，因为过大的髓腔锉会过多地去除皮质骨内表面的松质骨，从而减少本应在患者松质骨内形成的骨水泥指状突起的数量。更糟糕的是，当患者合并有严重的骨质疏松症时，过大的髓腔锉极易造成近端股骨的劈裂。在使用合适尺寸的骨水泥枪将低黏度骨水泥注入髓腔之前，要安置好骨水泥限制器、使用脉冲式冲洗器冲洗、双氧水灌洗。骨水泥枪头要一直深入到最远端的骨水泥限制器并采用倒退的方式注入骨水泥。可以用一根吸引器使骨水泥往下，贴近骨水泥限制器。应选择一个合适的骨水泥限制器，以便骨水泥得到有效的加压。在股骨假体柄远端安放好中置器，当骨水泥处于面团期时才可置入髓腔（如果读者想了解更多有关这项经久不衰的操作技术的详细介绍，请登录 Exeter Hip 网站 www.exterhip.co.uk）。

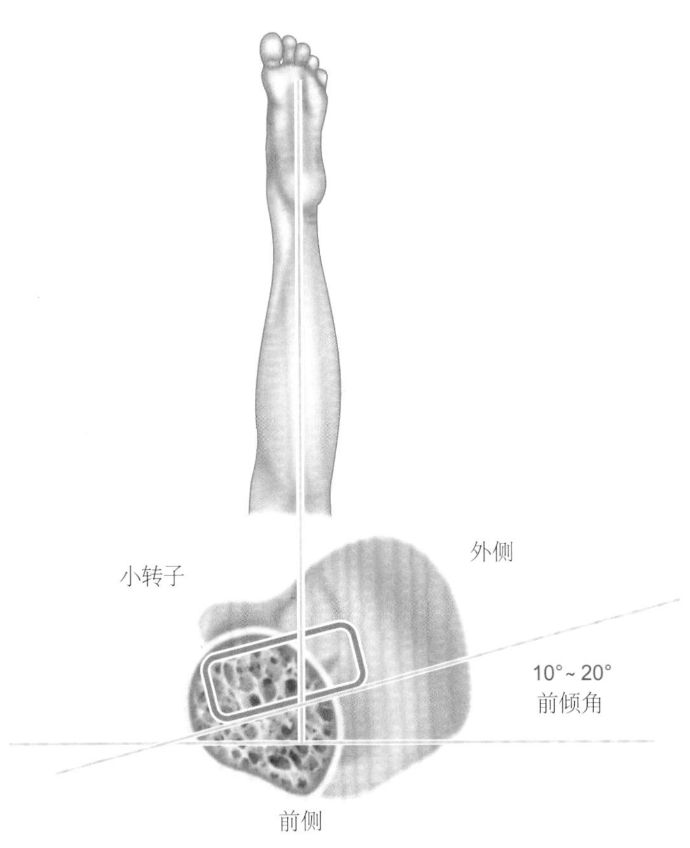

图 30.1　箱形凿的定位。经后方入路的髋关节置换术，已切除股骨颈，股骨已内旋。从术者视角根据下肢轴线评估股骨颈前倾角，视线沿大腿的长轴，患者膝关节屈曲，小腿指向天花板（图中直线所示）。箱形凿（矩形）应该尽量放置在截面的外、后方，但注意不要破坏股骨颈的内后壁。应用箱形凿去除残留的股骨颈外侧部分

单极或双极半髋关节置换术

只要掌握以下几个关键点，半髋关节置换术也几乎可以达到全髋关节置换术的临床疗效：

1. 患者有一个完好的髋臼。

2. 无论是单极还是双极半髋关节股骨头，其尺寸都要与髋臼的尺寸精确匹配。这可以通过使用能够提供内假体股骨头 1mm 增量的测量系统和使用全周长的“Harris”测量器对患者股骨头进行精确测量来实现。当使用全周长的“Harris”测量器（图 30.2）时，必须保证使用的内假体股骨头的尺寸是患者的股骨头刚好可以通过测量器孔洞的尺寸。

3. 对于更年轻的、活动量更大的患者，使用骨水泥假体通常会比非骨水泥假体取得更高的术后满意度。

与全髋关节置换术选择股骨假体柄时一样，著者个人更偏好使用高抛光双锥型变截面无领柄，比如 Exeter 和 CPT。多数器械厂商都会保证双极股骨头有 1mm 的增量，使其可以与任何标准的 28mm 股骨头配套使用。CPT 柄可以与同一厂家生产的有 1mm 增量的单极股骨头配套使用（图 30.3A 和 B）。目前来看，双极半髋关节置换术并没有表现出任何比单极半髋关节置换术更好的临床疗效，反而双极半髋关节置换术总体上的费用更高。因此，除非没有合适的单极半髋关节可以使用，否则没有理由优先选择双极半髋关节。

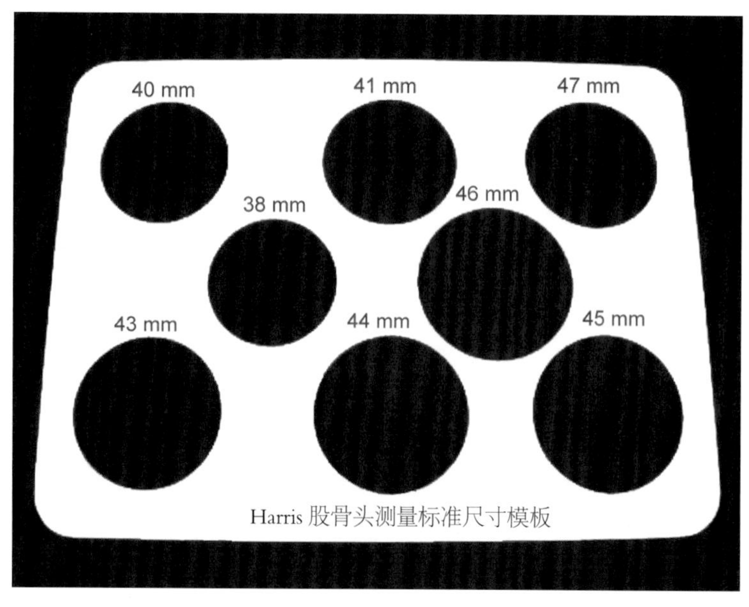

图 30.2 “Harris”股骨头测量模板（图示为三套中的一套），用来测量患者离体股骨头的直径。假体股骨头的直径应该与离体股骨头刚好能通过的模板孔洞的直径一致

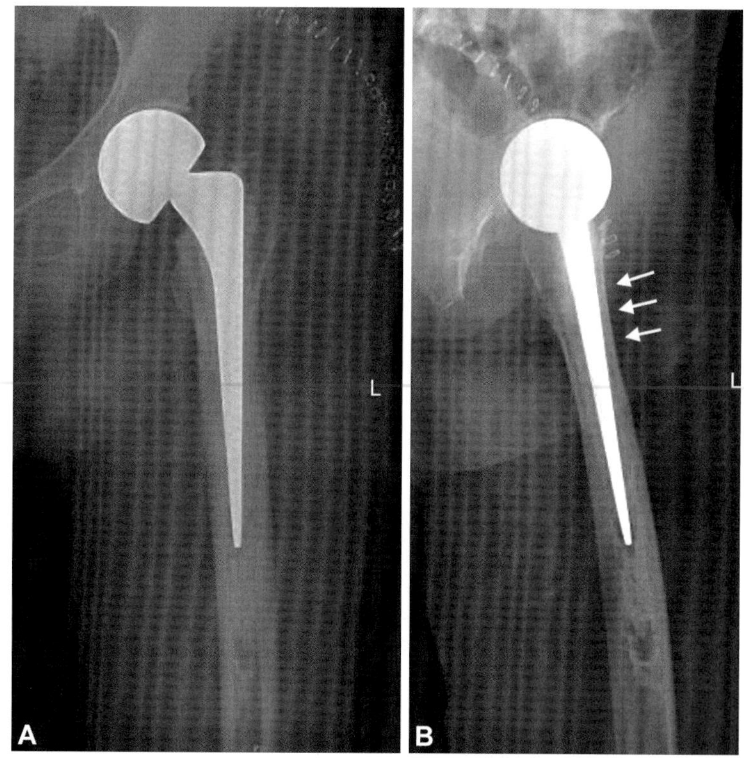

图 30.3 A 和 B CPT 柄的单极内假体。需要注意如果股骨颈上的开口位置过于靠前方，那么假体周围在小转子水平的前方区域（图中箭头所示）就会形成一圈不完整的骨水泥环

如何良好地用骨水泥固定股骨假体柄的相关技术与前面全髋关节置换术中所描述的一样。

骨水泥单极或双极半髋关节置换术因为使用的股骨头直径更大，所以与全髋关节置换术相比更不容易发生术后关节脱位。但是，对于合并严重骨质疏松症的患者，股骨头可能会穿破髋臼突入盆腔，从而需要二次手术修复受损髋臼。根据著者的经验，那些骨水泥股骨假体柄得到了坚实固定并且使用了与柄尺寸精确匹配的股骨头的半髋关节置换术，无论是髋臼侧还是股骨侧都可以轻而易举地、毫无问题地使用 10 年（图 30.4）。与全髋关节置换术相比，半髋关节置

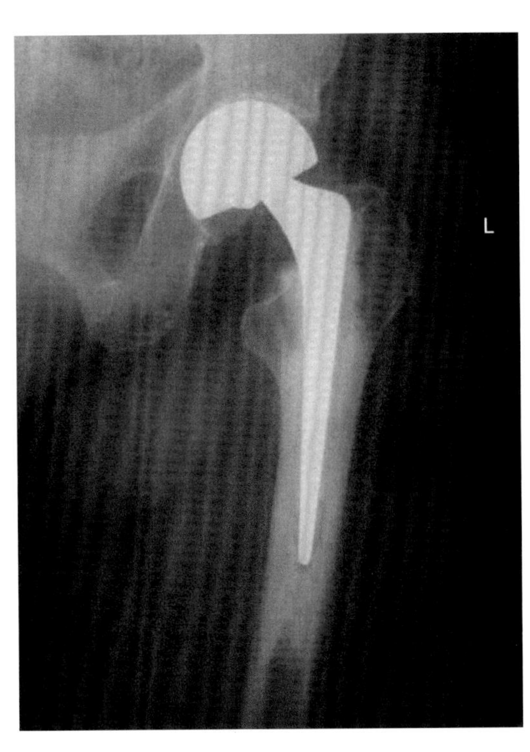

图 30.4　双极半髋关节置换术后 10 年。患者在 65 岁时接受了此手术治疗。可以注意到在假体股骨头周围存在“关节间隙”。还可注意到由于术中在大转子水平开口不够偏外，股骨假体柄出现了轻度的内翻。除外这两点，柄的放置还是比较理想的

换对髋臼的长期影响尚无定论，但是这类高抛光双锥型变截面无领柄的长期疗效已经得到了证实。如果髋臼侧假体出现了问题，那么更换髋臼侧假体不会有任何困难，因为抛光的股骨假体柄很容易取出并且不会破坏其周围的骨水泥环。这样就使得髋臼翻修置换可以获得像初次髋关节置换一样充分的显露。然后就可以使用“骨水泥 - 骨水泥接合”技术，将股骨假体柄植入原有的骨水泥环中。

单极半髋关节置换术已经应用了数十年。它对于那些活动量非常有限的患者来说，是一个有效的治疗方法，并且绝大部分人都用得起。Austin Moore 假体（AM 假体）是一种非骨水泥固定假体，逐步发展成了一种标准的、窄的直柄。绝大多数器械制造商提供的假体股骨头每个规格增加 1mm。Thompson 假体是一种骨水泥固定假体，这弯领假体逐步形成了一种标准尺寸股骨假体柄。

进行 AM 假体置换时需要保留至少 0.5cm 长的内侧股骨颈，以作为支撑假体的股骨距。而植入 Thompson 假体时，则要切除所有残留的股骨颈。

在针对亚洲人群进行关节置换时，需要牢记 Thompson 假体要比标准 AM 假体需要更大的骨髓腔（图 30.5）。因此，如果用 Thompson 假体扩髓器对股骨过度扩髓，那么很大一部分老年患者就可能会出现股骨的劈裂甚至骨折。对于骨髓腔相对较窄的患者来说，与其冒着股骨骨折的风险使用 Thompson 假体，倒不如退而求其次，选择在股骨距上使用窄柄的 AM 假体。如果有必要，可以使用骨水泥固定 AM 假体。使用骨水泥固定的缺点是，手术中出现问题需要取出 AM 假体时会非常困难。

同样的，偶尔也会遇到一些股骨髓腔过小的病例使得窄柄的 AM 假体也无法完全打入髓腔。如果假体与残留的股骨颈之间的缝隙小于几个毫米并且假体可以轻易地打入髓腔，著者认为这几个毫米的缝隙是可以接受的。否则，就要

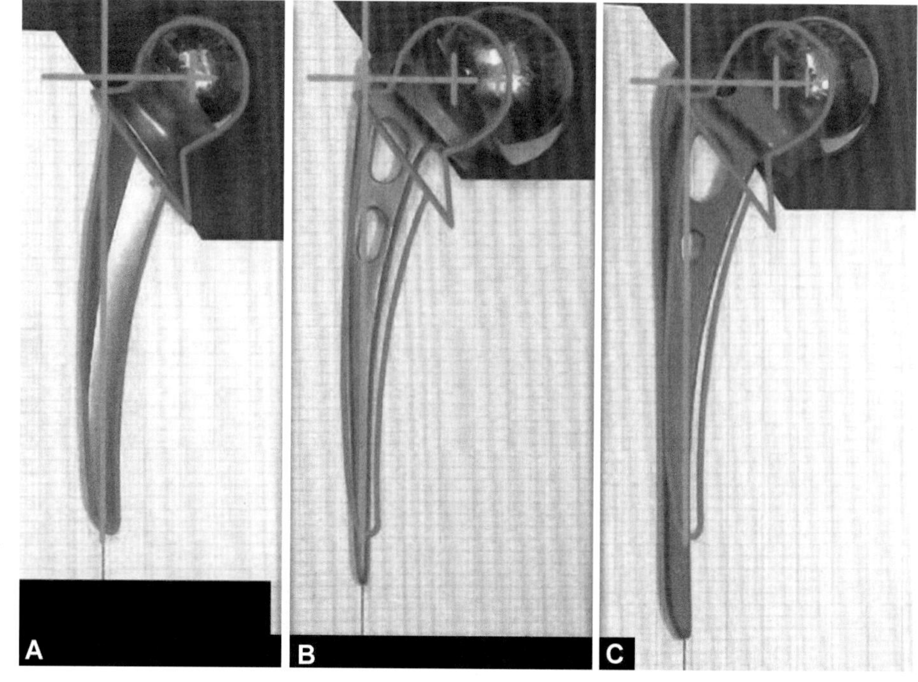

图 30.5 A~C　Thompson 假体与 AM 假体的相对大小比较。（A）Thompson 假体的轮廓描绘线；（B）Thompson 假体的轮廓描绘线叠加到窄柄 AM 假体上；（C）Thompson 假体的轮廓描绘线叠加到标准柄 AM 假体上

用扩髓器，像置入髓内钉一样去扩髓。必须避免为了置入假体而过度扩髓和无节制的敲击，因为这样很可能会造成股骨近端的骨折，还需要用钢丝或钢缆对骨折进行环扎固定。抛开其他不谈，骨折的并发症会使患者术后的感染、关节脱位和死亡率大大增加。因此，可以选择像 Exeter 和 CPT 假体这样的骨水泥固定单极或双极假体作为替代。这两种假体都有很小的尺寸可供选择。到目前为止，著者还没有发现一例患者的股骨无法植入 Exeter （30mm 偏心距）或者 CPT （“X-small”）假体。

并发症

半髋关节置换术后脱位

与全髋关节置换术相比，半髋关节置换术后关节脱位的发生率更低，因为其假体股骨头的直径更大。尽管如此，脱位仍时有发生。

在术后的头几周内最易发生关节脱位。脱位可能由以下几项中的一项或多项共同导致：

1. 假体定位错误：尤其是通过后方入路进行关节置换的病例中股骨假体过度后倾放置。

2. 感染。

3. 股骨假体松动，尤其是非骨水泥 AM 假体。如果假体没有通过“压配式固定”达到应有的稳定，那么假体就可以在骨髓腔内旋转，导致假体定位错误。

4. 患者有神经肌肉病变，比如帕金森症、癫痫。

5. 由于大转子损失或骨折导致的外展肌群功能不全（图 30.6）。

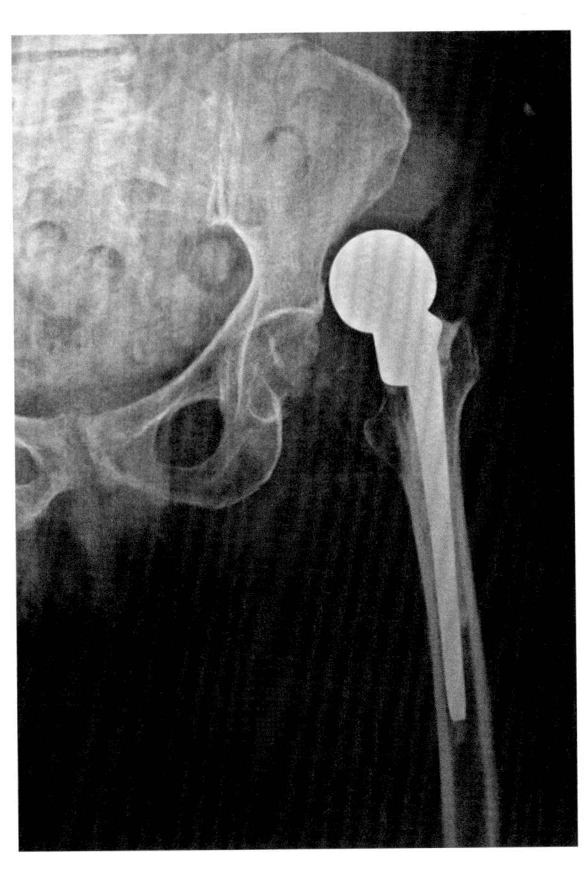

图 30.6　一名 82 岁的女性患者因股骨颈骨折置换了骨水泥型 Thompson 假体，术后出现了习惯性关节脱位。X 线片显示，患者软组织松弛（注意骨盆和假体间的间隔），术中发现合并有股骨大转子骨折

必须排除以上这些因素，尤其是对于复发性关节脱位患者。应该在麻醉下并且患者全身肌肉放松的状态下尝试对患者进行闭合复位。闭合复位失败的原因常常是因为没有对患者进行机械通气的全身麻醉，或者局部麻醉时的运动阻滞不够充分。

应该使用 X 线仔细检查患侧关节，以找出有无假体定位错误和（或）假体松动。此外，应该做髋关节穿刺以排除深部感染。

定位错误的或松动的假体应使用骨水泥假体进行翻修，翻修包括正确定位并用骨水泥固定 AM 假体。

感染

绝大多数接受髋关节置换的患者都为老年人，而且很可能有多种并存疾病，从而导致他们非常容易出现深部感染。

当患者出现了白细胞计数、红细胞沉降率（ESR）或 C 反应蛋白（CRP）升高，我们通常可以诊断其发生了深部感染。临床上，怀疑发生了深部感染就应该进行关节穿刺和细菌培养。

如果证实患者发生了深部感染，就应当取出内置物、彻底清创、关节腔灌洗，并且用抗生素珠链或者抗生素骨水泥做成的骨水泥垫片填塞关节腔。可以在经外周静脉穿刺中心静脉置管术（PICC）的帮助下置管以通过静脉应用抗生素，因为这样可以做到更加可靠地给患者定时用药。

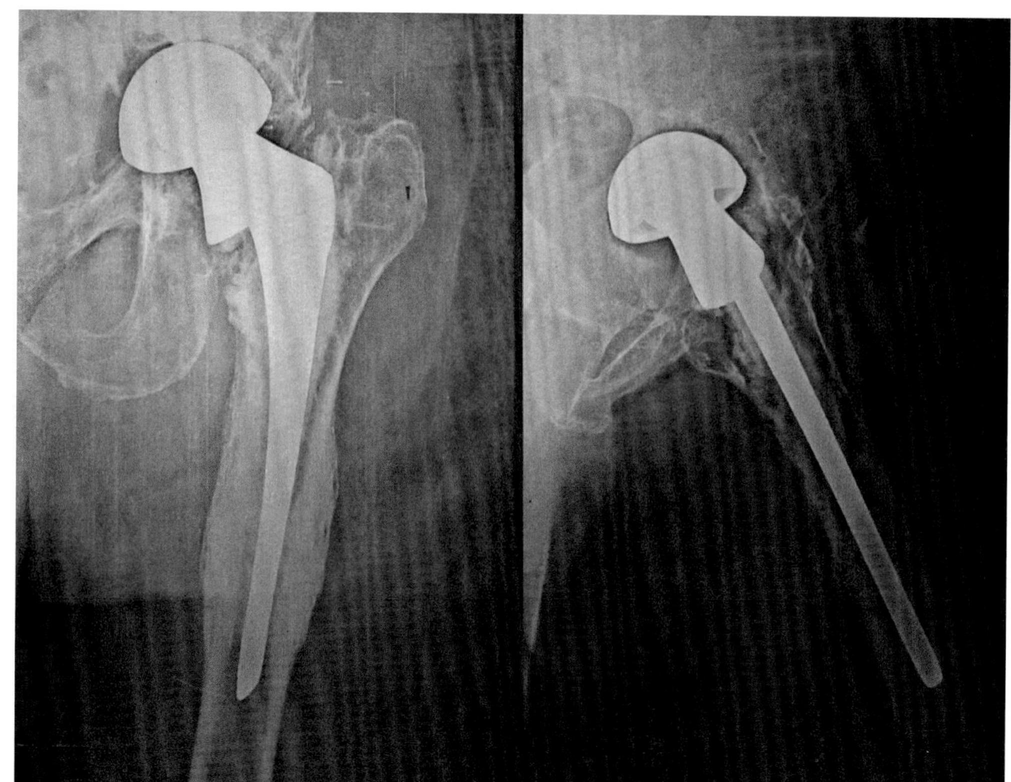

图 30.7 一名接受了骨水泥型非组件式双极股骨头假体置换术的 78 岁男性患者，术后 2 年内发生了假体髋臼内陷

假体内陷

半髋关节置换术后假体可能在股骨内发生下沉 / 沉降，尤其当患者骨质量很差时。如果为了防止股骨假体发生沉降而使用了骨水泥固定假体，那么当患者骨质量很差时，假体就很可能会穿入髋臼（图 30.7）。

预后

股骨颈骨折患者行半髋关节置换术后的早期死亡率（术后 90 天内）为 5%~23%，在术后 1 年时增加到 17%~34%。全髋关节置换术与半髋关节置换术的术后患者死亡率相近，但是目前报道已指出，半髋关节置换术后患者有更高的关节脱位率和二次手术率。

参考文献

1. Bhattacharyya T, Koval K. Unipolar Versus Bipolar Hemiarthroplasty for Femoral Neck Fractures： Is There a Difference? Journal of Orthopaedic Trauma. 2009;23（6）：426-7.
2. Calder SJ, Anderson GH, Jagger C, Harper WM, Gregg PJ. Unipolar or bipolar prosthesis for displaced intracapsular hip fracture in octogenarians： a randomised prospective study. Journal of Bone and Joint Surgery – British Volume. 1996;78（3）：391-4.

3. Harris WH, Rushfeldt PD, Carlson CE, Scholler J, Mann RW. Pressure distribution in the hip and selection of hemiarthro-plasty. In: The Hip, Proceedings of theThird Open Scientic Meeting of the Hip Society, Mosby; 1975. pp. 93–8.

4. Hogan N, Azhar A, Brady O. An improved acetabular cementing technique in total hip arthroplasty. Aspiration of the iliac wing. Journal of Bone and Joint Surgery - British Volume. 2005;87（9）: 1216–9.

5. Jeffery JA, Ong TJ. Femoral head measurement in hemiarthroplasty: assessment of interobserver error using 3 measuring systems. Injury. 2000;31（3）: 135–8.

6. Kosashvili Y, Ackstein D, Safir O, Ran Y, Loebenberg MI, Ziv YB. Hemiarthroplasty of the hip for fracture–what is the appropriate sized femoral head? Injury. 2008;39（2）: 232–7.

7. Miyamoto RG, Kaplan KM, Levine BR, Egol KA, Zuckerman JD. Surgical management of hip fractures: an evidence–based review of the literature. I: femoral neck fractures. Journal of the American Academy of Orthopaedic Surgeons. 2008;16（10）: 596–607.

8. Parker MJ, Gurusamy K. Arthroplasties（with and without bone cement）for proximal femoral fractures in adults. Cochrane Database of Systematic Reviews. 2006;3: CD001706.

9. Schreurs BW, Busch VJ, Welten ML, Verdonschot N, Sloof TJ, Gardeniers JW. Cetabular reconstruction with impaction bone–grafting and a cemented cup in patients younger than fifty years old. Journal of Bone and Joint Surgery - American Volume. 2004;86–A（11）: 2385–92.

10. Sharif KM, Parker MJ. Austin Moore hemiarthroplasty: technical aspects and their effects on outcome, in patients with fractures of the neck of femur. Injury. 2002;33（5）: 419–22.

11. Singh GK, Deshmukh RG. Uncemented Austin–Moore and cemented Thompson unipolar hemiarthroplasty for displaced fracture neck of femur–comparison of complications and patient satisfaction. Injury. 2006;32（2）: 169–74.

12. Lennox IAC, McLauchlan J. Comparing the mortality and morbidity of cemented and uncementedhemiarthroplasties. Injury. 1993;24（3）: 185–6.

13. Calder SJ, Anderson GH, Jagger C, et al. Unipolar or bipolar prosthesis for displaced intracapsular hip fracture in octogenarians: a randomized prospective study. J Bone Joint Surg（Br）. 1996;78（3）: 391–4.

14. Hopley C, Stengel D, Ekkernkamp A, Wich M. Primary total hip arthroplasty versus hemiarthroplasty for displaced intracapsular hip fractures in older patients: systematic review. BMJ. 2010;340: C2332.

翻译：张旭　审校：姜新华

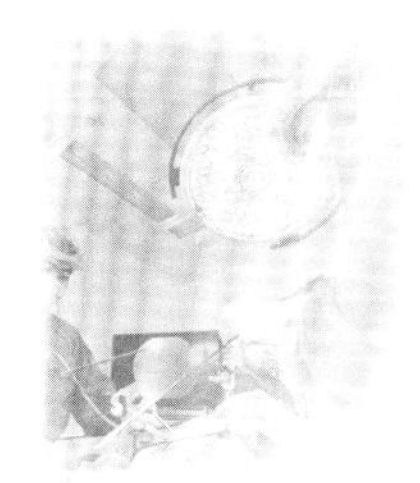

31 老年股骨颈骨折

Vijay Kumar, Ramar, Rajesh Malhotra

引言

老年股骨颈骨折患者进行保守治疗的效果较差，据报道，42% 的患者有局部并发症发生。与髋关节置换术相比，老年患者的骨折内固定术会增加再手术风险。而进行关节置换术的老年患者由于可以在术后早期进行肢体活动和负重，功能恢复更好。对于高龄和活动量不大的老年患者，可选择半髋关节置换术；而活动量大的老年患者，全髋关节置换效果优良。

股骨颈骨折全髋关节置换术具有较高的脱位发生率。发生脱位的原因可能是股骨颈骨折后韧带松弛，或与关节囊不能纤维化有关。另外，这些老年患者肌肉力量不足，因此也更易于摔倒。手术因素，如手术入路和关节囊修复，内植物位置和方向（包括内植物的选择）都影响脱位的发生率。

大号的股骨头或双极髋臼组件可以降低脱臼的发生风险。

在髋关节不稳情况下，限制型髋臼杯会有更高的松动发生率，也会导致内衬 / 臼杯界面的脱位，碎裂和过多的聚乙烯磨损。

Bosquet（1976）在法国设计了“双动臼杯”，也称作三极杯。这系统包括一个髋臼杯、内衬和股骨头。

双动原则

双动臼杯是一种三极杯，有一个固定的髋臼金属杯（骨水泥或非骨水泥），与可移动聚乙烯内衬相关节，而一个标准股骨头（通常 22 或 28mm）与聚乙烯内衬相关节。聚乙烯内衬和假体股骨头之间可活动，股骨头被限制在聚乙烯内衬领内。聚乙烯内衬还可以在金属臼杯内移动。

这个设计可使假体在两个界面移动，首先是在股骨头和被包裹的聚乙烯内衬（α）界面移动；然后，当内衬进入金属臼杯后，内衬与金属臼杯可以移动（β）

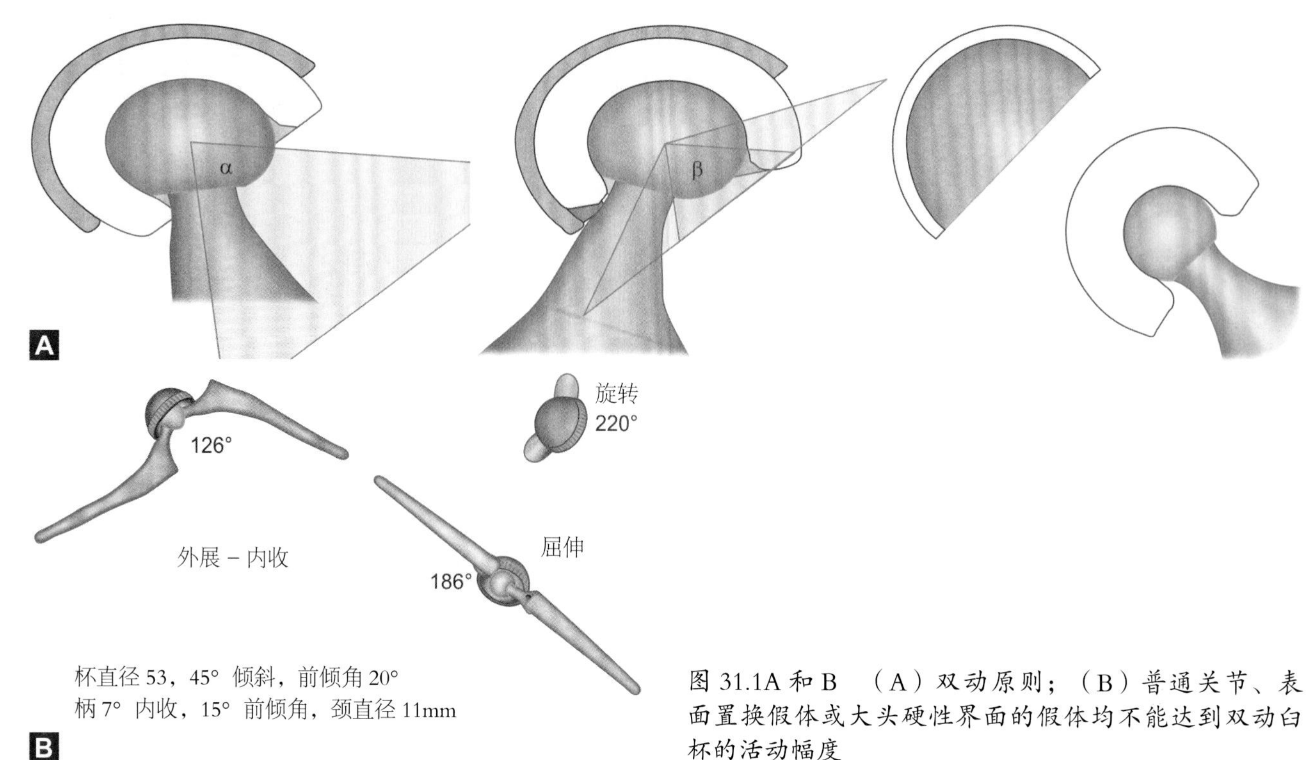

图 31.1A 和 B （A）双动原则；（B）普通关节、表面置换假体或大头硬性界面的假体均不能达到双动臼杯的活动幅度

（图 31.1A）。大部分的移动主要是发生在第一个界面，而另一移动主要发生在幅度较大的活动中，如坐位或上楼。

可移动内衬可有效增加股骨头的直径。股骨头的有效尺寸包含聚乙烯内衬的尺寸，由此关节脱位的需移位距离会加大。例如，53mm 臼杯需要 47mm 内衬。

一个良好的假体头颈比可有效减少脱位的发生风险。对头颈比的影响主要在第二个界面移动时出现。

与含不同直径 22，2，28 或 32mm 股骨头的普通假体相比，在假体颈部对金属外壳或周围骨发生撞击之前，双动臼杯的活动范围明显更大，也比大头陶对陶和金对金假体活动范围大。活动范围也会受股骨头直径，颈部厚度和臼杯的方向的影响（图 31.1B）。

三极杯有许多生产商制造，例如 Polar Cup™ Smith 和 Nephew, Active Articulation™ Biomet, Captiv 和 Captiole™ Evolutis（图 31.2）。

适应证 / 禁忌证

适应证

1. 股骨颈骨折移位的老年患者，活动量大，要求全髋关节置换术。
2. 首次髋关节置换包括：

   活动量大的老年患者（＞70 岁）；

   偏执患者（痴呆、酗酒患者等）；

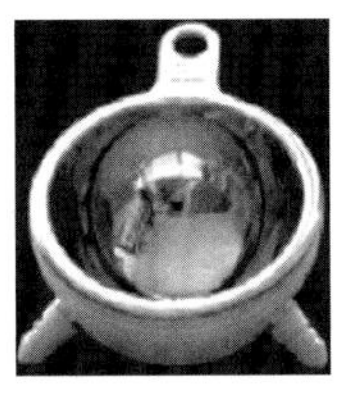

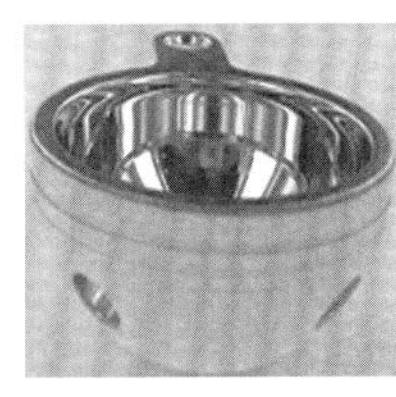

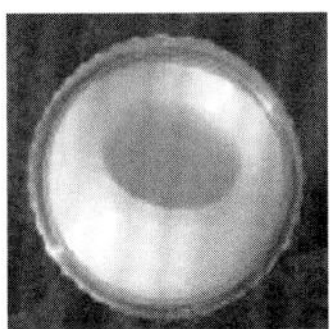

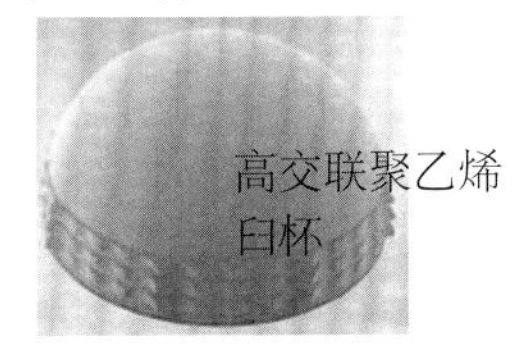

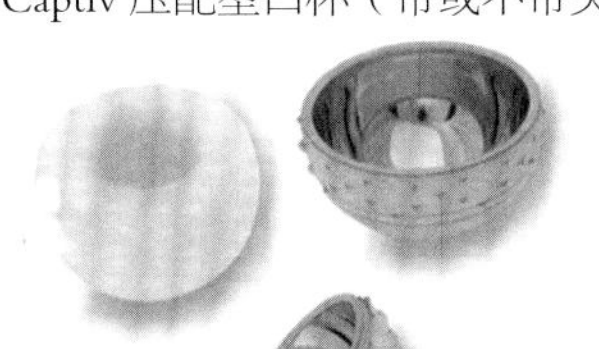

图 31.2　Captiv 动杯系统和 Captiole™ Evolutis 双动臼杯

肿瘤；

关节松弛（神经肌肉障碍，年龄）；

发育不良和先天性脱位；

风湿性关节炎。

3. 由于转子间骨折不愈合或骨质溶解的患者会增加脱位的风险，需行全关节置换翻修术。

4. 复发的髋关节脱位需行全髋关节置换翻修术。

禁忌证

1. 急性或慢性的局部或全身感染。

2. 肌肉神经血管的严重损伤，影响到患肢。

3. 影响内植物的功能的相关疾病。

手术方法

根据术前模板测量来选择内植物的尺寸。术前模板测量可以帮助确定髋臼的旋转中心位置、臼杯的大小和方位。下面介绍 Captiv 和 Captiole™ Evolutis 双动臼杯的置入。

双动臼杯可以通过任何传统的手术入路进行置入。如图 31.3 所示手术入路，髋关节由后侧入路暴露。暴露髋部骨折部位并且切除股骨头。

根据所需植入股骨柄的尺寸，处理股骨。

暴露髋臼，并切除髋臼周边的软组织，使其暴露充分（图 31.4）。

使用连续的髋臼锉向髋臼锉磨。从最小的型号开始，直到锉到真臼底（图 31.5）。

锉臼时，用直径每 1mm 递增的髋臼锉进行连续锉磨，直到软骨层完全去除

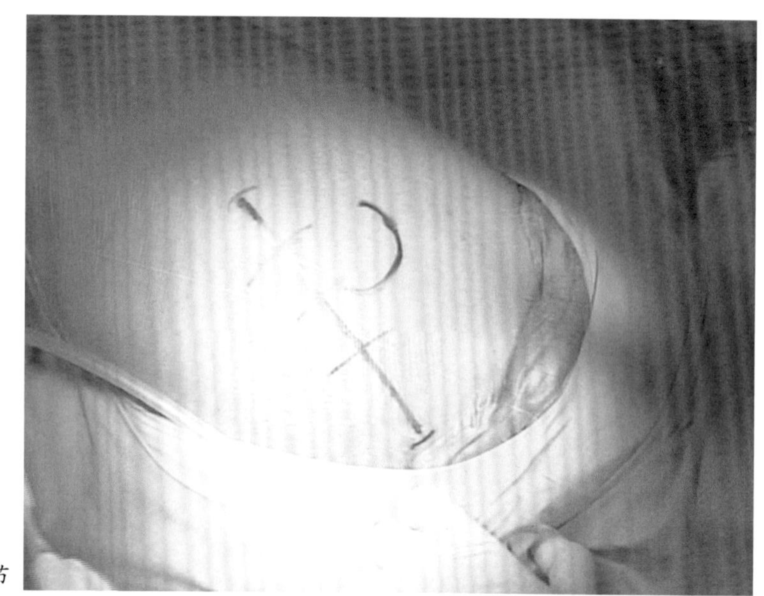

图 31.3　后方入路暴露髋关节

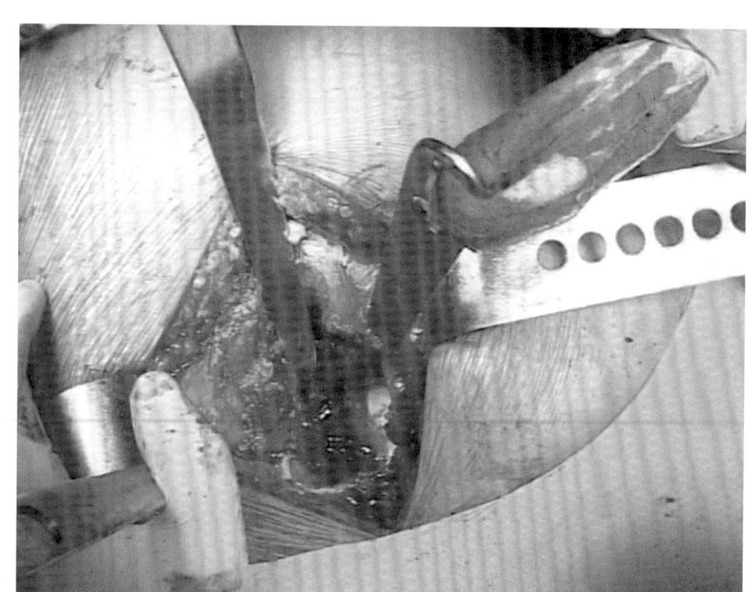

图 31.4　去除周边软组织暴露髋臼

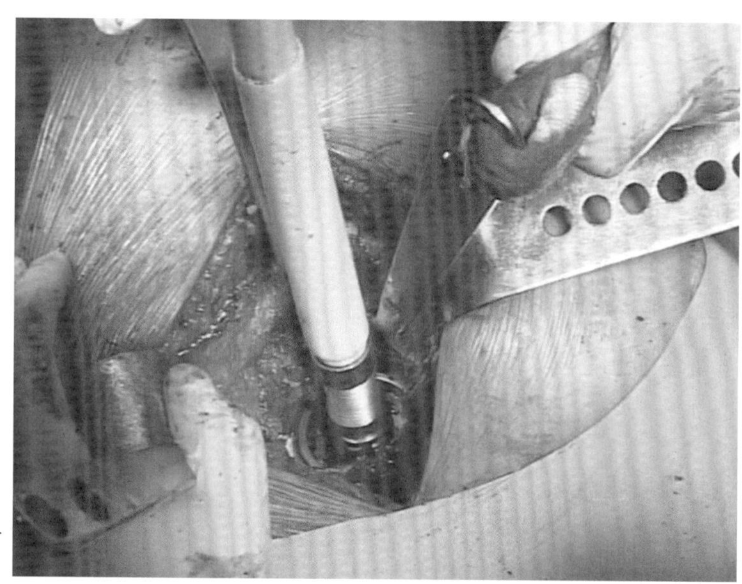

图 31.5　从最小的髋臼锉开始磨锉髋臼窝，直达真髋臼壁

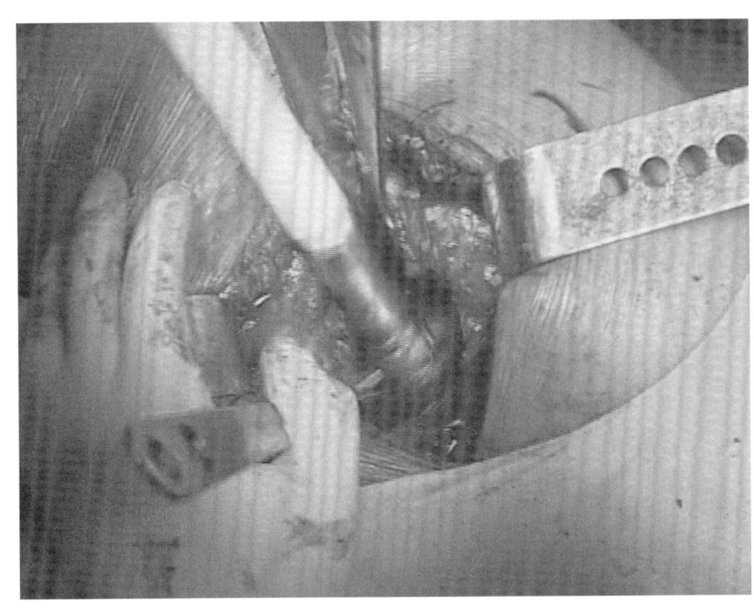
图 31.6　髋臼锉保持正确的前倾和外展进行磨锉

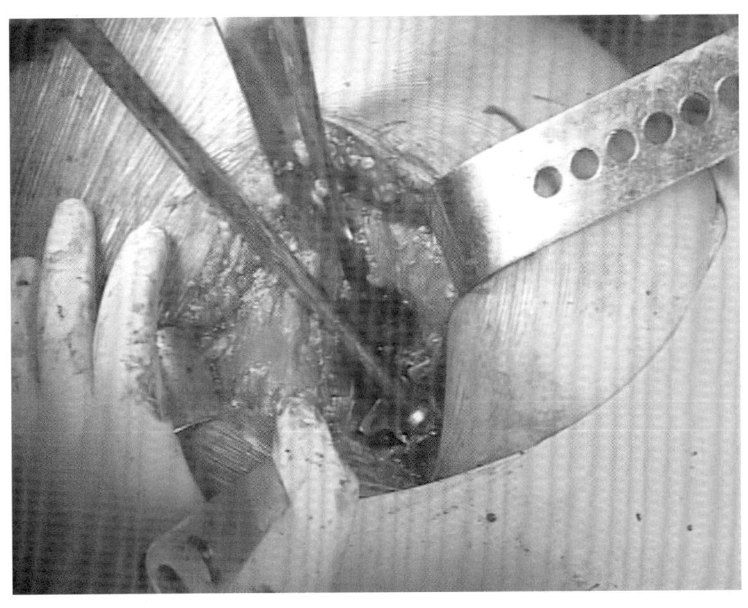
图 31.7　试杯置入，确保其大小及合适度

和软骨下骨出现均匀的点状出血时停止。注意前倾和外展角度。

应避免向外周过多的锉臼，容易导致髋臼的前后柱变薄，使髋臼固定力量减弱。

在处理好髋臼后，将一个与最后扩的直径相等大小的试杯拧入把手上。

将试杯压入锉好的髋臼内，并保证前倾 10°~20°，外展 40°~50° 的位置（图 31.7）。此试杯必须有良好的初始稳定，能紧贴于髋臼壁周围。

根据内植物的尺寸，安装好非骨水泥髋臼杯，用两部分的髋臼打入器打入，最后再用另一把打入器完成嵌入（图 31.8）。假如使用骨水泥臼杯，髋臼床需保持干净，并在里面钻些许小孔。然后，置入骨水泥，并运用手柄，使髋臼和臼杯之间产生加压作用（图 31.9 A 到 C）。安装内衬试模和股骨头颈试模，评估其稳定性（图 31.9A 和 B）和肢体长度（图 31.9C 和图 31.10）。

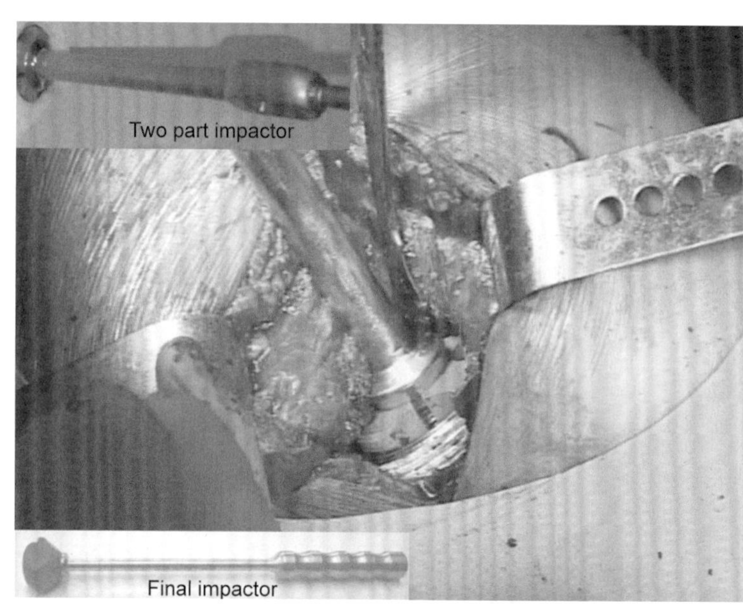

图 31.8 使用打入器将臼杯嵌入

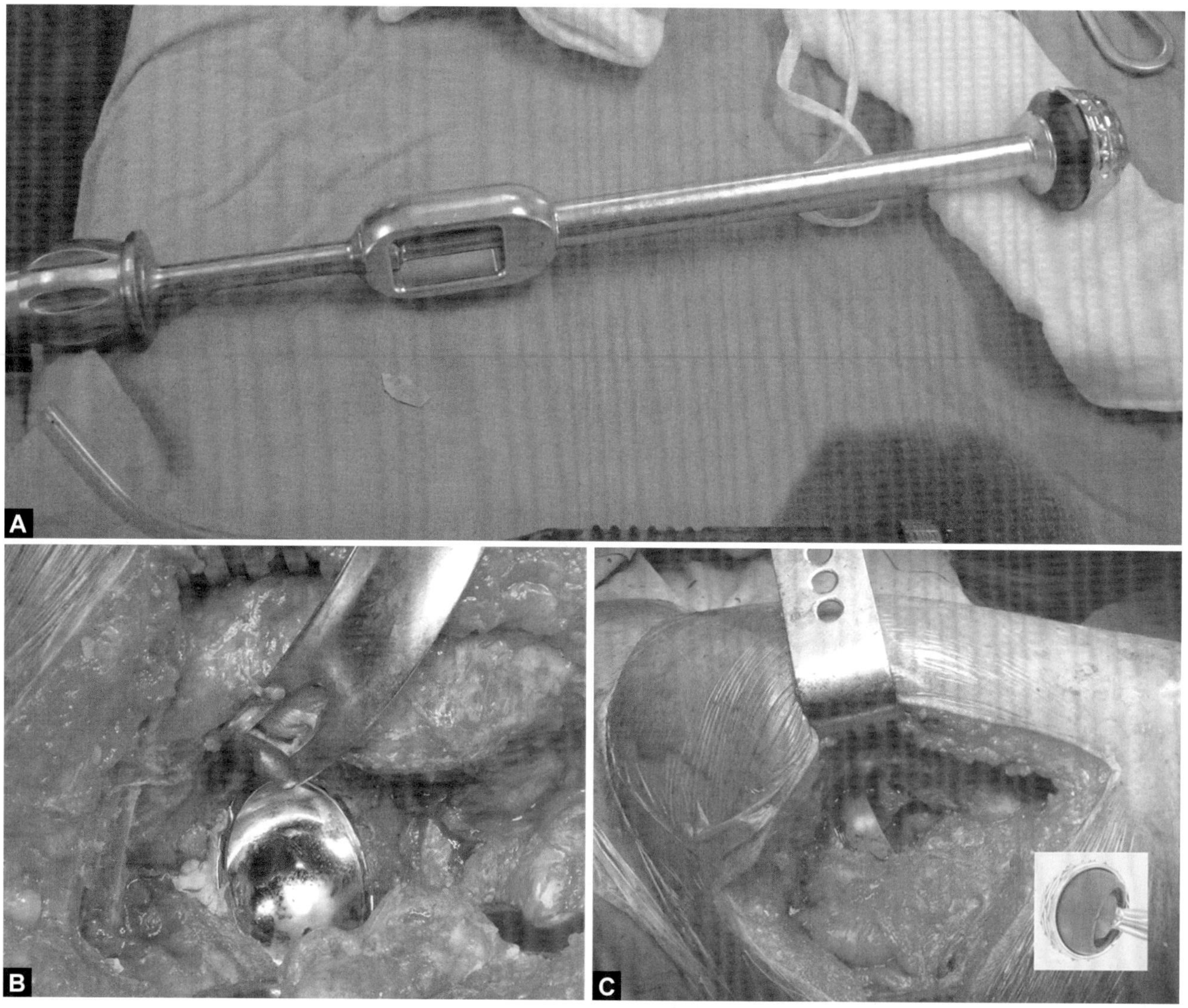

图 31.9A~C （A）骨水泥髋臼杯装于两部分的打入器上；（B）骨水泥髋臼杯用骨水泥装于髋臼；（C）使用聚乙烯内衬试模装于骨水泥型杯进行复位

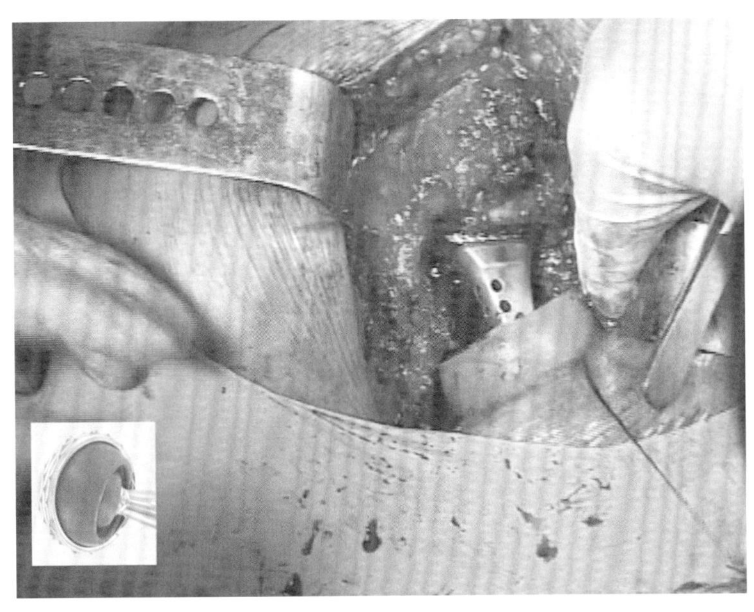
图 31.10　使用聚乙烯内衬试模装于骨水泥型杯进行复位

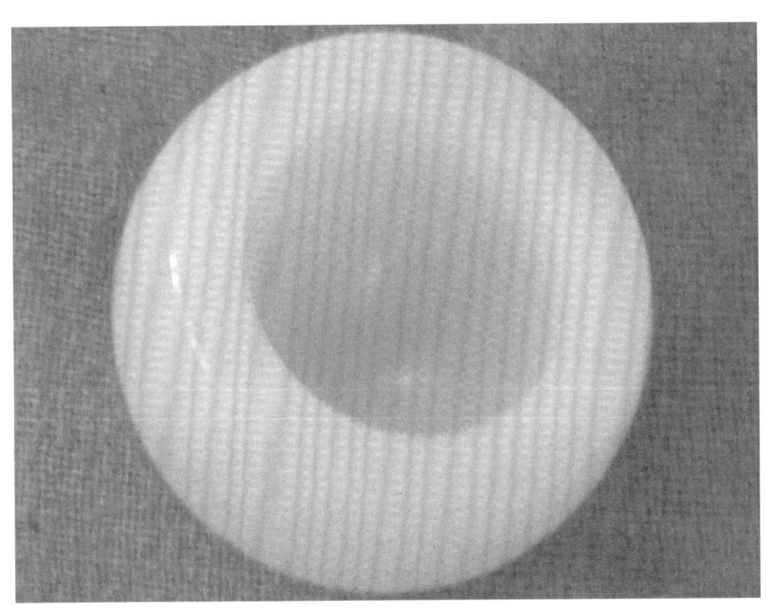
图 31.11　聚乙烯内衬

取出股骨锉刀，置入选定的股骨柄假体。

根据压紧的臼杯尺寸，使用专用嵌入器将聚乙烯内衬（图 31.11）和股骨头安装好（图 31.12A~D）。将内衬放置于塑料支撑面，将股骨头安放在内衬的开口处。嵌入器上部的塑料部分压下扣住股骨头。然后，转动 T 型手柄直到出现咬合的声响，股骨头就完全锁在内衬内，并能自由移动（图 31.13）。

将股骨头装于股骨柄的颈上（图 31.14A 和 B）。将组装好的股骨头和内衬复位后装入臼杯（图 31.15A 和 B）

逐层缝合切口。

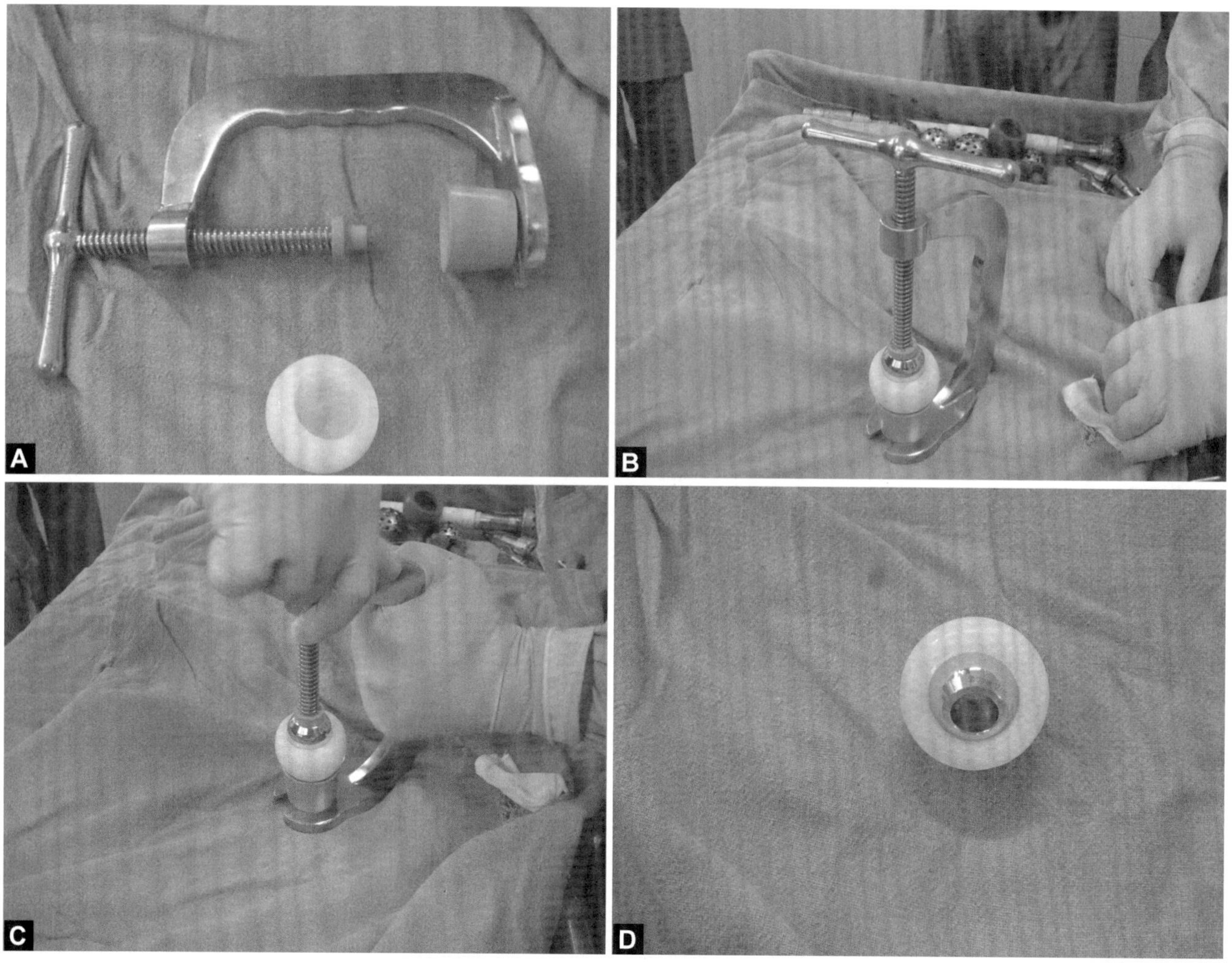

图 31.12 A~D 使用专用嵌入器将股骨头装配于衬垫内

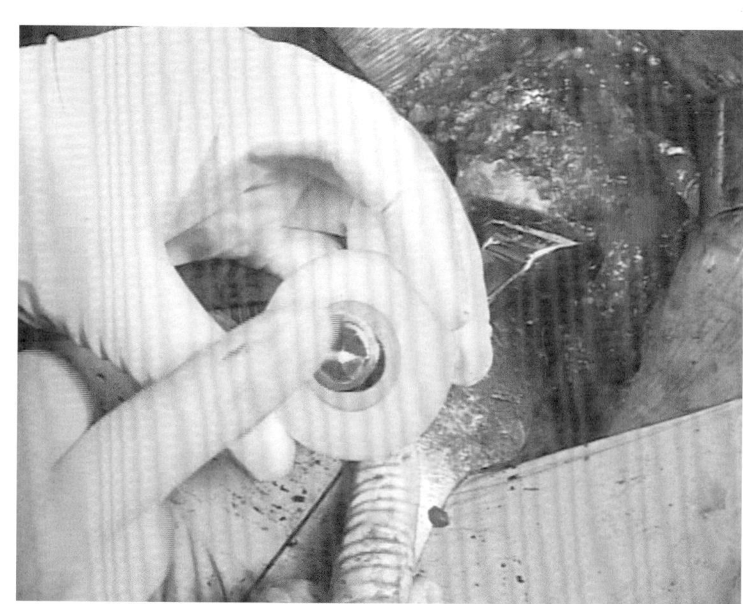

图 31.13 在股骨头装配于聚乙烯内衬后，检查股骨头是否锁定其中并可以自由移动

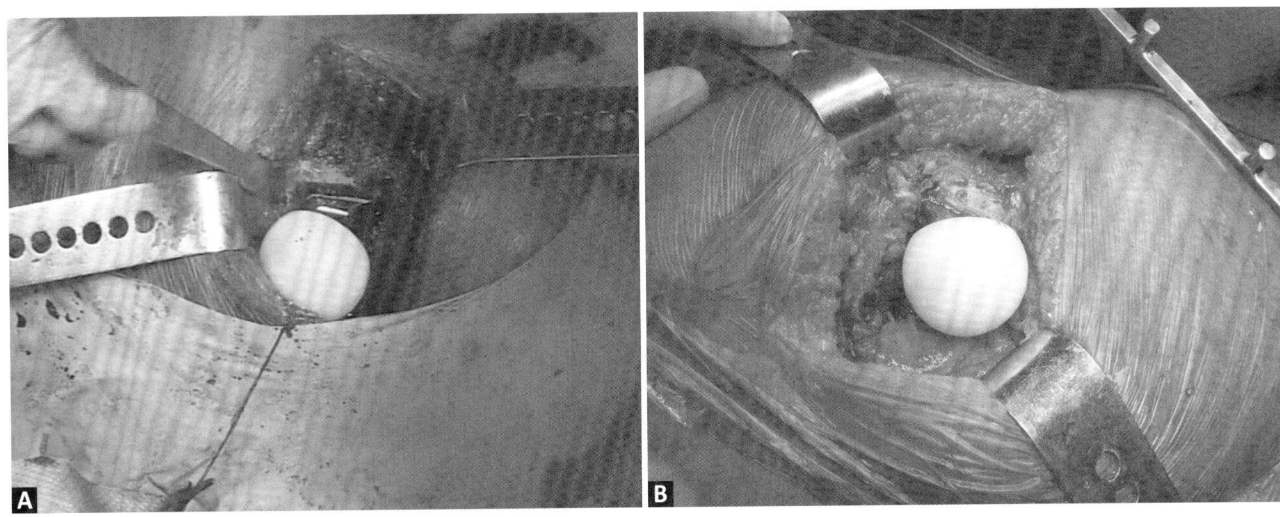
图 31.14A 和 B　股骨头和内衬装于股骨柄的颈上

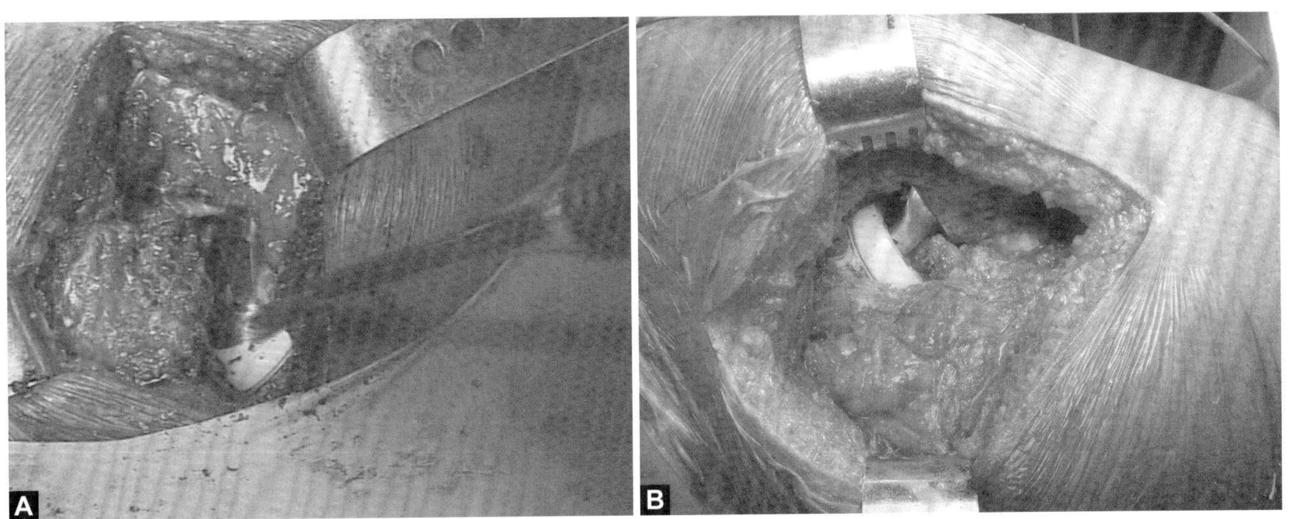
图 31.15A 和 B　最后复位组装股骨头和内衬，装入臼杯

并发症

双动臼杯长期明确的并发症主要是假体内脱位。假体内脱位发生在股骨柄颈部碰撞磨损聚乙烯内衬颈领时，股骨头就从聚乙烯内衬中脱落。头部与内衬接触面的内衬磨损，也会导致关节内半脱位和股骨头和金属臼杯之间不协调的关节运动，从而加快过多的金属磨屑出现。

引起这种磨损有两种机制：

均一磨损：在正常的移动下，磨损一直存在于聚乙烯内衬扣锁股骨头的边缘（图 31.16A）。

不对称磨损：聚乙烯内衬倾斜和被阻断在一个方向时，股骨头向上脱位，聚乙烯内衬与股骨颈接触的部分就会有一个广泛的磨损（图 31.16B）。

这种磨损很少见，晚期出现，仅影响年轻患者，而且多发生在碰撞更多的 22.2 mm 股骨头。在光滑、薄和圆润的股骨颈常少见。由于第三代关节面（聚乙

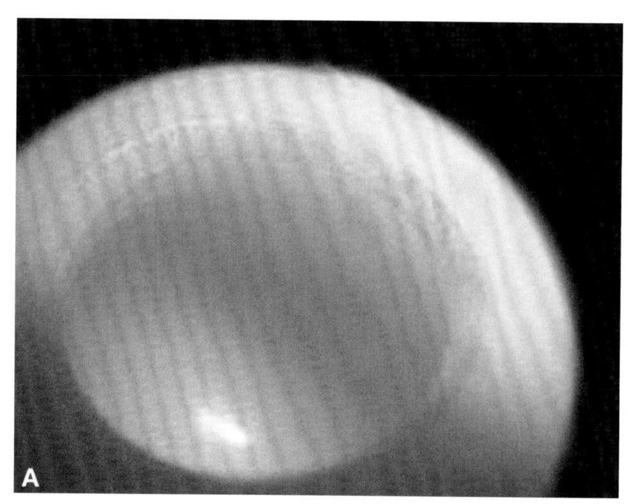

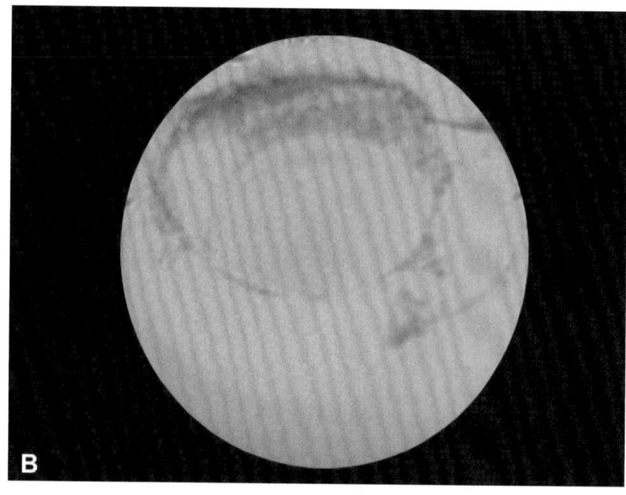

图 31.16A 和 B　（A）假体内脱位 – 均一磨损；（B）假体内脱位 – 不对称磨损

烯内衬领）有斜面设计，比早前的设计具有更好的包容，现在磨损发生更少。建议避免使用粗糙、粗大、非圆形和带有孔的或其他粗糙的股骨柄假体。首选的用于双动臼杯的股骨柄是薄圆形，抛光的颈部和 28mm 的股骨头（尺寸不超过 47/49），这样会有一个更高的头颈比（HNR），在撞击前，可增加活动的幅度。

三极杯系统在年轻和活跃性患者应该谨慎的使用，因为缺少关于磨损和无菌性松动的长期随访结果，并缺少高级别证据的临床数据。

预后

在法国做的一项多中心前瞻性研究中，入选了运用双动臼杯行全髋关节置换术的 214（含 214 个髋关节）例股骨颈骨折的患者，平均年龄 83 岁（范围 70~103 岁）。经过 9 个月的随访，死亡率为 1.9%。有 2 例患者（1%）术后早期感染，在运用灌洗和抗生素后成功治愈。3 例（1.4%）经后方入路手术的患者，术后脱位，并全为后脱位。在全麻下，行闭合复位后，未发生再次脱位。

Tarasevicius 等对比了用三极杯和普通臼杯行全髋关节置换术的股骨颈骨折患者的脱位发生率。著者分析了 56 例使用传统骨水泥髋臼假体和 42 例使用双动臼杯假体病例的脱位发生率。这个研究中，所有患者都通过后方入路进行手术并术后随访 1 年。在使用双动臼杯的患者中未发现脱位的患者，而使用传统固定内衬的手术组有 8 例（14%）患者发生脱位。

典型病例

一名 65 岁男性患者，交通事故伤导致下肢无法承重。检查发现双侧下肢外旋畸形，双侧 Scarpa 三角空虚。X 线片显示双侧股骨颈骨折（图 31.17A 和 B）。使用非骨水泥双动臼杯进行双侧全髋关节置换术（图 31.18A~C）。患者第二天就能活动，关节功能良好，未发现并发症。

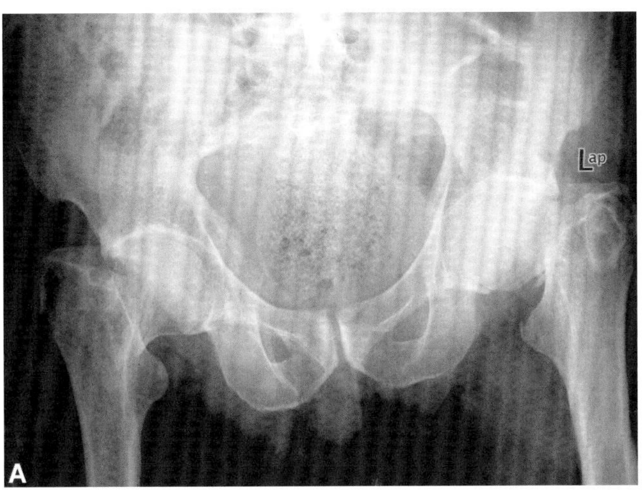

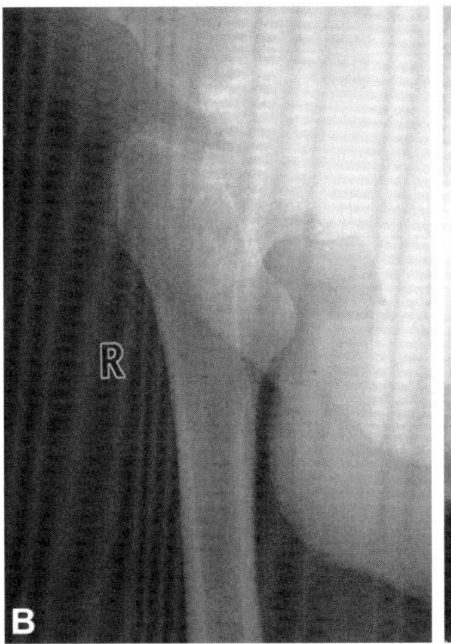

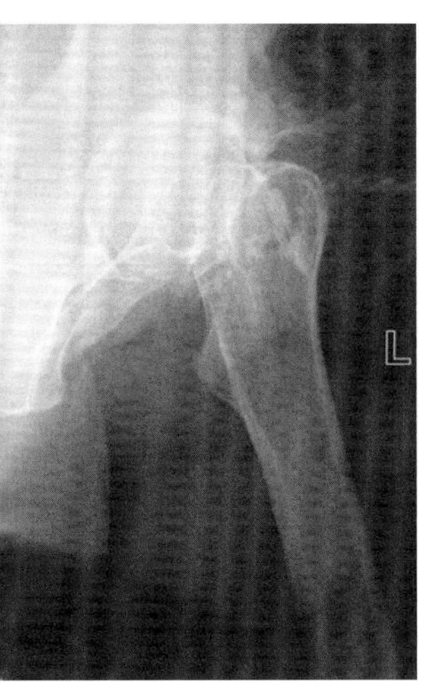

图 31.17A 和 B （A）前后位；（B）X 线片侧位片示双侧股骨颈骨折

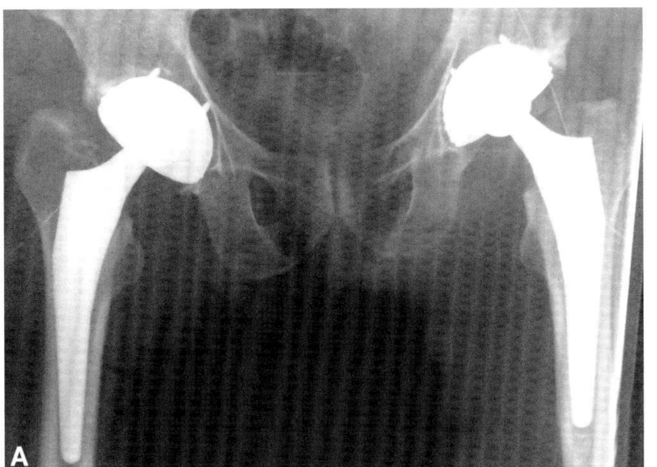

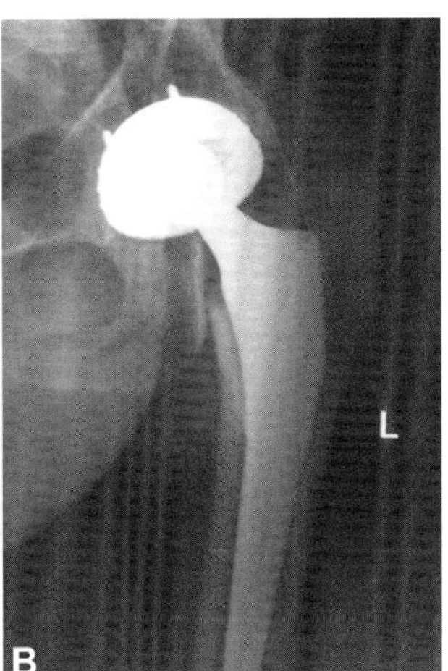

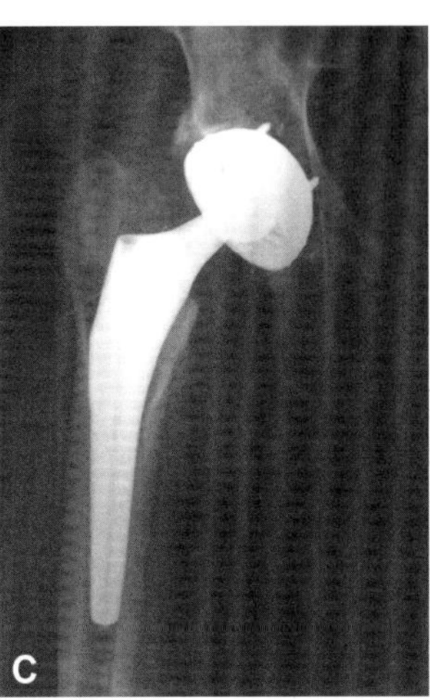

图 31.18A~C 双侧非骨水泥柄双动臼杯术后 X 线片

参考文献

1. Blomfeldt R, Tornkvist H, Ponzer S, Soderqvist A, Tidermark J. Comparison of internal fixation with total hip replacement for displaced femoral neck fractures. Randomized, controlled trial performed at four years. J Bone Joint Surg（Am） 2005;87:1680-8.
2. Wang J, Jiang B, Marshall RJ, Zhang P. Arthroplasty or internal fixation for displaced femoral neck fractures: which is the optimal alternative for elderly patients? A meta-analysis.IntOrthop 2009;33:1179-87.
3. Gjertsen JE, Vinje T, Lie SA, Engesaeter LB, Havelin LI, Furnes O, et al. Patient satisfaction, pain, and quality of life four months after displaced femoral neck fractures: a comparison of 663 fractures treated with internal fixation and 906 with bipolar hemiarthroplasty reported to the Norwegian Hip Fracture Register. ActaOrthop. 2008;79:594-601.
4. Aleem IS, Karanicolas PJ, Bhandari M. Arthroplasty versus internal fixation of femoral neck fractures: a clinical decision analysis. OrtopTraumatolRehabil. 2009;11:233-41.
5. Blomfeldt R, Tornkvist H, Eriksson K, Soderqvist A, Ponzer S, Tidermark J. A randomized controlled trial comparing bipolar hemiarthroplasty with total hip replacement for displaced

intra-capsular fractures of the femoral neck in elderly patients. J Bone Joint Surg （Br） 2007;89:160-5.

6. Macaulay W, NellansKW, Garvin KL, Iorio R, Healy WL, Rosenwasser MP, et al. Prospective randomized clinical trial comparing hemiarthroplasty to total hip arthroplasty in thetreatment of displaced femoral neck fractures: winner of the Dorr Award. J Arthroplasty 2008;23:2-8.
7. Lorio R, Healy WL, Lemos DW, Appleby D, Lucchesi CA, Saleh KJ. Displaced femoral neck fractures in the elderly: outcomes and cost effectiveness. ClinOrthop. 2001, 383:229-42.
8. Hudson JI, Kenzora JE, Hebel JR, Gardner JF, Scherlis L, Epstein RS, Magaziner JS: Eight-year outcome associated with clinical options in the management of femoral neck fractures. ClinOrthop. 1998, 348:59-66.
9. Morrey BF. Instability after total hip arthroplasty.OrthopClin North A. 1992;23（2）:237-48.
10. Enocson A, Hedbeck CJ, Tidermark J, Pettersson H, Ponzer S, Lapidus LJ. Dislocation of total hip replacement in patients with fractures of the femoral neck.ActaOrthop. 2009; 80（2）:184-9.
11. Leighton RK, Schmidt AH, Collier P, Trask K. Advances in the treatment of intracapsular hip fractures in the elderly.Injury. 2007;38（Suppl 3）:S24-34.
12. Pattyn C, De Haan R, Kloeck A, Van Maele G, De Smet K. Complications encountered with the use of constrained acetabular prostheses in total hip arthroplasty. J Arthroplasty. 2010;25:287-94.
13. Fricka KB, Marshall A, Paprosky WG. Constrained liners in revision total hip arthroplasty: an overuse syndrome: in the affirmative. J Arthroplasty. 2006;21:121-5.
14. Williams JT Jr, Ragland PS, Clarke S. Constrained components for the unstable hip following total hip arthroplasty: a literature review. IntOrthop. 2007;31:273-7. doi:10.1007/s00264-006- 0191-y.
15. Anderson MJ, Murray WR, Skinner HB. Constrained acetabular components.J Arthroplasty. 1994;9:17 - 23.
16. AronGrazioli and Eugene TeowHinEk and Hannes Andreas Rüdiger Biomechanical concept and clinical outcome of dual mobility cups.International Orthopaedics （SICOT）. 2012;36:2411-8.
17. Lautridou C, Lebel B, Burdin G, Vielpeau C. Survival of the cementlessbousquet dual mobility cup: minimum 15-year follow-up of 437 total hip arthroplasties. Rev ChirOrthopReparatriceAppar Mot. 2008;94:731-9.
18. Adam P, Philippe R, Ehlinger M, Roche O, Bonnomet F, Mole D, Fessy MH. Dual mobility cups hip arthroplasty as a treatment for displaced fracture of the femoral neck in the elderly. A prospective, systematic, multicenter study with specific focus on postoperative dislocation. OrthopTraumatolSurg Res. 2012;98:296-300.
19. Tarasevicius S, Busevicius M, Robertsson O, Wingstrand H. Dual mobility cup reduces dislocation rate after arthroplasty for femoral neck fracture. BMC MusculoskeletDisord. 2010;11:175.

翻译：丁惠锋　审校：姜新华

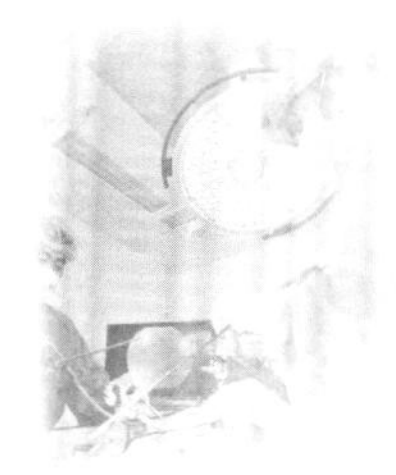

32 锁定钢板内固定系统治疗股骨远端骨折

Frankie Leung, Lau Tak-Wing

引言

股骨远端骨折在低能量损伤中常发生在伴有骨质疏松的老年人中，在高能量损伤中常发生在伴有严重关节内骨折的患者中。伴有股骨髁骨折的关节内骨折特别不易治疗，如果关节面未得到精确的重建，常会导致不满意的功能结局和以后关节早期的退变。

在过去，大多数股骨远端骨折运用非手术方法治疗，常会大大增加并发症发生率，包括骨不连和畸形愈合。关节功能不能完全恢复。然而，关节内和关节周围骨折的治疗原则是关节面的解剖复位，力线、肢体长度和旋转移位的恢复和稳定的内固定。这些有利于肢体进行早期关节活动和力量的训练。

股骨远端骨折也通常会发生脆性骨折。在各种各样的骨质疏松性骨折中，这些股骨远端周围骨折常会给骨科医生带来挑战。股骨远端皮质骨薄弱和骨松质缺失，导致内固定困难。目前，不同的内固定方法可用于股骨远端骨折，然而骨不连和骨畸形愈合仍常会发生。更糟糕的是，并发症如关节僵直，肌肉萎缩和深静脉血栓常可见。借鉴间接复位和夹板固定的方法，钉板系统可以像髓内钉系统一样微创置入。这促进了微创接骨板（MIPO），低创稳定系统（LISS）和锁定加压钢板（LCP）的发展。定角锁定装置作为一个独立的装置可增加骨折处额外的刚度，从而阻止早期骨的萎缩和畸形愈合。另外，可能也需要额外的骨移植。

适应证和禁忌证

处理原则与其他各种承重关节内骨折相同，也就是骨折的解剖复位，肢体力线恢复，关节面恢复平整，稳定的内固定和早期功能锻炼。由于生物学内固定方法的进步，LCP应作为股骨远端骨折手术治疗的首选内固定方式。

手术方法

麻醉

可使用全麻或脊髓麻醉。

体位和术中透视使用

患者仰卧于可透视手术床。患侧臀部可垫高来减少患肢外旋。腘窝需用足够的垫物支撑直至膝关节屈曲大约 30° ~45° 。

关节外骨折时，可在外侧股骨髁作一外侧切口。关节内骨折时，需切开复位，可在髌旁外侧作一切口。

复位技巧

在透视机下手法牵引复位骨折（图 32.1）。良好的复位关键在于骨长度、轴线和旋转的复位。若手法复位不能良好复位，可借助股骨牵引器置于腿部前侧或外侧进行精确的长度复位，并保持复位的位置（图 32.2）。

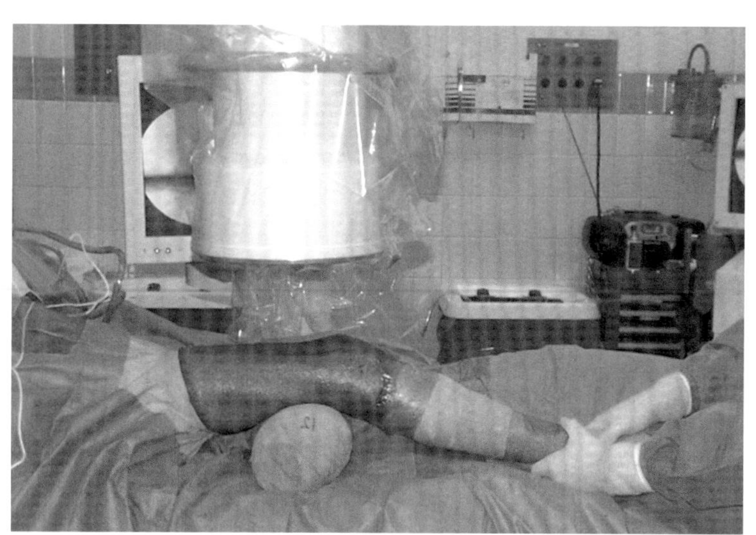

图 32.1　在图像增强器下用手法牵引进行骨折复位

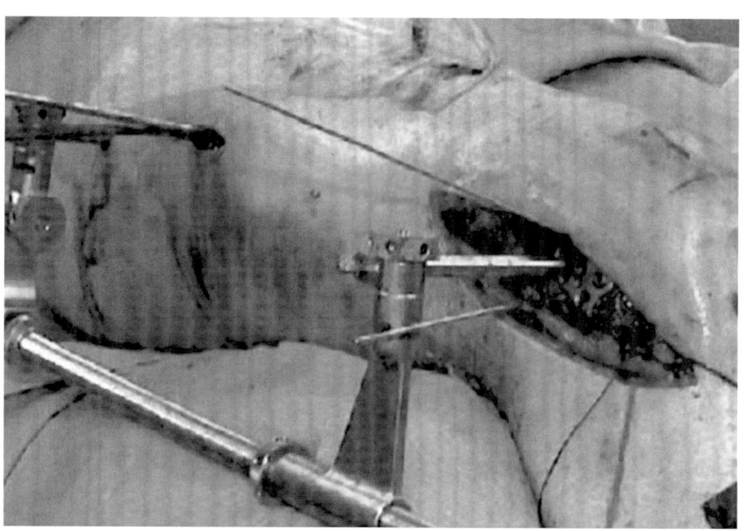

图 32.2　借助股骨撑开器进行肢体长度恢复和复位的维持

内固定和钢板

可使用 LISS 或股骨远端 LCP（DF–LCP）。DF–LCP 的近端可塑形呈波状贴于股骨外侧弓形部。

运用隧道工具或钢板在外侧肌肉下作一隧道。确定钢板长度（图 32.3）。最佳的钢板长度应跨越骨折处并且足够长。

远端锁定螺钉放置需与膝关节平行。钢板需平整放置于外侧髁的倾斜表面上（图 32.4）。

钢板位置需在前后位和侧位透视下确认。钢板后缘需与股骨后侧皮质平行（图 32.5）。

首先放置远端锁定螺钉。股骨干侧方移位能通过位置螺钉或牵引装置进行调整复位。然后使用多个头部锁定螺钉固定近端部分。依据骨的质量决定是否选择使用双皮质螺钉。

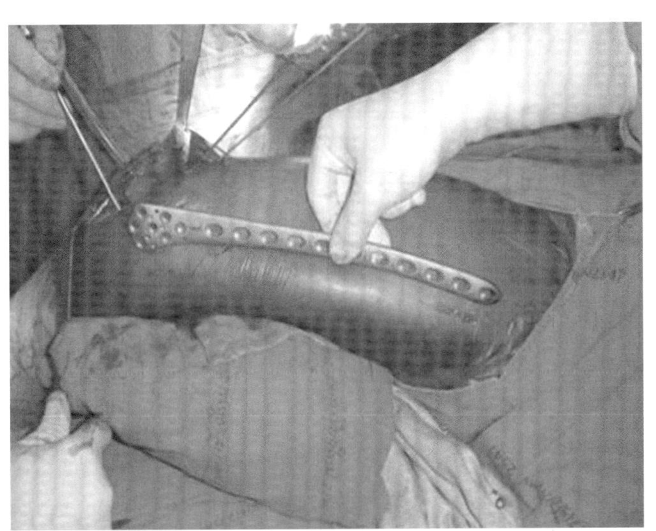

图 32.3　决定钢板的长度

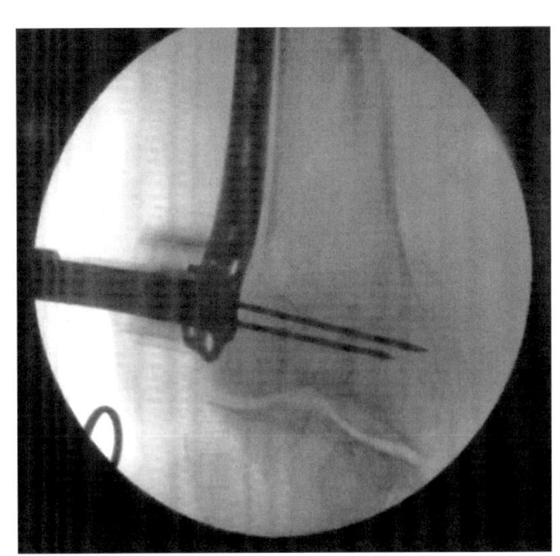

图 32.4　钢板平整放于外侧髁倾斜的平面

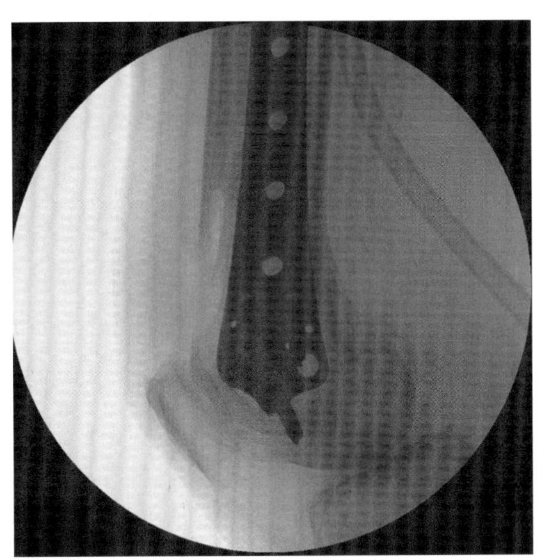

图 32.5　钢板底面边缘需与股骨后侧皮质平行

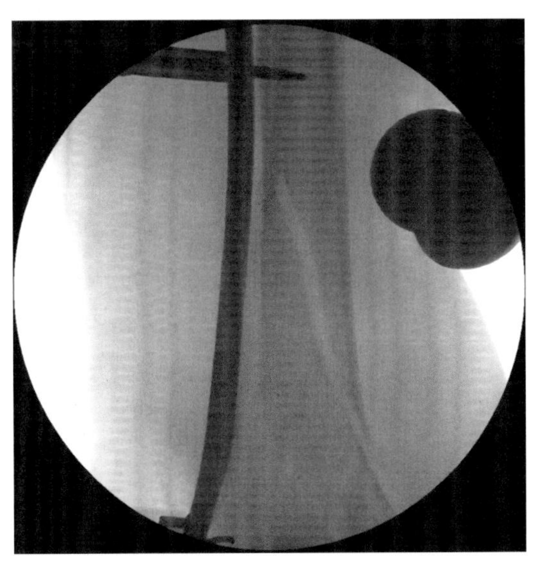

图 32.6　透视确保螺钉和钢板的位置正确

缝合切口前，透视确保螺钉和钢板的位置正确（图 32.6）。

缝合切口

需缝合髂胫束带。进行有效止血。选择性行切口内引流。

术后处理

额外的外部制动常不需要，早期进行肢体主动活动。术后进行早期持续被动运动可能有帮助恢复。通常，在早期 4~6 周进行非负重行走锻炼，再进行 4~6 周部分负重行走锻炼。最后进行完全负重行走。

并发症

并发症不常见。在我们的患者中，未发现有感染。但是，有 2 例在早期发生内固定失败，都是发生 LISS 钢板近端固定松动。在 2 例患者中，因为骨折发生在股骨远端，使用了相对短的 5 孔钢板而不是长钢板。翻修手术时，将股骨近端使用双皮质螺钉固定。在 2 例患者中，远端的内固定被证实是足够稳定并安全的。这 2 例患者骨折最后都获得良好愈合。

Schuetz 等也发表了他们的多中心研究结果。85% 患者可见正常的骨折愈合。屈伸功能的恢复角度约为健侧的 80%。在 62 例患者中，6 例需要骨移植和 3 例患者因内固定失效而进行重新内固定。

预后

在过去的 20 年间，由于越来越注重软组织的保护和内固定器械的不断改进（从髁接骨板，DCS 到更先进的角稳定锁定钢板，切开复位内固定术后疗效大大改善。

锁定钢板系统为骨质疏松的骨块提供了一个更为安全和稳定的内固定。瑞典学者 Marti 对尸体的股骨进行了一项生物力学实验，他比较了 LISS 和两种传统钢板系统——股骨踝支撑钢板和动力髁螺钉的生物力学性能。他发现，具有固定角的单皮质螺钉系统相对于其他两系统可以承受更大的负荷。一些其他的早期临床研究也证实了满意的临床结果，其骨折愈合率高于 90%。

与早期的股骨远端骨折内固定方法相比，由于使用间接复位骨折的技巧和使用 95° 固定角的器械，93%~100% 骨折患者早期愈合，感染只发生在 0~2% 的患者中。

由于 LCP 和 LISS 的发展，更多满意疗效的报道被发表。许多学者报道间接复位和 LCP 内固定可进行早期活动，有较低的感染率，并且骨折愈合率＞ 93%。学者们认为，它的成功要归功于 LCP 是兼具有生物学的、力学稳定的内固定系统和术中严格遵循了骨折内固定的原则。随后，Ricci 等使用 LISS 治疗 26 例股骨远端骨折，他们的结果无一例骨不连和感染，骨折都早期愈合。同样的结果也在 Weight 和 Collinge 报道的 27 例不稳定股骨远端骨折使用相同内固定原则的患者中重现。

著者本人所在的机构也进行了一项临床研究，16 位骨折患者入组。平均年龄 75 岁，从 62~101 岁。大部分患者为低能量损伤，其中 15 患者在平地摔倒受伤。一位患者是车祸中被汽车撞倒。13 位患者为单处骨折，3 位为多处骨折。根据 AO 分型，8 例 A 型骨折，3 例 B 型骨折和 5 例 C 型骨折。关于疼痛的严重程度，9 例无疼痛，3 例受力后疼痛，2 例静息时疼痛，2 例需要口服止痛药。关于肢体的活动度，6 例无影响，9 例轻微受限，1 例膝关节屈曲严重受限。关于下肢功能，使用总分 60 分的 Oxford 膝关节评分进行评价。评分范围从 22~60 分，平均 46 分。全部骨折愈合时间平均为 30 周（16~68 周）。未使用移植骨。

典型病例

一位 79 岁的妇女，由于在家中平地摔倒被送入医院（图 32.7A 和 B）。

闭合性复位和夹板固定非手术治疗难以很好恢复力线。这常会导致骨折再移位和压疮。并发症如畸形愈合、骨不连或由于骨块尖锐的断端戳伤皮肤等常会发生。手术内固定可以提供早期肢体活动支持，可以有效防止肢体挛缩和一些感染，如肺部感染和泌尿道感染。

最后，进行了远端股骨锁定钢板内固定。术后，X 线片表现满意（图 32.8A 和 B），感觉无疼痛且能进行良好的关节活动，得到了良好的功能恢复（图 32.9A 和 B）。

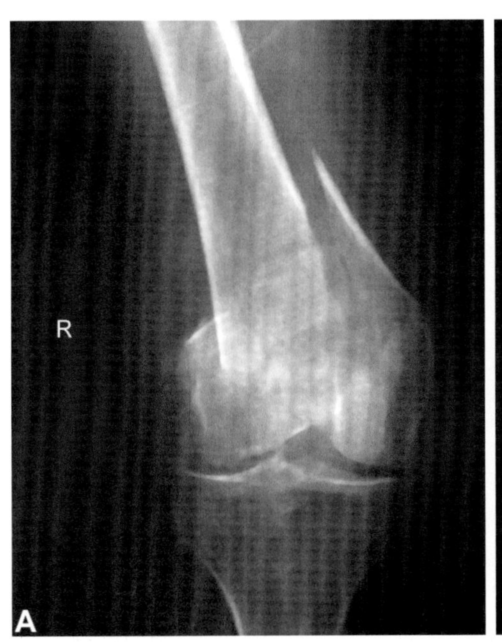

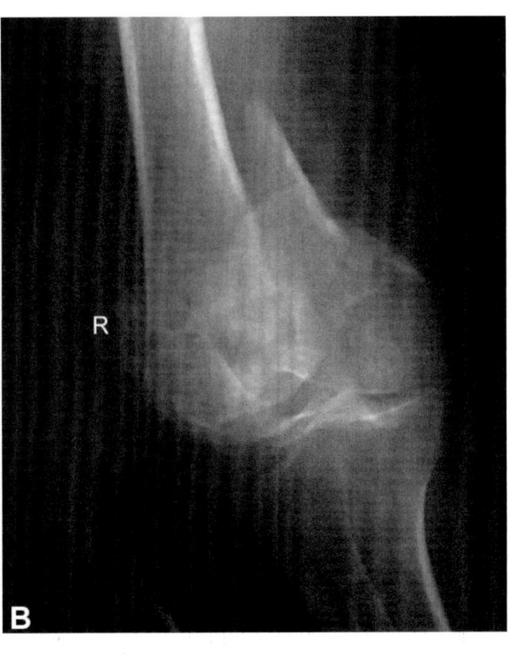

图 32.7A 和 B　受伤后前后位和侧位 X 线片显示左侧股骨远端关节内粉碎性骨折

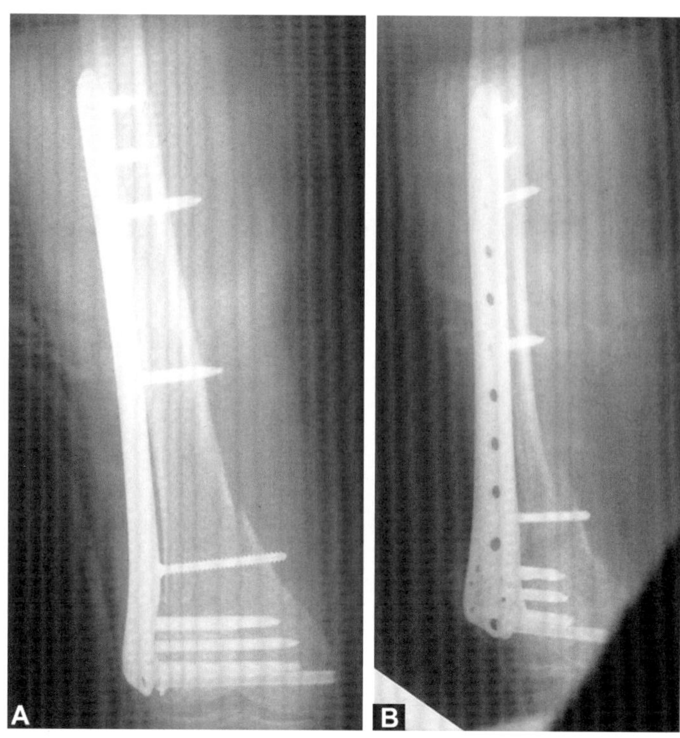

图 32.8A 和 B　术后前后位和侧位 X 线片显示关节面平整，骨折力线良好

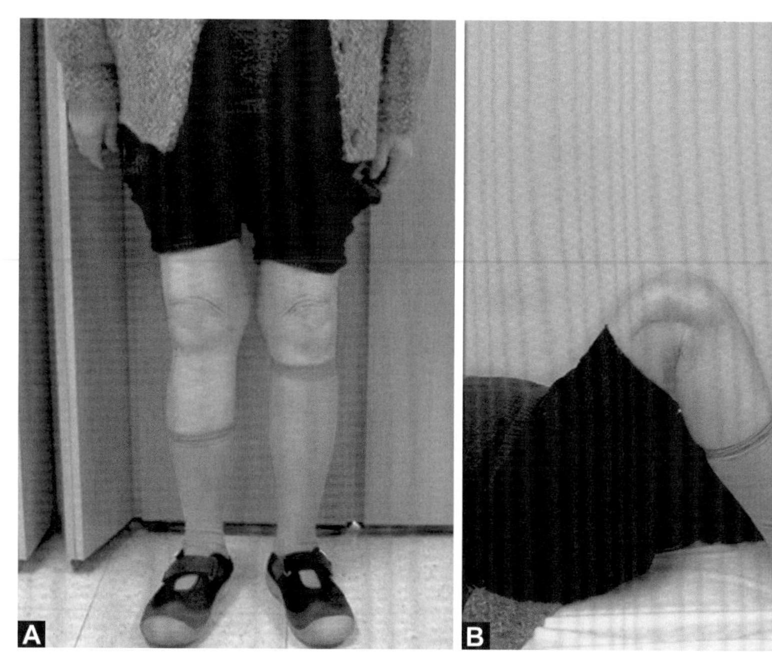

图 32.9A 和 B　患者在 6 个月时，感觉无疼痛且能进行良好的关节活动

总结

解剖复位关节面、恢复肢体力线、肢体长度和旋转移位的纠正在股骨远端骨折内固定中是最重要的。这些都可以借助现代锁定内固定系统实现。坚实的理论知识和对手术技巧的透彻理解，加上认真的术前计划仍是十分重要。锁定内固定系统对包括股骨远端假体骨折在内的几乎所有股骨远端骨折类型提供了一种完美和安全的治疗方式。并且，没有必要行 I 期骨移植。

参考文献

1. Wong MK, Leung F, Chow SP. Treatment of distal femoral fractures in the elderly using a less invasive plating technique. Int Orthop. 2005;29（2）:117–20.
2. Schuetz M, Mueller M, Regazzoni P, Hoentzsch D, Kretteck C, van der Werken C, et al. Use of the less invasive stabilization system （LISS） in patients with distal femoral （AO33） fractures: a prospective multicenter study. Arch Orthop Trauma Surg. 2005;125（2）:102–8.
3. Fankhauser F, Gruber G, Schippinger G, Boldin C, Hofer HP, Grechenig W, et al. Minimally–invasive treatment of distal femoral fractures with the LISS （less invasive stabilization system）. A prospective study of 30 fractures with a follow–up of 20 months. Acta Orthop Scand. 2004;75:56–60.
4. Frigg R, Appenzeller A, Christensen R, Frenk A, Gilbert S, Schavan R. The development of the distal femur LISS. Injury. 2001;32（Suppl 3）:24–31.
5. Henry SL. Supracondylar femur fractures treated percutaneously. Clin Orthop. 2000;375: 51–9.
6. Kregor PJ, Stannard J, Zlowodzki M, Cole PA, Alonso J. Distal femoral fracture fixation utilizing the LISS: the technique and the early results. Injury. 2001;32（Suppl 3）:32–47.
7. Krettek C, Muller M, Miclau T. Evolution of minimally invasive plate osteosynthesis （MIPO） in the femur. Injury. 2001;32（Suppl 3）:14–23.
8. Marti A, Fankhauser C, Frenk A, Cordey J, Gasser B. Biomechanical evaluation of the less invasive stabilization system for the internal fixation of distal femur fractures. J Orthop Trauma. 2001;15:482–7.
9. O’Brien PJ, Meek RN, Blachut PA, Broeknuyse HM. Fractures of distal femur. In: Rockwood and Greens fractures in adults, 5th edn. Lippincott Williams and Wilkins; 2001. pp. 1731–73.
10. Schandelmaier P, Partenheimer A, Koenemann B, Grun OA, Krettek C. Distal femoral fractures and LISS stabilization. Injury. 2001;32（Suppl 3）:55–63.
11. Schutz M, Muller M, Krettek C, Hontzsch D, Regazzoni P, Ganz R, et al. Minimally invasive fracture stabilization of distal femoral fractures with the LISS: A prospective multicenter study. Results of a clinical study with special emphasis on difficult cases. Injury. 2001;32（Suppl 3）:48–54.
12. Stover M. Distal femoral fractures: Current treatment, results and problems. Injury. 2001;32（Suppl 3）:3–13.
13. Bolhofner BR, Carmen B, Clifford P. The results of open reduction and internal fixation of distal femur fractures using a biologic （indirect） reduction technique. J Orthop Trauma. 1996;10（6）372–7.
14. Ostrum RF, Geel C. Indirect reduction and internal fixation of supracondular femur fractures without bone graft. J Orthop Trauma. 1995;9（4）:278–84.
15. Kregor PJ, Stannard J, Zlowodzki M, et al. Distal femoral fracture fixation utilizing the less invasive stabilization system（LISS）: the technique and early results. Injury. 2001;32（Suppl 3）:SC32–47.
16. Ricci AR, Yue JJ, Taffet R, et al. Less invasive stabilization system for treatment of distal femur fractures. Am J Orthop. 2004;33（5）:250–55.

17. Weight M, Collinge C. Early results of the less invasive stabilization system for mechanically unstable fractures of the distal femur （AO/OTA types A2, A3, C2, and C3）. J Orthop Trauma. 2004;18（8）:503–8.

翻译：俞斌　审校：李泽湘

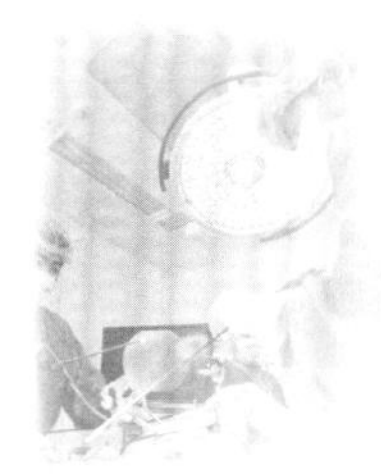

33 Hoffa 骨折

Ajit J Deshmukh, Rajiv M Arora

引言

Hoffa 骨折是指股骨髁部冠状面的骨折。1869 年，首次由 Friedrich Busch 描述;1904 年，Albert Hoffa 再次对上述骨折进行了报道，并以他名字命名。一般骨折通常发生水平面，而 Hoffa 骨折发生在冠状面，加上又非常少见，因此，在临床和影像学初次诊断时经常会被漏诊。

流行病学

股骨远端骨折占 所有成人股骨骨折的 7%，Hoffa 骨折更为罕见。Hoffa 骨折常见于成年人，小儿骨折也有报道。它与股骨远端髁间髁上骨折一样，是一个独立的损伤。但 Nork 等报道，38% 的髁间髁上骨折存在 Hoffa 骨折。与股骨干骨折损伤一致，常伴有伸肌腱断裂、膝关节和髌骨骨折脱位。股骨外髁损伤多于内髁。在 Nork 系列的报道中，85%Hoffa 骨折累及外侧髁，发生在内髁的仅为 15%。单一的双髁 Hoffa 骨折、开放性 Hoffa 骨折也较为常见，而开放伤极有可能发生双髁骨折。

发生机制

Hoffa 骨折是膝关节股骨髁突受到剪切暴力引起。高能量损伤往往引起股骨远端髁间髁上骨折。最常见的机制，包括机动车辆和机动车意外事故以及高处坠落伤。Lewis 等人指出，大部分患者相关损伤是其骑电单车膝关节屈曲 90° 时外侧股骨髁受到直接冲击暴力引起。

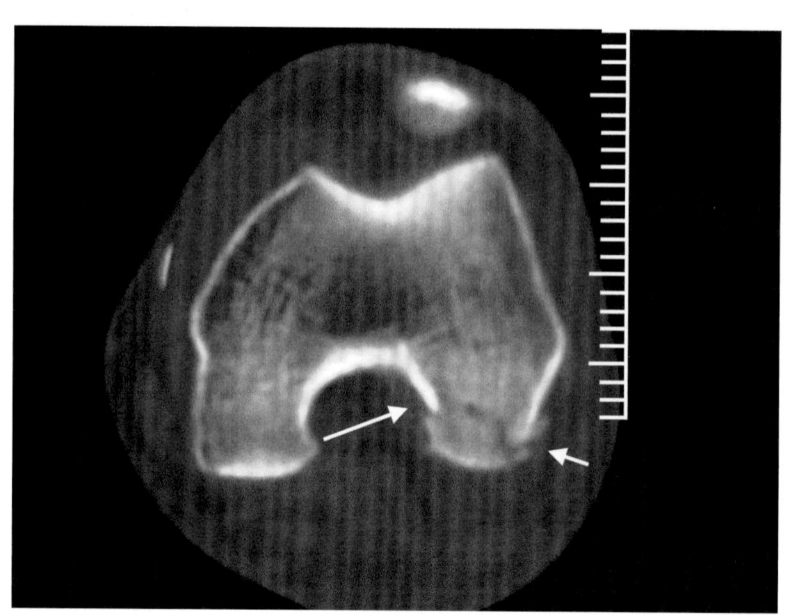

图 33.1　CT 显示患者存在 Letenneur Ⅱ C 型股骨外侧髁 Hoffa 骨折

临床表现

单一的 Hoffa 骨折主要症状有膝关节积液与关节积血，肿胀，以及轻微的膝内翻或外翻、膝关节不稳定。与髁间髁上骨折不同的是，Hoffa 骨折极有可能在影像学检查时被偶然间发现。因为大多数 Hoffa 骨折来自高能量损伤，必须排除合并髋部、骨盆、股骨、髌骨、胫骨、膝关节韧带与腘血管的损伤。

影像学诊断

常规行标准的正侧位片，必要时行膝关节斜位才能检查出来。当骨折移位不明显的时候，X 线片通常很难被发现。在侧位上，有时会看到股骨关节线的轻微不一致，根据累及的髁部情况伴有或不伴有髁内外翻畸形。根据股骨的轮廓，通过侧位片，可以看到骨折线的不连续或台阶出现。然而，对一个真正的侧位片，股骨髁显示不重叠的，如果髁部出现缩短和移位时，反而股骨髁可能会出现重叠。因此，不正确的正常膝关节视图将会给我们留下错误的印象，斜位片也可以帮助显示，因而， CT 检查是必要的（图 33.1）。而磁共振成像（MRI）会有助于评估膝关节周围软组织（例如韧带或半月板）损伤情况。

分型

Hoffa 骨折根据 Muller’s 的分型方案分为 B3 型和 AO/OTA 分型中的 33.b3.2 型，后来，Letenneur 等依据股骨骨折线位于股骨后侧皮质的距离，将骨折分成 3 型（图 33.2）。

Ⅰ型：骨折线位于且平行于股骨干后侧皮质。

Ⅱ型：骨折线到股骨后侧皮质线的距离，又根据折线到后侧皮质骨的距离

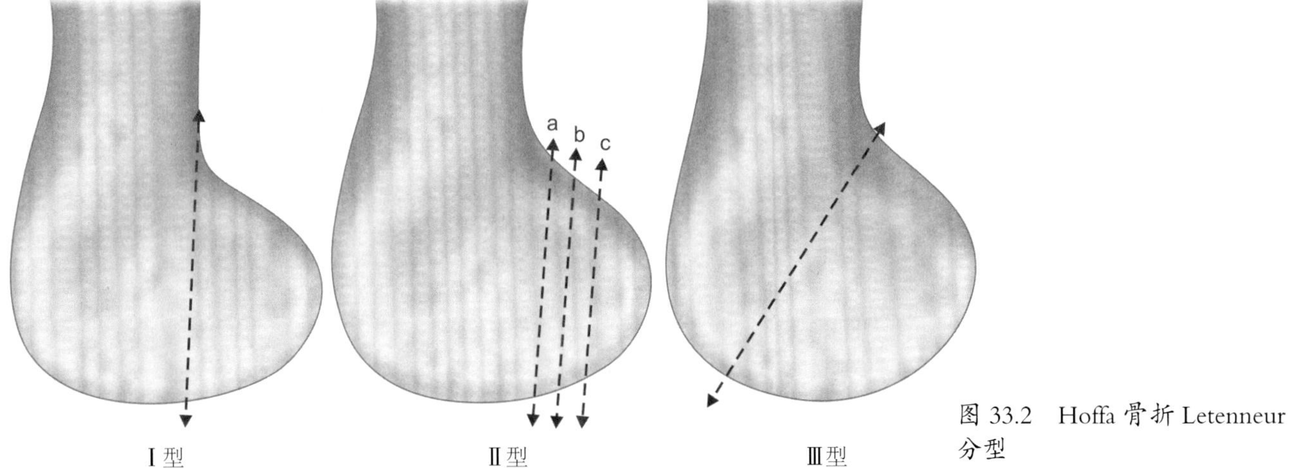

图 33.2 Hoffa 骨折 Letenneur 分型

多少，分成Ⅱa, Ⅱb 和Ⅱc 亚型，Ⅱa 型离股骨干后侧皮质最近，而Ⅱc 离股骨干后侧皮质最远。

Ⅲ型：斜行骨折。

Lewi 等人研究附着软组织以及 Hoffa 骨折外侧髁血供的影响，Ⅰ型骨折线可能经过前交叉和外侧副韧带的一边，但是腓肠肌和腘肌外侧头仍然附着骨折端。Ⅱ型骨折随着骨折线移向后侧大部分失去软组织附着，Ⅱc 型没有软组织附着，Ⅲ型骨折血液与软组织附着不受影响，但该研究成果并未得到 Letenneur 分型证实。

治疗

保守治疗效果较差，主要是因为高能量剪切暴力使骨折在失状位移位（屈曲或伸直）和在冠状位内翻或外翻畸形。目前普遍认为切开复位内固定是金标准。也有报道 2 例 Hoffa 骨折利用在关节镜下辅助复位内固定。

内固定选择

对于 Hoffa 骨折，可供选择的合适固定内植物是相当有限的。部分螺纹空心加压螺钉是固定的理想选择。植入物的选择包括 3.5 mm、4 mm、4.5 mm 和 6.5 mm 部分螺纹空心加压螺钉以及 Herbert 螺钉。当情况需要时，合适的抗滑钢板也可用在此处。Jarit 通过尸体生物力学研究，发现后前位拉力螺钉比前后位拉力螺钉更稳定。然而，这一发现对临床操作的指导作用仍不明确。

外科技术

当发现 Hoffa 骨折伴有髁间髁上骨折时，要引起足够重视，因为手术方案和内固定的选择是根据上述情况来决定的，若外侧髁是冠状位劈裂的，手术暴露

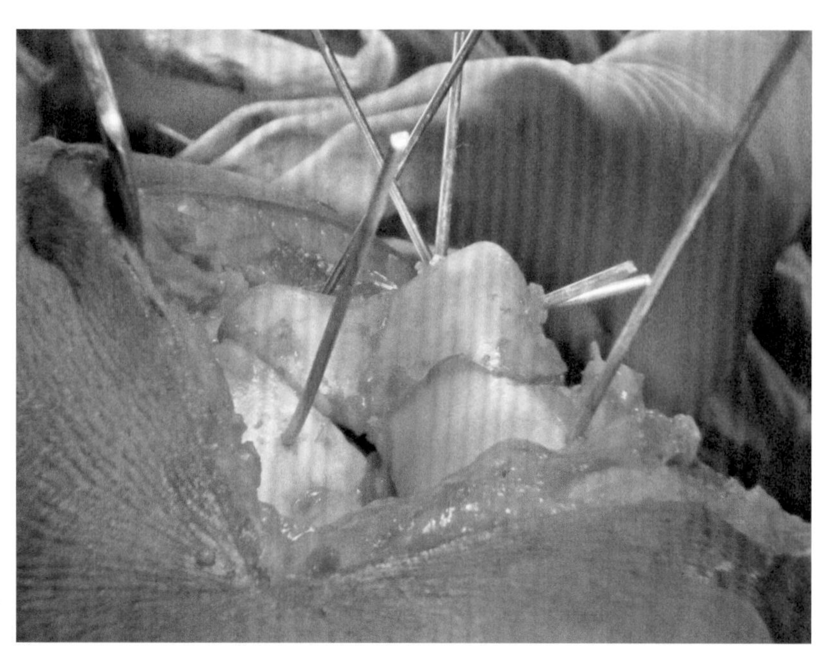

图 33.3 双髁 Hoffa 骨折的术中克氏针临时复位固定，用克氏针对骨块进行撬拨复位

同 Hoffa 骨折类似。但使用动力髁螺钉是不明智的，应改用解剖钢板或髁支持钢板或 LISS 钢板来固定。内侧髁很难通过外侧切口固定，在这种情况下，需要增加一个前内侧切口复位和固定 Hoffa 骨折。在任何情况下，所有主要的髁部骨块应用拉力螺钉技术，在髁部解剖复位后再行骨折固定。

著者倾向方法

患者在可透视床上仰卧位，上止血带。应用摇枕保持膝关节屈 90° 左右角度。对于单纯的内侧 Hoffa 骨折，著者倾向于使用正中切口与内侧髌旁入路切开。外侧的 Hoffa 骨折，使用外侧切口。有些医生建议外侧髌旁入路切开也是一个合理的选择。一旦骨折端暴露就要常规进行探查，然后对骨折端用刮匙进行清理。在直视下，利用点式复位钳复位。必要时，利用克氏针的“操纵杆”技术来复位，然后用克氏针复位固定，防止骨折移位，但克氏针不能阻碍其他螺钉的植入（图 33.3）。至少用两枚螺钉来实现稳定的固定和骨折块间加压。垂直骨折端进行钻孔，并远离髌股关节。避免钻孔进入后关节腔，最好再用 C 臂机透视验证。螺钉根据需要是否使用垫圈。螺钉需埋头并应具有足够的长度对关节下软骨固定。术中，检查膝关节伴随损伤、稳定性和运动范围以及在伤口关闭之前进行彻底的冲洗。

术后处理

术后即可进行主被动的功能锻炼，由于骨折端的剪切力，8~12 周才能下地负重。如果该骨折块太小或怀疑固定不稳定性（骨质疏松），膝关节需要固定 4~6 周。每隔 4 周复查一次 X 线片，评价骨折的愈合情况。

并发症

并发症包括：

- 复位失败与内固定失效；
- 骨不连；
- 关节僵硬与疼痛；
- 韧带松弛；
- 创伤性关节炎。

文献综述

由于 Hoff 骨折非常少见，文献对它的报道仅限于个案报道与少数病例。详细的英文文献检索显示，论文只有 14 篇共有 52 例成人 Hoffa 骨折。其中，报道最多的一组病例是 7 例。此外，4 篇文学报道 5 例双侧髁 Hoffa 骨折患者。1 例成人和小儿骨不连的文章发表在影像学杂志上。到目前为止，报道最多 Hoff 骨折病例数来自 Harborview 医疗中心，西雅图，华盛顿，美国 Hoffa 骨折，18 例含有双髁的 Hoffa 骨折。然而，没有后续治疗效果的任何信息，以及相关治疗的疗效。此外，3 篇个案报道报导了小儿 Hoffa 骨折。

一般骨科参考书都缺乏 Hoffa 骨折治疗方案，甚至，有部分教科书都没有提过 Hoffa 骨折。

从我们的治疗经验和发表的文献来看，切开复位拉力螺钉能获得良好的治疗效果，膝关节稳定与功能良好。

典型病例

病例 1

男性，43 岁，骑摩托车头部与汽车相撞。全身多发骨折，闭合性股骨远端粉碎性伴髁间骨折，Hoffa 骨折，外侧髁骨折（图 33.4A ~C）。鉴于此型骨折，选择经皮微创滑动钢板内固定。外侧切口要有足够大小允许钢板插入，并能够在直视下复位 Hoffa 骨折块，第一枚用 6.5 mm 部分螺纹空心螺钉固定。第二枚螺钉植入避免阻碍到钢板其他螺钉置入。选择合适的钢板通过外侧切口插入，C 臂机透视螺钉植入（图 33.4D）。骨折 4 个月愈合，膝关节活动范围 105° 。

病例 2

35 岁男性，步行时膝关节被两人的手推车撞到。在当时没有被诊断骨折。2 周后，在一医疗中心复查拍片怀疑髁间骨折，给予膝关节石膏制动，3 个月后拆除石膏，膝关节开始完全负重。拍片复查，提示外侧髁部 Hoffa 骨折骨

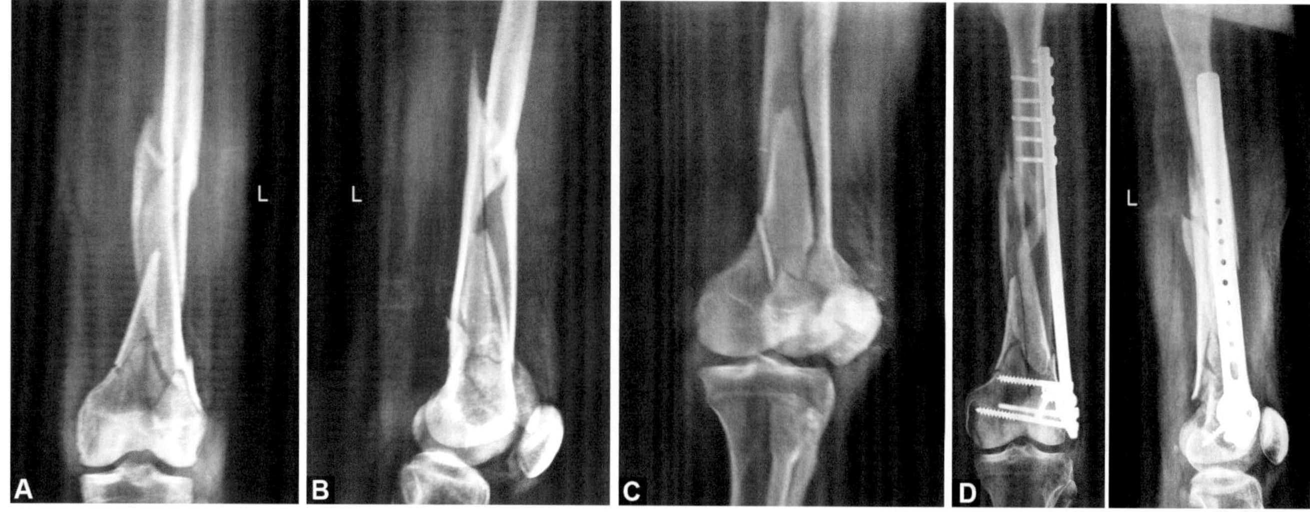

图 33.4A~D （A）前后位 X 线片显示高能量的交通事故伤造成的股骨远端粉碎性骨折；（B~C）侧位和斜位 X 线片显示股骨外侧髁 Hoffa 骨块；（D）MIPPO 技术长钢板固定后的前后位 X 线片。首选通过外侧切口对 Hoffa 骨块进行固定

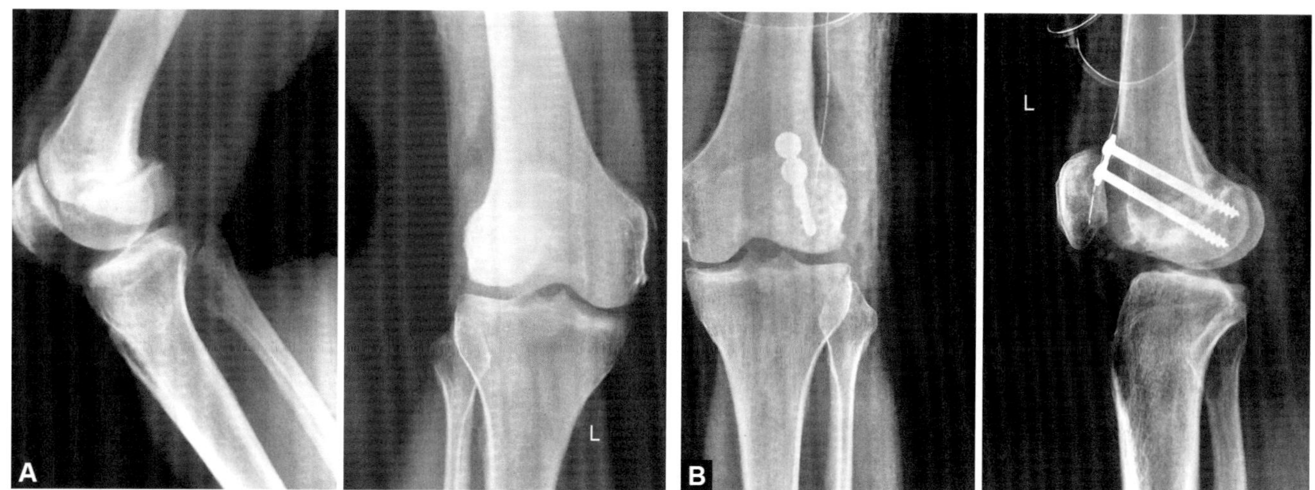

图 33.5A~B （A）35 岁男性患者，Letenneur Ⅲ 型股骨外侧髁 Hoffa 骨块，伤后 4 个月骨折不愈合。患者在另一医疗中心进行了非手术石膏固定。前后位 X 线片显示膝关节轻度外翻、关节不匹配；（B）6.5mm 的拉力螺钉固定术后 X 线片

不连（Letenneur type III），前后位提示膝关节轻微外翻和膝关节不协调（图 33.5）。术中，使折端变成新鲜骨折，然后用取薄层的髂骨松质骨植骨植骨用于促进骨折愈合。没有给予膝关节制动，8 周后再负重，12 周骨折完全愈合。膝关节活动范围 0~125°。

参考文献

1. Hoffa A. Lehrbuch der Frakturen und Luxationen. Stuttgart: Verlag von Ferdinand Enke; 1904. p. 451.
2. Lewis SL, Pozo JL, Muirhead-Allwood WFG. Coronal fractures of the lateral femoral condyle. J Bone Joint Surg Br. 1989;71:118–20.

3. Koval KJ, Zuckerman JD. Distal Femur in Handbook of Fractures, 2nd edition. Lippincott Williams and Wilkins.
4. Samsani SR, Chell J. A complex distal femoral epiphyseal injury with a Hoffa' s fracture. Injury Int J Care Injured. 2004;35:825–7.
5. Biau DJM, Schranz PJ. Transverse Hoffa' s or deep osteochondral fracture? An unusual fracture of the lateral femoral condyle in a child. Injury Int J Care Injured. 2005;36:862–5.
6. Nork SE, Segina DN, Aflatoon K, Barei DP, Henley MB, Holt S, et al. The Association Between Supracondylar–Intercondylar Distal Femoral Fractures and Coronal Plane Fractures. J Bone Joint Surg Am. 2005;87:564–9.
7. Miyamoto R, Fornari E, Tejwani NC. Hoffa Fragment Associated with a Femoral Shaft Fracture. A Case Report. J Bone Joint Surg Am. 2006;88:2270–4.
8. Calmet J, Mellado JM, García Forcada IL, Giné J. Open bicondylarHoffa fracture associated with extensor mechanism injury. J Orthop Trauma. 2004;18（5）:323–5.
9. Shetty GM, Wang JH, Kim SK, Park JH, Park JW, Kim JG, et al. Incarcerated patellar tendon in Hoffa fracture: an unusual cause of irreducible knee dislocation. Knee Surg Sports TraumatolArthrosc. 2008;16:378–81.
10. Karim A, Rossiter N. Isolated medial uni–condylar Hoffa fracture following traumatic knee dislocation. Injury Extra. 2006;37:12–4.
11. Vaishya R, Singh AP, Dar IT, Singh AP, Mittal V. Hoffa fracture with ipsilateral patellar dislocation resulting from household trauma. Can J Surg. 2009;52（1）.
12. Letenneur J, Labour PE, Rogez JM, Lignon J, Bainvel JV. Hoffa' s fractures. Report of 20 cases. Ann Chir. 1978;32:213–9.（French）.
13. Allmann KH, Altehoefer C, Wildanger G, Gufler H, Uhl M, Seif el Nasr M, et al. Hoffa fracture—a radiologic diagnostic approach. J BelgeRadiol. 1996;79:201–2.
14. Ostermann PA, Neumann K, Ekkernkamp A, Muhr G. Long–term results of unicondylar fractures of the femur. J Orthop Trauma. 1994;8:142–6.
15. Kumar R, Malhotra R. The Hoffa fracture: Three case reports. Journal of Orthopaedic Surgery. 2001;9（2）:47–51.
16. Neogi DS, Singh S, Yadav CS, Khan SA. BicondylarHoffa fracture–A rarely occurring, commonly missed injury. Injury Extra. 2008;39:296–8.
17. Agarwal S, Giannoudis PV, Smith RM. Cruciate fracture of the distal femur: the double Hoffa fracture. Injury Int J Care Injured. 2004;35:828–30.
18. Papadopoulos AX, Panagopoulos A, Karageorgos A, Tyllianakis M. Operative Treatment of Unilateral BicondylarHoffa Fractures. J Orthop Trauma. 2004;18（2）:119–22.
19. Rogers LF. The hip and femoral shaft. In: Rogers LF,（Ed）. Radiology of skeletal trauma, 2nd edn. New York: Churchill Livingstone; 1992. pp. 1199–1317.
20. Helfet DL. Fractures of the distal femur. In: Browner BD, Jupiter JB, Levine AM, Trafton PG（Eds）. Skeletal trauma. Philadelphia: Saunders; 1992. pp. 1643–83.
21. Allmann KH, Altehoefer C, Wildanger G, et al. Hoffa fracture—a radiologic diagnostic approach. J BelgRadiol. 1996;79:201–2.
22. Holmes SM, Bomback D, Baumgaertner MR. Coronal fractures of the femoral condyle: a brief report of five cases. J Orthop Trauma. 2004;18:316–9.
23. Muller ME, Nazarian S, Koch P, Schatzker J. The Comprehensive Classification of Fractures

of Long Bones. Berlin: Springer–Verlag; 1990. pp. 144–5.

24. Orthopaedic Trauma Association Committee for Coding and Classification. Fracture and Dislocation Compendium: distal femur fractures. J Orthop Trauma. 1996;10（Suppl 1）:45.

25. Ozturk A, Ozkan Y, Ozdemir RM. Nonunion of a Hoffa fracture in an adult MusculoskeletSurg. 2009;93:183–5.

26. McDonough PW, Bernstein RM. Nonunion of a Hoffa fracture in a child. J Orthop Trauma. 2000;14:519–21.

27. Ostermann PA, Hahn MP, Ekkernkamp A, et al. MonocondylareFrakturen des Femur. Chirurg. 1997;68:72–6.

28. Manfredini M, Gildone A, Ferrante R, et al. Unicondylar femoral fractures: therapeutic strategy and long–term results. Acta OrthopBelg. 2001;67:132–8.

29. Wallenbock E, Ledinski C. Indications and limits of arthroscopic management of intra–articular fractures of the knee joint. AktuelleTraumatol. 1993;23:97–101.（German）

30. Jarit GJ, Kummer FJ, Gibber MJ, Egol KA. A mechanical evaluation of two fixation methods using cancellous screws for coronal fractures of the lateral condyle of the distal femur（OTA type 33B）. J Orthop Trauma. 2006;20:273–6.

31. Brent J Baker, Eva M Escobedo, Sean E Nork, M Bradford Henley. Hoffa Fracture: A Common Association with High–Energy Supracondylar Fractures of the Distal Femur. AJR. 2002;178: 994.

32. Muller ME, Allgower M, Schneider R, et al. Manual of Internal Fixation. 3rd edn. New York, NY: Springer–Verlag; 1995. p. 549.

33. Schatzker J, Tile M. The Rationale of Operative Fracture Care. 2nd edn. Berlin: Springer–Verlag. 1996. pp. 390–1.

34. Browner BD, Jupiter JB, Levine AM, et al. Skeletal Trauma. 2nd edn. Philadelphia, PA: WB Saunders, 1998.

翻译：曹烈虎　审校：陈晓

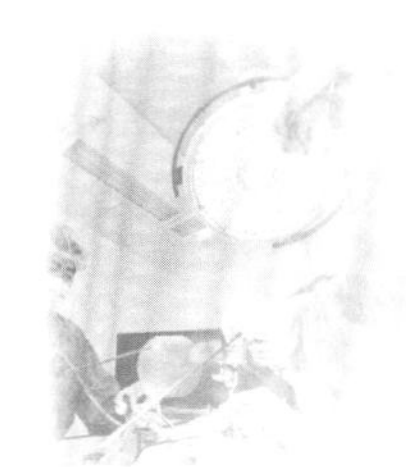

34 髌骨骨折

Vivek Trikha, Mohit Madan

引言

髌骨骨折大约占全身骨折的 1%，患者以 20~50 岁的中青年为主。髌骨骨折主要由直接或间接暴力作用于膝关节前侧引起，导致不同程度的骨折移位以及股四头肌腱损伤。对于轻微移位的髌骨骨折且无伸膝装置损伤的病例来说，治疗方法是较明确的。然而，对于移位的髌骨骨折有多种手术治疗方法，在不同的内固定方法中，张力带固定可提供最佳的固定效果，而且患者术后早期恢复较好。

分型

绝大多数的髌骨骨折分型都是描述性的。分型通常基于平片上骨折线的方向。比如，髌骨骨折可分为横断型、星型、粉碎型、垂直型、边缘型、上极骨折、下极骨折、软骨骨折，以及不同类型骨折复合的骨折类型。垂直型骨折一般不引起伸肌装置的损伤。在临床实践中，髌骨骨折一般简单地分为移位型以及无移位型。移位型骨折是指骨折块分离大于 3mm 或者大于等于 2mm 的关节面移位。

非手术治疗

髌骨骨折非手术治疗的指征，包括无移位的骨折以及伸肌装置无损伤。也包括因麻醉限制而无法实施手术的患者，或者不愿接受手术治疗的患者。在针对髌骨骨折的保守治疗中，需要采用过膝的管型石膏或者夹板固定 4~6 周，并辅以循序渐进的恢复性锻炼。对于采取保守治疗的患者，应提醒其疗效可能不理想。

手术指征

所有移位的髌骨骨折都具备手术治疗的指征。骨折粉碎伴随关节面损伤，软骨骨折伴关节内游离体，开放性骨折，以及所有伴有同侧肢体骨折的患者，都应采取手术治疗来达到早期活动的目的。手术主要有三种主要的内固定方式：张力带骨折、髌骨部分切除和髌骨全切。张力带固定法对于骨折块足够大的髌骨骨折是一种最常用的方法。而对于粉碎型的髌骨骨折，多种螺钉内固定 + 前侧张力带环扎的技术，可达到良好的固定效果。

生物力学研究已经表明，张力带固定可有效固定髌骨骨折，并提供足够的稳定效果，而粉碎型、上极髌骨骨折或者下极髌骨骨折可采用部分髌骨切除术，髌骨全切术主要运用于骨折严重粉碎，而且无法进行修复的患者。在大多数髌骨粉碎性骨折的病例中，术中对髌骨进行切除或者重建，主要取决于骨折块的大小以及关节稳定程度。一般来说，应尽可能保留髌骨，因为髌骨全切会导致一定的残疾。

术前计划

影像学检查

针对髌骨骨折的患者，标准的膝关节前后位片、侧位片（图 34.1A 和 B）是必须的，有时还需加拍特殊体位的平片（轴位片），以便对患者的病情进行可靠的评估以及术前规划。在前后位片上，因股骨髁的重叠影，很难对髌骨骨折进行完善的评估。侧位片可对髌骨的形态进行较好的呈现，可评估其骨折线、骨折移位程度以及髌骨的位置。二分髌骨易与髌骨骨折混淆，然而，该疾病的髌骨分线一般位于髌骨的上外侧角，而且常呈环型，边缘圆润，硬化。髌骨轴位片一般用于髌骨纵行骨折的诊断，以及对髌 – 股关节稳定性的评估。其他检查，比如关节镜、CT、MRI，以及标准层析成像技术，很少运用于髌骨骨折的诊断及评估。

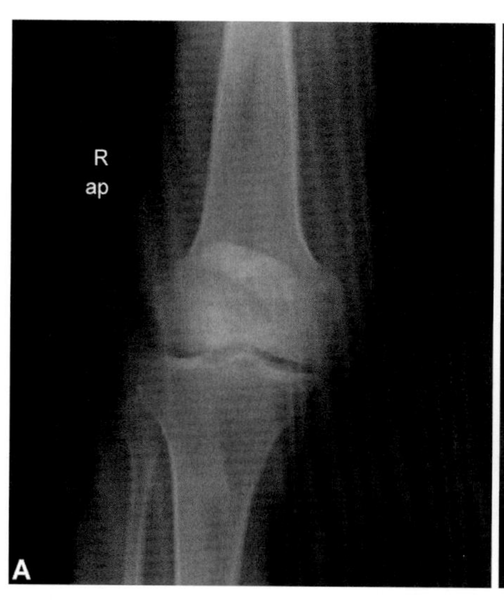

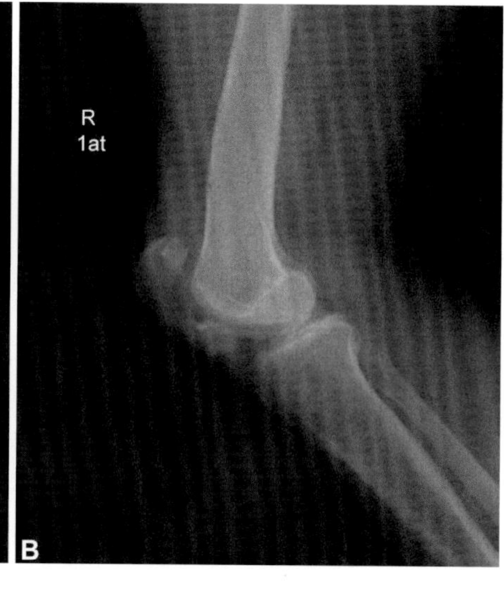

图 34.1A 和 B　髌骨横断型骨折——术前前后位片以及侧位片

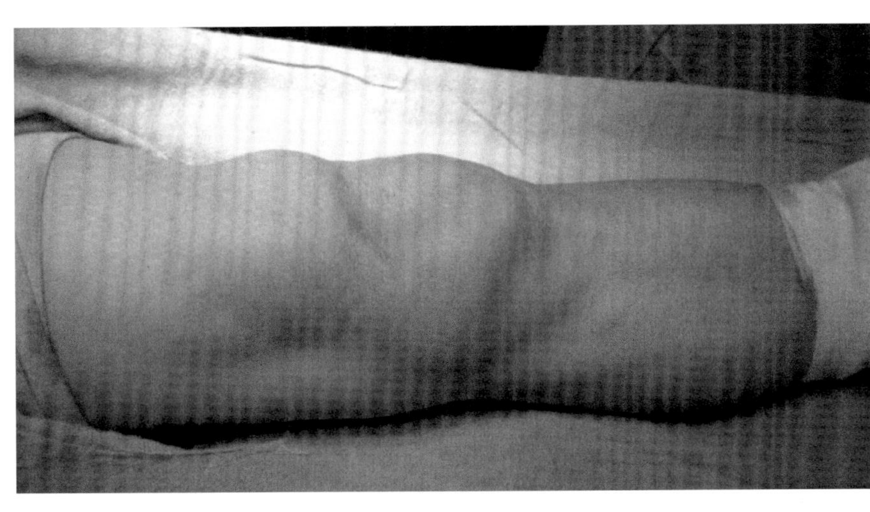

图 34.2　患肢置于平卧位暴露大腿中段到小腿中段

手术时机

在对患者的总体情况进行评估后应尽快实施手术，同时应充分重视局部皮肤情况，避免感染。

麻醉

手术麻醉可采用全麻或者神经阻滞。可采用自动止血带捆绑于大腿根部，对患肢进行驱血，此前应将患肢抬高 3~5 分钟。在使用止血带过程中，应用双手将股四头肌挤向远端，这样可以防止止血带对股四头肌的牵压，从而方便骨折复位。

患者体位

患者应取平卧位，并以小包垫置于同侧髋部以保持肢体伸直位，术野暴露为止血带大腿以下（图 34.2）

皮肤切口

髌骨骨折可采用垂直切口、横行切口以及 S 型切口。具体采用哪种皮肤切口，主要基于术者的喜好。垂直切口是最常见的切口之一（图 34.3），该切口的主

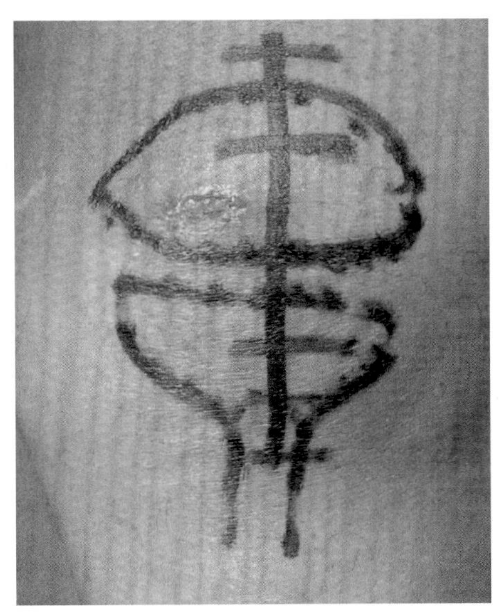

图 34.3　骨折块以及正中垂直切口（标记）

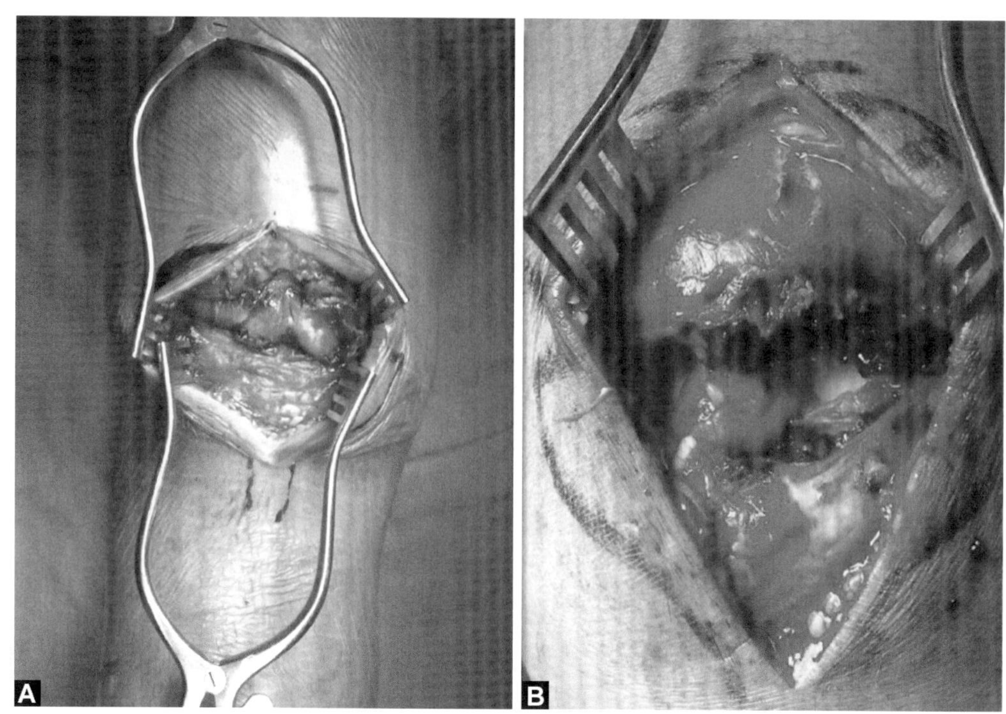

图 34.4A 和 B 切开髌骨关节囊，清除血肿后显露骨折块。图示髌骨横断型骨折，可见韧带撕裂

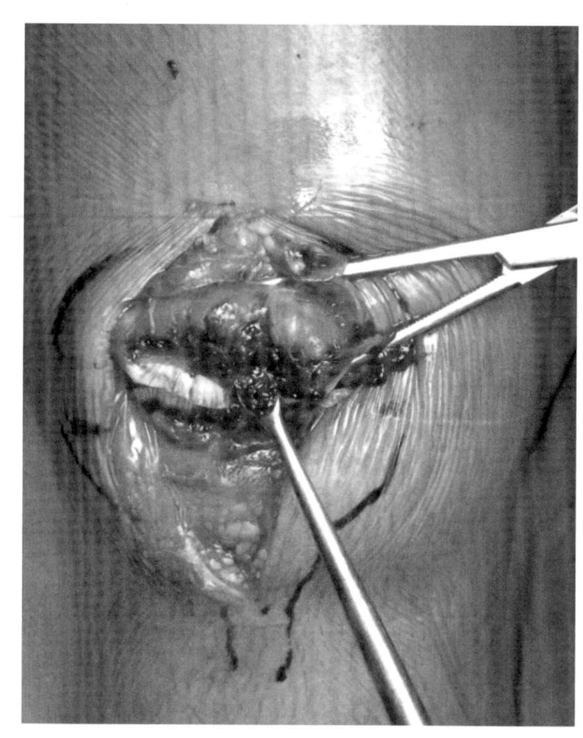

图 34.5 用刮勺清除骨折块中的血凝块，并以生理盐水冲洗关节

要优势是伸展性比较好，尤其是在粉碎性髌骨骨折中（近端和远端都有累及），更有利于骨折显露。

深层显露切口与皮肤切口方向一致。锐性分离深层筋膜，并牵开皮肤组织，进一步切开髌骨囊并清除血肿后骨折端即可显露（图 34.4A 和 B）。此时，可见髌骨骨折以及撕裂的韧带。以生理盐水清洗血肿以及血凝块（图 34.5）。撕裂

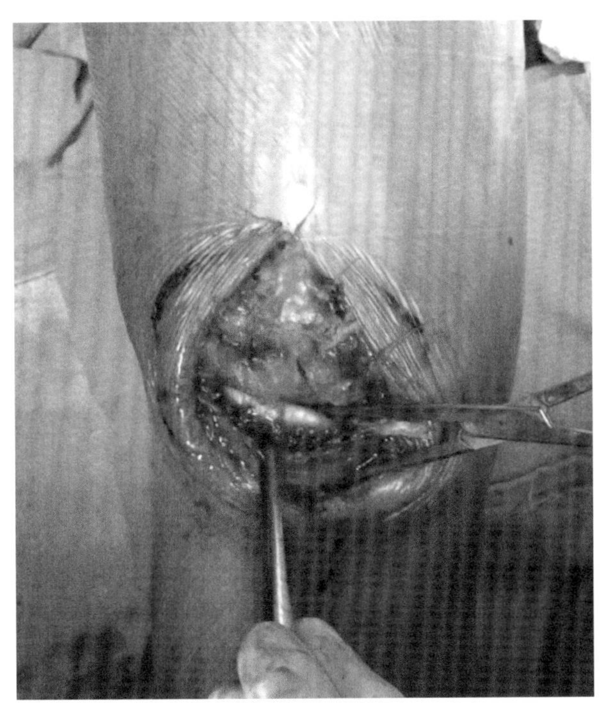
图 34.6　应仔细探查关节以辨识游离骨块以及关节面损伤

的支持带可先辨识后，再进行修复。

骨折末端应以小挂勺以及吸引器清除局部的血凝块。骨折端处的骨膜以及韧带应分离至骨折线周围 2~3cm 处，以免影响骨折复位。但应注意，不要清除髌骨周围过多的软组织，因为常有骨折块包含其中。

应仔细探查关节，以辨识游离骨块以及关节面损伤（图 34.6）。此时，可对骨折进行复位，并以复位钳进行临时固定。检查骨折复位情况以及关节稳定性，关节内骨块的解剖复位是非常重要的。术中复位困难，可能是因为小骨块或者软组织嵌于骨折端。

骨折端固定可采用 1.6mm 克氏针或者 4.0mm 空心螺钉。可在髌骨的中心部位，离髌骨前侧 5~8mm 处拧入 2 根克氏针或者 2 枚空心螺钉。也可采用克氏针以倒打的方式先穿过近端骨折块，在复位后再穿过远端骨折块（图 34.7~ 图 34.10）

18 号导针的一端经股四头肌腱下方通过（图 34.11），导针以及留置针应用于穿入钢缆。这有助于使打入的克氏针接近髌骨上方，以防止过多的软组织损伤。

钢缆以“8”字形的方式穿行于髌骨上方。钢缆的一端应留长并做一圆圈，另一端在近髌骨下极处穿过髌韧带（图 34.12）。用捆绑器将钢缆两端系紧。同时收紧髌骨两极的钢丝圈，这可以用钢丝钳或者简单的钳夹完成。钢丝收紧时注意先拉后收紧，这可以防止钢丝重叠，并提供良好的张力。同时收紧可提供两点张力和统一的收紧效果（图 34.13 和图 34.14）。钢丝拉紧直至关节边缘微微开启。在膝关节屈曲时该间隙闭合，并在骨折面提供均匀的压力。张力带不应过分紧张，张力过大可导致骨折移位。此时，屈曲膝关节，观察内固定的稳定性以及骨折端的情况。

在张力带旋紧固定后，用钢丝剪剪除多余钢丝。突出的部分折弯后贴近髌

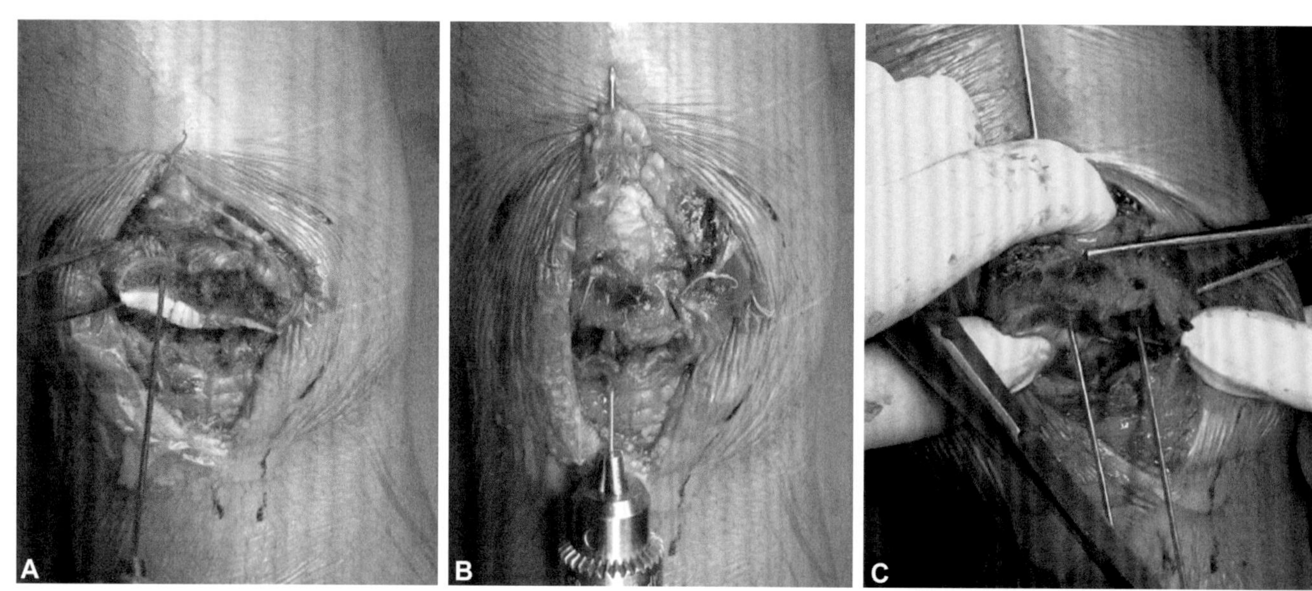

图 34.7 A~C　以逆行打入的方式在骨折近端置入克氏针，离髌骨前侧约 5mm

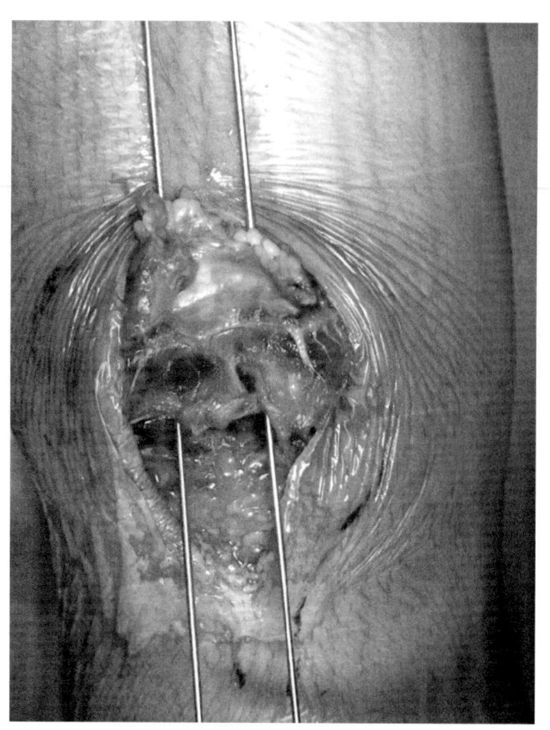

图 34.8　置入的两枚的克氏针应保持平行，位置约为髌骨的大致 1/3 及 2/3 位置

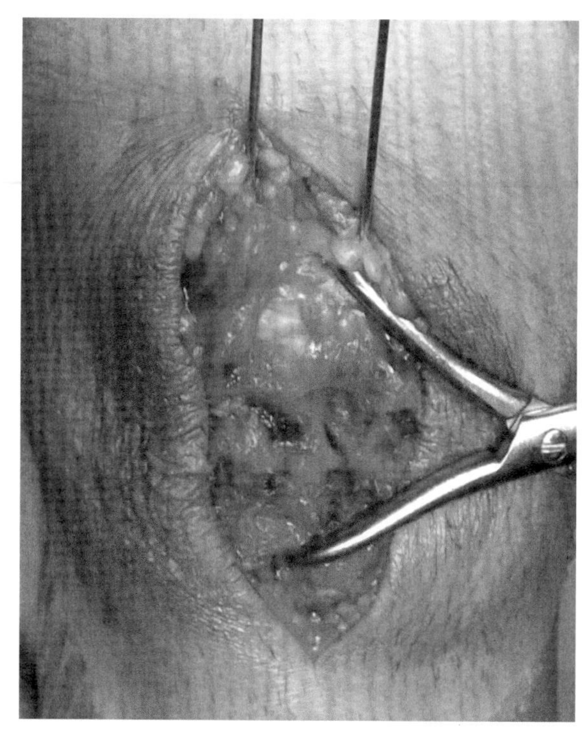

图 34.9　在复位钳的帮助下完成髌骨骨折复位以及临时固定

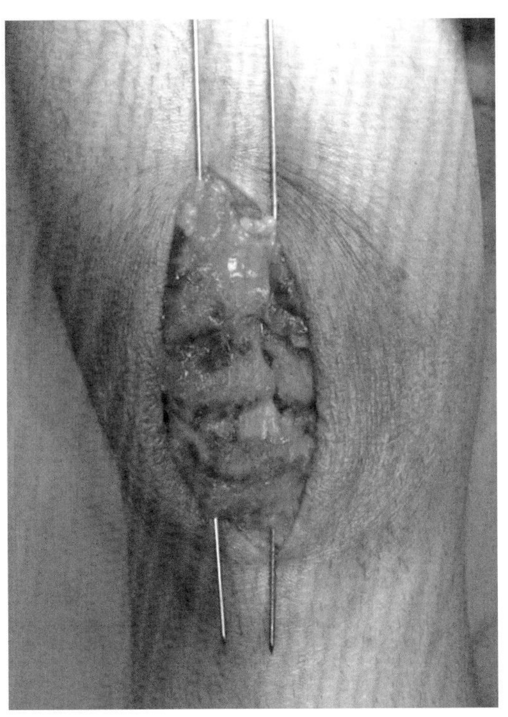

图 34.10　在临时固定的同时，将克氏针穿过远端骨折块

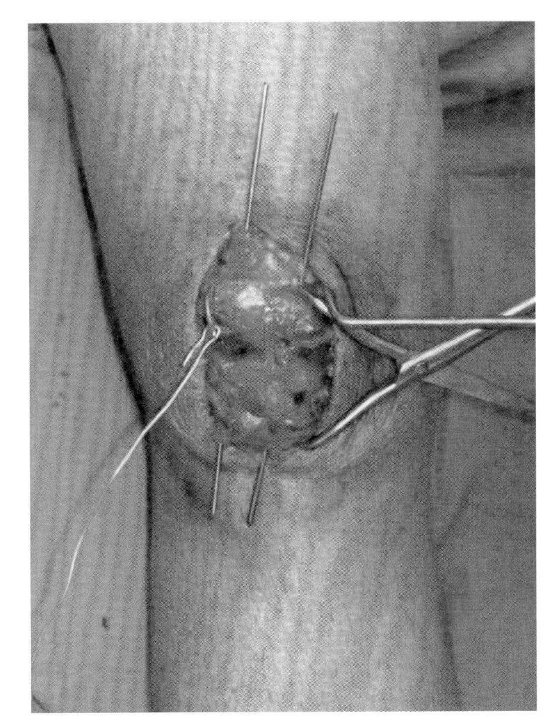

图 34.11　在穿线器的引导下，于髌骨上极，克氏针下方穿过 18 号钢缆

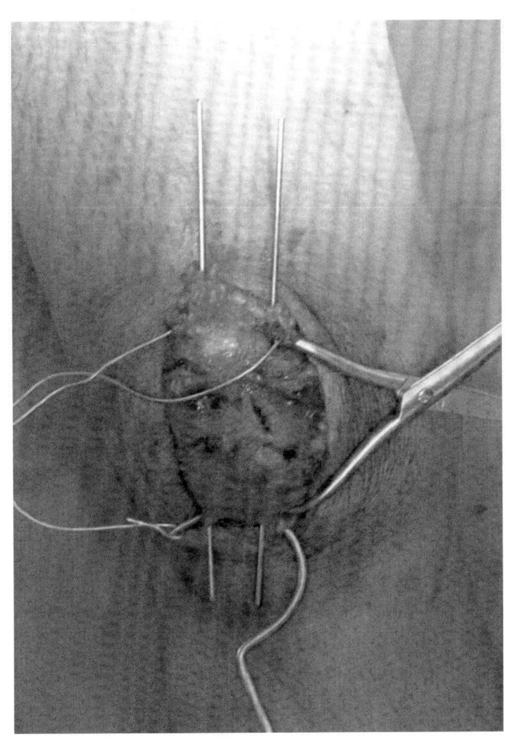

图 34.12　钢缆末端做“8”字形，在近髌骨下极处穿过髌韧带

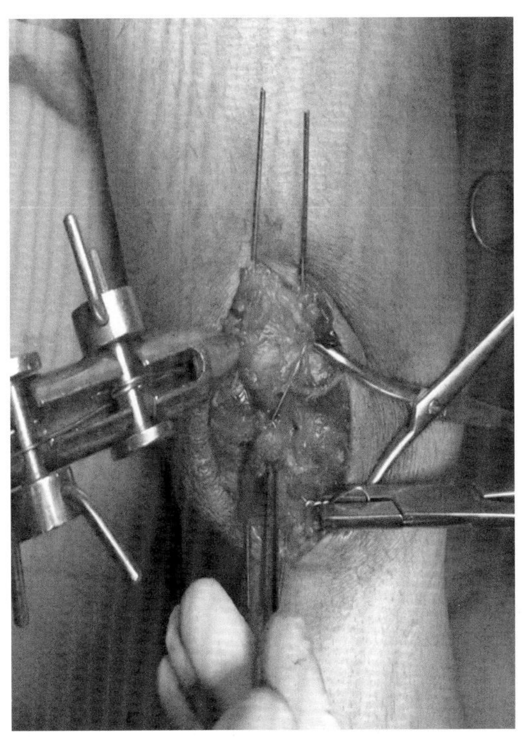

图 34.13　钢缆末端以张力带固定装置固定。同时，张力带另一端用止血钳旋紧

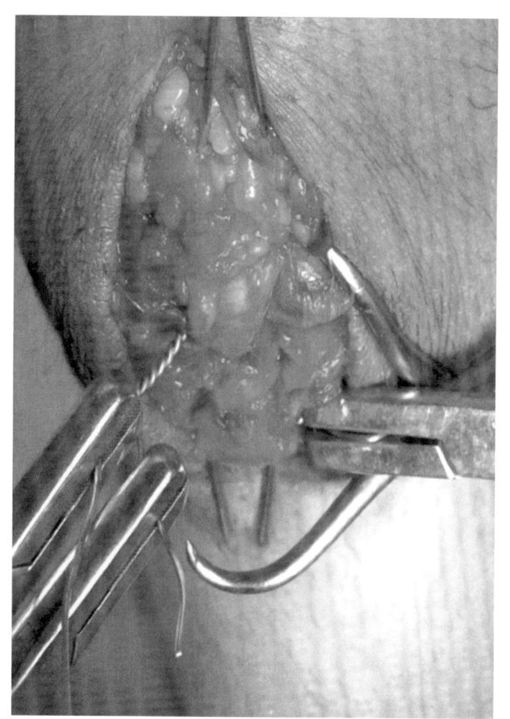

图 34.14　最后用线钳做最后的张力带旋紧固定，注意先拉后旋紧

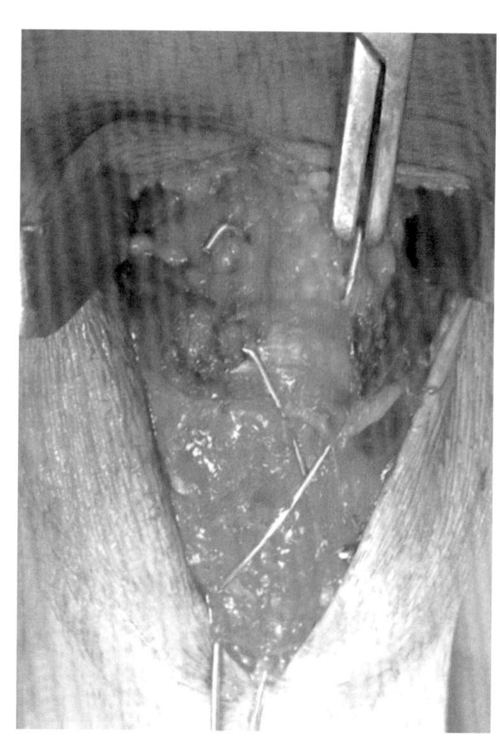

图 34.15　用折弯器将克氏针近髌骨上极处折弯

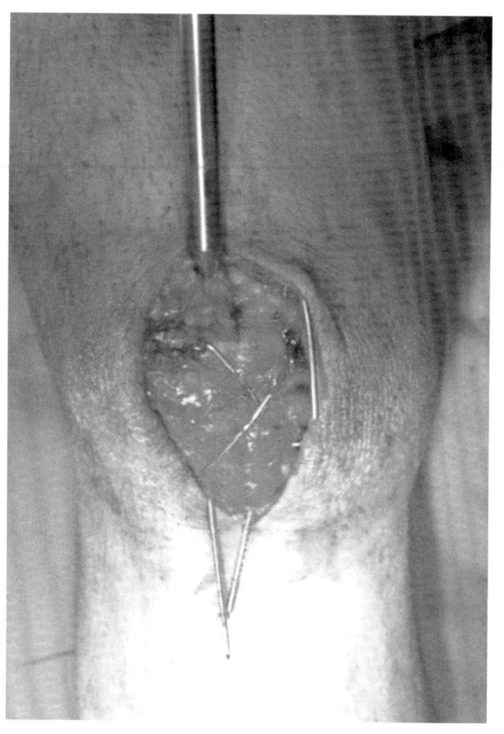

图 34.16　钢丝折弯后经肌间隙埋入股四头肌腱，这样可防止其退出

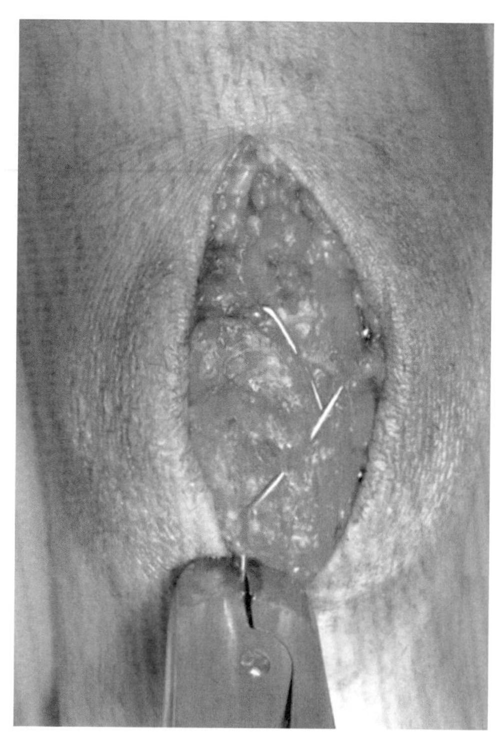

图 34.17　在近髌骨下极处剪断钢丝

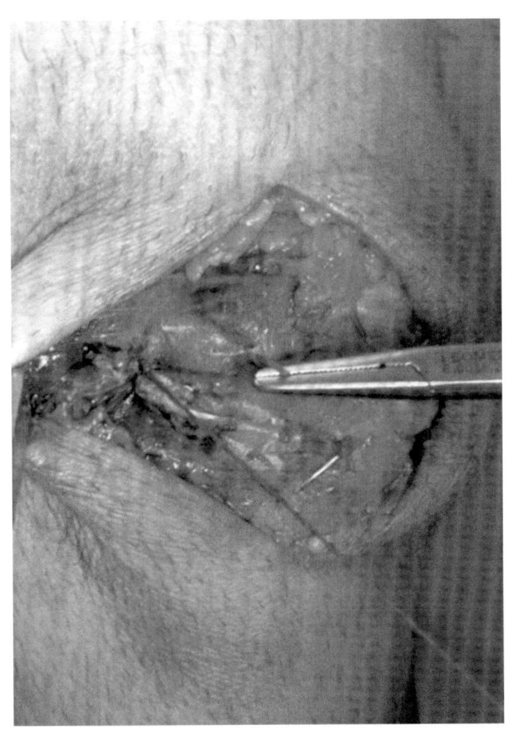

图 34.18　在髌骨两侧用不可吸收缝线缝合撕裂的支持带

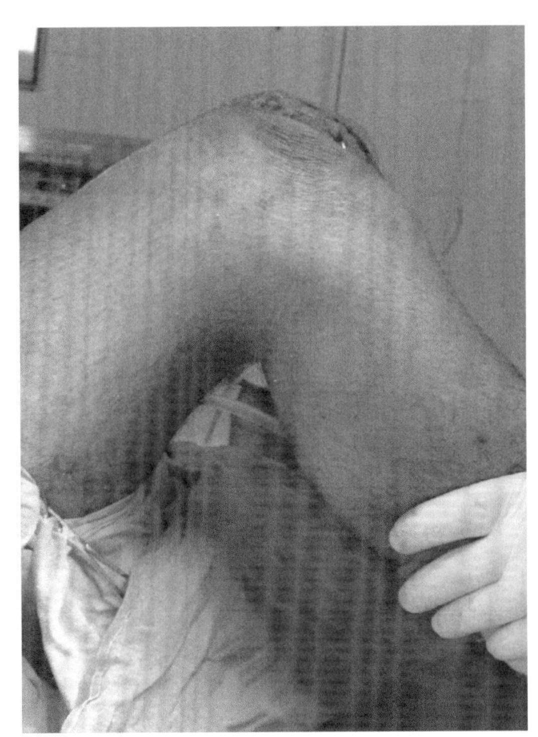

图 34.19　屈膝 90°，评估内固定的稳定性

骨上极放置（图 34.15）。克氏针末端用折弯器折弯后尽量贴近髌骨表面。钢丝末端旋转后经股肌间隙埋入股四头肌腱（图 34.16）。后期缝合肌间隙，可防止克氏针退出。克氏针远端在近髌骨处切断（图 34.17）。用不可吸收线缝合撕裂的支持带（图 34.18）。屈膝 90°，以评估内固定的稳定性（图 34.19）。

最后，松开止血带，进一步止血。用生理盐水冲洗伤口，可放置引流。采用 20 号薇乔缝线连续缝合髌前囊。皮下层可采用反向方式缝合，并用尼龙 / 聚丙烯 / 金属短钉闭合伤口。伤口包扎于膝盖水平以上，并在膝关节伸展位支具固定。

术后管理

术后治疗主要取决于手术固定的效果。在非粉碎性骨折中，若固定效果良好，主动的屈膝可在患者接受的范围内在术后第一天进行。若术中置入了伤口引流，可在术后 24~48 小时去除。患者出院后随访并定期拆线。患者出院后可在拐杖或者助步器等的帮助下，进行循序渐进的负重训练。另外，应定期进行术后影像学检查，以明确骨折愈合情况以及骨折块稳定性。术后 6 周左右，待影像学显示骨折明显愈合的情况下，方可完全负重。

若患者为粉碎性骨折，或者内固定稳定性不甚理想的情况下，膝关节应延迟活动，并以支具固定制动 4~6 周，然后再开始循序渐进的活动。应尽可能在术后 4 周左右达到患者 90° 左右的关节活动度。

改良式张力带螺钉固定法

除了克氏针，空心螺钉也可作为髌骨骨折的内固定物，其固定的步骤与克氏针张力带固定一致。这种手术方式在骨质疏松以及病理性的髌骨骨折中比较实用。

并发症

早期并发症包括感染以及内固定松动。感染是并发症中较严重的，需要早期第一时间处理。对术后感染要有足够的警惕，因为感染可导致化脓性关节炎。若发生感染，则需要对膝关节进行切开引流、灌洗。植入物可保留至骨折愈合。静脉抗生素用药可在第一次清创后开始，后期可根据细菌培养结果进行调整。

内固定松动是最常见的并发症，常因固定不充分引起。也可因患者依从性不佳或者过度的物理治疗引起。若固定不充分，可通过翻修术作为补救措施。

股四头肌弱化可导致膝前侧疼痛以及肌肉紧绷。应尽可能通过膝关节屈肌伸展和加强来强化股四头肌。

晚期并发症包括骨不连、内固定失败、畸形愈合、内植物突出以及关节炎。如果克氏针没有妥善的包埋于股四头肌中，可致内植物突出，从而导致早期克氏针去除。在文献中，内植物去除的几率为10%~60%，尤其是植入有张力带的患者。如果内植物去除不可避免，可待骨折愈合稳定后进行去除。复位不充分可导致关节不稳，髌－股关节异常，膝关节受力增加，从而进一步导致创伤性关节炎。

术后效果

无移位、轻微移位而且伸膝装置完整的髌骨骨折采用保守治疗，也可达到较理想的效果。Bostrom 等在一项研究中，随访了 282 例采用保守方法治疗的髌骨骨折患者，优良率达到了 99%。髌骨骨折切开复位内固定法也可达到良好的疗效。接受张力带固定法的髌骨骨折患者恢复了完全的关节活动度。然而，在粉碎性髌骨骨折的患者中，有个别例患者永久失去了屈伸功能。解剖复位以及坚强的内固定对于达到良好的效果至关重要，而且对于早期恢复关节活动度、膝关节活动功能以及股四头肌强度也有帮助。

典型病例

30 岁男性，摩托车意外导致右髌骨骨折（图 34.20A 和 B），术中可见骨折粉碎程度。以改良式张力带螺钉固定法固定。术后可见骨折愈合良好，关节活动度及功能恢复良好（图 34.21A 和 B）。

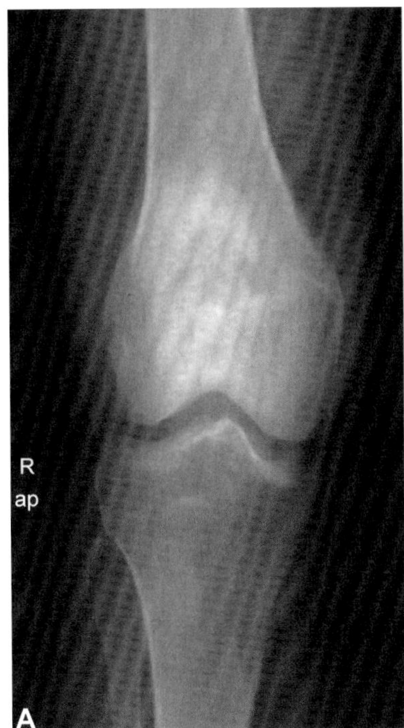

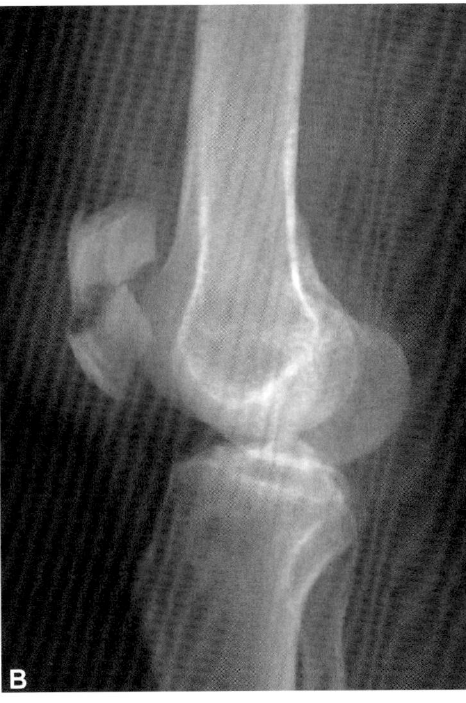

图 34.20A 和 B 骨折粉碎程度在术前平片中有时并不能充分体现

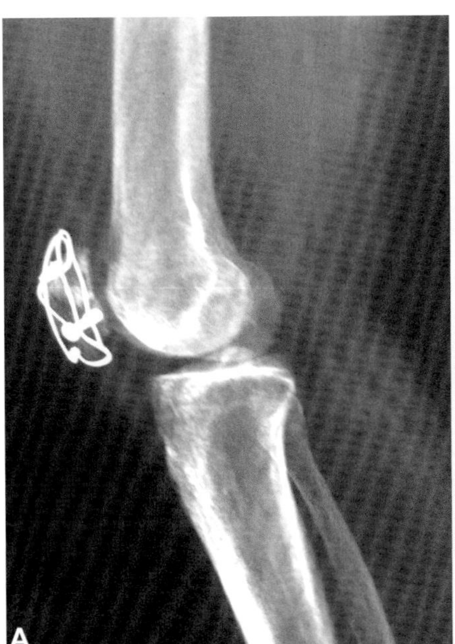

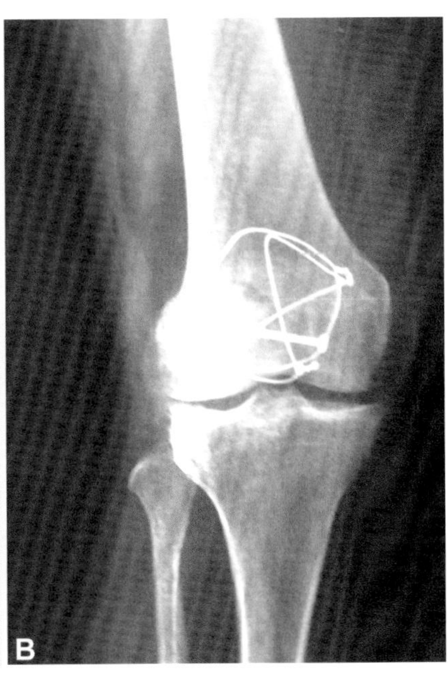

图 34.21 A 和 B 以松质骨螺钉以及 18 号钢缆固定粉碎性髌骨骨折，术后可见骨折愈合可，关节活动度良好

参考文献

1. Bostrom A. Fracture of the patella: a study of 422 patellar fractures. Acta Orthop Scand; 1972. pp. 143–80.
2. Ashby ME, Schields CL, Kariny JR. Diagnosis of osteochondral fractures in acute traumatic patellar dislocations using air arthrography. J Trauma. 1975;15:1032–3.
3. Pritchett JW. Nonoperative treatment of widely displaced patella fractures. American J Knee Surg. 1997;10:145–7.
4. Scot JC. Fracture of patella. J Bone Joint Surg Br. 1949;31–B:76–81.

5. Levack B, Flannagan JP, Hobbs S. Results of Surgical management of patellar fractures. J Bone Joint Surg Br. 1985;67-B:416-9.
6. Carpenter JE, Kasman R, Mathews LS. Fractures of patella. Instr Course Lect. 1994;43:97-108.
7. Benjamin J, Bried J, Dohm M, et al. Biomechanical evalution of various forms of fixation of transverse patellar fractures. J Orthop Trauma. 1987;1:219-22.
8. Lennox IA, Cobb AG, Knowles J, Bentley G. Knee function after Patellectomy: a 12 - 48 years follow-up. J Bone Joint Surg Am. 1994;76:485-7.
9. Smith ST, Cramer KE, Karges DE, et al. Early complications in the operative treatment of patella fractures. J Orthop Trauma. 1997;11:183-7.
10. Schemitsch EH, Weinberg J, Mckee MD, et al. Functional Outcome of patella fractures following open reduction and internal fixation. J Orthop Trauma; 1999. pp. 13-279.
11. Hung LK, Chan KM, Chow YN, Leung PC. Fractured Patella: operative treatment using the tension band principle. Injury. 1985;16:343-7.

翻译：翁蔚宗　审校：陈晓

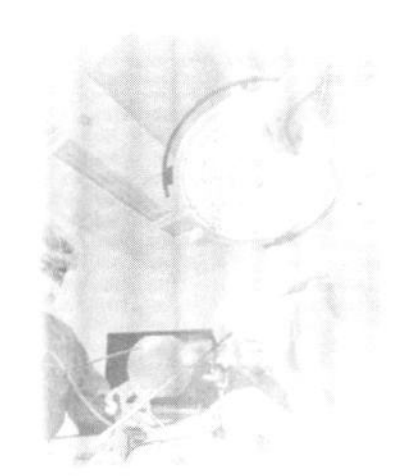

35 成人胫骨髁间嵴骨折

Sharad Prabhakar, Manish Kothari

引言

胫骨髁间嵴骨折于 1875 年被首次报道。胫骨嵴撕脱曾被认为是儿童特有，等同于成人前交叉韧带（ACL）损伤。但近来发现成人患者也越来越多。据报道，4%~10% 的 ACL 损伤中伴发胫骨髁间棘骨折。损伤机制通常是摩托车车祸事故直接伤及膝关节，自行车跌倒时膝关节过伸旋转或滑雪事故中屈曲旋转外力导致。

分型

此类骨折采用改良 Meyers 和 McKeever 分类法：

（1） I 型无移位。

（2） II 型骨折块的前缘移位翘起，后方骨皮质尚连续，呈鸟嘴样。

（3） III 型完全移位，骨折块游离：

- IIIA 型只涉及 ACL 止点；
- IIIB 型涉及整个胫骨髁间隆凸。

（4） IV 型胫骨髁间隆凸粉碎性骨折（Zaricznyj 于 1977 年添加此型）。

影像

通常可见股骨髁间切迹处存在小骨片影，而临近的胫骨髁间隆凸骨皮质不规则（图 35.1A 和 B）。核磁共振（MR）可明确骨折块是否来源于胫骨，并评估 ACL 是否完整（图 35.2）。

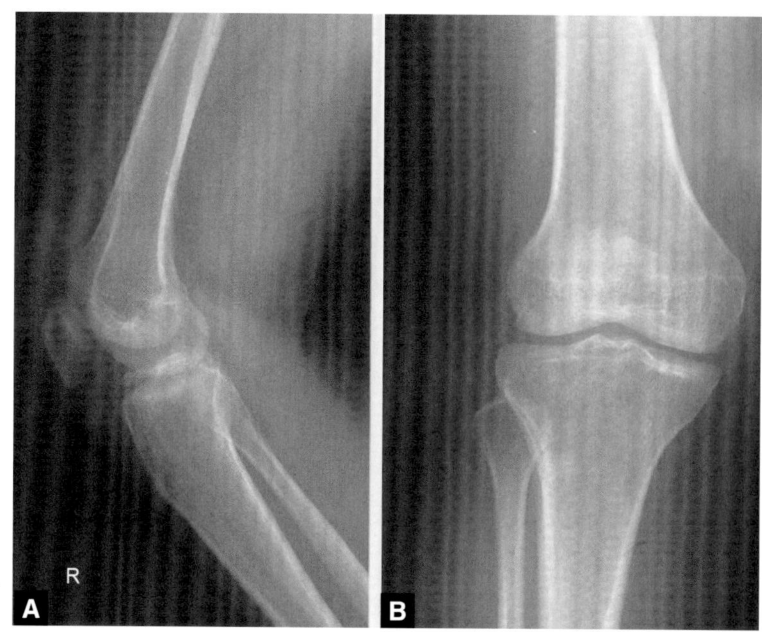

图 35.1A 和 B　ACL 撕脱患者的膝关节侧位和正位片

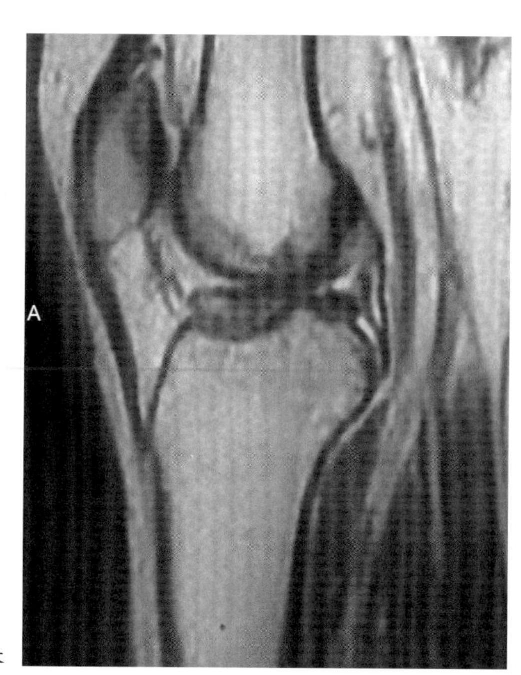

图 35.2　上图同一名患者的 MRI，显示了 ACL 附着处的撕脱骨块

合并伤

半月板撕裂是胫骨髁间嵴骨折最常见的合并伤。除半月板外，还可能合并有骨、软骨或韧带损伤。

治疗

Ⅰ型

可行非手术保守治疗。长腿管型石膏或支具保持膝关节伸直位固定 4 周。

然后更换为可屈伸活动的支具，逐渐开始膝关节屈曲和肌肉收缩锻炼，经过 6~8 周后恢复至正常活动。

II、III 和 IV 型骨折

常规行内固定手术治疗。手术可在关节镜下或小切口操作。手术医生要根据自身情况选择手术方式，不必一味追求微创，良好的小切口内固定手术的功能恢复要优于拙劣的关节镜手术！内固定方式有多种。螺钉或 U 型钉可用于移位不明显的较大撕脱骨块。如果骨块粉碎或移位，则缝合更佳。

患者体位

患者取仰卧位，大腿外侧安放挡板、下方垫沙袋，以保持膝关节屈曲。

手术方法

先行关节镜检查。使用标准的前内侧和前外侧切口，辨别撕脱的骨块（图 35.3）。进一步系统检查膝关节，排除可能合并的软骨或半月板损伤。利用刨削头清除碎块和软组织，显露撕脱骨块的胫骨附着处骨床（图 35.4）。注意不要

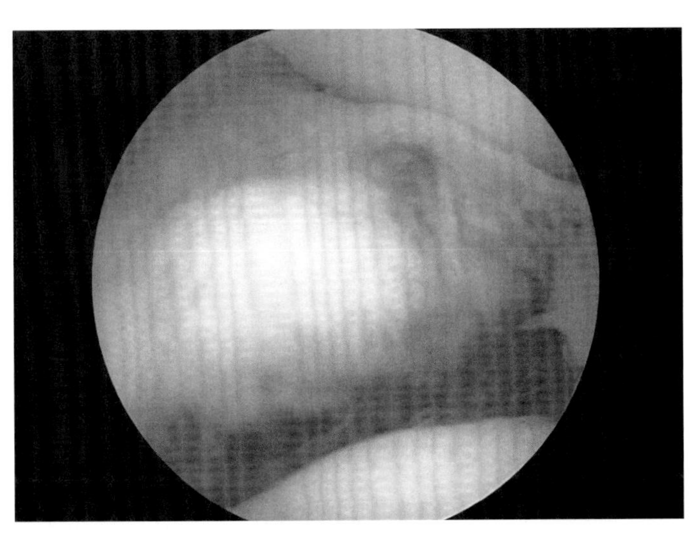

图 35.3　附着 ACL 的胫骨撕脱骨块

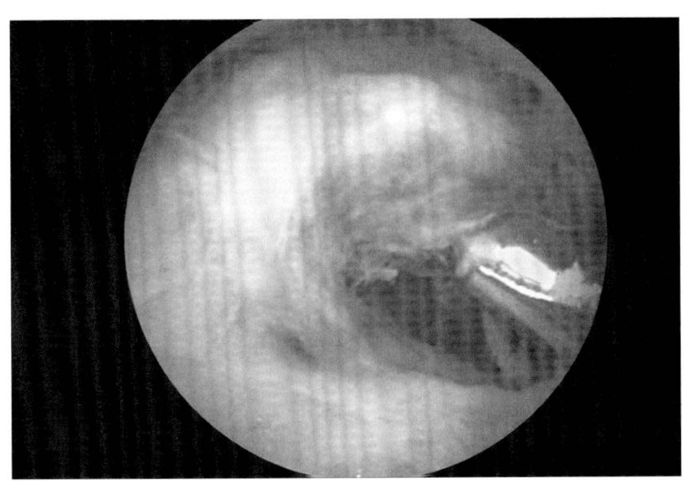

图 35.4　刨削头清理撕脱骨块的基底部

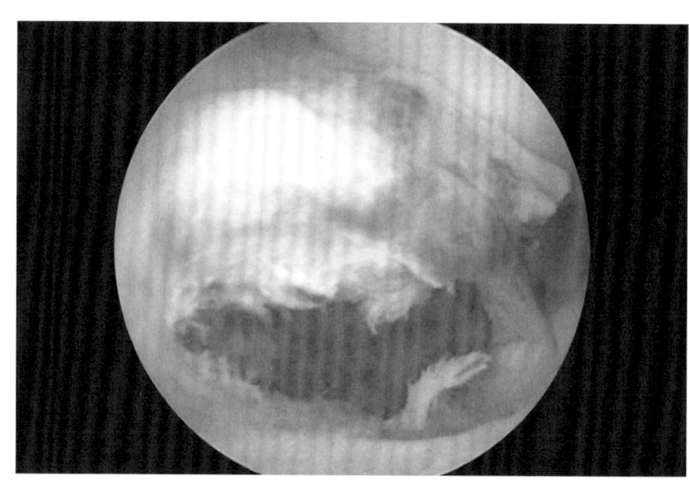

图 35.5　清理撕脱骨块基底部时保护半月板间韧带

伤及前方的半月板间韧带（图 35.5）。外侧半月板前角通常会卡在骨折处，妨碍复位，为避免损伤可以用探针挑开。

螺钉固定技术

利用 ACL 定位器的前钩复位撕脱骨块（图 35.6A 和 B），使用 2.0mm 克氏针临时固定（图 35.7）。克氏针需要从紧邻髌骨内侧的上方穿入关节腔。从前外侧切口伸入 30° 关节镜头，直视下打入克氏针（图 35.8）。注意不要磨损股骨内髁。紧邻克氏针钻入一根 1.25mm 导针，穿过骨折块。导针无需穿过后方骨皮质。测量导针深度后，用 2.7mm 空心钻沿导针扩孔，保留远端 5mm 骨质以避免导针随空心钻拔出。使用空心螺丝刀，沿导针拧入带垫片的 4.0mm 空心螺钉。拧入螺钉时需要用血管钳扩开切口软组织，以便于垫片穿过。拧紧螺钉后（图 35.9），屈伸膝关节以检查有无撞击，并评估 ACL 的稳定性（图 35.10）。如果骨块够大，可以打入 2 根 1.25mm 导针、拧入 2 枚 4.0mm 空心螺钉。术中还需要 C 臂机辅助查看螺钉位置。

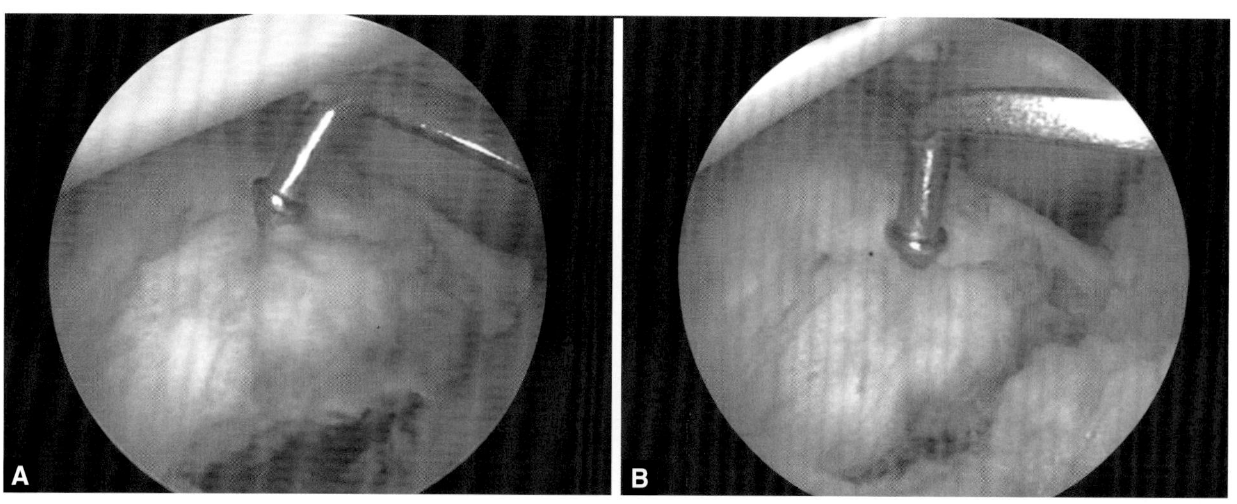

图 35.6A 和 B　用 ACL 定位器的前钩复位撕脱骨块

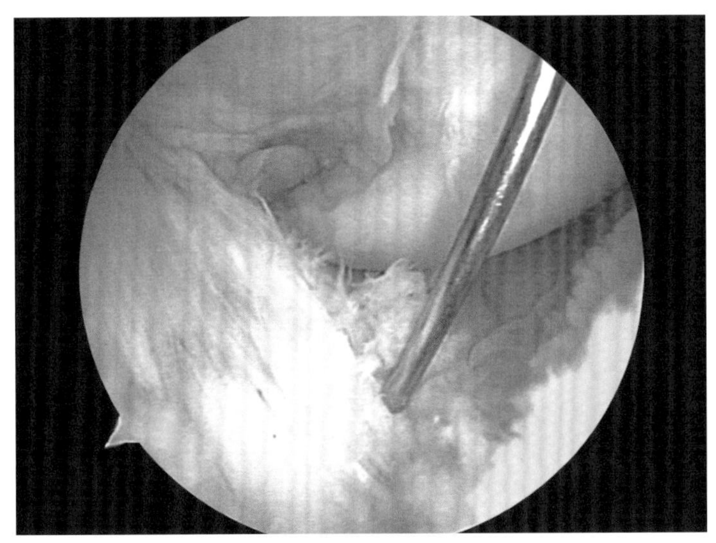

图 35.7　克氏针固定撕脱骨块

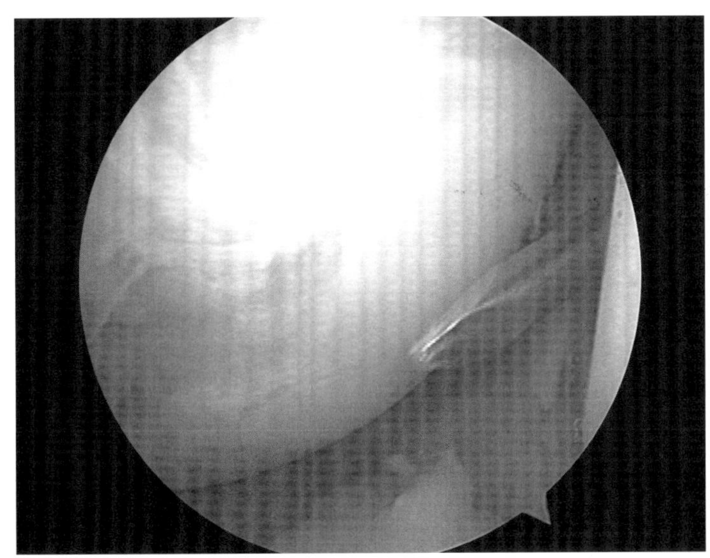

图 35.8　直视下钻入克氏针，注意避免磨损股骨内髁

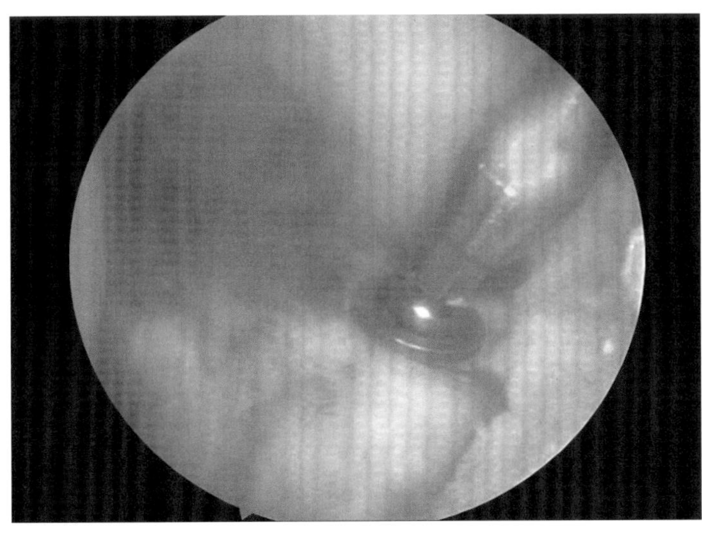

图 35.9　沿导针拧入带垫片的空心螺钉

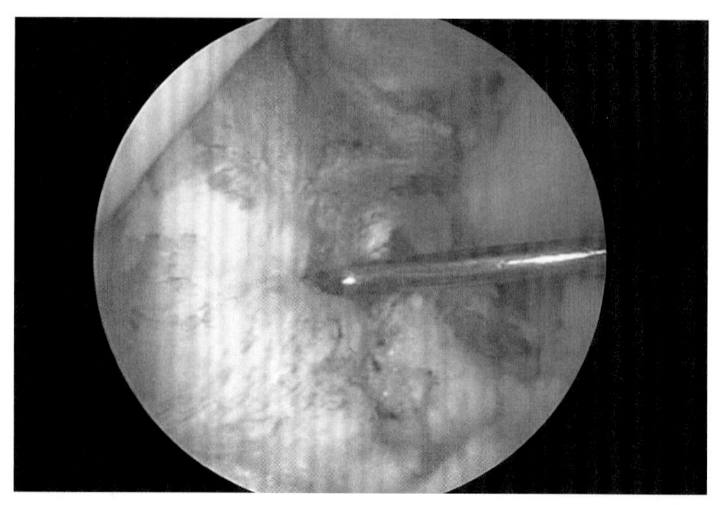

图 35.10　评估固定后韧带的松紧度

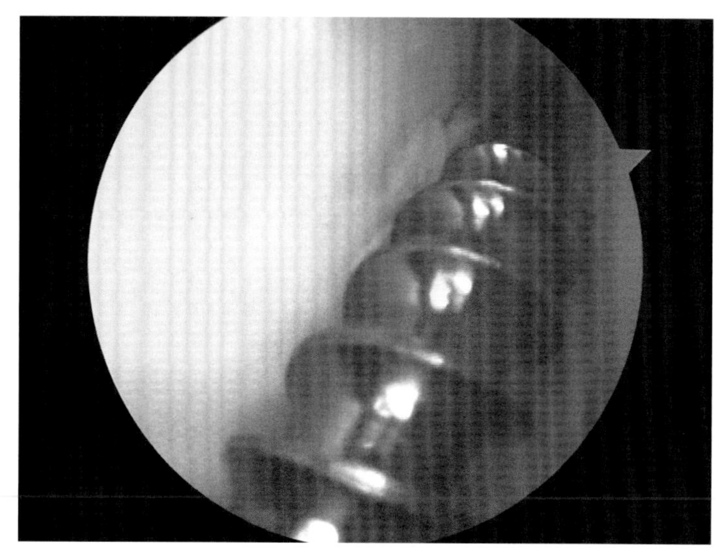

图 35.11　在小而紧的膝关节中螺钉容易磨损股骨内髁

要点及注意事项

• 对于体格较小的患者来说，使用 4.0mm 空心螺钉可能会磨损股骨内髁（图 35.11）。此时，可以采用小切口手术或缝线固定技术。

• 术中要仔细检查螺钉长度和垫片位置。垫片位置不佳会抬高螺钉尾部，导致撞击（图 35.12）。如果要取出螺钉，要先用抓钳单独抓住垫片，以避免垫片松脱成为游离体。拔出导针后再从前内侧切口取出垫片。

• 螺钉位置如果过于靠后，可能会使骨块前方抬高，导致撞击（图 35.13）

• 撕脱骨块一般较小，通常只有一次打钉机会，反复钻孔会导致骨块粉碎。

缝合固定方法

缝合固定可以通过常规的前内侧和前外侧切口进行。如有必要还可以增加一个中间的经髌韧带切口。

从附加切口插入 1 把 90° 缝合套索，头端在尽可能靠近骨块的位置横向穿

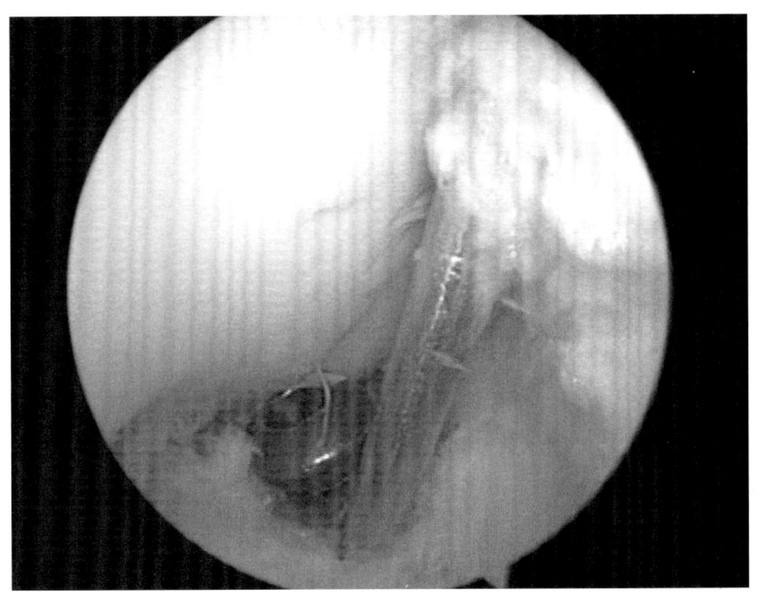

图 35.12　螺钉导致伸膝撞击

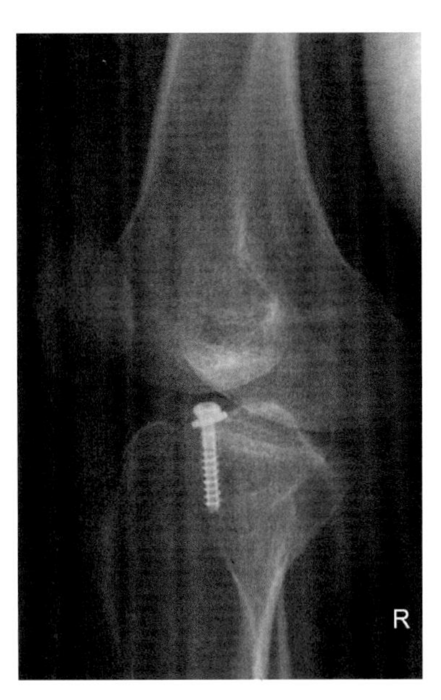

图 35.13　螺钉位置过于靠后导致骨块前缘抬起，可能引起撞击

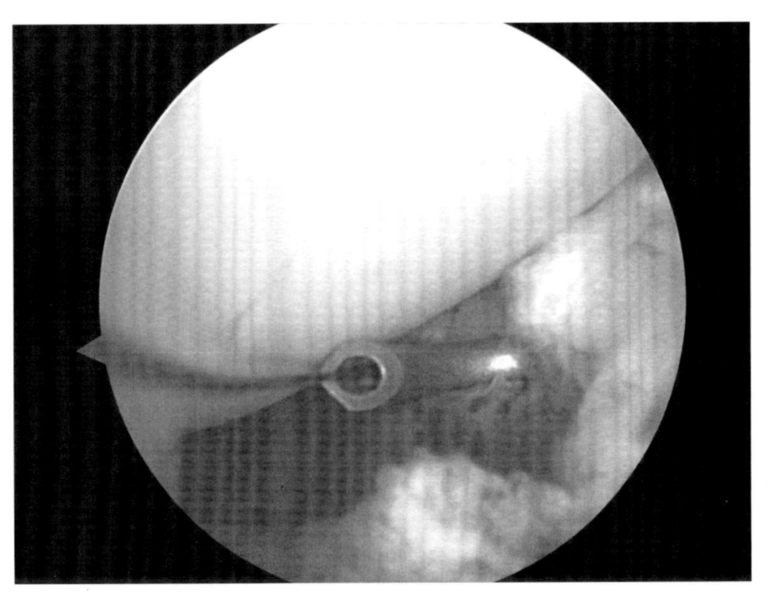

图 35.14　使用缝合套索

过 ACL 纤维（图 35.14）。抓钳抓住线圈，拉出前内侧切口。线圈内穿过 1 根 5 号爱惜邦缝线并系紧，退出缝合套索并回拉线圈尾线，将爱惜邦缝线的一端引导穿过 ACL 纤维，另一端留在前内侧切口外。这一过程可能需要反复尝试多次。

在胫骨近端的内侧做一个长约 3cm 的纵行切口。利用 ACL 胫骨定位器，直视下在骨折处骨床的内外侧平行钻入 2 枚 2.4mm 导针（图 35.15A 和 B）。用钻头沿导针扩大骨隧道。2 个骨隧道之间需要至少保留 5mm 的距离。

每条骨隧道各穿入 1 根线圈。用抓钳将爱惜邦缝线的两端分别穿过 2 根线圈，回抽线圈，使爱惜邦缝线向下穿出胫骨的骨隧道。如果没有线圈，可以取一根反向 Beath 针，头孔内穿入爱惜邦线形成线环，用于将关节腔内的缝线拉出骨隧道。

关节镜下移除卡压在骨折线的软组织，同时牵拉穿出骨隧道的爱惜邦缝线

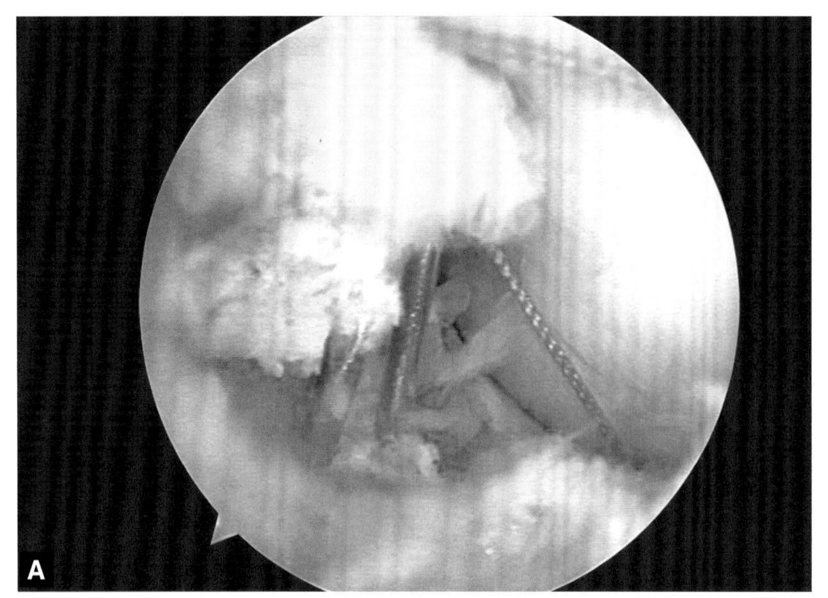
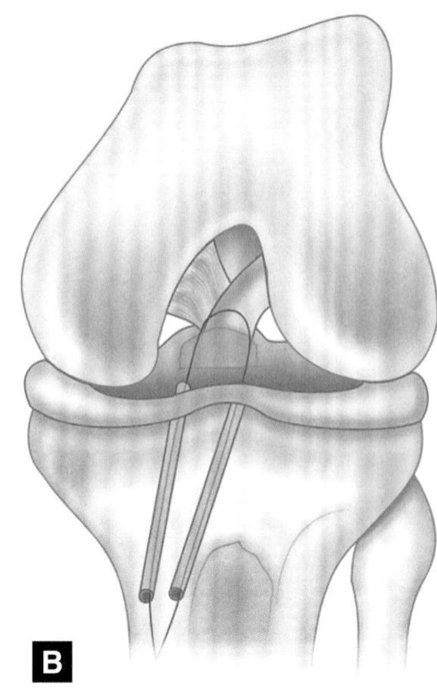

图 35.15A 和 B （A）定位胫骨骨隧道的 2 根平行导针；（B）说明缝合技术的原则

两端，使骨折块复位。在最终固定前，要先处理关节内的合并伤，此时需要助手牵拉缝线维持骨折块位置。处理完毕后，助手做反向 Lachman 试验并维持好位置，术者牵拉爱惜邦缝线两端并跨过隧道间的骨桥打结。缝线尾端收紧后，也可以向后方打入 1 枚螺钉固定。如果无法解剖复位，一些医生还建议切除骨块前部，以避免伸膝时发生撞击。

微创技术

本技术通常用于关节镜下固定失败或骨折块移位翻转不便复位等情况。手术利用髌旁内侧入路（图 35.16A 和 B）。牵开髌下脂肪垫，显露撕脱的 ACL 止点骨折块，可以利用缝线或螺钉固定。

提示：使用头灯等独立光源有助于看清楚关节腔（图 35.17）。

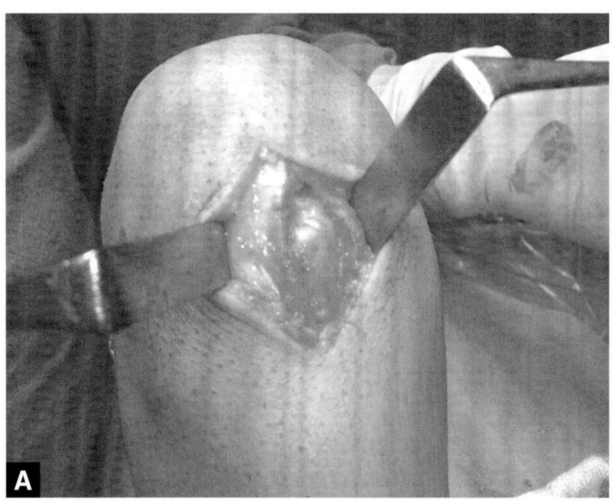
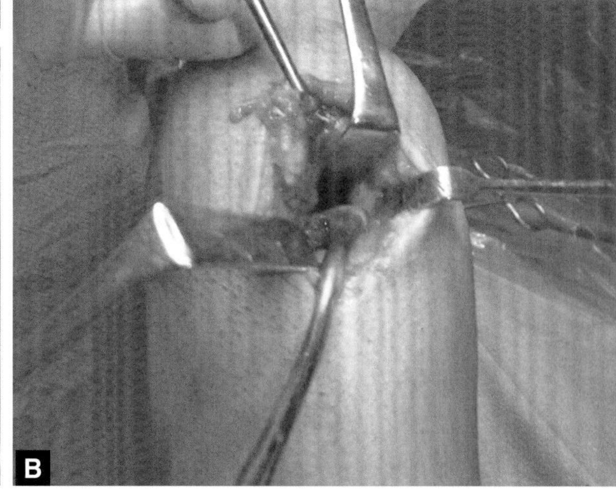

图 35.16A 和 B （A）微创技术的髌旁内侧入路；（B）牵开髌下脂肪垫

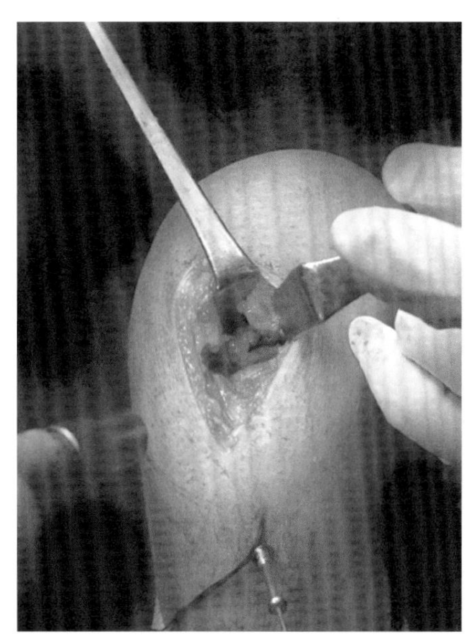

图 35.17　使用光源看清关节腔

术后处理

术后第 1 周患膝伸直位支具固定。可以带支具完全负重，行主动直腿抬高、股四头肌等长收缩等锻炼肌力。之后，开始被动屈伸膝关节，争取术后 3 周内达到 90°，术后 6~8 周内恢复到正常范围。术后 6 周内带支具行等长收缩锻炼股四头肌、后方、内外侧肌肉。8 周后可以取下支具，但要到 3 个月之后才能开始负重伸膝。术后 6 周允许恢复体育活动。

并发症

关节镜下固定的并发症少见。时有关节僵硬的报道，与康复锻炼较晚有关。可以在麻醉下，行手法松解和（或）关节镜关节腔松解。术后还可能出现膝关节无法完全伸直，关节镜下切除突起的骨块可以获得满意的治疗。罕见需要重建 ACL 的翻修手术。

预后

据报道，关节镜下复位内固定治疗效果令人满意。Tegner 和 Lysholm 膝关节评分普遍良好。多数患者能够恢复到受伤前的运动状态。年轻患者预后较好。客观上可以观察到膝关节前后方向的松弛，但主观满意度仍然较高。不同手术操作或固定方式之间的预后没有明显差异。但据报道，螺钉固定的再手术率较高，可能与内固定螺钉松动、断裂等问题有关。Hunter 等报道螺钉固定的再手术率为 44%，相比之下缝合固定技术仅为 13%。早期康复锻炼非常重要。前面介绍的术后处理在细节上可能存在一些争议，但只要开始早期康复锻炼，不管方式如何，预后一般都较好。

典型病例

这是一名右膝关节车祸外伤的 32 岁男性患者。临床表现为膝关节肿胀，处于膝关节屈曲 10° 的强迫体位。拍片显示 ACL 撕脱（图 35.18A 和 B）。CT 扫描进一步明确了损伤和骨折类型（图 35.19）。这名患者接受了关节镜下固定 ACL 止点撕脱骨折块的手术（图 35.20A 和 B）。术后，佩戴膝关节可活动支具 8 周。患者恢复了正常的屈伸功能，术后 1 年随访时没有主观和客观不稳的表现。

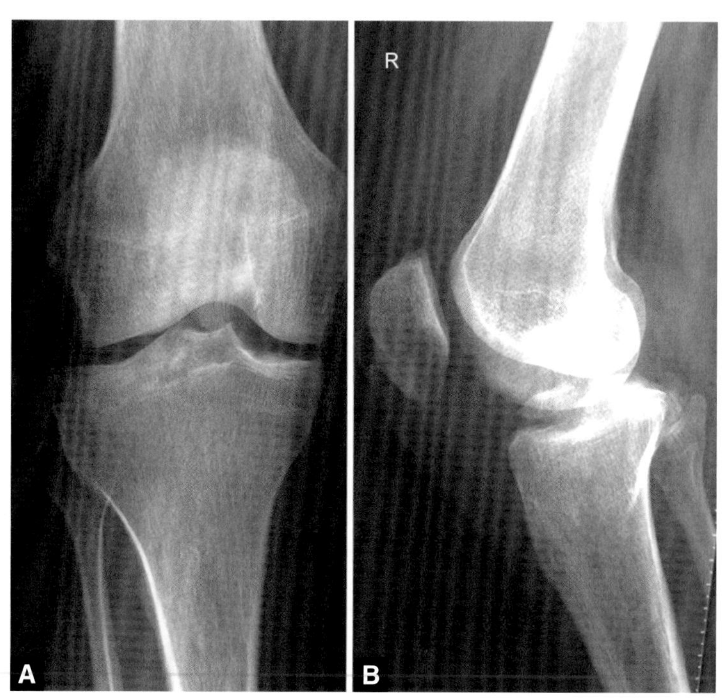

图 35.18A 和 B　一名 32 岁男性患者的膝关节正、侧位片，显示 ACL 撕脱

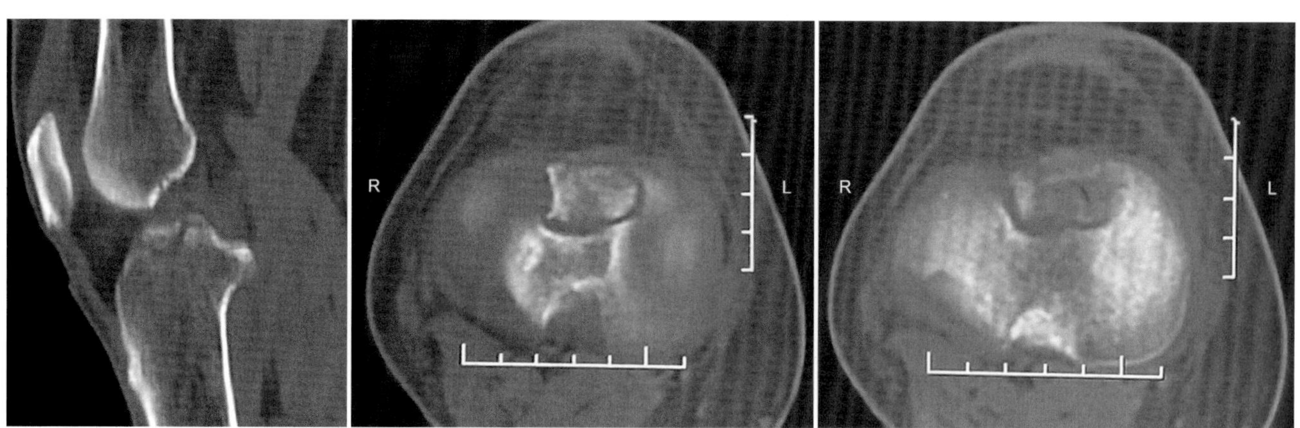

图 35.19　该患者的 CT 扫描进一步明确 ACL 撕脱

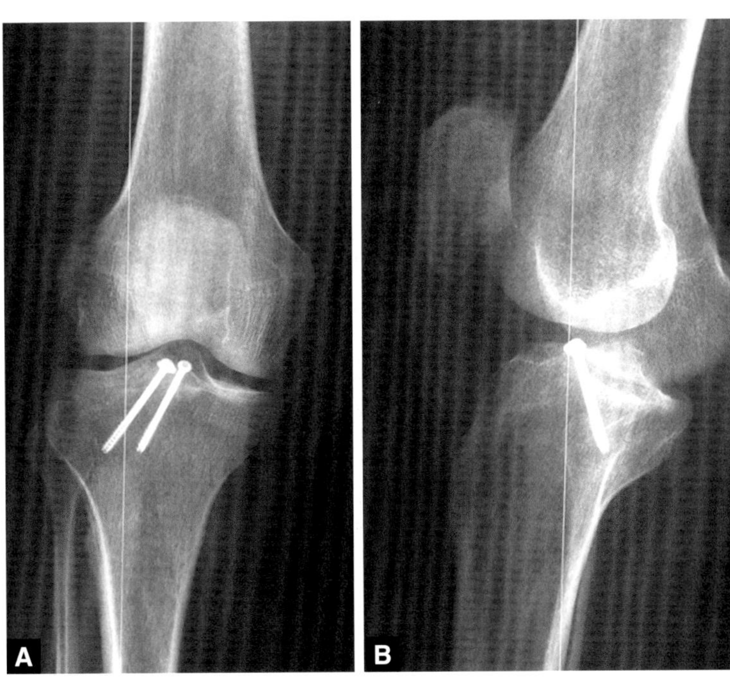

图 35.20A 和 B　ACL 撕脱行关节镜下固定术后拍片

参考文献

1. Huang TW, Hsu KY, Cheng CY, Chen LH, Wang CJ, Chan YS, et al. Arthroscopic suture fixation of tibial eminence avulsion fractures. Arthroscopy. 2008;24（11）:1232–8. Epub 2008 Aug 30.
2. James H Lubowitz, Wylie S Elson, Dan Guttmann. Arthroscopy: The Journal of Arthroscopic and Related Surgery. 2005;21（1）:86–92.
3. May JH, Levy BA, Guse D, Shah J, Stuart MJ, Dahm DL. ACL tibial spine avulsion: mid-term outcomes and rehabilitation. Orthopedics. 2011;34（2）:89. doi: 10.3928/01477447-20101221-10.
4. Miller, Cole. Textbook of Arthroscopy,1st edn; Chapter 74–Arthroscopically Assisted Fracture Repair for Intra-articular Knee Fracture; Tibial Spine Fracture.
5. Robert Hunter, John A Willis. Arthroscopic Fixation of Avulsion Fractures of the Tibial Eminence: Technique and Outcome. Arthroscopy: The Journal of Arthroscopic and Related Surgery. 2004;20（2）:113–21.
6. Su WR, Wang PH, Wang HN, Lin CJ. A simple, modified arthroscopic suture fixation of avulsion fracture of the tibial intercondylar eminence in children. J Pediatr Orthop B. 2011;20（1）:17–21.
7. Tsan-Wen Huang, et al. Arthroscopic Suture Fixation of Tibial Eminence Avulsion Fractures. Arthroscopy: The Journal of Arthroscopic and Related Surgery. 2008;24（11）:1232–8.
8. Zhao J, Huangfu X. Arthroscopic treatment of nonunited anterior cruciate ligament tibial avulsion fracture with figure-of-8 suture fixation technique. Arthroscopy. 2007;23(4):405–10.

翻译：李全　审校：陈晓

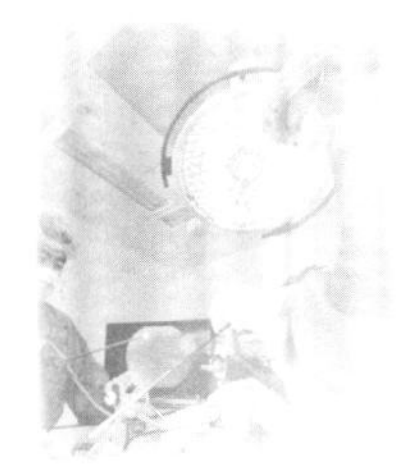

36 胫骨平台骨折

Ritabh Kumar, Pushkar Chawla

引言

胫骨平台骨折的治疗仍在不断发展。通过 CT 扫描与磁共振成像，将对它的认识从二维上升到三维。胫骨平台之上有股骨髁，它如同碟和圆顶一般旋转。他们在膝关节上传递重量，甚至在膝关节发生屈曲时。暴力发生时膝关节在冠状面的屈曲程度及角度决定了骨折类型。暴力的冲击力度及患者的骨折质量决定了胫骨髁骨折的严重程度。

高能量骨折在年轻人中较为常见，而低能量骨折多发生于 60~70 岁人群。由于骨骼软化（骨质疏松），关节内塌陷的发生几率增加。

在撞击时，胫骨内侧髁凹面在大面积上吸收了冲击力，从而导致内侧髁纵向劈裂。另一方面，外侧髁凸面在吸收冲击力上为相对点接触，导致关节内塌陷（图 36.1）。

研究

X 线片对于急诊诊断骨折很有帮助。然而，关节内的病理解剖用 CT 来划定更合适。冠状面上粉碎性骨折中关节内损伤、塌陷以及骨折解剖的程度在 CT

胫骨内侧髁凹面——大面积上吸收了冲击力

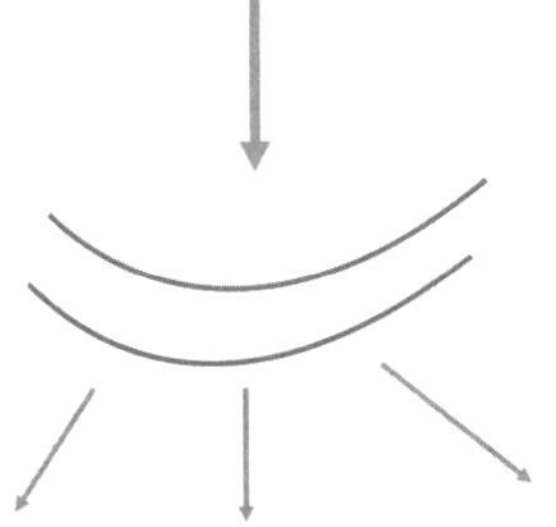

胫骨外侧髁凸面——相对点接触

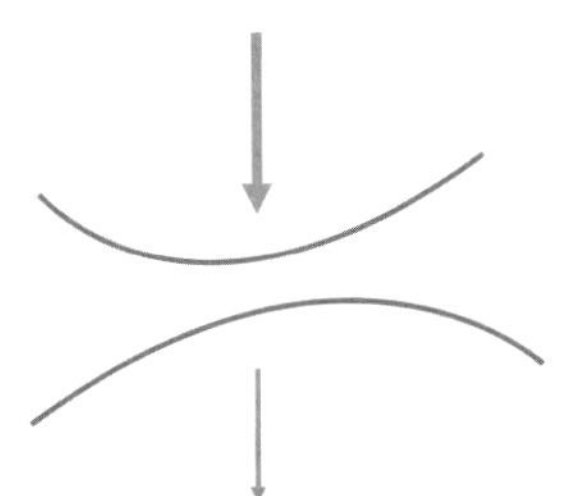

图 36.1　力学分布情况

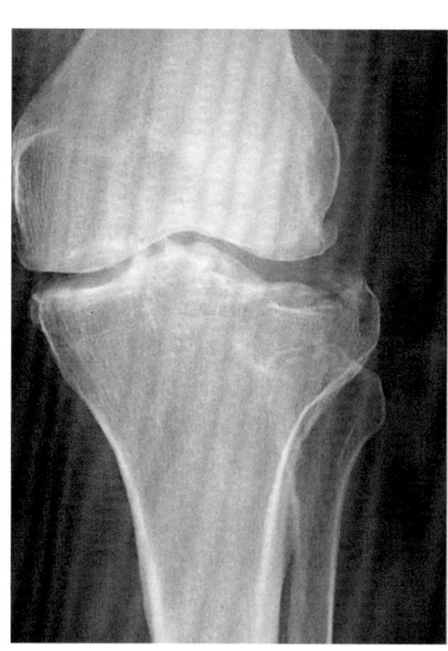
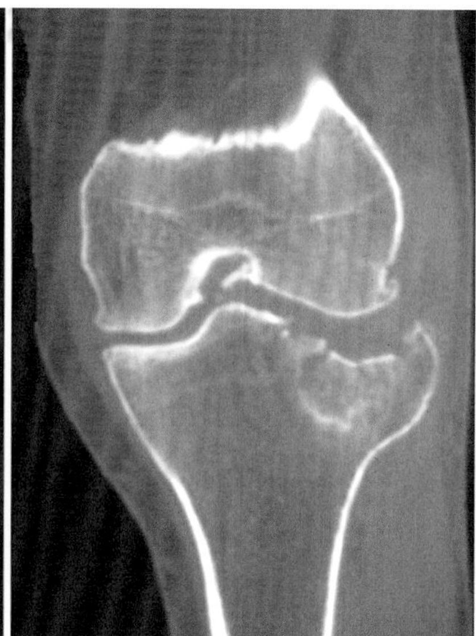
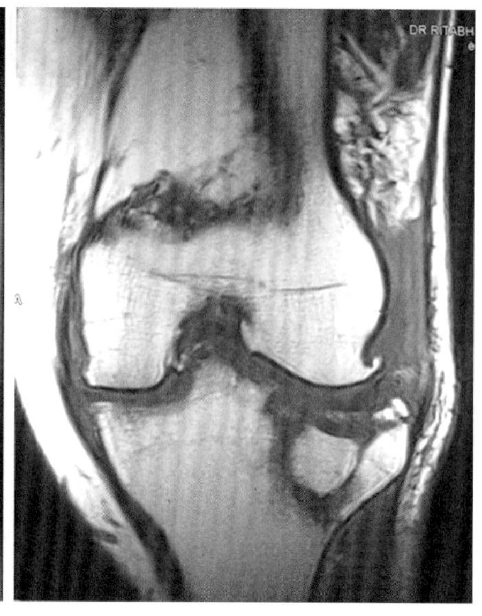

图 36.2　X 线片，CT，MRI 资料

扫描上更为形象。如果怀疑有半月板和韧带损伤，可以用 MRI 进行评价（图 36.2）。

分型

最常见和最广泛使用的胫骨平台骨折初步分类法为 Schatzker 分类法。前三种类型（I，II 和 III）由相对低能量创伤导致，后三种类型（IV，V 和 VI）则是高能量损伤所致。前三种类型合并关节内软骨损伤，更高的类别不仅涉及软骨，还存在髁的粉碎。IV 型骨折合并关节内软组织损伤的风险最高。

基于外侧髁塌陷的位置，III 型可进一步分为两类：

IIIA 外周或侧面塌陷（涵盖半月板）；

IIIB 中央塌陷。

CT 扫描显著提高了我们对于关节内塌陷以及冠状面骨折的认识。基于 CT 扫描，最近提出了三柱的概念。

三柱分型

罗从风等 2010 年以高能量骨折（Schatzker V 型和 VI 型）的术前 CT 扫描为依据，描述了三柱分型。在横向或轴向视图，胫骨平台分为三个区域，定义为外侧柱、内侧柱和后柱（图 36.3A 和 B）。

这三柱在轴向切面被三条任意线所分隔。一种独立的关节塌陷伴柱皮质破坏定义为相关柱骨折。而像 SchatzkerIII 型一样的单纯关节塌陷骨折，定义为 0 柱骨折。尽管是为了用于高能量骨折分类，该分型同样可以推演到低能量损伤。这种分类不单单是为了进行骨折分型，它还能帮助选择手术处理方式。

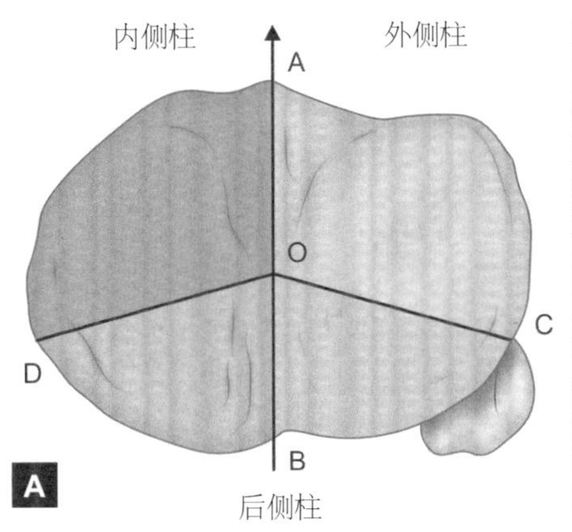

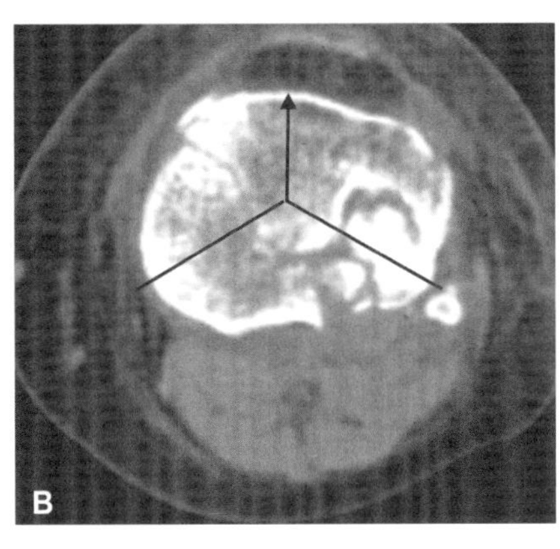

图 36.3A 和 B （A）三柱分型，改编自 Lou CF et al. in Journal Orthop Trauma 2010: 24（11）: 683–92;（B）CT 轴向切面显示胫骨平台三柱骨折

畸形

短缩、成角、剪切破裂面，关节内嵌塞或塌陷，粉碎或干骺端分离，都是这些骨折相关的畸形。

治疗

手术干预的指征

由 AO 组织制定的关节内骨折的时效性以及治疗原则仍然未变：

1. 关节面直接解剖复位；
2. 稳定的内固定；
3. 软组织保护；
4. 早期无痛。

胫骨平台的表面较宽大，两侧覆盖半月板。关节面小于 2mm 的台阶一般保守处理。然而，更大程度的关节台阶、软骨破碎以及关节内破坏，则应当手术处理。

手术时机

胫骨近端皮下骨组织软组织覆盖较薄。这一外壳的完整性影响着首次进行干预的时机。认识到即将面临的软组织损伤很重要。在低能量损伤（Schatzker I, II 或 III 型）中，血流动力学稳定的患者的处理越早越好。另一方面，高能量骨折的确定性固定应当予以延迟直至水肿消退，以减少伤口并发症的发生率。使用后侧厚板对骨折肢体予以夹板固定通常就足够了。临时的跨关节外固定或是较低的胫骨骨牵引，可作为合适的替代，尤其是在一些开放性损伤时，应根据单个病例特点合理采用。软组织恢复的最佳表现包括皮肤起皱、可捏起，以及骨折水泡再上皮化。一旦出现这些迹象，则可采取明确的外科手术方式。

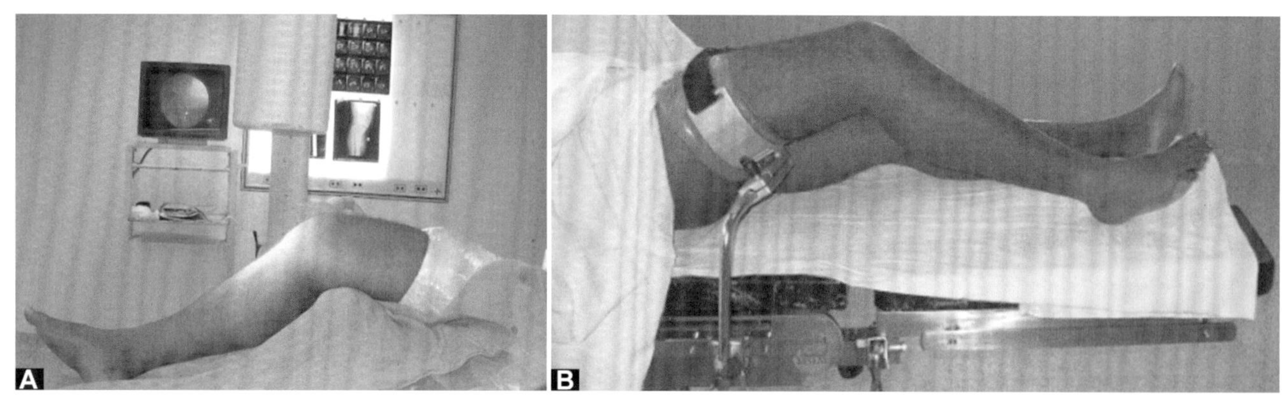

图 36.4A 和 B　术中照片显示患者体位：（A）敷料卷折叠置于膝关节下方或大腿支架固定以保持膝关节屈曲位

设备

植入物以及骨移植物

骨折复位：1mm 克氏针，克氏针套，4mm 空心螺钉，复位钳。

内踝：多数为低剖皮下钢板。5mm 钢板，小骨折块设定，LCP 内侧解剖型钢板（可选）。

后内侧角：钢板 3.5/4.5mm 重建或 T 型支撑钢板，后中 LCP（可选）。当工作空间有限时，非锁定钢板作为优选。

横向：角稳定装置 LCP 3.5/4.5mm，长板，部分螺纹 6.5mm 松质骨螺钉，基本设置（4.5）。

骨移植物：自体髂嵴松质骨；合成的糊状或晶体磷酸三钙。

步骤

麻醉：在脊髓或硬膜外麻醉下。在多发伤情况下，全麻是首选。

体位：仰卧于可透视桌面上；用一个大的折叠毛巾放于大腿下或固定大腿使膝关节屈曲 20°~30° ，以后侧肌肉（图 36 4A 和 4B）。其余肢体可被放置于截石位，以利于后内侧角操作。

皮肤切口和解剖标志的标记：髌骨周围，胫股关节线（若不易触及可在 C 臂机下确认），胫骨前肌结节，胫骨结节（图 36.5A 和 B）。如若需要显露后外侧角，应当标记腓骨小头以及腓总神经走行。任何一侧切口应当按个体进行标记和计划。

牵引或外固定架：股骨牵引被用作辅助牵拉软组织，对抗压缩力。如果骨折是由内翻力量造成的，固定架放置于内侧，比如内侧髁骨折；而反之亦然。外固定需跨越膝关节放置。固定钉放置需避开切口位置。逐步牵引，间歇休息以利于软组织打开。计划放置牵引装置不应阻碍钢板位置或是干扰拍片。

止血带：尽可能高的放置止血带，压力高于收缩压 150~175mmHg。切开和解剖：当单个髁是完整的或是没有移位时，采用单一入路。在双髁骨折移位的类型中，强烈建议使用联合入路。在能够间接复位的病例，使用微创经皮钢板内固定技术（MIPPO），切口长度可以减少。个别的切口用于打开并复位内侧、

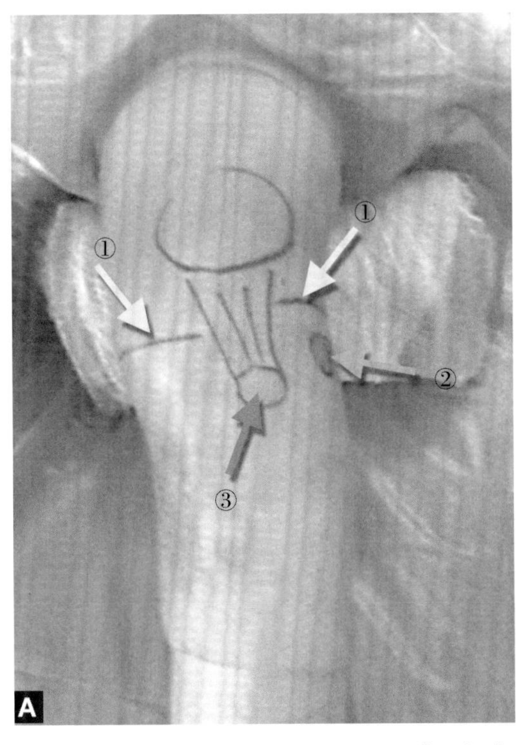

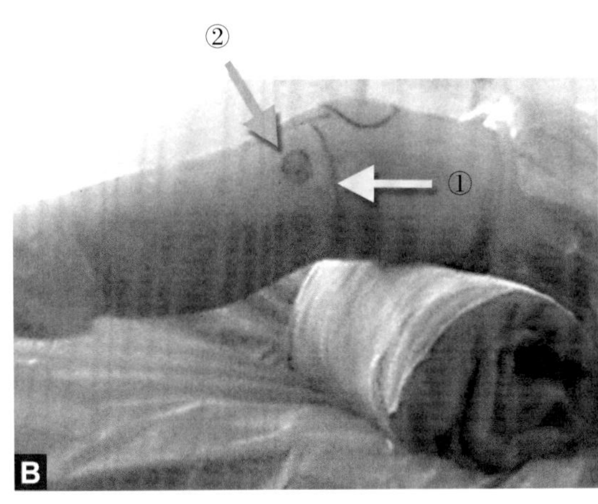

图 36.5A 和 B　（A）皮肤标记辨识骨性标志物；（B）侧面。①箭头：关节线；②箭头：胫骨前肌结节；③箭头：胫骨结节

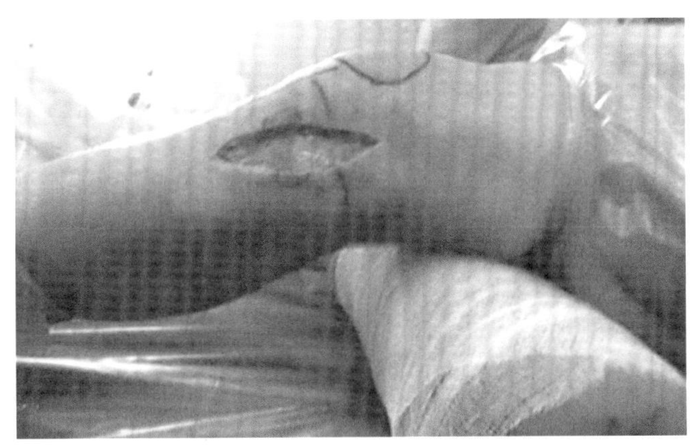

图 36.6　皮肤切口自关节上方并将胫骨前肌结节一分为二

后侧或外侧的关节骨折。切口应直接切开全层皮肤，不剥离皮下组织。首先对最小的移位部分进行固定。冠状面骨折向后内侧和后外侧骨折应当分开进行考虑。后内侧角往往是关键的骨折块部分，对于长期稳定性非常重要。

内侧：胫骨近端内侧位于皮下，切口直接选取在骨折顶端（远端干骺端）。切口始于关节线近端 2~3cm，远端取决于钢板的长度（图 36.6）。鹅足向后牵开或做好标记后切开以便内固定结合的缝合。骨膜仅在骨折边缘被清除，以帮助进行复位。干骺端的骨折断端必须进行解剖复位；这有助于关节内骨折间接解剖复位。

后内侧：当骨折块涉及胫骨髁后内侧，膝关节应当屈曲外旋。切口延伸自股骨内上髁后至近端胫骨轴后内侧缘。筋膜从鹅足前方与腓肠肌前缘后方切开。识别腓肠肌内侧头前缘并从后内侧缘锐性切开提起。远端的鹅足被向前牵开。如果它们阻碍视野，可以进行标记并切开，在复位固定后再复原。

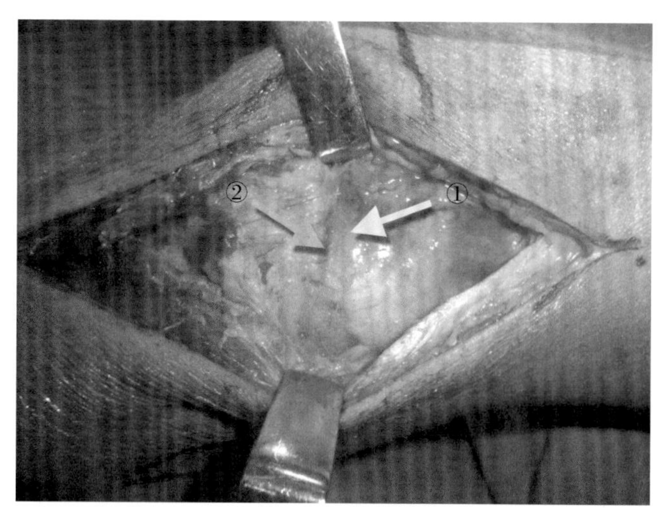

图 36.7 切开筋膜后，蓝色处显示关节囊膨胀（①箭头）。可以看见半月板下的平台（②箭头）

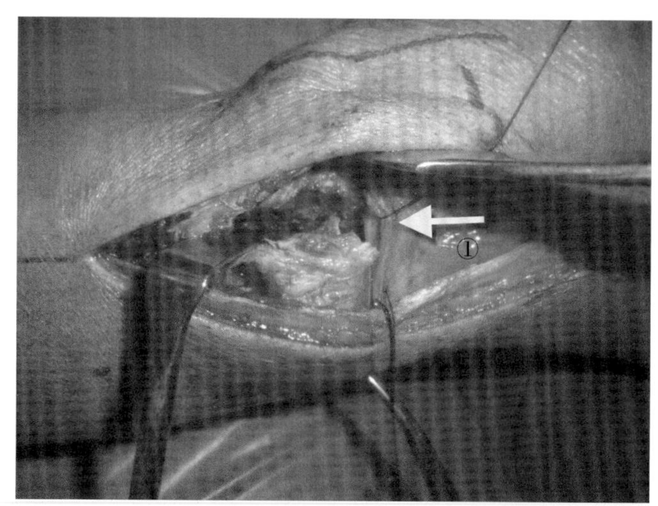

图 36.8 从半月板下切口打开膝关节。将半月板（①箭头）多重缝合。

侧面的：切口起自靠近关节线，由股骨外侧髁至 Gerdy 结节，然后弧形转向胫骨干。阔筋膜张肌在胫骨结节线切开，分开为前侧和后侧皮瓣。远端延伸的前部深筋膜可用剪刀剪开。远端的前部肌间隔从胫骨近端前外侧侧面地反映。前方的阔筋膜张肌从关节囊一直到髌腱的边界都被抬起。后方被腓骨头（外侧副韧带附着处）限制（图 36.7）。关节囊呈淡蓝色、柔软的袋状，划分胫骨上部和可能的关节线（图 36.7）。皮下注射针用于寻找半月板下的空间。关节囊横向地打开，在半月板下的平面锐性切断冠状纤维，以最大化地改善关节内骨折的显示。半月板穿过两到三条线（不可吸收）并向上提起。内翻膝关节将有助于增加关节面的显露（图 36.8）。

骨折碎块之间的裂缝可以撬开，可能有助于更清楚地呈现关节内骨折并有助于随后的直接复位（图 36.9）。塌陷的关节内的碎片通常有一个完整的强大的软骨下骨支撑，沉积进入薄弱的下面的松质骨。该凹陷的部分必须在钝骨膜剥离子（Freer）的帮助下，将软骨下骨逐渐抬高。这个高度应该从中心开始，并朝向外围（图 36.10）。周围关节区域的边缘嵌入应该被发现和纠正。外周变缘或边缘附着的软组织的高度往往处于正常水平，而且股骨髁也可用来作为复

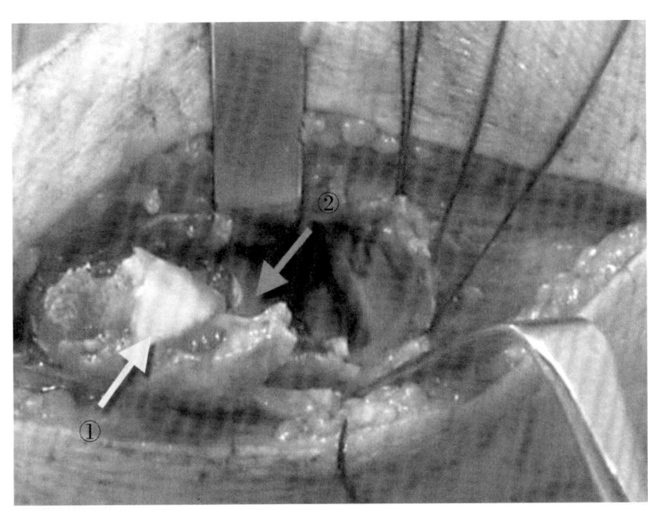

图 36.9 利用翻书样技术旋转翻开外侧骨折块进一步显露关节内管折。①箭头：外侧平台骨折块；②箭头：关节内塌陷

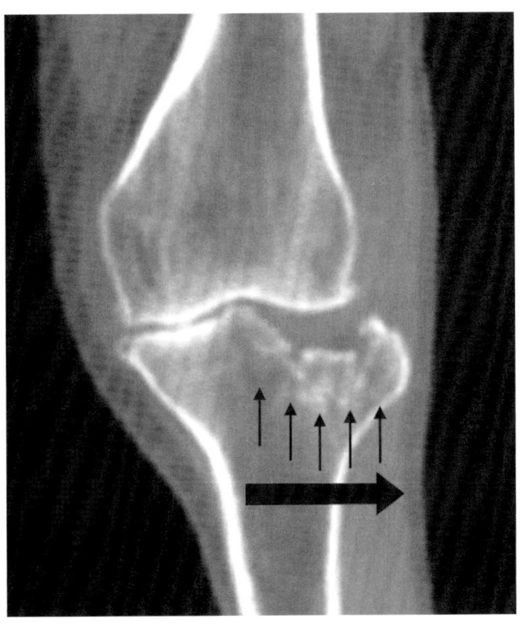

图 36.10 从软骨下抬高塌陷应该从中间向两边

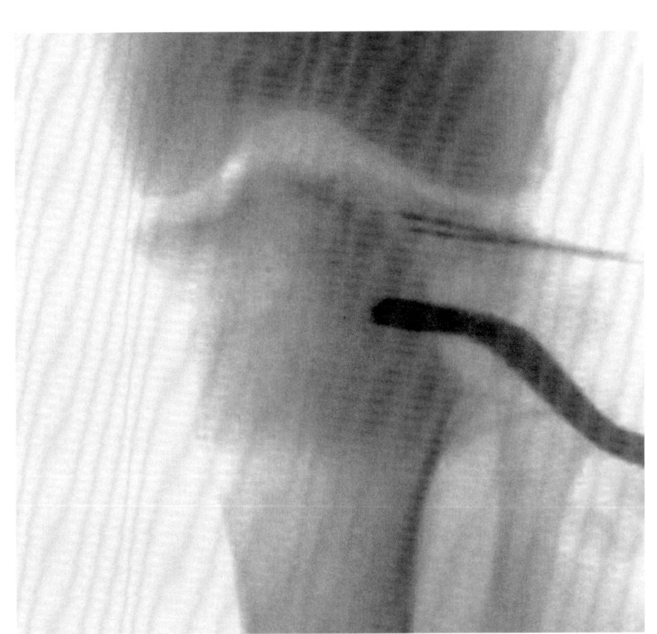

图 36.11 透视下检查关节复位

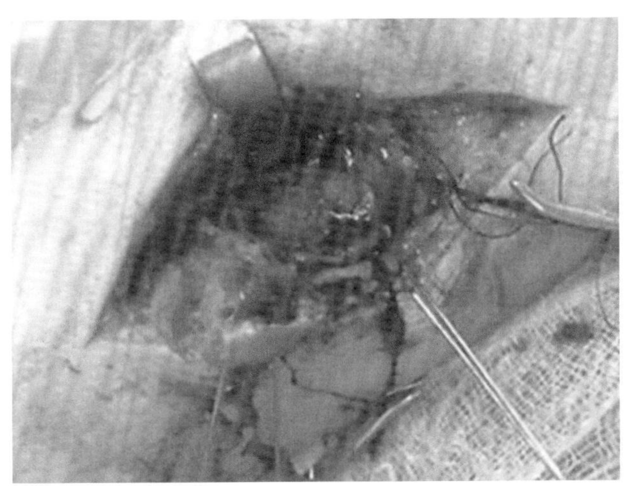

图 36.12 关节内的塌陷同股骨髁复位，软骨下间隙被移植松质骨填充，并使用 1mm 克氏针临时固定

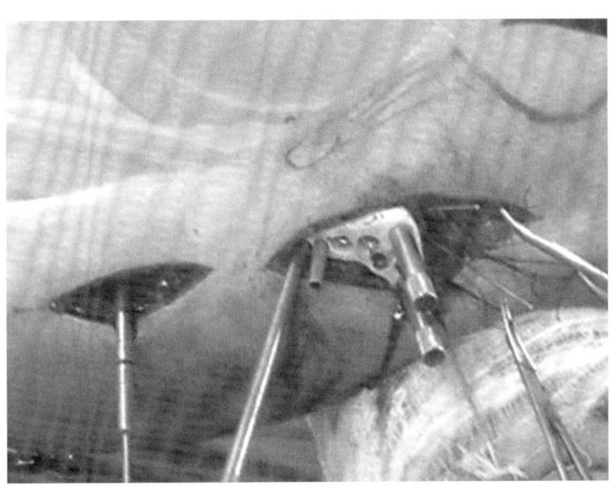

图 36.13 钢板穿过肌肉下平面，远端通过另一个切口贴于骨面

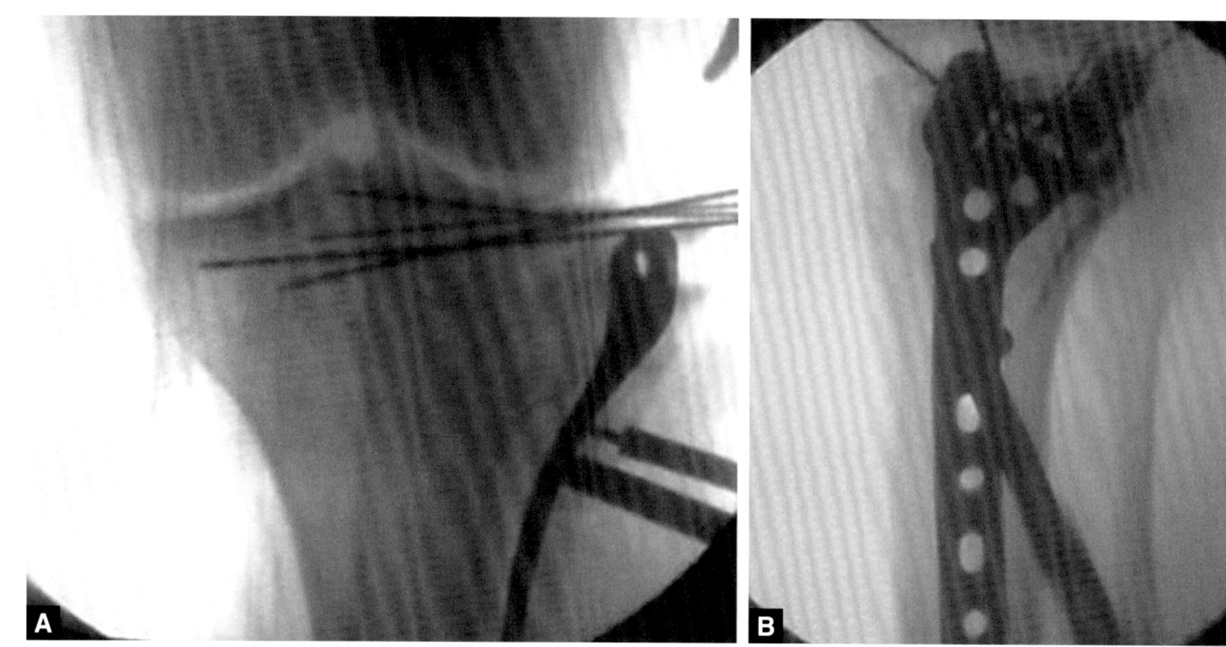

图 36.14 A 和 B　在最终固定钢板前，在两个方向的透视下检查钢板位置（A）正位片；（B）侧位片

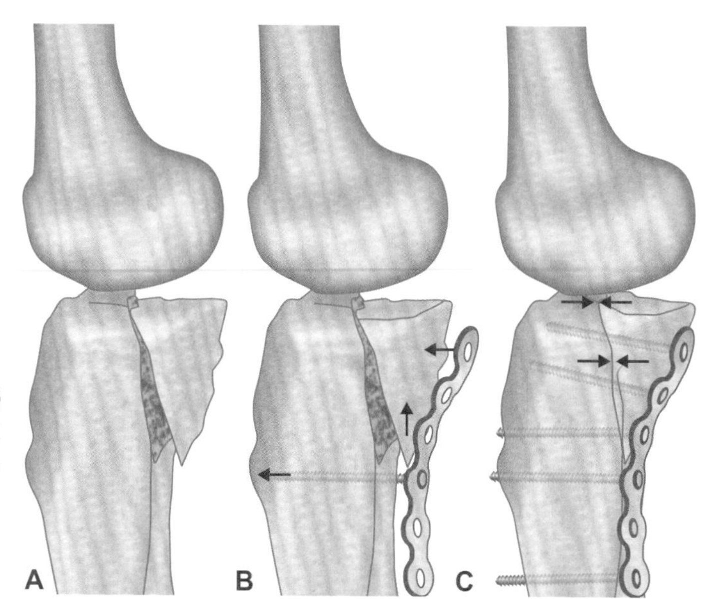

图 36.15 A 和 B　后内侧剪切骨折中使用防滑钢板的原则。（A）典型的移位是向下和向后内侧移位。（B）经塑形的 3.5 重建钢板用于支撑骨折块。第 1 枚螺钉植入骨折线远端 2~3mm 的胫骨干上。拧紧螺钉将造成骨折块向前外侧和上方移动。最终达到复位。（C）在透视下，置入近端螺钉，以增加折端的压力，从而提高塑形钢板的支撑效果

位的参照。一旦出现骨缺损，骨折块需要使用至少两个 1mm 克氏针临时固定在软骨下骨，穿过骨折区域到达对侧髁（图 35.11）。在骨质疏松的骨或缺损无法修复的区域，软骨下的腔隙用松质骨或人工骨移植（图 36.12）。一旦关节的表面被解剖修复，骨碎块被替换，用 1mm 软骨下克氏针重建（图 36.13）。最终修复通过透视确认（图 36.14A 和 B）。选择合适的支撑钢板，能对提高关节面起到很好的支撑作用，尤其是近端的锁定螺钉能起到类似木筏样的支撑效果。

在后外侧角损伤的情况中，皮肤切口转向后方。腓总神经（CPN）要在显露腓骨前得到识别和标记。平面邻近于二头肌腱和 CPN 之间。CPN 远端伴随腓骨走行并从腓骨发出，一直到关节的分支进入胫骨肌前方。一旦 CPN 得到

保护，则可从腓骨颈部截断腓骨。腓骨头使用缝合线标记和牵开。腓骨头和外侧副韧带及邻近附着的二头肌腱从外侧关节囊抬起。半月板下入路和前外侧的方法相同。

要点及注意事项

1. 应该根据软组织情况拟定最终手术复位的时机。等到“皮纹征”出现。

2. 术前 CT 检查对高能量骨折是必须的。它有助于骨折碎块、骨折的方向、关节嵌入的识别和还原及固定计划的制定。

3. 在固定时屈膝，可放松后方的肌肉，并减轻血管神经束受的外科影响。这有助于后部和内侧碎块的移动和固定。

4. 手术入路应该以术前 CT 为基准个体化制定。在两个切口之间的完整皮瓣的宽度不应小于四指宽。尝试避免掏空和拉起全厚皮瓣。

5. 后内侧入路和固定：准备好带尖刺的球状顶推器或复位钳，以利术中复位。用于骨盆的长皮质骨螺钉，可用来固定双侧骨皮质，从而起到很好的支撑作用。通常小的碎骨块用直径 3.5mm 的皮质骨螺钉固定即可，且长度一般不超过 40mm。

6. 半月板下关节切开术：检查滑膜皱襞显示为蓝色的软组织肿胀。用皮下注射针打在胫骨近端并向上移动。首先，切口位于半月板下间隙。在半月板下间隙使用水平切口，用 15 号刀片切断冠状韧带，打开关节。尽量避免损伤半月板。半月板用多根不可吸收线标记并提起，检查关节软骨表面。

7. 关节内重建：塌陷的关节内骨折块应该利用其完整的关节软骨下骨，用一个钝性的器械逐步抬起。抬起时应该从中线或髁间隆突区域开始，向外周移动。

8. 一旦抬起这些骨折块，用多根 1mm 克氏针将它们固定于软骨下骨。

术后护理

可伸缩的粘性的可吸收敷料覆盖伤口让患者感觉舒适，并且允许立即冰敷。这有助于减轻肿胀和术后疼痛。术后水肿和疼痛越轻，膝盖活动越早（图 36.16）。使用持续被动运动（CPM）有益于时间早期膝关节功能运动。早期不能负重，但是保护性负重行走取决于骨的质量、关节粉碎和内固定稳定。我们一般允许患者在 8~10 周完全负重。

并发症

- 伤口裂开或延迟愈合
- 感染
- 骨筋膜室综合征：更大的伤害量，从胫骨近端松质骨渗出更多

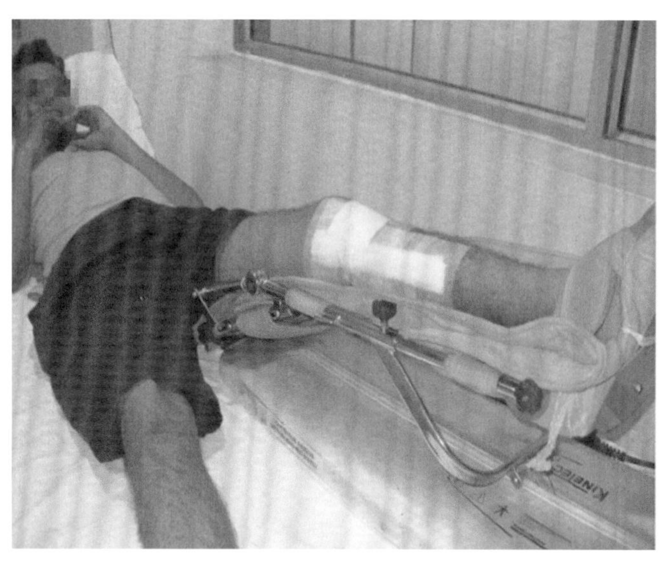

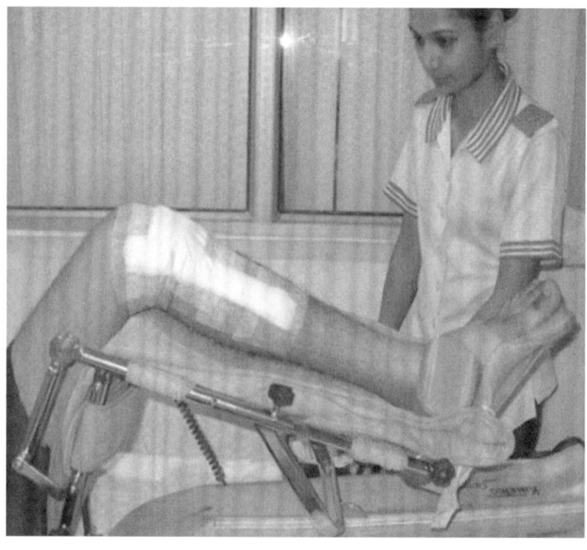

图 36.16 术后早期使用 CPM 帮助康复

• 骨的二次丢失：归因于下沉和冠状面骨折倾斜内翻，导致关节复位的二次丢失。

• 继发性骨关节炎

• 植入物相关：突出的植入物（尤其在瘦的病人和内侧有植入物）。尽管几乎不推荐取出植入物，但此类手术术前要建议患者将其取出。

• 预后：受伤前的状态、相关损伤（如浮膝损伤）、受伤时的损伤分级或软骨缺失，都预示最终预后。

预后

膝关节是主要承重关节，尽管有手术治疗，创伤后关节炎仍然受到关注。尽管手术复位可能延迟这个必然结果，大部分冲击能量通过骨消散，直接韧带损伤不常见。但是，MRI 可以发现半月板损伤和韧带损伤发生几率较高，手术介入并不重要。一个大型回顾性研究显示，在 11 年的内固定后，有 5% 的患者出现晚期关节炎而需要进行膝关节置换。术后出现晚期骨关节炎的时间变化较大，从 2 年到大约术后 10 年不等。出人意料地，多于 95% 的患者尽管有放射学上的关节炎，但仍然没有明显症状。在 Rademakers 及其同事的报道中，严重晚期骨关节炎需要进行膝关节置换的发生率也在 5%。开放骨折、多发伤、高级别骨折损伤提示高能量冲击。不幸的是，这些都是外科医生不可控制的因素。

典型病例

27 岁男性患者，在交通意外中受伤。他从自行车上跌落，诉左膝严重疼痛，伤后无法站立。这是个单独的损伤。X 线片（图 36.17）和 CT（图 36.18~ 图 36.20）显示左胫骨平台双髁骨折。用两块内固定钢板进行开放复位和内固定（图

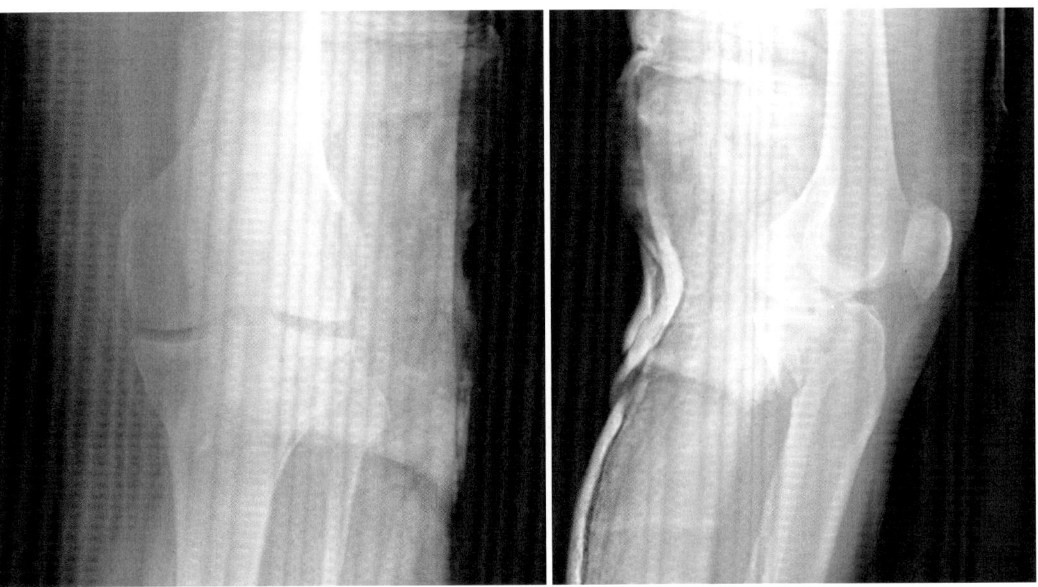

图 36.17　术前 X 线片

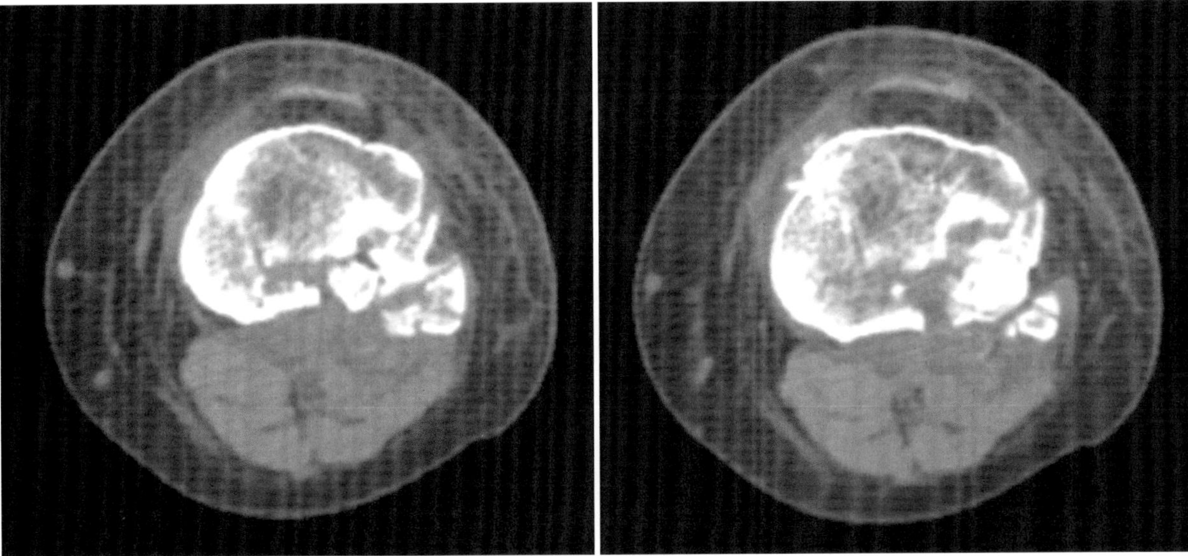

图 36.18　术前 CT 扫描

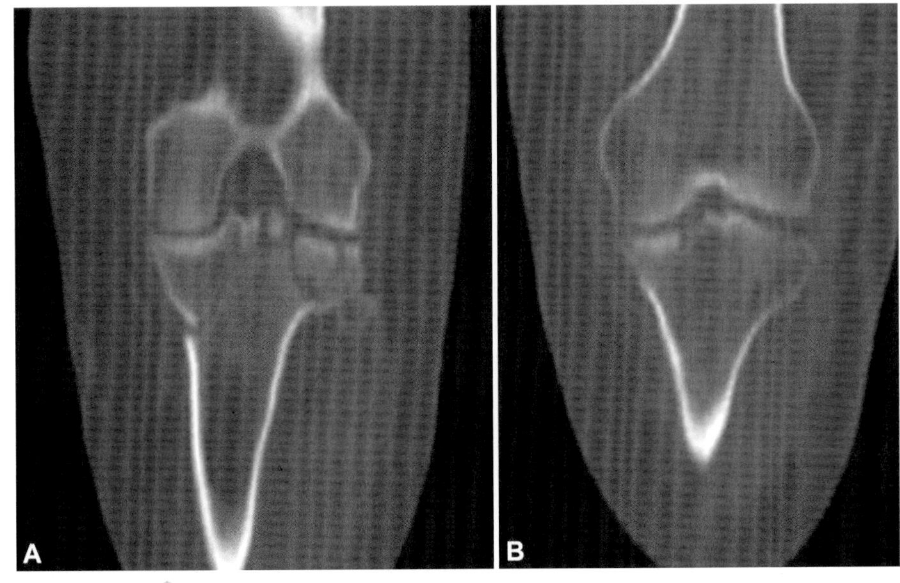

图 36.19 A 和 B　冠状位 CT 图像显示后部的粉碎(A),前柱完整(B)

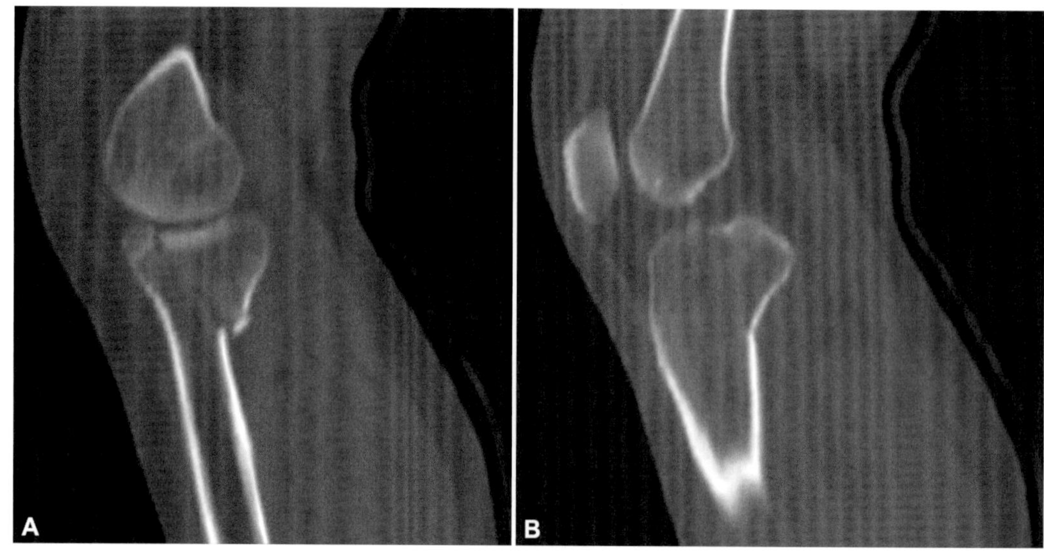

图 36.20 A 和 B　矢状位显示冠状的骨折线位于中间（A）和外侧（B）

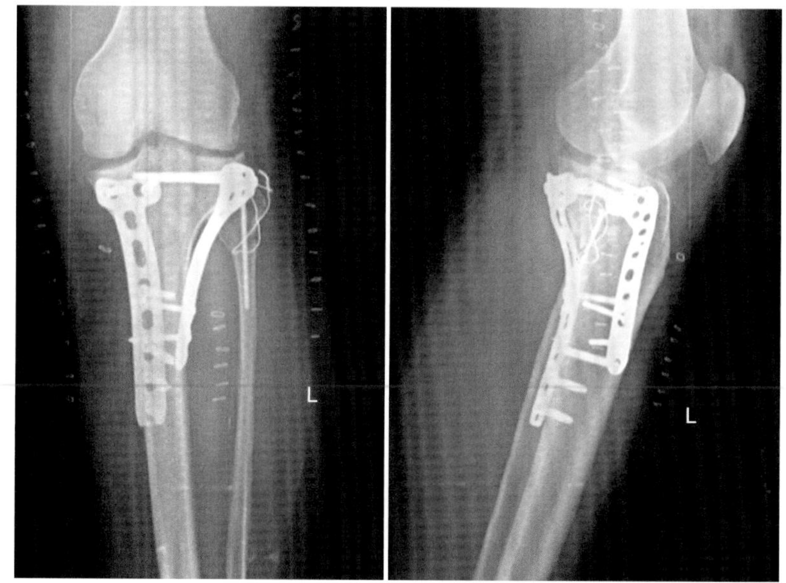

图 36.21　术后 X 线片

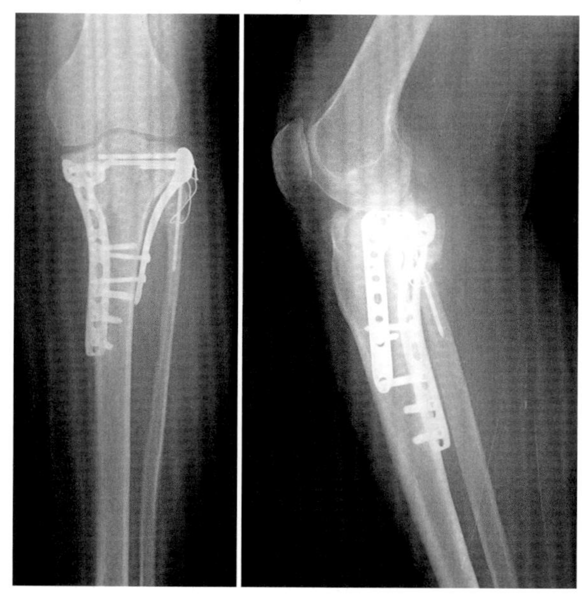

图 36.22　术后 1 年随访的 X 线片

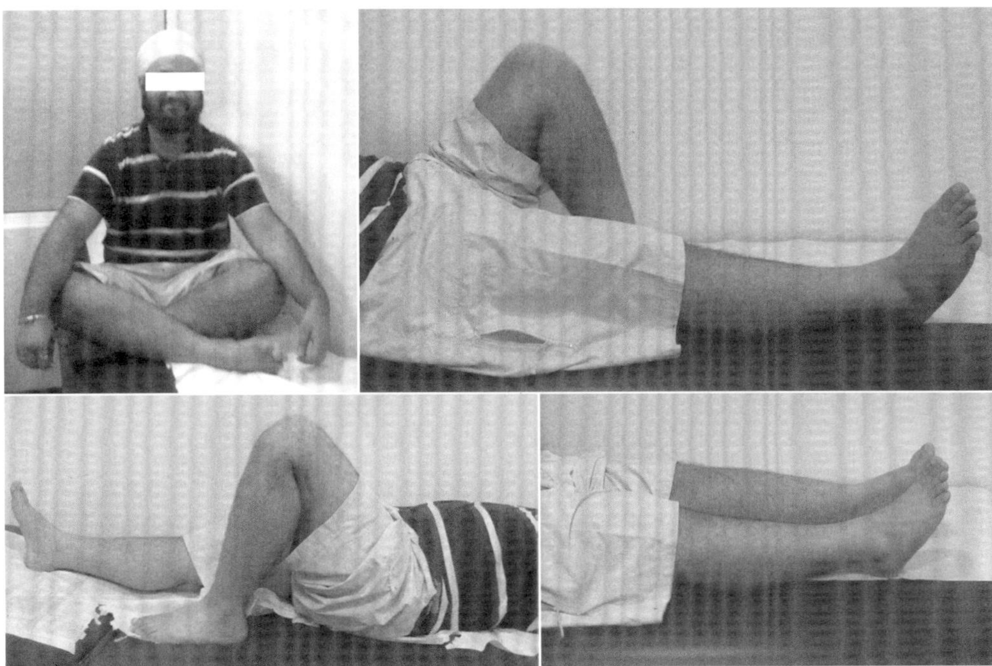

图 36.23　显示临床功能

36.21）。患者术后 1 年，影像学表现良好（图 36.22），临床功能（图 36.23）恢复良好。

参考文献

1. Walker PS. A new concept in guided motion total knee arthroplasty. J Arthroplasty. 2011;16: 157–63.
2. Schatzker J, McBroom R, Bruce D. The tibial plateau fracture. The Toronto Experience 1968–1975. Clin Orthop Related Res. 1979;138:94–104.
3. Markhardt BK, Gross JM, Monu JUV. Schatzker classification of tibial plateau fractures: Use of CT and MR Imaging improves assessment. Radio Graphics. 2009;29:585–97.
4. Luo CF, Sun H, Zhang BO, Zeng BF. Three column fixation for complex tibial plateau fractures. J Orthop Trauma. 2010;24（11）:683–92.
5. Weil YA, Gardner MJ, Boraiah S, Helfet DL, Lorich DG. Posteromedial supine approach for reduction and fixation of medial and bicondylar tibial plateau fractures. J Orthop Trauma. 2008;22（5）:357–62.
6. Solomon L, Stevenson AW, Baird RPV, Pohl AP. Posterolateral Transfibular approach to tibial plateau fractures: Techniques, Results and Rationale. J Orthop Trauma. 2010;24(8): 505–14.
7. Tao J, Hang D, Wang Q, Gao W, Zhu L, Wu X, Gao K. The posterolateral shearing tibial plateau fracture: Treatment and results via a modified posterolateral approach. The Knee. 2008;15:473–9.
8. Gardner MJ, Yacoubian S, Geller D, Suk M, Douglas M, Potter H, et al. The incidence of soft tissue injury in operative tibial plateau fractures: a magnetic resonance imaging analysis of 103 patients. J Orthop Trauma. 2005;19（2）:79–84.

9. Mehin R, O' Brien P, Broekhuyse H, Blachut P, Guy P. Endstage arthritis following tibial plateau fractures: Average 10-year follow-up. Can J Surg. 2012;55（2）:87-94.

10. Rademakers MV, Kerkhoffs GMMJ, Sierevelt IN, Raaymakers ELFB, Marti RK. Operative treatment of 109 tibial plateau fractures: 5 to 27 years follow-up results. J Orthop Trauma. 2007;21（1）:5-10.

翻译：李诚　审校：陈晓

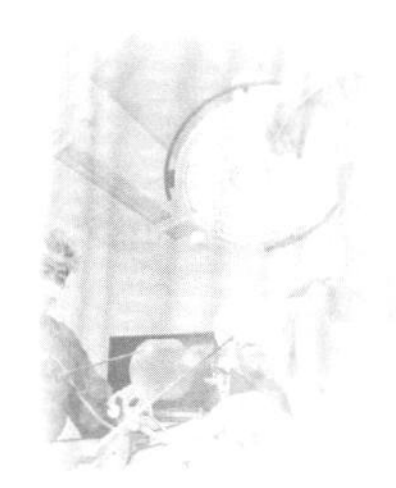

37 Pilon 骨折

Ulrich Holz

引言

Pilon 骨折是胫骨远端的粉碎性骨折，是由于纵向的轴负荷，使距骨冲击胫骨远端关节面而造成的，骨皮质碎片、干骺端的软骨与软组织碎片被冲击力压迫在一起。由于严重的骨折和关节面的破坏，使创伤性关节炎成为常见的后遗症。

Pilon，是一个法文单词，指的是研磨棒或者撞槌，一种用来撞击或者捣碎的工具。ÉtienneDestot 在 1911 年将此术语引入矫形外科著作。

Pilon 骨折涉及胫骨远端的骨关节面以及毗邻的干骺端，腓骨可有或没有累及。

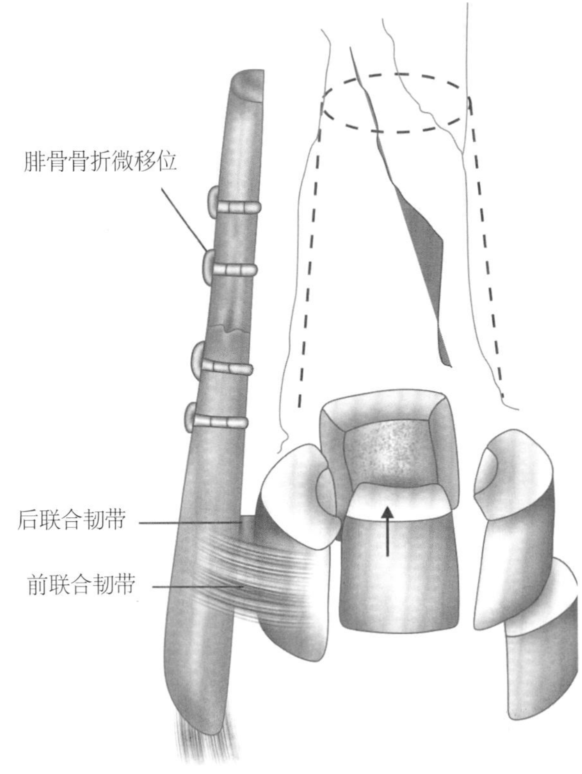

图 37.1　Pilon 粉碎的关节碎片，前方的碎片嵌入干骺端区域。骨折线延伸向骨干。前后联合韧带完好。腓骨有短的斜形骨折，稍有移位

对于此种类型骨折的处理是个挑战，特别是有明显的软组织损伤时。虽然多种治疗方法对于这种骨折都适用，但就软组织条件而论，适时确切的手术是十分重要的。

对于 Pilon 骨折的治疗，在过去的数十年间发生了很大的变化，当内固定物成熟时，外科手术成为主流，而高能量损伤和软组织严重损伤又使保守治疗和外固定以及有限内固定重新回归。

随着人们对软组织的重要性以及高能损伤和低能损伤的了解更加深入，治疗的结果取决于关节的重建和软组织的条件。实际的治疗概念也随着更加先进的植入体和外科手术技术的发展而改变。

发生率

Pilon 骨折的发生率约占胫骨骨折的 1%~10%。

病理生理

取决于致伤的类型。低能量损伤导致极小的软组织损伤。骨折较轻，多为螺旋形骨折且移位较小。

高能损伤，如高处跌落和高速车祸。造成显著的移位较大的粉碎性骨折伴有软组织严重挫伤，也可造成开放性的污染的伤口。同时也可造成腓骨的骨折。

损害也发生在胫骨和距骨的关节软骨。软骨形成磨损、瘀伤，或者在胫骨承重中心点发生撕裂。软骨撕裂形成的碎片可嵌入干骺端。

现场急救措施

- 纠正肢体畸形；
- 用临时夹板抬高和固定肢体；
- 用无菌敷料保护开放的伤口。

入院后的治疗

不要在急诊浪费时间；保持用无菌敷料覆盖伤口；迅速进行影像学检查。

可能的话，尽量获得患者的病史与受伤史（如：糖尿病）。当心外周血管病与神经病变。

闭合骨折的临床表现，因受伤的严重程度和距离受伤发生时间的不同而发生变化。软组织迅速肿胀、组织的张力升高发生水疱。多个骨折碎片发生严重的移位，从而影响周围软组织套的活力。挤压伤、皮肤脱套伤、瘀伤和血肿会进一步损害软组织。

保持骨折造成的水疱完整。一旦破裂，很可能会被皮肤或者院内细菌感染。

可用头孢菌素类药物预防性地抗感染治疗。对于高度污染的伤口，可加用氨基糖苷类药物。

在开放性的骨折中，可在无菌室里拍摄照片用以纪录。

软组织损伤的分级评分可以按照 Oestern/Tscherne 或者 Gustilo 评分系统。

影像学表现

X 线平片，包括正位、Mortise 位、侧位，得到全面的踝关节成像。

胫骨远端和踝关节的 CT 扫描和三维重建几乎是强制性的，它能产生一个更加直观的骨折模型，更好理解骨折块粉碎、位移和关节碎片的嵌入情况（图 37.2）。

这对手术的准备是极具价值的，比如帮助决定入路，骨折的复位以及钢针和螺钉的方向。

对于多发伤患者，应进行全身的扫描。

当怀疑有血管损伤是进行血管造影。

分型

AO/OTA 的分型如下（图 37.3A~C）

A 型: 关节外的骨折, 又分为三个亚型: 简单(A1), 粉碎(A2), 严重粉碎(A3)（图 37.4A）。

B 型：只涉及一部分关节面和一柱，分为三个亚型：单纯的裂隙（B1），裂隙伴有塌陷（B2），有塌陷和多发的骨折碎片（B3）。

C 型：涉及整个骨关节面，分为三个亚型：关节面和干骺端裂隙（C1），简单关节裂隙伴有干骺端的多发骨碎片（C2），骨折伴有关节面和干骺端的多发骨折碎片（C3）。

手术指征

开放性骨折；

骨折伴有移位；

关节骨折裂隙超过 2mm 或者台阶大于 1 mm；

旋转错位；

血管损伤；

骨筋膜间室综合征。

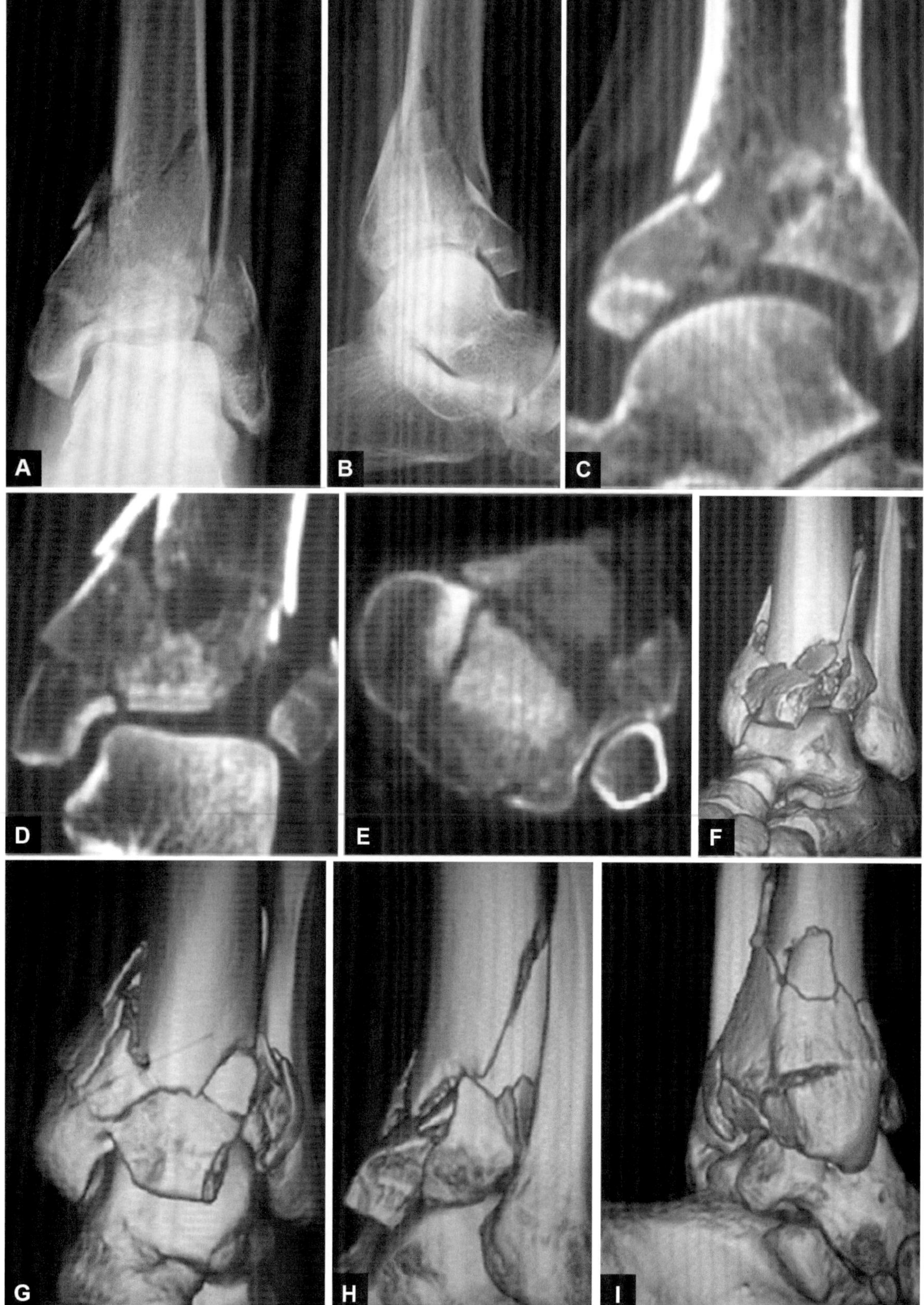

图 37.2A~I　Pilon 骨折 C 型，标准正位与侧位 X 线摄影。冠状位 CT 平扫和 3D 重建。好的成像有利于入路决定和手术的准备

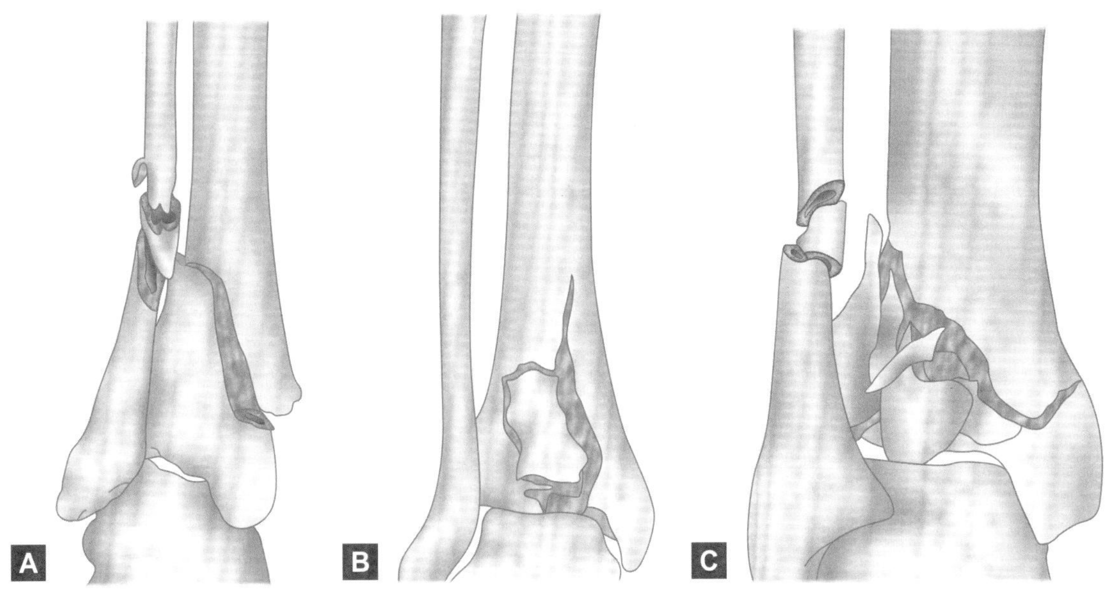

图 37.3A~C　AO/ATO 分型 A 型：关节外的骨折，又分为三个亚型：简单（A1），粉碎（A2），严重粉碎（A3）；B 型：只涉及一部分关节面和一柱，分为三个亚型：单纯的劈裂骨折（B1），劈裂伴有塌陷（B2），有塌陷和多发的骨折碎片（B3）；C 型：涉及整个骨关节面，分为三个亚型，关节面和干骺端裂隙（C1），简单关节裂隙伴有干骺端粉碎性骨折（C2），关节面和干骺端的粉碎性骨折（C3）

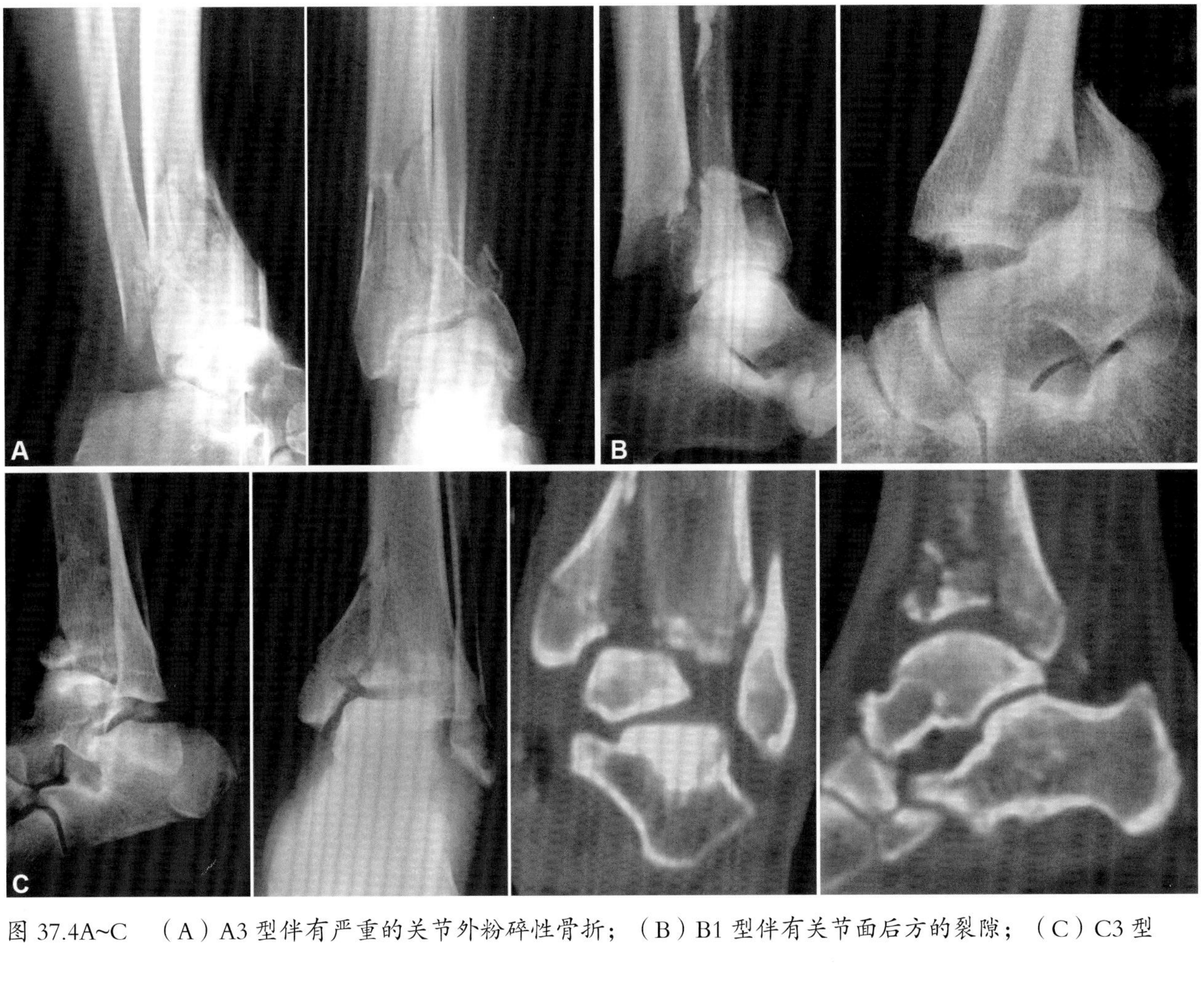

图 37.4A~C　（A）A3 型伴有严重的关节外粉碎性骨折；（B）B1 型伴有关节面后方的裂隙；（C）C3 型

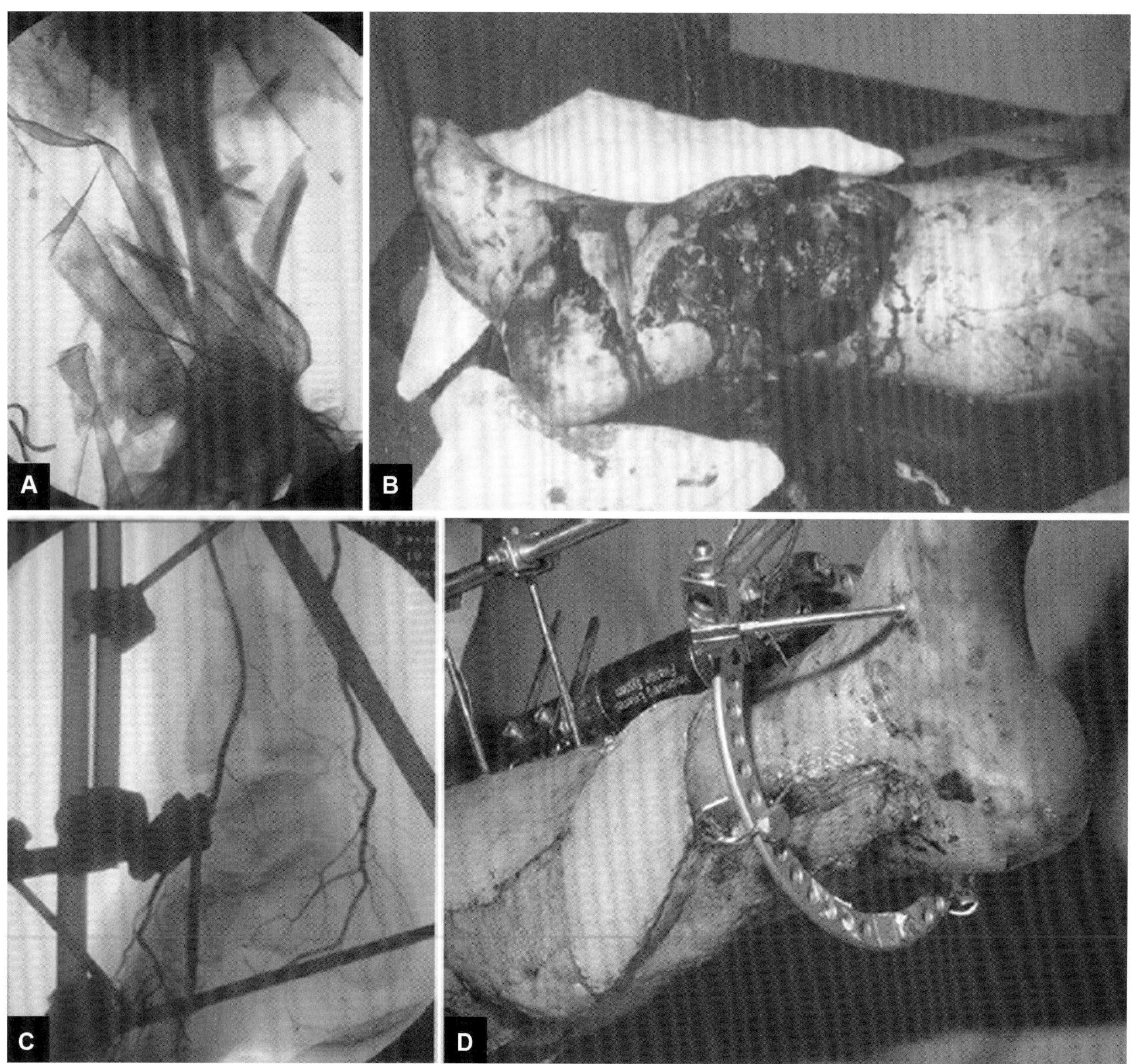

图 37.5A~D　开放性骨折 3 级。应用外固定复位后血供恢复，早期的游离皮瓣成型

手术治疗目标

恢复踝关节纵轴的排列，较少的软组织损伤，不损伤动脉、大静脉以及神经。恢复良好的功能以及良好的远期结果。

切开复位的禁忌证

开放骨折 3 级，严重的软组织肿胀和或水疱，外周血管病，以及或伤口的感染都是手术禁忌证。在这些情况下，应用外固定作为初级治疗（图 37.5）。

手术时机

手术的时机取决于：

- 软组织状况；
- 其他部位损伤的状况；
- 开放伤口和或血管损伤的状况；
- 距离开放骨折形成的时间；
- 开放骨折需要紧急彻底的清创。当有血管的损伤时，需要血管外科手术进行血管吻合使血流再通。在严重移位的骨折中，通向足部的血流会被阻断。如果复位后血流没有再通，请血管科医生会诊并进行血管造影。

当有软组织缺损，骨头、肌腱暴露在外时，需要请整形外科医生会诊。

骨折的固定

我们认为 Pilon 骨折的患者在受伤之后的早期，有轻度的组织肿胀是可以进行切开复位以及内固定的。决定性的条件不是距离受伤到入院的时间，而是软组织的条件。最终的手术应该在软组织条件最好的时候进行。这往往是水疱有上皮生成或者被治愈，以及皮肤有褶皱的时候。

初步固定

骨折伴有严重的肿胀或者水疱的患者应使用外固定，最终的骨折复位手术应当推迟，直到组织水肿消退（外科手术 8 级）。加之外科手术进一步加重软组织的损伤，使创伤并发症的发生率大大增高。

在软组织肿胀时，通过外固定跨过踝关节是可以实现的。通过先对腓骨固定，可以促进复位以及稳定。通常相较之下，腓骨的接骨术更容易。正常的腓骨长度更利于胫骨远端的第二次重建。

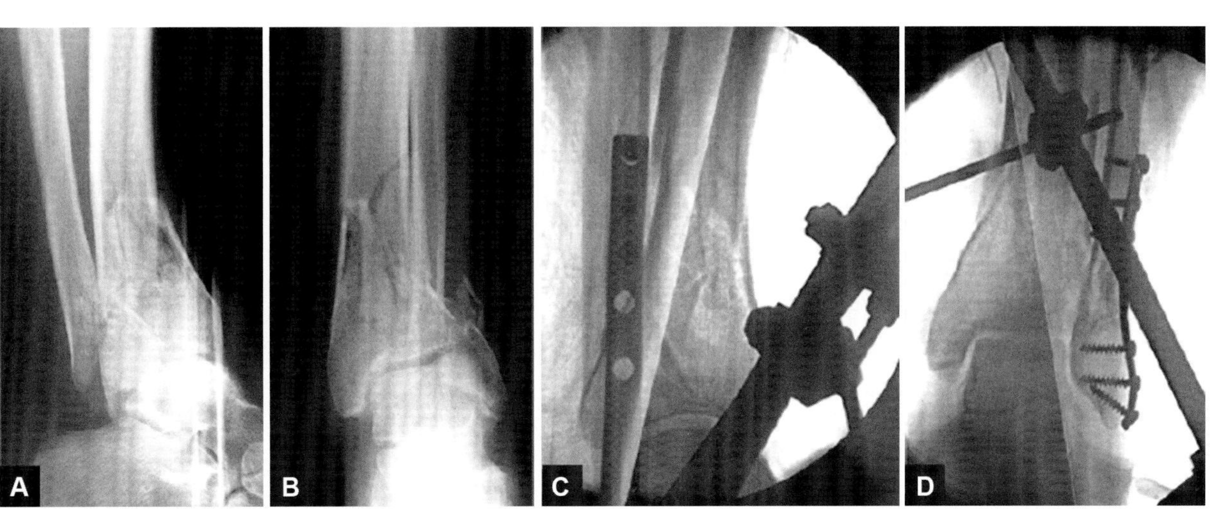

图 37.6A~D　在 A 型骨折中初始钢板固定腓骨恢复长度和力线，外固定维持复位

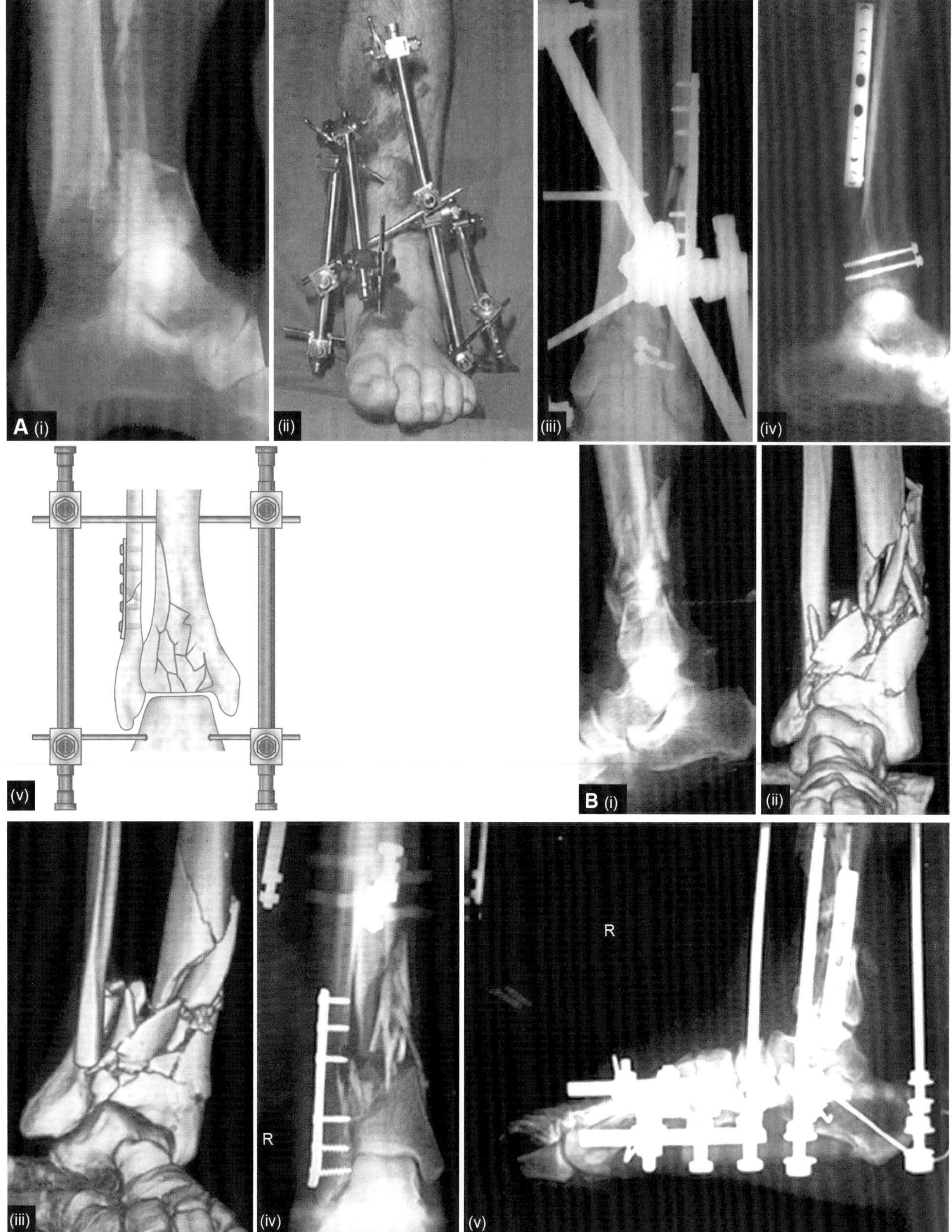

图 37.7A 和 B （A）B1 骨折腓骨的骨接合术以及胫骨骨关节的微小侵入螺钉固定；（B）外固定作为最终的治疗

外固定能帮助减轻疼痛，也助于软组织肿胀的吸收。

它能预防软组织的挛缩，避免了以后手术的困难。

在开放性骨折中，更利于敷料的更换以及伤口的愈合，维持对线，方便整形手术。

踝关节的牵引应当尽量避免，注意预防营养不良的并发症。

最终手术

通过外固定，软组织一般恢复的很好，但是外固定支架需要同一位置保持几周的时间，往往增加钉道感染的风险。

因此，切开复位和坚强稳定的内固定是很好的治疗手段，允许早期的功能锻炼，而且如果踝关节高度和关节面平整恢复很好的话，其效果比外固定

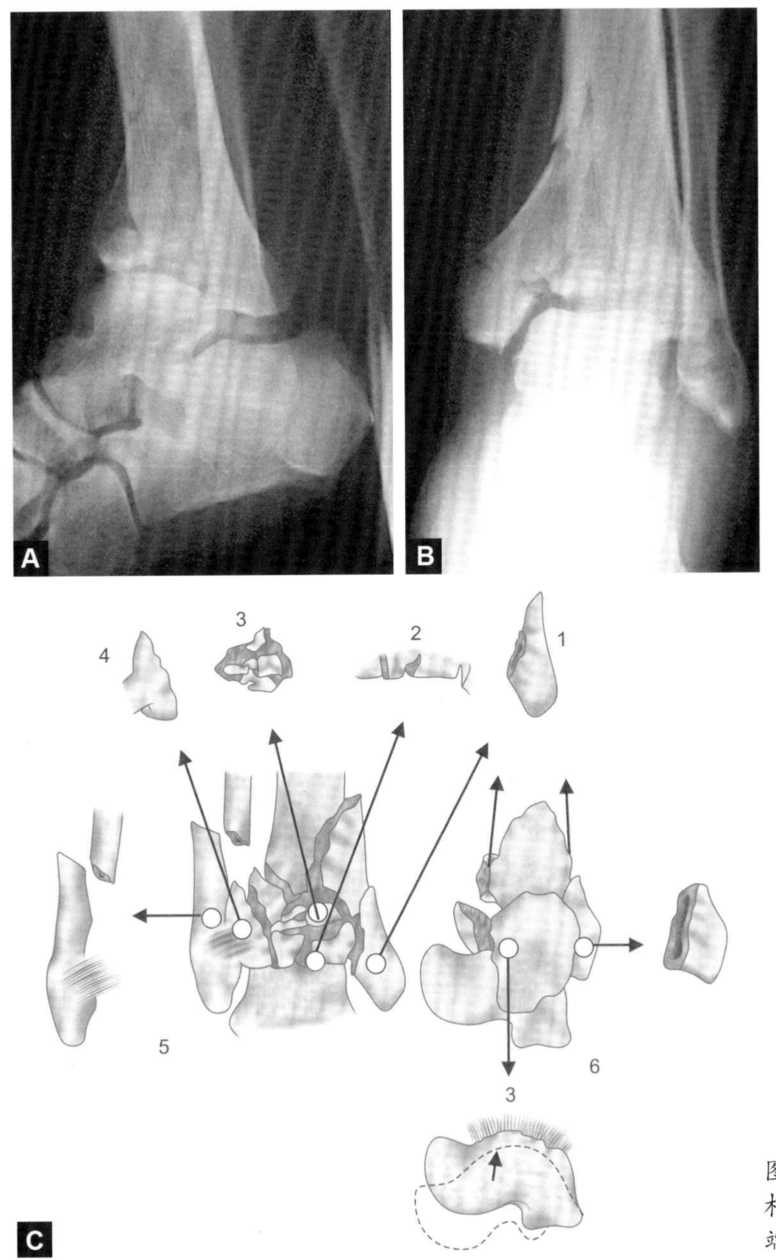

图 37.8A~C 手术的规划。鉴别最主要的碎片，相应的选择能够支撑的植入体：此案例从胫骨远端的前面以及内面

要好。

最终的手术选择包括：

- 切开复位内固定；
- 外固定（跨过或者不跨过踝关节）；
- 局限内固定结合外固定；
- 小的侵入性的螺钉固定和钢板固定。

术前准备

操作步骤规划基于 X 线片和 CT 扫描的结果。

决定复位的步骤，主要的碎片和植入体的选择。征求患者同意是必须的。患者的信息包括以下（图 37.8）：

手术中，止血带不一定必须，但内植物是必要的，最终有可能需要髂嵴的骨移植物。

术后 8 周可以开始部分负重。

风险：血管神经的损害；术后的感染和有进一步手术治疗的必要性；关节的僵硬甚至截肢。

麻醉与体位

全身麻醉或者硬膜外麻醉。

手术的操作是在有放射线穿过的平台上，带有一个显示器。

在麻醉诱导的时候就给予抗生素的预防性使用。

仰卧位，卷起的毛巾垫在受伤侧的臀部下面，需要时也可用卷起的毛巾垫在踝关节下。

在有严重的粉碎性骨折，准备髂脊的骨移植手术。

手术器械和植入物

基本的手术器械

尖复位钳；

克氏针 1.8mm；

3.5mm 螺钉（标准皮质骨和松质骨或自攻和攻丝）；

腓骨的 1/3 管形接骨板；

3.5mm 重建钢板（如果 Pilon 需要从两侧支撑）；

在胫骨远端的内侧面 3.5 mm 动力加压钢板(3.5DCP)可以应用于代替重建板；

特殊解剖学形状的胫骨远端锁定钢板和螺钉（非强制所有）（图 37.9 和图 37.10）。

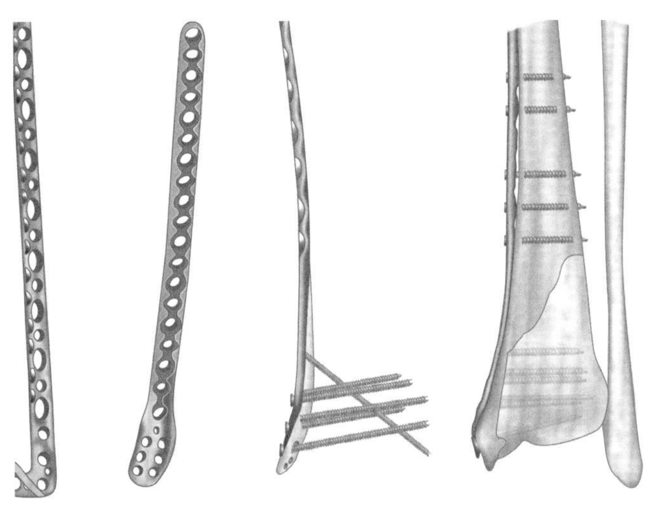

图 37.9 较新的假体有锁紧螺丝。有些板块允许多向螺钉，能固定两个甚至更多平面上，其他都是单向的

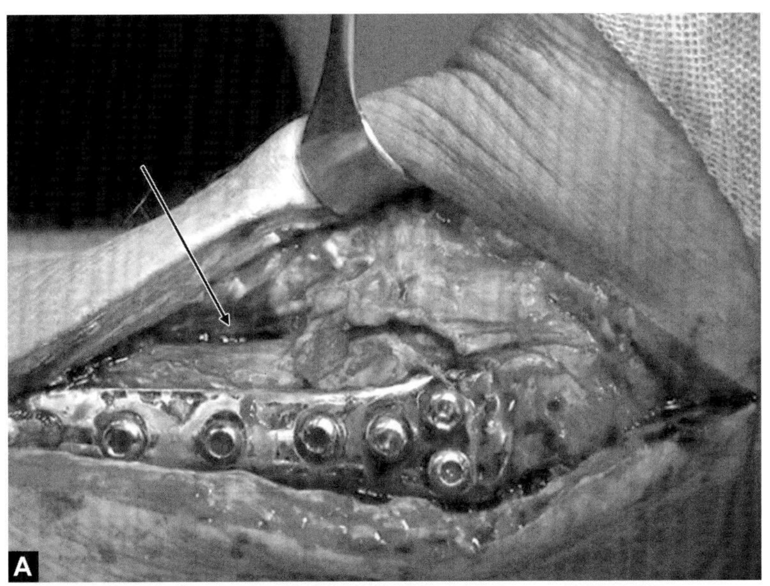

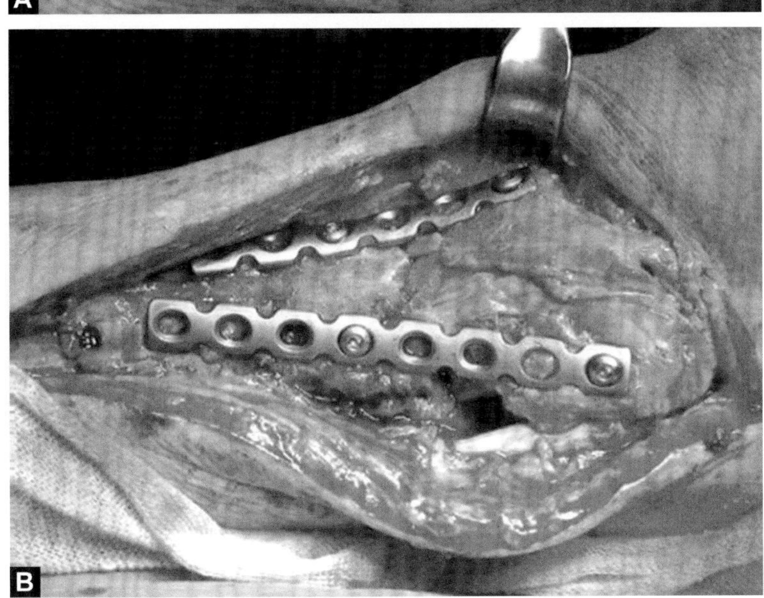

图 37.10A 和 B （A）C 型骨折有与解剖吻合的锁定板。不稳定性保持在前壁骨折部位。（B）两个重建板生物力学更好，覆盖更少的骨面

手术方法

经皮或微创内固定

这种技术可应用于位移较小的骨折。

通过闭合穿针或小切口显露，利用克氏针作为“操纵杆”或者“推动螺栓”，将关节的碎片复位。只要碎片复位，就可以通过透视引导，用空心螺钉插入。

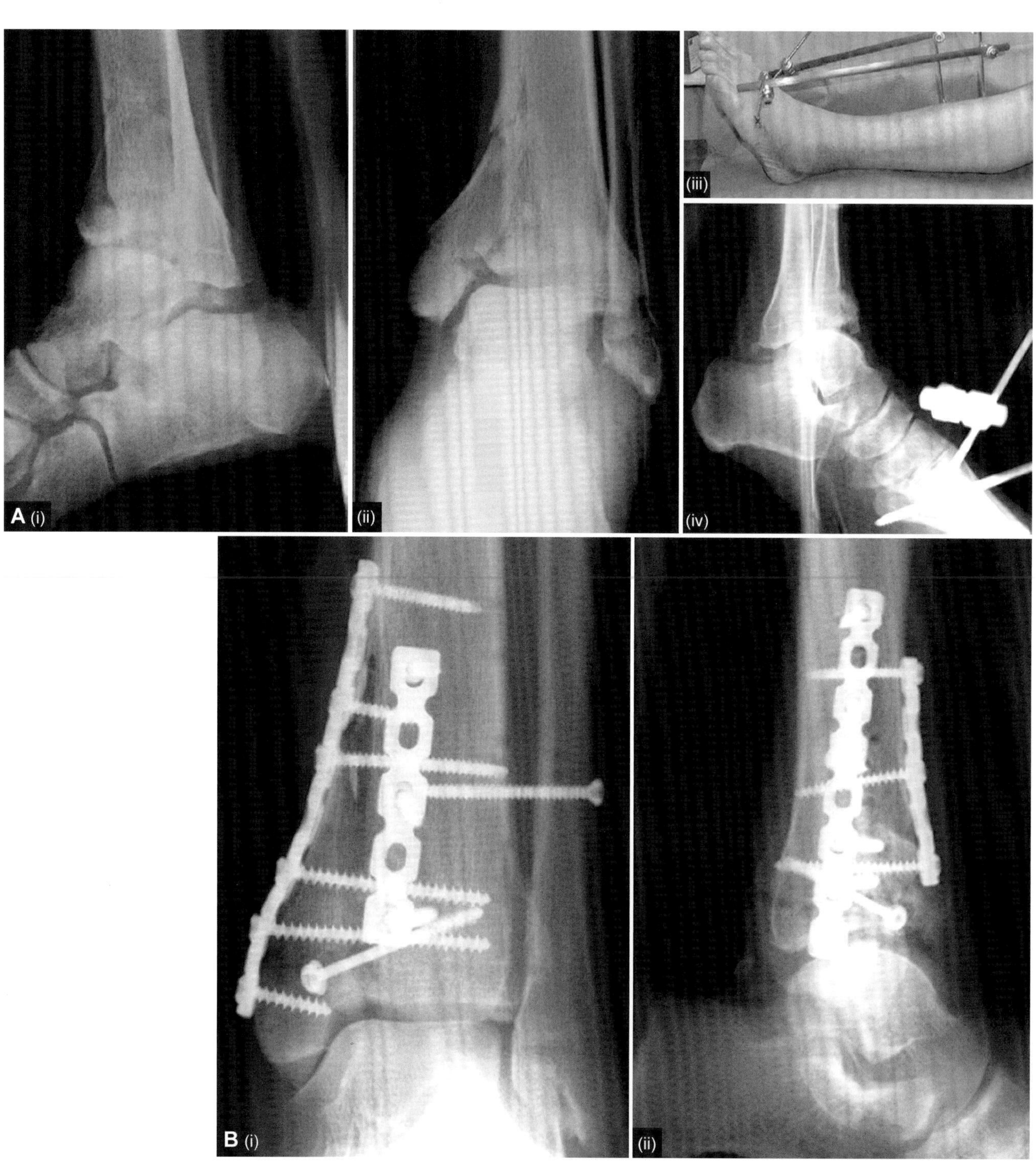

图 37.11A 和 B （A）C 型骨折外固定错误的位置，因此，踝关节有半脱位，没有通过韧带整复术复位；（B）用两个支撑钢板校正

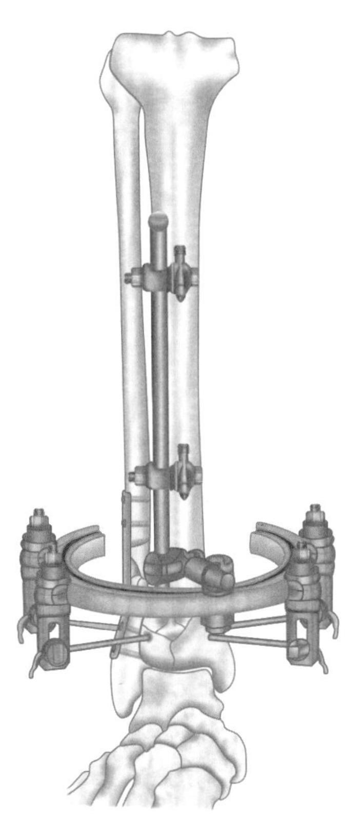

图 37.12　混合的外固定器适用于 A 型骨折，有时也适用于 B 型骨折。用碳纤维杆链接骨针，可透 X 线

外固定辅助可保护复位后的 Pilon 骨折。

有时关节镜可以应用，但因为关节腔狭窄以及血肿而操作困难。

对于少数著者报道关节镜结合外固定和最小程度侵入性的内固定治疗，都是对这种骨折的治疗方法。外固定可提高骨折复位的对线，关节镜有助于恢复关节面，最小程度侵入性的螺钉有助于关节的稳定和保护软组织。这类报道的案例很少。

这种方法不适合严重粉碎性骨折以及关节的嵌入型骨折。

外固定

固定器可以跨过踝关节，与足共同作用，为重建提供稳定性。

两个骨圆针在胫骨骨折的上端。另一个通过外踝尖下方的跟骨连接到跟骨。该构建体要与胫骨的中心轴一致，避免关节的半脱位（图 37.11A 和 B），脚在正中位应成为一个整体。

踝关节的离断术应当尽量避免。

通过钢丝和环形固定器可实现类似的结构（Ilizarov）。

可选择环形固定器，不跨过踝关节，允许早期的运动。

2 枚 5mm 骨圆针从矢状面嵌插在胫骨骨折的近端，钢丝放置在距离关节骨块 10~15mm 上方，与关节平行。钢针的方向从后外侧到前内侧，捆绑带可以对骨折施加一些压力。骨圆针和钢丝之间通过碳纤维杆和环连接。注意保护腓骨肌腱和腓肠神经。

作为最终治疗此技术仅适用于简单的、可间接解剖复位关节内骨折的类型。

需要时在大腿部用充气止血带。

先复位固定腓骨，作腓骨后缘直切口，避免损伤腓浅神经。用锋利的尖头钳直接复位腓骨一般不难。使用 5 或 6 孔的 1/3 管状板固定就足够了。该板是在侧面或背外侧位置。复杂的腓骨骨折通过牵拉或用小牵引器（张力牵引器）间接地复位。使用的钢板要足够长，作桥接固定。

腓骨的重建利于对胫骨侧方的关键碎片进行复位。

胫骨的远端通过一道位于前内侧的、覆盖胫骨远端的和位于胫骨前缘稍外侧的、沿着胫骨前肌肌腱的切口而暴露。在有骨折向后移位的患者，也可选择后外侧入路。在这些案例中，腓骨的修复都是通过相同的入路。

切口止于内踝下方。注意保护腓浅和隐神经（图 37.13A 和 B）。

用最少的组织分离暴露骨折，避免造成缺血。

关节必须从前方打开，注意观察软骨的损伤。前方的碎片轻轻提起翻转置向一边。中央嵌入于骺端的碎片要小心轻轻移动。软骨碎片总是和附带的松质骨一起挤压，一旦这些碎片对合好之后，用克氏针进行修复。有时点式复位钳能起到很好的复位作用。

通常，一个关键的片段是前外侧胫腓联合片段，它必须良好的复位，并用 1~2 枚经皮克氏针进行初步的固定。骨折切开的伤口不应损伤深层胫骨前肌动脉。

在关节复位之后，软骨碎片也复位了，并用克氏针和（或）点式复位钳进行临时的固定。结果必须由透视或 X 线进行检查（图 37.14D）。

主要的软骨缺损必须要用骨移植物进行填充。移植骨的金标准仍然是来自髂嵴的自体骨移植。有时需要用皮质海绵骨移植支撑明显的骨缺损。

钢板最终用来固定 Pilon 骨折。在Ⅰ、Ⅱ型骨折中，支撑钢板的轮廓贴合胫骨远端的内侧面就足够了。3.5 DCP 或低切迹钢板放置到胫骨的内侧面（图 37.16A 和 B）。如果骨折向近端延伸，一个微创经皮固定技术在骨干是可行的。三叶接骨板覆盖骨面较大，可能会阻碍血运。

如果内侧钢板不足以稳定骨折，应用两个支撑，一个在内侧，一个在外侧。

相比较于各种设计的胫骨远端板，无论是锁定的还是非锁定的，两个重建板可以提供更多的稳定性。

伤口闭合前止血带应当释放，使筋膜处于开放状态。放置一到两个引流管。皮肤用无创技术进行无张力缝合。如果腓骨同时被修复，因张力问题可以使腓骨伤口敞开，并用无菌敷料（如聚氨酯泡沫）覆盖伤口。几天之后，可能的话进行伤口的二次缝合。

当病人在麻醉状态时，放置膝下后位夹板，以保持踝的正中位（90°）。这能防止马蹄足的发生。

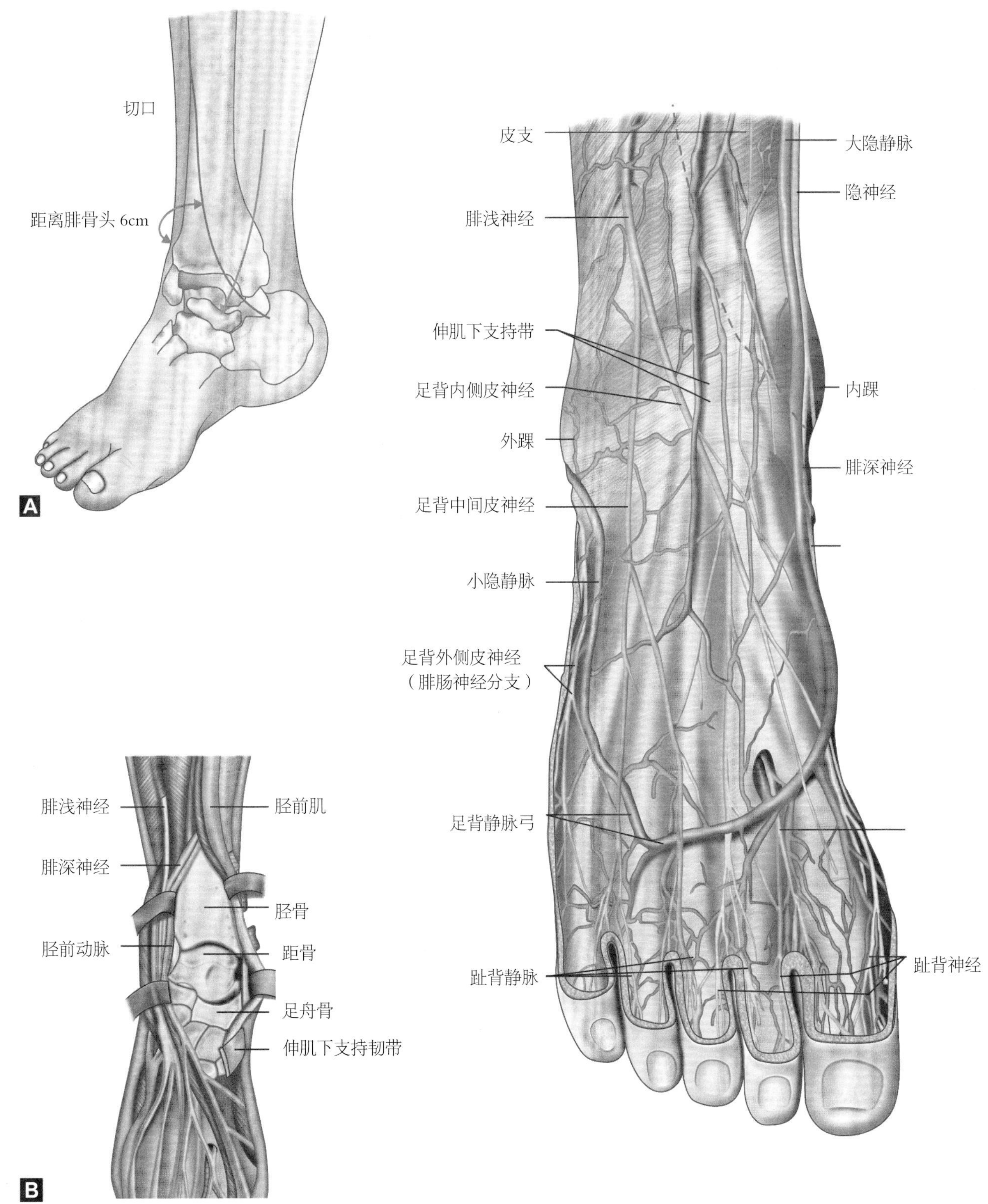

图 37.13A 和 B　胫骨远端前内侧入路。腓浅神经和隐神经应保持完好，可能的话，也应保留隐静脉。不要为了保护血管解剖组织层太多

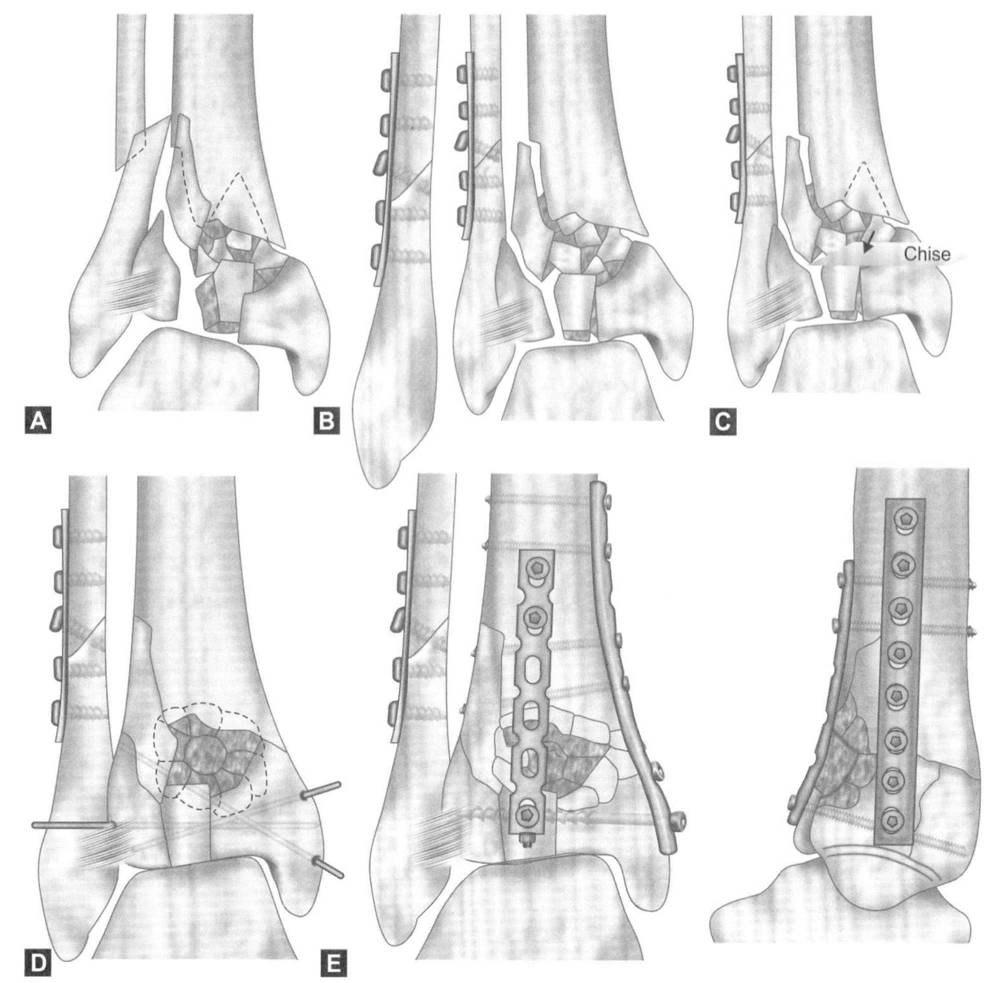

图 37.14A~F 经典的 C 型骨折重建。腓骨的复位固定经常可形成良好的关节骨折块的对合。受压的骨折碎片会被小心的向下压到距骨的表面。骨凿平坦部分是进行这步操作最好的工具。临时固定用克氏针。主要的骨缺损被自体骨移植所填充。通过透视操作，用钢板行接骨术。

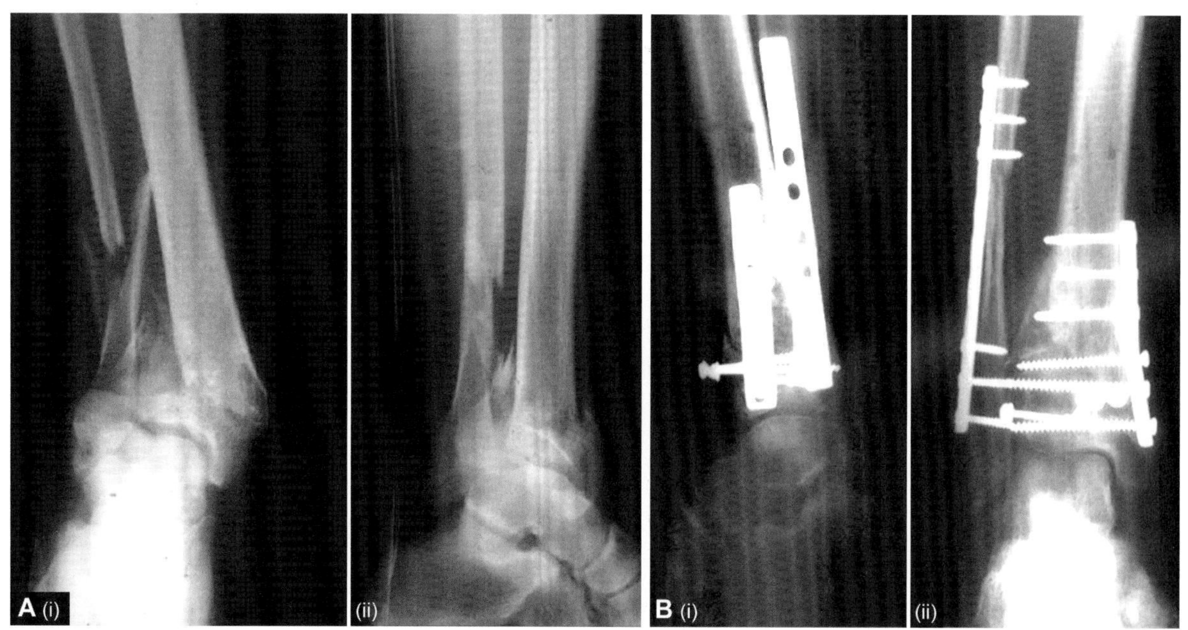

图 37.15A 和 B 用 DCP 和拉力螺钉对 B 型骨折固定

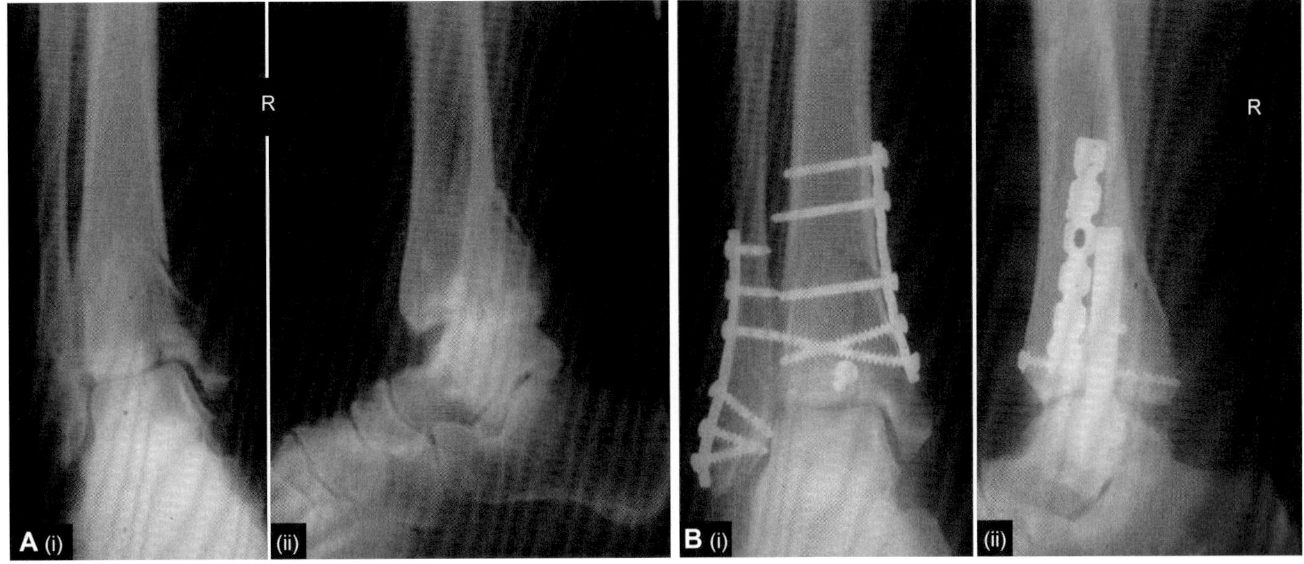

图 37.16A 和 B　B 型骨折用重建板和拉力螺钉进行固定

术后管理

患肢抬高，在术后的 48 小时，应记录肢端的血运和感觉。

在闭合骨折中，给予抗生素单次治疗即可；开放性骨折应只有在需要二次修复的时候，才连续给药。

用一个患者可控的镇痛泵来进行镇痛，推荐连续的股神经阻滞或腘窝内神经阻滞。

积极的功能锻炼不仅仅有助于关节功能的恢复，同时也能有效预防深静脉血栓形成。

肝素或者低分子肝素应当应用直到病人开始活动，一般在术后的 2 到 3 周。

患者应用拐杖走路，患肢轻放于地上，加压约 20kg，直到大约 8 周。夹板过几天可以移除，晚上可以用其固定腿的位置。在 8~10 周后，可根据骨折愈合的程度进行全面的负重练习。完全的愈合要等到 3~4 个月。

患者感到舒适后即可回家，进行定期的复查。

并发症

并发症和手术的细致息息相关，好的手术计划和时机对避免并发症是很有必要的。

许多的并发症是由于软组织的问题，如伤口裂开、皮肤的坏死和感染。据报道，发生率在 10%~35% 之间。由于受伤和手术造成的软组织的损伤，是造成这一现象的主要原因。

感染可以造成灾难性的后果，如踝关节的僵硬，甚至截肢。

因此，在术后早期，有任何感染的征兆，必须要进行彻底的清创。如果固

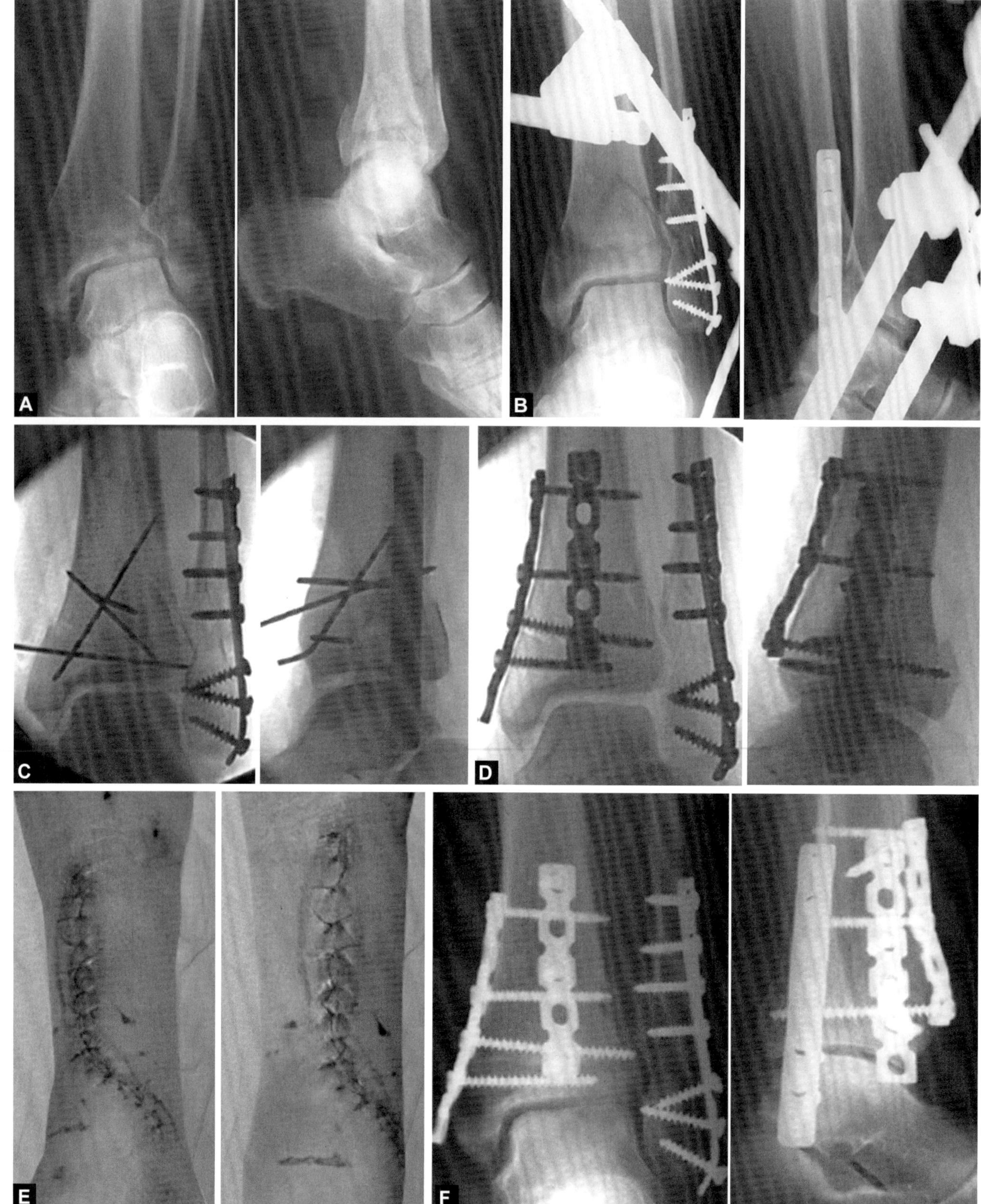

图 37.17A~F　经典的前方与侧方重建与支撑提供高度的稳定

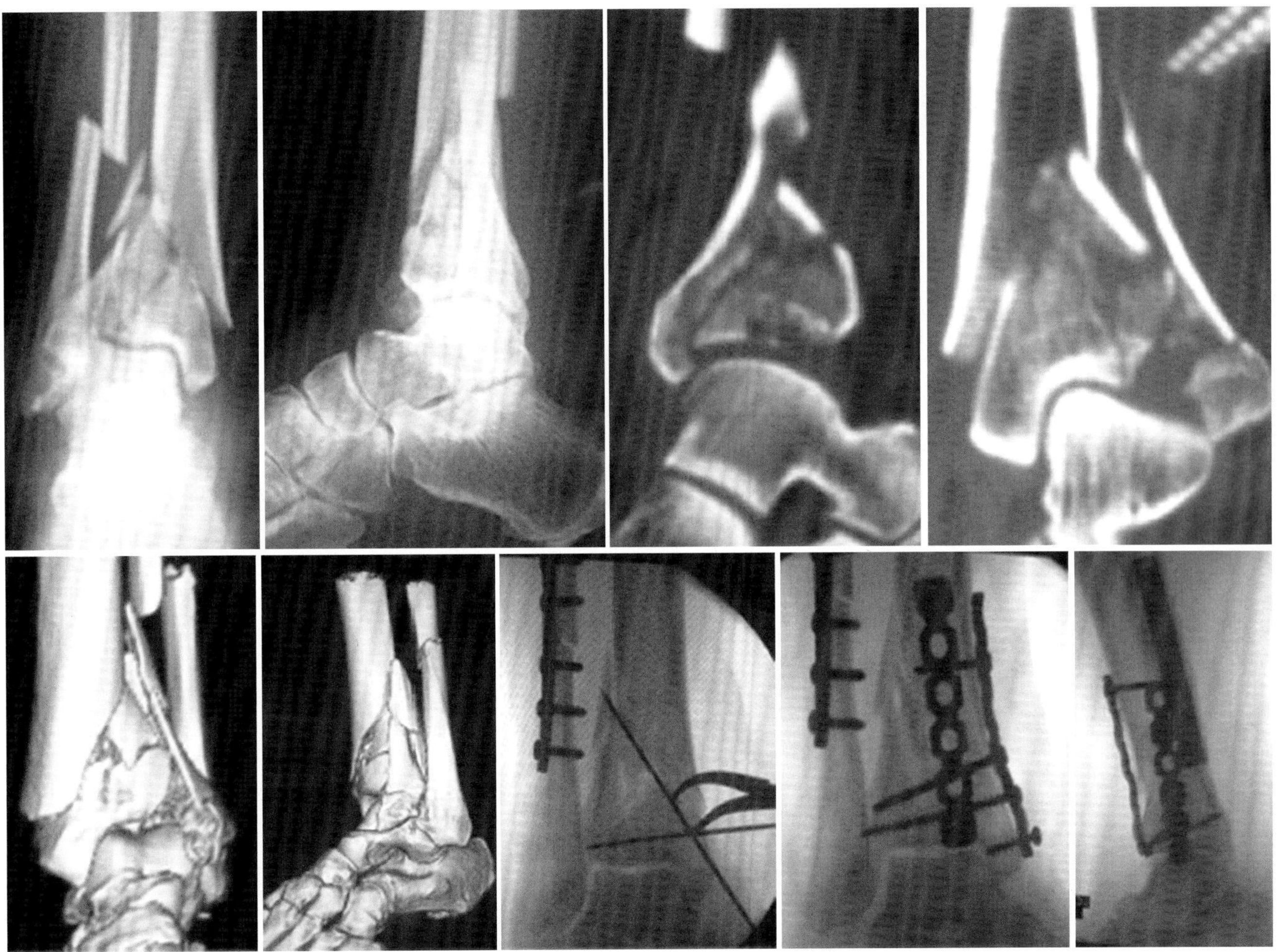

图 37.18　严重的粉碎性 C 型骨折以及其重建

定不稳的话，内固定应拆除，转而用桥接固定器械。

并发症主要有：感染，骨折的缺血性坏死，骨不连或者畸形愈合伴有内翻或外翻，关节的不稳定关节面的不平整，最终的关节炎。

只要存在现实改善的机会时，关节的不协调应当尽早进行手术（图 37.20 A 和 B）。

骨不连与畸形愈合应在软组织状况良好之后，稍迟一些进行修复。

植入物相关的并发症有：固定失败，植入物的断裂等。这方面有很多具体报道。

预后

低能的 Pilon 骨折，只要关节的协调性得到恢复，预后较好。

在高能损伤以及挤压所造成的损伤中，由于软组织套的损伤，阻碍早期的重建与内固定。外固定在这些损伤中，很难达到良好的骨面对合。因此，创伤后的关节炎较易发生，功能的损伤比较明显。

创伤后踝关节炎比其他承重关节更难忍受。这使较少进行的踝关节融合术成为必要的解决手段。

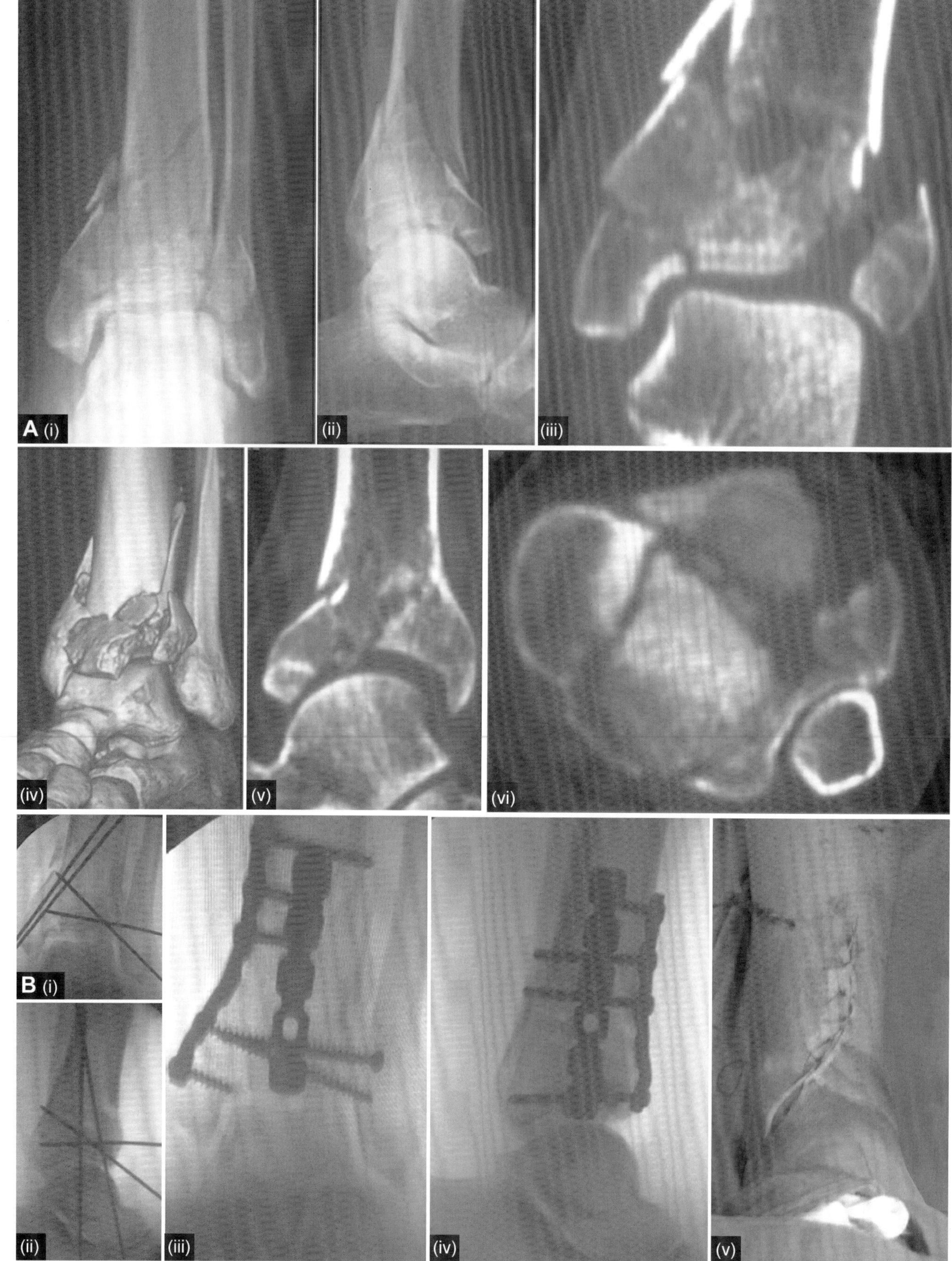

图 37.19A 和 B　最初主要骨折碎片的修复，最终用支撑钢板

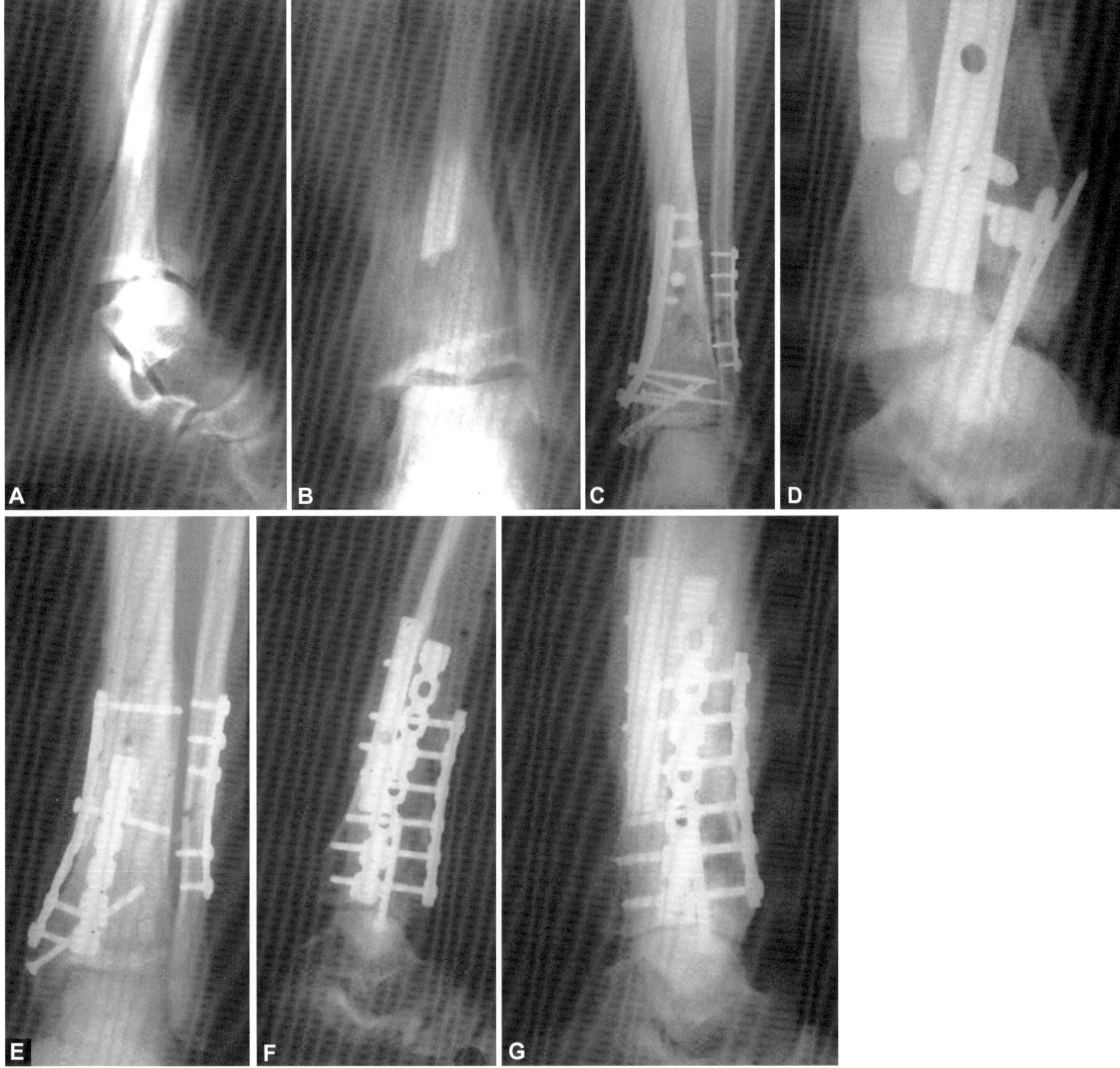

图 37.20 A~G （A~D）固定不充分。Pilon 前方部位未复位，没有良好支撑；（E~G）复位后骨折愈合，12 个月后显示愈合良好

对于结果的比较是很困难的，因为骨折类型复杂多样。解剖的复位与结果之间有很强的因果关系，手术的细致对于结果来说，应该是最大的影响因素。

典型病例

一名 45 岁的工人，高处坠落伤导致 Pilon 骨折（图 37.20A~B）。术后显示骨折复位不甚完美，胫骨前缘上抬没有支撑固定（图 37.20C~D）。再次手术获得解剖复位牢固固定，最后愈合良好（图 37.20E~G）

参考文献

1. Cetik O, Cift H, Ari M, Comert B. Arthroscopy–assisted combined external and internal fixation of a pilon fracture of the tibia. Hong Kong Med J. 2007;13（5）:403–5.

2. Heim U. The pilontibiale fracture: classification, surgical techniques, results. Springer berlin Heidelberg New York, 1991.

3. Holz U. In: ChirurgischeOperationslehreHsg. Durst, Rohen; Schattauer 1991 and 1996.

4. Leung F, Kwok HY, Pun TS, et al. Limited open reduction and Ilizarov external fixation in the treatment of distal tibial fractures. Injury. 2004;35:278–83.

5. Panchbhavi VK. Minimally Invasive Stabilization of Pilon Fractures. Techniques in Foot and Ankle Surgery. 2005;4（4）:240–8.

6. Papadokostakis G, Kontakis G, Giannoudis P, et al. External fixation devices in the treatment of fractures of the tibial plafond: a systematic review of the literature. J Bone Joint Surg [Br]. 2008;90:1–6.

7. Schatzker JM, Tile M. The rational of operative fracture care. Springer, Berlin Heidelberg, 1987.

8. Sirkin M, Sanders R, DiPasquale T, Herscovici D Jr. A staged protocol for soft tissue management in the treatment of complex pilon fractures. J Orthop Trauma. 2004;18（8 Suppl）:S32–8.

9. Syed MA, Panchbhavi VK. Fixation of tibialpilon fractures with percutaneous cannulated screws. Injury. 2004;35:284–9.

10. SommerCh, R ü edi T. In: AO Principles of fracture management, Thieme, 2000.

11. Stengel D, et al. Perioperative antibiotic prophylaxis in clean bone and joint surgery. Orthopaedics and Traumatology. 2003;15:101–10.

12. Topliss CJ, Jackson M, Atkins RM. The direct surgical approach to the distal tibialpilon fracture. JBJS. 2003;85–B（Suppl III）:247.

13. Vidyadhara S, Sharath K Rao. Ilizarov treatment of complex tibialpilon fractures. IntOrthop. 2006;30（2）:113–7.

翻译：牛云飞　审校：陈晓

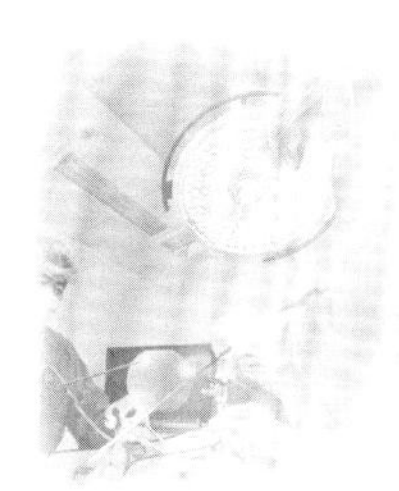

38 踝关节骨折

Vivek Trikha, Suresh Subramani

引言

在下肢骨折中，踝关节骨折最为常见。在过去的50年中，踝关节骨折的发病率日渐升高。近来，随着老年人群体发病率的增长，固定的牢固性问题变得更加复杂，新的固定技术有待研发。

分类

由于机制不同，踝关节骨折可能涉及内踝骨折、外踝骨折或后踝骨折。保守治疗不适用于有移位的双踝骨折，但适用于无移位的内踝和外踝骨折。如果是单纯性内踝骨折，在常规放射性检查中，应查看是否伴有腓骨高位骨折，以防遗漏。如果是单纯性外踝骨折，也应注意查看是否有迹象表明伴有内侧损伤，特别是三角韧带损伤。

踝关节骨折一般有两种分类方法。Davis-Weber 分类法根据腓骨骨折线的位置，将踝关节骨折分为A、B、C三型：A型中的骨折线在下胫腓联合以下，B型中的骨折线经下胫腓联合，而C型中的骨折线在下胫腓联合之上。Lauge-Hansen 分类法的根据则是足在受伤时的位置以及暴力下距骨旋转的方向（表38.1）。

表 38.1　踝关节骨折 Lauge-Hansen 分型

骨折类型	1度	2度	3度	4度
旋后内收型	关节水平下方腓骨横形撕脱骨折	内踝垂直骨折		
旋后外旋型	下胫腓联合前韧带损伤	腓骨远端螺旋斜形骨折	下胫腓联合后韧带断裂或后踝骨折	内踝骨折或三角韧带断裂
旋前外展型	内踝横形骨折或三角韧带断裂	下胫腓联合韧带断裂或止点撕脱骨折	关节水平上方的腓骨短，水平，斜形骨折	
旋前外旋型	内踝横形骨折或三角韧带断裂	下胫腓联合前韧带断裂	关节水平上方的腓骨短斜形骨折	下胫腓联合后韧带断裂或胫骨远端后外侧撕脱骨折

在踝关节骨折中，旋后外旋型损伤是最为常见的骨折类型。下胫腓联合损伤通常与旋转所致损伤相关。

术前计划

为识别骨折线、关节半脱位以及可能的下胫腓联合损伤，须具备高质量的踝关节前后位片、踝穴位片和侧位片。在踝关节的前后位片中，内侧、外侧和上方的关节间隙应该等大。内侧的关节间隙实际应小于 4mm，如果大于 4mm，则表明外侧距骨半脱位。腓骨远端的内侧面应延伸至距骨的关节边缘。距骨小腿角间接测量了腓骨的长度，度数应为 83 ± 4 度。正常情况下，下胫腓的关节间隙为 4mm，如果大于 6mm，则表明下胫腓联合断裂。在前后位片中，腓骨远端与胫骨远端会出现约 6mm 的重合影（高出关节线 1 cm）（图 38.1）。

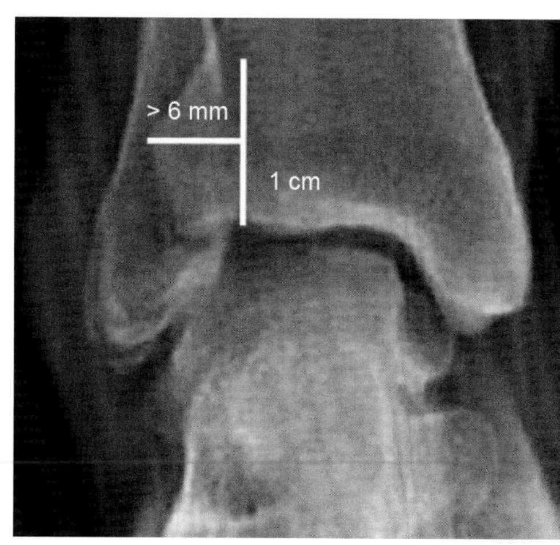

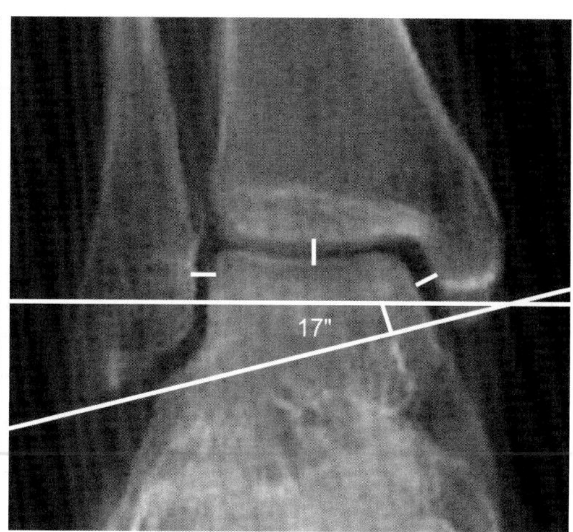

图 38.1　正常踝关节前后位及踝穴位

非手术治疗

无移位的内踝和外踝骨折通常选择保守治疗，即在膝以下用夹板固定，并将腿抬高。1 周过后，应摄取 X 线片，以检查、排除任何可能的移位。如果仍进行复位，继续用石膏固定 6 周，随后开始渐进性负重。如果后期发生移位，则须选择手术治疗。

手术治疗

适应证

- 闭合复位后，内踝或外踝发生大于 2 mm 的移位；
- 内侧关节间隙加大，合并腓骨骨折；

• 胫距关节半脱位；
• 关节内有游离骨块。

麻醉

该类手术可在局部麻醉的条件下较为轻松地完成，而局麻多通过脊椎麻醉实现。

体位

常采用仰卧位，并将一包沙袋置于同侧的臀区，这样有助于更好地观察踝关节的内侧面和外侧面，以便按要求切成开口。俯卧位极少用于后踝的固定。在大腿上部应用止血带。另外，要使用 X 线透视查看骨折复位是否良好、关节是否对合。

固定顺序

对于双踝骨折，通常建议先对外踝进行复位和固定，继而复位、固定内踝。外踝的复位有助于保持腓骨的长度，因而也有利于间接复位内侧骨折片。对于三踝骨折，通常先固定后踝，再固定外踝，最后固定内踝。

外踝固定技术

腓骨远端为皮下骨骼，因此应避免以腓骨远端为中心直接切开成口。一般在腓骨远端的后外侧表面切口（图 38.2），这样就避免了伤口张开或裂开时接骨板暴露。如果因粉碎性骨折和 Pilon 骨折而要在踝关节前方开口，上述切口也可与该切口保持足够的距离。

为避免神经瘤的形成，穿过腓骨远端的腓浅神经应得到保护。切开皮肤后，沿着切口线分开深筋膜（图 38.3）。

清理骨折末端软组织后，借助小复位钳将骨折片复位（图 38.4）。解剖复位和腓骨长度的保持，尤为重要。除了腓骨的长度之外，也应检查旋转的方向。腓骨的短斜形骨折可用一枚拉力螺钉和一块中和接骨板加以固定（图 38.5~ 图

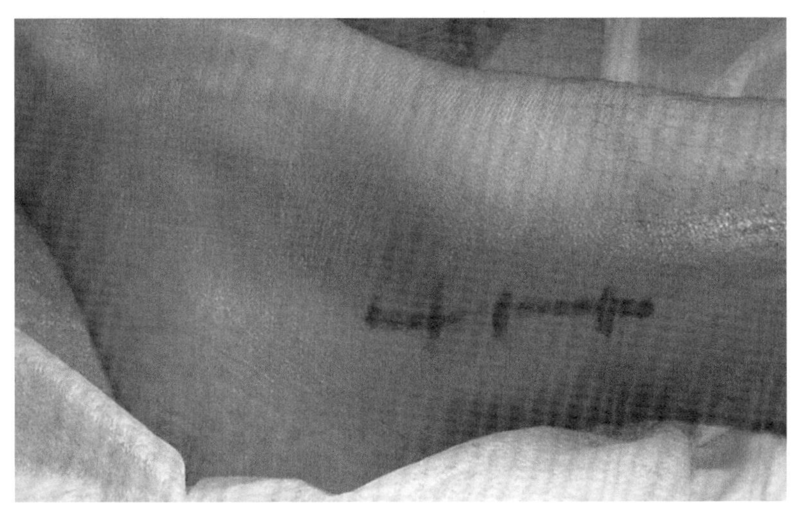

图 38.2　腓骨远端的后外侧表面切口

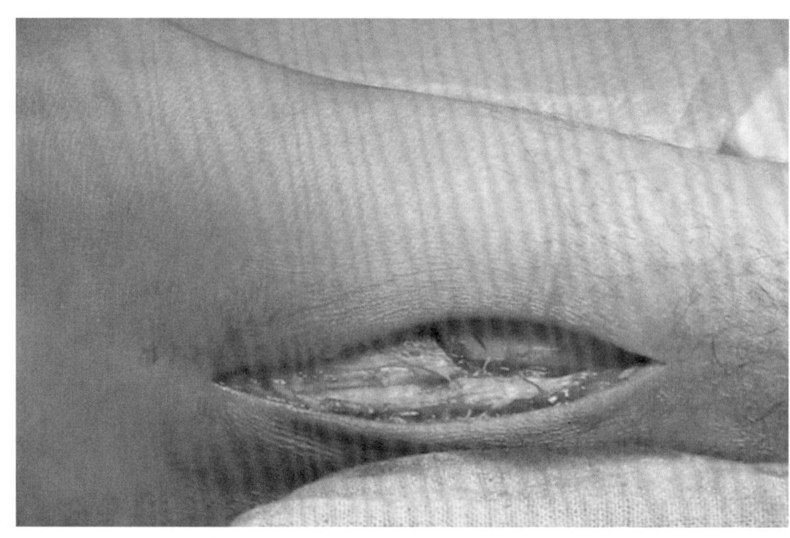
图 38.3　切开皮肤后，沿着切口线分开深筋膜

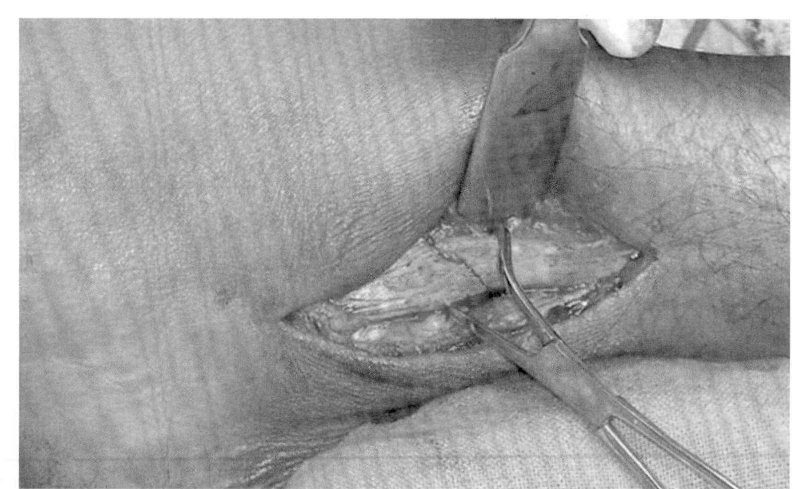
图 38.4　小复位钳将骨折片复位

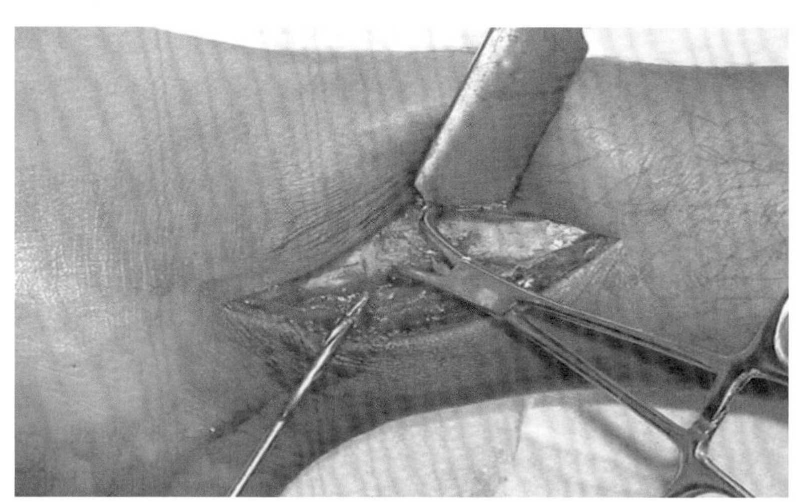
图 38.5　垂直骨折线钻孔

38.8）。长螺旋形骨折可用两枚拉力螺钉和一块中和接骨板加以固定。骨折线的两侧最少须四皮质固定。较小的 1/3 或半形管状接骨板通常用于固定腓骨。3.5 mm 的动力性加压接骨板也被用于体型较大的患者。近期，用于腓骨固定的特制接骨板也被研发出来。

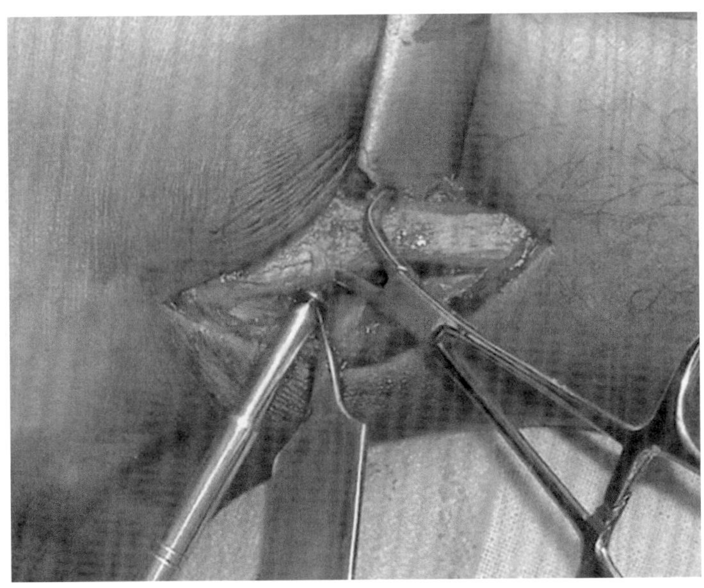

图 38.6 拧入拉力螺钉实现骨折端加压

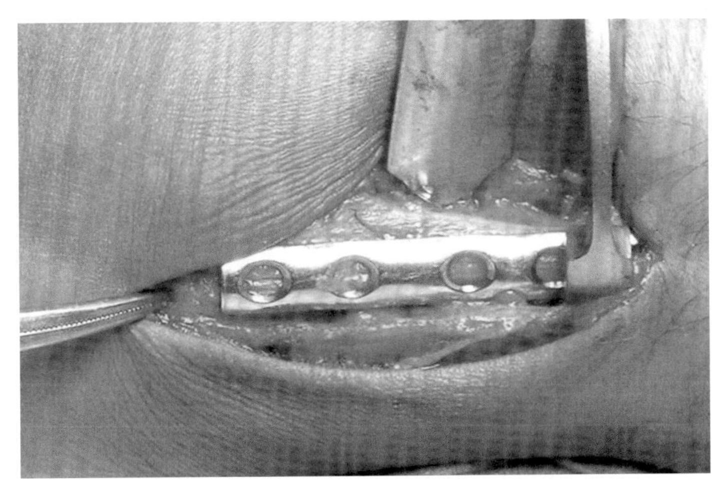

图 38.7 小腓骨接骨板置于腓骨外侧

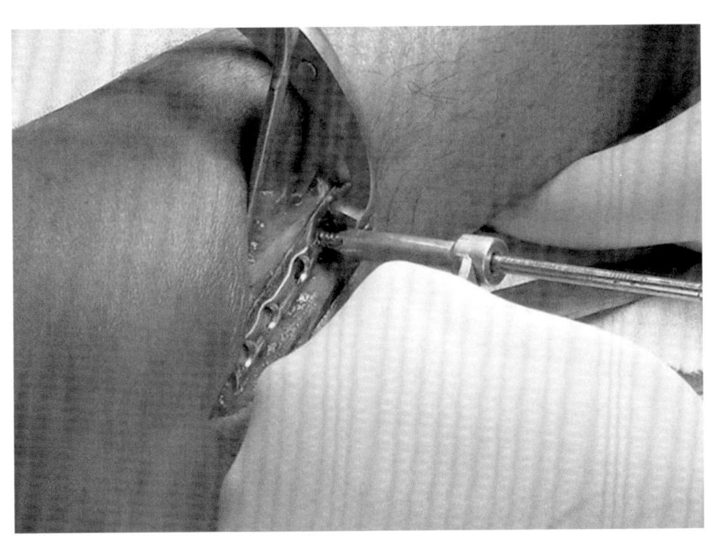

图 38.8 依次拧骨折端远近端螺钉

当发生腓骨粉碎时，使用桥形接骨板，从而能绕过碎骨，皮质固定也可在骨折区域上下完成。在用螺钉固定前，应预先描出接骨板的轮廓。有时，如果在很低的位置发生横行骨折，可在踝部用 4mm 的张力性钢丝带加以固定。术中

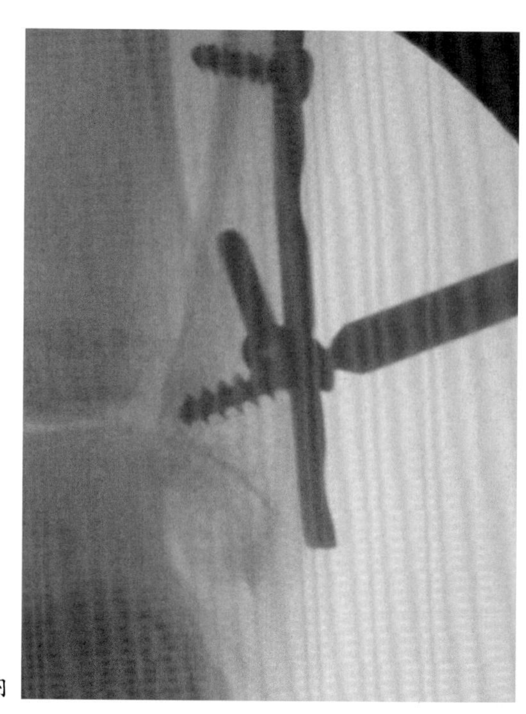

图 38.9　置入远端螺钉时应避免穿入关节内

进行影像学检查，可以极为有效地避免远端的螺钉将关节刺穿（图 38.9）。

内踝固定技术

将折起的毛巾置于踝关节下。用记号笔标出骨点和骨折线，以辅助切开成口（图 38.10）。切口时，建议避开不健康的皮肤。

在内踝开直切口或略呈弧形的切口。根据皮肤的状况，内侧骨折片的大小，以及是否需要固定后踝，弧线可向前或向后延伸。弧形切口有助于固定内侧嵌入性骨折，也有助于治疗关节内有游离骨块的骨折。另外，因为可能引起伤口裂开，故应避免在内踝高骨开直切口。

为避免神经瘤形成，引发疼痛，须在皮下平面保护大隐静脉和神经。内踝

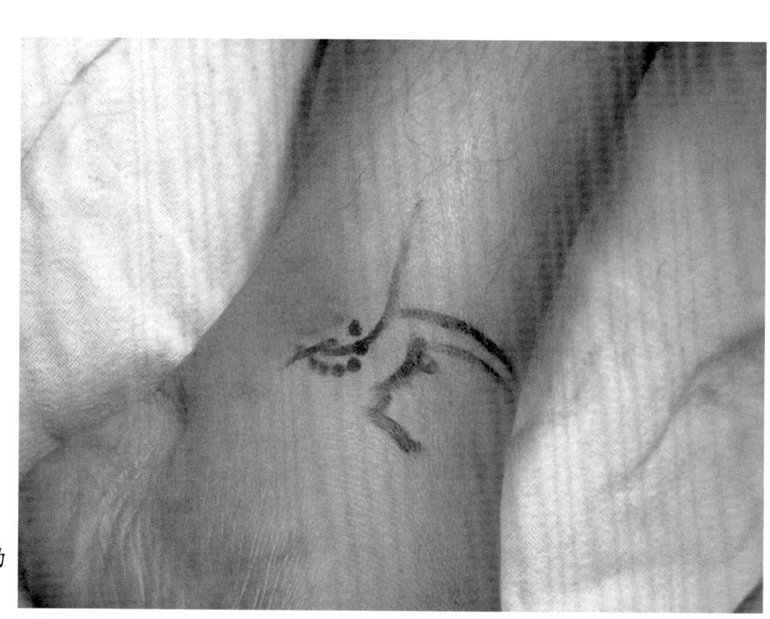

图 38.10　用记号笔标出骨点和骨折线，以辅助切开成口

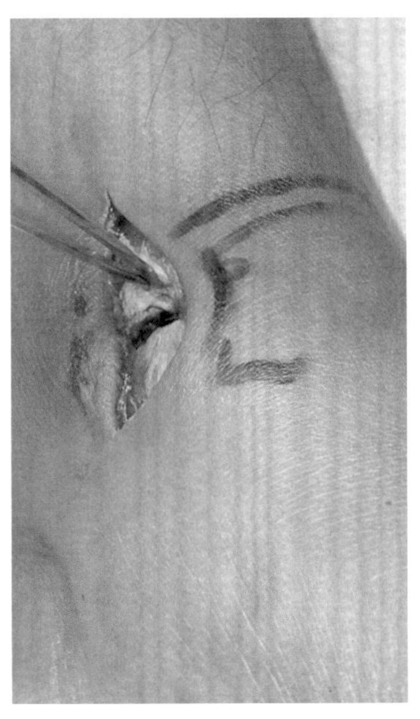

图 38.11　骨膜撕裂及骨折间隙

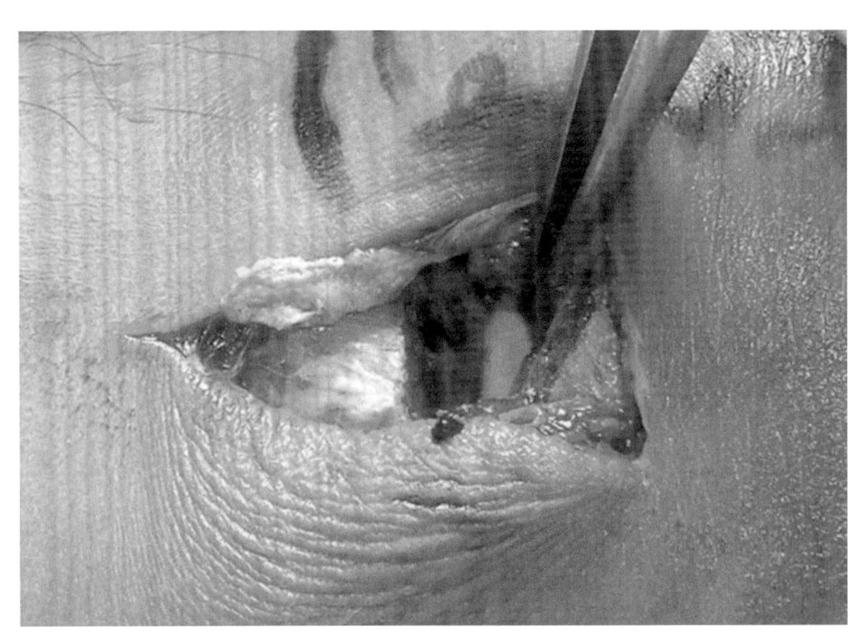

图 38.12　在移除关节内所有的游离骨块后，用盐水清洗关节

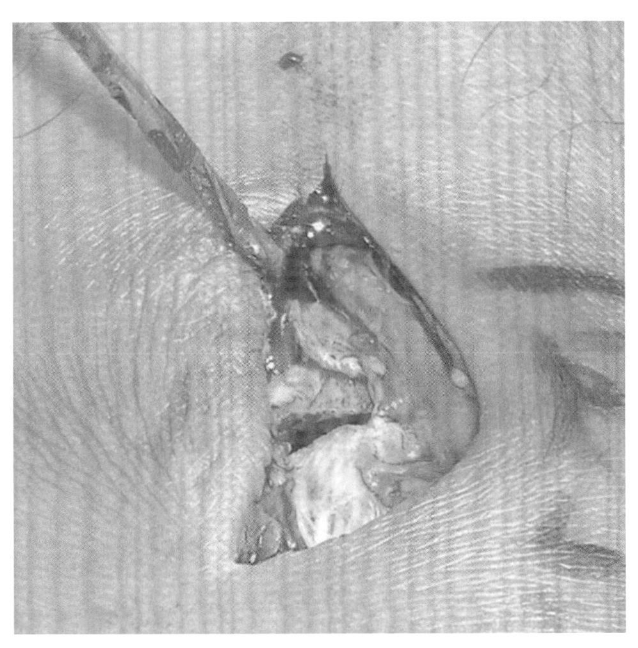

图 38.13　为使用复位钳，需在骨折线上方钻一个小孔

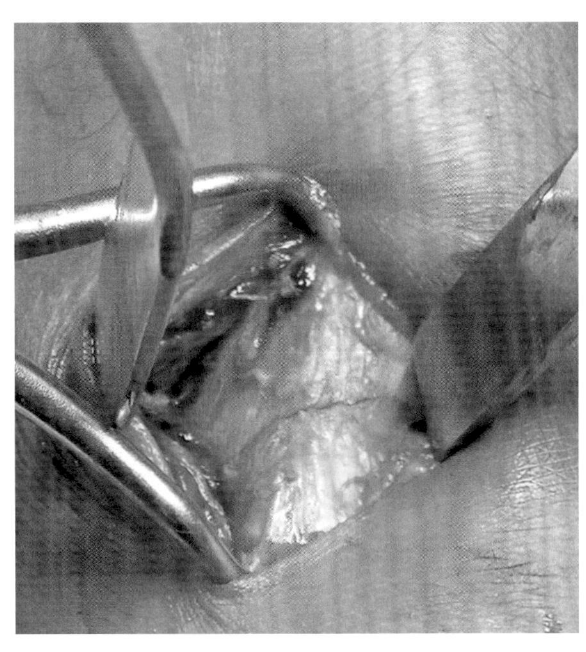

图 38.14　持钩或较小的复位钳复位内踝

上无确定的深筋膜。

内踝骨折中通常会伴有骨膜撕裂（图 38.11）。这些骨折病例大多数均存在骨膜的介入，这便造成了愈合困难，可能导致骨不连。应将骨膜抬离骨折端，并清理折断表面的血块。将骨折片向远端回缩，以观察关节。在移除关节内所有的游离骨块后，用盐水清洗关节（图 38.12）。

为使用复位钳，需在骨折线上方钻一个小孔（图 38.13）。用持钩或较小的复位钳复位内踝（图 38.14）。将一个尖端置于胫骨远端中的小孔，另一个尖端则放在骨折片尖部。要避免压碎骨折片，在治疗老年患者时尤其注意。为防止骨折片复位不良或发生旋转，应在骨折线的前缘和外侧面检查复位的情况。如果复位难以实现，应排除三角韧带深部或胫骨后肌腱介入其中的可能。胫骨后肌腱可能向前挤压内踝骨折片，因此需要将之回缩，为准确复位内踝创造条件。

在钳的前方和后方，放置两枚较小的克氏针，并使之与骨折线垂直（图 38.15）。注意要保证克氏针不刺穿踝关节（图 38.16）。为防止刺穿关节，可将角度调至与水平方向约成30° 。在克氏针上方和对侧皮质附近，使用管状钻钻孔。后嵌入 4 mm 部分有螺纹的空心松质骨螺钉。在骨折片尖部固定螺钉时，三角韧带表层可能会部分劈裂。再将另一枚螺钉以相同方式嵌入（图 38.17），无需涉及对侧皮质。在大多数病例中，40 或 45mm 长度规格的螺钉可以起到很好的固定作用。这些螺钉应相互平行，并在内踝骨折片上方铺开，以便更好地控制旋转（图 38.18）。

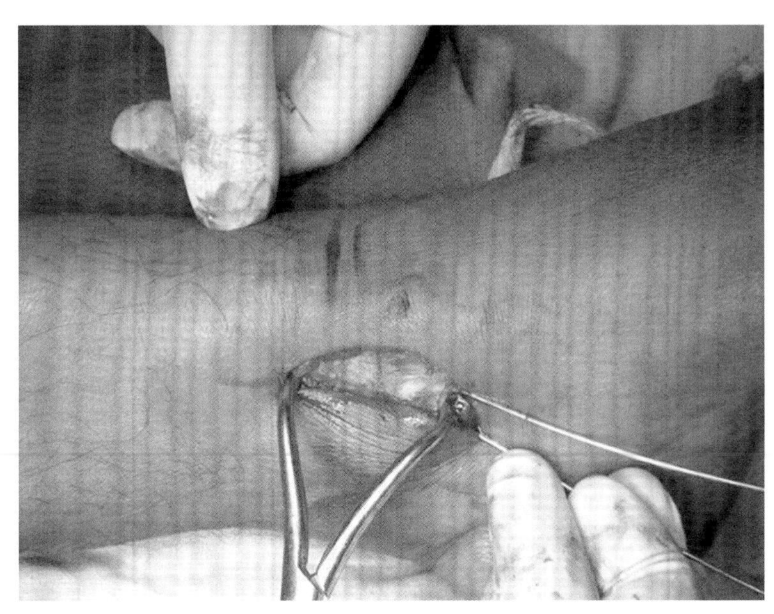

图 38.15　2 枚克氏针临时固定骨折

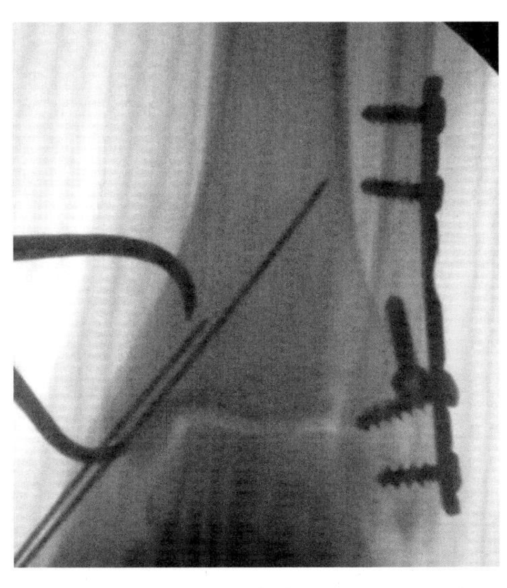

图 38.16　透视下观察克氏针方位及骨折复位情况

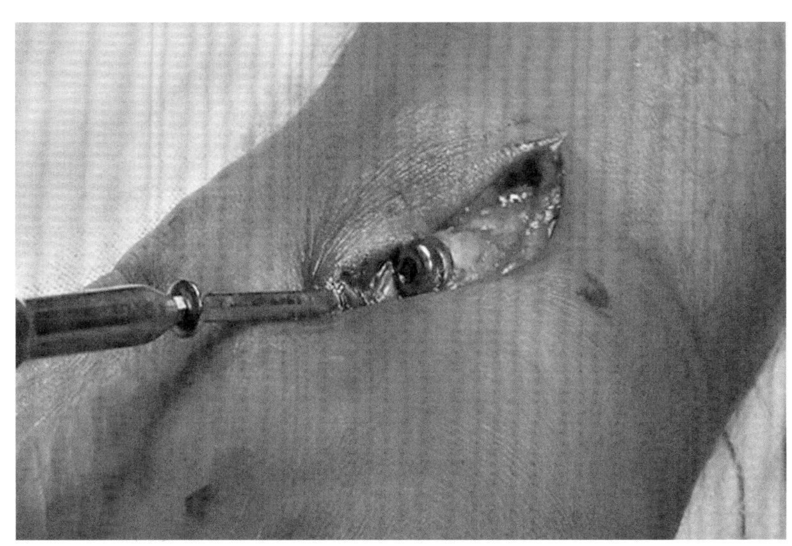

图 38.17　半螺纹松质骨空心钉最终固定骨折

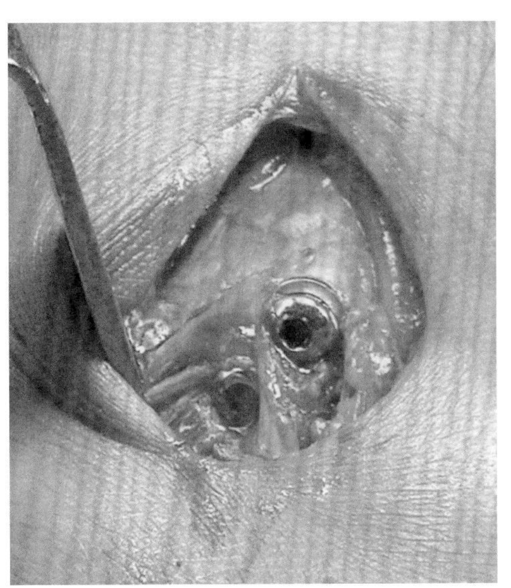

图 38.18　内踝固定完成

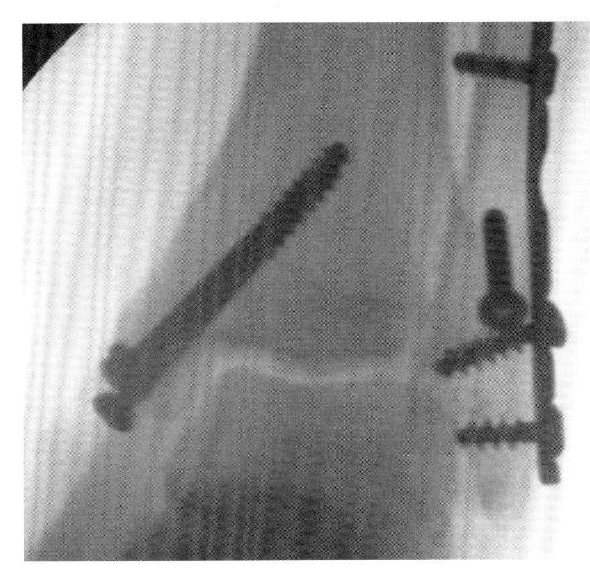

图 38.19　通过 X 线透视确认骨折复位和螺钉的固定

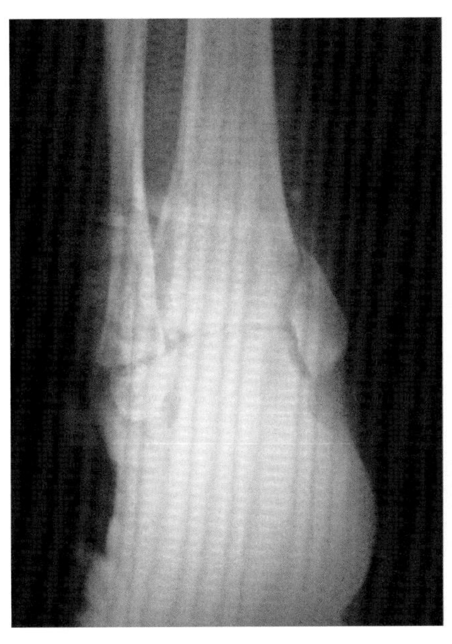

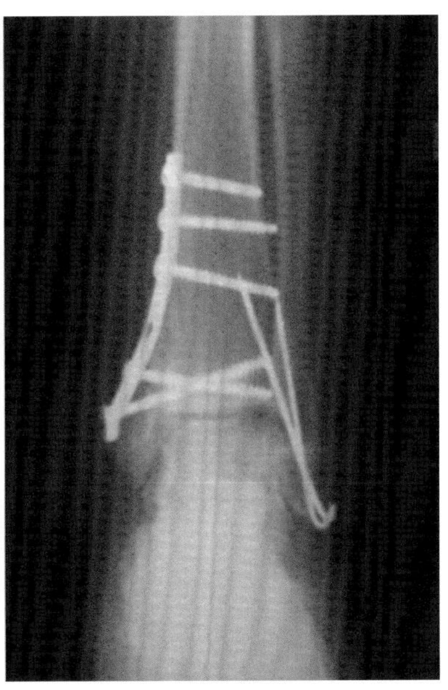

图 38.20　旋后内收型踝关节骨折，内踝可用支撑钢板固定，外踝可用长克氏针固定。

通过 X 线透视确认骨折复位和螺钉的固定（图 38.19）。用可吸收缝线缝合较薄的皮下层后，再将皮肤缝合。

如果内踝发生纵向骨折或内收型损伤，则可能须将螺钉水平固定，以垂直于骨折线的方向，并可防止发生内踝剪切型移位。有时，也可使用较小的防滑移接骨板来增强螺钉的牢固性。

当发生内侧压缩时，可能还需要进行骨移植。如果内侧骨折片非常小，则固定时可用一枚螺钉和一枚克氏针或用两枚遵循静态张力带原理的克氏针（图 38.20 和图 38.21）。

后踝固定技术

当后踝的骨折片涉及的关节面超过 25% 时，建议对该骨折片进行复位和固

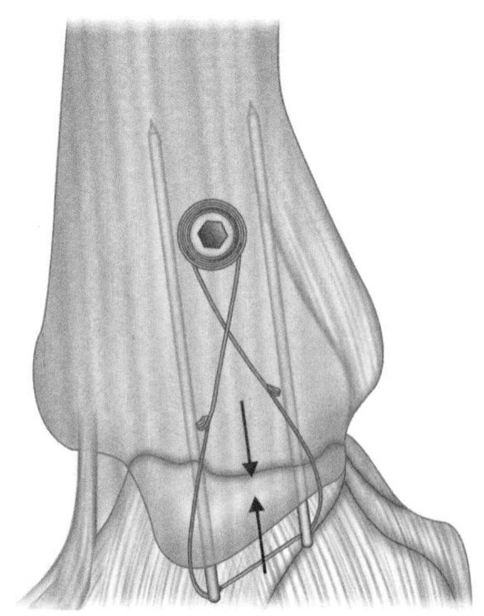

图 38.21　内侧骨折片非常小，则固定时可用一枚螺钉和一枚克氏针或用两枚遵循静态张力带原理的克氏针

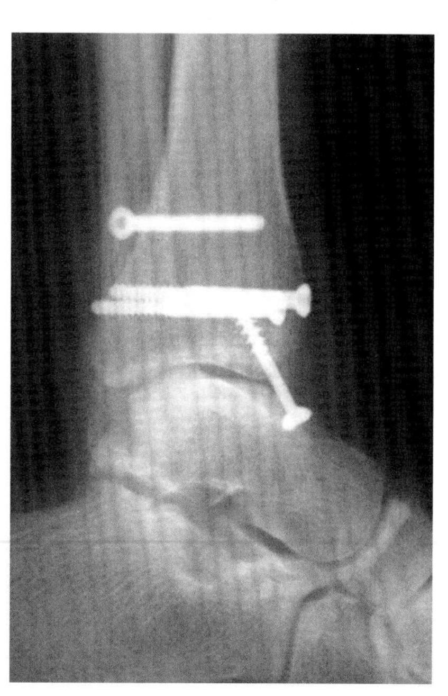

图 38.22　自前向后置入螺钉固定后踝骨折

定。操作应在固定外踝前进行，因为腓骨的接骨板可能会阻碍视线，影响后踝骨折片的复位。

通过使用复位钳可完成经皮复位。将复位钳置于后外侧骨折片和前侧胫骨之上。在放置复位钳前，为避免腱和神经血管束的损伤，应进行充分剥离。在前侧胫骨开一个戳创的小切口后，将导丝从前向后穿过。固定时，通常自前向后放置 4mm 部分带螺纹的空心松质骨螺钉（图 38.22）。

如果不能进行闭合复位，则经后外侧入路行切开复位。固定时，自后向前放置配有垫圈的 4mm 部分带螺纹的空心松质骨螺钉。如果骨折片在后内侧，则经后内侧入路进行复位，固定时螺钉从前向后放置。

下胫腓联合固定技术

在完成所有踝部骨折的固定之后，应评估下胫腓联合的稳定性。如果下胫腓联合关节上方或下胫腓联合水平发生腓骨骨折，应充分检查下胫腓联合的稳

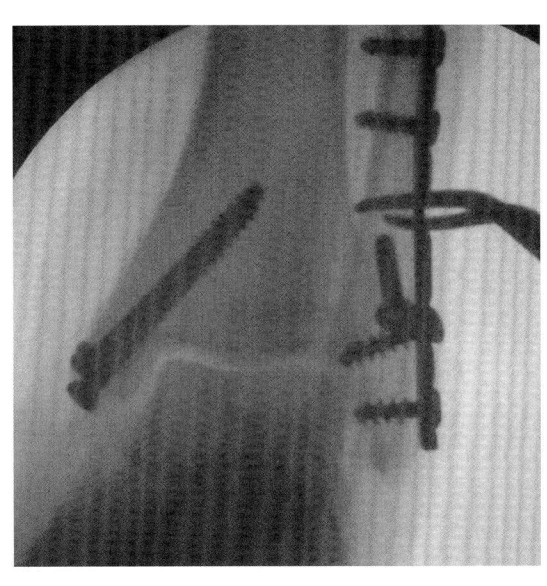

图 38.23　用巾钳夹住腓骨向外侧牵拉以评估下胫腓联合的稳定性

定性。在前后和中外两个平面上，应检查其完整性（图 38.23）。另外，因为下胫腓联合发生损伤时腓骨可能向外旋转，故还应检查腓骨的旋转情况。

如果下胫腓联合不稳，则须进行固定，固定时采用皮质骨螺钉。由于腓骨在解剖关系上位于胫骨的后外侧，因此应将螺钉从后向前以 30° 的角度嵌入。一般认为，三皮质骨螺钉固定足以保证下胫腓联合的稳定性。螺钉应至少高过关节线 2cm（图 38.24 和图 38.25）。

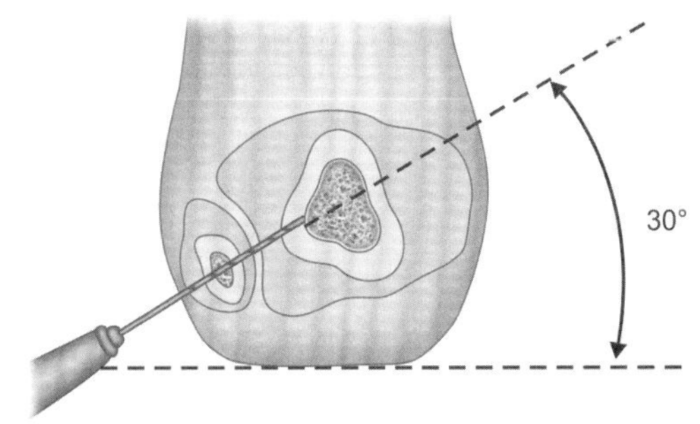

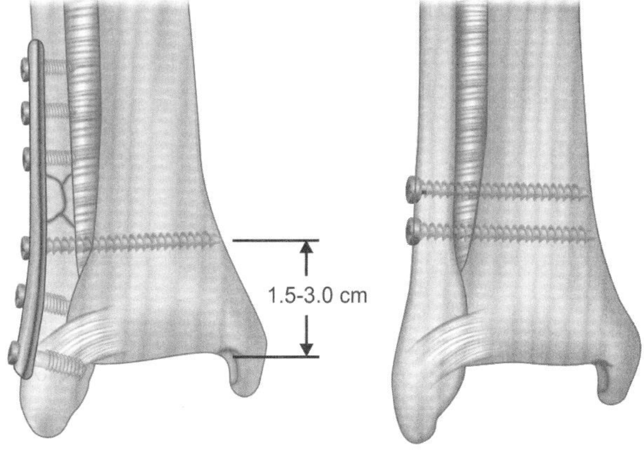

图 38.24　下胫腓骨螺钉置入方法

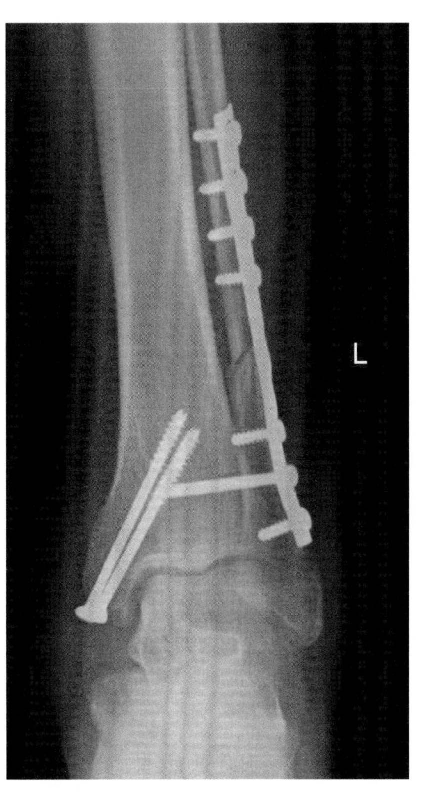

图 38.25　通过钢板的皮质骨螺钉固定旋前外旋型下胫腓联合损伤

术后处理

手术后，膝以下用短板固定，并将足置于枕头上，以减少水肿。术后第二天，开始活动踝关节和脚趾。2 周过后，拆除缝线。在完成 6 周的无负重行走后，再进行部分负重。通常在 10 周之后取出下胫腓联合螺钉，随后患者开始完全负重。在开始负重前，一些外科医生更倾向于不取出下胫腓联合螺钉。但在这种情况下，须事先告知患者术后的负重可能会导致下胫腓联合螺钉破裂（图 38.29）。

并发症

伤口裂开

浅层感染和深部感染的发生率分别为 8%~10% 和 2%~3%。老年患者、吸烟者、酗酒者和糖尿病患者更易于发生伤口裂开和与皮肤有关的并发症。

骨不连

当接受保守治疗时，由于三角韧带的拉伤和骨膜的介入，内踝骨折更易于发生骨不连。除非外踝骨折并发感染或软组织缺损，骨不连很少见于外踝骨折。

僵硬

大多数患者的活动幅度将受一些影响，背屈受到的影响比跖屈所受影响更大。为防止发生固定性挛缩，建议较早开始活动幅度的练习。另外，应避免马蹄足挛缩的发生。

继发性骨关节炎

大多数患者会患有继发性骨关节炎，但在实现解剖复位后，仅有一小部分患者会患上症状性骨关节炎。如果没有实现解剖复位，发生骨软骨损伤和关节半脱位，患者更易于患症状性骨关节炎，这也突显了手术时实现解剖复位和牢固固定的必要性。

预后

与保守治疗相比，手术介入的效果更佳。很多研究均证明了手术固定踝关节骨折的疗效，但目前还没有比较保守治疗和手术治疗的随机对照研究。

Belcher 等一项涉及 40 名患者的研究显示，在踝关节骨折发生的 8~24 个月后，与正常人群相比，大多数患者存在功能明显受损的情况。该病例系列研究发现，患者的平均踝关节评分为 72（对照组 -100）。

在另一项涉及 30 名患者的研究中，Bhandari 等发现，踝关节骨折的患者在接受手术治疗后，躯体功能和躯体角色评分（SF 得分中的内容）比正常人群低很多。

Nilsson 等一项涉及 65 岁以上老年患者的研究发现，大部分患者持续表现出症状，出现功能受限的情况；而且，较之男性老年患者，女性老年患者功能恢复得较少。Ponzer 等也研究了 Danis 分类法下 B 型骨折的功能恢复，并发现大部分患者会发生不影响日常活动的功能障碍。

有关下胫腓联合固定的争论更多。已有研究证明了完成解剖复位后的下胫腓联合功能恢复得较好。另外，下胫腓联合在分别经过 1 年的三皮质固定和四皮质固定后，未发现功能上的差别，但三皮质固定的并发症较少，疗效较好也更快。

尽管大部分研究证明了手术固定踝关节骨折后会出现功能障碍，但研究并未与对照人群进行比较。为保证比保守治疗实现更好的功能恢复，对脱位的踝关节进行解剖复位和牢固的手术固定至关重要。

典型病例

患者，男性，40 岁，因左踝扭伤而发生双踝骨折。X 线片显示为旋后外旋型损伤伴有下胫腓联合断裂（图 38.26）。对内踝（两枚螺钉）和外踝（拉力螺钉和 1/3 管状接骨板）行切开复位内固定术。在复位下胫腓联合时，采用下胫腓联合螺钉（图 38.27）。第 12 周时，X 线片的检查结果显示愈合令人满意（图 38.28），患者开始负重。第 16 周时，作进一步随访，X 线片显示下胫腓联合螺钉破裂，但患者无症状（图 38.29）。

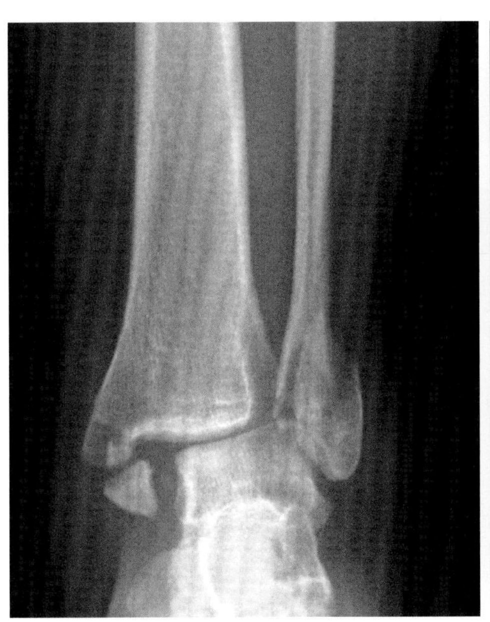

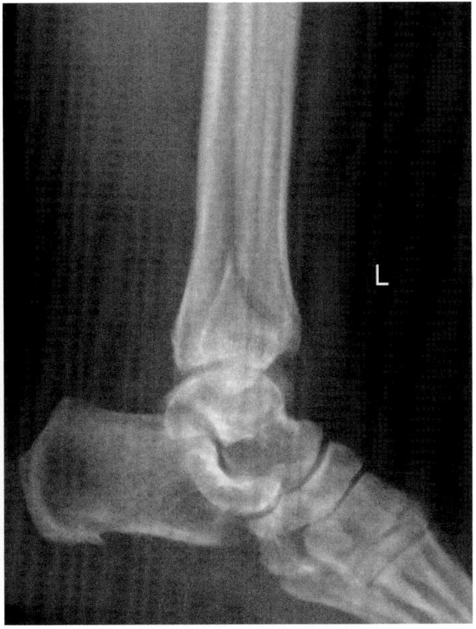

图 38.26　X 线片显示为旋后外旋型损伤伴有下胫腓联合断裂

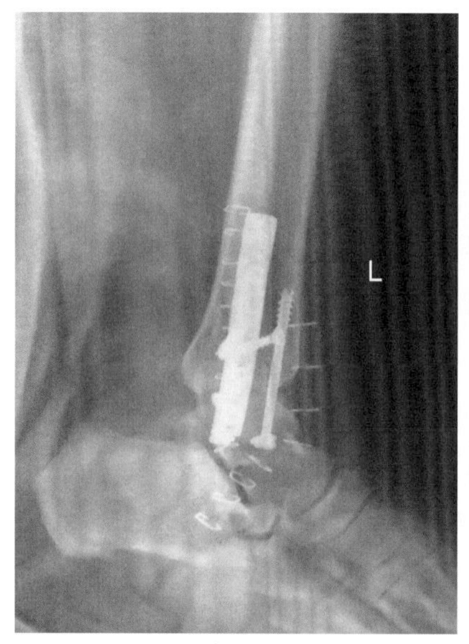

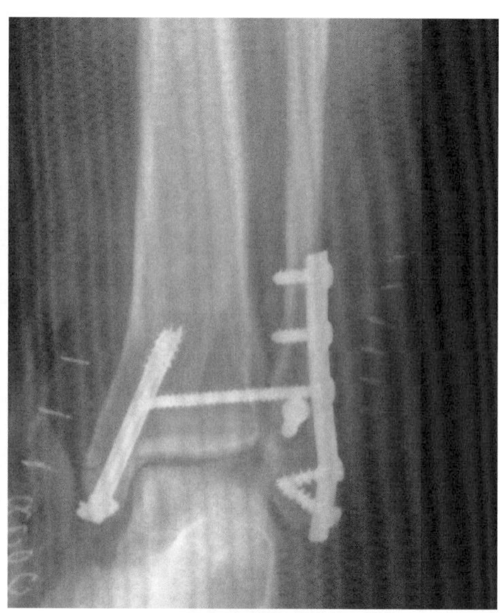

图 38.27 术后 X 线片

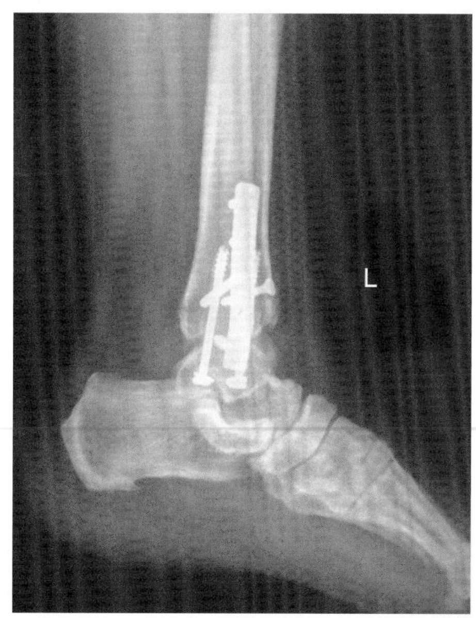

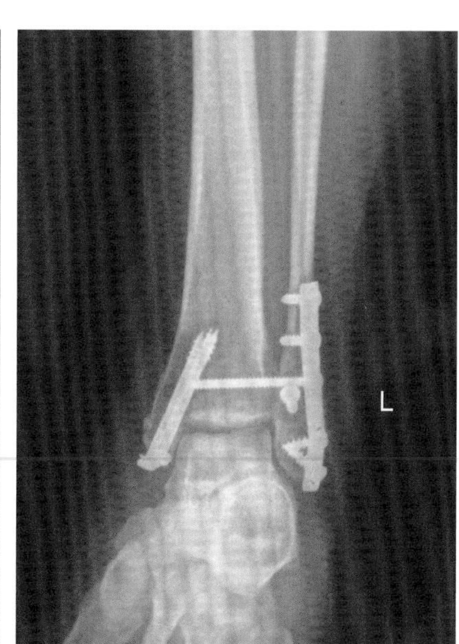

图 38.28 第 12 周时，X 线片

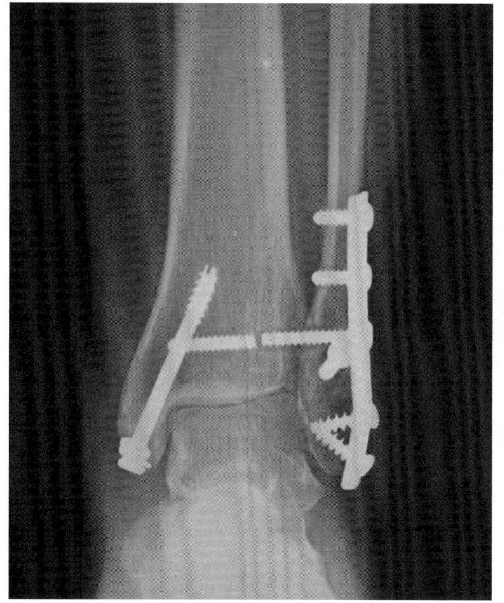

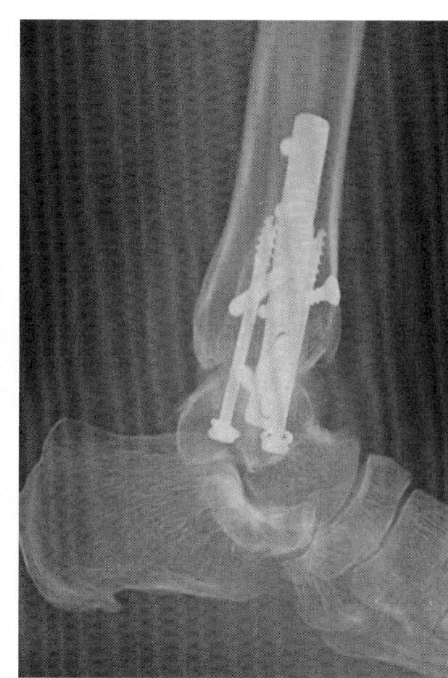

图 38.29 术后 16 周下胫腓螺钉断裂，但患者无症状

参考文献

1. Kannus P, Parkkari J, Niemi S, et al. Epidemiology of osteoporotic ankle fractures in elderly persons. Ann Intern Med. 1996;125（12）:975–8.
2. Danis R. Les fractures malleolaires. Theorie et Practique de l' Osteosynthese; 1949. pp. 133–5.
3. Lauge–Hansen N. Fractures of the ankle. Combined experimental–surgical and experimental roentgenologic investigations. Arch Surg. 1950;60:957–85.
4. Sarkisian JS, Cody GW. Closed treatment of ankle fractures: a new criterion for evaluation–a review of 250 cases. J Trauma. 1976;16（4）:323–6.
5. Egol KA, Dolan R, Koval KJ. Functional outcome of surgery for fractures of the ankle. A prospective, randomised comparison of management in a cast or a functional brace. J Bone Joint Surg Br. 2000;82（2）:246–9.
6. Mast J, Jakob R, Ganz R （Eds）. Planning and Reduction Technique in Fracture Surgery. New York: Springer–Verlag, 1989.
7. Toolan BC, Koval KJ, Kummer FJ, et al. Vertical shear fractures of the medial malleolus: a biomechanical study of five internal fixation techniques. Foot Ankle Int. 1994;15（9）:483–9.
8. Ostrum RF, Litsky AS. Tension band fixation of medial malleolus fractures. J Orthop Trauma. 1992;6（4）:464–8.
9. Belcher GL, Radomisli TE, Abate JA, et al. Functional Outcome Analysis of Operatively Treated Malleolar Fractures. J Orthop Trauma. 1997;11（2）:106–9.
10. Bhandari M, Sprague S, Hanson B, et al. Health–Related Quality of Life Following Operative Treatment of Unstable Ankle Fractures: A Prospective Observational Study. J Orthop Trauma. 2004;18（6）:338–45.
11. Nilsson G, Jonsson K, Ekdahl C, Eneroth M. Outcome and quality of life after surgically treated ankle fractures in patients 65 years or older. BMC Musculoskelet Disord. 2007;8:127.
12. Ponzer S, Nacell H, Bergman B, Törnkvist H. Functional outcome and quality of life in patients with Type B ankle fractures: a two–year follow–up study. J Orthop Trauma. 1999; 13（5）:363–8.
13. Egol KA, Pahk B, Walsh M, Tejwani NC, Davidovitch RI, Koval KJ. Outcome after unstable ankle fracture: effect of syndesmotic stabilization. J Orthop Trauma; 2010;24（1）:7–11.
14. Høiness P, Strømsøe K. Tricortical versus quadricortical syndesmosis fixation in ankle fractures: a prospective, randomized study comparing two methods of syndesmosis fixation. J Orthop Trauma. 2004;18（6）:331–7.

翻译：杨剑　审校：徐海林

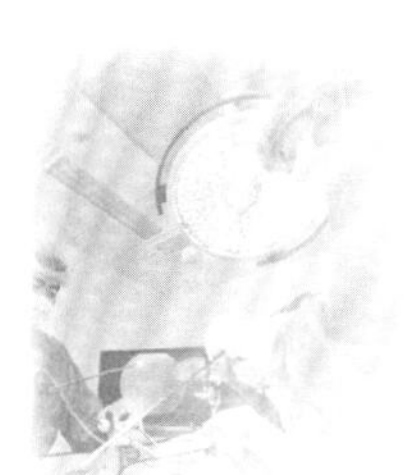

39 距骨颈骨折

Vivek Trikha, Suresh Subramani

引言

距骨是人体中一块独特的骨，其大部分属于关节内，并覆盖着关节软骨。距骨是腿部和足部间重要的连接结构，参与踝、距下和中足等众多关节的活动。因此，距骨损伤可以导致足部生物力学负重区主要的改变，并且影响足部功能恢复的预后。距骨骨折是比较罕见的损伤，所占比例小于人体所有骨折的 0.5%。几乎 50% 的骨折影响到距骨颈区域。距骨移位性骨折采用保守治疗的预后通常并不令人满意，而且伴发着很多并发症，比如由不良血供和损伤特性导致的不愈合和缺血性坏死。手术适应征、时机和入路随着时间的推移，已经被明确地界定了。

分型

距骨骨折由踝关节过度背屈损伤引起。距骨颈位于胫骨远端和跟骨前缘的楔形区域内。当更大外力作用时，距骨体有后内侧脱位的趋势，伴随或不伴随内踝骨折（图 39.1 和 39.2）。20 世纪初第一次世界大战期间，在飞行员强行降落时通常发生这种骨折，因此被称为“飞行员距骨骨折”。现代道路交通事故是距骨骨折最常见原因，并且常常伴随着严重的软组织损伤。

距骨颈最常见的分型方法是由 Canale 和 Kelly 改进的 Hawkins 分型。

Ⅰ型——距骨颈无移位骨折，无任何关节的半脱位。Hawkins 报道该型骨折缺血性坏死的发生率为 13%。

Ⅱ型——距骨颈移位性骨折伴随距下关节的半脱位或脱位。这种类型的骨折缺血性坏死的风险将近 20%~50%。

Ⅲ型——距骨颈移位性骨折伴随距下关节和踝关节的半脱位或脱位。该型骨折的缺血性坏死的发生率为 50%~100%。

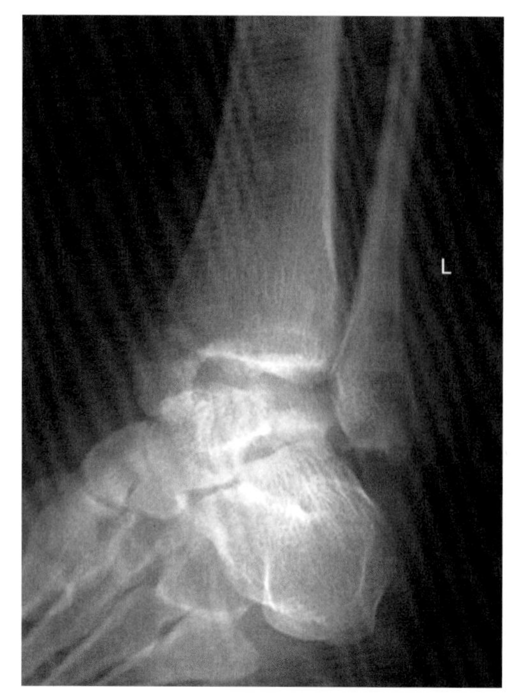

图 39.1　踝部平片显示距骨颈和内踝骨折

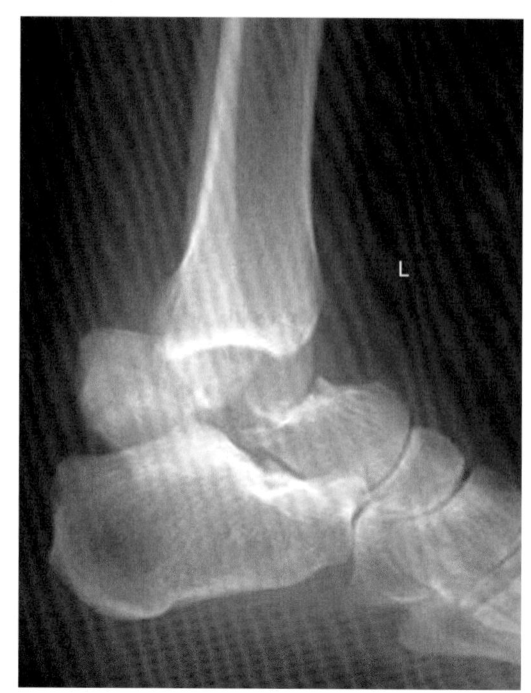

图 39.2　踝部侧位片显示距骨颈骨折和距骨体后脱位

Ⅳ型——距骨颈移位性骨折伴随距下关节、踝关节和距舟关节的半脱位或脱位。这种类型是由 Canale 和 Kelly 增加的。该型骨折的所有血供都被破坏了。

术前计划

距骨具有不同寻常的外形，因此在距骨颈骨折的术前评估中，应该获得不同平面的 X 线片。常规拍摄前后位、侧位和踝穴位片。对于距骨颈骨折，Canale 和 Kelly 位是一种特殊位置，在腿内旋 15° 拍摄所得，X 线球管从水平位置头向 75° 放置，足部应该最大程度摆在旋前和马蹄足位置。

Canale 位帮助鉴别距骨颈内侧或外侧部分粉碎程度和是否需要支撑钢板来避免内翻或外翻塌陷。

应该拍摄更多的足部平片来排除任何的中足或前足损伤。

在所有的距骨骨折中，推荐常规进行 CT 扫描，因为可以提供更多的信息，即使只有骨折轻微移位、距下关节轻微不稳，在 CT 中都可以看到（图 39.3A 和 B）。平片中不能被看到的很多骨折都可以在 CT 中发现。

非手术治疗

距骨颈无移位骨折可以行保守治疗。CT 扫描发现为Ⅰ型骨折，轻微背屈无移位。如果骨折有移位，那么损伤就重新归类为需要手术治疗的Ⅱ型骨折。即使只有很少的骨折移位，也是需要进行手术治疗的，因为即使轻微的移位也会

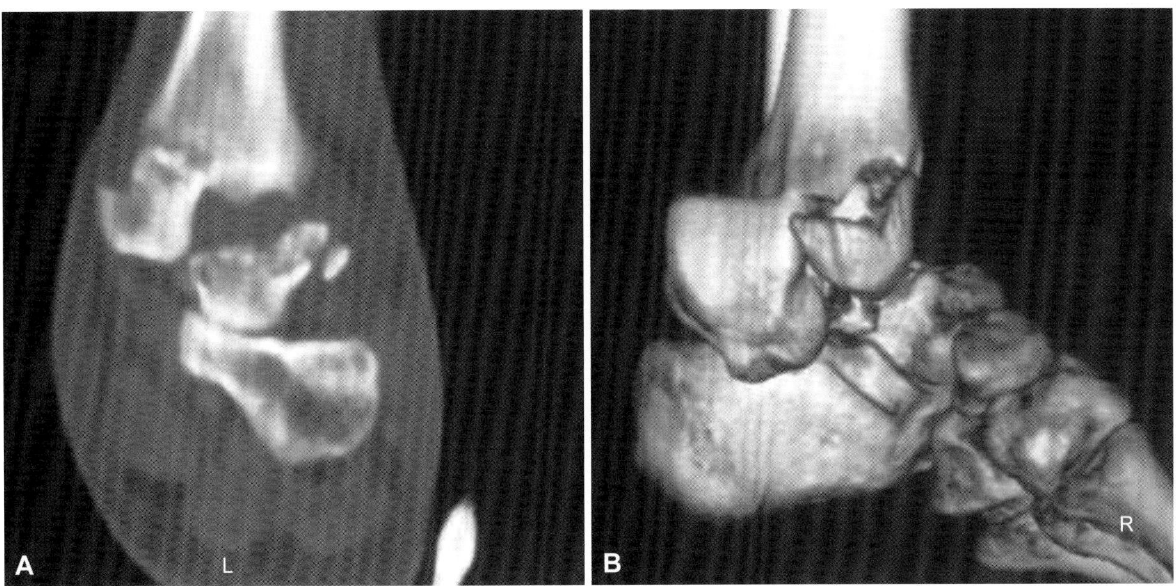

图 39.3A 和 B （A）CT 扫描显示内踝骨折和距骨头部骨折块儿。CT 中没有看到体部骨折块儿脱位，胫骨远端下方的空白区可以提示脱位的存在。（B）3D 重建显示内踝骨折和距骨体部后内侧脱位

导致距下关节不稳，保守治疗包括 8~10 周的膝下衬垫石膏固定。在最初的 4~6 周禁止负重。在移除支具和负重前，需要放射线证明存在骨性愈合。对于Ⅱ型骨折，尽管可以获得闭合复位，但是不建议行保守治疗，因为会导致关节不稳和延迟的骨折移位。

手术治疗

适应证

距骨颈或体部任何移位性骨折，伴随或不伴随关节半脱位，都应该进行手术固定治疗。

手术时机

尽管距骨颈骨折并不是常规所认为的真正的骨科急诊，但该种骨折的手术治疗应该紧急进行。尤其是距骨颈骨折脱位，因为张力变化导致皮肤条件差、胫神经功能障碍。距骨颈开放性骨折也应该当作骨折急诊根据情况进行治疗。治疗包括使用术前抗生素、破伤风预防、清创和清洗伤口，完全或部分固定距骨骨折，如果需要的话使用外固定。这些有助于距骨长度的获得，为以后的重建做准备，帮助软组织恢复和重新获得足部力线。

麻醉

使用局部麻醉可以提供适当的肌肉松弛度。如果使用全麻，应该使用适当的肌松药物。

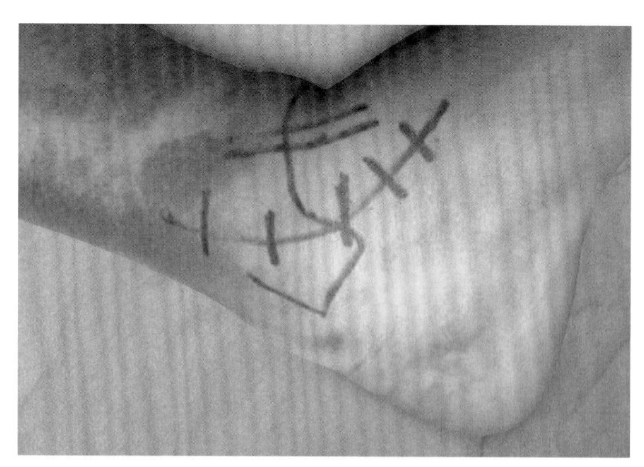
图 39.4　距骨颈骨折的前内侧切口

体位

患者仰卧在可透视的手术床上，同侧臀部下面放置沙袋，防止踝部外旋，同样可以很好地显露踝部内外侧手术切口部位。俯卧位较少应用于距骨颈骨折的固定。大腿上部水平使用止血带。术中 X 线透视是必须的，用来检查骨折复位和关节稳定情况。

手术入路

多种手术入路已经被广泛介绍用于距骨颈骨折的治疗。通常，使用双切口来显露距骨骨折，也用来评估力线和预防距骨颈骨折的复位不良。前内侧入路是首选，可以帮助显示骨折。该切口位于胫骨前肌腱的内侧（图 39.4）。如果骨折位于更后方，切口则选择在胫骨前肌腱和后肌腱之间。筋膜皮瓣应该作为一个整体直接抬高，避免皮肤坏死（图 39.5A~C）。小心保护隐神经和静脉。如果这种入路不适合，可以尝试经内踝入路。该入路需行内踝截骨术来增加显露和辅助解剖复位。使用非常薄的摆锯片来获得斜行截骨。当处理内踝远端骨折块时要小心保护不要损伤三角韧带。许多 Hawkins Ⅲ型骨折已经存在内踝骨折。距骨颈和头的内侧部分现在就可以看到了。

前外侧入路的切口位于第四跖骨基底沿线，从踝关节到 4~5cm 以下（图 39.6）。腓浅神经就在皮下，应该小心保护（图 39.7）。应该避免薄皮瓣。伸肌支持带锐性分离来增加显露，因为伸肌肌腱是向内侧收缩的。趾短伸肌在骨膜下抬高，远端反折。沿距骨颈可以行关节囊切开术。距骨颈、头和跗骨窦的外侧面就可以看到了。跗骨窦内软组织不应该切除，因为大部分距骨体血供经过这里。

当需要固定特殊类型骨折的时候，可以使用后外侧、后内侧和直接外侧入路。前内侧和前外侧联合入路是最常用于距骨颈骨折固定的手术入路。

术中复位方法

使用骨圆针或外固定架复位移位的距骨体和跟腱的轴向偏移（图 39.8 和 39.9）。保持膝屈曲和踝马蹄足位。通过斯氏针向下牵引。Hawkins Ⅲ型骨折中

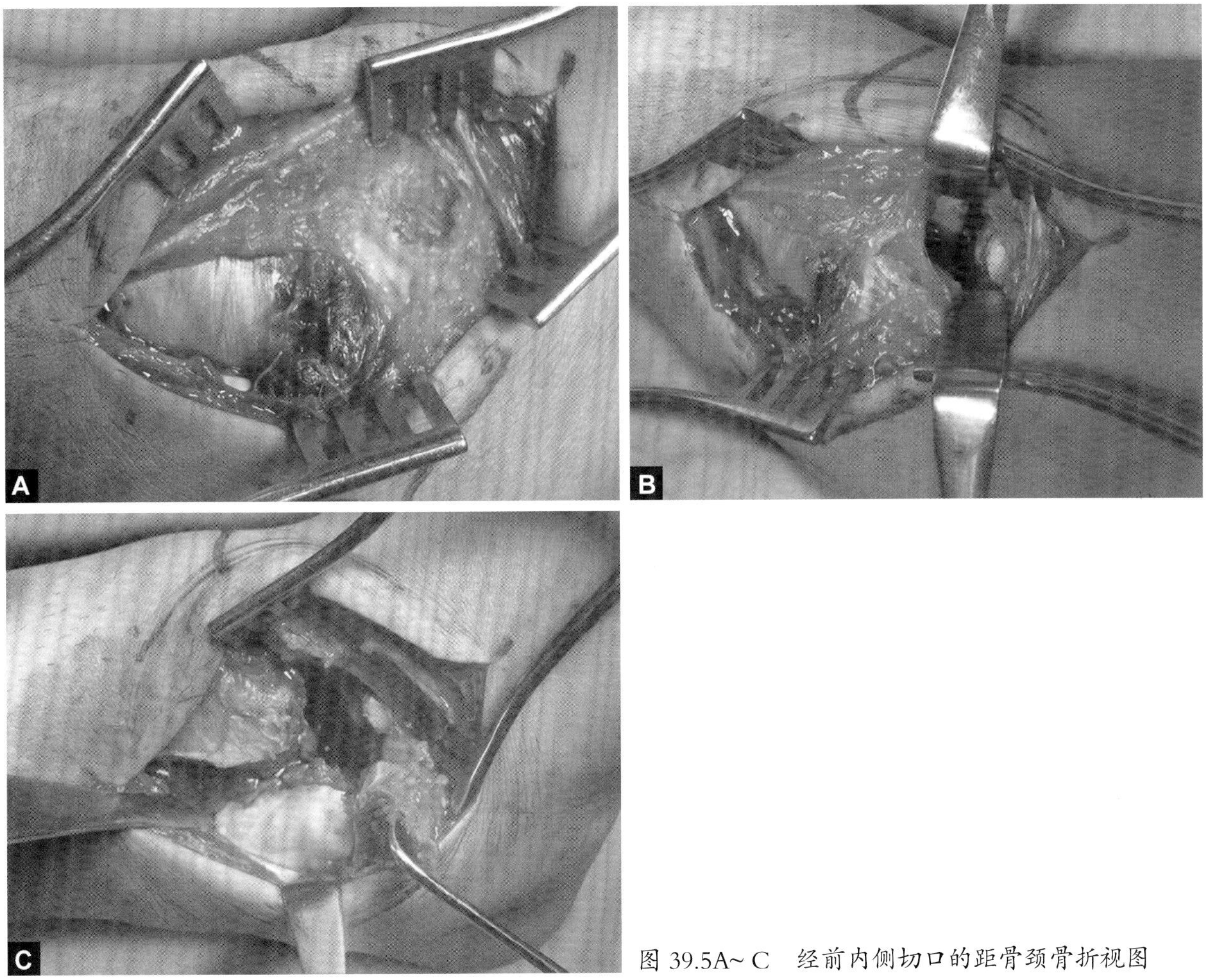

图 39.5A~ C　经前内侧切口的距骨颈骨折视图

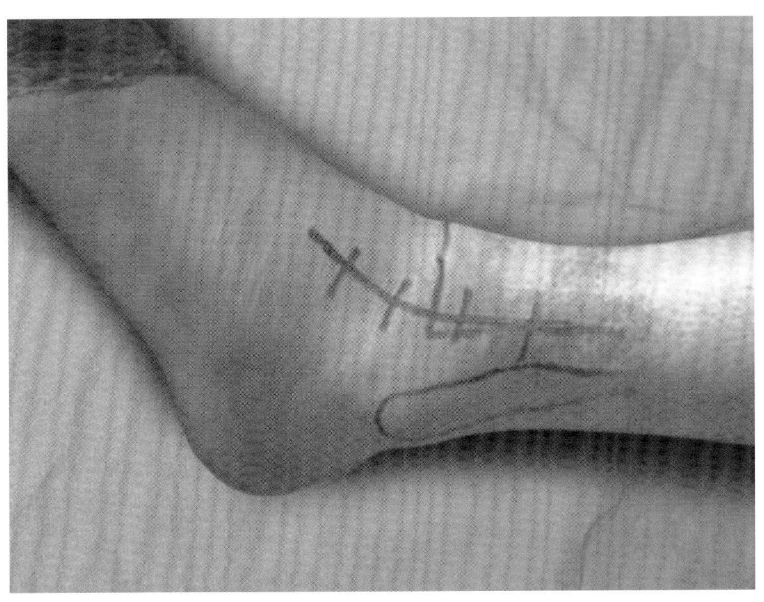

图 39.6　距骨颈骨折前外侧切口

的距骨体骨折块，通常因为和完整的三角韧带是铰链结构，所以会后内侧移位。脱位的距骨体骨折块被从后向前推。经过移位的骨折块置入细的 Schantz 针或粗 K-wire（克氏针）进行熟练的操作，可以帮助骨折的解剖复位。

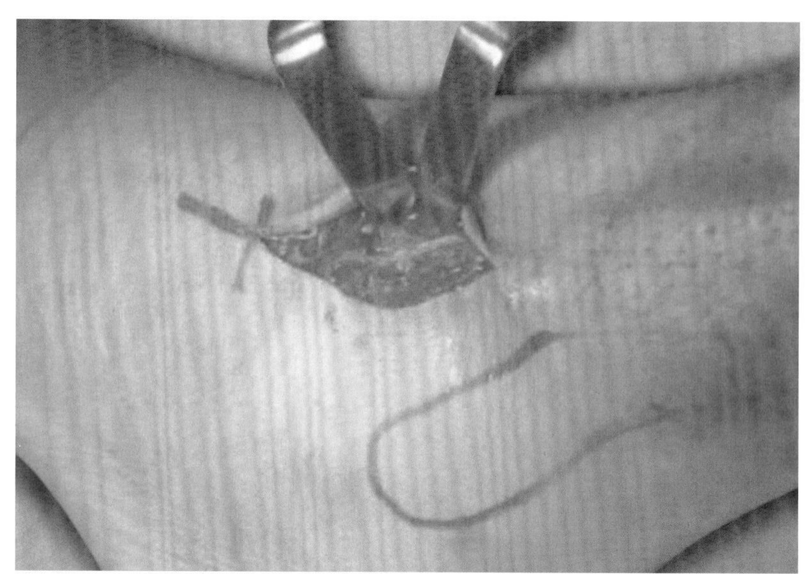
图 39.7　腓浅神经就在皮下

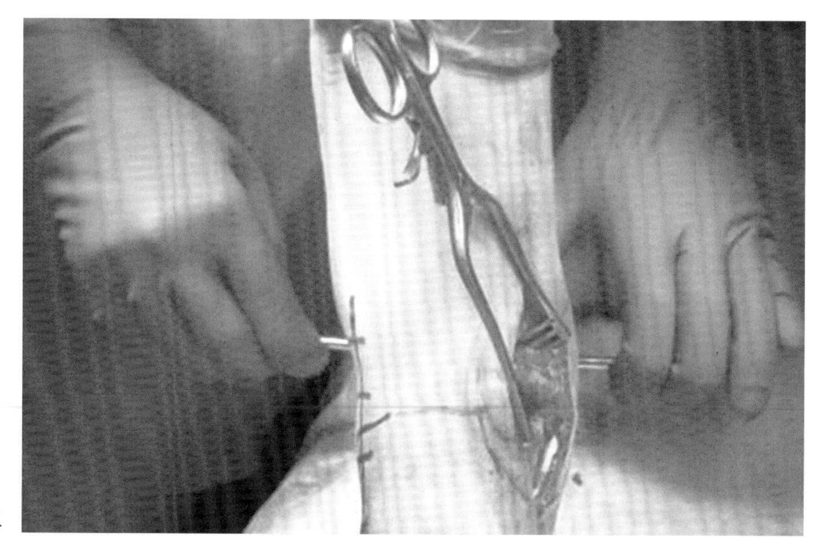
图 39.8　使用经跟骨针纵向牵引复位

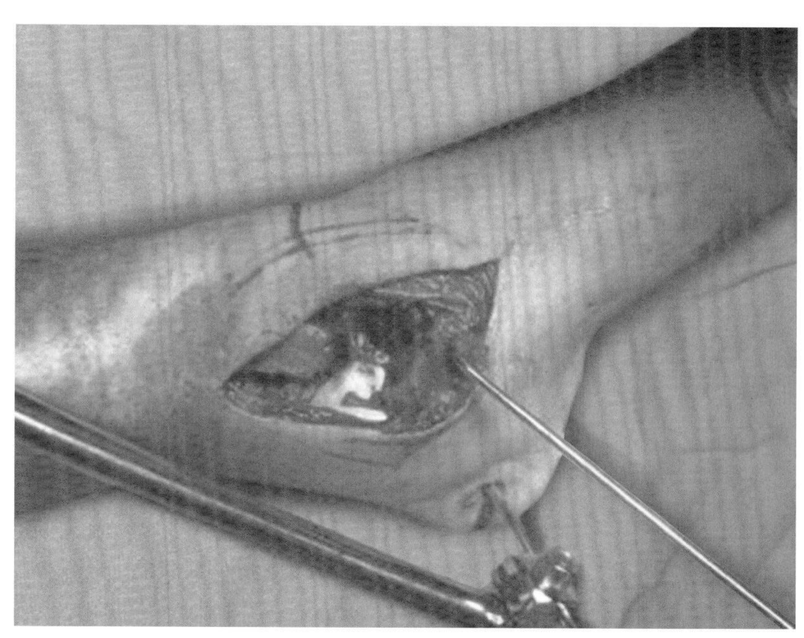
图 39.9　尝试使用外固定架复位，外固定架的一个针固定在跟骨上，另一个在胫骨远端上

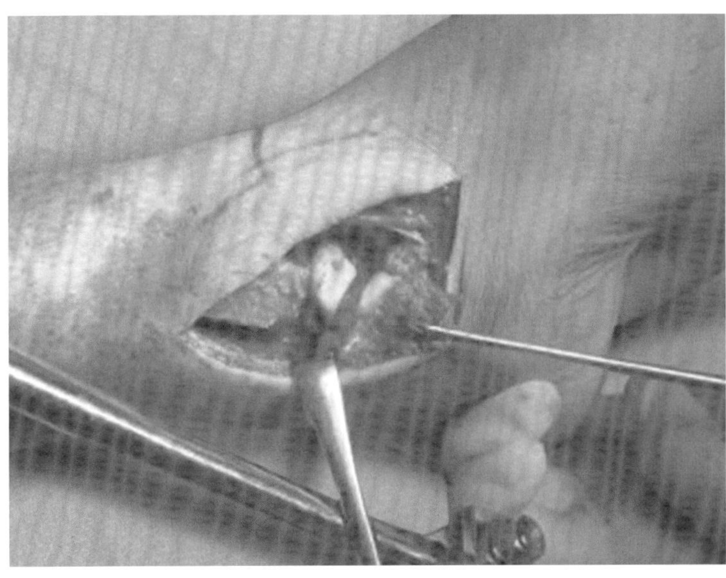

图 39.10　脱位的距骨体被复位到正常位置

固定

距骨体复位到穹顶后（图 39.10），与距骨颈的解剖复位就完成了，置入体部的操作杆协助完成这一过程。需要小心谨慎操作来达到解剖复位。使用外固定架或者跟骨钉来进行牵引是必需的，这可以抵抗跟腱的作用力并防止复位不良。术中使用 Canale 位检查复位效果（图 39.11A 和 B），该位置可以显示内翻畸形。现在可以使用克氏针进行临时固定（图 39.12 和图 39.13）。通常使用落地进行固定。螺钉可以前向后或者后向前置入。后向前螺钉可以垂直置入到骨折区，这样生物力学更加坚强。但是，通过骨折区的前向后螺钉固定具有更充足的对抗剪切力特性。两个螺钉可以提供适当的力学稳定性。内侧螺钉通常使

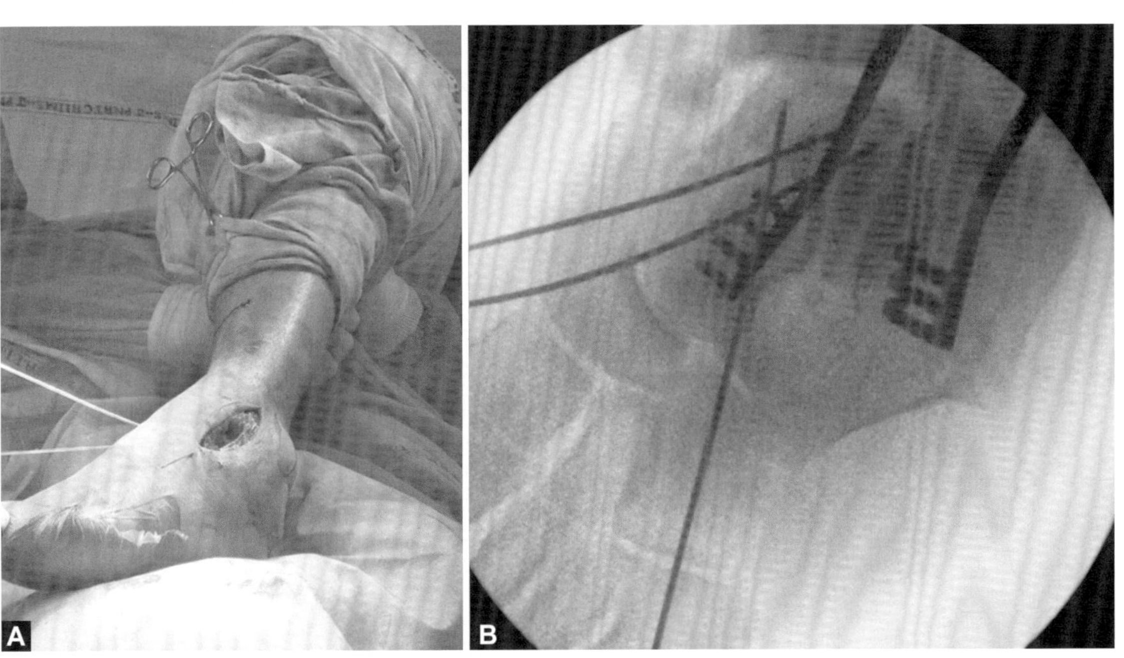

图 39.11A 和 B　（A）Canale 位检查来获得距骨颈骨折的精确复位；（B）Canale 位平片图像，距骨颈骨折无内翻倾斜

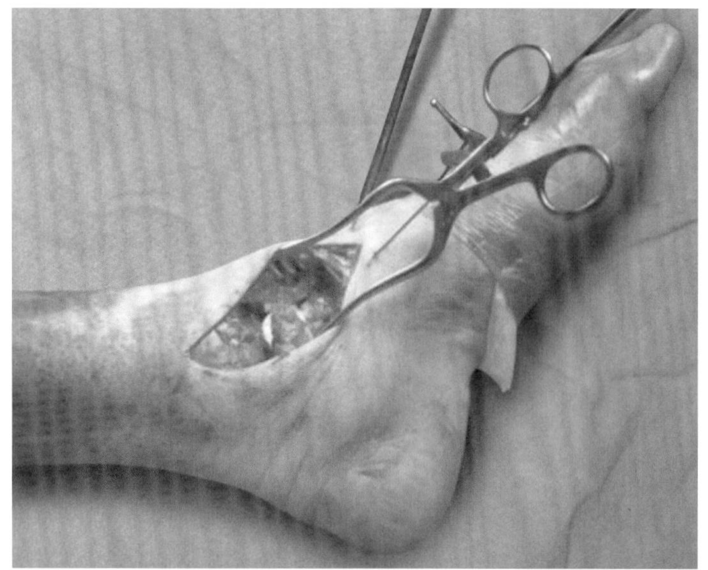

图 39.12 使用克氏针进行临时固定

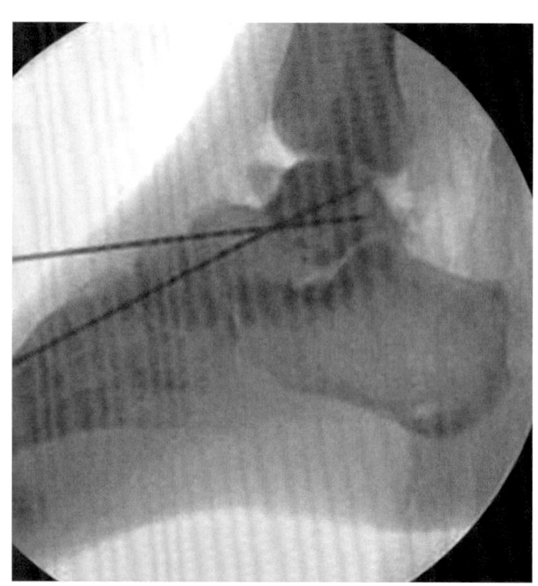

图 39.13 C 臂检查复位

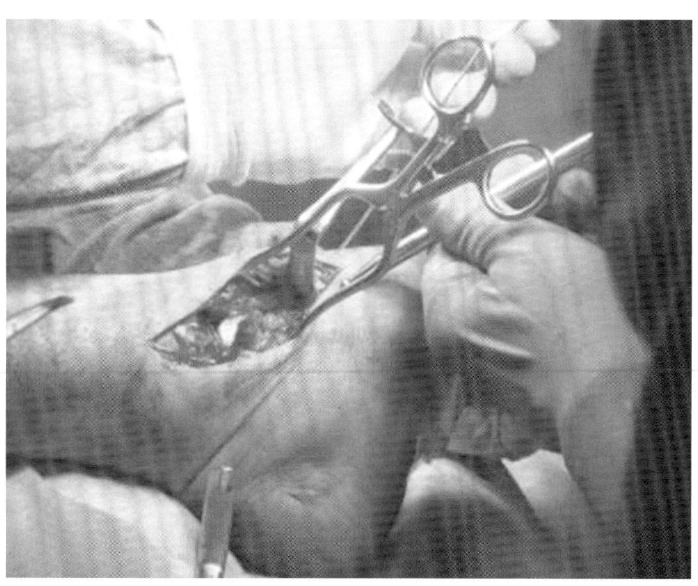

图 39.14 从内侧使用空心松质骨螺钉完成固定

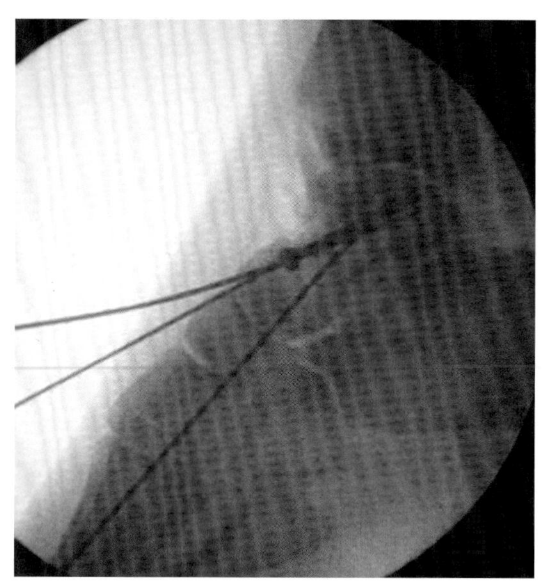

图 39.15 垂直骨折线置入螺钉, 达到软骨下骨

用埋头法从距骨头放置（图 39.14 和图 39.15），而外侧螺钉置入在非关节面区，这样可以更加坚固，提供更好的固定（图 39.16 和图 39.17）。骨折线通常向近端走行到该表面，因此外侧螺钉可以提供坚强的固定。内侧螺钉方向为后外侧，外侧螺钉为后内侧。如果内踝有骨折，必须使用平行螺钉，很好的钻孔来进行固定（图 39.18 到图 39.20）。最后，使用放射线平片来进行检查（图 39.21 和图 39.22）。

闭合切口

伤口彻底清洗。如果分离了伸肌支持带，应该修复来避免肌腱弓弦畸形。趾短伸肌进行原位缝合。放置引流，逐层缝合。3 个 “0” 尼龙线间断缝合皮肤（图 39.23 和图 39.24）。

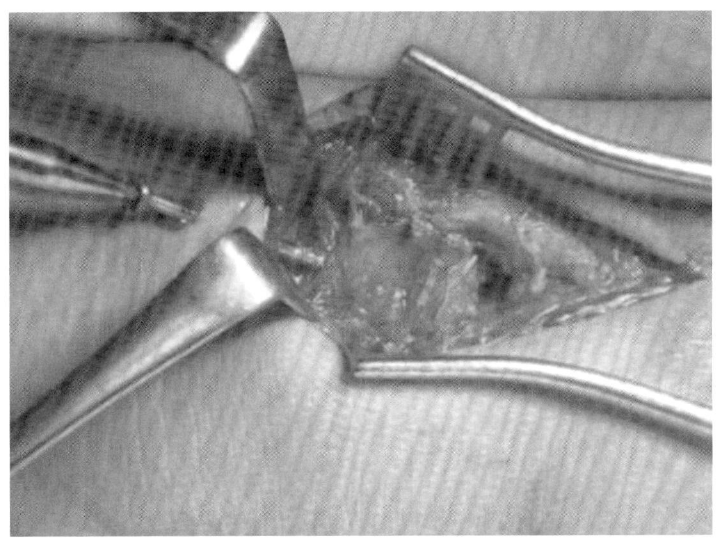

图 39.16　经外侧面使用空心松质骨螺钉进行固定

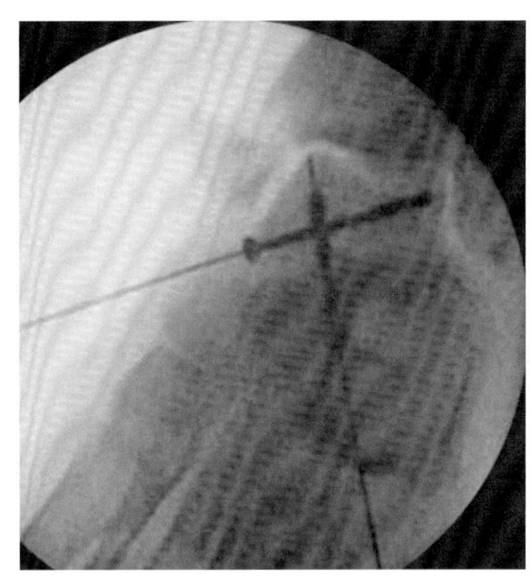

图 39.17　使用 C 臂确认固定效果

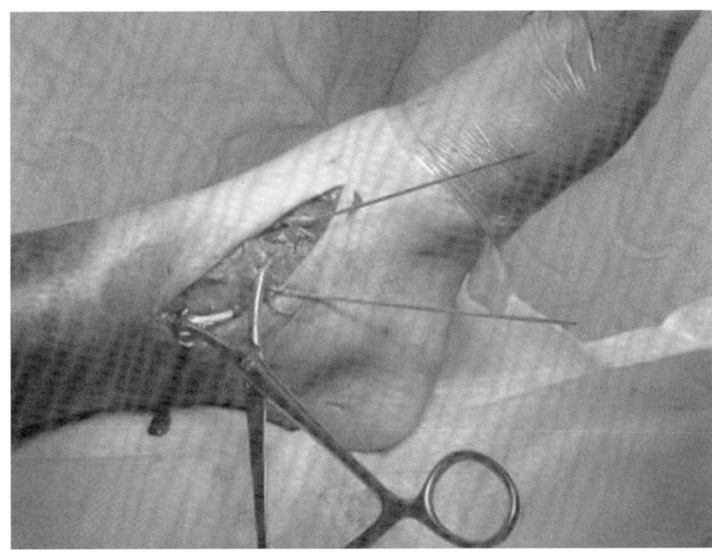

图 39.18　使用克氏针临时固定内踝

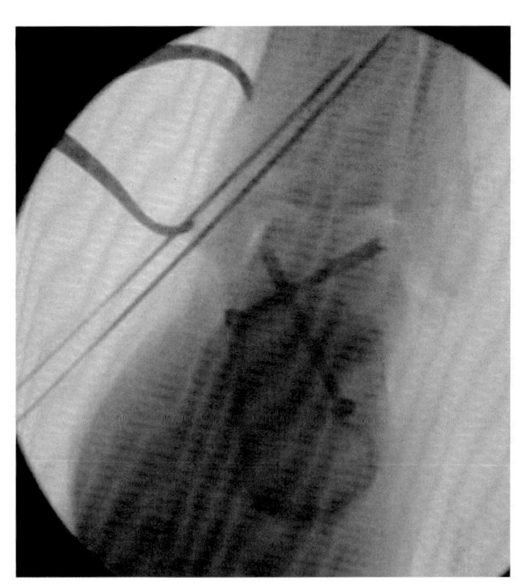

图 39.19　复位钳复位内踝, C 臂确认固定效果

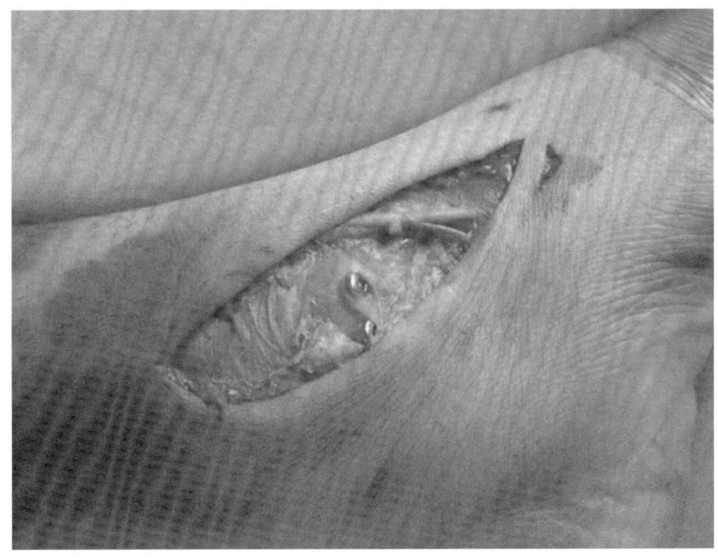

图 39.20　两枚松质骨螺钉固定内踝

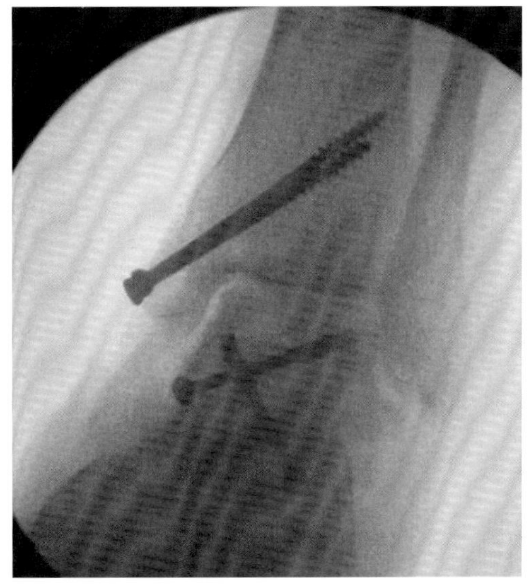

图 39.21　距骨颈和内踝固定后踝关节前后位片

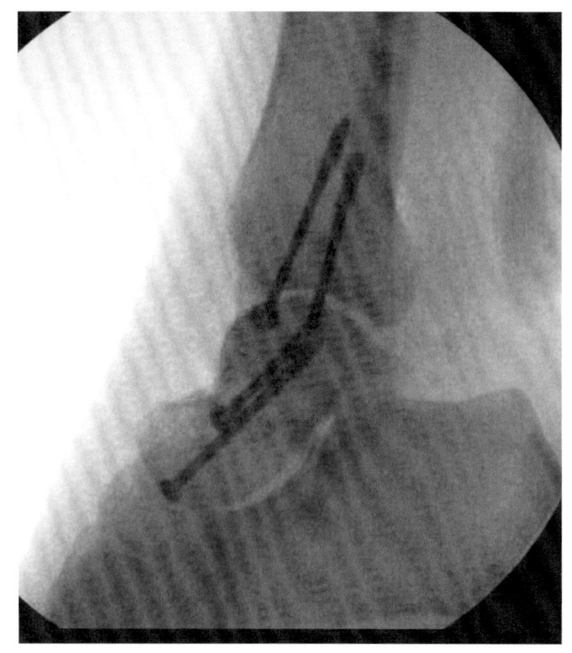
图 39.22　距骨颈和内踝固定后踝关节侧位片

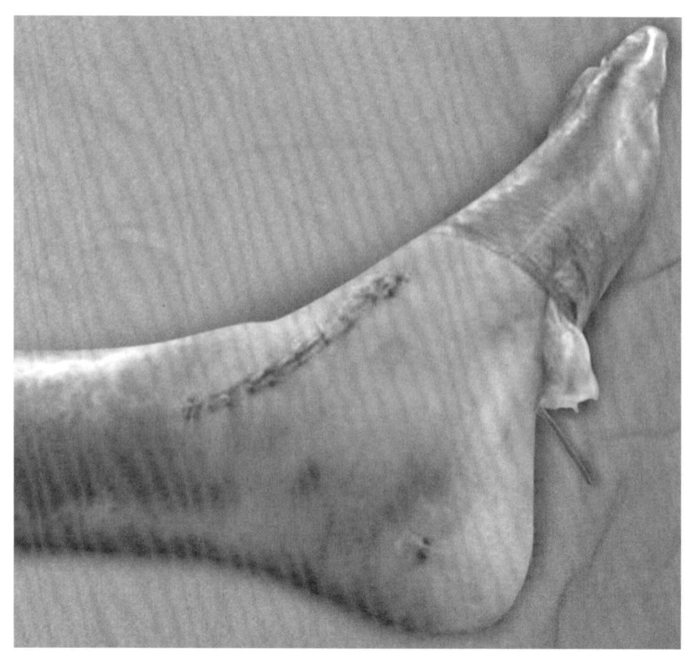
图 39.23　闭合后的前内侧切口

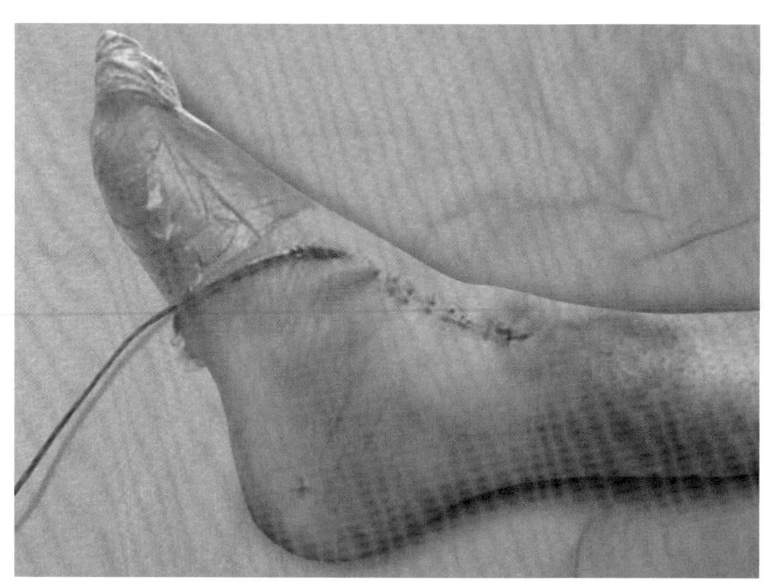
图 39.24　闭合后的前外侧切口

备用技术

当距骨颈骨折粉碎氏，可以使用 4~5 孔 2mm 小钢板来避免内翻或外翻塌陷。支撑钢板可以塑形并应用在非关节面区域。

距骨挤压的病例，最好复位并获得后足长度恢复。以后可以行胫舟融合术。

术后治疗

术后立即使用膝下塑形夹板。踝关节保持在中立跖屈位（图 39.25 和 39.26）。患肢抬高直到水肿消退。术后 14 天拆线。鼓励踝关节、距下关节早期活动。患者使用支具可以防止马蹄足挛缩。术后 6 周复查 X 线片，评估血供情况（图 39.27A 和 B）。距骨穹顶部分缺血性坏死较常见，因为其血供贫乏。软骨下透

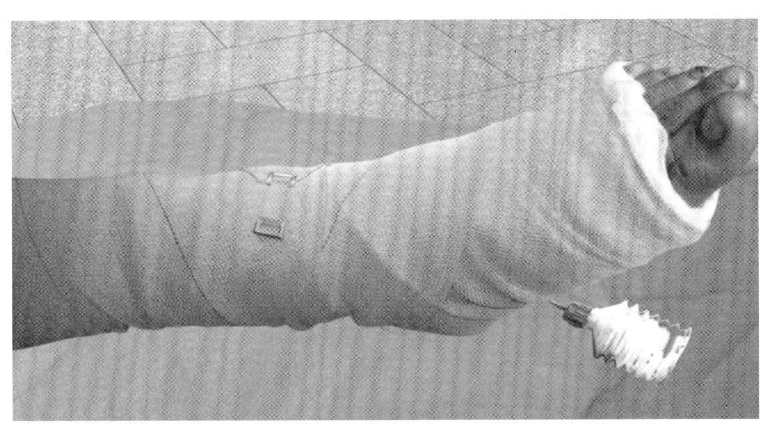

图 39.25　良好塑形敷料，患肢抬高

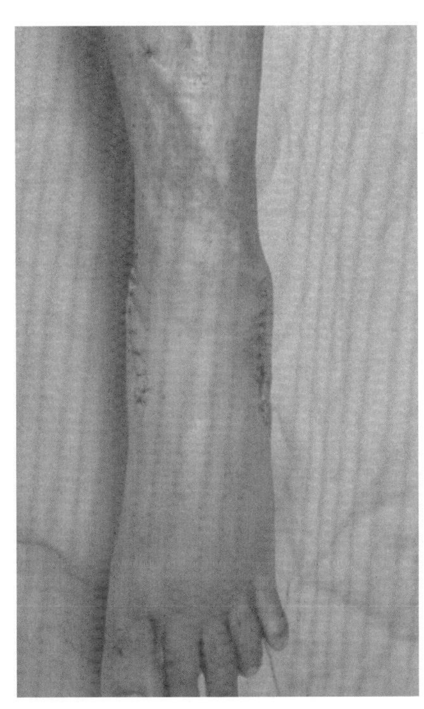

图 39.26　拔除引流。注意观察两个伤口之间的皮桥，这个皮桥是术中仔细完好分离的，这样能尽量降低伤口皮肤坏死的几率。

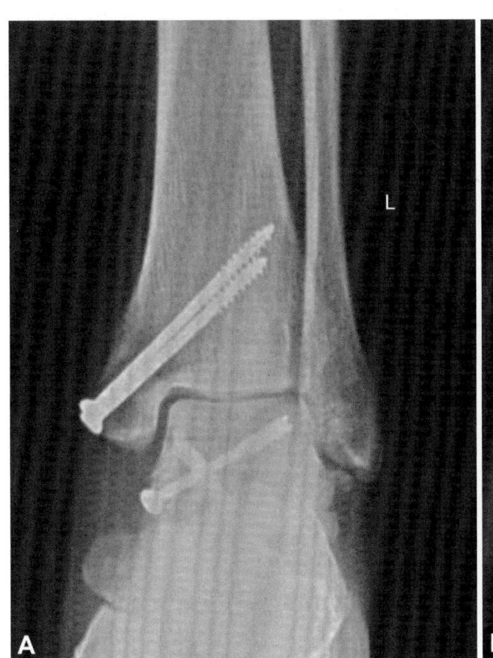

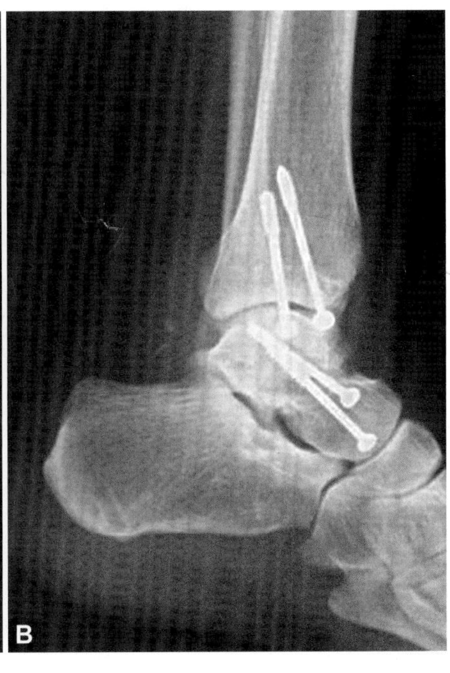

图 39.27A 和 B　术后 6 周平片显示软骨下骨透亮线，提示血供的出现

亮线（Hawins 征阳性）提示有血供。可以在 6~8 周的放射 X 线前后位片上看到，这是骨吸收的征象，是距骨体出现血供的间接证据。Hawkins 征阴性并不是无血供的确认征象，可能直到 3 个月后才能在平片上确定。通常在术后 8~12 周影像学表现提示骨折愈合后，才可以允许负重。

并发症

切口坏死

当存在骨折脱位时，可能会损害皮瓣的血供。应尽可能早的复位脱位来避免皮肤坏死。当使用联合入路时，不应剥离皮肤。如果存在软组织严重水肿，应推迟手术，如果骨折没有严重移位，应使用外固定架固定。如果有皮肤坏死，应延迟康复活动。

骨坏死

距骨的血供“风雨飘摇”。整体的骨坏死率为 20%~55%。缺血性骨坏死的发生取决于损伤和移位的严重程度。距骨颈Ⅲ型和Ⅳ型骨折骨坏死的发生率非常高，几乎接近 100%。当距骨穹顶处出现软骨下骨硬化时，是可以预计骨坏死的发生的（图 39.28）。诊断为骨坏死后，应该延迟负重。如果患者出现症状时，可以根据病情进展情况行踝关节融合、胫跟骨融合术或者 Blair 融合术。

继发性骨关节炎

由于原发性软骨损伤、非解剖复位或者骨坏死的存在，可导致继发性骨关节炎的发生。如果患者存在相应症状，行相关关节融合术可缓解疼痛。

预后

距骨颈骨折的患病率和并发症的发生率较高。预后取决于多种因素，包括

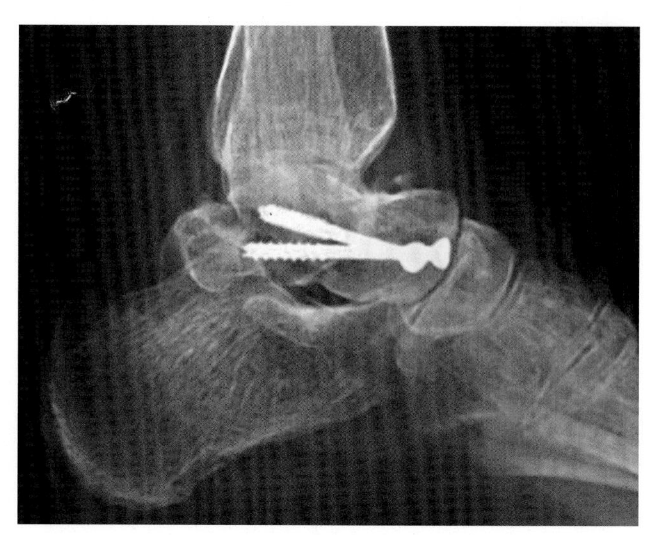

图 39.28　距骨颈骨折术后 4 个月侧位片提示距骨体缺血性骨坏死的发生

损伤的严重程度、软组织破坏的数量、脱位的方向和类型、解剖复位和骨折的固定等因素。目前，还没有很好的随机试验来评估距骨骨折的功能预后。

Canale 和 Kelly 报道，距骨颈骨折的 59% 可以获得良好的功能预后。尽管在他们的研究中 51% 发生缺血性骨坏死，但是很多缺血性骨坏死患者显示了良好的功能预后。他们也发现与其他的抢救措施相比较，距骨摘除术的预后更差。Sanders 等人在他们的研究中也发现随着时间的推移，再次手术的需要逐渐增加。

距骨颈骨折脱位的长期并发症发生率较高。在一项由 Ohl 等人参与的研究中，他们随访了 20 名患者 7.5 年，35% 的患者经历了再次手术；94% 的患者出现了骨性关节炎的改变，畸形愈合率为 59%。但是外科医生对这些病例只是使用了单入路进行治疗。平均 AOFAS 评分是 66.9/100。另一项由 Lindvall 参与的研究也有相似的发现，他们对 26 名距骨颈骨折脱位的患者随访了平均 74 个月。所有病例中距下关节的创伤后关节炎最常见，该项研究中 50% 的患者出现了骨坏死。

一项由 Valliers 等人参与的回顾性研究，包括了 100 名患者，102 处距骨颈骨折，发现所有影像学数据完整患者中的 49% 存在着骨坏死的影像学证据。但是 37% 的患者显示了无塌陷穹顶的再血管化。31% 的患者出现了骨坏死，伴随着穹顶塌陷。手术时机与骨坏死的发展无相关性。相较于不太粉碎的骨折，粉碎性骨折和开放性骨折患者的预后更差。

一项由 Pajenda 等人参与的相似的研究，包括 50 名患者，使用 Weber 评分，结果为 Hawkins Ⅰ型和Ⅱ型骨折的优良率为 95%，Hawkins Ⅲ型为 70%，Hawkins Ⅳ型只有 10%。

一项由 Bastos 等人参与的包括 20 名患者的研究，显示了手术治疗距骨颈骨折脱位的功能预后较差。81% 的患者患侧足部有临床症状；51% 的患者必须改变他们的职业。

典型病例

25 岁男性患者，从 4.5m 高处坠落伤，右踝部损伤，右踝处局部疼痛、压痛、肿胀，右踝关节不能负重。影像学检查发现右侧距骨骨折（图 39.29A 和 B）。使用联合切口进行手术治疗，精确复位后使用两枚部分螺纹螺钉固定（图 39.30A~C）。随访的平片（图 39.31A 和 B）提示，骨折块愈合，无距骨体乏血供表现。患者具有良好的关节活动度（图 39.32A 和 B）。

总结

距骨颈骨折尽管罕见但是损伤严重，通常需要手术治疗。功能预后取决于

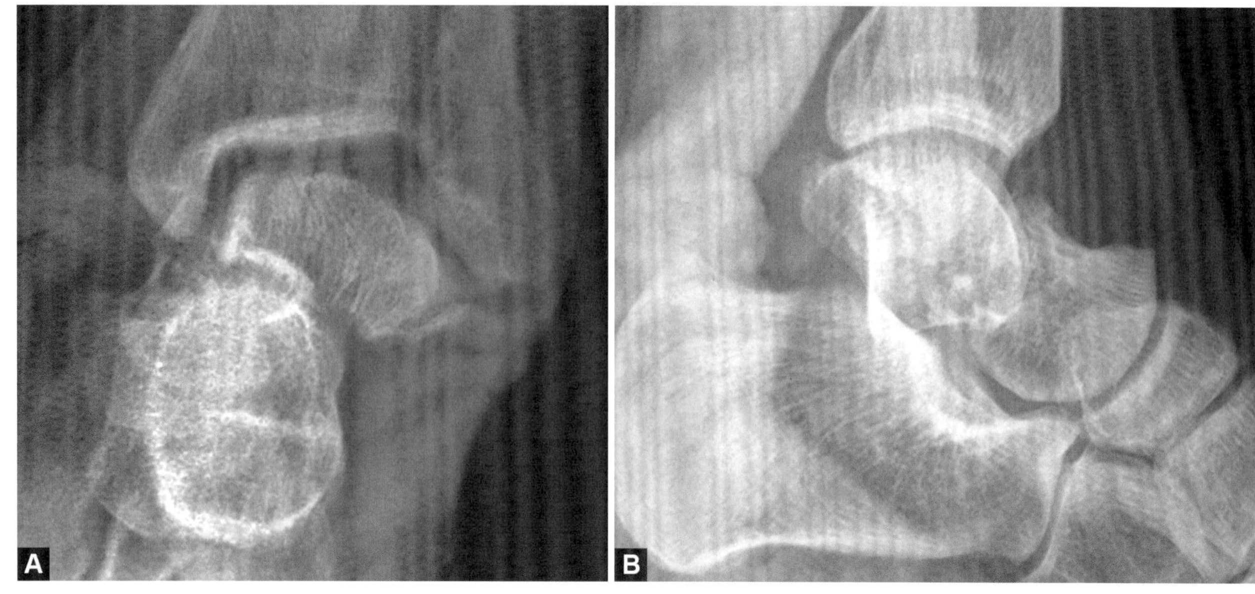

图 39.29A 和 B　术前前后位和侧位片显示距骨颈骨折（Hawkins Ⅱ型）

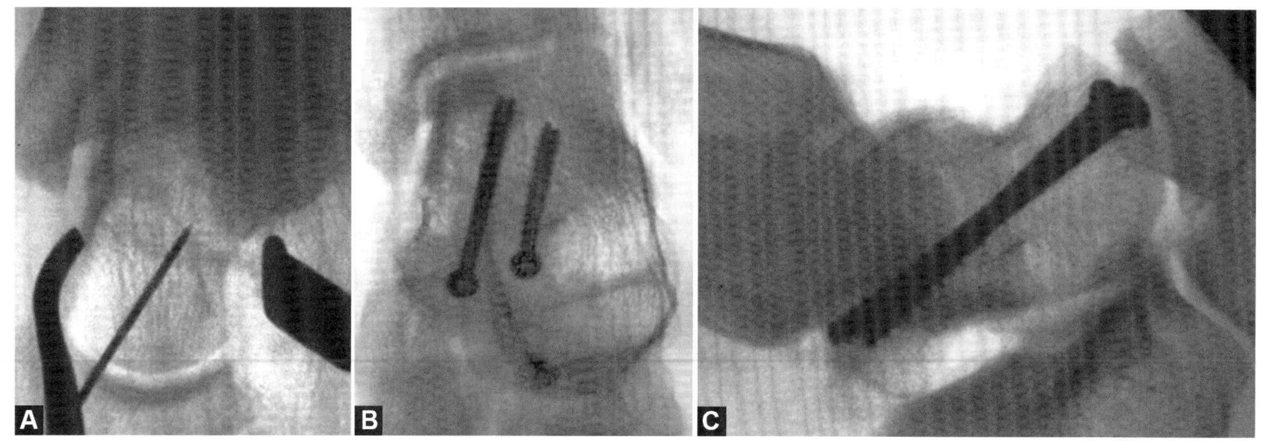

图 39.30A~C　克氏针进行骨折复位和固定的术中平片，（A）前后位；（B）侧位；（C）螺钉置入后图像

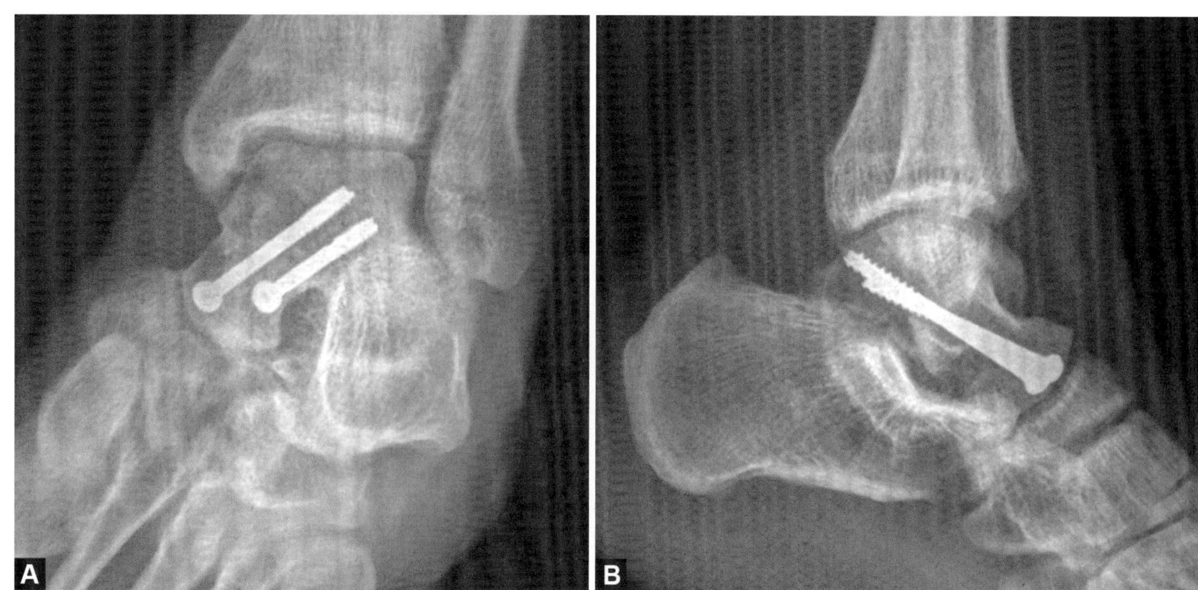

图 39.31A 和 B　术后 3 年随访的放射 X 线显示骨折愈合

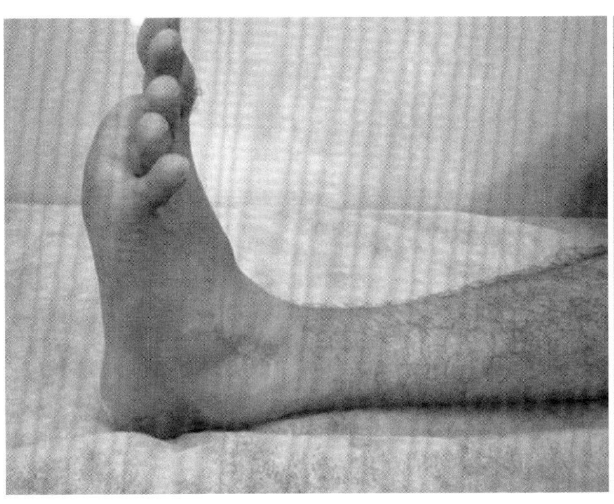

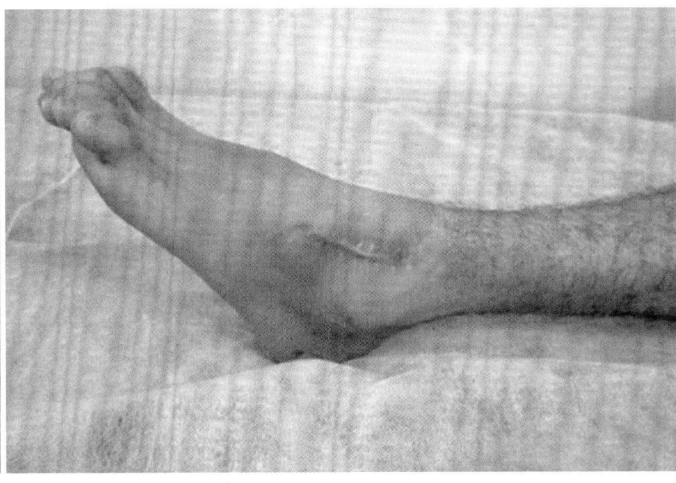

图 39.32A 和 B　患者关节活动度和手术瘢痕

骨折移位或脱位的程度，也取决于并发症的发展程度。即使获得了解剖复位和稳定固定，患者也应该被告知有创伤后关节炎和慢性疼痛的可能。

参考文献

1. Fortin PT, Balazsy JE. Talus fractures: evaluation and treatment. J Am Acad OrthopSurg. 2001;9:14–27.
2. Ebraheim NA, Skie MC, Podeszwa DA, Jackson WT. Evaluation of process fractures of the talus using computed tomography. J Orthop Trauma. 1994;8（4）:332–7.
3. Hawkins LG. Fractures of the neck of the talus. J Bone Joint Surg Am. 1970;52（5）:991–1002.
4. Lorentzen JE, Christensen SB, Krogsoe O, Sneppen O. Fractures of the neck of the talus. Acta Orthop Scand. 1977;48（1）:115–20.
5. Fleuriau Chateau PB, Brokaw DS, Jelen BA, Scheid DK, Weber TG. Plate fixation of talar neck fractures: preliminary review of a new technique in twenty–three patients. J Orthop Trauma. 2002;16（4）:213–9.
6. Tezval M, Dumont C, St ü rmer KM. Prognostic reliability of the Hawkins sign in fractures of the talus. J Orthop Trauma. 2007;21（8）:538–43.
7. Canale ST, Kelly FB Jr. Fractures of the neck of the talus. Long–term evaluation of seventy–one cases. J Bone Joint Surg Am. 1978;60（2）:143–56.
8. Sanders DW, Busam M, Hattwick E, Edwards JR, McAndrew MP, Johnson KD. Functional outcomes following displaced talar neck fractures. J Orthop Trauma. 2004;18（5）:265–70.
9. Ohl X, Harisboure A, Hemery X, Dehoux E. Long–term follow–up after surgical treatment of talar fractures: Twenty cases with an average follow–up of 7.5 years. Int Orthop. 2011;35（1）:　93–9. Epub 2009 Dec 22.
10. Lindvall E, Haidukewych G, DiPasquale T, Herscovici D Jr, Sanders R.Open reduction and stable fixation of isolated, displaced talar neck and bodyfractures. J Bone Joint Surg Am. 2004;86–A（10）:2229–34.
11. Vallier HA, Nork SE, Barei DP, Benirschke SK, Sangeorzan BJ. Talar neck fractures: results and outcomes. J Bone Joint Surg Am. 2004;86–A（8）:1616–24.

12. Pajenda G, V é csei V, Reddy B, Heinz T. Treatment of talar neck fractures: clinical results of 50 patients. J Foot Ankle Surg. 2000;39（6）:365–75.
13. Bastos R, Ferreira RC, Mercadante MT. Analysis of clinical and functional outcome and complications of talar neck fractures. Rev Bras Ortop. 2010;45（4）:362–74.

翻译：冷昆鹏　审校：周君琳

40 切开复位钢板内固定术治疗跟骨骨折

Frankie Leung, Lau Tak-Wing

引言

跟骨骨折由 Malgaigne 在 1856 年首次进行描述，是跗骨骨折中最常见的骨折，占所有跗骨骨折的 60%。骨折线经常延伸到距下关节，而距下关节是负重非常高的关节。如果累及距下关节，患者疼痛和强直的发病率就会显著增加。Essex-Lopresti 将跟骨骨折分为舌形骨折和关节压缩性骨折。最近，Sanders 提出了一种基于 CT 扫描的分型方法。尽管这两种分型方法可以准确地描述骨折类型，但是不能用于指导治疗和准确预测患者预后。

在过去的几十年里，跟骨骨折治疗方法的演变经历了由简单的非手术治疗到手术治疗的过程。多种治疗方法包括功能矫治、切开复位钢板固定和经皮微创内固定。选择治疗方案时，必须考虑到跟骨骨折经常由高处坠落伤引起，患者多伴有多发损伤。相关损伤包括骨盆、脊柱、股骨或胫骨骨折。

达到成功治疗的困难也在于大部分患者是劳动者，他们的工作特性要求高强度体力劳动。通常都有工伤补偿，这与较差预后相关。吸烟同样也可以导致较差的预后。

适应证与禁忌证

跟骨骨折属于关节内骨折，就一般原则来说，关节面精确的重建会给予患者最好的康复机会。因此，在术中应该重建距下关节面。这就意味着应该恢复 Bohler 角，纠正跟骨塌陷和宽度。目前，可以达到这些目标的最有效方法是切开复位钢板内固定。手术治疗的目标包括足跟高度和长度的恢复、距下关节后侧面的对位和后足轴向力学性能的恢复。大多数关节外骨折病例可以采用非手术治疗，除了伴随移位大于 2mm 跟骨结节撕脱骨折的载距突骨折。无移位和关节内骨折通常也可以采用非手术治疗。

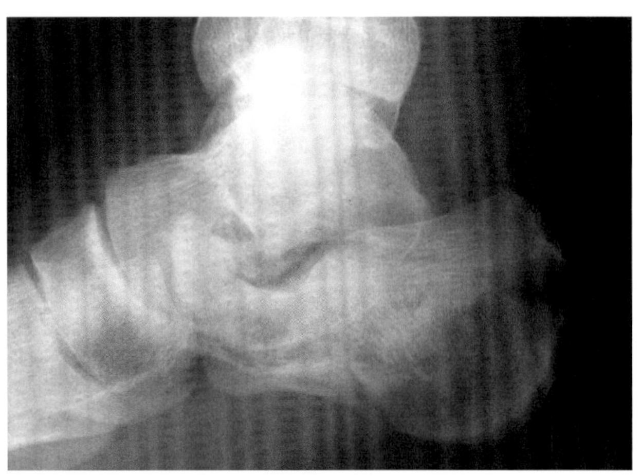

图 40.1 侧位片显示舌形骨折，Bohler 角变小

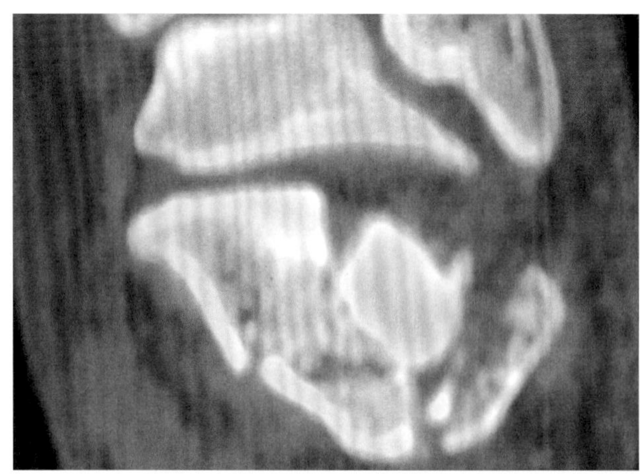

图 40.2 CT 冠状切面显示两个垂直的骨折线，提示为 Sanders Ⅱ 型骨折

手术时机

如果出现显著的水肿或水泡，跟骨手术应该延迟。一旦出现开放性骨折和足部骨筋膜室综合征，应该尽早手术治疗，而不考虑皮肤情况。

手术技术和病例

47 岁体力劳动者，从 3m 高处坠落伤，单侧跟骨骨折（图 40.1 和图 40.2）。患肢抬高和休息 1 周后踝部软组织条件得到改善。

手术

外科入路

患者为患侧在上的侧卧位。使用延长的外侧切口（图 40.3），可以更好地显露跟骨外侧面，同时可以允许关节面的重建。

行 L 形切口。

• 垂直切口应该在腓骨后缘和跟腱前缘之间。应该靠近跟腱，避免损伤腓肠神经。

• 水平切口从跟骨结节远端点开始，线性延长至跟骰关节。瘀伤和脚后跟较厚皮肤间的连接标记了这个切口的水平。

• 标记皮肤切口之后，从水平和垂直交叉处开始分离。水平切口直接切开至骨面，近端皮瓣应该包括皮肤和筋膜下组织全层掀起（图 40.4）。注意切口前侧的腓骨长肌腱。皮瓣角处可以行少量皮下缝合，便于进一步的操作。

• 一直分离至距下关节。移除跗骨窦处的脂肪组织显露距骨关节面（图 40.5）。

• 将 2~3 枚 1.8mm 克氏针置入距骨颈和体部。弯曲并保持在此位置来协助收起皮瓣。

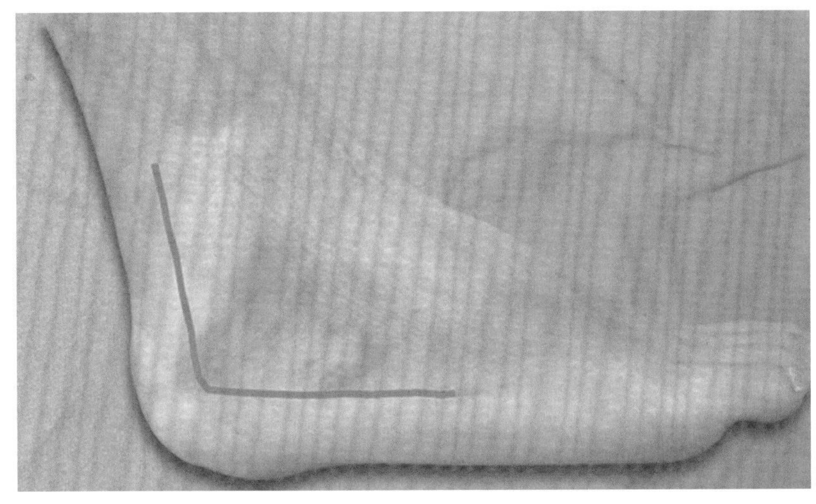

图 40.3　延长的外侧切口

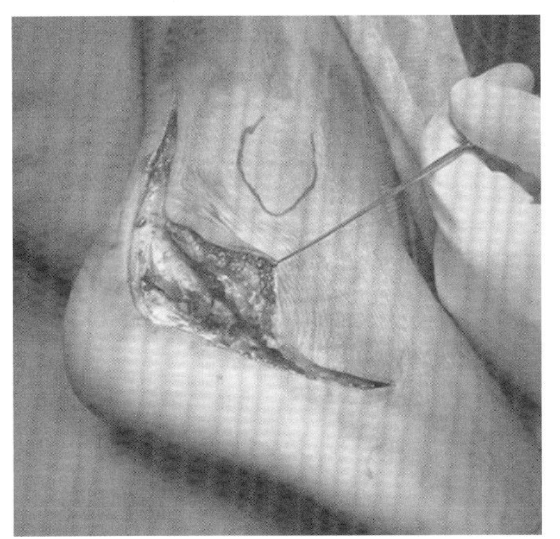

图 40.4　近端皮瓣全层抬起

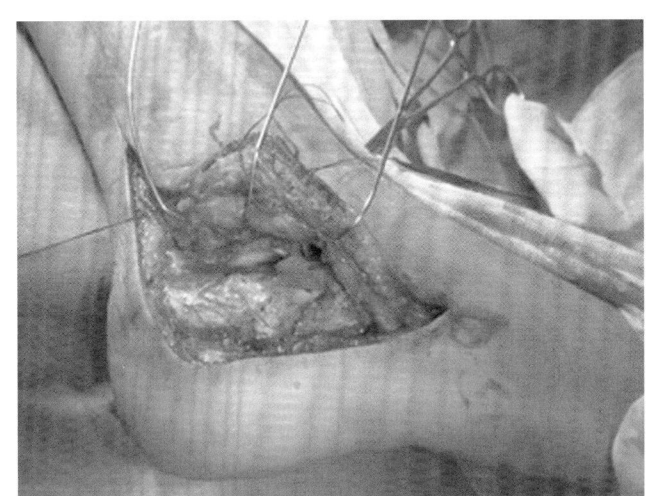

图 40.5　清除跗骨窦处脂肪，显露距骨关节面

复位技术

跟骨体后部置入 1 枚 5mmSchanz 钉，便于操作和复位。任何后足的内翻畸形都应该纠正。

复位骨折块外侧壁，进一步显露骨折，包括原始骨折线、骨折前部和移位的关节面骨折块（图 40.6）。

复位塌陷的关节面骨折块。

Gissane 角的重建很关键，可以恢复跟骨后侧面和跟骨前突的正常关系。

应用钢板

• 后侧面中间部向上 10° 置入一个或两个 3.5mm 空心拉力螺钉。在任何间隙和步骤都应该检查关节面。复位骨折块外侧壁来获得平坦的外侧面。

• 稍稍塑形后置入跟骨钢板（图 40.8）。置入 3.5mm 皮质骨螺钉，作为“结构螺钉”。

• 术后放射线检查确认关节面和跟骨高度的恢复（图 40.9）。

细致逐层的闭合手术切口。后侧石膏固定 1~2 天。之后，进行踝关节及距下

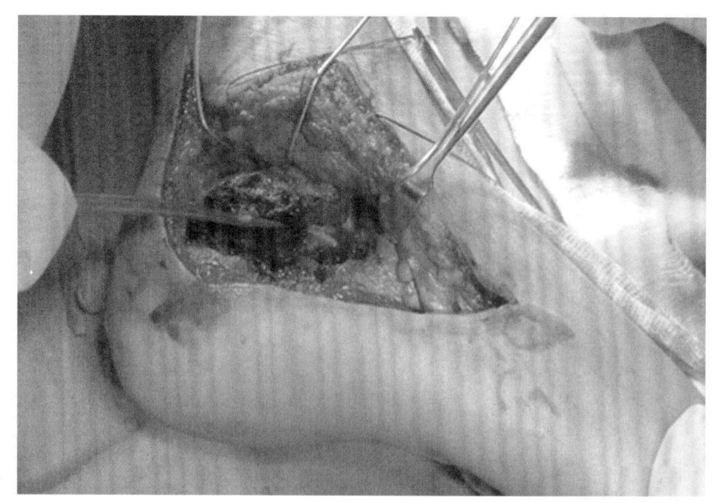
图 40.6　牵拉骨折块外侧壁，进一步显露骨折

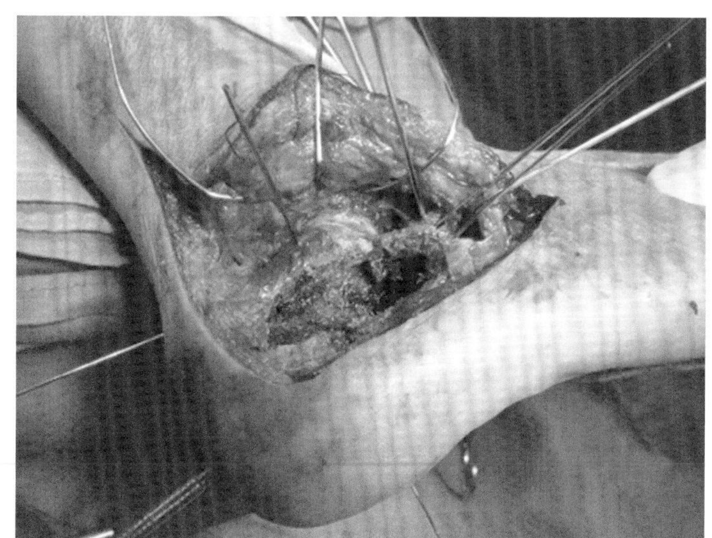
图 40.7　克氏针临时固定骨折块，恢复解剖位置

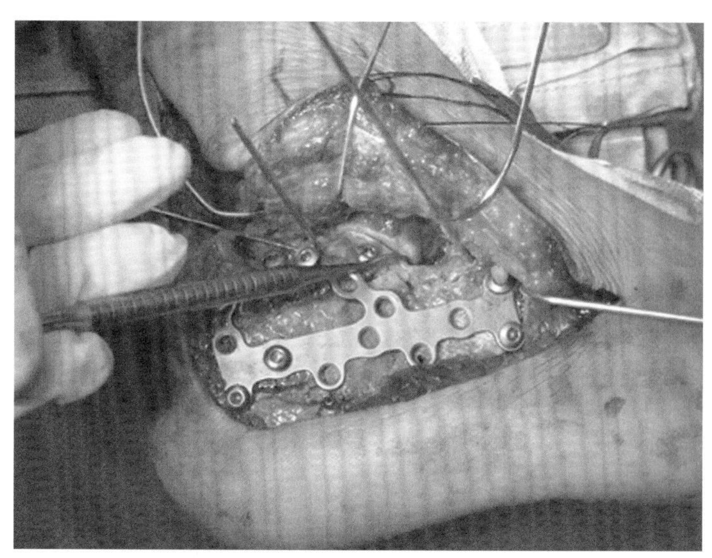
图 40.8　稍稍塑形跟骨钢板后置入

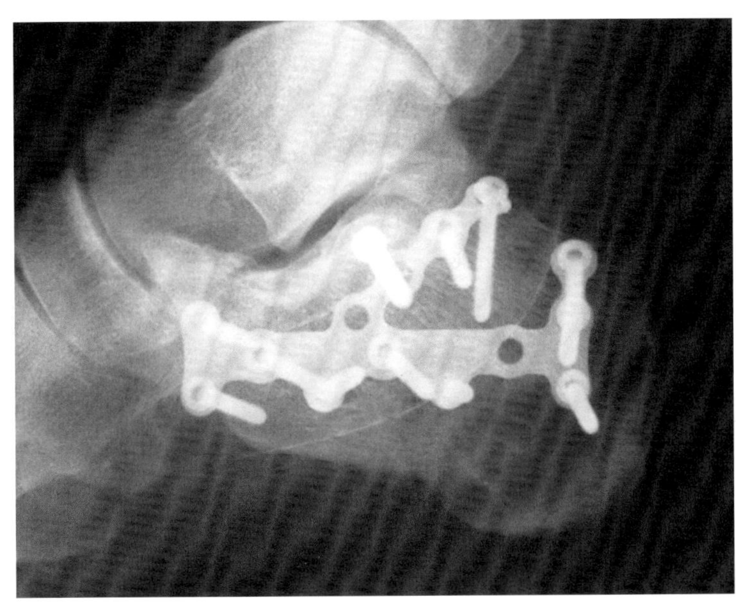
图 40.9　术后放射线检查显示重建的跟骨

关节的主动运动。应在 1 周后开始部分负重行走,6~8 周逐渐过渡到完全负重行走。

并发症

目前，切开复位钢板固定是治疗移位性跟骨骨折的常用治疗方法。然而，软组织并发症如伤口开裂及感染仍很常见。如果术中不注意也可发生骨折畸形愈合，从而导致足跟内翻畸形。

预后

对于治疗方法存在争议是由于缺乏一个理想的分类系统。功能预后的难以评价是因为跟骨距下关节功能的复杂性。Thermann 等研究有 73% 患者术后能恢复到伤前的正常标准，但只有 45% 患者能恢复到主观满意的程度。有一些预后因素与功能恢复差相关。Buckley 研究显示，工人的赔偿问题、年轻患者、女性患者及骨折移位小于 2mm 这些因素均可影响手术患者的功能预后。

近期，治疗跟骨骨折的经皮复位螺钉内固定技术有了一些新的进展。Schuberth 等报道了微创小切口复位内固定治疗 24 例跟骨关节内骨折，对影像学参数的改进、对关节面位置和跟骨高度的要求都可以达到，并伴随着很小的伤口并发症的风险。

典型病例

37 岁男性，因从屋顶摔落导致关节压缩性骨折。骨折类型经 X 线及 3D 重建证实（图 40.10A、B）。使用 2 个螺钉经皮复位固定可以有效恢复解剖及关节面位置（图 40.10C）。

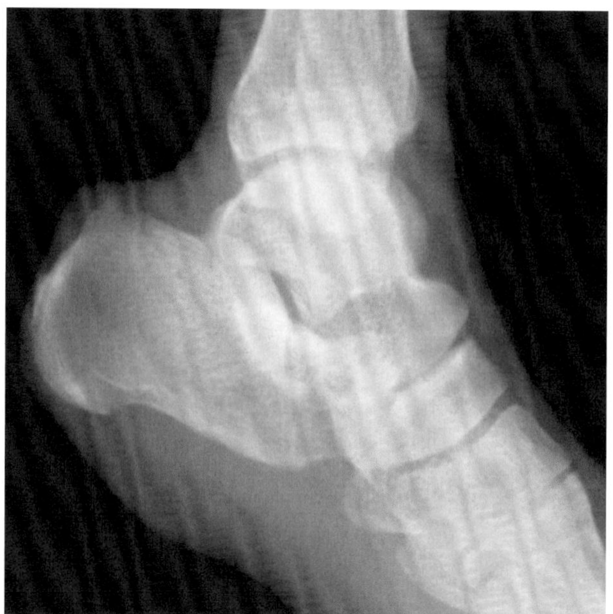

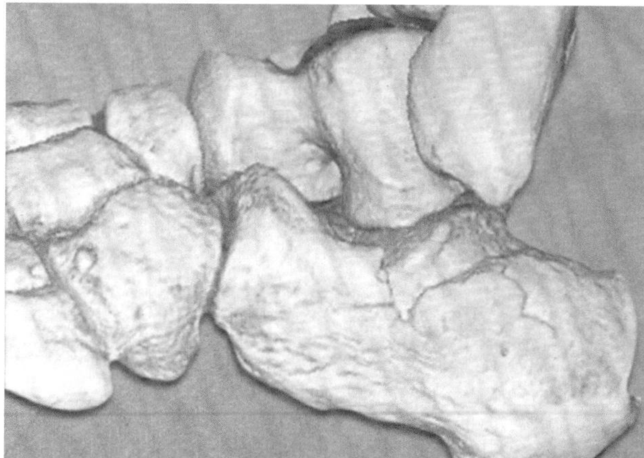

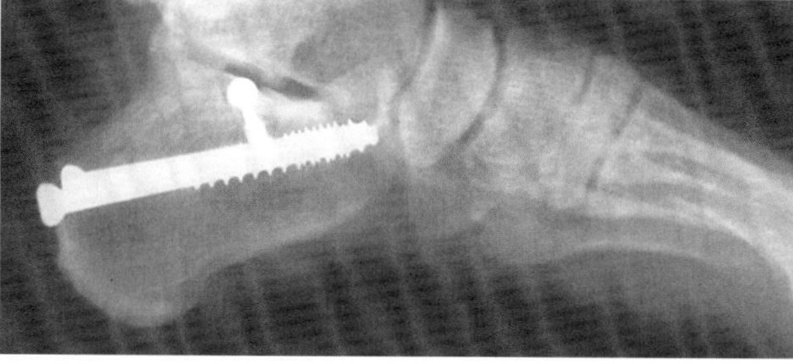

图 40.10A~C （A）患者为关节压缩性骨折；（B）3D 重建显示骨折类型；（C）术后放射线检查显示 Bohler 角和距下关节的恢复

参考文献

1. Buckley R, Tough S, Mc Cormack R. Operative compared with nonoperative treatment of displaced intra-articular calcaneal fractures: a prospective, randomized, controlled multicenter trial. J Bone Joint Surg Am. 2002;84:1733-44.
2. Essex-Lopresti P. The mechanism, reduction technique, and results in fractures of the os calcis. Br J Surg. 1952;39:395-419.
3. Folk JW, Starr AJ, Early JS. Early wound complications of operative treatment of calcaneus fractures: analysis of 190 fractures. J Orthop Trauma. 1999;13:369-72.
4. Letournel E. Open reduction and internal fixation of calcaneal fractures. Clin Orthop. 1993;75:

342-54.

5. Rammelt S, Amlang M, Barthel S, Zwipp H. Minimally-invasive treatment of calcaneal fractures. Injury. 2004;35（Suppl 2）:SB55-63.
6. Randle JA, Kreder HJ, Stephen D, et al. Should calcaneal fractures be treated surgically? Clin Orthop Relat Res. 2000;377:217-27.
7. Sanders R. Displaced intra-articular fractures of the calcaneus. J Bone Joint Surg Am. 2000;82:225-50.
8. Sanders R, Fortin P, DiPasquale A, et al. Operative treatment in 120 displaced intra-articular calcaneal fractures. Results using a prognostic computed tomographic scan classification. Clin Orthop Relat Res. 1993;290:87-95.
9. Sanders R. Displaced intra-articular fractures of the calcaneus. J Bone Joint Surg Am. 2000;82: 225-50.
10. Sanders R. Intra-articular fractures of the calcaneus: present state of the art. J Orthop Trauma. 1992;6:252-65.
11. Sangeorzan BJ, Ananthakrishnan D, Tencer AF. Contact characteristics of the subtalar joint after a simulated calcaneus fracture. J Orthop Trauma. 1995;9:251-8.
12. Schuberth JM, Cobb MD, Talarico RH. Minimally invasive arthroscopic-assisted reduction with percutaneous fixation in the management of intra-articular calcaneal fractures: A review of 24 cases. J Foot Ankle Surg. 2009;48（3）315-22.
13. Stulik J, Stehlik J, Rysavy M, Wozniak A. Minimally-invasive treatment of intra-articular fractures of the calcaneum. J Bone Joint Surg Br. 2006;88（12）:1634-41.
14. Thermann H, Krettek C, H ü fner T, Schratt HE, Albrecht K, Tscherne H. Management of calcaneal fractures in adults. Conservative versus operative treatment. Clin Orthop Relat Res. 1998;353:107-24.
15. Thordarson DB, Krieer LE. Operative vs. nonoperative treatment of intra-articular fractures of the calcaneus: a prospective randomized trial. Foot Ankle Int. 1996;17:2-9.
16. Tornetta P. Percutaneous treatment of calcaneal fractures. Clin Orthop Relat Res. 2000;375: 91-6.
17. Zwipp H, Tscherne H, Thermann H, et al. Osteosynthesis of displaced intra-articular fractures of the calcaneus. Result in 123 cases. Clin Orthop. 1993;290:76-86.

翻译：冷昆鹏　审校：周君琳

41 术中 3D 影像导航治疗关节内骨折

Daniel Kendoff, Carl Haasper

引言

关节内骨折重建手术使用荧光透视作为标准的手术步骤，已被广泛接受。较大的塌陷或间隙易被传统的二维透视系统发现，但由于大多数关节外形不平整性导致很多关节内固定物的放置或置入很难被清晰显像。精确复位后应考虑如何清晰地观察遗留的关节内台阶。经手术治疗的患者术中如果术者无法清楚观察到关节内骨折复位情况，术后往往需要行计算机体层成像（CT）。

创伤骨科医生使用术中成像系统往往考虑以下问题：

• 复位的质量怎样？是否还有台阶或间隙？

• 内固定物是否被准确放置？放置于关节内的内固定物是否会对关节造成渐进的或即刻的损害？

准确的复位与骨折手术治疗疗效息息相关。研究表明，使用普通二维成像系统，由于二维视角限制，有高达 40% 概率无法对关节形态提供完整信息。计算机体层成像技术（CT）作为一项影像学检查用以对骨折进行分析、分型或指导手术治疗方案，计算机体层成像技术可为术者提供更多、更有价值的信息，尤其是骨折的三维空间构型。

自 2000 年以来，移动 3D 荧光透视设备的引进可实现术中多平面成像及术中 3D 重建，从而使得术中直观评价手术效果成为可能。术中 3D 成像可即刻检查及纠正不良复位或关节内内固定物放置不佳，从而具备多种优势。多项研究表明，术中翻修的发生依据解剖部位不同，有 10%~30% 与成像技术有关。术中 3D 成像技术在临床被广泛普及，这与更多的公司提供 3D 成像技术有关。本章拟对 3D 成像技术及相关导航技术做一回顾。

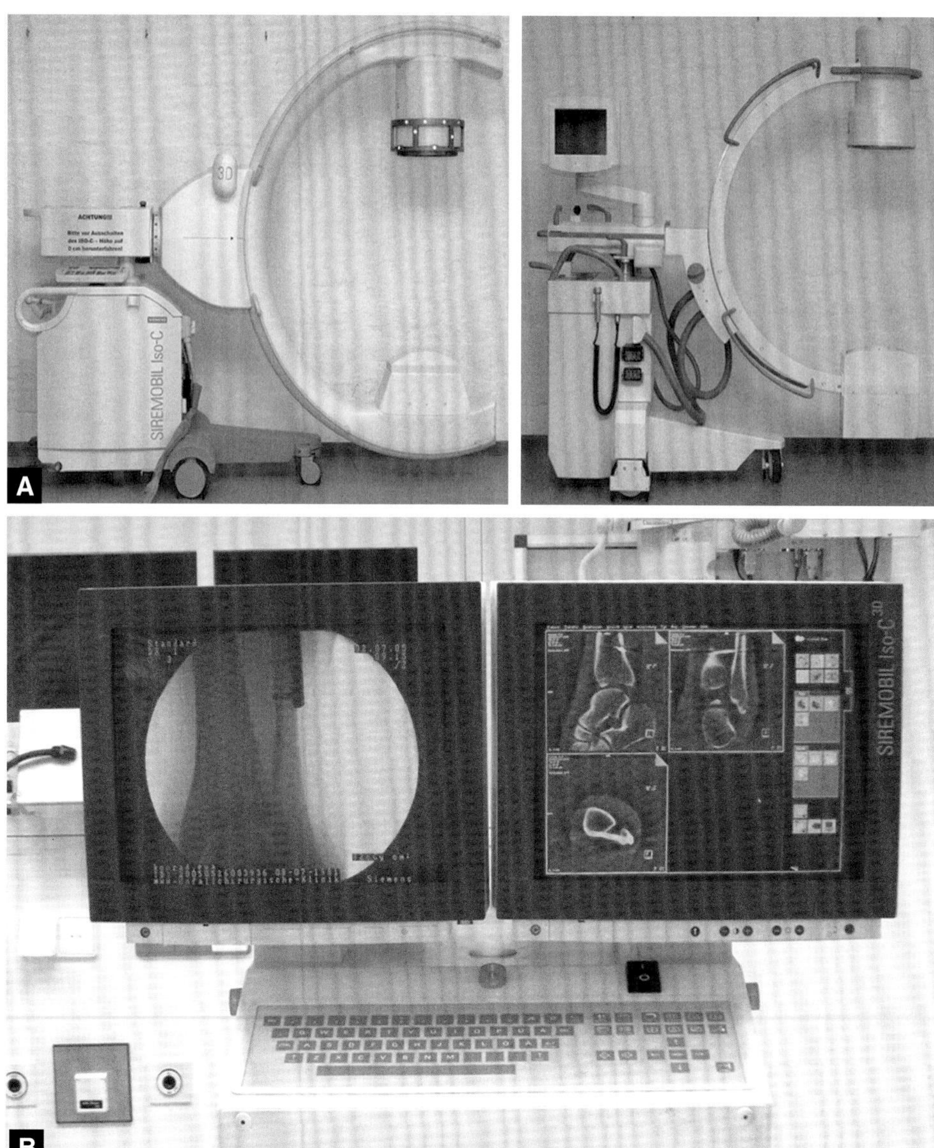

图 41.1A 和 B （A）2 种目前常用 3D 透视系统（Fa.Siemens 及 Fa.Ziehm）；（B）术中多平面重建

技术简介

术中 3D 成像

术中 3D C 型臂于 2002 年被引入。3D C 型臂包括移动式 C 型臂系统、配套的动力系统、硬件及用以 3D 成像的软件（图 41.1A 和 B）。由于大多 3D 系统需对术野进行 100°~190° 旋转扫描，很难保证之前无菌布单的有菌区不会被 3D C 型臂接触并进一步导致无菌区污染，对术区 3D 扫描开始前需要覆盖第二块无菌单，图像采集完毕需移除此块无菌单。

3D 图像成像采集 C 型臂自动或半自动旋转拍摄的不同维度 50 至 100 张透视图像并通过计算获得。采集的数据后，首先生成轴位断层图像，然后是冠状和矢状断层图像。由于具备动态视觉效果及可生成三维旋转视图，手术医生可调阅多平面重建图像，对骨折复位、遗留的骨折间隙以及内置物放置位置进行

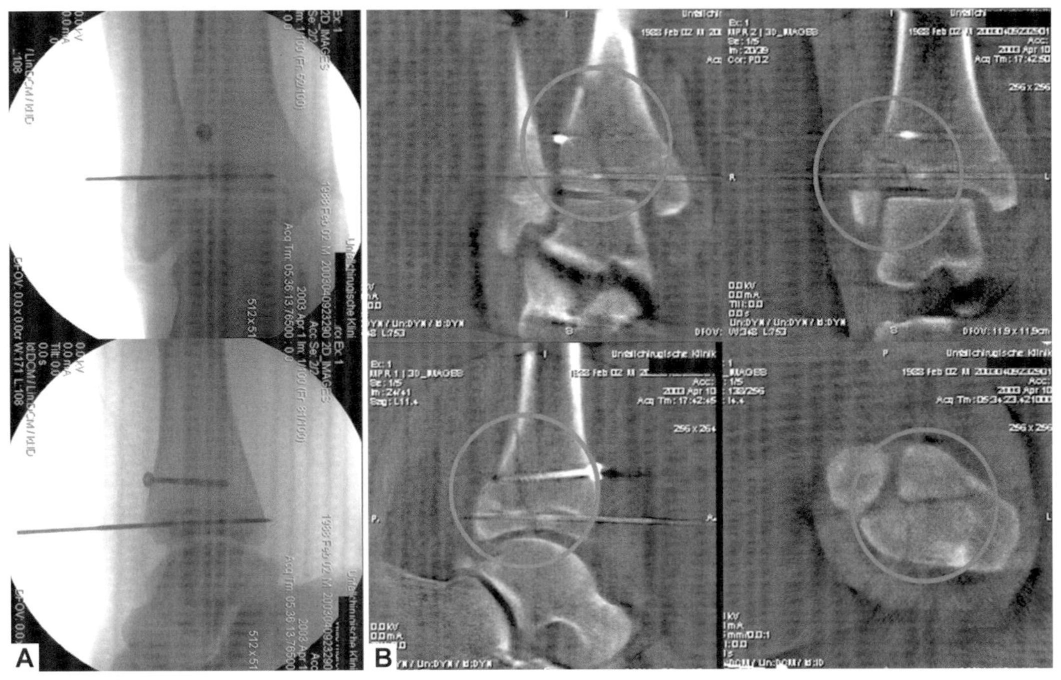

图 41.2A 和 B　复位不理想骨折病例

充分判断（图 41.2A 和 B）。

在扫描过程中，旋转的 C 型臂应避免任何震动，否则会导致扫描停止或失败。因此，在扫描前，应进行一次全旋转角度的碰撞检查。在扫描结束后，采集的数据可被传输到任何一种导航系统。导航系统需要一种在三个平面的可视的导航工具（图 41.3）。

获得清晰及可信的影像及精准的后续导航在操作过程中需考虑以下几点，包括：掌握特殊体位及无菌技术，使用坚固的碳素床，扫描区域应当尽可能放置于床中间位置，如果难以放在中间位置，扫描区域必须远离金属支架，尤其

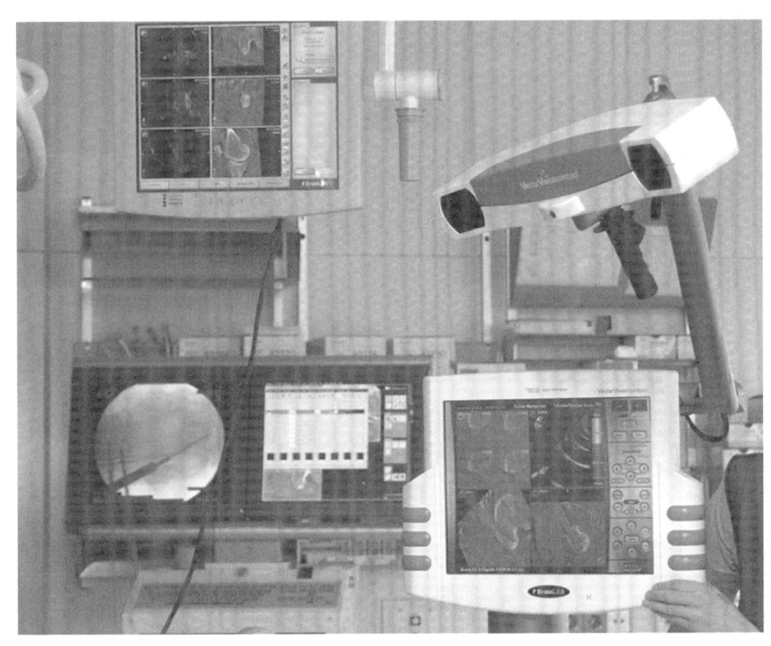

图 41.3　术中 3D 及导航技术在膝关节术中应用及导航下置钉

在髋臼或近髋关节周围骨折手术中。在四肢肢端部位如手部或足部，如果没有碳素床，肢体远端可放置于床远端以外区域。在摆体位过程中，需将所有金属制品，桌腿及其他无法影像透视的物品放置于 X 线照射范围外。如患者为侧卧体位，支撑托需向胸壁方向尽可能远的放置。操著者必须认识到大多数 3D 增强设备需要全轨道摄影，尽管最新的成像设备允许部分轨道摄影以简化成像过程。

临床应用

良好的复位质量及内固定物放置位置的优点，已被很多研究证明，包括不同的适用范围。大量临床回顾性研究发现基于术中 3D 影像，术中翻修率 7%~19% 不等。有学者研究发现，在足踝外科使用术中 3D 影像，术中翻修率超过 30%。研究证实术中应用 3D 成像包括或不包括导航取得良好的效果，这些研究报道大多为创伤骨科范畴包括低位四肢骨折或足以及脊柱外科领域。术中内固定物纠正放置位置可降低总体治疗费用及再手术几率。

术中成像及导航

在常见骨折治疗中，2D 和 3D 成像结合主要用于骶髂螺钉固定技术及脊柱外科领域（图 41.4 和图 41.5）。一些研究指出，二维成像及导航技术辅助下螺钉放置总准确度相比传统透视方法有明显提升。研究证实，在 3D 成像及导航技术辅助下骶髂螺钉错置率明显降低。尽管全部装置和技术考虑相比传统技术做了更多的努力，但全部的信息及其术中骶髂螺钉额外直接置钉需要更高的精准度，包括较低并发症发生概率。

少量研究表明，3D 导航可辅助经皮微创治疗髋臼骨折，但是这一临床应用

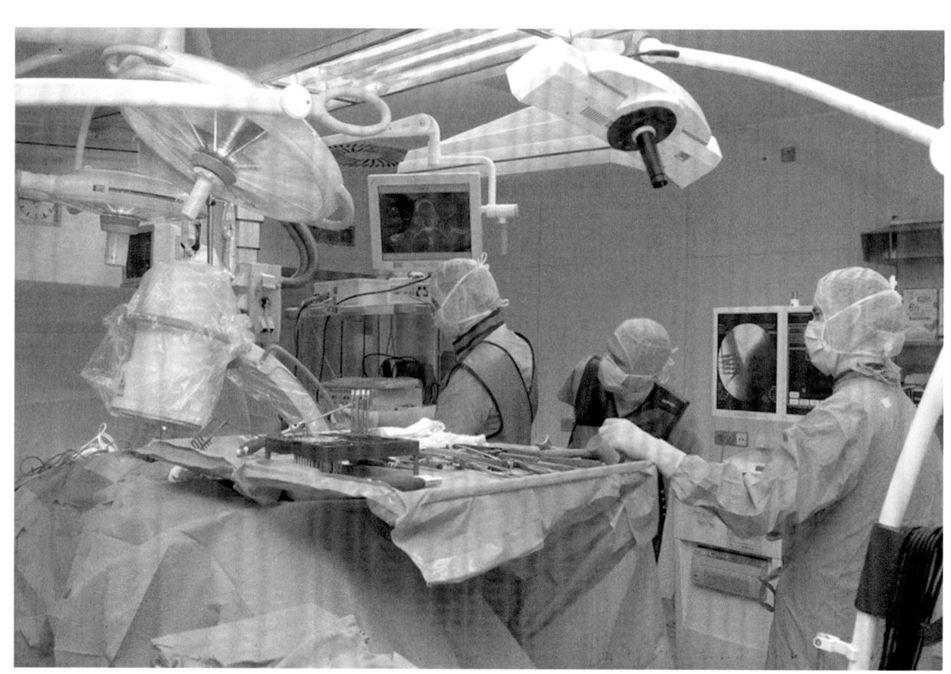

图 41.4　3D 导航在脊柱外科中应用

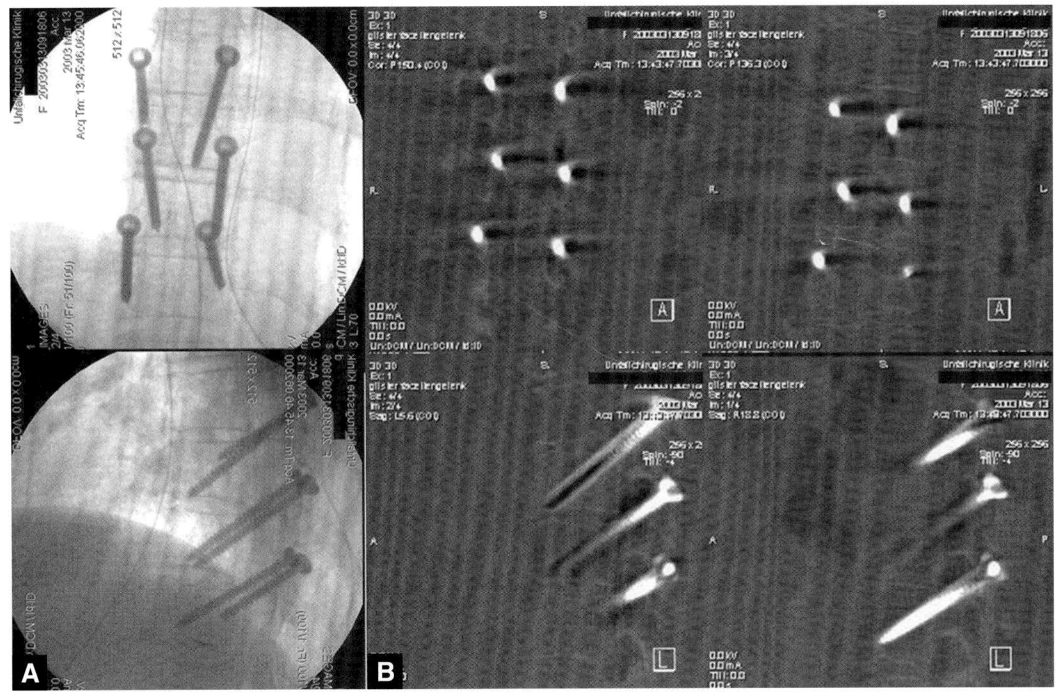

图 41.5A 和 B　脊柱融合术后多平面重建

仅限于移位的、首选经皮微创技术治疗的髋臼骨折。

髋关节

术中 3D 成像技术在髋关节应用比较局限，目前主要应用于髋臼截骨或者股骨头骨折术中检测（图 41.6A~F）。尽管术中 3D 成像需要更多、更复杂的患者体位改变及多次铺单，将关节内骨折螺钉置钉可视化及极大的改善复位不良，不需要术后再行 CT 检查，更重要的是可避免再手术的发生。

尽管一些报道指出髋关节周围二维导航技术可辅助股骨颈骨折及转子间骨折置钉，3D 成像及导航在髋关节应用仍较少。3D 导航辅助下骶髂螺钉置钉技术于 2003 年被报道，指出该技术可用于导航下髋臼柱螺钉置入及后续术中置入效果检测。但是由于这种损伤发生率低及适应征窄，目前只有少数医学中心可完成此项手术。较高的准确率及全程可视置钉，3D 导航技术同样可应用于软骨下骨置钉监测及肿瘤微创切除。

膝关节

3D 成像技术在膝关节众多有发展前景应用之一为微创手术。胫骨平台骨折使用关节镜技术复位及固定后，使用 3D 成像可在不需要额外手术切口下获得更多预后信息，这一技术已成功用于临床。在胫骨平台骨折治疗中，切开复位内固定技术有伤口感染及神经损伤等并发症发生可能，因此安全的微创技术有很好的应用前景。股骨远端关节面和胫骨平台三维结构一样复杂，因此更需要多维度成像以避免关节内内植物侵入，但尚缺乏相关前瞻性研究。

结合术中导航，关节微创治疗技术可将术前 MRI 成像和术中 3D 成像相匹

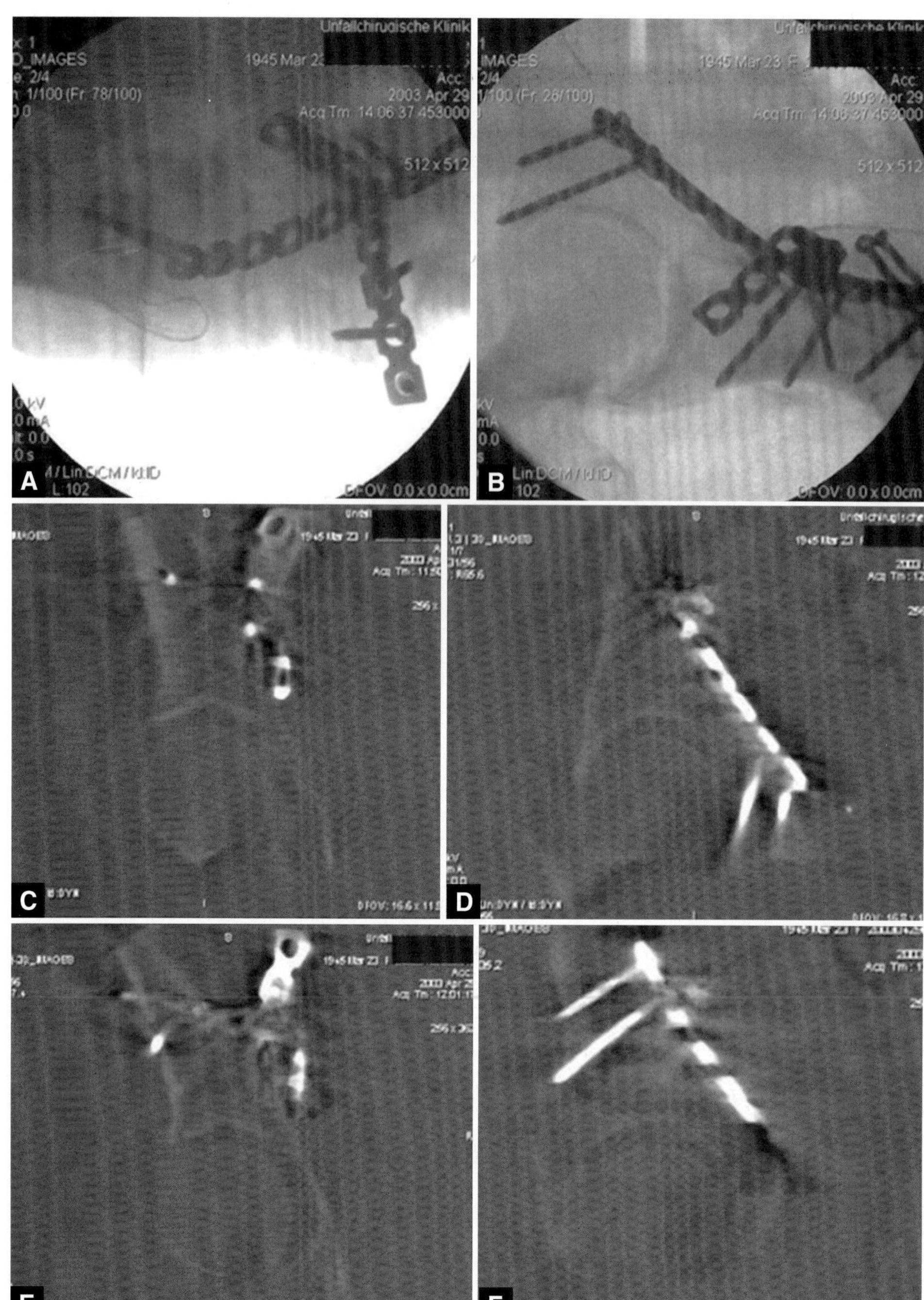

图 41.6A~F　髋臼骨折切开复位内固定术后多平面重建

配从而实现精准切除。近期，有较多关于导航技术辅助胫骨平台骨折复位及内固定文章报道。借助导航相关软件，术者可以将复位后关节形态同健侧 3D 数据相比较。这一技术同样应用于颅骨骨缺损治疗。

足部和踝部

由于解剖位置位于肢端不易遮挡，足、踝部手术中使用 3D 成像技术是完全可行的。因而，目前许多令人振奋的研究关注于后足和中足的治疗。研究指出，39% 术中事件与 3D 成像信息有关。对于跟骨骨折而言，一项研究指出，复位后使用 3D 成像检测，19.5% 的病例内固定需要并最终重置。这些研究强调 3D 成

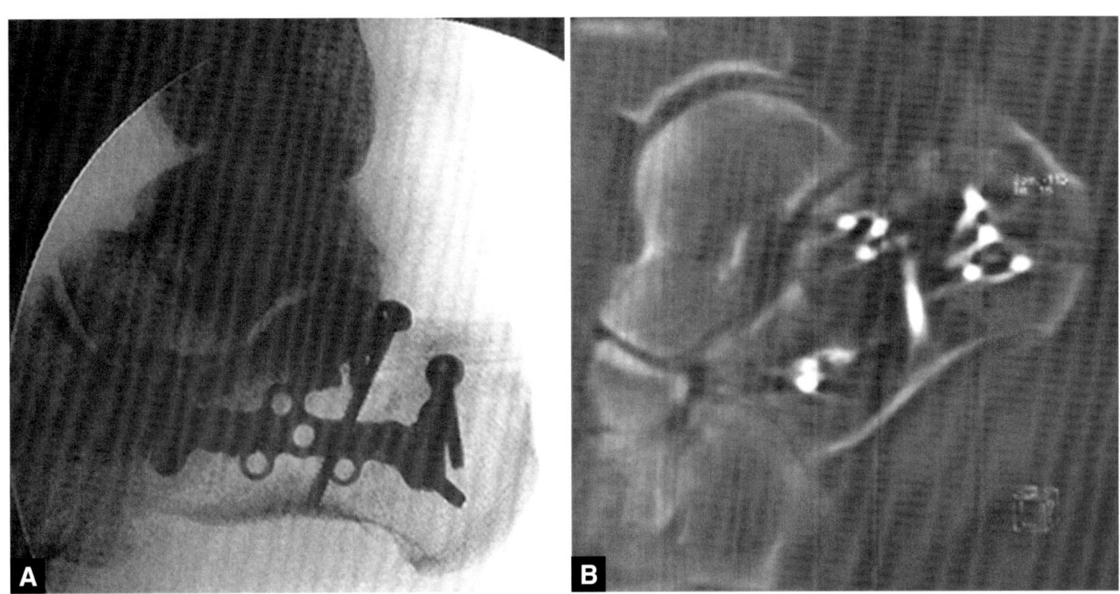

图 41.7A 和 B　跟骨骨折术中 2 维透视图像和多平面重建矢状面图像对比

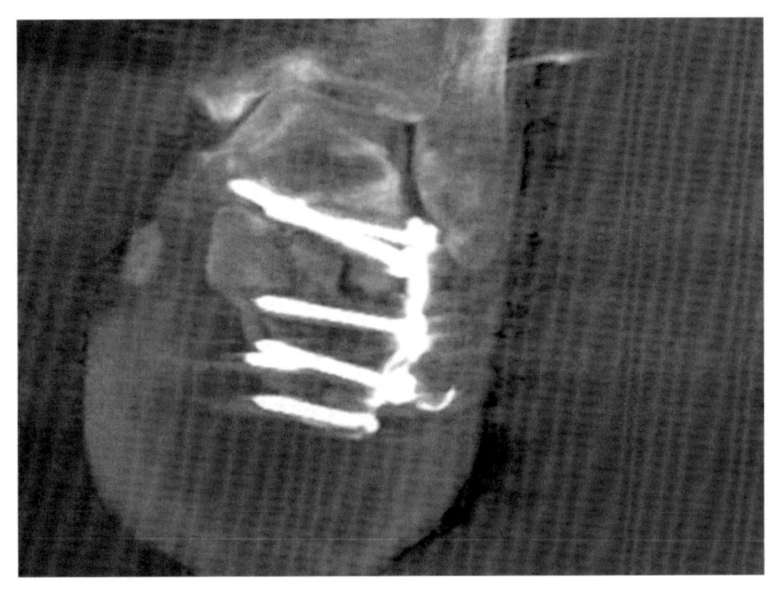

图 41.8　跟骨骨折中关节下辅助打入关节下螺钉

像技术可提供更清晰、准确的复位后形态及内固定位置（图 41.7A 及图 41.8）。

同样，由于缺乏大宗病例，适应证需要进一步规范。但是 3D 导航技术已应用于足部，包括骨折治疗，软骨下骨置钉或者肿瘤切除。更精确的多维度置钉成像设备将会面世。

局限性

对这一新兴技术最主要的争论为需要更多的手术时间。目前，3D 成像主要通过 3D C 型臂完成，成像的质量无法同 CT 采集设备相比。但是，借助该项技术，术者术中足以判断手术疗效并避免再次手术（图 41.9A 及 B）。这潜在的节省了费用，尽管使用 3D C 型臂会产生相应治疗费用。

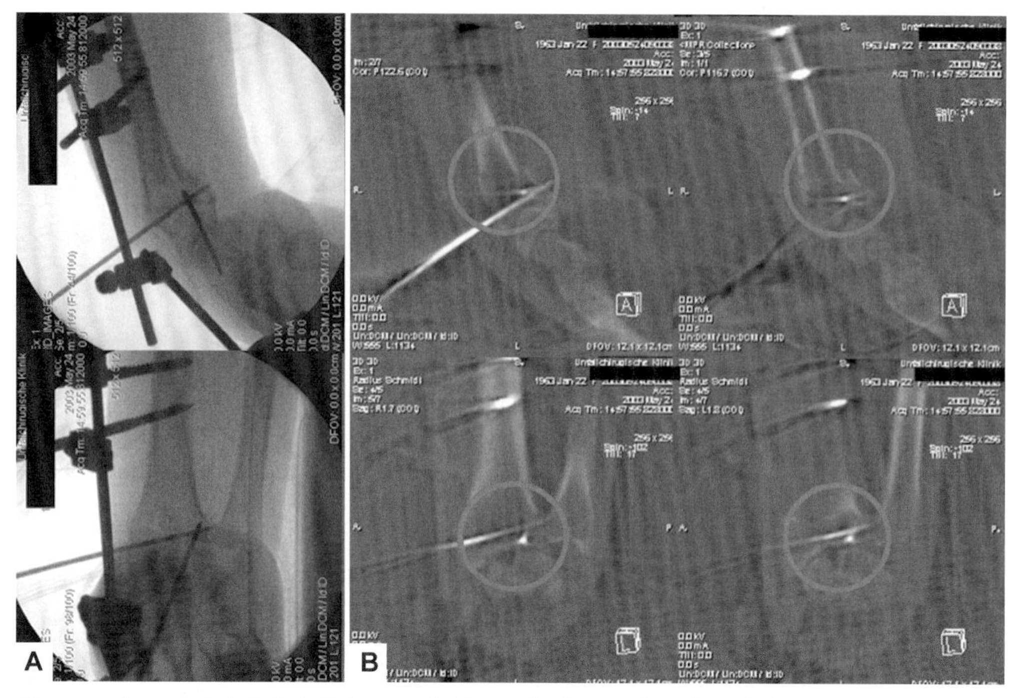

图 41.9A 和 B 通过术中成像发现闭合复位后桡骨远端骨折遗留关节面台阶

另一局限性为，需要特殊的体位及相应的设备，尤其是在髋关节。金属包边、夹具、定位臂等会导致异常显影。因此，推荐透视床或特殊的固定挂件。对于大尺寸手术床或患者体型较胖，可能导致 C 型臂难以完整扫描规定旋转轨道，使得 3D 成像无法完整显示相关信息。

导航技术为 3D 成像技术后很自然的技术性进阶。但目前前瞻性研究缺乏对这一技术优势的支持。研究表明，导航技术会手术时间延长及增加治疗费用。但同样，术中使用该项技术可通过纠错步骤潜在地降低再手术率。

导航技术最大的缺点为，注册过程中需要有创的定位标记。定位标记必须牢固地固定于术区。定位标记常常使用 1 根或 2 根类似于 Schanz 的固定系统，在一些小的解剖区域，就会占据较大空间，如舟骨部位，相关技术人员设计出一些间接固定的标记设备以避免该项局限（图 41.10 及图 41.11）。定位标记松

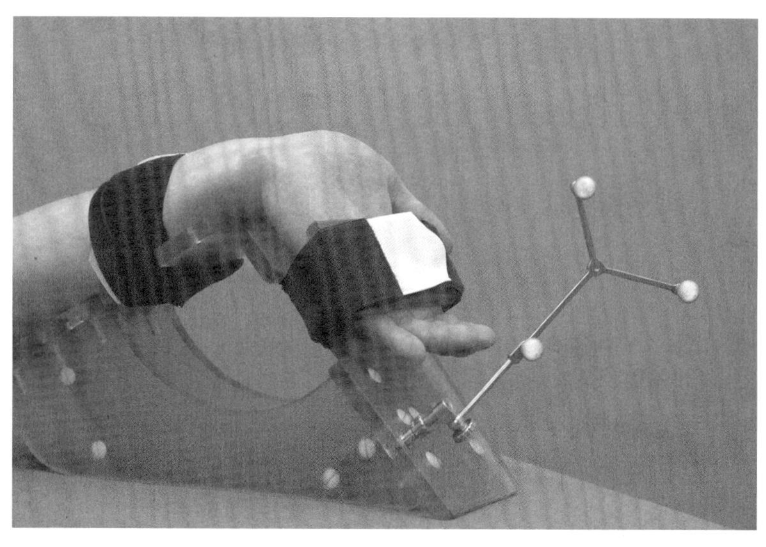

图 41.10 3D 导航技术治疗舟骨骨折时专用固定夹板

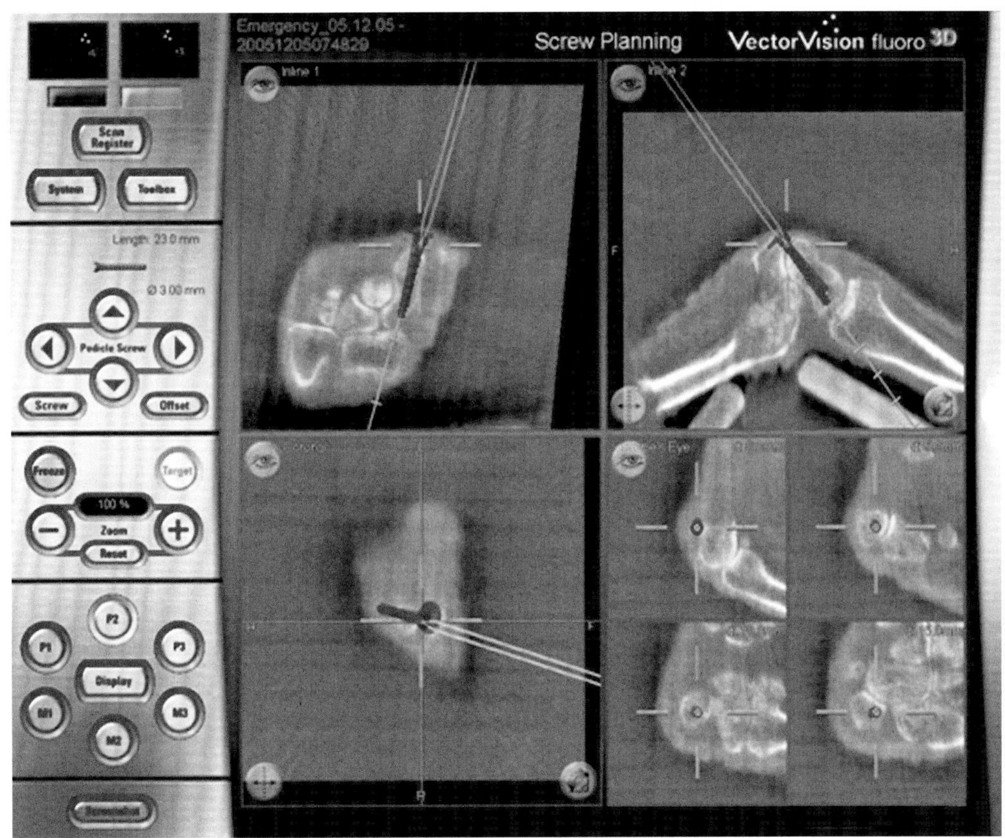

图 41.11　3D 导航下置入舟骨固定螺钉

动可导致导航失准。无创固定定位标记只能用于固定不动的手术区域，这对大多数介入性应用是不可能的。

射线量同样需要关注，3D 成像暴露时间相比二维 C 型臂并未显著增加，并低于传统 CT 扫描设备。

此外，术中成像失败需要被讨论，较差的成像质量与内植物，非碳素床、肥胖患者及患者移动有关。

总结

术中 3D 成像于 21 世纪初被引入，在全世界骨科领域逐渐被广泛应用。类似 CT 三维成像，3D 成像可提供精确的手术效果图像，对术者的益处已被证明。复位不良、内固定位置欠佳可被立即发现及纠正，因此可提高手术效果，但 3D 成像是否会节省花费，相信在卫生系统会产生更多的争论。

3D 导航技术在创伤骨科应用主要局限于脊柱外科，但是 3D 导航下骶髂螺钉置入技术，一般置钉固定或关节软骨切除，肿瘤组织活检或在髋臼接骨术中前置或后置髋臼后柱螺钉，同样适用。

随着技术进步，如纯平探测器或者 3D 成像模块内部孤立导航系统出现等，这一技术会更广泛用于现代骨科创伤治疗。

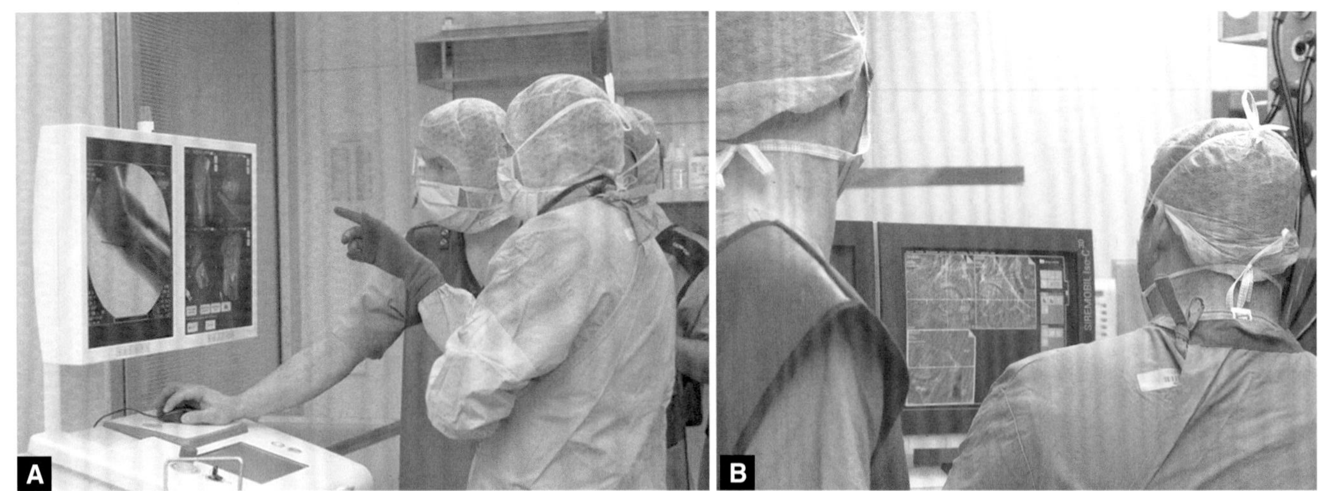

图 41.12A 和 B　术中直视下控制复位和内固定置入提供给术者有价值信息

参考文献

1. Acosta FL Jr, Thompson TL, Campbell S, Weinstein PR, Ames CP. Use of intraoperative isocentric C-arm 3D fluoroscopy for sextant percutaneous pedicle screw placement: case report and review of the literature. Spine J. 2005; 5(3):339–43.
2. Bischoff M, Hebecker A, Hartwig E, Gebhard F. Cost effectiveness of intraoperative three-dimensional imaging with a mobile surgical C-arm. Unfallchirurg. 2004; 107(8): 712–5.
3. Blaser PF, Wicky S, Husmann O, Meuli RA, Leyvraz PF. Value of 3D CT in diagnosis and treatment of fractures of the tibial plateau. Swiss Surg. 1998; 4:180–6.
4. Chan PS, Klimkiewicz JJ, Luchetti WT, Esterhai JL, Kneeland JB, Dalinka MK, Heppenstall RB. Impact of CT scan on treatment plan and fracture classification of tibial plateau fractures. J Orthop Trauma. 1997;11（7）:484–9.
5. Citak M, Board TN, Sun Y, Look V, Krettek C, Hufner T, Kendoff D. Reference marker stability in computer aided orthopedic surgery: a biomechanical study in artificial bone and cadavers. Technol Health Care. 2007;15（6）:407–14.
6. Citak M, Kendoff D, Kfuri M Jr, Pearle A, Krettek C, Hufner T. Accuracy analysis of Iso-C3D versus fluoroscopy-based navigated retrograde drilling of osteochondral lesions: a pilot study. J Bone Joint Surg Br. 2007;89（3）:323–6.
7. Citak M, Kendoff D, Stubig T, Krettek C, Hufner T. Drilling with 3D Fluoroscopic Navigation in osteonecrosis of the femoral condyle. Unfallchirurg. 2008;111（5）:344–9.
8. Cole RJ, Bindra RR, Evanoff BA, Gilula LA, Yamaguchi K, Gelberman RH. Radiographic evaluation of osseous displacement following intra-articular fractures of the distal radius: reliability of plain radiography versus computed tomography. J Hand Surg [Am]. 1997;22（5）: 792–800.
9. Ebraheim NA, Skie MC, Podeszwa DA, Jackson WT. Evaluation of process fractures of the talus using computed tomography. J Orthop Trauma. 1994;8（4）:332–7.
10. Euler E, et al. 3D C-Arm Imaging. Aktuelle Traumatologie. 2003;33:183–90.
11. Euler E, Wirth S, Linsenmaier U, Mutschler W, Pfeifer KJ, Hebecker A. Comparative study of the quality of C-arm based 3D imaging of the talus. Unfallchirurg. 2001;104（9）:839–46.

12. Freund M, Thomsen M, Hohendorf B, Zenker W, Heller M. Optimized preoperative planning of calcaneal fractures using spiral computed tomography. Eur Radiol. 1999;9（5）:901–6.

13. Gellrich NC, Schramm A, Hammer B, Rojas S, Cufi D, Lagreze, W, et al. Computer–assisted secondary reconstruction of unilateral post–traumatic orbital deformity. Plast Reconstr Surg. 2002;110（6）:1417–29.

14. Hott JS, Papadopoulos SM, Theodore N, Dickman CA, Sonntag VK. Intraoperative Iso–C C–arm navigation in cervical spinal surgery: review of the first 52 cases. Spine. 2004;29(24): 2856–60.

15. Hufner T, Stubig T, Citak M, Gosling T, Krettek C, Kendoff D. Utility of intraoperative three dimensional imaging at the hip and knee joints with and without navigation. J Bone Joint Surg Am. 2009;91（Suppl 1）:33–42.

16. Hufner T, Stubig T, Gosling T, Kendoff D, Geerling J, Krettek C. Cost–benefit analysis of intraoperative 3D imaging. Unfallchirurg. 2007;110（1）:14–21.

17. Kendoff D, Citak M, Gardner M, Stuebig T, Krettek C, Hufner T. Intraoperative 3D Imaging: Value and Consequences in 248 cases. J Trauma. 2008;66:232–8.

18. Kendoff D, Gardner MJ, Citak M, Kfuri M Jr, Thumes B, Krettek C, et al. Value of 3D fluoroscopic imaging of acetabular fractures comparison to 2D fluoroscopy and CT imaging. Arch Orthop Trauma Surg, 2007.

19. Kendoff D, Pearle A, Hufner T, Citak M, Gosling T, Krettek C. First clinical results and consequences of intraoperative three–dimensional imaging at tibial plateau fractures. J Trauma. 2007;63（1）:239–44.

20. König B, Erdmenger U, Schroder RJ, Wienas G, Schaefer J, Pech M, et al. Evaluation der Bildqualitat des Iso C 3D–Bildwandlers in Vergleich mit dem CT Diagnostik und Therapie in Beckenbereich. Unfallchirurg. 2005;108（5）:378–86.

21. König B, Erdmenger U, Schroder RJ, Wienas G, Schaefer J, Pech M, et al. Evaluation of image quality of the Iso C 3D image processor in comparison to computer tomography. Use in the pelvic area. Unfallchirurg. 2005;108（5）:378–85.

22. Kotsianos D, Rock C, Euler E, Wirth S, Linsenmaier U, Brandl R, et al. 3D–Bildgebung an einem mobilen chirurgischen Bildverstarker（ISO–C–3D）. Erste Bildbeispiele zur Frakturdiagnostik an peripheren Gelenken im Vergleich mit Spiral–CT und konventioneller Radiographie. Unfallchirurg. 2001;104（9）:834–8.

23. Krettek C, Gerich T, Miclau T. A minimally invasive medial approach for proximal tibial fractures. Injury. 2001;32（Suppl 1）:SA4–13.

24. Liow RY, Birdsall PD, Mucci B, Greiss ME. Spiral computed tomography with two– and three–dimensional reconstruction in the management of tibial plateau fractures. Orthopedics. 1999;22（10）:929–32.

25. Meier R, Kfuri M Jr, Geerling J, Hufner T, Krimmer H, Krettek C. Intraoperative three–dimensional imaging with an isocentric mobile C–arm at the wrist. Handchir Mikrochir Plast Chir. 2005;37（4）:256–9.

26. Richter M, Geerling J, Zech S, Goesling T, Krettek C. Intraoperative three–dimensional imaging with a motorized mobile C–arm（SIREMOBIL ISO–C–3D）in foot and ankle trauma care: a preliminary report. J Orthop Trauma. 2005;19（4）:259–66.

27. Rock C, Linsenmaier U, Brandl R, Kotsianos D, Wirth S, Kaltschmidt R, et al. Introduction

of a new mobile C–arm/CT combination equipment （ISO–C–3D）. Initial results of 3D sectional imaging. Unfallchirurg. 2001;104（9）:827–33.

28. Rubberdt A, Feil R, Stengel D, Spranger N, Mutze S, Wich M, et al. The clinical use of the ISO–C（3D） imaging system in calcaneus fracture surgery. Unfallchirurg. 2006;109（2）:112–8.

29. Sanders R, Fortin P, DiPasquale T, Walling A. Operative treatment in 120 displaced intra–articular calcaneal fractures. Results using a prognostic computed tomography scan classification. Clin Orthop Relat Res. 1993;290:87–95.

30. Schramm A, Gellrich NC, Schimming R, Schmelzeisen R. Computer–assisted insertion of zygomatic implants （Branemark system） after extensive tumor surgery. Mund Kiefer Gesichtschir. 2000;4（5）:292–5.

31. Stockle U, Konig B, Schaser K, Melcher I, Haas NP. CT and fluoroscopy based navigation in pelvic surgery. Unfallchirurg. 2003;106（11）:914–20.

32. Stockle U, Schaser K, Konig B. Image guidance in pelvic and acetabular surgery—expectations, success and limitations. Injury. 2007;38（4）:450–62.

33. Wendl K, von Recum J, Wentzensen A, Grutzner PA. Iso C（3D0–assisted） navigated implantation of pedicle screws in thoracic lumbar vertebrae. Unfallchirurg. 2003;106（11）:907–13.

34. Wich M, Spranger N, Ekkernkamp A. Intraoperative imaging with the ISO C（3D）. Chirurg. 2004;75（10）:982–7.

35. Wicky S, Blaser PF, Blanc CH, Leyvraz PF, Schnyder P, Meuli RA. Comparison between standard radiography and spiral CT with 3D reconstruction in the evaluation, classification and management of tibial plateau fractures. Eur Radiol. 2000;10（8）:1227–32.

翻译：郁凯　审校：党育

索 引

（按拼音顺序排列）

A

B

C

D

F

G

H

J

K

L

M

N

P

Q

R

S

T

W

X

Y

Z

原版书参编人员信息

Ajit J Deshmukh MS
Adult Reconstruction Fellow
Lenox Hill Hospital, New York, USA

Amit Kumar
Senior Resident
Department of Orthopedics
Government Medical College Hospital
Chandigarh, India

Amite Pankaj MS (Ortho) DNB (Ortho) MRCS (Edin) MNAMS
Consultant Joint Replacement and rthroscopy Surgeon
Associate Professor Orthopedics
University College of Medical Sciences and GTB Hospital, New Delhi, India

Amol Chitre FRCS (Tr and Ortho) MRCS
Specialist Registrar in Orthopedics
Pelvic and Adult Hip Reconstruction Fellow, Wrightington Hospital, UK

Anders Ekelund
Associate Professor
Department of Orthopedics
Capio St Grans Hospital
112 81 Stockholm, Sweden

Anthony Clayson
Consultant Orthopedic and Trauma Surgeon, Wrightington Hospital
RAEI Wigan, UK
Honorary Senior Lecturer
University of Manchester, UK

Bhavuk Garg MBBS MS (Ortho) AIIMS MAMS MRCS (Glasgow)
Fellow in Arthroplasty (J and J)
Fellow in Trauma and Orthopedic Surgery (Germany)
Robert Roaf Fellow, ASSI Fellow
Dartmouth Spine Fellow (USA)
SRS Spine Clinical Fellow (USA)
Former Senior Research Associate (CSIR, ICMR)
Assistant Professor (Orthopedics)
All India Institute of Medical Sciences
New Delhi, India
Former Consultant
Postgraduate Institute of Medical Education and Research
Chandigarh, India

Carl Haasper MD PhD MSc
Associate Professor
Trauma Department
Hannover Medical School (MHH)
Carl Neubergstr 1, 30625
Hannover, Germany

Chan Chi-Fat
Department of Orthopedics and Traumatology, Queen Mary Hospital
The University of Hong Kong

Christian Fang
Department of Orthopedics and Traumatology
Queen Mary Hospital
The University of Hong Kong

Daniel Kendoff MD PhD
Associate Professo
Orthopedic Surgery
Helios Endo-Klinik Hamburg
Hamburg, Holstenstr 2, 22767
Hamburg, Germany

Frankie Leung
Department of Orthopedics and Traumatology, Queen Mary Hospital
The University of Hong Kong

Henry Wynn-Jones
Consultant Orthopedic and Trauma Surgeon
Wrightington Hospital, RAEI Wigan, UK

J Maheshwari
Knee and Shoulder Clinic
F-7, East of Kailash, New Delhi, India

Kyle F Dickson MD MBA
Professor
Baylor College of Medicine
Department of Orthopedics
Southwest Orthopedic Group
Houston, Texas

Lau Tak-Wing
Department of Orthopedics and Traumatology
Queen Mary Hospital
The University of Hong Kong

Manish Kothari
Senior Resident
Department of Orthopedics
All India Institute of Medical Sciences
New Delhi, India

Martin Lutz MD
Professor of Trauma Surgery
Department of Trauma Surgery and Sports Medicine
Medical University Innsbruck
Anichstrasse 35
A-6020 Innsbruck
Austria

Michael Blauth MD
Professor and Head
Department of Trauma Surgery
Medical University Innsbruck
Austria, Anichstrasse 35

Mohit Madan MBBS MS (Ortho)
Associate Professor
Department of Orthopedics
Santosh Medical College
Ghaziabad, Uttar Pradesh, India

Nikhil Shah
Consultant Orthopedic and Trauma Surgeon
Wrightington Hospital
RAEI Wigan, UK
Clinical Director of Trauma
Honorary Senior Associate Lecturer
Edge Hill University
RAEI Wigan, UK

Nitin Bither
Senior Resident
Department of Orthopedics
Government Medical College Hospital
Chandigarh, India

Prakash P Kotwal
Head
Department of Orthopedics
All India Institute of Medical Sciences
New Delhi, India

Puneet Mishra
Associate Professor of Orthopedics
University College of Medical Sciences and GTB Hospital
New Delhi, India

Pushkar Chawla MBBS (Gwalior) MS (Ortho) (Sambalpur) FNB Trauma (Ganga Hospital)
Consultant
Department of Orthopedics
Max Hospitals
New Delhi, India

Rajesh Malhotra MS FRCS FIMSA MNASc
Consultant Orthopedic Surgeon
Department of Orthopedics
All India Institute of Medical Sciences
New Delhi, India

Rajiv M Arora MS
Professor Orthopedics
Sancheti Institute
Pune, Maharashtra, India

Ratnav Ratan
Senior Resident
Department of Orthopedics
All India Institute of Medical Sciences
New Delhi, India

Ravi Gupta MS MNAMS FAOAA FAPOA
Fellow
Panjab University, Chandigarh
Member Faculty of Medical Sciences
BFUHS, Faridkot, Punjab, India
Professor
Department of Orthopedics
Government Medical College Hospital
Chandigarh, India

Ritabh Kumar MBBS (AIIMS) MS (Ortho) (AIIMS) MCh (UK)
Consultant
Department of Orthopedics

Max Hospitals
New Delhi, India

Rohit Arora MD
Professor of Trauma Surgery
Department of Trauma Surgery and Sports Medicine
Medical University Innsbruck
Anichstrasse 35
A-6020 Innsbruck, Austria

Sharad Prabhakar
Assistant Professor
Department of Orthopedics
Postgraduate Institute of Medical Education and Research
Chandigarh, India

Suresh Subramani MBBS MS (Ortho)
Senior Resident
Department of Orthopedics
All India Institute of Medical Sciences
New Delhi, India

Tahir Ansari
Assistant Professor
Department of Orthopedics
All India Institute of Medical Sciences
New Delhi, India

Ulrich Holz
Miot Hospitals
4/112, Mount Poonamallee Road
Manapakkam
Chennai, Tamil Nadu, India

Vijay Kumar
Associate Professor
Department of Orthopedics
All India Institute of Medical Sciences
New Delhi, India

Vikram A Mhaskar
Knee and Shoulder Surgeon
Knee and Shoulder Clinic
New Delhi, India

Vivek Trikha MBBS MS (Ortho)
Associate Professor
Department of Orthopedics
Jai Prakash Narayan Apex Trauma Center
All India Institute of Medical Sciences
New Delhi, India

WY Shen
Senior Consultant and Director
Orthopedic Trauma Service
Department of Orthopedics and Traumatology
Queen Elizabeth Hospital
Kowloon, Hong Kong